实用急诊医学

（第4版）

主　　编　王振杰　何先弟　吴晓飞

副主编　程兴望　汪华学

编　　者　（以姓氏笔画为序）

王振杰　邓晰明　伍德生　纪　忠

吴　强　吴晓飞　何先弟　邱兆磊

汪华学　张晓华　陆国玉　郑胜永

赵士兵　翁文余　郭　晋　程兴望

主　　审　王一镗

编写秘书　邱兆磊　赵士兵

科学出版社

北　京

内 容 简 介

本书在前三版的基础上修订而成，作者结合现代急诊医学进展及其丰富的实践经验，系统阐述了急诊医学的基本理论和技术方法。全书共14章，包括院前急救，急诊室常见症状的诊疗程序，内科、外科、传染科等常见急症和各类创伤、意外伤害的急救，ICU基本知识，主要脏器功能障碍的病因、表现、诊断与处理，多器官功能障碍综合征的监测与功能支持，以及常用急诊诊疗技术和急救器材、药品等。

本书内容丰富，简明实用，可作为医学院校教材，亦可供内科、外科、传染科、急诊科医师和基层医务人员学习参考。

图书在版编目(CIP)数据

实用急诊医学/王振杰，何先弟，吴晓飞主编.—4版.—北京：科学出版社，2016.10

ISBN 978-7-03-049715-4

Ⅰ. 实… Ⅱ. ①王… ②何… ③吴… Ⅲ. 急诊—临床医学 Ⅳ. R459.7

中国版本图书馆CIP数据核字(2016)第206606号

责任编辑：杨磊石 车宜平 / 责任校对：赵桂芬

责任印制：赵 博 / 封面设计：龙 岩

科学出版社 出版

北京东黄城根北街16号

邮政编码：100717

http://www.sciencep.com

固安县铭成印刷有限公司印刷

科学出版社发行 各地新华书店经销

*

2002年12月第 一 版 由人民军医出版社出版

2016年10月第 四 版 开本：787×1092 1/16

2025年 1 月第十六次印刷 印张：29 1/4

字数：682 000

定价：88.00元

（如有印装质量问题，我社负责调换）

第4版前言

本书自2002年第1版、2009年第2版和2012年第3版问世以来，承蒙广大读者和各医学院校、医疗单位的厚爱，经10次印刷发行近3万册。很多临床医生将本书作为急诊科工作的重要参考书，还有一些有急诊医学教学任务的医学院校也将本书作为教科书使用，为此本书得到了临床医生和医学生的广泛好评。随着急诊医学事业的迅速发展，书中的部分内容已显陈旧。为适应急诊医学临床和教学的需要，蚌埠医学院急诊医学教研室在第3版内容基础上，根据临床和教学的实际需要，对各章节内容进行了更新、充实及修改，特别是根据2015年10月修订的《心肺复苏指南》对相关内容做了重大修改，更新了急性胰腺炎的临床分型，增加了ARDS临床分层，在第3章第一节中增加了“主动脉夹层”，在第3章第二节中增加了“肺血栓栓塞症”等内容。在内容编写方面，尽量以各种疾病的最新诊治指南为依据，努力做到科学性、先进性、实用性和可读性；在语言文字方面，力求言简意赅、言之有据、概念清楚、定义准确、结构严谨，尽量使用医学规范名词、术语及法定计量单位。

本书在修订编写过程中，承蒙蚌埠医学院及其第一附属医院相关部门的大力支持，特别是得到了陶仪声、王俊和、王洪巨、王震环、吴俊英、高涌、刘学刚等各位教授的无私指导和支持，在此一并表示深深的感谢。

由于学科精深，时间仓促，加之受笔者水平所限，本书如有不妥甚至错误之处，恳请专家和广大读者不吝赐教，以便改进。

王振杰　何先弟　吴晓飞

2016年4月

第1版序

急诊医学是一门新兴的边缘学科，涉及的病种几乎涵盖临床各学科，但又截然不同于各个临床学科。急诊科的医师，每天可能遇见面广量大、各种各样的急诊病人，这些病人多是未经选择的，且有时情况十分紧急，因此，要求轮值的急诊医师要在极短的时间内做出正确的判断和处置，这往往是十分困难的。在美国，急诊科几乎成为热门的“第一学科”，众多的医学生和青年医师多希望学习急诊医学，并加入到急诊医师的行列。有几位美国友人告诉我，再过几年，美国的急诊科医师行将“过剩”了。

急诊医学是广大人民群众在医疗保健方面最为关注的问题之一。我国自1987年正式成立中华医学会急诊医学分会以来，加上各级卫生行政主管部门对急诊医学和城市急诊医疗服务体系的重视，急诊医学有了长足的发展。但就目前我国急诊医学发展的水平而言，还远远不能满足广大病人的需要，必须大力加强急诊医学的建设。

方先业教授和石建华教授从事急诊医学临床、教学和管理工作多年，造诣颇深。他们所主持的蚌埠医学院附院急诊部很有特色，积累了丰富的经验。现在，由他们主持编写《实用急诊医学》一书，是最为合适不过了。该书内容丰富、实用，可供广大医学院校学生、接受成人教育的学生学习参考，也可供广大社区医师和医院急诊科医师参考之用。

该书的出版，是对我国整个急诊医学基础建设的一项贡献，故乐而为之作序。

国际急诊医学联合会理事
美国急诊医师学会荣誉会员
中华医学会急诊医学分会名誉主任委员
南京医科大学第一附属医院终身教授

2002年3月18日

第1版前言

急诊医学成为临床医学的一门新兴的独立学科，它是处理和研究各种急性疾病、各种疾病的急性阶段和危重病人的临床医学。

急诊医学涉及的范围广泛，包括各科的急症、院外各种环境下的医疗救护、灾害和灾难医学、创伤医学、中毒急救学、危重病医学、危重症监护、急诊医学管理和科学研究等，内容极其丰富。急诊医学是在传统医学基础上形成和发展的，它涉及各科疾病，是临床各科的前沿和边缘学科。

急诊医学的实践，可以追溯到人类医学的起源阶段，但成为一个独立的医学学科也只是20世纪中叶的事。先进国家卫生保健工程基本上建立健全了急诊医学体系，并已经形成区域性和全国性急救网络系统。我国从20世纪80年代开始，从医院设立急诊科起步，急诊医学发展飞快。社会的进步和经济腾飞，社会对急诊医学的大量需求，是本学科发展的动力。1987年中华医学会急诊医学委员会成立，全国急救网络的初步形成，急诊医学各专业委员会相继成立并开展工作，《中华急诊医学杂志》的刊出，历届全国急诊医学论坛的丰硕成果，高等医学院校开设教学课程和一批批急诊医学硕士与博士的相继成才，都是我国急诊医学超常规发展的明证。

急诊医学实践主要有三块阵地，即医院外发病现场、医院急诊科和危重症监护病房，通常把在上述场合下进行的院前急救、急诊室处理和急救室救治、危重症监护病房的加强治疗有机地联系起来，称为急诊医学体系。

院前急救既是医疗单位医务人员的本职工作，也是病人家属或发病现场的目击者及所有民众都能参与的医疗救助行为，是呼吸心搏骤停、严重创伤、心脑血管危重症获救的重要手段。医疗服务延伸到发病现场是临床医学的一大进步，普及人群的急救知识也是健康教育的重要内容。院前急救是一项医疗卫生社会化工程，要依靠全社会各方面的医疗力量，医院当然有不可推卸的重任。区域性和社会急救网络显然离不开卫生行政部门领导和各级医疗单位的参与。院前急救包括在发病现场、病人居室和救护车内的急救全过程。为了提高急救水平和效率，有力的组织领导，畅通的通讯联络，快捷的交通工具，必要的急救设备器材和药品，应急能力强和技术熟练的急救队伍缺一不可。此外，医院还应担负起对广大居民的急救知识普及教育的任务，使需要救助者在医护人员到达之前就能得到及时合理的复苏和医护救助。院前急救是急诊医学的重点，也是薄弱环节，需要认真组织管理，制订计划，不断实施和完善。

医院急诊科是医院处理各科急诊、救治重危病人的重要科室。早在1985年《医院管理学》就列出了主要急诊范围：体温高于38℃，各种急性出血，各种急性炎症，休克，外伤、烧伤，各种急性意外伤害，急性中毒，急性心衰、心肌梗死、心律失常，急腹症，急性泌尿系疾病、血尿、肾衰竭，高血压脑病、脑血管意外，昏迷、抽搐、癫痫发作，急产、难产、流产、产前及前后大出血，急性变态反应等。为了充分发挥急诊科的各项职能，必须要有人力、设备、管理上的保障。首先要有一批高素质的急诊医学队伍。高素质的人不仅是有丰富的知识、精湛的技术，而且要有高尚的医德和无私的奉献精神。急诊科的各种急救设备应该是医院内最精良的，且必须保持全天候性能良好；一切急救药品备足备齐、放置有序。常见的急救应有固定的诊疗和急救程序。在管理上要严格执行各项规章制度，杜绝事故的发生，减少医疗纠纷。要有处理成批病员的应急预案，充分发挥医院各级急救网的作用，努力提高抢救成功率。

广大的农村是最需要急诊医学的地方，特别是不发达地区的农民，急症的治疗是其主要的卫生需求。居住分散、交通不便、卫生资源匮乏（设备简陋、技术水平不高和技术人员不足等）使一些人失去生存的机会，因此，改变农村卫生保健状况已迫在眉睫。当前，在以加快村级卫生室和乡镇卫生院的建设为主要任务，以“人人享有卫生保健”为目标的农村卫生改革潮流中，急诊医学一定要发挥其不可替代的作用。

ICU 能对危重病人全身各脏器的功能紊乱进行加强监护和治疗。专科 ICU，如心脏病ICU(CCU)、外科 ICU(SICU)、儿科 ICU(PICU)、急诊 ICU(ECU)、呼吸 ICU(RCU)等通常是监护和治疗某一个脏器功能的特殊病房，综合 ICU 是监护和治疗所有脏器功能障碍的特殊医疗单元。医院设置 ICU 要根据自身的条件、业务水平和服务对象来决定，合理配备卫生资源。

目前国内不少医院已经在急诊科内开展外科手术，这是急诊医学发展的必然，也是医院急诊科水平上升的标志之一。开展创伤急救、急腹症手术和一些必要的有创监测，离不开技术水平的提高、人员配备的充足、辅助科室的支持和科学管理。实践证明，急诊科开展外科手术拓宽了抢救病人的途径。

急诊医学体系的管理是一个新课题、大课题。不同的管理模式影响着急诊医学的发展。人员固定、人员轮换（或部分固定，部分轮换）都能支撑着急诊医学的临床实践，但建立和培养一批专门从事急诊医学的学科带头人和业务骨干，是一项新的有远见的人才培养工程。有的医院已经成立急诊医学科或危重症科，肩负急诊医学体系框架下的全部急诊医学重担，既能造福于民，又必将促进本学科的快速发展。

急诊医学的科学研究刚刚起步就为我们展示出强大活力和无限前程，其范围之广，空白点之多，课题浩繁，迫切性强是其他临床医学专科所不能比拟的。正是因为它是一门新兴的边缘学科才有很多未被开垦的处女地，有志于急诊医学的有识之士完全可以一试身手，大有作为。

社区医疗和社会医疗保障体系，离不开全科医学的完善和发展，而急诊医学就是全科医学的重要组成部分。我们不仅需要高、精、尖的医疗专门人才，更需要活跃在广大社区和农村的全科医学人才。学好急诊医学是医学生、低年资医生的重要任务，给有临床经验的医生补充急诊医学知识继续教育也是必要的。学习急诊医学不能局限于某个专科、某几种急症或某个脏器衰竭的救治，而要横向比较和研究急症的特征和规律，找出新的综合思维诊断方法和有效治疗措施，探索在有限时间内、有限条件下和有限人群中诊治急症和处理危重症的规律和方法，不断努力提高抢救成功率和处理危重急症的水平，促进急诊医学的不断发展。

当前，急诊医学发展形势喜人，令人鼓舞。为给本学科发展添砖加瓦，尽微薄之力，我们特邀集长期在急诊第一线工作的十多位教授、医师，在百忙之中撰稿，并编成此书，旨在为医学生和年轻医生提供一本实用的学习急诊医学的案头用书。南京医科大学王一镗教授不吝指教并专为作序，急诊医学的前辈对后来者的期望和甘为人梯的奉献精神，跃然纸上。我们深知，只有在急诊第一线全力耕耘，才能表达我们的感激之情。

限于学术水平和阅历，本书缺点错误在所难免，盼医学同道赐教。

石建华　方先业

2002 年 2 月 18 日于蚌埠医学院

目 录

第 1 章 院前急救基本知识与技术 …… (1)
第一节 现场心肺复苏术 …… (2)
一、基本生命支持 …… (2)
二、基本生命支持的步骤 …… (2)
三、现场心肺复苏方法 …… (3)
四、气道异物梗阻 …… (9)
第二节 常用院前急救技术 …… (11)
一、给氧与通气 …… (11)
二、循环支持 …… (15)
三、创伤现场救治 …… (16)
第三节 转送途中监护 …… (24)
一、选择运送工具 …… (24)
二、保持合适体位 …… (25)
三、继续心肺复苏 …… (25)
四、维持呼吸和循环功能 …… (25)
五、建立急救网络和急救绿色通道 …… (25)
第四节 复苏后院前急救给药途径与常用药品器材 …… (25)
一、给药途径 …… (25)
二、常用急救药品 …… (26)
三、常用急救器材 …… (27)
第 2 章 急诊室常见症状 …… (28)
一、高热 …… (28)
二、头痛 …… (29)
三、呕吐 …… (31)
四、急性腹泻 …… (33)
五、咯血 …… (35)
六、昏迷 …… (39)
七、眩晕 …… (42)
八、晕厥 …… (44)
九、瘫痪 …… (47)
第 3 章 内科常见急症 …… (49)
第一节 心血管系统急症 …… (49)
一、急性冠状动脉综合征 …… (49)
二、高血压危象 …… (55)
三、急性心律失常 …… (57)
四、主动脉夹层 …… (60)
第二节 呼吸系统急症 …… (63)
一、重症肺炎 …… (63)
二、自发性气胸 …… (67)
三、哮喘持续状态 …… (69)
四、肺血栓栓塞症 …… (71)
第三节 消化系统急症 …… (80)
一、上消化道出血 …… (80)
二、下消化道出血 …… (85)
三、肝性脑病 …… (87)
第四节 泌尿系统急症 …… (90)
一、急性肾小管坏死 …… (90)
二、急性尿路感染 …… (93)
第五节 神经系统急症 …… (95)
一、急性脑血管病 …… (95)
二、癫痫持续状态 …… (100)
第六节 血液系统急症 …… (103)
一、严重贫血 …… (103)
二、白血病急诊 …… (105)
第七节 内分泌系统急症 …… (107)
一、低血糖症 …… (107)
二、糖尿病性昏迷 …… (108)
三、甲状腺危象 …… (111)
四、垂体卒中 …… (113)
五、肾上腺危象 …… (114)
第 4 章 常见急性传染病 …… (115)
第一节 急性病毒感染 …… (115)
一、流行性感冒 …… (115)
附:禽流感 …… (116)
二、流行性腮腺炎 …… (117)
三、流行性乙型脑炎 …… (119)
四、流行性出血热 …… (122)

第二节 急性细菌感染 …………… (124)
一、流行性脑脊髓膜炎 ………… (124)
二、伤寒 ……………………… (129)
附：副伤寒 ……………………… (134)
三、细菌性食物中毒 ………… (135)
四、霍乱 ……………………… (138)
第5章 外科常见急症 …………… (143)
第一节 急性外科感染 …………… (143)
一、外科一般感染 ……………… (143)
二、特异性感染 ……………… (147)
第二节 急性弥漫性腹膜炎 ……… (151)
第三节 急性阑尾炎 …………… (154)
第四节 胃、十二指肠溃疡急性穿孔 …………… (156)
第五节 急性胆囊炎 …………… (158)
第六节 急性梗阻性化脓性胆管炎 …………… (160)
第七节 急性胰腺炎 …………… (162)
第八节 肠梗阻 ………………… (166)
附1：粘连性肠梗阻 …………… (170)
附2：肠套叠 ………………… (171)
第九节 急性尿潴留 …………… (172)
第十节 肾绞痛 ………………… (173)
第十一节 急性动脉栓塞 ……… (174)
第十二节 深静脉血栓形成 …… (175)
第十三节 急性脓胸 …………… (177)
第十四节 骨关节急性感染 …… (178)
一、急性化脓性骨髓炎 ………… (178)
二、急性化脓性关节炎 ………… (179)
第十五节 小儿外科常见急症 …… (181)
一、先天性畸形引起的急症 …… (181)
二、局部急性感染 …………… (183)
三、小儿急性腹痛 …………… (186)
第十六节 肿瘤常见急症 ……… (189)
一、上腔静脉综合征 …………… (189)
二、脊髓压迫症 ……………… (190)
三、高钙血症 ………………… (192)
四、肿瘤急性溶解综合征 ……… (193)
五、恶性心包积液 …………… (194)
第6章 急腹症 ………………… (196)
第7章 环境因素所致疾病 ……… (209)
第一节 烧伤 …………………… (209)
一、热力烧伤 ………………… (209)
二、化学烧伤 ………………… (213)
第二节 冷伤 …………………… (213)
一、非冻结性冷伤 …………… (214)
二、冻结性冷伤 ……………… (214)
第三节 动物咬伤 ……………… (216)
一、毒蛇咬伤 ………………… (216)
二、家畜咬伤 ………………… (218)
三、毒虫螫咬伤 ……………… (220)
第四节 电击伤 ………………… (222)
第五节 溺水 …………………… (224)
第六节 中暑 …………………… (225)
第七节 常见急性中毒 ………… (227)
一、镇静催眠药中毒 ………… (227)
二、急性酒精中毒 …………… (229)
三、有机磷类农药中毒 ………… (230)
四、氨基甲酸酯类农药中毒 …… (233)
五、拟除虫菊酯类农药中毒 …… (234)
六、杀虫脒中毒 ……………… (235)
七、百草枯中毒 ……………… (236)
八、灭鼠药中毒 ……………… (238)
九、毒品中毒 ………………… (240)
十、急性一氧化碳中毒 ………… (241)
十一、天然气中毒 …………… (243)
十二、液化石油气中毒 ………… (244)
第8章 创伤急救 ……………… (246)
第一节 创伤类型、分度与伤情评估 …………… (246)
第二节 创伤急救系统组成 …… (248)
一、院前急救120 ……………… (248)
二、急诊科 …………………… (249)
三、危重病加强监护室 ………… (250)
第三节 多发性创伤 …………… (250)
第四节 常见创伤 ……………… (255)
一、颅脑损伤 ………………… (255)
二、颈部损伤 ………………… (260)

三、胸部损伤 …………………………(263)
四、腹部损伤 …………………………(268)
五、泌尿系统损伤 ……………………(276)
六、骨与关节损伤 ……………………(280)
七、挤压综合征 ………………………(284)
八、四肢血管损伤 ……………………(285)
第 9 章 ICU 基础知识 ………………(290)
一、重症加强治疗病房的作用 ………(290)
二、发展简史 …………………………(290)
三、ICU 的规模、人员配备及专业要求 ………………………………………(291)
四、收治范围 …………………………(292)
五、病房建设标准 ……………………(292)
六、设备配备 …………………………(293)
七、管理制度 …………………………(294)
八、医学伦理学问题 …………………(294)
九、发展前景 …………………………(294)
第 10 章 休克 ……………………………(296)
第一节 概述……………………………(296)
第二节 低血容量性休克………………(301)
第三节 分布性休克……………………(308)
一、感染性休克 ………………………(308)
二、过敏性休克 ………………………(316)
三、神经源性休克 ……………………(319)
第四节 心源性休克……………………(320)
第五节 阻塞性休克……………………(323)
第 11 章 腹腔室隔综合征 …………(325)
第 12 章 多器官功能障碍综合征 …(329)
第 13 章 主要脏器功能障碍 ………(335)
第一节 呼吸功能障碍…………………(335)
一、概述 ………………………………(335)
二、呼吸功能监测 ……………………(338)
第二节 循环功能障碍…………………(346)
一、慢性心力衰竭 ……………………(346)
二、急性心力衰竭 ……………………(354)
三、循环功能监测 ……………………(361)
第三节 急性肾衰竭……………………(369)
一、概述 ………………………………(370)
二、肾功能指标监测 …………………(376)
第四节 中枢神经系统功能障碍 ………(378)
一、概述 ………………………………(378)
二、功能障碍监测或监护 ……………(385)
第五节 胃肠功能障碍…………………(389)
一、应激性溃疡 ………………………(389)
二、肠功能障碍或衰竭 ………………(391)
三、胃肠功能监测 ……………………(394)
第六节 肝功能障碍……………………(395)
一、急性肝功能障碍 …………………(395)
二、肝功能障碍监测 …………………(400)
第七节 弥散性血管内凝血……………(401)
第 14 章 急诊常用诊疗技术 ………(411)
一、建立静脉通道 ……………………(411)
二、动脉穿刺术和置管术 ……………(416)
三、气管插管术 ………………………(418)
四、气管切开术 ………………………(423)
附 1:环甲膜切开术 …………………(430)
附 2:气管内吸引 ……………………(430)
五、机械通气 …………………………(432)
六、心包穿刺法 ………………………(434)
七、主动脉内气囊反搏术 ……………(435)
八、临时心脏起搏 ……………………(436)
九、胸腔穿刺术和胸腔引流术 ………(437)
十、鼻胃管插入法和洗胃术 …………(440)
十一、三腔二气囊管插入法 …………(442)
十二、肠梗阻导管插入法 ……………(442)
十三、腹腔穿刺术 ……………………(442)
十四、腰椎穿刺术 ……………………(444)
十五、硬脊膜外穿刺置管术 …………(446)
十六、导尿术 …………………………(448)
十七、膀胱穿刺术 ……………………(449)
十八、血液净化技术 …………………(450)
十九、侧脑室引流术 …………………(451)
二十、清创缝合术 ……………………(453)

第1章　院前急救基本知识与技术

急诊医学的进步,显著的标志就是医疗救护已经延伸到发病现场。院前急救,已经成为急诊医学的重要组成部分,是急诊医学体系的首要环节。

院前急救是指对各种病因所致的危及生命的急症、创伤、中毒、灾害性事故的患者进行现场紧急处理和向医院转送途中监护的治疗过程。及时、有效的院前急救,是挽救患者生命和减少伤残的有效医疗措施。世界卫生组织(WHO)的资料证实,20%的创伤因没有及时现场救治而死亡。约2/3交通事故遇难者于伤后25min内死亡。40%～60%的心肌梗死患者在发病后数小时内死亡,其中70%患者死于发病现场。一些气道阻塞、溺水、电击伤及心搏呼吸骤停患者,就是因为没有最简单的现场复苏而不幸身亡。所以,在急诊室坐等患者求医的时代已渐成历史,城乡稍有规模的医院,院前急救都得到了应有的重视,院前急救技术飞快发展,院前急救队伍不断壮大。

搞好院前急救,一方面要加强常用急救知识的普及和急救技术的培训,另一方面要有效地利用卫生资源,组织和管理好急救医疗队伍。根据医院服务和就诊辐射范围,合理安排并利用好人、财、物资源。120急救中心、急救站是城市的院前急救网络的核心。训练有素的急救人员,急救车辆、急救器材和设备,畅通的呼救与通信系统,急救机构与各医院及医疗设施的有机联合,是做好院前急救的保证。现在基层医院也有了自己的院前急救措施,这是一种可喜的进步。正是有了广泛分布的基层急救网点的有机联合,才构成了较为完善的三级急救网络。

院前急救的范围很广,各科疾病的急症、重症都包括在内。集体中毒、地震、洪水、火灾、空海难及重大交通事故,成批伤病员的急救,更是院前急救的重要任务。据统计,心脑血管急症和外伤是院前急救的两大主要救助对象。

通常院前呼救有两种情况,一是在短时间内有生命危险的重危患者,如心肌梗死、急性呼吸道梗阻、中毒、严重创伤等。它们约占呼救人数的1/5,因为是重症,常常需要现场急救和心肺复苏。另一类是在短时间无生命危险的一般急诊患者,如高热、一般创伤、急腹症等,约占呼救人数的60%。呼救的目的是想得到医疗救助,或为了到合适的医疗单位就诊。当然也有少数的急救呼叫,是想得到医疗延伸服务的慢性患者。因为是患者或家属、同行人、路人在发病现场的呼救,短时间无法准确判断病情轻重。所以,只要有呼救,就必须在最短时间内到达发病现场,再视病情需要作合理的处置。“铃声就是命令,时间就是生命”,应当是急救人员的座右铭。

院前急救的一般工作程序是,到达现场后,边检查边处理危及生命的伤情或病情,如果出现窒息、大出血、心搏呼吸骤停、张力性气胸、重度休克时,要不失时机地利用现有的治疗条件和手段,立即抢救。在基本生命体征恢复或相对稳定时，抓紧时机转运，或在转运途中边监护边继续生命支持。到达医院急诊室后，向当班医师交代清楚病情及抢救治疗措施，必要时协助继续抢救。

医疗行为本身就是一种高风险行为，院前急救更是在风险的风口浪尖上运作。要保证院前急救有效地运转，离不开完好的设备、畅通的通讯、精湛的救护技术、良好的医德和优秀的品质、高效的管理、强有力的后援队伍、开放的绿色通道和取得患者家属的理解和配合。

（王振杰）

第一节　现场心肺复苏术

脑组织在心搏、呼吸骤停 6min 后出现不可逆性改变，因此一旦患者出现心搏呼吸骤停，应立即给予基本生命支持，尽快恢复患者的心搏和呼吸。如未能在现场得到及时正确的抢救，患者将因全身严重缺氧而死亡。这种抢救患者生命的措施被称为心肺复苏术（cardiopulmonary resuscitation，CPR）。据统计，70％以上的猝死发生在院前，其中冠状动脉粥样硬化性心脏病和脑卒中占猝死的首位；婴幼儿常由呼吸道疾病及气管异物所引起；青年人的猝死以心肌疾病为主。复苏术是抢救心搏、呼吸骤停患者全部过程，包括基本生命支持（basic life support，BLS）、高级生命支持（advanced life support，ALS）和延长生命支持（prolong life support，PLS）。本节重点介绍基本生命支持。

一、基本生命支持

基本生命支持是一连串的行动，这些行动在心搏呼吸骤停后的最初几分钟对存活是非常重要的，这些行动包括：人工循环（circulation support，C）、开放气道（airway control，A）、人工呼吸（breathing support，B）和电除颤（defibrillation，D）。

（一）适应证

1. *呼吸骤停*　很多原因可造成呼吸骤停，包括溺水、卒中、气道异物阻塞、吸入烟雾、会厌炎、药物过量、电击伤、窒息、创伤以及各种原因引起的昏迷等。原发性呼吸停止后，心脏、大脑及其他脏器仍可以得到数分钟的血供，此时，尚未出现循环停止的征象。当呼吸骤停或自主呼吸不足时，保证气道通畅，进行人工通气非常重要，可防止心脏发生停搏。

2. *心搏骤停*　心肌梗死、电击伤及其他原因各种导致心搏骤停时，血液循环停止，各重要脏器失去氧供。

（二）禁忌证

主要有胸壁开放性损伤、心脏压塞。凡已明确心、肺、脑等重要器官功能无法逆转者，可不必进行心肺复苏术，如晚期癌症等。

二、基本生命支持的步骤

基本生命支持步骤包括环境和病情判断、启动急救医疗服务系统（EMS）、心肺复苏术（CPR）和电除颤。

（一）环境和病情判断

患者呼吸心搏突然停止时的表现：①意识突然丧失；②面色苍白或发绀；③瞳孔散大；④部分患者可有短暂抽搐，随后全身肌肉松软。当急救人员发现需要救助者时，首先应判定事发地是否安全，患者有无损伤迹象，并轻摇患者的肩部大声呼叫："您怎么了"（图1-1）。如果患者有头颈部创伤或怀疑有颈部损伤，只有在绝对必要时才能移动患者，对有脊髓损伤的患者不适当地搬动可能造成截瘫。

（二）启动急救医疗服务系统

选择适当时间及时拨打当地的急救电话120，启动 EMS（图 1-2）。打电话时要保持平静,不要慌张,并准备回答下列问题:①急救患者所处具体位置;②便于救护人员联系的电话号码;③发生什么事件(心脏病发作或交通事故等),所需被救治的人数以及患者目前的情况;④已经给予患者何种急救措施(正在行 CPR 或正在包扎止血等);⑤回答其他任何被询问的信息,在 EMS 急救人员无任何疑问,并提出可以挂断电话时才能停止通话。

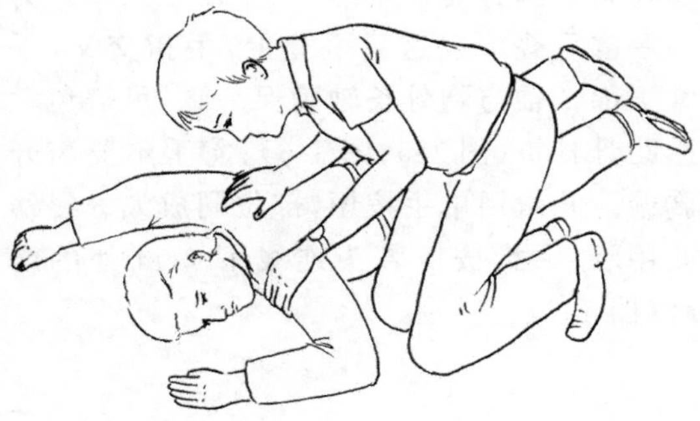

图 1-1　判断意识是否丧失

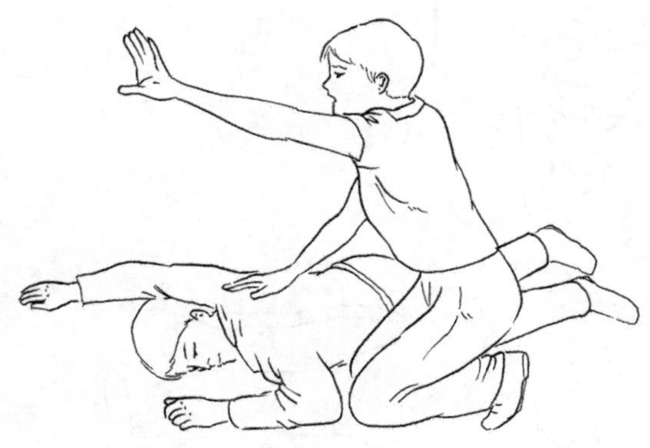

图 1-2　呼救并及时启动 EMS

(三)心肺复苏术

急救人员首先将患者仰卧在坚固的平(地)面上,如果患者面朝下时,应将双上肢置于头上方,把患者整体翻转,即头、肩、躯干同时转动,避免躯干扭曲,头、颈部应与躯干始终保持在同一个轴面上。对有头颈部创伤或怀疑有颈部损伤者,翻转时应一手放在颈后方,另一手扶住肩部,防止颈部损伤进一步加重(图 1-3)。翻转后将双上肢放置在身体两侧,如发现患者无呼吸或无正常呼吸(如仅有喘息样呼吸),非医疗专业人员可以即刻开始胸外按压,而专业人员应判断有无大动脉搏动,如无搏动立即行心肺复苏术。判断时间不宜超过 10s。

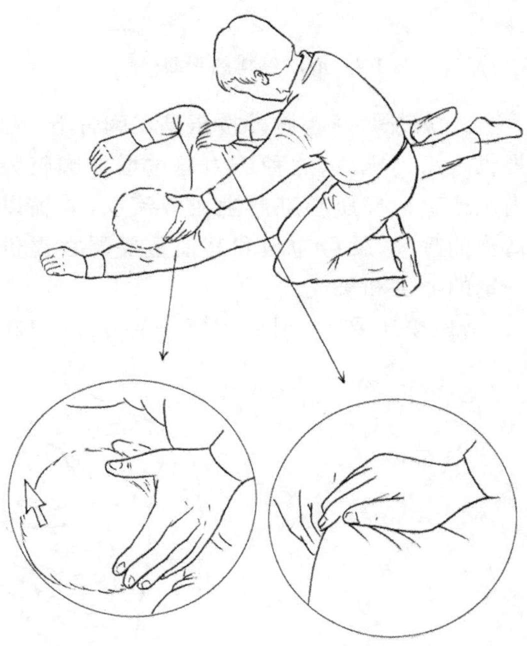

图 1-3　防止颈部损伤进一步加重的翻转方法

三、现场心肺复苏方法

主要采取 A、B、C、D 复苏术,A、B、C、D 是四种复苏术英文术语的第 1 个字母。操作顺序是 C→A→B→D。

(一)人工循环

1. 判断　检查有无脉搏。通过触及大动脉来判断心脏是否骤停,颈动脉比股动脉更易触及且方便。方法是患者仰头后,急救人员一手按住前额,用另一手的示、中指找到喉结或气管,两指下滑到气管与胸锁乳突肌之间的沟内即可触及颈动脉(图 1-4)。评价时间不要超过 10s,如果不能肯定是否有循环,则应立即开始胸外按压,避免反复检查而贻误抢救。非专业人员不要求判断有无心搏。

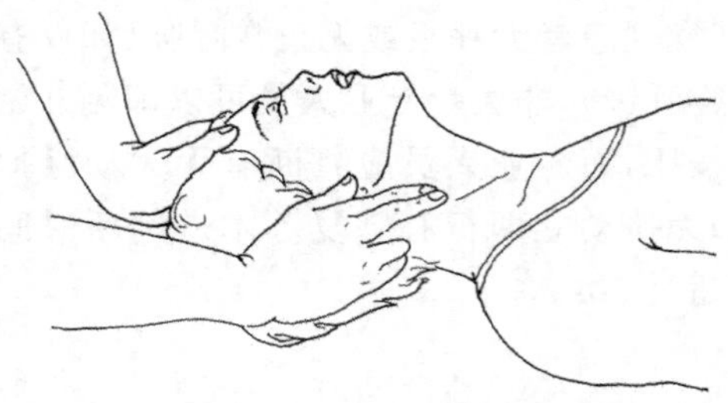

图 1-4 心脏停搏的判断

2. 胸外按压 胸外按压是在胸骨下 1/2 提供一系列压力，这种压力通过增加胸膜腔内压或直接按压心脏产生血液流动，并辅以适当的呼吸，就可为脑和其他重要器官提供一定的血供和氧气。

(1)按压要求：频率为每分钟 100～120 次，单人和双人 CPR 时，按压/通气比均为 30∶2。按压深度为 5～6cm。1－8 岁患儿在双人 CPR 时，按压/通气比采用 15∶2，按压深度为约 5cm。对婴儿的按压频率至少为每分钟 100 次，按压深度为约为 4cm。

(2)按压方法：①用手指按压在靠近急救者一侧患者的胸廓下缘；②手指向中线滑动，找到肋骨与胸骨连接处；③将手掌根部贴在患者胸骨的下半部(不要按压剑突)，另一手掌重叠放在这只手背上，手指交叉，手掌根部长轴与胸骨长轴确保一致，可避免发生肋骨骨折(图 1-5，图 1-6)；④手不要离开胸壁。儿童用单手按压，部位同成人。婴幼儿用示、中指按压乳头连线下 2cm 处的胸骨(图 1-7)。

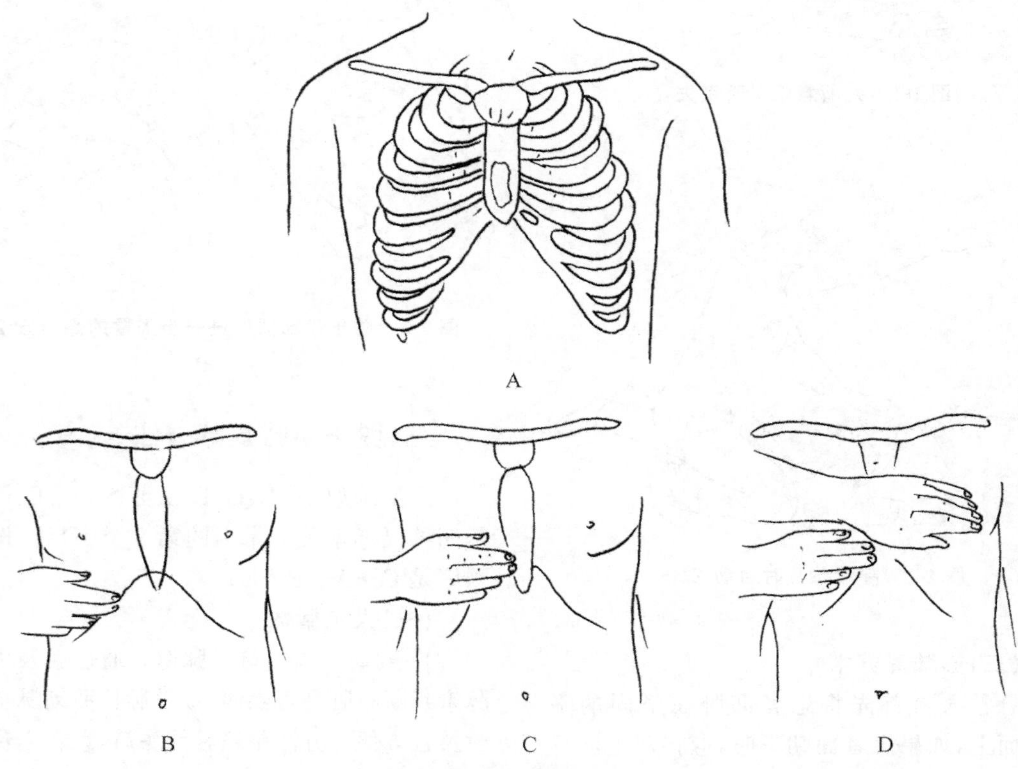

图 1-5 胸外按压部位及定位方法

A. 按压胸骨下 1/2；B. 第 1 只手手指沿肋弓滑到双侧交叉点，即剑突部位；C. 示指和中指放于此交叉点；D. 第 1 只手手掌根部与第 1 只手示指平排放置，手掌根的横轴与胸骨的长轴一致，第 1 只手手掌根部放在另一只的手背上

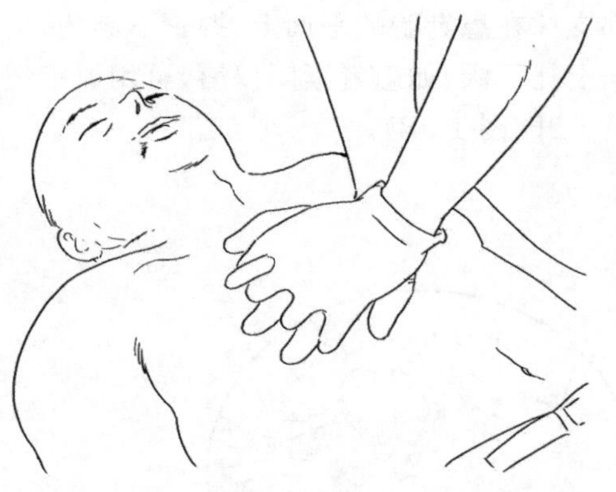

图 1-6 手指交叉按压方法

(3)按压标准:肘关节伸直,垂直下压;按压幅度为 5～6cm;每次按压后,放松使胸骨恢复到按压前的位置;手不要离开胸壁,一方面可以保持正确的按压位置,另一方面,减少直接对胸骨本身的冲击力,以免发生骨折;按压频率至少为每分钟 100～120 次;按压与放松时间比为 1:1。

(4)单纯胸外按压的 CPR:为避免传染疾病,有人行 CPR 时,不愿对患者行口对口呼吸。因此,如给成人患者复苏时不愿或不能行口对口呼吸,则必须即行胸外按压,而不能什么都不做。

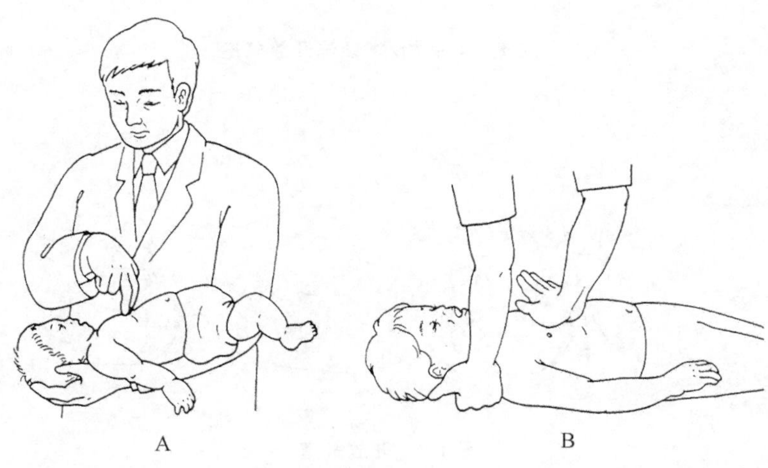

图 1-7 婴幼儿的胸外心脏按压

(5)胸外心脏按压的并发症:包括肋骨骨折、血胸、腹腔内脏损伤、心脏压塞和肺误吸等。

(二)开放气道

患者无反应、无意识时,肌张力下降,舌体后坠造成呼吸道阻塞,因为舌附在下颌上,因此把下颏向上抬起,即可使舌离开咽喉部,使气道打开。即使有自主呼吸,由于吸气时气道内呈负压,也可将舌、会厌或两者同时吸附到咽后壁,产生气道阻塞。如无颈部创伤,可采用仰头抬颏法开放气道;对于怀疑有头、颈部创伤患者可用托颌法开放气道。同时注意清除患者口中的异物和呕吐物。开放气道后有助于患者自主呼吸,也便于 CPR 时人工呼吸。常用方法如下。

1. *仰头抬/举颏法* 救助者一只手放在患者前额,用手掌尺侧把额头用力向后推,使头部向后仰,另一只手的中指和示指放在下颏骨处，将下颏向上抬动(图 1-8)。

2. 仰头抬颈法　救助者一只手放在患者前额，用手掌尺侧把额头用力向后推，使头部向后仰，另一只手在颈后方，将颈部向上抬动(图 1-9A)。

3. 托颌法　把手放置患者头部两侧，肘部支撑在患者躺的平面上，握紧下颌角，用力向上托下颌，如患者紧闭双唇，可用拇指把口唇分开(图 1-9B)。

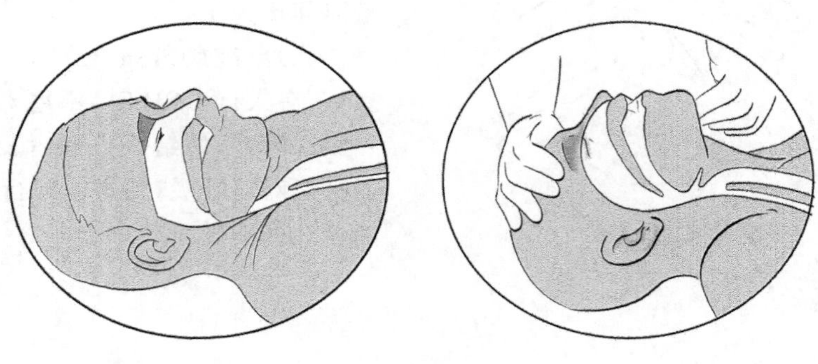

图 1-8　仰头抬/举颏法开放气道

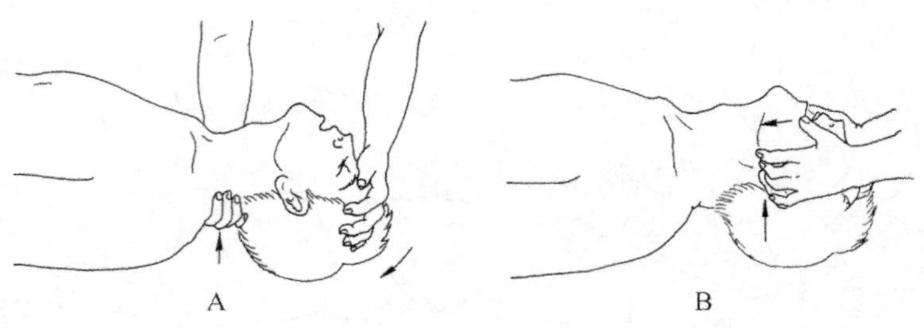

图 1-9　开放气道

A. 仰头抬颈法开放气道；B. 托颌法开放气道

(三)人工呼吸

完成初始 30 次胸外按压后，开放气道，接着进行 2 次人工呼吸。人工呼吸方法如下。

1. 口对口呼吸　口对口人工呼吸时，要确保气道通畅，捏住患者的鼻孔，急救者用口唇把患者的口全罩住，呈密封状，缓慢吹气，每次吹气应持续 1s 左右，确保呼吸时胸廓起伏(图 1-10)。通气频率成人为每分钟 8～10 次，1—8 岁儿童为每分钟 12～20 次，每次吹入气量为 6～7ml/kg。吹入气体量以达到使胸廓产生看得见的起伏，同时不产生过度的胃扩张为标准，避免过度通气。

2. 口对鼻呼吸　在对患者不能经口呼吸时，如牙关紧闭不能开口、口唇创伤等。应推荐采用口对鼻呼吸，方法是将一只手置于患者前额后推，另一只手抬下颏，使口唇紧闭。用嘴封罩住患者鼻子，深吹气后口离开鼻子，让气体自动排出(图 1-11A)。

3. 口对口鼻呼吸　适用于婴幼儿，方法类似口对口人工呼吸(图 1-11B、C、D)。

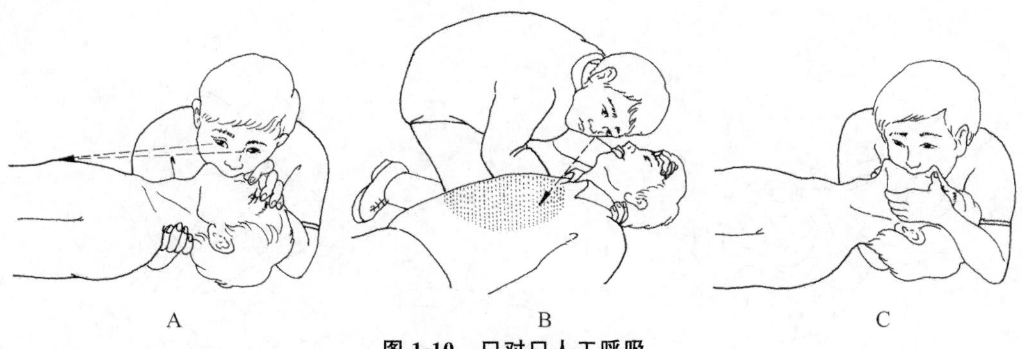

图 1-10　口对口人工呼吸

A. 口对口吹气,可见胸部抬起;B. 观察胸部下沉;C. 再次口对口吹气

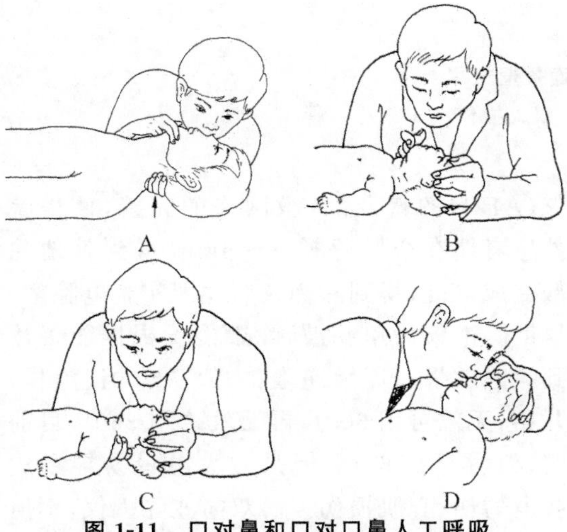

图 1-11　口对鼻和口对口鼻人工呼吸

A. 口对鼻吹气;B、C、D. 对婴幼儿口对口鼻吹气

4. 口对面膜呼吸　面膜是一种目前正在普及的人工呼吸工具。可以防止疾病相互传播(图 1-12)。

5. 口对面罩呼吸　为透明有单向阀门的面罩,通气时双手把面罩紧贴患者面部,封闭性好(图 1-13)。

6. 口对气管套管呼吸　气管切开的患者需人工通气时可采用口对套管呼吸,对套管主动吹气,被动呼气,易于操作。

7. 球囊面罩通气　使用球囊面罩可提供正压通气,单人复苏时,一只手按住面罩,另一只手挤压皮囊。双人操作时,一人双手压紧面罩,一人挤压皮囊通气(图 1-14)。

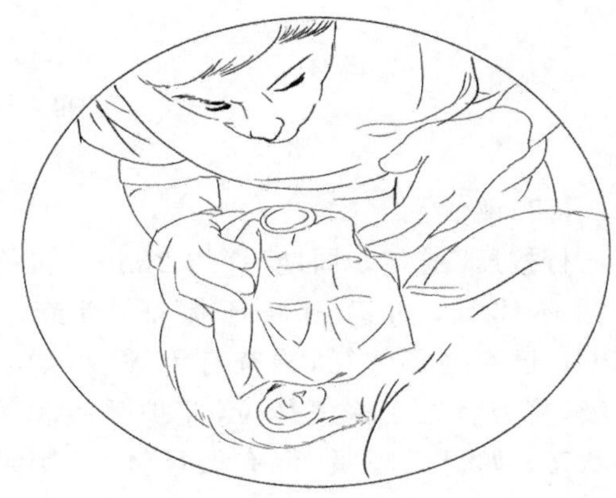

图 1-12　口对面膜人工呼吸

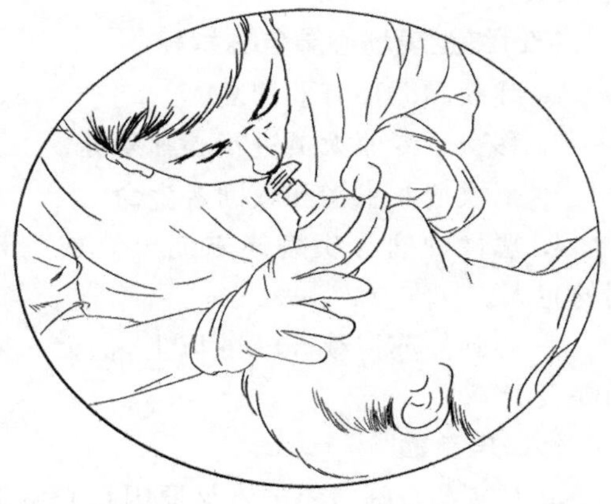

图 1-13　口对面罩人工呼吸

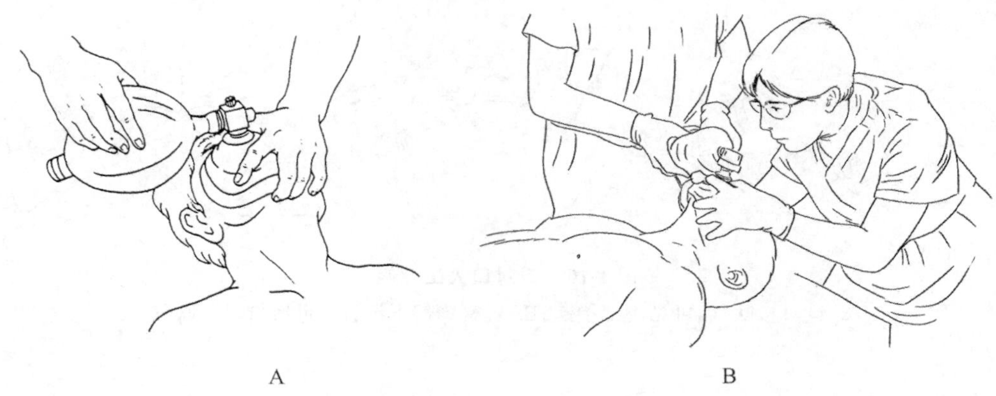

图 1-14 球囊面罩通气

A. 单人操作;B. 双人操作

(四)评估

行按压/通气 5 周期后(约 2min),再检查循环体征,如仍无循环体征,重新行 CPR。已有循环体征,检查有无呼吸;如有呼吸,将患者置于恢复体位,监护呼吸和循环状态;如仍无呼吸,但有循环体征,则继续以每分钟 10 次的频率行人工呼吸,每 5 个按压/通气周期评估 1 次。每次评估时间一般不要超过 10s。若无特殊情况,不得中断 CPR。

(五)终止现场心肺复苏指标

1. 呼吸和循环有效恢复。

2. 移交于专业人员进行心肺复苏。

3. 事故危及患者和救助者生命。

4. 恶性肿瘤等疾病终末期患者或判死刑的犯人。

5. 心肺复苏持续 30min 以上,仍无心搏和呼吸者。

(六)电除颤

成人突发心脏骤停的常见原因是心室颤动,对这些患者,除颤时间的早晚是决定能否存活的关键。室颤后每延迟电除颤 1min,其病死率会增加 7%~10%。随着自动电除颤仪(AED)的普及,急救网络的完善,使得院外患者能在心脏停搏 3~5min 得到就地除颤变成可能,得到除颤仪后立即实施电除颤。早期除颤仪为单相波,除颤能量根据能否达到除颤效果而逐级递增:一般从 200J(焦耳)开始,无效再用 300J,再无效改用 360J,目前建议直接用 360J。但是过大电量易导致皮肤电灼伤、心肌损伤。而双向波除颤仪,不但提高了除颤效果,也减少了因过大电量而带来的损伤。因此建议使用双相波除颤仪,能量用 200J。

操作方法:①打开体外除颤仪电源。②贴上电极片,根据电极片上的标示,一个贴在胸骨右缘第 2 或 3 肋间,另一贴在左腋中线第 5 肋间(相当于左侧乳头外缘)。如用传统除颤仪,则电极需涂导电糊,电极与皮肤之间安放浸有生理盐水的纱布(图 1-15)。③“离开”患者进行心电分析。④如果提示室颤,“离开”患者充电并按下电击钮。⑤除颤后立即继续心肺复苏,同时准备再次除颤。在无心电分析的情况下,可以盲目除颤。

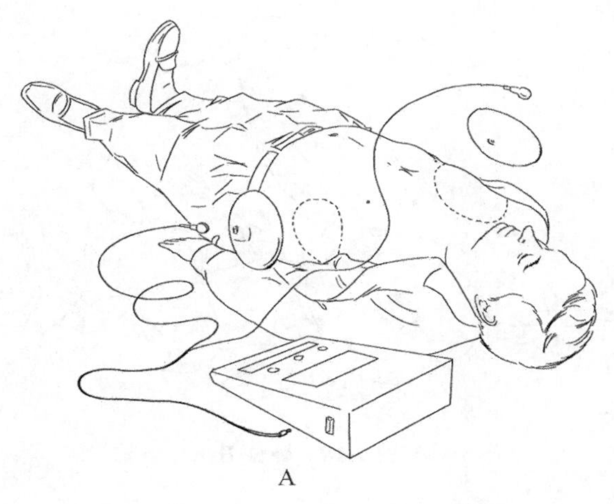

A

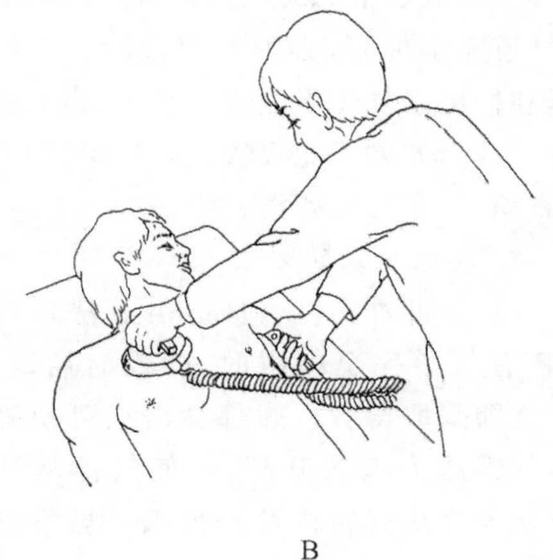

B

图 1-15　电除颤

A. 电极片；B. 传统除颤电极

四、气道异物梗阻

气道完全梗阻是由于意识丧失和心肺骤停时发生的舌后坠和异物堵塞气道开口、气管或主支气管而导致气道梗阻。气道完全梗阻的患者因缺氧而很快死亡，因此一旦发现需立即给予急救。

气道异物阻塞(FBAO)

1. *原因*　①食物未完全切碎就吞咽而导致堵塞，尤其是使用义齿的患者；②进食时大笑或交谈时不小心食物掉入气道；③儿童口含食物或异物(如大理石子、珠子、果冻、花生和爆米花等)行走、跑或玩耍时，食物和异物堵塞气道口或落入气管；④意识丧失者呕吐物、痰液、口腔及鼻咽部的出血形成的血块及义齿的脱落吸入气管内。

2. *确认*　确认气道梗阻是抢救成功的关键，因此，根据临床表现及时做出判断。异物可造成呼吸道部分或完全梗阻。

(1)部分梗阻：患者尚能有气体交换，如果气体交换良好，患者就能用力咳嗽，但在咳嗽停止时，呼吸时出现喘息声。只要气体交换良好，应鼓励患者继续咳嗽并自主呼吸。急救人员不宜干扰患者自行排出异物的努力，但应守护在患者身旁，并监护患者的情况，如果气道部分梗阻仍不能解除，必须马上治疗，立即启动 EMS。

(2)气道完全梗阻：患者不能讲话，不能呼吸或咳嗽，可能用双手指抓住颈部，表现气道异物阻塞的窘迫征象(图 1-16)。由于气体交换消失，患者迅速出现呼吸困难、发绀。救助者必须对此能明确识别和判断，马上询问患者是否被异物噎住，如果患者点头，就询

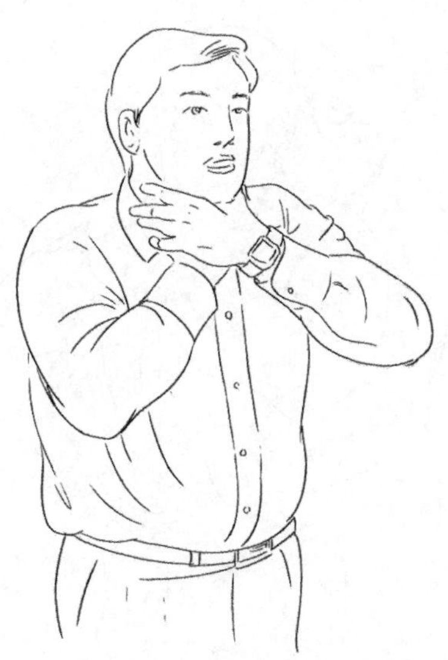

图 1-16　气道异物阻塞的窘迫征象

问其是否能说话，如果患者不能说话，说明存在气道完全梗阻，必须立即救治。气道完全梗阻时，由于气体不能进入肺内，血氧饱和度很快下降，如果不能很快解除梗阻，患者将丧失意识，甚至很快死亡。

3. 解除阻塞的方法

(1)腹部冲击法（Heimlish 法）：当发现患者有气道完全梗阻时，除及时启动 EMS 外，立即采取急救。腹部冲击法可使膈肌抬高，气道压力骤然升高，促使气体从肺内排出，把异物从气管内冲击出来。虽腹部冲击法也可产生并发症，如腹部或胸腔内脏的破裂或撕裂，故除非必要时，一般不随便采用此法。具体操作：对有意识者，救助者站在患者身后，双臂环绕着患者腰部，一手握拳，握拳手的拇指侧紧抵患者腹部，位置处于剑突下脐上腹中线部位，用另一手抓紧握拳的手，用力快速向内、向上冲击，用力将拳头压向腹部，反复冲击腹部，直到把异物从气道内排出来(图 1-17)。如患者出现意识丧失，可进行卧位腹部冲击法。方法：骑跨在患者膝部，将一只手掌根部顶在患者腹部，位置在剑突下与脐上之间腹中线，另一只手压在前只手背上，双手快速用力向内、向上冲击(图 1-18)。

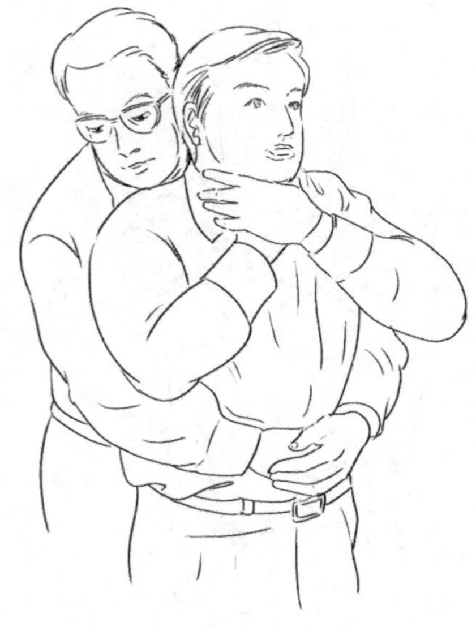

图 1-17　立位 Heimlish 法

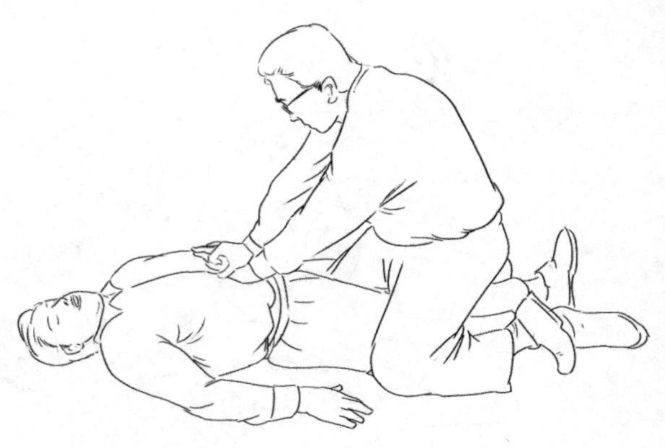

图 1-18　卧位 Heimlish 法

(2)自行腹部冲击法：完全性气道异物阻塞者，可自行腹部冲击。患者可一手握拳，用拳头拇指侧抵住腹部剑突下脐上腹中线部位，另一只手抓紧拳头，用力快速将拳头向上、向内冲击膈肌，如果不成功，患者还可将上腹部抵压在一块坚硬的平面上，如椅背、桌沿、走廊栏杆，然后用力冲击腹部，直到把气道内异物清除为止。

(3)有意识孕妇或肥胖者胸部冲击法：当患者是妊娠终末期或过度肥胖者时，可采用胸部冲击法代替腹部冲击法。操作：站在患者身后，把上肢放在患者腋下，将胸部环绕起

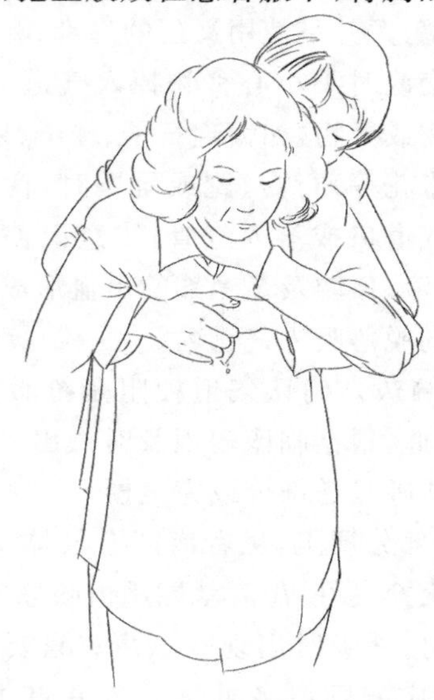

图 1-19　孕妇胸部冲击法

来。一只拳的拇指侧放在胸骨中线，应注意避开剑突和肋骨下缘，另一只手抓住拳头，向后冲击（图 1-19）。

（4）小儿急救法：对 1 岁以下婴儿，用左手前臂托住婴儿胸部，让婴儿面朝下，头部低于躯干，右手用力拍击患儿的背部。8 岁以下的儿童可采用三种方式解除气道异物阻塞：击打背部、胸部冲击法和腹部冲击法。腹部冲击法步骤：站在或跪在患儿的后面，手臂从患儿腋下穿过，环绕患儿的躯体；将拇指外侧对准患儿腹部中线剑突下，高于脐部；用另一只手抓住腕部，进行 5 次独立、有力快速向内向上推挤，直到异物排出。对无意识患儿可采取卧位腹部冲击法。注意操作时不要碰到剑突和肋下缘，避免损伤内脏。

（吴晓飞　王振杰）

第二节　常用院前急救技术

在患者获得初期复苏后，利用专业急救设备继续进一步生命支持刻不容缓。专业急救人员要掌握的急救诊疗技术分为三大项，即给氧治疗和建立人工气道、循环功能支持及药物治疗。对创伤患者的救护，要掌握四项基本操作，即止血、包扎、固定和搬运。

一、给氧与通气

口对口人工呼吸并不能使患者获得有效的氧供给，救助者呼出气体的含氧量只有 16%～17%，被救者的肺泡氧分压只能达到 80mmHg，心脏按压时的心排血量明显降低，组织缺氧明显。低氧血症会引起各器官功能障碍，不利于复苏成功。因此，建立人工气道和氧治疗十分重要。

1. 鼻导管给氧　将鼻导管插入鼻前庭即可。流量 1～6L/min，浓度 25%～35%（图 1-20A）。

2. 经鼻插管给氧　经一侧鼻孔插管，常有不适感。流量 1～6L/min，浓度 25%～45%（图 1-20B）。

3. 面罩给氧　在鼻和口上加面罩，患者获得高浓度的氧。流量 5～8L/min，浓度 25%～50%（图 1-20C）。

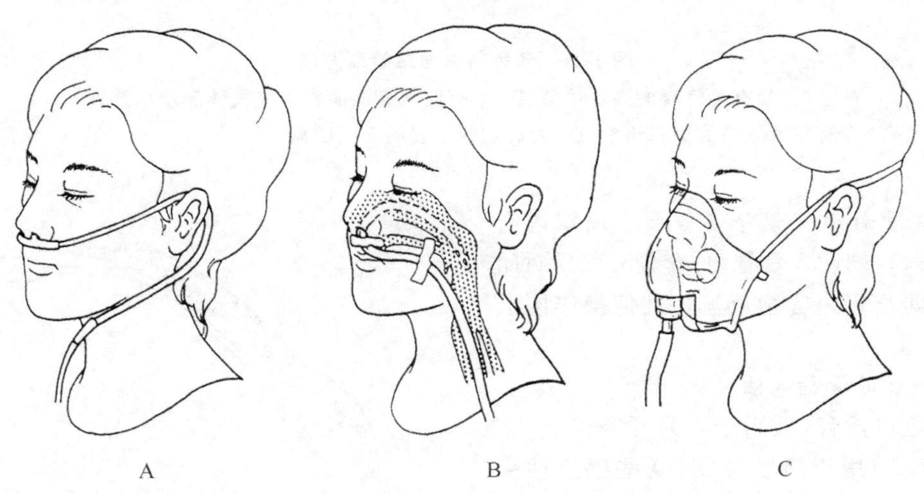

图 1-20　给氧方法

A. 鼻导管给氧；B. 经鼻插管给氧；C. 面罩给氧

(1)带有储气囊的面罩给氧:由储气囊调节并降低给氧浓度。流量6～10L/min,浓度40%～70%(图1-21A、B)。

(2)带有空气入口的面罩给氧:使给氧浓度较为合理。流量4～8L/min,浓度25%～50%(图1-21C)。

(3)带有加湿装置的面罩给氧:可保持气道水分,防止气道干燥(图1-21D)。

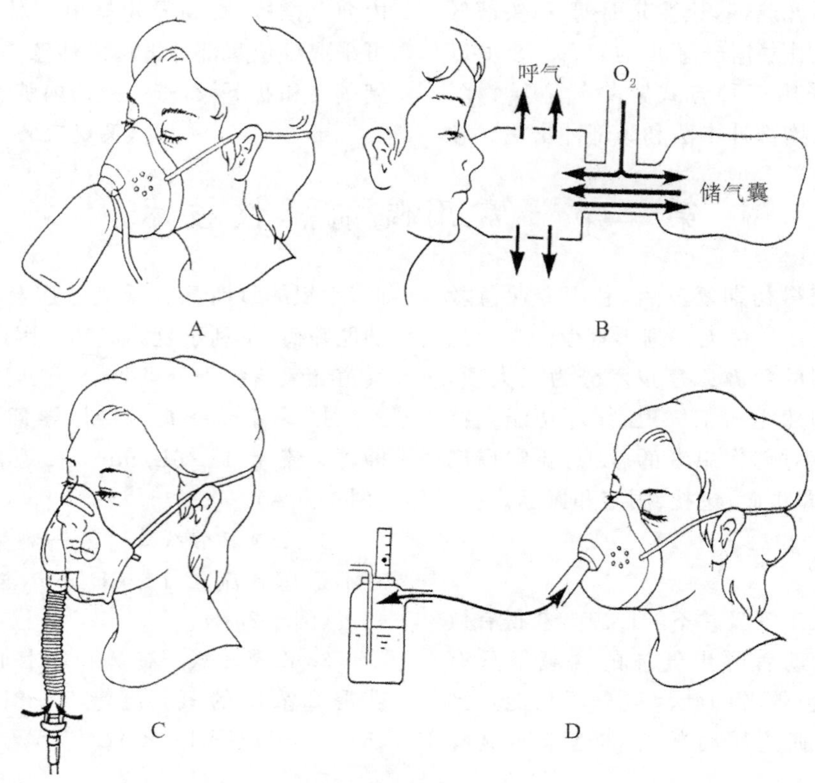

图1-21 各种特殊面罩给氧方法

A. 带有储气囊的面罩给氧;B. 带有储气囊的面罩给氧气体流动示意;C. 带有空气入口的面罩给氧;D. 带有加湿装置的面罩给氧

4. 食管封闭气囊导管给氧　面罩内有一个套囊,盲端插入食管内,套囊充气后封闭食管,可防止胃内容物反流。其他操作同上(图1-22)。

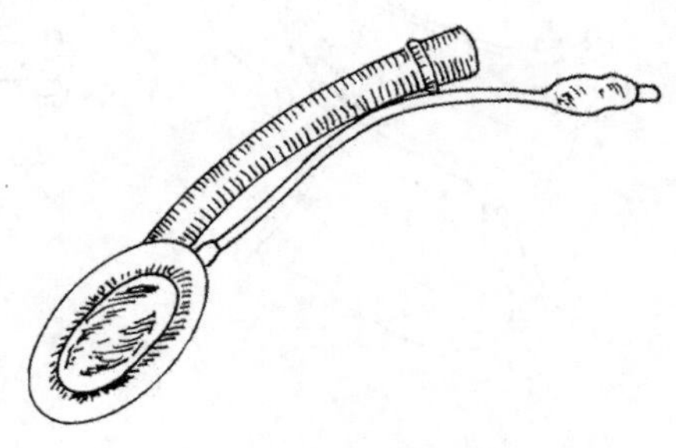

图1-22 食管封闭气囊导管

5. 口咽导管插入法

(1)经口插管:适用于心搏呼吸停止,上气道堵塞;禁用于口腔外伤,某些感染性疾病,有意识时会诱发恶心呕吐。插管方法:开口,取出义齿和口腔异物。导管凹面朝上插进口内。用压舌板压下舌。插进咽部时,把导管反转180°,再向下插进即可(图1-23)。

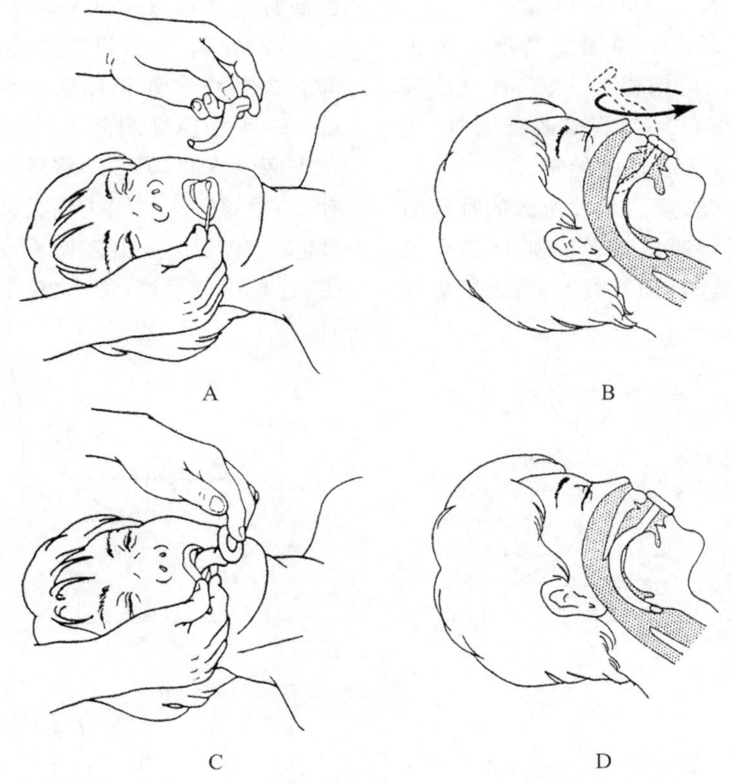

图 1-23　口咽导管插入法(经口插管)

A. 开口；B. 导管凹面朝上插进口内后翻转导管；C. 继续下插导管；D. 导管的正确位置

(2)经鼻插管:适用于同经口插管,但较少引起呕吐;禁用于鼻外伤,鼻感染,鼻甲肥大。插管方法:检查有无鼻异物、堵塞、鼻中隔偏曲,取出义齿、异物。鼻孔内涂布润滑剂后,经鼻孔插管。沿鼻咽部缓慢地插入导管(图 1-24)。

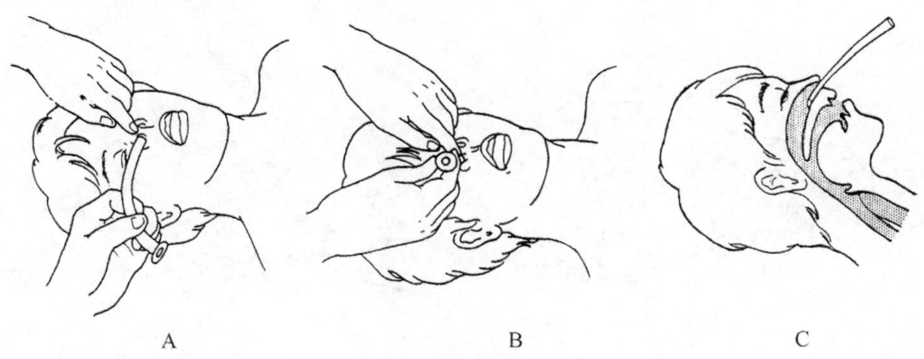

图 1-24　口咽导管插入法(经鼻插管)

A. 选取合适的一侧鼻孔；B. 插管；C. 正确的插管位置

6. 气管插管术　参见第14章。

7. 环甲膜穿刺术　是紧急情况下改善通气的应急方法。可用粗针头、套管针或其他可用的代用品穿破环甲膜来改善通气，也可以切开环甲膜插入合适的导管。

(1)适用于异物、声门水肿所致的喉梗阻者；喉外伤引起的呼吸困难者；下呼吸道分泌物堵塞气道，不能经口插管吸引者；需紧急气管插管或气管切开而无条件实施者。

(2)穿刺方法：患者仰卧，肩下垫枕，头后仰。在甲状软骨和环状软骨之间凹陷处进针。一手触摸穿刺部位，拇指和中指绷紧穿刺点两侧皮肤，另一手将环甲膜穿刺针(或粗针头)垂直刺入。阻力消失即进入气管，取出针芯。有气流喷出表明穿刺成功。固定针头，连接供气管道(图1-25)。

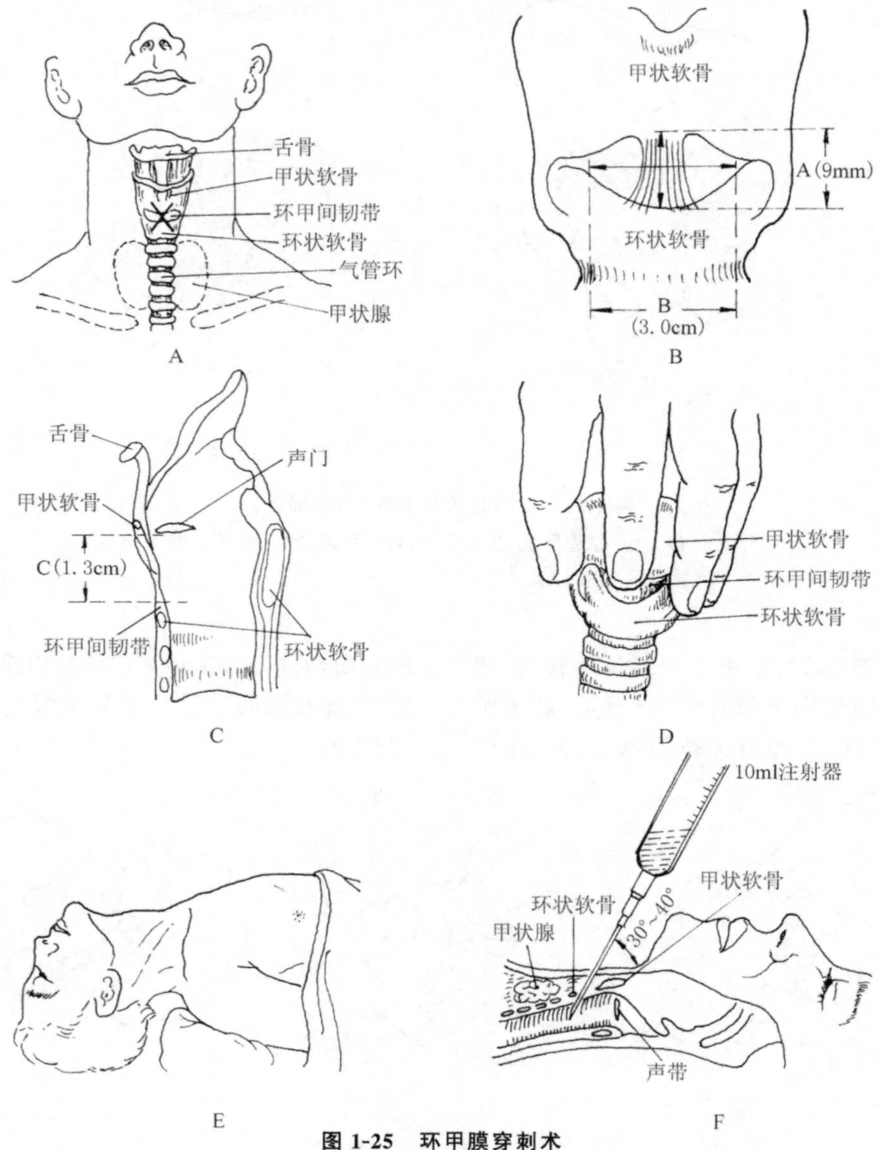

图1-25　环甲膜穿刺术

A. 穿刺部位的解剖结构；B. 环甲间隙(正面)；C. 环甲间隙(侧面)；D. 穿刺时先用手固定甲状软骨部位；E. 穿刺体位；F. 穿刺部位及进针方向

(3)注意选准穿刺部位，垂直进针，有脱空感后停止进针。本穿刺不能有效供气，不能替代气管插管或气管切开。

8. 无创脉搏-血氧饱和度监测　方法简单、方便、误差小、结果可靠，能及时动态发现患者血氧饱和度的变化，是临床常规检测氧合能力的重要方法。监测仪的探头一般夹放在手指或足趾尖部，也可放在耳、鼻等部位。对重危患者的血氧饱和度监测，能指导合理氧疗，精确调节吸氧浓度，减少氧中毒发生。在机械通气时，能为选择通气方式和设置呼吸参数提供依据。

二、循环支持

(一)萨勃心肺复苏机

萨勃(Thumper)心肺复苏机由按压棒和通气管道组成，可进行胸外心脏按压和经气管插管正压通气，也可以单独进行心脏按压。萨勃机可用于各种原因引起的心搏呼吸骤停。

1. 使用方法　在喉镜直视下气管插管，将按压棒放在患者胸骨中下 1/3 处，萨勃机的通气管接在氧气瓶的减压阀接头上。减压阀的压力调至 0.2～0.4kg。顺序打开 1～5 号开关：1 号为气源总开关，2 号是按压棒气源总开关，3 号是按压棒压力调节旋钮，4 号是气道气源开关，5 号是机械正压通气压力调节旋钮。按压频率调为每分钟 100 次；心脏按压和正压通气比例调为 15∶2；按压胸廓下陷深度调为 5.0cm；气道压力在 15～30cmH_2O 范围内调整。心肺复苏成功后，按照从 5 至 1 的顺序关机。

2. 注意事项　按压深度视患者年龄、胸廓厚度而定；自主心律出现后停止按压，如发现室颤要及时除颤；密切观察病情，及时调整各项参数。

(二)休克裤

休克裤(MAST)用于外伤患者，其优点是有止血作用、使血液向躯干和头部集中，能固定骨盆和下肢。

1. 适应证　输血不能奏效的腹腔内出血、血压不稳定、下肢或骨盆骨折、多发性外伤等。

2. 禁忌证　肺水肿、孕妇、心功能不全、心源性休克。

3. 操作方法　把休克裤放在患者的下方，其上缘在上腹部水平，下肢部分与患者下肢长轴一致。首先包裹下肢，再包裹腹部。先对下肢部分充气，如果血压不能上升再对腹部部分充气。气压一般为 40mmHg(图 1-26)。

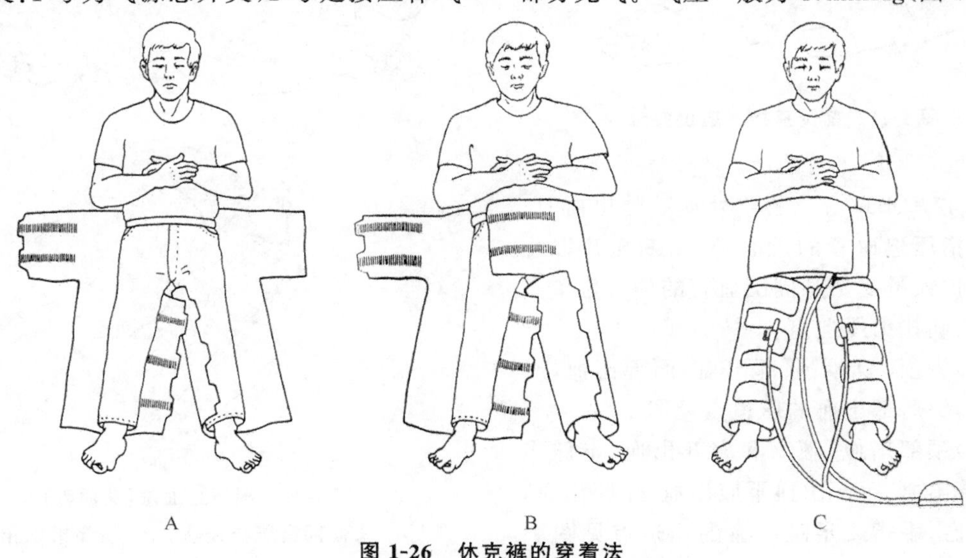

图 1-26　休克裤的穿着法

A. 安放位置；B. 包裹下肢；C. 包裹另一下肢及腹部并充气

(三)心电监护

安放好电极，接通心电监护仪，密切观察心电变化。

三、创伤现场救治

(一)止血

血液流向体表称为外出血，流向组织间隙或体腔称为内出血。出血量达人体血液总量(成人血容量占体重的7%)的25%以上就会危及患者的生命。动脉性出血为鲜红色，呈搏动性向外射出，失血量大。静脉性出血呈暗红色从创口涌出。毛细血管出血为创面渗血，不易找到出血点。常用止血方法如下：

1. *压迫止血法* 对皮肤小伤口，在局部用生理盐水冲洗后，手持消毒纱布直接按压创口或出血部位约10min即可。(图1-27，图1-28)也可用绷带加压压迫止血。

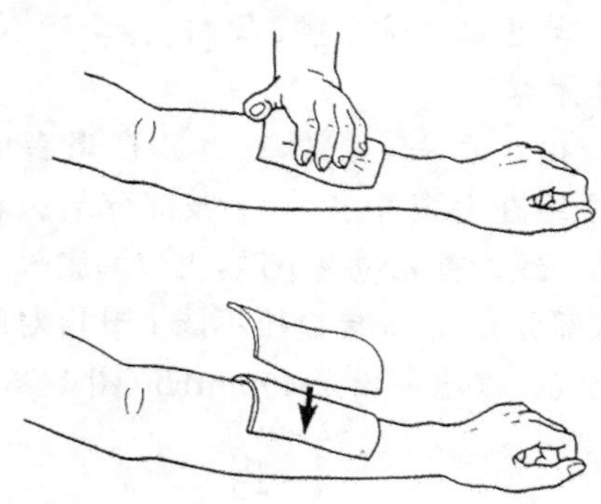

图1-27 前臂直接压迫止血法

2. *指压止血法* 紧急处理动脉出血时，可用手指压迫血管的近心端，阻断血流以止血。救护人员要熟悉周围血管的体表位置及走向，正确找出压迫点。

(1)头顶、额部、颞部出血，面部出血，耳后出血，头后部出血的压迫点见图1-29。

(2)颈部出血，腋窝和肩部出血，上肢出血，前臂出血，手部出血下肢出血，小腿出血，足部出血，手指或足趾出血的压迫点见图1-30至图1-32。

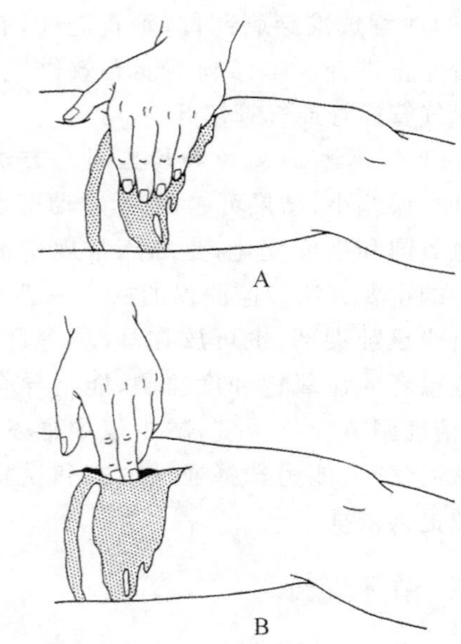

图1-28 大腿直接压迫止血法

A. 动脉出血的手掌直接压迫止血法；B. 动脉出血的手指直接压迫止血法

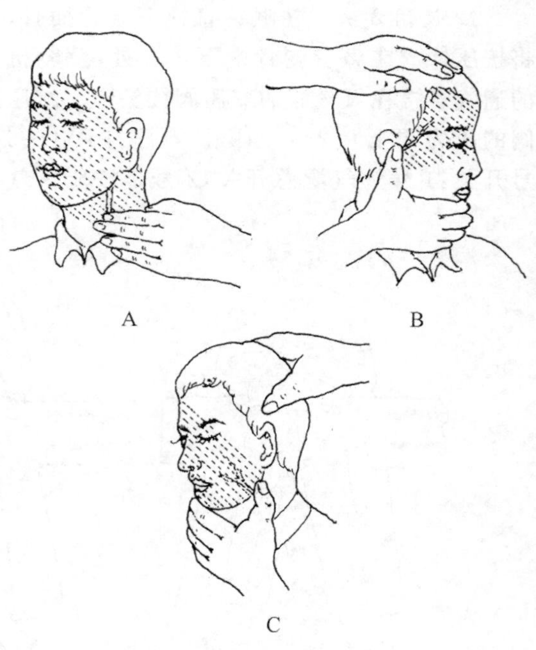

图1-29 指压止血法(头面部)

A. 头面部指压止血法；B. 颞部指压止血法；C. 颌面部指压止血法

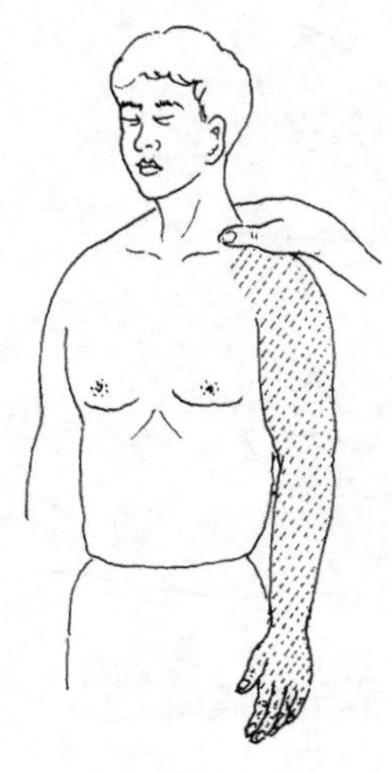

图 1-30　上肢指压止血法

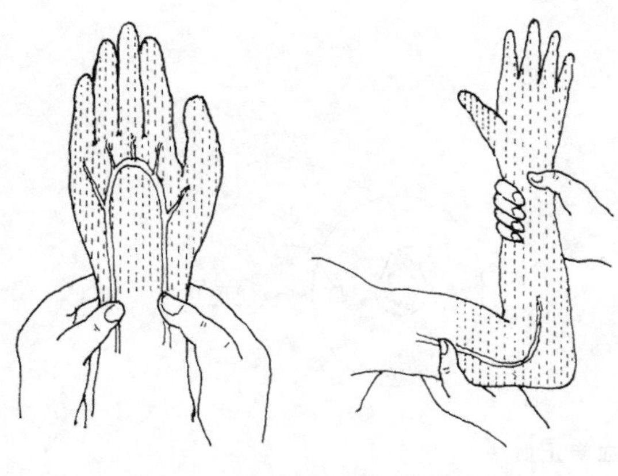

图 1-31　手、前臂指压止血法

3．填塞止血法　深在的出血如颈部的较深伤口、大腿或背部的深伤口等，不易找到出血部位，常有动脉和静脉同时损伤，快速清洗消毒后，用无菌纱布块或消毒绷带填塞创口，外面再加包扎压迫止血。注意不要将泥土、砂石或玻璃碎片等脏物带进伤口内。

4．加垫强屈关节止血法　四肢出血压迫止血无效时，如无骨折，可在肘窝、腋窝、腘窝、腹股沟等处的屈侧面加上厚的棉垫，肢体用三角巾固定于屈曲位，可以暂时止血（图 1-33）。

5．止血带止血法

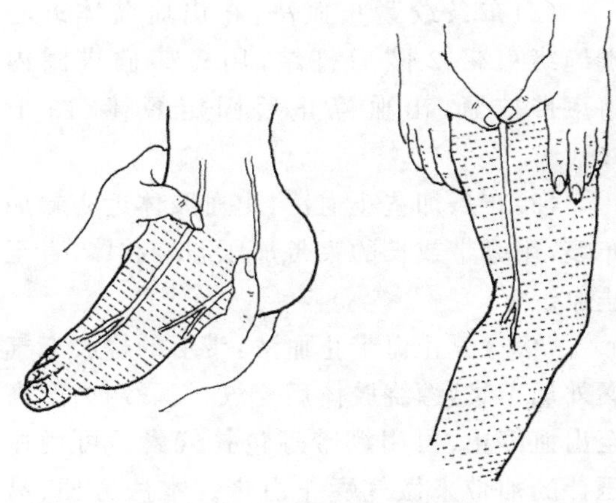

图 1-32　足、下肢指压止血法

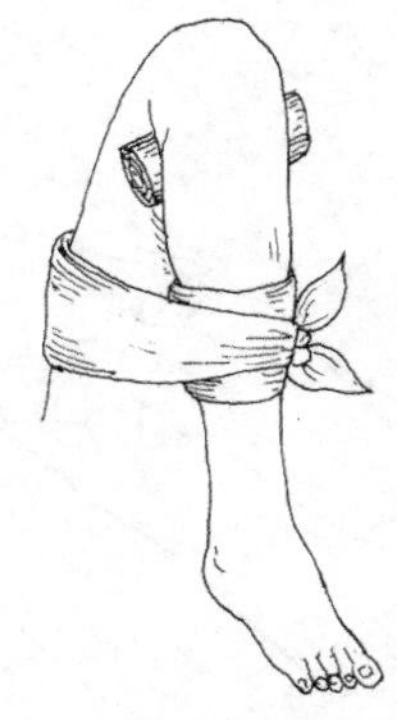

图 1-33　加垫强屈关节止血法

（1）橡皮止血带止血法：用 1m 长稍粗的弹性好的橡皮管，缠绕出血肢体上方的无创伤部分，扎止血带的地方要加布垫。缠绕不得过紧或过松，松紧度以远端动脉搏动刚好消失为宜（图 1-34）。

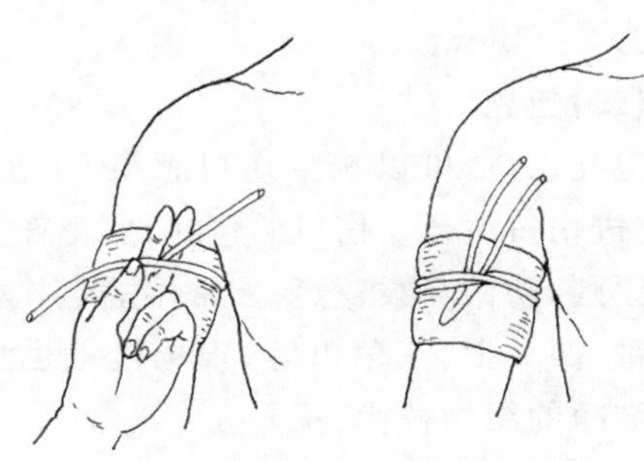

图 1-34　橡皮止血带止血法

(2)布条绞紧止血法:在出血肢体近心端缠绕束带 2 圈后打结,用短棒插进圈内将束带拧紧,出血停止后固定短棒(图 1-35)。

(3)布条加垫止血法:出血肢体近心端加布垫,用绷带或长的束带加压缠绕肢体,直至止血。

(4)气囊止血带止血法:带形的橡胶充气囊外加布袋,缠绕肢体后充气,气囊压力升高至出血停止,再用绷带等包扎气囊。可用血压计的袖带来做气囊止血带。本法方便、易于控制压力,可定时解除压力再重新加压。现场急救止血时常用(图 1-36)。

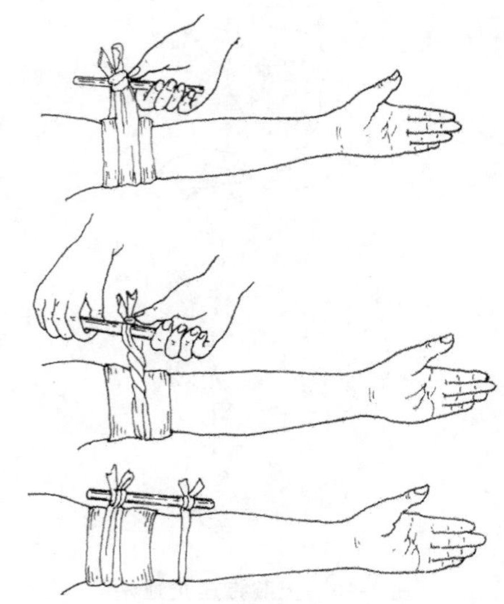

图 1-35　布条绞紧止血法

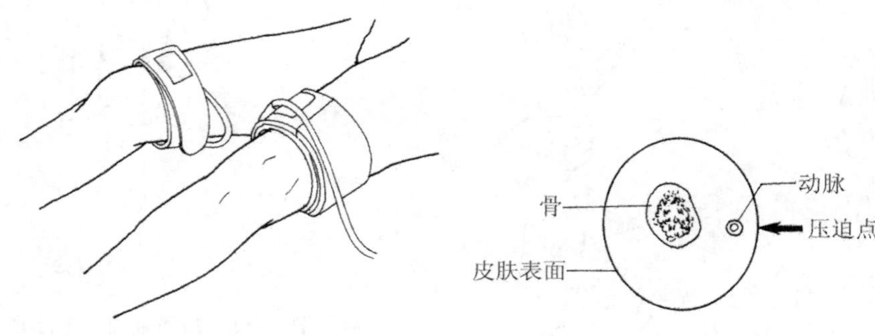

图 1-36　气囊止血带止血法

上述止血方法只是现场控制出血的临时办法,要及时在医院内清创处理和彻底止血。对转送途中时间过长的患者,需观察出血部位肢体的血供,1h 要放开止血带 1 次,放松时间为 2～3min。

(二)包扎

包扎伤口,可以减少伤口感染,止血,止痛,促进伤口愈合。伤口的包扎,要遵守无菌操作原则,动作轻柔、稳妥。常用的包扎材料有绷带、四头带、三角巾等,现场抢救也可用其他洁净的织物替代。

1. *绷带包扎法*　医用绷带常用的有宽为 5cm 和 10cm 两种,长为 10m。伤口处理好后覆盖无菌纱布,用绷带环形包绕,绷带适于包扎肢体。包扎时要松紧适宜,既能固定止血,又不致引起缺血。肢体的包扎从远端开始,每圈重叠 2/3,视肢体或关节外形用环形、螺旋形、交叉螺旋形包扎、8 字包扎法、头部帽状包扎法等。要露出肢体末端来观察血供情况(图 1-37 至图 1-40)。

2. *三角巾包扎法*　1m 见方的白布对裁就可做成 2 块三角巾,还可做成大小不等的三角巾。三角巾的顶角可附加适当长度的带子以利固定。包扎方法视部位而定,灵活掌握(图 1-41 至图 1-46)。

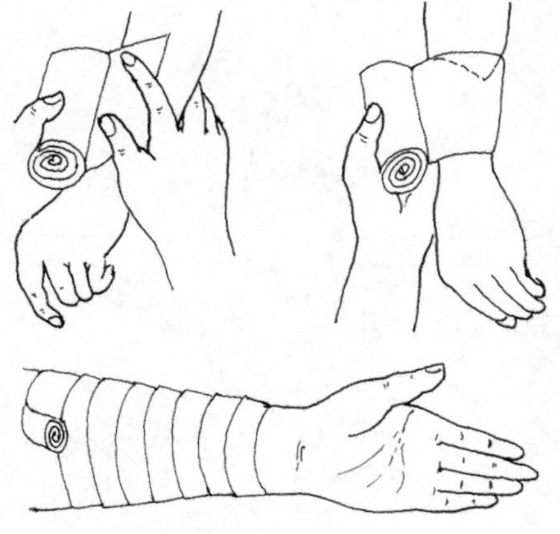

图 1-37　绷带包扎法(前臂)

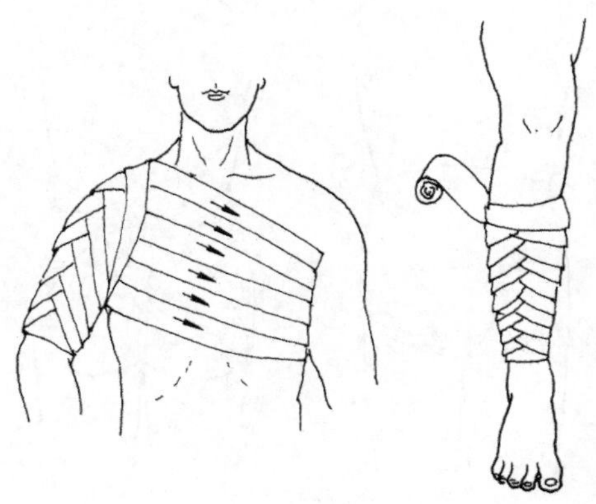

图 1-38　绷带包扎法(胸臂、下肢)

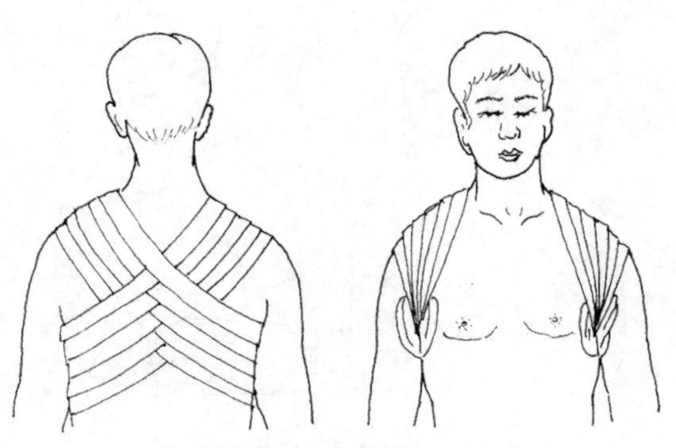

图 1-39　绷带包扎法(8 字包扎法)

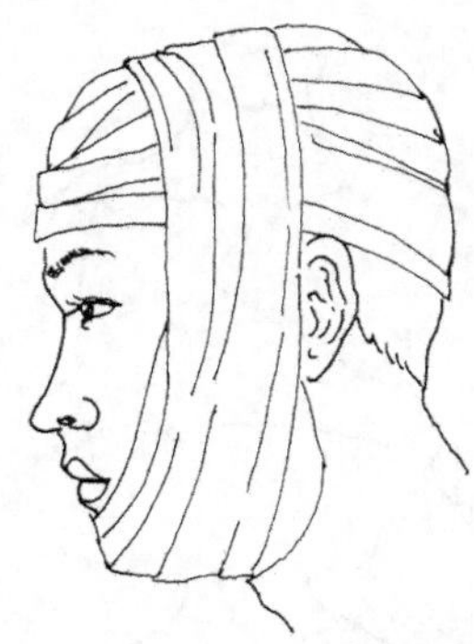

图 1-40　绷带包扎法(头部包扎)

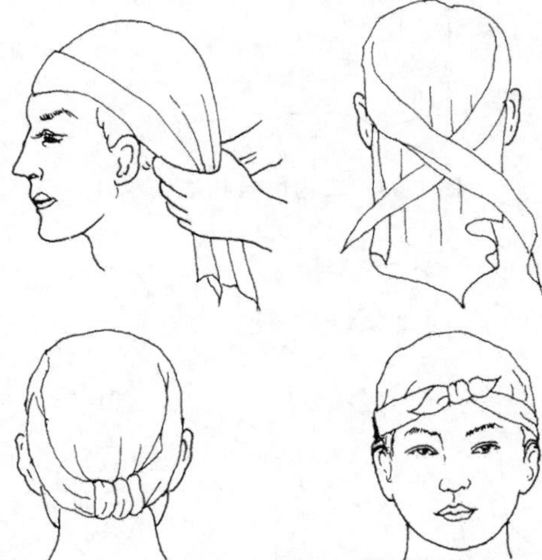

图 1-41　三角巾包扎法(头部包扎)

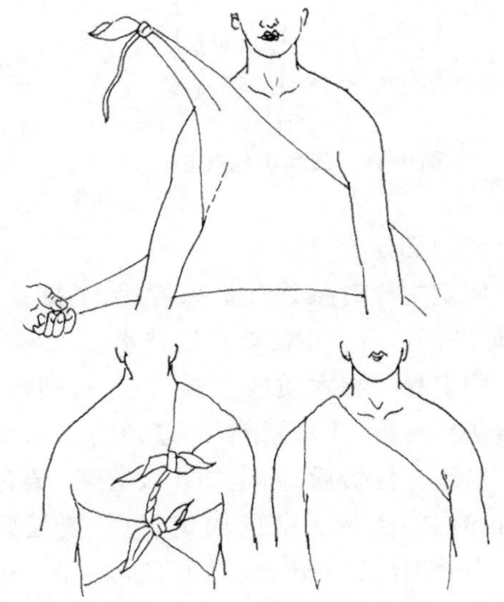

图 1-42　三角巾包扎法(胸部)

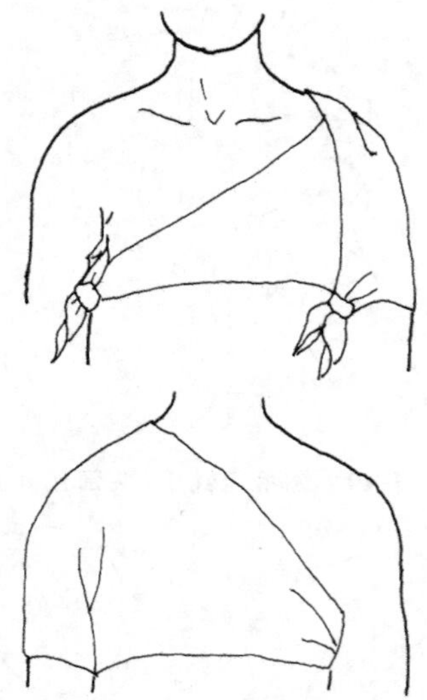

图 1-43 三角巾包扎法(肩部)

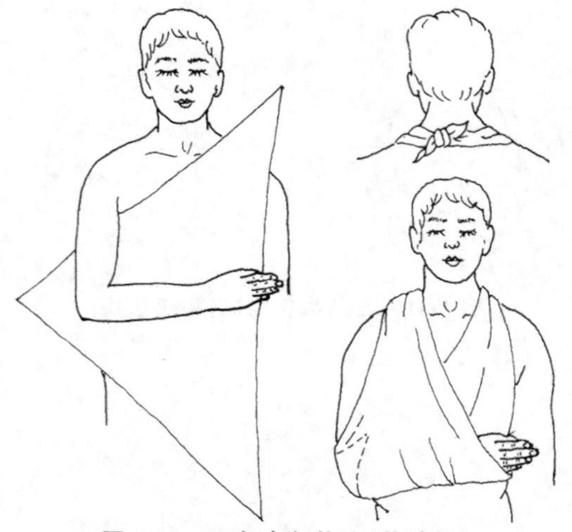

图 1-44 三角巾包扎法(前臂部)

(三)固定

固定主要对象是骨折患者,为了搬运、制动、促进创口愈合也需要固定技术。

固定材料有木质或金属夹板、可塑性、充气型塑料夹板、托马斯架等,紧急时要就地取材。确认有骨折后,固定动作要轻巧,要包括骨折部位的远近关节的固定,包扎要松紧适当。先处理休克和出血,尽力避免污染和引起新的医源性损伤。较长时间转运要注意固定部位受压或发生血供障碍(图 1-47 至图 1-54)。

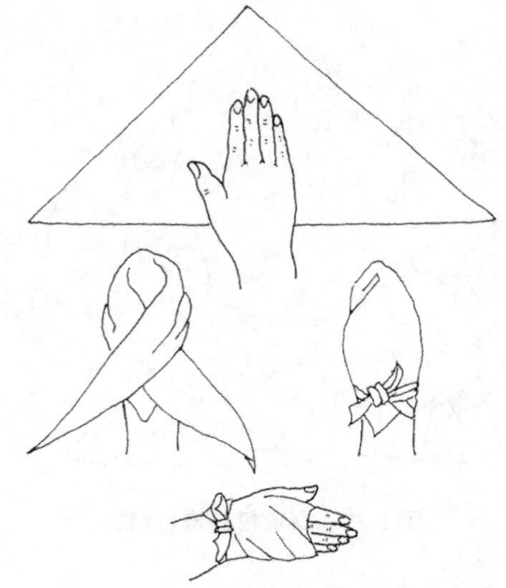

图 1-45 三角巾包扎法(手部)

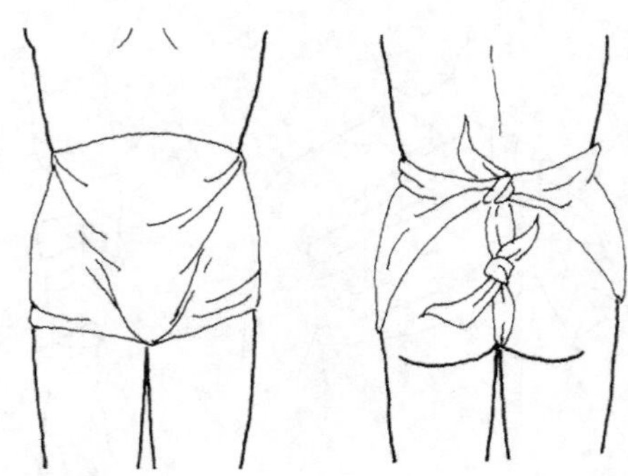

图 1-46 三角巾包扎法(腹部)

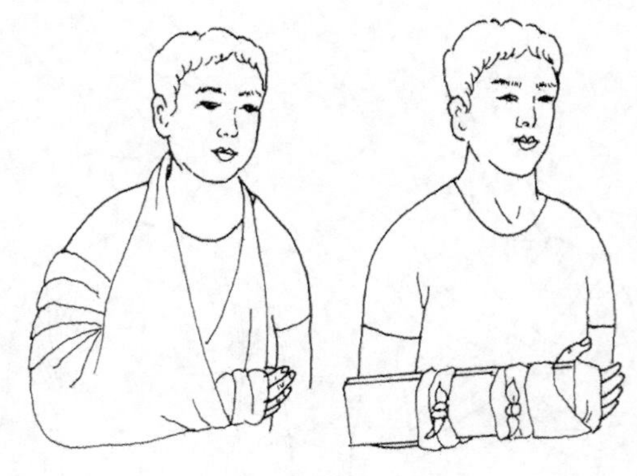

图 1-47 固定方法(使用夹板)

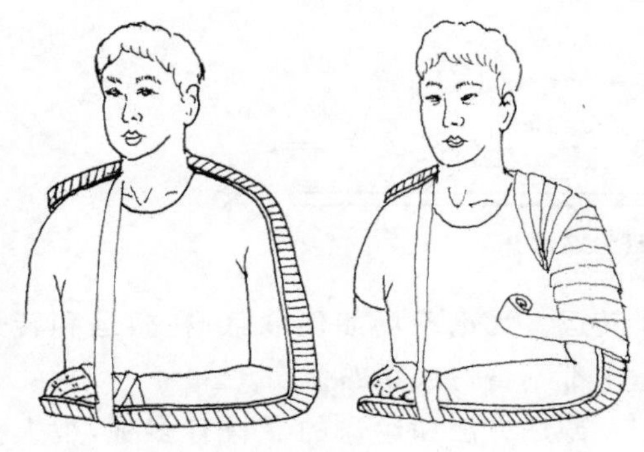

图 1-48　固定方法(使用金属夹板)

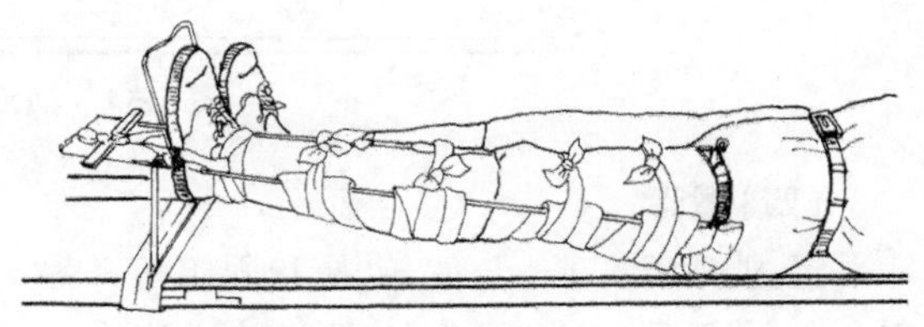

图 1-50　固定方法(使用托马斯架)

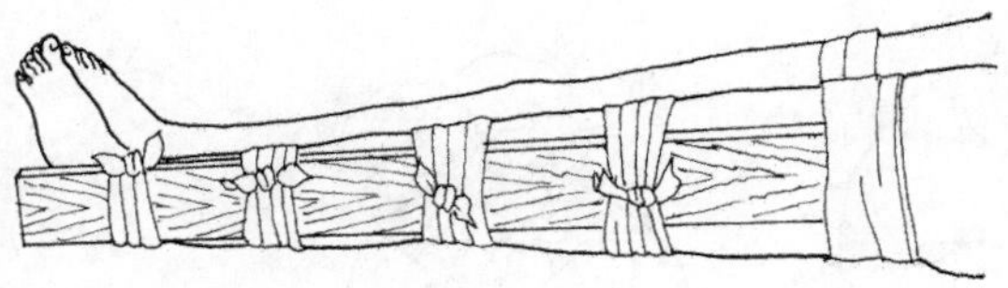

图 1-49　固定方法(小腿部)

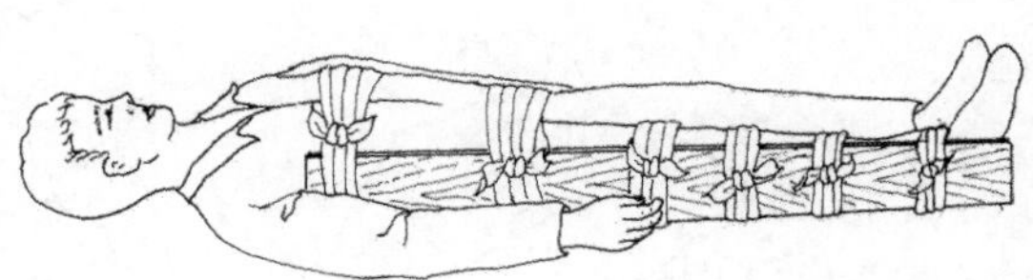

图 1-51　固定方法(大腿)

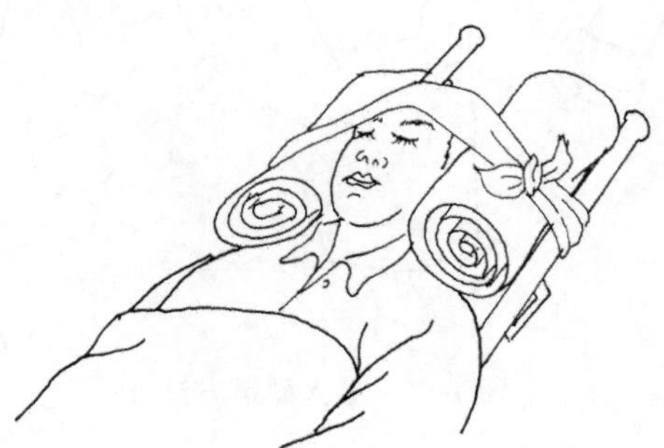

图 1-52　固定方法(颈部)

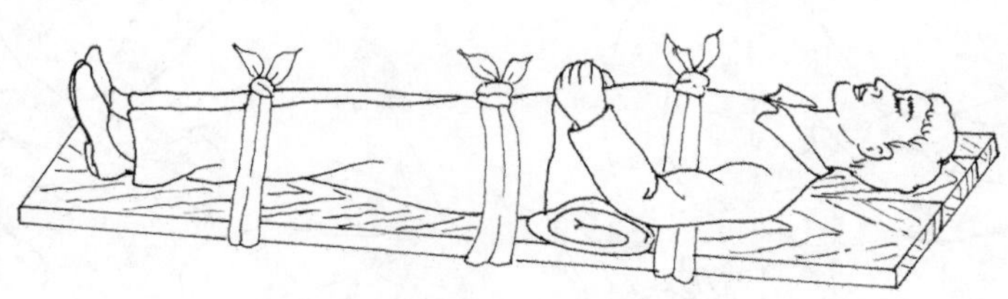

图 1-53　固定方法(脊柱)

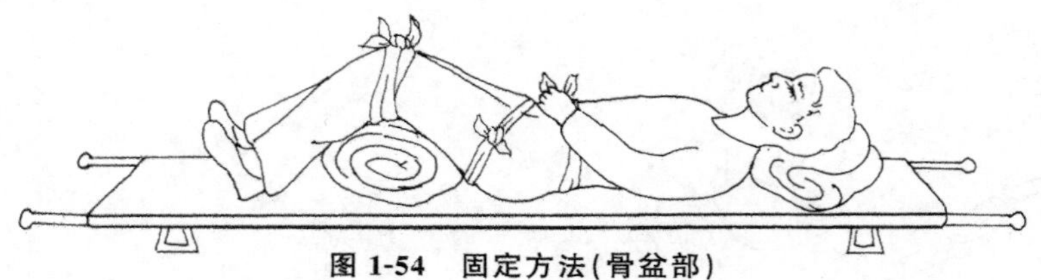

图 1-54　固定方法(骨盆部)

(四)搬运

经过现场复苏、止血、包扎和固定等一系列急救处理后,要根据伤情程度转运到合适的医院进行进一步生命支持或治疗。对成批伤员的伤情要做出分检和初步判断,以便分类转运。无论现场如何危急,在搬运和转运途中都不得造成新的损伤。

搬运方法和运送的器材有多种,视人力和条件而定(图 1-55 至图 1-63)。

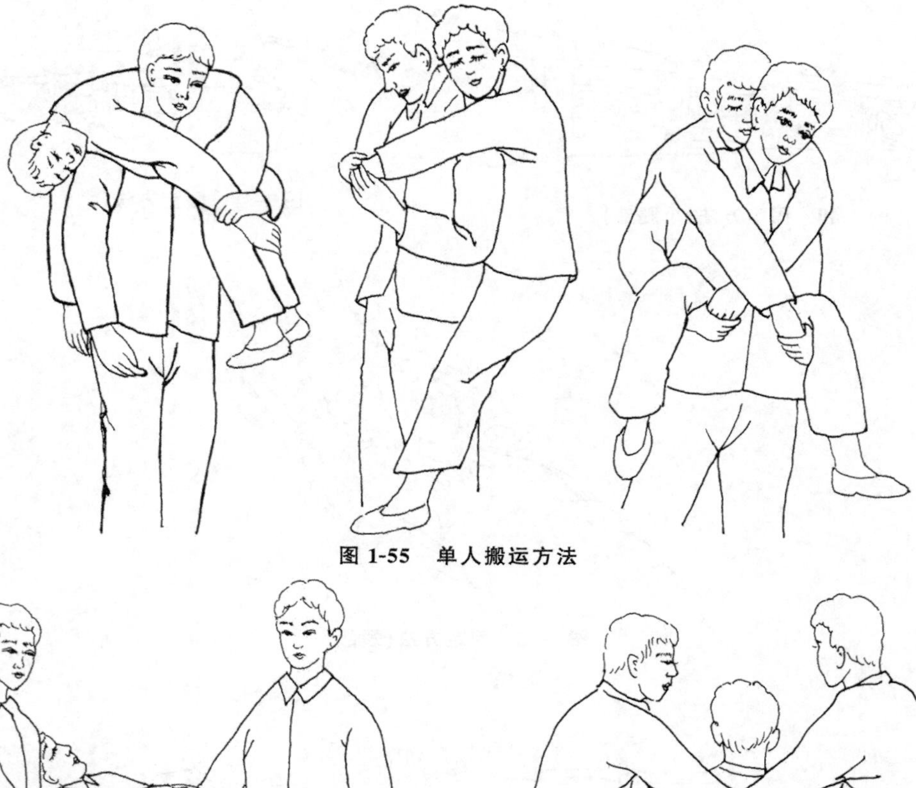

图 1-55　单人搬运方法

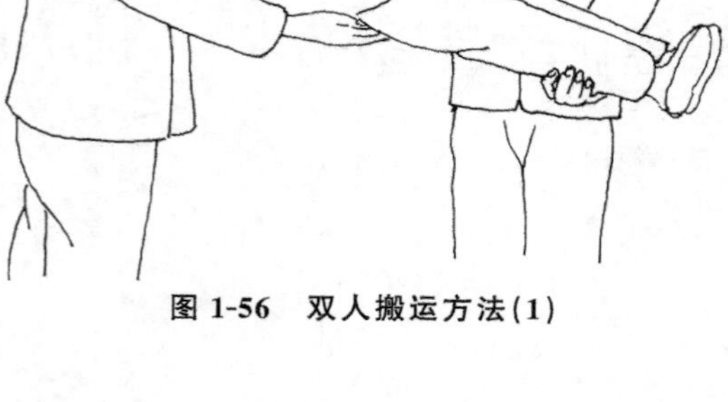

图 1-56　双人搬运方法(1)

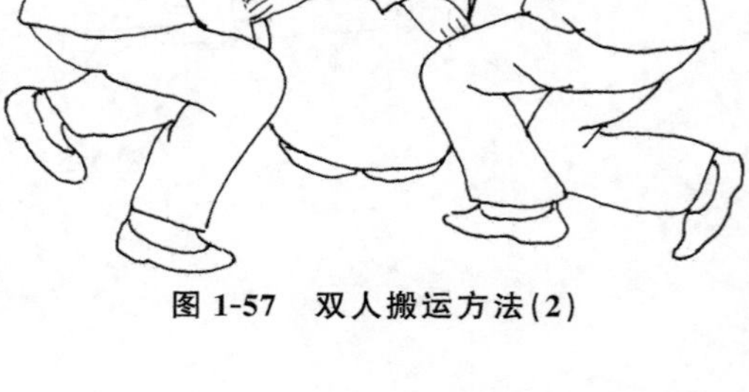

图 1-57　双人搬运方法(2)

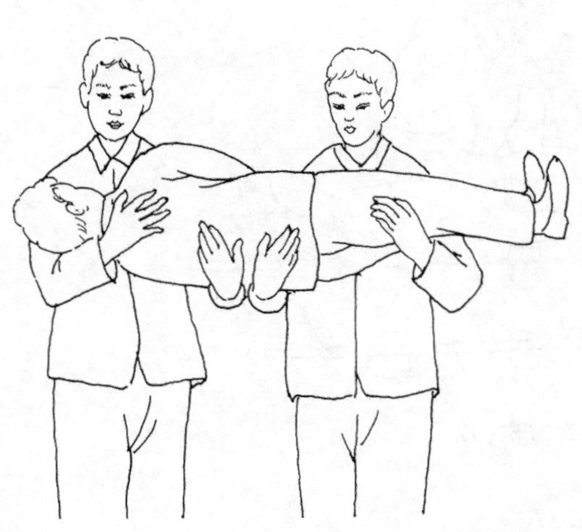

图 1-58　双人搬运方法(3)

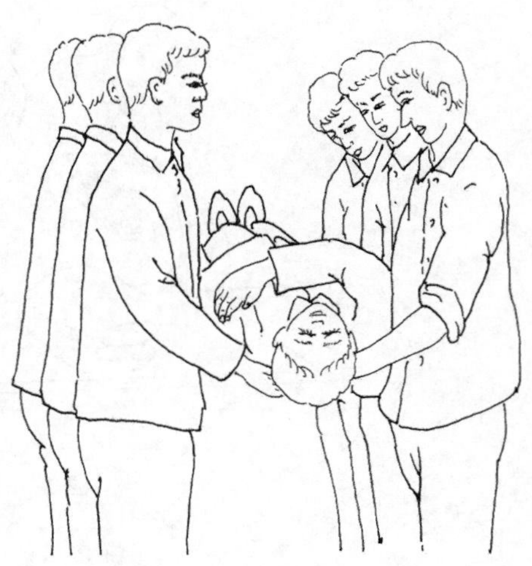

图 1-60　多人搬运方法(1)

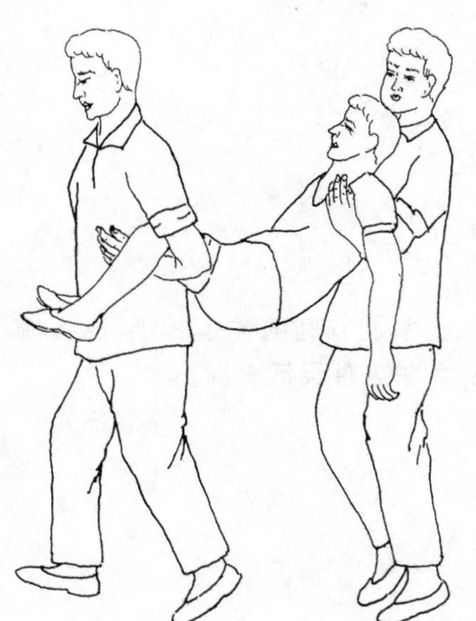

图 1-59　双人搬运方法(4)

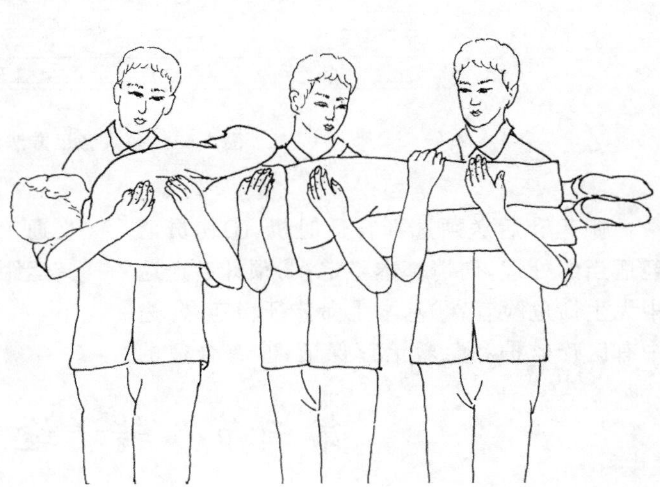

图 1-61　多人搬运方法(2)

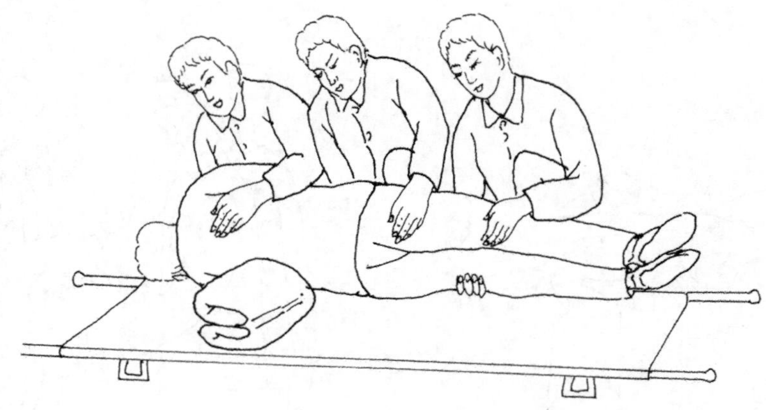

图 1-62　多人搬运方法(3)

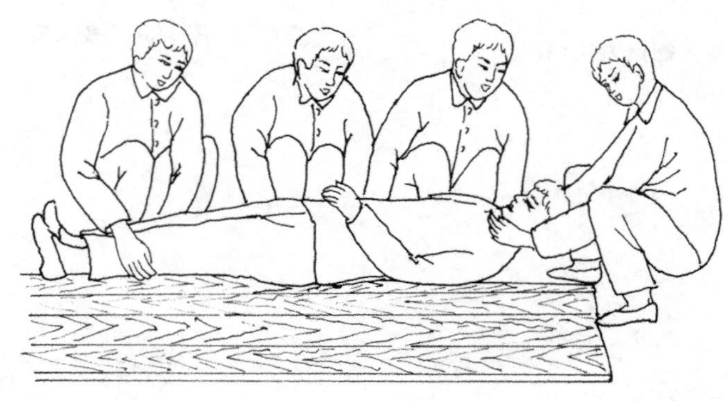

图 1-63　多人搬运方法(4)

搬运和后送须选择合适时机：①伤员已经适当的处理，伤情基本稳定；②预计后送途中无生命危险者；③基本生命体征稳定；④途中有医疗监护和急救治疗保证；⑤有合适的交通工具；⑥掌握有利的转运时机：视病情、转运距离、救护条件灵活掌握。

（王振杰）

第三节　转送途中监护

一、选择运送工具

发现需要急救的患者，在进行现场复苏的同时，进行呼救，以求得到更多人或医疗专业人员的帮助。要利用身边一切可利用的通信工具，在最短的时限内求得救助。如果在短时间内救护车不能到达，可利用一切可转运工具运送患者到达最近的医疗场所就近抢救。无实际意义的等待会丧失急救的黄金时间段。随着通讯和交通的发达，大多数患者在发病现场进行初期复苏后，能转运至医院进一步救治。包括直升机在内的救护工具，也能为普通百姓所利用。

二、保持合适体位

转运患者不是一般的乘车，要根据病情或受伤部位采取合适的体位。特别对昏迷患者、仍在继续复苏的患者、休克患者及颈椎骨折、胸腰段脊柱骨折、骨盆骨折、四肢长骨骨折、多发性肋骨骨折、气胸等患者，更要重视体位的选择。仰卧、侧卧、俯卧、头高位、屈膝位、局部固定或制动，都有其相对适应证。要求是：有利于复苏，有利于呼吸和循环功能的稳定，不会造成新的损伤，能配合途中的治疗。

三、继续心肺复苏

现场复苏未成功，复苏后呼吸循环功能仍不稳定，需利用现有的救护设备继续进一步复苏。此时救助人员多已疲劳，常因思想麻痹或分工不清而造成复苏效率下降。在急救途中必须完成而又能够完成的急救治疗，决不能等待到达运送目的地后再进行。患者的交接有时会费时，接诊医师认知病情也需要时间，不经意中会浪费宝贵的抢救时机。

四、维持呼吸和循环功能

建立有效的静脉通路、心电监护和给氧或机械通气是保证维持呼吸和循环功能的必要措施。院前急救专业人员一定要掌握相关技术并在运送途中积极实施。

五、建立急救网络和急救绿色通道

逐渐形成并扩大的城乡急救网络，在院前急救中的意义和价值，越来越受到广大医护人员的重视和认同。即使在广阔的农村，乡镇之间，城乡之间都有紧密的医疗救护援助。随之而来的医院对急救患者开放的畅通的治疗通道，挽救了无数重危患者。在转运时，要就近充分利用急救网络，走急救的“绿色通道”。

（王振杰）

第四节　复苏后院前急救给药途径与常用药品器材

院外，当患者获得初步心肺复苏后，利用专业急救设备及药物继续采取急救措施是保证患者能否生存的关键环节。

一、给药途径

1. *静脉通路*　在复苏时首先应选择膈肌以上的静脉。使药物能快速进入中央循环。另外在静脉给药时，对于较小容积的药物，应在推注后，再给予约 20ml 的液体，以保证药物能达到中央循环，防止药物滞留于外周血管中。如果外周静脉不能及时建立或需长时间复苏时，最好插入中心静脉导管，保证给药的通路。

2. *骨内给药*　当外周静脉塌陷时，骨内静脉通道是保持开放的，并且有人观察锁骨下静脉输液与锁骨骨内输液速率无统计学差异，骨内输液后输过液的胫骨干骺端没有新骨生成，也无骨坏死，此技术在国外已有一些成功临床应用。骨内给药无特殊要求。骨内给药的部位有髂骨、锁骨、胫骨、胸骨等红骨髓处。

3. *气管内给药*　在不能迅速建立静脉和骨内液体通道情况下，有些药物可经气管内给药，如肾上腺素、阿托品、利多卡因、纳洛酮等，但碳酸氢钠和氨茶碱不能经气管给药。给药方法：用 10ml 左右生理盐水将药物稀释，气管内滴入，然后进行两次较大潮气量的通气，以促进药物在肺内的均匀分布。近来也有研究表明气管内给药起效的时间迟于静脉给药，所以临床上仍以静脉和骨内给药为首选。气管内给药的剂量一般是静脉给药剂量 2～2.5 倍。

4. *心内注射* 目前认为只适用于开胸进行心脏按压和胸外按压不能经静脉、骨内和气管给药的患者。其主要的并发症是冠状动脉撕裂,心肌内注射和心脏压塞。心内直接注射肾上腺素的效果与静脉途径给药效果一样,疗效无明显增加。

二、常用急救药品

(一)肾上腺素

复苏剂量的肾上腺素能使外周血管收缩,增加冠状动脉和脑的灌注(α肾上腺素能样作用)和心率加快及心肌收缩力增强(β肾上腺素能样作用)。肾上腺素可使脑和心脏以外的血管床收缩,在不改变右房压和脑压的同时,使主动脉收缩压和舒张压增加,从而使脑和心脏的灌注压增加。适应证与用法如下。

1. *心肺复苏* 当心脏停搏时可静脉推注,剂量为每3~5min给药1mg,并于用药后推注20ml生理盐水,以保证药物能够到达中心腔室。也可用2~2.5mg用10ml生理盐水稀释后气管滴入。

2. *症状性心动过缓* 伴有低血压者,可用1mg加入250ml液体中静脉滴注,每分钟2~10μg。

3. *严重过敏反应或过敏性休克* 0.5~1mg肌内注射或稀释后静脉缓慢注射。

(二)利多卡因

利多卡因是Ⅰb类抗心律失常药,对减慢传导性作用较小,在常规剂量下对心室肌收缩影响小,通过减低自律性抑制室性心律失常,通过降低动作电位斜位相抑制心梗后室性期前收缩,减低心肌折返通道传导速度,因而能终止折返性心律失常,延长缺血组织不应期,通过降低缺血和正常带之间动作电位的不等同性以预防心肌缺血带发生室颤波。因此可有效地抑制继发于急性心肌缺血和梗死的室性心律失常。适应证与用法:主要用于治疗和预防室性期前收缩、阵发室性心动过速和室颤。用量:开始给1~1.5mg/kg静脉推注,5~10min重复,最大剂量3mg/kg。气管给药2~4mg/kg,维持量1~4mg/min[30~50μg/(kg·min)]。

(三)胺碘酮

胺碘酮是Ⅲ类抗心律失常药。主要电生理效应是延长心肌组织的动作电位及有效不应期,有利于消除折返激动。同时具有轻度非竞争性的α及β肾上腺素受体阻滞和轻度Ⅰ类及Ⅳ类抗心律失常药作用。适应证与用法:主要用于危及生命的阵发室性心动过速及室颤的预防和治疗。用法:150~300mg稀释于5%葡萄糖20~30ml静脉推注,对于复发或顽固性室颤和室速在3~5min内另给150mg静脉推注,继之1mg/min静滴6h,然后0.5mg/min维持24h,静注总量<2.2g,只能使用5%葡萄糖稀释。

(四)异丙肾上腺素

异丙肾上腺素属于β受体激动药,对β_1和β_2受体均有强大的激动作用,对α受体几无作用。适应于完全性房室传导阻滞的治疗。适应证与用法:三度房室传导阻滞,心率<每分钟40次时,可用1mg加到5%葡萄糖注射液500ml内缓慢静脉滴注,速度为2~10μg/min。也可用此剂量作为尖端扭转型室速起搏前的临时治疗。异丙肾上腺素只应小剂量应用,较大剂量时伴有心肌氧耗量增加,使梗死面积增大和引起恶性室性心律失常。心脏骤停或低血压不是异丙肾上腺素适应证。

(五)阿托品

阿托品是副交感神经阻断药,用于副交感神经过度兴奋所致的一过性窦性心动过缓。在复苏初期阿托品很少应用,除非患者的初始心律失常是心动过缓。适应证与用法:心室停搏者,用1.0mg静脉注射,如果无效,3~5min内可重复给药;心动过缓剂量为每3~5分钟静脉注射0.5~1mg,直至总量达0.04mg/kg。气管途径给予阿托品也能很好吸收。

(六)去甲肾上腺素

去甲肾上腺素是强烈的 α 受体激动药，同时也激动 β 受体。通过激动 α 受体，可引起血管极度收缩，使血压升高，冠状动脉血流增加。应该注意该药可以造成心肌需氧量增加，所以对于缺血性心脏病患者应谨慎应用。去甲肾上腺素渗漏可以造成缺血性坏死和浅表组织的脱落。适应证与用法：严重低血压(收缩压＜70mmHg)和周围血管低阻力是其应用的适应证，其应用的相对适应证是低血容量；去甲肾上腺素起始剂量为 0.5～1.0μg/min，逐渐调节至有效剂量。顽固性休克患者需要去甲肾上腺素量为 8～30μg/min。

(七)多巴胺

多巴胺是去甲肾上腺素生物合成的前体，对 α、β 受体均有激动作用，同时还能激动多巴胺受体。激动交感神经系统肾上腺素受体和位于肾、肠系膜、冠状动脉、脑动脉的多巴胺受体其效应为剂量依赖性。

1. 小剂量　即用量 2～5μg/(kg・min)。主要是通过激动多巴胺受体起作用。多巴胺受体被激动的结果是使血管扩张，肾血流量增加尤其明显，肾小球滤过率增加，从而产生强大的利尿作用，并使尿钠增加。小剂量的多巴胺还能使总血管外周阻力降低，血压下降。

2. 中等剂量　即用量 6～10μg/(kg・min)。可直接兴奋心脏的 β_1 受体，使心肌收缩力增强，心排血量增加，对心率影响不明显；能扩张冠状动脉；还能作用于交感神经末梢，使之释放去甲肾上腺素。

3. 大剂量　即用量＞10μg/(kg・min)。主要兴奋血管 α 受体，对全身血管(除冠状动脉外)均产生强烈收缩，使血压升高，总外周血管阻力增高。通过兴奋 β_1 受体，使心肌收缩力增强、心率增快、心肌耗氧量明显增加。适应证：对于伴有心肌收缩力减弱、尿量减少而血容量已补足的休克患者尤为适用。

(八)阿司匹林

可抑制血小板黏附和聚集，对胸部不适和(或)胸痛疑为心肌梗死者，在确认患者无阿司匹林过敏和近期有出血性病史(消化道出血、脑出血等)后，可迅速给予阿司匹林(非肠溶)300mg，一次性嚼服。

在院前急救时，除上述药品外，还应备有呼吸兴奋药(尼可刹米、山梗菜碱及洛贝林等)脱水药及利尿药(20%甘露醇和呋塞米)地塞米松及纳洛酮等。

三、常用急救器材

院前急救救护车内，除了通信设备外，还要配备有以下急救用品：①出诊箱，内应装有血压计、听诊器、体温计、手电筒等；②外伤急救用品：止血带、止血包、脐带包，骨折固定夹板及外伤急救包等；③氧气；④心电图及除颤仪设备；⑤气管插管包及球囊面罩等。

(吴晓飞)

第2章 急诊室常见症状

一、高热

正常人的体温由大脑皮质和下丘脑的体温调节中枢控制，并通过神经、体液因素调节产热过程，使其保持动态平衡。当机体在致热原作用下或体温调节中枢的功能障碍时，使产热过程增加，而散热不能相应地随之增加或散热减少，使体温超过正常范围，称为发热(fever)。体温超过39.1℃称之为高热(high fever)。高热是急诊中最常见的症状之一。

【病因】

一般将发热分为感染性和非感染性。感染性发热占发热病因的50%～60%，其中细菌感染占40%，病毒感染占8%左右。各种病原体如细菌、病毒、肺炎支原体、立克次体、真菌、螺旋体及寄生虫等都可侵入机体形成局限性或全身性的感染，常引起高热。非感染性发热涉及胶原病、恶性肿瘤、变态反应、肉芽肿病、内分泌与代谢病、脑血管意外及中暑等。

发热在2周以内的发热称为急性发热。急性发热的病因多为感染性发热，主要病原体为细菌和病毒。而非感染性见于药物热、血清病、甲亢危象、溶血、痛风、急性白血病、中暑和脑出血等。

【发病机制】

1. 致热原性发热　包括外源性致热原和内源性致热原。

(1)外源性致热原不能透过血-脑脊液屏障，只能通过内源性致热原起作用。其致热原包括：①各种微生物病原体及产物；②炎性渗出物及无菌坏死组织；③抗原抗体复合物；④某些类固醇物质，尤其是原胆烷醇酮；⑤多糖体及多核苷酸、淋巴细胞激活因子等。

(2)内源性致热原能直接作用于体温调节中枢，透过血-脑脊液屏障。

2. 非致热原性发热　是由于产热增多(如癫痫持续状态、甲状腺功能亢进症)，散热减少(如广泛性皮肤病、心力衰竭等)及体温调节障碍(如脑炎、脑出血、中暑等)所致。

【临床表现】

按体温的高低一般可分为低热(37.3～38℃)、中等度热(38.1～39℃)、高热(39.1～41℃)、超高热(41℃以上)。一般分为三个阶段。

1. 体温上升期　常有疲乏、无力、肌肉酸痛、皮肤苍白、畏寒或寒战等现象。一般畏寒或寒战越明显，体温越高。体温上升有两种方式。

(1)骤升型：体温在几小时内达到最高峰，常伴有寒战。见于疟疾、大叶性肺炎、败血症、流感、急性肾盂肾炎、输液或某些药物反应。

(2)缓升型：体温逐渐上升，在数日内达高峰，多不伴寒战，如伤寒、结核病等。

2. 高热期　指体温升高达高峰后持续一段时间。高热持续时间可因病因不同而异。如疟疾可持续数小时，大叶性肺炎可持续数天，伤寒可持续数周。此期寒战消失，皮肤发红、灼热感、呼吸加快，开始出汗并逐渐增多。

3. 体温下降期　此期表现为汗多,皮肤潮湿。可有骤降和渐降两种方式。前者在数小时内迅速下降,常伴有大汗淋漓。常见于疟疾、输液反应。后者在数天内体温逐渐降至正常,如伤寒、风湿热等。

【诊断与鉴别诊断】

不论什么原因引起的发热,常伴有其他症状或体征。伴随的症状或体征越多,越有利于诊断或鉴别诊断。常见的伴随症状或体征如下。

1. 全身状况　若高热伴血压降低,烦躁或精神萎靡,四肢湿冷,要警惕感染性休克或败血症。

2. 面容　呈醉酒貌,见于斑疹伤寒、流行性出血热等。面色苍白见于感染性休克、急性白血病、急性溶血、恶性组织细胞病。表情淡漠常见于伤寒、副伤寒。口周疱疹常见于大叶性肺炎、疟疾、流脑、流感等。

3. 皮肤　发热伴巩膜、皮肤黄染常提示肝胆系统疾病、钩端螺旋体病、急性溶血、某些毒物中毒(如鱼胆中毒、一些毒蕈中毒)。皮肤或软组织有化脓灶往往为发病的原因或败血症的来源。皮肤出血点往往与传染病、血液病、流脑、感染性心内膜炎有关。

4. 淋巴结大　见于局灶性化脓感染、白血病、淋巴瘤、传染性单核细胞增多症等。

5. 肝脾大　常见于结缔组织病、白血病、急性血吸虫病、病毒性肝炎等。

6. 昏迷　先发热后昏迷常见于中枢神经系统感染、中毒性菌痢、中暑等。先昏迷后发热常见于脑出血、巴比妥中毒等。

7. 关节肿痛　应考虑风湿病、败血症、关节局部感染。

8. 其他　如伴有心、肺、胸腔、腹腔等症状和体征要先考虑此器官病变所致发热。

【治疗原则】

高热有明确病因的除对因治疗外,可积极退热。病因不明时慎用退热药、抗生素或肾上腺皮质激素,以免掩盖病情。若疑高热为感染所致,应在采集有关培养标本后,给予抗感染治疗。但当体温超过 40℃,高热伴惊厥或谵妄,或中暑时应积极降温治疗。对于病情较重或有脱水者应适当补液,注意退热后大量出汗导致电解质紊乱或加重休克。

(吴晓飞)

二、头痛

头痛(headache)是内科常见的症状,可表现急性突发性或慢性反复发作性头痛,其病因复杂,发病率高。病情轻重不一,有的不足为患,有的可危及生命。对任何一个以头痛为主诉的急诊患者,应力求查明病因,恰当处理,以免延误诊断及治疗。

【病因】

1. 颅内病变

(1)感染:脑膜炎、脑炎、脑脓肿等。

(2)脑血管病:脑出血、脑血栓形成、脑栓塞、蛛网膜下腔出血、高血压脑病等。

(3)颅脑外伤:脑震荡、脑挫伤、颅内血肿、脑外伤后遗症等。

(4)颅内占位:脑肿瘤、脑寄生虫病等。

(5)血管性头痛(包括偏头痛、丛集性头痛)、头痛型癫痫等。

2. 颅外病变　颅骨病变、颈椎病及其他颈部疾病、三叉神经痛、头面部器官(眼、耳、鼻、齿)病变所致的头痛。

3. 全身性疾病　头痛可以是全身性疾病的一个症状,如流感、肺炎等急性感染;高血压、心力衰竭等心血管疾病;乙醇、一氧化碳、有机磷和药物中毒等;尿毒症、贫血、肺性脑病、月经期头痛、中暑等。

4. 神经官能症　神经衰弱及癔症性头痛等。

【临床表现】

头痛表现特点与下列因素有关。

1. 发作急缓　急性头痛指在数秒、数分钟甚至几小时,几天内突然发生的头痛,见于急性脑血管病、急性颅内感染、颅脑外伤等。

慢性头痛见于颅内、外的慢性疾病，如脑肿瘤、脑寄生虫病、高血压、血管性头痛、鼻窦炎等。其中脑肿瘤可表现慢性头痛而进行性加重。血管性偏头痛可呈慢性病程反复急性发作。

2. *发生部位* 头面部浅在性头痛见于颅外疾病，如眼源性、鼻源性、齿源性头痛。深在性头痛见于颅内疾病。脑脓肿头痛大多位于病灶侧。偏头痛好发于一侧额颞。后枕部疼痛见于高血压、颅后窝肿瘤。全头部疼痛见于颅内、外急性感染。神经官能症性头痛多弥散于双侧或全头部。

3. *发生时间与持续时间* 早晨头痛加剧见于颅内肿瘤、鼻窦炎。长时间阅读后发生的头痛多为眼源性。三叉神经痛呈突发性闪电样发作，持续时间仅数十秒。长年累月的头痛，与情绪波动有关，多为神经官能性头痛。脑外伤性头痛发生的日期很明确。

4. *严重程度* 头痛程度与疾病的轻重通常无平行关系，每个患者对痛觉的敏感性也稍有差异。一般而言，三叉神经痛、偏头痛、脑膜刺激所致的头痛最为剧烈；而脑肿瘤的头痛在一个较长时间内可能较轻或仅为中度。

5. *疼痛性质* 可描述为搏动性、穿凿样、箍紧感、重压感、跳痛、刺痛、钝痛、胀痛等。面部阵发性电击样短促剧痛，沿三叉神经分支的支配区放射，为三叉神经痛的特征。搏动性痛或跳痛，见于高血压、血管性头痛、急性发热性疾病等。脑炎、脑膜炎、脑肿瘤多为剧烈钝痛。

6. *伴随症状* 伴发热，见于颅内、外急性感染。伴剧烈呕吐，见于颅内压增高。伴有眩晕，见于椎-基底动脉供血不足、基底动脉型偏头痛、小脑肿瘤等。伴有精神症状或癫痫样发作，见于急性感染、脑肿瘤、脑寄生虫病、脑血管病、头痛型癫痫等。伴视力改变，见于偏头痛、青光眼、颅内压增高等。伴脑膜刺激征提示脑膜炎或蛛网膜下腔出血。

7. *诱发、加重或缓解因素* 头痛加重与排便、咳嗽有关时，应考虑有颅内压增高；精神紧张而诱发者见于神经官能症。

【辅助检查】

1. *头颅CT或MRI* 疑有颅内病变，病情允许应首选头颅CT或MRI，可帮助鉴别颅内肿瘤、炎症、梗死、出血、外伤、寄生虫感染。

2. *脑脊液* 疑有脑炎、脑膜炎、蛛网膜下腔出血可考虑腰椎穿刺检查脑脊液，有助于诊断。

3. *脑电图* 有助于脑炎及头痛型癫痫诊断。

4. *其他* 根据临床资料可做适当的实验室检查，如疑脑猪囊虫病，做血囊虫抗原抗体测定。疑为感染性疾病，可做血常规检查。

【诊断与鉴别诊断】

头痛是一种信号，它具有保护功能，可提示患者及早就诊，根据头痛的临床表现，结合辅助检查，多能明确诊断。

对下列头痛则需进一步识别，若不及时诊断与处理预后凶险：①突发的急性严重头痛；②慢性头痛突然加重，进展恶化；③咳嗽、排便或用力屏气时，头痛发生或加重；④头痛初发于50岁以后；⑤头痛伴有眩晕、呕吐、血压增高、视物模糊、复视、癫痫样抽搐、视盘水肿、脑膜刺激征阳性，或有局灶性神经体征，如脑神经麻痹、偏瘫、病理征阳性，或有短暂性意识障碍，瞳孔缩小、扩大、两侧不等大。

【急诊处理】

1. *病因治疗* 针对引起头痛的危重疾病，如急性感染、颅内出血、颅内压增高、颅脑外伤等采取相应治疗。

2. *对症处理* 在诊治病因同时，若患者主诉头痛剧烈，可给予镇痛、镇静药。有颅内压增高，应积极脱水、减轻脑水肿。高热引起的头痛，可用解热镇痛药。

【预后】

头痛预后取决于明确病因后的治疗效果。

（吴晓飞）

三、呕吐

呕吐是消化系统和腹膜疾病的常见症状，但也见于其他非消化系统疾病。呕吐可单独发生，但在呕吐前多有恶心，恶心时，患者表现为上腹部一种特殊不适的感觉，常伴有四肢发冷、皮肤苍白、血压降低、缓脉、头晕及唾液分泌增加等迷走神经兴奋症状。呕吐是胃内容物经口吐出体外的一种反射性动作，可将有害物排出，因此具有一定的保护作用，但是如果持久而严重恶心呕吐可引起失水、电解质紊乱、代谢性碱中毒，甚至导致贲门黏膜的撕裂而引起大出血。引起恶心呕吐的病因很多，如消化系统疾病、中枢神经系统疾病、泌尿系统疾病、心脏的病变、代谢系统疾病、药物及中毒等。

【病史】

询问病史时要了解是否有不洁饮食、应用药物及刺激咽喉部等诱发因素、起病的缓急、腹部手术史、女性患者月经史、原发性高血压、冠心病及肾炎等。同时注意以下几点。

1. *发生时间*　晨起空腹时的恶心、呕吐，多见于妊娠、尿毒症、慢性咽喉部疾病和慢性酒癖者胃炎。

2. *与进食的关系*　食后即呕吐，尤其是餐后集体发病者，多由食物中毒引起；精神性呕吐也是餐后出现呕吐，但精神性呕吐多不费力，随口吐出；进餐 6h 后呕吐或呕吐出隔夜食物，见于幽门梗阻。

3. *呕吐物性状*　呕吐出咖啡样液体为上消化道出血，如急性出血性胃炎、胃十二指肠壶腹部溃疡出血、胃癌及呕吐导致贲门黏膜撕裂等；呕吐物带胆汁而有粪臭者示小肠梗阻；有机磷农药中毒时呕吐物有大蒜样臭味。

4. *伴随症状*　呕吐伴腹泻，常见于急性胃肠炎或某些毒物中毒；呕吐伴发热多为感染性疾病；呕吐伴有剧烈腹痛，常见于急腹症；呕吐伴有腰部疼痛或两下腹痛并向大腿根部及会阴部放射，可能为泌尿结石；呕吐伴黄疸者多为肝、胆系病变；呕吐伴有眩晕、耳鸣，常见于梅尼埃病、原发性高血压、椎-基底动脉供血不足等；呕吐伴有剧烈头痛者，并且为无恶心、喷射性呕吐，要考虑脑部病变，如脑炎、脑膜炎、脑血管意外、颅脑外伤等；呕吐伴贫血、颜面水肿，可能为尿毒症。呕吐伴有严重的心前区绞痛及胸闷时，要考虑心绞痛或心肌梗死。

【体格检查】

1. *一般情况*　注意神志、呼吸、脉搏、血压、体温、病容、皮肤情况及有无贫血和黄疸等。对病危患者，检查时不能过于烦琐，可重点进行必要的体格检查后，先行抢救生命处理，待病情允许再做详细检查。

2. *头颈部*　头颈部是否有外伤，眼睑有无水肿，有无眼球震颤，咽喉部是否有炎症、扁桃体是否肿大，甲状腺是否肿大，颈项是否强直等。

3. *腹部*　观察腹部的外形是否膨隆，有无胃、肠蠕动波及肠型，腹式呼吸是否受限，有无手术切口瘢痕。触诊时注意腹壁是否僵硬，压痛及反跳痛，上腹有无振水声。听诊时注意肠鸣音是否亢进或伴有金属音等。

4. *神经系统*　应注意有无意识障碍，同时要检查瞳孔大小变化及对光反应是否存在，有无脑膜刺激征，有无偏瘫等神经系统的体征。

【辅助检查】

1. *一般检查*　包括血、尿、粪常规，肝、肾功能，血 K^+、Na^+、Ca^{2+}，血糖，尿糖、尿酮，血、尿淀粉酶，血总胆红素、结合胆红素测定等检查。

2. *影像学检查*　对考虑有腹部疾病所引起的呕吐者可行腹部 X 线平片、腹部 B 超或 CT 检查；脑血管意外者可做头颅 CT 或 MRI 检查。

3. *腹腔穿刺和腰椎穿刺*　对疑有腹膜炎或腹腔内出血者可行诊断性腹腔穿刺。中枢神经系统感染和脑血管意外者可行腰椎穿刺测压，脑脊液检查及病原学检查。

4. *其他* 对育龄妇女有呕吐必须进行尿妊娠试验。对疑有甲状腺功能亢进者可行血 T_3、T_4、TSH 检查。心电图检查可排除因心血管疾病所致呕吐。

【诊断与鉴别诊断】

1. *急性感染* 急性胃肠炎、痢疾、沙门菌感染、急性病毒性肝炎等为呕吐的常见病因，虽然霍乱、副霍乱很少见，如不能及时诊断可造成严重后果。以上疾病均伴有腹泻症状，根据临床表现，大便镜检、培养，乙型肝炎和丙型肝炎相关抗原抗体及 ALT 的检测，诊断不困难。其他引起呕吐相关感染性疾病有颅内感染，尿路结石伴感染及腹腔、盆腔脏器感染，可根据病史，脑脊液、尿常规、血淀粉酶及妇科检查予以确定。因急腹症引起呕吐时，临床表现以腹部疼痛为主，按照腹部压痛位置，有无肌紧张、反跳痛，腹部 X 线，超声波，CT 检查以及腹腔诊断性穿刺可明确诊断。

2. *胃肠道疾病*

(1)急性胃黏膜病变、胃炎、消化性溃疡、胃癌及各种原因引起的幽门梗阻等胃部疾病时均有呕吐，可行胃镜检查来诊断。

(2)肠梗阻时除有严重呕吐外，还有腹胀、肛门停止排便排气症状以及肠梗阻体征。可行腹部 X 线检查、B 超等检查予以确诊。

(3)急性肠系膜血管闭塞时，突发剧烈腹痛，同时伴有频繁呕吐和水样腹泻，但早期腹部体征不明显，仅有轻度压痛。于发病 6～12h 后，病情恶化，腹部压痛、腹胀明显，肠鸣音减弱或消失，呕吐物和粪便带血，出现肠管坏死、腹膜炎、周围循环衰竭、休克体征。腹腔穿刺可抽出暗红血性液体。患者末梢血白细胞计数升高。动脉造影可协助诊断。

3. *代谢紊乱* 如慢性肾衰竭、糖尿病酮症酸中毒、低钠血症、水中毒、高钙血症等。由于引起呕吐病因较隐蔽，因此对不明原因的呕吐，诊断时应进行血糖、血尿素氮、血肌酐、血钙、血钠、尿糖、尿酮等检测。

4. *神经系统疾病* 引起颅内高压的疾病如颅脑外伤、高血压脑病、脑血管意外等均可引起呕吐。内耳迷路疾病、偏头痛等也可引起呕吐。尤其是有颅内高压伴脑疝者常可危及生命。由于基本疾病的临床表现明确，也可借助 CT 检查，诊断一般不困难。

5. *中毒* 有机磷农药、磷化锌、强酸强碱等腐蚀性毒物中毒，毒蕈、河豚、鱼胆、棉籽油等误食，酗酒，以及其他食物中毒等为常见引起呕吐的原因。药物中毒常见的有洋地黄制剂、吗啡类、抗生素及抗肿瘤药物等，可据病史及体格检查做出诊断。

【急诊处理】

呕吐的处理主要应针对病因、呕吐、呕吐并发症及对症用止吐药物四方面。

1. *对病因明确者* 原发病严重者，如急性重症胰腺炎、严重脑血管意外、严重脑外伤、急性心肌梗死等应及时治疗原发病。

2. *体液补充与酸碱平衡维持* 由于严重呕吐可引起胃酸及钠、钾丢失导致碱中毒、血容量减少，因此，必须及时补充液体、钾、钠电解质，同时纠正酸碱平衡紊乱。

3. *对并发症者* 如严重呕吐致呕吐引起贲门黏膜撕裂，发生上消化道出血，应进行紧急止血治疗。

4. *对症用止吐药物*

(1)胆碱能药物：作用于上消化道的化学感受器，阻断迷走神经的冲动传入呕吐中枢，如阿托品 1mg 肌内注射，东莨菪碱 0.6mg 肌内注射。

(2)抗组胺药物：此类药物作用于迷路和化学感受器触发区，常用的有苯海拉明、异丙嗪等。

(3)氯丙嗪、奋乃静：能抑制延髓呕吐化学感受区，大剂量时能抑制呕吐中枢，因此有较好的止吐效果。甲氧氯普胺(胃复安、灭吐灵)有类似止吐机制，同时有促进胃排空作用，10mg口服或肌内注射。多潘立酮（吗丁啉）是通过加快胃排空而起止吐作用，用法10mg口服或肌内注射；恩丹西酮对因化疗药物所引起的呕吐效果较好，可在化疗前给予。

【预后】

呕吐的预后取决于引起呕吐的原发病以及呕吐所致的并发症，如严重脑血管意外、严重的颅脑外伤、脑膜炎及脑炎、急性坏死出血性胰腺炎等预后较差。呕吐导致严重的水、电解质酸碱失衡和（或）贲门黏膜撕裂导致大出血时预后也较差。

（吴晓飞）

四、急性腹泻

腹泻是指大便次数增多，量增加，或带有黏液、脓血或未消化的食物。腹泻原因很多，但急诊室常见为急性起病的感染性腹泻。由于每个人排便习惯差别很大，所以腹泻的标准也因人而异，腹泻轻者可不经治疗自愈，重者可危及生命。

【病史】

询问病史应注意以下几点。

1. 起病情况　有否不洁进食、旅行、聚餐等病史，腹泻是否与高脂肪餐摄入有关，或与紧张、焦虑有关。

2. 次数、量和性状　腹泻的次数和大便量有助于判断腹泻的类型及病变的部位，粪便量大、粪便稀薄为分泌性腹泻，病变部位多在小肠；便量少、伴有脓血为渗出性腹泻；次多量少多与直肠激惹有关，反之病变部位较高。

3. 伴随症状　发热、腹痛、里急后重、贫血、水肿、营养不良等对判断病因有很大的价值。

4. 其他　有无用药史（抗生素、导泻药、抗酸药等）、感染HIV的危险因素、其他全身性疾病（糖尿病、硬皮病、甲状腺功能亢进症、慢性胰腺炎等）、既往手术史、饮酒史及喂养宠物等。

【体格检查】

1. 一般情况　观察神志，测量体温、脉搏、血压及有无脱水体征，皮肤黏膜有无出血，浅表淋巴结有无肿大，甲状腺有无肿大等。

2. 腹部检查　检查有无包块、压痛（局限性或弥漫性）、腹膜刺激征、杂音、肝脾大及有无腹部膨隆。

3. 直肠指检　有无肿块、肛周脓肿、瘘管，同时注意观察指套有无肉眼血便。

【辅助检查】

1. 粪便常规　粪便常规是腹泻患者的一项基本检查，①外观可了解粪便为水样便、黏液血便、鲜血便或米泔样便，以及是否混有未消化的食物；②显微镜检查可了解红细胞、白细胞及病原体情况；③粪便的隐血检查。

2. 粪便病原学检查　可涂片染色找病原菌；对疑沙门菌、志贺菌、霍乱弧菌和耶尔森菌等引起者，应做细菌培养并行药敏试验。

3. 全血细胞计数　严重细菌感染或炎症性肠病可有白细胞增多，出血和慢性吸收不良可导致贫血。

4. 血电解质检查　若腹泻严重有脱水时，可有电解质紊乱和酸碱失衡。

5. 其他　X线腹部平片、钡剂灌肠造影和纤维结肠镜检查等。

【诊断与鉴别诊断】

1. 细菌性食物中毒

（1）金黄色葡萄球菌：由于摄入被污染的食物而引起，常见的食物有淀粉类（如剩饭、粥、面食等）牛奶及乳制品、鱼、肉、蛋类等。食物中含有毒素，经过2～5h的潜伏期，很少超过6h，暴发严重恶心、呕吐、腹痛、水样泻。症状一般持续24～48h。

（2）副溶血性弧菌：由于摄入腌制的食物或生的受污染的咸水海产品引起，腹泻由内毒素所致，潜伏期6～48h，起病急，症状包括腹痛、腹泻，可为血样便。感染为自限性，1

周内缓解。

(3)大肠埃希菌(产毒菌):耐热和不耐热的内毒素(存在于水或食物中)是造成半数以上旅行者腹泻的病因。通常在到达一个地方后1周内出现症状,临床表现为水样腹泻伴呕吐、腹痛。最近从污染的肉食中发现一种产生内毒素的非浸润性大肠埃希菌(O_{157}:H_7)可引起严重危及生命的急性出血结肠炎。

(4)产气荚膜梭菌:腹泻是由于摄入的这种厌氧带孢子的梭状杆菌释放的内毒素(包括A型和C型)所引起。这种细菌多存在于污染的肉类罐头或肉类食品中。潜伏期6~8h,A型引起无发热的水样泻,一般持续24~48h,C型在少数情况下可导致暴发性,发生可危及生命的梗阻出血性空肠炎。

(5)螺杆菌:属革兰阴性杆菌,可分别产生两种内毒素,其一是耐热的毒素,常在油炸食品中,潜伏期2~4h,症状包括恶心、呕吐、持续12h以内。另一为不耐热的毒素,常存在于冷藏的肉类或蔬菜中,潜伏期6~8h,主要症状为腹泻,持续24~36h。

(6)霍乱弧菌:是霍乱弧菌引起的烈性肠道传染病,病理变化系由其产生的不耐热的内毒素引起,能导致严重、致命性腹泻,腹泻为无色的、淘米水样便,一天失液量可达20~25L,腹泻常伴有呕吐。主要是通过污染水或食物感染,潜伏期1~3d,此病目前在我国较少见。

2. 细菌感染性腹泻

(1)志贺菌属:为革兰阴性不动杆菌,通过粪-口途径传播,潜伏期36~72h,轻型多无全身中毒症状,仅有水样便、轻度发热不适;重型者(细菌性痢疾)表现为高热、黏液脓血便、里急后重;中毒型者甚至有休克、脑水肿表现。

(2)空肠弯曲菌:这些细菌通过侵入回肠末端引起黏膜破溃。由于食畜类、贝类、奶类及受污染的水引起。潜伏期1~4d,症状包括发热、腹痛(类似于阑尾炎或胰腺炎)水样便也可发展为血样便,可自限。粪便细菌培养和涂片镜检有助于确立诊断。

(3)沙门菌属:细菌侵入肠黏膜,多数由污染的食物引起,尤其是畜类食物。症状包括腹痛、稀水便、寒战、发热,以上症状在8~48h内出现,2~5d后可减退。伤寒沙门菌常导致典型的持续性发热,短暂的腹泻、头痛、腹痛、菌血症、白细胞减少、玫瑰疹,可以发生肠道出血和肠穿孔。

(4)肠道耶尔森杆菌:细菌通过污染的食物感染,侵入肠道引起腹泻。常同时有发热、腹痛、腹泻,严重时有血便。此外回肠末端感染引起肠系膜淋巴结大,可类似阑尾炎。

3. 其他微生物感染性腹泻

(1)细小病毒(Norwalk因子、Hawaii因子):可发生于任何年龄,有腹泻、水样便,伴有呕吐,病程1~5d,可自限。诊断主要根据大便内没有白细胞、没有明显不洁饮食史,症状自限性等特点进行排除性诊断。

(2)阿米巴痢疾:病原体为阿米巴,常见于旅行者、集体生活者。主要受累部位为盲肠,也可累及直肠,并出现溃疡,从而导致便痛及里急后重的症状。典型者粪便呈果酱样,有腐臭,镜检仅有少许白细胞、红细胞,常有夏科一雷登结晶,可找到阿米巴滋养体,乙状结肠镜检查,见黏膜大多正常,有散在溃疡。

(3)贝氏等孢子球虫病:一种球虫寄生病,是AIDS患者腹泻的常见病因。临床表现为水样泻,血中嗜酸性细胞增多。通过粪便找虫卵可确定。

(4)隐孢子虫:可引起免疫功能低下者发生小肠结肠炎。可经水源传播。免疫功能缺陷者和AIDS患者表现为大量的、持续性腹泻,可同时有呼吸道受累。

(5)白色念珠菌:该菌为一条件致病菌。当机体抵抗力下降时,白色念珠菌可引起胃、肠道的感染,表现为严重腹泻。

4. 非感染性腹泻　克罗恩病、溃疡性结肠炎急性发作、急性肠道缺血、变态反应性肠炎、过敏性紫癜、服用某些药物如氟尿嘧啶、利福平及新斯的明等引起腹泻。

【急诊处理】

急性腹泻时由于大量肠液丢失导致血容量及相应的电解质紊乱。如果失液量不是很大，能口服，应尽量鼓励口服补液盐。当出现严重容量不足时，应静脉补充晶体，如生理盐水或林格液，每小时 250～500ml，根据患者的腹泻量、血压、脉搏和尿量调整补液量和补液速度，同时注意电解质的补给。

如果考虑腹泻是由于细菌感染所致者，在补液同时给予抗生素。抗生素在细菌培养及药物试验未明确以前，可根据临床表现及粪便情况经验性选择抗生素。喹诺酮类（18 岁以下或孕妇患者慎用），如诺氟沙星 200mg，口服，每天 3 次；环丙沙星 250mg，口服，每天 2 次。如不能口服液者可静脉补液，防止脱水。还可选用氨苄西林、阿米卡星、复方磺胺甲基异噁唑等。

对怀疑阿米巴感染者可用甲硝唑；白色念珠菌感染者可用氟康唑；溃疡性结肠炎急性发作可用水杨酸柳氮磺吡啶口服，辅以皮质激素灌肠。50%的 AIDS 相关的腹泻患者查不到病原体，最近研究表明使用阿奇霉素有一定的效果。

对于无中毒症状的成人，可适当使用缓泻药。洛哌丁胺，首剂 4mg，每次便后 2mg，每日总量可达 12mg；也可选用次水杨酸铋。

【预后】

大多数单纯性腹泻的患者预后是好的，但如为严重腹泻导致大量肠液的丢失，电解质紊乱者预后较差。

（吴晓飞）

五、咯血

咯血（hemoptysis）是指气管、支气管或肺组织出血，经口腔排出。临床可表现为痰中带血（痰血）或纯粹咯血（纯血）两种形式。24h 内咯血量少于 100ml 者为小量，100～500ml 者为中量，多于 500ml 者为大量咯血。支气管扩张发生大量咯血较常见，支气管肺癌则呈反复小量咯血。咯血量的多少，虽与病变的严重程度并不呈完全一致，但与本次病情的预后有着直接关系。大咯血可达数百毫升甚至上千毫升，可引起窒息或休克而死亡。咯血既是呼吸系统的常见症状，是发现疾病的信号，又是危及生命的急症之一。因此，无论是对痰血或是大咯血均应认真对待，边处理边进行病因诊断。

【病因】

咯血的病因较为复杂，原发病种类繁多，大致归纳为以下几类（表 2-1）。

表 2-1　咯血分类

类别	常见疾病
支气管疾病	急慢性支气管炎、支气管扩张、支气管内膜结核、支气管结石、支气管肺癌、良性支气管瘤
肺部疾病	肺结核、肺炎、肺脓肿、肺真菌病、肺寄生虫病、肺囊肿、尘肺、肺转移癌
心血管疾病	二尖瓣狭窄、高血压病、肺水肿（心力衰竭、ARDS）、肺栓塞、先天性心血管病（原发性肺动脉高压、房间隔缺损、室间隔缺损、艾森门格综合征、肺动静脉瘘）
全身性疾病	急性传染病（流行性出血热、肺出血型钩端螺旋体病）、血液病、结缔组织疾病、肺-出血肾炎综合征、特发性含铁血黄素沉着症、贝赫切特综合征、月经性咯血、卡他根拿综合征
外伤性疾病	肺挫伤、胸部钝器伤、胸部穿透伤
医源性原因	抗凝治疗、漂浮（Swan-Ganz）导管、经气管吸引、经胸或经支气管活检、锁骨大动脉-肺动脉（Blalock-Taussing）吻合术

【临床表现】

1. 小量咯血　患者可表现为数口纯血

或痰血，血压、脉搏可无明显改变。

2. 中量咯血　一次性咯血可达数十毫升，多为纯血。患者可有头晕、胸闷、心悸，面色苍白、焦虑不安，血压、脉搏可有改变。

3. 大量咯血　可达数百毫升甚至上千毫升，血液可从鼻、口腔涌出，可立即发生窒息或休克。

4. 其他　如原发病表现。

【辅助检查】

1. 胸部X线　作为常规第一步检查，多能明确诊断。必要时可加拍病灶点片，前弓位片。肺上部表现为渗出性、斑点状、斑片状阴影，多为肺结核特点；肺纹理增多、增粗、双轨征，或呈卷发状、囊状阴影，有利于支气管扩张诊断；有液平面支持肺脓肿诊断；有团块状阴影或肺不张阴影，可能为肺癌；心脏大小，肺动脉圆锥是否突出对心血管疾病提供依据。

2. 胸部CT或MRI　咯血患者的肺部一般存在着潜在性病灶，普通胸部X线片大多能显示，有20%～30%的患者，由于病灶位于某些特殊的部位（如肺尖、脊柱旁、心影后、膈顶水平下等），易被邻近的组织所遮盖，或者病灶太小易被遗漏，胸部X线片被视为“正常”。通过CT扫描，可进一步发现微小的病灶、隐蔽的病灶以及与血管不易区别的病变。如MRI的三维方向检查可早期发现肺尖癌（Pancoast肿瘤）。

3. 纤维支气管镜　可直视病灶的部位、形状和范围，进行病理活检、刷检及灌洗标本，进行细菌学、细胞学检查，多能明确病因。尤其对胸部X线片正常的咯血，多能提高诊断阳性率。由于纤维支气管镜是创伤性检查，对于中等量以上的咯血，最好在咯血停止3d至1周进行。长期小量咯血或痰血者，无须等止血后再检查，可及时进行。

4. 肺血管造影　可以发现血管病变、畸形，还可确定出血部位，进行栓塞止血。肺动脉造影，是诊断肺动静脉瘘的最可靠的方法。支气管动脉造影，可诊断支气管动脉畸形或主动脉瘤形成。

5. 痰液检查　有助于炎症、结核、肿瘤的诊断和特发性肺含铁血黄素沉着症的诊断，多次送检可提高诊断的阳性率。

6. 心电图、超声心动图　对诊断心血管病性咯血有一定价值。

7. 其他检查　根据病情相应选择血常规、血小板、出凝血时间，肝、肾功能，骨髓检查等。

【诊断与鉴别诊断】

1. 确立是否咯血

(1)咯血与口腔、鼻、咽部出血鉴别。

(2)咯血与呕血鉴别见表2-2。

表2-2　咯血与呕血鉴别

鉴别指标	咯血	呕血
病因	有肺或心脏疾病史	有胃病或肝硬化病史
前驱症状	咽部发痒、胸闷、心悸、咳嗽	上腹部不适、恶心、呕吐
出血方式	咯出	呕出，可喷射状
血色及形状	鲜红色、可呈泡沫状	暗红色或咖啡色，常伴有血块
血中混有物	痰	胃液或食物残渣
酸碱反应	碱性	酸性
演变	持续痰血数日，除非血液被咽下，否则少见黑粪	常伴有黑粪或呈柏油样便

2. 明确病因

(1)年龄：青少年咯血多见于肺结核、支气管扩张症；40岁以上的咯血应警惕支气管肺癌。

(2)伴随症状：咯血伴有低热、盗汗，多见于肺结核；咯血伴有脓性痰，多见于支气管扩张或肺脓肿；咯血伴有高热、胸痛，多见于肺炎;咯血伴有胸闷、气急、呼吸困难,除可见于心血管疾病外,亦要考虑支气管肺癌;咯血伴有肾炎病变要考虑肺出血-肾炎综合征;咯血伴有发热、皮肤黏膜出血、尿少、肾功能损害,可能是流行性出血热;咯血伴有全身性出血倾向,应考虑血液病;咯血与月经周期有关,月经期咯血,经期后咯血停止,排除其他原因后可考虑替代性月经。

(3)体征:咯血时一侧肺部呼吸音减弱或有湿啰音,提示为出血部位,但不能完全明确出血病因。某些特殊的阳性体征可提供线索,如心尖区有舒张期雷鸣样杂音,提示二尖瓣狭窄;广泛胸部杂音伴毛细血管扩张,肺动静脉瘘的可能性大;杵状指、发绀、心脏异常体征为先天性心血管疾病;锁骨上淋巴结大,声音嘶哑,出现上腔静脉阻塞综合征,提示支气管肺癌;慢性咳嗽、大量黄脓痰、间断性咯血、肺部有固定性湿啰音,提示支气管扩张;全内脏移位、支气管扩张、鼻窦病变可考虑卡他根拿综合征。

3. *判断严重程度* 咯血的严重程度决定于咯血量、速度与持续时间。咯血量估计有时是困难的,咯出的血有时混有痰液和唾液,常咯在床单或地上。有时可吸入呼吸道或吞入胃内。故咯血量不一定能真正代表肺出血量。可根据患者的血容量丧失或缺氧全面分析。一次咯血量达 1500ml 时,可立即发生休克或窒息。此外,咯血的严重程度和患者的年龄、基础状态、基础疾病有关。相同的咯血量,在年老、反应迟钝且具有肺部疾病的人与年龄较轻、基础状态较好的患者相比,其所引起的临床后果显然不同。

【急诊处理】

咯血急诊治疗的目的是:制止出血,预防气道阻塞,维持患者的生命功能。

1. *一般治疗*

(1)体位:能明确出血部位时,尽量让患者采取患侧卧位,避免血液流向健侧引起窒息。

(2)吸氧:呼吸困难或发绀者给予鼻导管吸氧。

(3)镇静:对精神紧张、烦躁不安者,如不伴有中枢性呼吸障碍,可适当给予地西泮类镇静药。如地西泮 2.5～5mg 口服或 5～10mg 肌内注射。

(4)镇咳:剧烈咳嗽是引起大量咯血的常见诱因,可酌情给予止咳药,如喷托维林(咳必清)25～50mg,每日 3 次,口服;可待因 15～30mg,每日 3 次,口服。

2. *药物止血* 一般痰血或极少量咯血可口服或肌内注射卡巴克洛(肾上腺色腙),嘱患者休息,可自然停止。对于中等量或大咯血者可选用下列止血药物。

(1)垂体后叶素:本药为脑神经垂体的水溶性成分,内含缩宫素及血管升压素(血管紧张素胺)。血管升压素有强烈的血管收缩作用,可使肺血管收缩,减少肺血流量,降低肺静脉压力,使肺小血管破裂处血栓形成而止血。5～10U 加入 50%葡萄糖液 40ml 中缓慢静注,10min 以上推完,必要时 6h 重复。或以10～20U 加入 5%葡萄糖液或生理盐水 500ml 中静脉滴注,0.1U/(kg·h),每日量控制在 30～50U 以下。用药后可有面色苍白、出汗、心悸、胸闷、腹痛、便意等不良反应。高血压、心绞痛、心力衰竭及妊娠者禁用。

(2)抗纤维蛋白溶解药:能抑制纤溶酶原的激活因子,使纤溶酶原不能被激活为纤溶酶,从而抑制纤维蛋白的溶解,达到止血作用。代表药物:①氨甲苯酸(PAMBA),0.2g 加入 50%葡萄糖液 40ml 中静脉注射,每 6 小时可重复;或 0.4～0.6g 加入 5%葡萄糖液 500ml 中静脉滴注,每天 1～2 次。②氨基己酸(EACA),4～6g 加入 5%葡萄糖液 100～200ml 中,30min 内滴完,以后 1g/h 的浓度维持 24h 或更久。

(3)酚磺乙胺(止血敏):能使血小板增加,增强血小板功能及黏附能力,缩短凝血时间而止血。0.25～0.5g 加入 50%葡萄糖液

40ml 中静脉注射，每 6 小时可重复，或 2～3g 加入 5%葡萄糖液 500ml 中静脉滴注。

(4)扩血管药物：近年来对收缩血管无效的顽固性咯血，或者对神经垂体素有禁忌者，试用扩血管药物，收到显著效果。作用机制可能为：①扩张周围血管，使血液重新分配，从而降低肺循环压力，肺血流量减少；②阻断迷走神经末梢，减少迷走神经反射的不良刺激；③保护生物膜、溶酶体膜，减少毛细血管内皮细胞损伤，有利于出血部位的修复。常用药物：①酚妥拉明，10～20mg 加入 5%葡萄糖液 500ml 中静脉滴注，每天 1 次。降低心脏前、后负荷，尤对二尖瓣狭窄引起的咯血效果好。②山莨菪碱，10～40mg 加入 5%葡萄糖液 500ml 中静脉滴注。或 10mg 肌内注射，每 6 小时重复。③普鲁卡因，200mg 加入 5%葡萄糖液 500ml 中静脉滴注，每天 1 次。有该药物过敏者禁用。

(5)肾上腺皮质激素：经一般治疗和垂体后叶素等治疗咯血等仍不能控制时可考虑使用。该药能抗炎、抗过敏、降低毛细血管的通透性，并能使血中含有大量的组胺，使肝素的肥大细胞脱颗粒，致使血中肝素水平下降，凝血时间缩短，达到止血作用，可静脉给予或口服。

(6)其他止血药：巴曲酶(立止血)1～2U 肌内注射或加入 50%葡萄糖液 20ml 中静脉注射。仙鹤草素 10mg 肌内注射。维生素 K 类静脉滴注、肌内注射或口服。云南白药、三七片口服。

(7)中药穴位止血：试用大蒜泥敷贴涌泉穴，可取得较好效果。方法：新鲜大蒜 1 个，去皮，捣碎成泥状，取 10g 加入硫黄末 6g，肉桂末 3g，冰片 3g 研匀，分涂在两块纱布上，贴敷两足底涌泉穴，隔日换药 1 次。为预防皮肤起疱，可先在足底皮肤上擦点油，再敷大蒜泥。

3. 其他止血措施

(1)经纤维支气管镜止血：大咯血患者无论胸部 X 线有无阳性发现，如果经药物治疗无效，且不能选择手术情况下，可进行纤维支气管镜检查，明确出血来源，同时可行止血治疗。①将聚乙烯导管由纤维支气管镜活检孔插入到出血部位支气管腔，注入凝血酶溶液 5ml 或肾上腺素溶液 1～2ml；②或经纤维支气管镜插入 Fogarty 气囊导管到出血的段支气管，注入气体和生理盐水，使气囊膨胀压迫止血。24h 放松气囊，观察数小时无再出血，即可拔管。

(2)外科手术：当内科治疗无效，出血部位明确，又无手术禁忌时，可考虑紧急手术治疗。适应证：①18～24h 内咯血量在 500ml 以上，内科治疗无止血趋向者；②有反复大咯血史，临床上有窒息或休克可能；③出血部位确定者。禁忌证：①晚期肺癌大咯血；②二尖瓣狭窄大咯血；③有全身出血倾向者；④全身情况极差伴肺功能不全者；⑤出血部位未明确者。

(3)介入治疗：在肺血管造影的基础上，对出血的相应血管作动脉栓塞治疗，尤其是支气管动脉栓塞治疗大咯血，国内报道较多，均取得满意效果。

4. 病因治疗　是根本措施，可与止血同时进行。

【并发症】

咯血常见并发症为窒息、出血性休克、肺不张、结核病灶播散、继发肺部感染、失血性贫血等。肺不张时可将血液吸出或用少量支气管扩张药，促使肺叶复张。出血性休克时可适量输血，维持正常血压，输新鲜血尚有促进止血的作用。

咯血窒息是致死的主要原因，应严加防范，做好抢救准备。

(1)窒息原因：①大咯血阻塞呼吸道，来不及咯出；②体弱咳嗽无力，或咳嗽反射低下，无力将血液咯出；③精神极度紧张，诱发喉头痉挛，血液不能排出而阻塞气道。

(2)窒息时表现：胸闷、气憋、唇甲发绀、面色苍白、冷汗淋漓、烦躁不安、张口瞠目、双手乱抓，继而神志不清，3～6min 内死亡。

(3)急救措施：对大咯血者，有条件应收入 ICU 病房，严密观察生命体征，床边备有吸引器、喉镜、气管插管和切开包。有窒息先兆，立即采取头低足高 45°的俯卧位，拍击背部，促进血液倒出。也可快速用鼻导管经鼻插入气管，另一头接吸引器，边进边吸，清除血块，同时给予高浓度的氧，直至窒息缓解。或气管插管、气管切开，清除气道内积血，并行机械通气。

【预后】

取决于咯血量、出血速度及持续时间，也与年龄、基础疾病、基础状态有关。

（伍德生）

六、昏迷

意识是中枢神经系统对内、外环境中的刺激所做出的有意义的应答能力，这种应答能力主要受大脑皮质及皮质下网状结构的控制，它包括意识清晰度和意识内容两方面。意识清晰度有赖于脑干的网状上行激活系统，而意识内容的完整则取决于大脑皮质的功能。凡引起上行激活系统的损害，或造成大脑皮质功能不全诸多因素，均能导致应答能力的减弱或消失，即为意识障碍(disturbance of consciousness)，严重的意识障碍称昏迷(coma)。患者表现为意识丧失，运动、感觉和反射失去正常反应。昏迷是临床常见急症，因患者缺乏主诉，不易诊断，病死率高。

【病因】

1. 颅内病变

(1)脑血管病：脑出血、脑栓塞、脑血栓形成、蛛网膜下腔出血等。

(2)颅内占位：脑肿瘤、脑脓肿、脑寄生虫等。

(3)颅脑损伤：脑震荡、脑挫裂伤、颅内血肿、硬膜下或硬膜外血肿等。

(4)脑内异常放电：癫痫大发作或癫痫持续状态。

2. 全身性疾病

(1)重症急性感染：肺炎、伤寒、中毒性菌痢、流行性出血热、败血症、脑炎、脑膜脑炎、脑型疟疾等。

(2)内分泌与代谢障碍：糖尿病性昏迷、垂体性昏迷、甲状腺危象、肝性脑病、尿毒症脑病等。

(3)水、电解质平衡失调：低钠、低氯、酸中毒、碱中毒、肺性脑病。

(4)心血管疾病：急性心肌梗死、严重心律失常、高血压危象等。

(5)中毒及意外伤害：工、农业毒物中毒，一氧化碳中毒，镇静药、麻醉药、毒品过量，高温中暑，触电，溺水，自缢等。

【临床表现】

根据意识障碍程度的不同，临床表现也有差异。主要根据患者对言语、感觉(包括触觉、推、摇、声、光、疼痛)刺激所产生的反应及运动反射障碍来判断。广义上，昏迷包括不同程度的意识障碍，如嗜睡、意识模糊、谵妄、昏睡、昏迷。而狭义上的昏迷，仅指以下三种类型。

1. 昏睡(stupor)　长时间处于睡眠状态，较重的疼痛刺激或较简单的言语刺激方可唤醒，并能做简短、模糊、而不完全的答话，当外界刺激停止时，立即又进入睡眠状态。自发性言语，运动减少。

2. 浅昏迷　对声、光等刺激无反应，对疼痛等强烈刺激(如压迫眶上缘)有躲避反应及痛苦表现，但不能回答问题或执行简单的命令。角膜反射、咳嗽反射、吞咽反射可存在，生命体征无明显的改变。

3. 深昏迷　对外界刺激均无反应，肌肉松弛，各种生理反射消失，生命体征不稳定，随时有可能死亡。

【辅助检查】

1. 生化检查　根据昏迷病因选择性检查血常规、尿常规、肝功能、肾功能、血糖、电解质、血气分析、血清胆碱酯酶等。疑有中毒患者,可对呕吐物、排泄物或血样做毒物鉴定。

2. 影像学检查　根据昏迷病因可选择做心电图、脑电图、B超等。疑有颅内病变,可做头颅CT或磁共振(MRI)。

3. 脑脊液检查　疑有颅内病变,而头颅CT阴性者,根据病情可做脑脊液检查,观察其外观、颜色、透明度、压力、性状,进一步做脑脊液常规、生化、培养、乳酸测定、囊虫抗原抗体等。如为血性脑脊液,多为脑出血破入脑室或蛛网膜下腔出血。如为黄色、浑浊脑脊液,多为颅内感染等。如为米汤样脑脊液,多为流行性脑脊髓膜炎。

【诊断与鉴别诊断】

1. 确定是否昏迷　根据患者对外界环境的刺激及自身感觉、运动的反应能力减弱或消失、各种生理反射功能障碍,结合病史,对昏迷诊断尚不难。但要和那些貌似昏迷的情况相鉴别。

(1)精神抑制状态:常见于癔症或强烈心因性反应后,患者卧床,对刺激无反应,呼之不应,推之不动,有时会紧闭双眼,翻开眼睑时会遇到抵抗、眼球回避现象,放平后即迅速紧闭。部分患者可有呼吸加快、肢体僵硬。生命体征平稳。而真性昏迷患者眼睑较松,无抵抗现象,放平后闭拢缓慢。

(2)失语:一些瘫痪伴有嗜睡、失语的患者因言语功能障碍,对外界刺激失去反应能力而易被误诊为昏迷。可用声、光、疼痛刺激来鉴别,可给患者做示意动作,观察其是否理解、领会、或欲语不能。

(3)木僵状态:常见于精神分裂症,患者不语不动、不饮不食、不排尿便,即使给强烈刺激也无反应。多数患者表现为蜡样屈曲、违拗。有时可出现兴奋躁动,当兴奋时患者能回忆起木僵时所受的环境刺激,以此来鉴别患者有无意识障碍。

2. 明确病因

(1)发病形式:急骤发生的昏迷,常见于急性脑血管病、颅脑外伤、中毒及触电等;亚急性起病见于代谢性脑病、化学性、烈性传染病等;逐渐发生者要考虑颅内占位或慢性硬膜下血肿等;短暂性昏迷见于一过性脑供血不足或癫痫大发作后等。

(2)首发症状:起病前有剧烈头痛、呕吐常见于出血性脑血管病;病初有发热,多见于颅内或全身感染性疾病;昏迷前有精神症状,提示病变(炎症、肿瘤)在大脑额叶或颞叶;昏迷前有外伤,如出现耳、鼻、口腔出血可能有颅底骨折;外伤后昏迷较深,脑部症状明显可能伴有颅内大量出血。

(3)伴随症状:不少症状和体征能提示脑损害的部位和性质,应予以重视。昏迷伴有呕吐,提示系颅内压增高,多见于脑出血、颅内占位病变等;昏迷伴有抽搐,多见于脑出血、癫痫持续状态、灭鼠药中毒等;昏迷伴有偏瘫,多见于脑出血、脑梗死、颅内占位病变等。昏迷伴有脑膜刺激征,多见于脑膜炎、蛛网膜下腔出血、脑出血、颅内压增高;昏迷伴血压剧增,多见于高血压脑病或脑出血。

(4)既往病史:有无心、肝、肾、肺等脏器的慢性疾病;有无高血压、糖尿病及类似的昏迷病史。如肝性脑病多是在慢肝的基础上逐渐出现意识障碍;糖尿病昏迷者可能与突然中断降糖药有关;癫痫患者则有反复癫痫发作史。

(5)发病现场:有无毒物残留,是否服用毒物或接触过毒物。当地有无传染病流行。发病季节。如冬季晨起发现昏迷者,要想到一氧化碳中毒;夏季高温下作业要考虑中暑。

3. 体格检查

(1)呼吸:深而快规律性呼吸见于代谢性酸中毒;浅而快规律性呼吸见于休克、心肺疾病;浅而慢呼吸或叹息样呼吸见于镇静药、麻醉药、毒品中毒。呼吸缓慢不规则或潮式呼吸,见于颅内压增高或脑干病变。

(2)循环:心动过速见于感染、休克、心力衰竭或甲亢危象等；心动过缓见于颅内压增高或房室传导阻滞；有房颤者要考虑脑栓塞的可能。血压过高提示脑出血或高血压脑病；血压过低提示糖尿病昏迷、心肌梗死、休克、镇静药中毒等。

(3)皮肤黏膜：潮红见于乙醇中毒、阿托品类药物中毒及高热；樱桃红色见于一氧化碳中毒；苍白见于休克、贫血或低血糖；发绀提示心脏疾病或亚硝酸盐中毒；皮肤黏膜黄染见于肝胆疾病；皮肤瘀点或瘀斑见于流行性脑膜炎、败血症、血液病等。

(4)气味：酒味为急性乙醇中毒；肝臭味提示肝性脑病；苹果味见于糖尿病酮症酸中毒；大蒜味为有机磷农药中毒；尿臭味提示尿毒症。

(5)瞳孔：瞳孔舒缩受交感神经和副交感神经双重支配，交感中枢位于下丘脑，其纤维经脑干下行，调节瞳孔开大肌；副交感中枢位于中脑动眼神经核，调节瞳孔括约肌。正常瞳孔直径为 2.5～4mm，脑部损害及一些全身性疾病可影响瞳孔大小。双侧瞳孔缩小见于下丘脑有病变或提示有机磷、镇静药、吗啡类中毒可能；双侧瞳孔散大见于中脑有病变或阿托品类中毒、乙醇中毒等；双侧瞳孔不等大或忽大忽小，可能是脑疝早期征象；一侧瞳孔散大和对光反射消失，见于蛛网膜下腔出血、颅内血肿，以及小脑幕切迹疝等病变压迫动眼神经的结果；双侧眼球同向偏斜的急性昏迷，提示脑出血；突然昏迷伴有单侧眼肌麻痹，可能是脑动脉瘤破裂出血。

(6)瘫痪：昏迷患者有无局灶性神经系统体征有助于鉴别全身性疾病还是颅内病变所致的昏迷。如有中枢性面瘫与同侧肢体偏瘫，提示病变在对侧大脑半球；颈髓损害出现四肢瘫；脑干病变时出现一侧脑神经麻痹和对侧肢体瘫痪，称为交叉瘫。

(7)去皮质强直：四肢强直伸展、颈后仰，甚至角弓反张，常为大脑皮质和中脑同时受累所致。

(8)病理反射：一侧病理反射阳性，提示脑局部性病变；双侧病理征阳性，见于多种原因所致的昏迷；大脑弥漫性损害可出现强握反射，下颌反射亢进和吸吮反射阳性。

【急诊处理】

对于昏迷患者当务之急是积极采取措施，维持生命体征，避免各脏器的进一步损害；同时查明原因，进行对症治疗。

1. 监测生命体征

(1)保持气道通畅以保证充足的氧气：应立即检查口腔、喉部和气管有无梗阻，抽痰、吸氧。呼吸衰竭或呼吸停止者可及时气管插管，用人工呼吸器维持呼吸，适量应用呼吸兴奋药。同时做动脉血气分析，使动脉血氧分压(PaO_2)至少高于 80mmHg，动脉血二氧化碳分压($PaCO_2$)在 30～35mmHg，动脉血氧饱和度(SaO_2)＞90％。

(2)维持循环血量：应立即建立静脉通道，保证输液、给药。监测血压，如有血压下降，及时给予升压药，平均血压至少维持在 80mmHg 或以上。

(3)维持电解质及酸碱平衡：根据血液生化结果，择时纠酸、纠碱、补钠、补钾、补氯等。

2. 减轻脑水肿，快速降颅压　立即应用 20％甘露醇 125～250ml，快速静脉滴注，每 6 小时 1 次。无高血压、糖尿病者可酌情加用地塞米松 10～20 mg，静脉注射。血压急剧升高者可加呋塞米 20～40mg，静脉注射。以上药物根据病情可反复使用。

3. 降低脑代谢，促进脑功能恢复　低温、冬眠疗法降低脑细胞代谢，减少氧耗，减轻脑水肿。非脑出血昏迷者，可早期使用脑细胞活化药，如胞磷胆碱 750～1000mg 静滴。纳洛酮作为非特异性脑苏醒剂，既可减轻脑水肿、改善脑缺氧，同时又是吗啡、毒品中毒的拮抗药，可适用于非脑出血的各类昏迷患者。也可选用纳美芬、醒脑静等。

4. 对症处理　高温、抽搐者，可行物理降温，选择有效的抗生素。留置导尿，防止压疮。频繁抽搐，可选用地西泮 5～10mg 静脉注射，必要时和苯巴比妥 0.1g 肌内注射交替使用。

5. 病因治疗　一旦明确诊断，立即病因治疗。如口服毒物中毒，根据毒物种类可进行洗胃、导泻、利尿及使用特效解毒药。低血糖昏迷立即静脉注射高渗葡萄糖液。糖尿病昏迷，给予胰岛素治疗。短时间内仍不能明确诊断，疑有颅内病变，可待患者生命体征平稳后，进行急诊头颅 CT 检查，必要时应有医务人员护送。

【预后】

取决于昏迷病因及昏迷程度，也取决于昏迷的持续时间及治疗反应。昏迷时间越长，预后越差。

（伍德生）

七、眩晕

眩晕(vertigo)是对空间定向的一种运动错觉，患者感到周围物体或自身在旋转，或上下、左右摇晃，或有移动的感觉，发作时伴有平衡失调、站立不稳、眼球震颤、恶心、呕吐、出汗及脉搏血压改变，临床称为真性眩晕。头昏、头晕与眩晕不同，多不伴有旋转，只有“晕晕乎乎的”，头重脚轻的感觉，有时也称为假性眩晕。

【病因】

前庭系统为人体辨向的主要结构，主要包括内耳前庭器官、前庭神经、中枢传导径路及前庭皮质代表区，该系统有病变是产生眩晕的主要原因。

【临床类型】

按前庭系统有无受累将眩晕分为前庭性和非前庭性两大类。按前庭系统累及的部位不同，前庭性眩晕又分为前庭周围性、前庭中枢性眩晕。

1. 前庭周围性眩晕（耳性眩晕）　指前庭器官和前庭神经的内听道部分有病变。主要病因是中耳感染、乳突及迷路感染、迷路出血、迷路水肿、前庭神经元炎、位置性眩晕、晕动病、内耳药物中毒（链霉素、卡那霉素、奎宁、水杨酸钠等）。

2. 前庭中枢性眩晕（脑性眩晕）　指前庭神经的颅内部分、脑干前庭核及其传导路径有病变。主要病因如下。

(1)颅内血管性疾病：椎-基底动脉供血不足、锁骨下动脉盗血综合征、延髓外侧综合征、高血压脑病、小脑出血等。

(2)颅内占位性疾病：听神经瘤、小脑肿瘤、第 4 脑室瘤、脑干肿瘤。

(3)颅内感染性疾病：颅后窝蛛网膜炎、小脑脓肿。

(4)颅内脱髓鞘疾病及变性疾病：多发性硬化、延髓空洞症。

(5)癫痫：如颞叶癫痫。

3. 非前庭性眩晕　由其他系统或全身性疾病引起。

(1)躯体性疾病：高血压、低血压、心律失常、颈动脉窦过敏、糖尿病、低血糖、甲状腺功能减退症、胰岛细胞瘤、重症贫血、各种感染发热性疾病等。

(2)眼、鼻、口腔疾病：眼外肌麻痹、屈光不正、青光眼、鼻窦炎、口腔感染、龋齿等。

(3)功能性疾病：神经官能症、自主神经功能紊乱、过度疲劳、失眠等。

【临床表现】

眩晕是门、急诊常见的主诉之一，几乎每个人在一生中早晚均会有此种体验。临床可表现为两种类型。

1. 周围性眩晕　此类眩晕常是发作性的，突然起病，症状较重。患者自感突然周围物体旋转，自身上下、左右摇晃，平衡障碍，站立走路时唯恐摔倒，常双手抓住周围固定的物体，如房柱子、门栏等。同时伴有恶心、呕吐，面色苍白、出汗、血压下降。若前庭和耳蜗同时受累，可有耳鸣、耳聋（称耳蜗症状），体检有眼球震颤。此类眩晕发作持续时间短，数分钟至数小时，最长可达 2～3d。

2. 中枢性眩晕　眩晕的症状和体征，要比周围性眩晕轻。只是眩晕持续时间较长，可达数天、数月，甚至与原发病相始终。

【辅助检查】

根据病情可选做：头颅 CT 或 MRI；头颅或颈椎 X 线；心电图或脑电图；眼震电图和冷热水试验；听力测定、脑干诱发电位；甲状腺功能检查；葡萄糖耐量试验；脑脊液检查。

【诊断依据】

1. 病史　通过病史提供，确立是眩晕还是头晕。若为眩晕，应详细了解发作的性质、程度、时间、诱发因素、伴随症状，以及可能引起眩晕的病因(包括内科、神经科、耳鼻咽喉科的有关病史)。

2. 体格检查

(1)内科系统：有无心脏疾病、血压异常、严重贫血、代谢紊乱、感染、中毒等。

(2)神经系统：有无眼球震颤、共济失调、听力障碍、视盘水肿、颅内压增高及神经系统定位体征。

(3)耳科检查：应做外耳道、鼓膜、鼻咽腔等处病变的检查。

【鉴别诊断】

1. 梅尼埃(Meniere)病　是耳性眩晕中最常见的一种疾病。典型的梅尼埃病可表现眩晕、耳鸣耳聋、恶心呕吐、眼球震颤四大体征。产生本病的主要原因是由于自主神经功能失调，引起迷路动脉痉挛，从而使内淋巴产生过多或吸收障碍，导致迷路、膜迷路积水及压力增高。亦有人认为是变态反应、B 族维生素缺乏等因素所致。多见于青壮年，20－40 岁。发病间歇期长短不一，可见数日、数月，甚至数年发作 1 次。电测听在典型病例可有重震现象。神经系统定位检查无异常。

2. 梅尼埃综合征　继发于内耳疾病，如急性中耳炎、内耳出血、内耳血管舒缩障碍、内耳梅毒等，引起类似梅尼埃病的临床表现，故称梅尼埃综合征。尽管临床症状基本相同，但病因不同。梅尼埃病是原发于膜迷路积水、水肿的一种独立疾病，故治疗也有所区别。

3. 前庭神经元炎　可能为病毒感染。首次发病常在呼吸道感染后数天发生。表现为突发性眩晕，恶心呕吐和眼球震颤。神经系统定位检查无异常。发病年龄为 20－60 岁，偶见于儿童。发作时间可持续 4～6 周。病变部位可位于前庭神经核、前庭神经元、前庭神经节及前庭神经末梢的整个通路。与梅尼埃病鉴别点：①耳鸣与耳聋是梅尼埃病的特征，而前庭神经元炎极少有，或无；②前庭神经元炎的眩晕持续时间较长，痊愈后很少复发，而复发性眩晕则是梅尼埃病的特点；③前庭神经元炎多有呼吸道感染等前驱症状，而梅尼埃病无前驱症状。

4. 颈性眩晕　是一组由于颈部疾病引起的综合征，其原因：①椎动脉在穿行颈椎横突孔时受压；②颈部交感神经受刺激引起椎动脉痉挛。常见疾病如颈椎病、颈部外伤、枕大孔畸形等。临床特征是既有颈部疾病的表现，又有前庭或耳蜗系统受累的表现，但前庭功能试验一般正常。

5. 椎-基底动脉循环障碍　大多发生于中年以上的患者，多有动脉硬化或颈椎病病史。临床病症多式多样，相当复杂，主要表现是其供血区域功能障碍。主要症状是眩晕、头痛、视力障碍、共济失调、意识障碍及脑干定位体征。常见原因如下。

(1)内听动脉痉挛综合征(迷路卒中)：由于内听动脉或其前庭支血栓形成。表现为突发性严重的眩晕、恶心、呕吐及耳蜗症状。

(2)锁骨下动脉盗血综合征：患者多在搬运重物或患肢负重时出现椎-基底动脉供血不足症状，两上肢动脉收缩压相差 20mmHg 或以上，患侧脉搏迟滞，锁骨上区可闻及收缩期杂音，血管造影可确诊。

(3)小脑后下动脉血栓形成；主要出现延髓背外侧综合征表现，除眩晕、恶心呕吐外，可有吞咽困难、饮水发呛咳、软腭麻痹、小脑共济失调、面部及对侧肢体痛温觉丧失，颈交感神经受损出现霍纳(Horner)综合征。头颅MRI可见延髓外侧有梗死灶。

(4)小脑出血:突起剧烈眩晕,反复呕吐,后枕部疼痛,共济失调,头颅CT可确诊。

6. *颅内肿瘤* 产生的眩晕有两种原因,一是由于肿瘤直接压迫,侵及前庭神经或其中枢;二是颅内压增高,使第4脑室底前庭神经核充血肿胀。头颅CT或MRI可确诊肿瘤部位及性质。

7. *神经官能症* 大多数为假性眩晕,伴有恶心、呕吐、多汗、心悸、失眠、多梦、耳鸣但不伴有耳聋,神经系统检查一般无阳性体征。多有情绪激动、精神紧张、过度劳累等诱发因素。

【急诊处理】

眩晕是一大综合征,包括许多疾病,但患者一般发病较急,需要立即果断处理,以减轻症状。

1. 临时一般处理

(1)应立刻卧床,给予止晕、止吐。常用药物东莨菪碱0.3mg或山莨菪碱10mg肌内注射。地西泮可减轻患者眩晕、紧张、焦虑。口服地芬尼多(眩晕停)或茶苯海明等抗组胺药,控制眩晕。

(2)输液、纠正水电解质失衡。

(3)脱水:适用于颅内压增高、梅尼埃病、内分泌障碍而致水潴留等引起的眩晕,如20%甘露醇静脉滴注,呋塞米20mg静脉注射或口服。

(4)血管扩张药:用于脑血管供血不足引起的眩晕,如盐酸培他定500ml静脉滴注,5%碳酸氢钠250ml静脉滴注。对锁骨下盗血综合征,禁用血管扩张药和降压药,以免“盗血”加重。

(5)肾上腺皮质激素:适用于梅尼埃病,颅内压增高、脱髓鞘疾病等。

2. *病因治疗* 积极寻找原发病因,如为中耳炎引起,可抗感染或耳科手术治疗;由颅内占位引起,应尽快手术,解除压迫;颈椎病引起者,经对症处理效果不好,可考虑颈椎牵引或手术。

【预后】

取决于眩晕的病因。

(伍德生)

八、晕厥

晕厥(syncope)是由于一过性广泛脑供血不足而突然发生的短暂性意识丧失状态。患者因全身肌张力降低不能站立而倒地,可于短时间内恢复。脑血流量的阈值研究表明,正常人平均脑血流量为每分钟40~60ml/100g脑组织,正常情况下,脑组织由于特殊的代谢需要,脑血流量不能低于每分钟30ml/100g脑组织。由于某些原因脑血流量突然低于这个水平则发生晕厥。

【病因】

按照晕厥发生的原因临床大致分为四类。

1. *反射性晕厥* 由于反射性周围血管扩张、心脏输出减少和(或)小动脉收缩反射功能失常而引起。包括以下几种类型。

(1)血管抑制性晕厥(单纯性晕厥、血管减压性晕厥、血管迷走性晕厥):是晕厥最常见的原因。多发生于年轻患者(<40岁),因某些因素的刺激,如紧张、恐惧、疼痛、创伤性出血、空腹、疲劳、空气闷浊等)使迷走神经兴奋性增高导致心率缓慢,外周血管扩张,使回心血量减少,最后导致血压下降,脑血流量急骤减少而出现晕厥。

(2)直立性(体位性)低血压性晕厥:通常在试图站立时发生晕厥而确诊。可分为原发性和继发性两种。原发性直立性晕厥(也称Shy-Drager综合征)是一种少见的以自主神经系统广泛变性的疾病,多见于中年以上男性,主要表现为直立性低血压、发汗异常、阳萎和排尿障碍,也可伴有震颤麻痹,小脑共济失调。继发性者多见于低血容量贫血、长期卧床患者及一些血管扩张药物的应用等。

(3)颈动脉窦性晕厥:由于颈动脉窦附近病变或过敏引起。多见于中年以上男性,当颈部突然转动或衣领过紧以及偶然触及颈动脉窦可引起迷走神经兴奋,使心率减慢、血压下降。颈动脉窦过敏的原因,常常是局部动脉硬化,也可见于动脉炎、颈动脉窦周围淋巴结炎或淋巴结大、肿瘤压迫等。

(4)排尿性晕厥:中青年男性多见,偶见于老年人。发病通常在夜间醒来或午睡醒来小便时,在排尿中或排尿后发生。由于排尿的屏气动作和膀胱收缩产生强烈的迷走神经反射,加上体位的骤变和自主神经不稳定而使心率缓慢、血压下降,晕厥发生。

(5)咳嗽性晕厥:见于有慢性肺部疾病者剧烈咳嗽后发生。可能是剧咳时胸腔内压力增加,静脉回流受阻,心排血量降低,血压下降,脑缺血所致。亦有认为剧咳时脑脊液压力迅速增高,对大脑产生震荡作用所致。

2. *心源性晕厥*　由于心脏疾病使心排血量骤然减少,导致脑缺血发作而出现晕厥。是晕厥中最严重的一种。常见病因有心肌梗死、心肌病、病态窦房结综合征、心瓣膜病变、先天性心脏病及药物(奎尼丁、洋地黄、酒石酸锑钾等)对心肌的毒害作用。发生的原因为心脏停搏、严重心律失常(心动过速、心房纤颤、窦性静止、窦房阻滞、房室传导阻滞等)左室流出道梗阻、左心房黏液瘤或血栓嵌顿于二尖瓣口造成急性心排血量减少而引起晕厥。最严重的为 Adams-Stokes 综合征,在心搏停止 5～10s 则可出现晕厥。

3. *脑源性晕厥*　由于脑实质病变、脑血管病变或供应脑部血液的血管发生循环障碍而发生的晕厥。常见的病因有颅脑外伤、多发性大动脉炎、基底动脉型偏头痛、高血压脑病、脑动脉硬化等。

4. *血液成分异常*　如低氧血症、低碳酸血症等。

(1)哭泣性晕厥:是幼儿发生晕厥的常见类型,先有啼哭或抽泣,继之屏住呼吸,由于缺氧而发生晕厥。成人悲伤过度亦可发生。

(2)换气过度综合征:由于情绪紧张或癔症发作时呼吸气促、换气过度,二氧化碳排出增加,导致呼吸性碱中毒使脑部毛细血管收缩、脑缺氧所致。

(3)重症贫血:因血氧低下而在用力时发生晕厥。

(4)低血糖状态:由于血糖低而影响大脑的能量供应所致。

(5)高原晕厥:是由短暂缺氧引起。

【临床表现】

1. *前驱表现*　部分患者可有先兆,感觉头重脚轻,头晕、恶心,继而面色苍白、出汗、肢体发软,此过程多为几秒或几分钟,多数患者采取蹲、坐或卧位,片刻内缓解。

2. *发作时表现*　部分患者此晕厥前驱症状进展较快,常来不及采取措施,已意识丧失、跌倒在地。此时血压进一步下降、心率缓慢、脉搏细弱、呼吸浅弱、大汗淋漓、面色苍白。跌倒后患者取水平位,脑血供改善,上述表现消失,意识渐恢复。

【辅助检查】

1. *心电图*　列为常规检查,注意有无以下疾病的证据:心肌缺血、心肌梗死、心律失常、预激综合征、Q-T 间期延长、传导障碍。疑有心肌缺血患者可做心电图二阶梯运动负荷检查。疑有心律失常者可做 24h 动态心电图监测。

2. *脑电图和脑 CT、MRI*　脑电图有助于鉴别晕厥与癫痫。脑 CT、MRI 检查对发现实质占位及脑血管病变有一定价值。

3. *实验室检查*　常规测定血糖、血清钾、钙、镁及血常规以确定有无血液成分异常。

【诊断依据】

应询问患者或目睹发作者,晕厥在何种情况下发生。有无诱发因素,发作时的体位,持续时间,发作时的面色、出汗、血压及脉搏情况,有无咬破舌头、抽搐、大小便失禁,有无基础疾病及既往类似发作史。重点体检面色、血压、脉搏、呼吸、瞳孔、心、肺，注意有无跌伤，有无神经系统定位体征。如血管抑制性晕厥多有明显诱因；心源性晕厥多有心脏疾病存在，体检可有发绀、呼吸困难、颈静脉怒张、心脏扩大、杂音及心率、心律异常，严重者有抽搐，又称急性心源性脑缺血综合征(阿-斯综合征)。

【鉴别诊断】

1. 昏迷　昏迷的意识障碍较长，恢复较难，而晕厥的意识障碍短暂，突然发生，很快恢复。

2. 眩晕　患者感到自身或周围物景旋转，但无意识障碍。

3. 癫痫　癫痫大发作时面色发绀，血压正常或偏高，伴有抽搐，常有咬破舌头或尿失禁。而晕厥则以跌倒、血压低、面色苍白为特点。两者均有意识障碍，但晕厥恢复时间是以数秒至数分钟计算；而癫痫则以数分钟至1h以上计算。癫痫脑电图可有尖波、棘波，而晕厥常无。

【急诊处理】

出现先兆时应立即采取卧位，防止跌倒。一旦晕厥发作，应将患者采取平卧，松解衣领，抬高下肢，将头转向一侧，防止呕吐物吸入，保持呼吸道通畅。发作时不要喂药，以免误入气道。意识恢复后不能马上站起，应缓慢坐起后再站立，站立后应观察几分钟再离开，防止再次发作。

1. 血管抑制性晕厥　避免诱发因素，平时做一些增强神经反射功能的锻炼，如跑步等，可对减少晕厥的发作有益处。晕厥发作时在空气流通处平卧休息，部分患者可很快恢复意识。晕厥发作恢复较慢者，可皮下注射肾上腺素0.25～1mg，也可静脉注射50%葡萄糖液40ml，或静脉滴注5%葡萄糖盐水500ml。现场发现，除采取通风、平卧方法外，也可针刺人中，可反射性地引起血管收缩，血压回升。

2. 排尿性晕厥　醒后先坐位休息几分钟后再下床，采取蹲位小便，对发作频繁者可长期服用阿托品以预防发作。

3. 直立性低血压性晕厥　能查出病因者应针对病因治疗。对原因不明，即原发性直立性晕厥者，睡眠时把床头抬高20～30cm，以利于晨起时血压调节。起床时动作要缓慢，避免服用镇静药及利尿药。正常卧位起立时，因地心吸引力关系有300～800ml血液淤积于下肢，这类患者不能像正常人那样通过反射机制维持正常血管张力而发生晕厥，平时可穿弹性长袜，必要时口服麻黄碱每次12.5～25mg，每日3次。严重者可用盐皮质激素增加血容量，以氟氢可的松较好，开始服1mg，每日2次，待直立性低血压消除后，改为每日0.1～1mg作为维持量。

4. 颈动脉窦性晕厥　平时注意不要穿衣领过高过硬的上衣，不宜骤然急速转动头部。可口服阿托品或溴丙胺太林(普鲁本辛)预防发作。心率经常很慢，去除诱因后晕厥仍频繁发作者，可考虑安装人工心脏起搏器。

5. 心源性晕厥　这类晕厥发病急、病情重，如不及时诊治，年病死率可占所有晕厥死亡的20%～30%。针对病因不同治疗亦不同。

(1)急性心脏排血受阻性晕厥：二尖瓣狭窄患者，若反复发生晕厥或癫痫样抽搐，应考虑左心房黏液瘤或左心房巨大血栓形成，常发生于体位改变时。一旦确诊，应及时外科手术解除梗阻。对原发性肥厚型梗阻性心脏病，暂时不能手术者，可采取内科治疗。

(2)心律失常性晕厥：针对病因、同时抗心律失常治疗。对严重传导障碍伴有阿-斯综合征发作者，要立即吸氧，心电监护，肌内注射阿托品0.5～1mg，或口含异丙肾上腺素10mg，效果不显，用异丙肾上腺素1～2mg加入5%葡萄糖液中缓慢静滴，调整滴速，尽量使每分钟心率维持在50次以上，以减少阿-斯综合征发作。必要时及时安装人工心脏起搏器。

6. 脑源性晕厥　主要针对病因治疗。

7. 其他晕厥　如低血糖晕厥立即注射葡萄糖液；贫血性晕厥查明病因后配合输血，可减少晕厥的发生。

【预后】

取决于晕厥的病因及晕厥发作时有无意外伤害。心源性晕厥若不及时诊治，预后凶险。

（伍德生）

九、瘫痪

瘫痪（paralysis），亦称麻痹，是指肌肉，尤其是骨骼肌的力量不足。根据神经或肌肉受累的程度不同，临床表现为随意运动的功能减弱或丧失，前者称为轻瘫或轻度麻痹，后者称为全瘫或称全麻痹。根据病变的解剖部位，临床常见三种瘫痪（麻痹）类型：上运动神经元性瘫痪（中枢性麻痹）、下运动神经元性瘫痪（周围性麻痹）、肌病性瘫痪（麻痹）。

【病因】

1. 上运动神经元性瘫痪（中枢性麻痹）　由于锥体束受损的结果。锥体束起自大脑皮质中央前回的神经细胞，其神经纤维经过大脑皮质下的白质、内囊、脑干，大部分纤维在延髓下端交叉进入对侧的脊髓侧索，终于脊髓各节的前角细胞。锥体束任何一段受损都可产生上运动神经元性瘫痪。常见病因如下。

（1）脊髓病变：急性脊髓炎、外伤、肿瘤、硬脊膜外脓肿等。

（2）脑干病变：脑干肿瘤、出血、梗死、脑干型脑炎等。

（3）大脑病变：急性脑血管病、颅脑外伤、肿瘤、炎症、中毒等。

2. 下运动神经元性瘫痪（周围性麻痹）　下运动神经元起于脊髓前角或脑神经运动核，经过前根及周围神经（包括脑神经及脊神经），到达随意肌。下运动神经元的任何部位受损所发生的瘫痪，称为下运动神经元性瘫痪。常见病因：急性脊髓灰质炎（小儿麻痹症）、吉兰-巴雷（Guillain-Barré）综合征、多发性神经炎、脑神经麻痹（动眼神经、三叉神经、面神经、舌咽神经）等。

3. 肌病性瘫痪（麻痹）　是指发生于神经肌肉接头处或随意肌本身的病变所致的运动障碍，与神经损害后续发生的肌无力不同。常见病因：重症肌无力、周期性瘫痪、多发性肌炎、进行性肌营养不良、肉毒中毒等。

【临床表现】

随病因及病变部位的不同，临床可表现不同程度、不同类型、分布不一的肌力的减弱或消失。

1. 瘫痪（麻痹）程度　临床上使用 0～5 度六级肌力评定标准。

（1）0 度：完全瘫痪。

（2）1 度：可见或在触摸中感到肌肉有收缩，但无肢体运动。

（3）2 度：肢体能在床上移动，但不能抬起。

（4）3 度：肢体能克服地心引力，可以抬离床面，做主动运动，但不能抵抗外加阻力。

（5）4 度：肢体能做抵抗阻力的运动，但比正常肌力有不同程度的减弱。

（6）5 度：正常肌力。

2. 瘫痪（麻痹）类型

（1）上运动神经元性瘫痪（中枢性麻痹）：除表现不同程度的瘫痪外，伴有肌张力增高，腱反射增强，出现病理反射，短时间内瘫痪肌肉萎缩不明显。

（2）下运动神经元性瘫痪（周围性麻痹）：除表现不同程度的瘫痪外，伴有肌张力减低，腱反射减弱或消失，无病理反射，短时间内瘫痪肌肉萎缩明显。

（3）肌病性瘫痪（麻痹）：临床表现与周围性麻痹相似，但萎缩的肌肉多在肢体的近端，通常呈对称性分布，并不出现肌束颤动，一般无感觉障碍。

3. 瘫痪(麻痹)分布　临床可表现为偏瘫(偏身瘫痪)、单瘫(一个肢体的瘫痪)、截瘫(双下肢瘫痪)、四肢瘫痪(两侧上下肢瘫痪)及交叉性瘫痪(一侧脑神经和对侧肢体瘫痪)。

【辅助检查】

1. 头颅CT或MRI　对中枢性麻痹,如颅内炎症、肿瘤、梗死、出血、外伤有诊断价值。

2. 脑脊液　如吉兰-巴雷综合征脑脊液示压力及细胞数正常,而蛋白则增高,所谓蛋白-细胞分离现象。

3. 血清钾　有助于低血钾型或高血钾型周期性瘫痪诊断。

4. 胆碱酯酶抑制药试验　重症肌无力者对胆碱酯酶抑制药如依酚氯铵(腾喜龙)、新斯的明治疗有效,可有助于诊断。

5. 其他　如肌电图、肌活检等,可对肌病性麻痹有帮助。

【诊断与鉴别诊断】

1. 确定是否瘫痪(麻痹)　在诊断麻痹时要注意和其他原因所致的肢体活动障碍相鉴别。如急性关节炎患者因疼痛限制了肢体活动;帕金森综合征患者由于肌张力增高,也妨碍肢体活动。同时要排除癔症性瘫痪。

2. 确定瘫痪(麻痹)程度、类型、分布及可能的病因　临床提示:出现病理反射的瘫痪,很可能是上运动神经元受损。松弛性瘫痪多为下运动神经元受损。成人单瘫,可见于大脑肿瘤、大脑前动脉血栓形成。幼儿单瘫,可见于小儿麻痹症。截瘫或四肢瘫而无脑神经受损时,其病灶最可能位于脊髓。四肢周围性瘫痪伴有脑神经损害者,神经根性疼痛明显,则以吉兰-巴雷综合征可能性最大。中枢性偏瘫伴有对侧周围性面瘫,提示病变在脑干。中年以上急性偏瘫或伴有意识障碍者,常为脑血管意外。发热、感冒起病,伴有截瘫,二便潴留及受累脊髓以下感觉障碍,提示急性脊髓炎。突发性四肢无力,近端较重,病前2d内有过度进食糖类,或有受凉、过劳病史,且有反复发作,应考虑周期性瘫痪。起病先累及眼肌,尔后可累及全身,且有晨起较轻、午后加重,活动后加重、休息后减轻的肌无力,多考虑重症肌无力。

【急诊处理】

1. 病因治疗　治疗方案随病因不同而定。

2. 对症处理

(1)呼吸支持:对能引起呼吸肌麻痹的疾病,如周期性瘫痪、吉兰-巴雷综合征、重症肌无力等,要严密观察呼吸情况,必要时气管插管、气管切开,并用呼吸机支持。

(2)预防感染:如麻痹伴有昏迷者,脑神经受损(延髓性麻痹)者,急性脊髓炎插导尿管者,均应使用抗生素。

(3)其他:危重症者要监测生命体征,根据症状不同分别给予降压、降温、吸痰、吸氧等。有饮水呛咳、吞咽困难者,可采用鼻饲流汁。

【预后】

急性上运动神经元性瘫痪伴有意识障碍者,多为出血性卒中或颅脑外伤,预后较差。下运动神经元性瘫痪影响到呼吸肌,若能及早发现,及早治疗预后尚可。若治疗措施不妥,则可能死于呼吸衰竭或继发感染等。

(伍德生)

第3章　内科常见急症

第一节　心血管系统急症

一、急性冠状动脉综合征

冠心病的急性发作期，由于冠状动脉粥样硬化斑块的状态发生了突变，如斑块破裂、血栓形成等，可导致冠状动脉血流阻塞程度急剧加重，根据阻塞的部位、程度和持续时间的不同，临床上可表现为不稳定型心绞痛、急性心肌梗死或猝死，统称为急性冠状动脉综合征(acute coronary syndrome，ACS)。

按照心电图上是否有持续性 ST 段上移，将急性冠状动脉综合征分为两类。一类是有 ST 段抬高的急性心肌梗死(AMI)；另一类是无 ST 段抬高，可伴有或不伴有心肌细胞坏死，部分为不稳定型心绞痛(UAP)，部分为非 ST 段抬高型心肌梗死(NSTEMI)。

(一)不稳定型心绞痛和非 ST 段抬高型心肌梗死

【临床表现】

1. 症状　不稳定型心绞痛胸部不适的性质与典型的稳定型心绞痛相似，通常程度更重，持续时间更长，可达 30min，胸痛可在休息时发生。下列线索可帮助诊断不稳定型心绞痛：诱发心绞痛的体力活动阈值突然或持久地降低；心绞痛发生频率、严重程度和持续时间增加；出现静息心绞痛或夜间心绞痛；胸痛放射至附近的或新的部位；发作时伴有新的相关症状，如出汗、恶心、呕吐、心悸或呼吸困难；常规休息或舌下硝酸甘油含服的方法只能暂时或不能完全缓解症状。但症状不典型者也不少见，尤其在老年女性、糖尿病患者。

2. 体征　体检可发现一过性的第三心音或第四心音，以及由于二尖瓣反流引起的一过性收缩期杂音，这些非特异性体征也可出现在稳定型心绞痛和心肌梗死患者。

【辅助检查】

1. 心电图　心电图不仅可以帮助诊断，而且根据其异常的严重程度和范围可以提供预后信息。症状发作时的心电图尤其有意义，与从前的心电图作比较，可提高心电图异常的诊断准确率。大多数患者胸痛发作时有一过性 ST 段变化(降低或抬高)，少数患者可无此表现。ST 段偏移(≥0.1mV 降低或抬高)的动态改变是严重冠状动脉疾病的表现，T 波的低平或倒置也提示心肌缺血；通常这些心电图变化随着心绞痛的缓解而完全或部分消失，如果心电图变化持续 12h 以上，则提示非 ST 段抬高型心肌梗死。

2. 连续心电监护　连续的心电监护可发现无症状或心绞痛发作时的 ST 段变化，连续 24h 心电监测发现，85%～90%的心肌缺血可不伴有心绞痛症状。

3. 冠状动脉造影　冠状动脉造影能提

供详尽的血管结构方面的信息，可了解冠状动脉的病变和严重程度，有无血栓形成或溃疡斑块，帮助评价预后和指导治疗。在所有的不稳定型心绞痛患者中，3 支血管病变占 40%，2 支血管病变占 20%，左冠状动脉主干病变约占 20%，单支血管病变约占 10%，没有明显血管狭窄者占 10%。冠状动脉造影显示的病变常是偏心性狭窄或表面毛糙或充盈缺损。在冠状动脉造影正常或无阻塞性病变的患者中，有些患者的心绞痛诊断可能为误诊，也可能为冠状动脉痉挛、冠状动脉内血栓自溶、微循环灌注障碍所致。

4. *冠状动脉内超声* 冠状动脉内超声显像可直接分辨病变性质，并可测定冠状动脉横截面积。

5. *心脏标志物检查* 心脏肌钙蛋白(cTn)T 及 I 较传统的 CK 和 CK-MB 更敏感、更可靠，cTnT 及 cTnI 阳性表明心肌损害，如超过正常值的 3 倍，可考虑 NSTEMI 的诊断。另外，cTnI 阴性需考虑由于骨骼肌损伤所致的 CK-MB 升高。

【诊断依据】

根据胸痛的临床特点和胸痛发作时的心电图改变及冠状动脉造影，即可确定诊断。

危险分层应根据患者的年龄、心血管危险因素、心绞痛严重程度和发作时间、心电图、心肌损害标志物和有无心功能改变等因素做出评估。不稳定型心绞痛高危患者的临床特点包括：持续>20min 的静息心绞痛、血流动力学受影响、心电图上广泛的 ST 段改变或 cTnI 阳性。中危或低危患者血流动力学状况稳定、心绞痛时间较短，且无缺血性 ST 段改变以及 cTnI 阴性。

【治疗】

1. *治疗原则*

(1)不稳定型心绞痛和非 ST 段抬高型心肌梗死是严重的、具有潜在危险性的疾病，治疗目的是即刻缓解缺血症状和避免严重不良后果(即死亡、心肌梗死和再发心肌梗死)。

(2)可疑患者第 1 步关键性处理就是在急诊室中做出恰当的检查评估，按轻重缓急送适当的部门治疗，并立即开始抗心肌缺血治疗；心电图和心肌损害标志物正常的低危患者在急诊室经过一段时间治疗观察后可进行运动试验，若运动试验结果阴性，可以考虑出院继续药物治疗，反之，应入院治疗。

(3)立即卧床休息，消除情绪紧张和顾虑，保持环境安静，可以应用小剂量的镇静药和抗焦虑药；给予吸氧，维持血氧饱和度(SaO_2)>90%；积极诊治可能引起心肌耗氧量增加的疾病，如感染、甲状腺功能亢进症、贫血、心力衰竭、肺部感染和心律失常等；应连续监测心电图，多次测定血清心肌酶 CK-MB 和(或)肌钙蛋白 T 及 I。

2. *药物治疗*

(1)抗心肌缺血药物：主要目的是减少心肌耗氧量或扩张冠状动脉，缓解心绞痛的发作。

1)硝酸酯制剂：在心绞痛发作时，可含服硝酸甘油 1～2 片，3～5min 可重复，如无效可静脉内应用硝酸甘油或硝酸异山梨酯。静脉应用硝酸甘油以 5～10μg/min 的剂量开始，每 5～10min 增加 10μg/min，直至症状缓解或出现明显不良反应(头痛或低血压)，200μg/min 一般为最大推荐剂量。

2)β 受体阻滞药：应当尽早用于所有无禁忌证的不稳定型心绞痛患者，一般首选具有心脏 β_1 受体选择性的药物如阿替洛尔、美托洛尔和比索洛尔。艾司洛尔是一种快速作用的 β 受体阻滞药，可以静脉应用，甚至可用于左心功能减退的患者。β 受体拮抗药的剂量应个体化，可调整到安静时心率每分钟 50～60 次。

3)钙通道阻滞药：能有效地减轻心绞痛症状，为变异型心绞痛的首选药物；钙通道阻滞药与 β 受体拮抗药联合应用或两者与硝酸酯联合应用，可有效地减轻胸痛，减少近期死亡的危险，减少急性心肌梗死和急症冠状动脉手术的需要。对心功能不全的患者，应用β受体拮抗药以后加用钙通道阻滞药应特别谨慎。

(2)抗血小板药物

1)阿司匹林：通过不可逆抑制血小板内环氧化酶 1，阻断 TXA_2 的合成，减少了血小板通过此旁路而发生的聚集。用量为首次 300mg，以后每次 100mg，每天 1 次，除非有禁忌证，所有 UAP/NSTEMI 患者应尽早使用阿司匹林并长期维持。

2)二磷腺苷(ADP)受体拮抗药：包括噻氯匹定和氯吡格雷，与阿司匹林作用机制不同，联合应用可以提高抗血小板疗效。噻氯匹定 250mg，每天 2 次；氯吡格雷 75mg，每天 1 次，不良反应小，作用快，并在支架置入术后的患者中广泛使用，首剂可用 300～600mg 的负荷量。替格瑞洛是可逆性的 ADP 受体拮抗药，起效更快，除有严重心动过缓者外，可用于所有 UAP/NSTEMI 的治疗，首次 180mg 负荷量，维持剂量口服 90mg，每日 2 次。

3)血小板糖蛋白Ⅱb/Ⅲa 受体拮抗药：激活的血小板糖蛋白Ⅱb/Ⅲa 受体与纤维蛋白原结合，导致血小板血栓的形成，这是血小板聚集的最后和唯一途径。阿昔单抗(Abciximab)是直接抑制糖蛋白Ⅱb/Ⅲa 受体的单克隆抗体，能有效地与血小板表面的糖蛋白Ⅱb/Ⅲa 受体结合，从而抑制血小板的聚集。

(3)抗凝血药物：常规应用于中危和高危的 UAP/NSTEMI 患者中。

1)普通肝素：推荐剂量是静脉 80U/kg 后，以 15～18U/(kg·h)的速度静脉滴注维持，需监测激活部分凝血酶时间(APTT)，一般使 APTT 控制在 45～70s，为对照组的 1.5～2 倍，肝素使用过程中需监测血小板。

2)低分子肝素：低分子肝素(LMWH)具有强烈的抗Ⅹa 因子及Ⅱa 因子活性的作用，并且可以根据体重调节剂量，皮下应用，不需实验室监测，与普通肝素相比较，有疗效更肯定、使用方便的优点。

(4)调血脂药物：他汀类药物在急性期应用可促进内皮细胞释放一氧化氮(NO)，有类硝酸酯作用，并有抗炎症和稳定斑块作用。使 LDL-C 的目标值＜70mg/dl。

(5)血管紧张素转化酶抑制药：对合并心功能不全的不稳定型心绞痛和非 ST 段抬高型心肌梗死患者，长期应用血管紧张素转化酶抑制药(ACEI)能降低心肌梗死和再发心肌梗死率，对无心功能不全的 UAP/NSTEMI 患者，短期应用 ACEI 的疗效尚不明确。不能耐受 ACEI 者可用 ARB 替代。

3. *冠状动脉血供重建术*

(1)经皮冠状动脉介入治疗(PCI)：由于技术进步、操作即刻成功率提高和并发症降低，PCI 在 UAP/NSTEMI 患者的应用增加。对 UAP/NSTEMI 患者，早期有创治疗策略是，临床上只要没有血供重建的禁忌证，常规做冠状动脉造影，若可能，可以直接做 PCI 或 CABG。

(2)冠状动脉旁路移植术(CABG)：最适于病变严重、往往有多支血管病变的症状严重和左心室功能不全的患者。

(3)其他介入治疗：如冠状动脉斑块旋切术、旋磨术、激光成形术等。

4. *出院后治疗*　出院后尽可能恢复正常活动，一般继续原来的口服药物治疗方案，目的在于改善预后。所谓 ABCDE 方案：A，阿司匹林和抗心绞痛；B，β受体拮抗药和控制血压；C，胆固醇和吸烟；D，饮食和糖尿病；E，教育和运动。

(二)急性 ST 段抬高型心肌梗死

【临床表现】

与梗死的面积大小、部位、冠状动脉侧支血管情况密切有关。

1. *诱发因素*　约有 1/2 的 AMI 患者能查明诱发因素和前驱症状，如剧烈运动、创伤、情绪波动、急性失血、休克、主动脉瓣狭窄、发热、心动过速等引起的心肌耗氧量增加,其他诱因还有呼吸道感染、低氧血症、肺栓塞、低血糖、过敏等,反复发作的冠状动脉痉挛也可发展为急性心肌梗死。

2. 先兆　半数以上患者在发病前数日有乏力、胸部不适、活动时心悸、气急、烦躁、心绞痛等前驱症状,心绞痛发作较以往频繁、性质较剧、持续较久、硝酸甘油疗效差、诱发因素不明显。疼痛时伴有心功能不全、严重心律失常、血压大幅度波动等,心电图示 ST 段一过性明显抬高或压低,T 波倒置或对称性增高,应警惕近期发生心肌梗死的可能。

3. 症状

(1)疼痛:是最早出现和最突出的症状。疼痛与心绞痛相似,但程度重,持续时间较长,范围广,休息和含服硝酸甘油多不能缓解,且常在安静时或清晨发生。患者常烦躁不安、出汗、恐惧或有濒死感。少数患者无明显疼痛,一开始即表现为休克或急性心力衰竭;部分患者疼痛位于上腹部,易被误诊为胃穿孔、急性胰腺炎;部分患者疼痛可放射至下颌、背部上方,易被误诊为骨关节痛。

(2)全身症状:可有发热、心动过速、白细胞增高和血沉增快等。发热很少超过 39℃,持续约 1 周,系坏死物质吸收所引起。

(3)胃肠道症状:可伴有频繁的恶心、呕吐和上腹胀痛,下壁心肌梗死多见,与迷走神经受刺激和心排血量下降、组织灌注不足有关。

(4)心律失常:多发生于起病 1～2 天,而以 24h 内最多见,各种心律失常中以室性心律失常最多,尤其是室性期前收缩,如室性期前收缩频发(每分钟 5 次以上)成对出现或短阵室性心动过速、多源性或落在前一心搏的易损期时(RonT 现象)。房室传导阻滞和束支传导阻滞也较多见,室上性心律失常较少,多发生在心力衰竭患者中。

(5)低血压和休克:疼痛期中血压下降未必是休克,与疼痛、血容量不足、神经反射和心排血量下降有关。如疼痛缓解而收缩压仍低于 80mmHg,有烦躁不安、面色苍白、皮肤湿冷、脉细而快、大汗淋漓、尿量减少(<20ml/h)、神志淡漠等则为休克表现。休克约见于 20%的患者,主要是心源性,为心肌广泛坏死(40%以上),心排血量急剧下降所致。

(6)心力衰竭:主要是急性左心衰竭,发生率为 32%～48%。右心室梗死者可一开始即出现右心衰竭,伴血压下降。

4. 体征

(1)心脏体征:心脏浊音界轻、中度扩大,心率多增快、少数减慢,心尖区第 1 心音减弱,可出现第 3 或第 4 心音奔马律。心尖区可出现粗糙的收缩期杂音,为二尖瓣乳头肌功能失调或断裂所致。

(2)血压:极早期部分患者血压可增高,绝大多数患者血压降低。

【并发症】

1. 乳头肌功能失调或断裂　乳头肌功能失调或断裂总发生率可高达 50%,心尖区可出现收缩中晚期喀喇音和吹风样收缩期杂音,第 1 心音可不减弱,可引起心力衰竭。

2. 心脏破裂　少见,多为心室游离壁破裂,造成心包积血,引起心脏压塞而猝死。也可为亚急性,患者能存活数月。

3. 心室壁瘤　主要见于左心室,发生率 5%～20%,很少发生破裂,易出现快速室性心律失常和心力衰竭。

4. 栓塞　发生率 1%～6%,如为左心室附壁血栓脱落所致,可引起脑、肾、脾或四肢等动脉栓塞,如下肢静脉血栓形成、部分脱落,可引起肺动脉栓塞。

5. 心肌梗死后综合征　发生率约 10%,于心肌梗死后数周至数月内出现,表现为心包炎、胸膜炎或肺炎,可能为机体对坏死物质的过敏反应。

【辅助检查】

1. 心电图　有特殊价值,大部分 AMI 患者做系列心电图检查时,都能记录到典型的心电图动态变化。

(1)特征性改变:有 Q 波心肌梗死者,在面向透壁心肌坏死区的导联上出现:①宽而深的 Q 波(病理性 Q 波);②ST 段抬高呈弓背向上型;③T 波倒置,往往宽而深,两肢对称。在背向透壁心肌坏死区的导联上则出现相反的改变,即 R 波增高,ST 段压低和 T 波直立并增高。在无 Q 波心肌梗死中的心内膜下心肌梗死患者,则不出现病理性 Q 波,会发生 ST 段压低≥0.1mV,但 aVR 导联 ST 段抬高,或有对称性 T 波倒置。

(2)动态性改变:有 Q 波心肌梗死者表现:①起病数小时内,可尚无异常,或出现异常高大,两肢不对称的 T 波。②数小时后,ST 段明显抬高,弓背向上,与直立的 T 波连接,形成单相曲线,数小时到 2d 内出现病理性 Q 波,同时 R 波减低,为急性期改变。Q 波在3～4d 内稳定不变,以后大部分永久存在。③如不进行治疗干预,ST 段抬高持续数日至 2 周左右,逐渐回到基线水平,T 波则变为平坦或倒置。④数周至数月以后,T 波呈 V 形倒置,两肢对称,波谷尖锐。无 Q 波心肌梗死中的心内膜下心肌梗死患者,显示 ST 段普遍压低(除 aVR、有时 V_1 导联外),继而显示 T 波倒置,但始终不出现 Q 波。ST 段和 T 波变化持续存在 1～2d 以上。

2. 实验室检查

(1)一般检查:起病 24～48h 后,白细胞可增多,血沉加快,血中非酯化脂肪酸增高。

(2)肌钙蛋白(cTn)T 及 I 的出现和增高:cTnT 及 cTnI 在急性心肌梗死 3h 后增高,同时具有相当长的诊断窗,持续 10～14d。cTnT 及 cTnI 可鉴别出 CK-MB 所不能检测出的心肌损伤,是最特异和敏感的心肌坏死的指标。

(3)血清心肌酶含量增高:肌酸激酶(CK),在起病 6h 内增高,24h 内达高峰,3～4d 恢复正常,其同工酶 CK-MB 的活性增高更具有临床诊断价值。

(4)血肌红蛋白增高,出现最早,恢复也快,但特异性差。

【诊断依据】

根据典型的临床表现、特征性心电图改变及动态演变过程,及血清心肌酶的变化,可确立诊断。对老年患者,突然发生严重的心律失常、休克、心力衰竭而原因未明,或突然发生较重而持久的胸闷和胸痛者,都应考虑该病。

【鉴别诊断】

1. *心绞痛*　尤其是不稳定型心绞痛和非 ST 段抬高型心肌梗死。

2. *急性心包炎*　胸痛常伴发热,呼吸和咳嗽时加重,早期即有心包摩擦音,心电图除 aVR 导联外,均有 ST 段弓背向下的抬高。

3. *急性肺动脉栓塞*　突然发生胸痛、呼吸困难、咯血和休克,伴有右心负荷增加的表现如发绀、肺动脉瓣区第 2 心音亢进、颈静脉充盈等,心电图示Ⅰ导联 S 波加深,Ⅲ导联 Q 波显著、T 波倒置,胸导联过渡区左移、右胸导联 T 波倒置等改变。D-二聚体正常可除外。

4. *主动脉夹层*　初始胸痛即达高峰,向背、肋、腹、腰和下肢放射,两上肢血压或脉搏有明显差别,可有下肢暂时性瘫痪、偏瘫和主动脉瓣关闭不全的表现。经食管超声、X 线、胸主动脉 CTA 或 MRA 有助于诊断。

5. *急腹症*　缺乏心电图的变化及心肌酶的升高。

【治疗】

及早发现,及早住院,并加强住院前的就地处理。院前急救的基本任务是帮助 AMI 患者安全、迅速地转运到医院,以便尽早开始再灌注治疗。重点是缩短就诊时间和院前检查、处理、转运时间,尽量识别急性心肌梗死(AMI)的高危患者。急诊室内,力争在 10～20min 内完成病史采集、临床检查和心电图以明确诊断。对 ST 段抬高的 AMI 患者,应在 30min 内开始溶栓,或在 90min 内开始急诊 PCI 治疗。在典型临床表现和心电图 ST 段抬高已确诊为 AMI 时，绝不能等待心肌损害标志物检查结果而延误再灌注治疗。下面重点介绍住院治疗问题。

1. *监护和一般治疗* ①短期卧床休息，对患者进行必要的解释和鼓励，使其消除焦虑和紧张；②间断或连续鼻导管给氧，流量 3～6L/min；③进行心电图、血压和呼吸的监测，同时需注意观察心率、心律和心功能的变化，必要时还需监测静脉压和毛细血管压；④流质饮食或半流质饮食，保持大便通畅，给予缓泻药以治疗便秘，避免做 Valsalva 动作，除病重和血流动力学不稳定者，卧床休息不宜过长。

2. *解除疼痛* 再灌注治疗前可选用下列药物尽快解除疼痛。

(1)吗啡或哌替啶：吗啡 2～4mg 静脉注射，必要时 5～10min 后重复；或使用哌替啶 50～100mg 肌内注射。

(2)硝酸酯制剂：大多数心肌梗死患者有应用硝酸酯制剂的指征，而在下壁心肌梗死、可疑右室梗死或明显低血压的患者，尤其合并心动过缓时，不适合应用。

(3)β受体拮抗药：在 AMI 最初几小时，使用β受体拮抗药可以限制梗死面积，并能缓解疼痛，减少镇静药的应用。常用口服制剂，如阿替洛尔、美托洛尔等，高危患者也可应用静脉使用β受体拮抗药；极短效静脉制剂艾司洛尔 50～250μg/(kg·min)，可治疗有β受体拮抗药相对禁忌证而又希望减慢心率的患者。长期口服β受体拮抗药可用于 AMI 后的二级预防。

3. *抗血小板药物* 阿司匹林首次剂量至少需 300mg，患者咀嚼药片促进口腔黏膜吸收，其后 100mg 长期维持；噻氯匹定和氯吡格雷有协同抗血小板作用，目前推荐氯吡格雷加阿司匹林联合应用。

4. *抗凝血药物* 对溶栓治疗的患者，肝素作为溶栓治疗的辅助用药，一般使用方法是静脉推注 70U/kg，然后静脉滴注 15U/(kg·h)维持，每 4～6 小时测定 APTT，使 APTT 为对照组的 1.5～2 倍；对未溶栓治疗的患者，肝素静脉应用是否有利并无充分依据。目前临床多应用低分子肝素，可皮下注射，不需要实验室监测，较普通肝素有疗效更肯定、使用更方便的特点。

5. *溶栓治疗* 在患者症状出现后 1～2h 开始用药，治疗效果最显著。

(1)适应证：胸痛符合 AMI，相邻两个或更多导联 ST 段抬高＞0.1mV 或新出现的左束支传导阻滞，起病＜12h 以内者，若患者 12～24h 仍有严重胸痛、并且 ST 段抬高导联有 R 波者，也可考虑溶栓治疗。

(2)禁忌证：任何时候发生的出血性脑卒中史或 1 年内曾发生其他脑卒中或脑血管事件者；已知的颅内肿瘤；活动性内脏出血(月经除外)；可疑主动脉夹层。而严重的高血压、妊娠、出血体质、近期有内脏出血、应用链激酶过敏、活动性消化性溃疡等则属于相对禁忌证。

(3)溶栓药物：非特异溶栓药物，尿激酶和链激酶；作用于血栓部位纤维蛋白的药物，纤维蛋白酶原激活药(rt-PA)；单链尿激酶型纤溶酶原激活药(SCUPA)等；此外还有葡激酶、TNK-PA。

(4)给药方案：尿激酶 30min 内静脉滴注 150 万～200 万 U；链激酶 150 万 U 静脉滴注，60min 内滴完，此药有抗原性，可能发生过敏反应，不主张重复应用；rt-PA，100mg 在 90min 内滴完(先静脉推注 15mg，然后 30min 内静脉滴注 50mg，其后 60min 内再给予 35mg)。

6. *紧急经皮冠状动脉介入术* 或称直接 PCI 术，发病数小时内进行的紧急 PTCA 及支架术已被公认为是一种目前最安全、有效的恢复心肌再灌注的手段。

7. *血管紧张素转化酶抑制药* 一般从小剂量口服开始，防止首次应用时出现低血压，在 24～48h 内逐渐达到足量，4～6 周后可停用 ACE 抑制药。

8. *控制休克、治疗急性左心衰*　急性心肌梗死患者发生休克和(或)心力衰竭，表示病情危重，最好在血流动力学监测下用药，慎用洋地黄制剂，右心室梗死者慎用利尿药。

9. *降血脂药物*　他汀类药物可以稳定斑块，改善内皮细胞功能，建议早期应用。

10. *消除心律失常*　除 β 受体拮抗药外，即刻和长期抗心律失常治疗仅用于致命性或有严重症状的心律失常。室性期前收缩和非持续性室性心动过速可不用抗心律失常药物治疗，持续性单形性室速可选用利多卡因静脉注射，也可静脉注射胺碘酮，10min 内注射 150mg，然后 1mg/min 维持；持续多形性室速或心室颤动，尽快采用非同步电复律；对缓慢的心律失常，可用阿托品 0.5～1mg 静脉注射；房室传导阻滞发展到二度或三度，伴血流动力学障碍者，可临时安装人工心脏起搏器；室上性快速心律失常用洋地黄制剂、维拉帕米等药物不能控制时，可考虑同步电复律。

11. *其他治疗*　如极化液、促进心肌代谢药物、钙通道阻滞药的应用等。

【预后】

预后与梗死范围的大小、侧支循环产生的情况以及治疗是否及时有关，多在第 1 周内死亡，尤其是在数小时内，发生严重心律失常、休克或心力衰竭者，病死率尤高。长期口服阿司匹林等抗血小板药及他汀类药物，可能有预防心肌梗死或再梗死的作用。

二、高血压危象

短期内血压急剧升高，舒张压超过 120mmHg 或 130mmHg 并伴一系列严重症状，甚至危及生命的临床现象，称之为高血压危象(hypertensive crisis)。为了便于选择适当的治疗，可分为两种类型，即高血压急症和亚急症。

【发病特点】

血压显著升高并伴靶器官损害，如高血压脑病、颅内出血、蛛网膜下腔出血、急性脑梗死伴严重高血压、心肌梗死、不稳定性心绞痛、急性左心衰、肺水肿、急性主动脉夹层等，称为高血压急症，须住院和进行经静脉途径的药物治疗。血压虽显著升高但不伴靶器官损害的患者，如围手术期高血压、急进型恶性高血压、β 受体阻滞药或可乐定所致的撤药综合征、药物引起的高血压等，称为高血压亚急症，通常不需要住院，但应立即予以口服降压药联合治疗。

高血压按起病缓急和病程进展可分为缓进型和急进型。绝大多数均为缓进型，急进型仅占约 1%，其特点为血压突然升高，并伴视网膜病变(Ⅲ级眼底)。如呈Ⅳ级眼底，有视盘水肿，则称为恶性高血压。急进型高血压和恶性高血压两者病理改变和临床表现极其相似，可认为是同一发病过程的不同阶段，故亦可将两者统称为急进型恶性高血压。

【临床表现】

1. *血压*　舒张压超过 120mmHg 或 130mmHg。

2. *眼底*　出血、渗出、视盘水肿。

3. *神经系统*　头痛、意识模糊、嗜睡、昏睡、失眠、黑矇、癫痫样发作、昏迷。

4. *肾脏*　血尿、蛋白尿、少尿、肾功能不全。

5. *胃肠道*　恶心、呕吐。

6. *心脏*　心尖冲动呈抬举性、心力衰竭、心脏扩大等。

【治疗】

1. *原则*　选择降压药物要考虑到药理学和药动学作用，对心每搏量、全身血管阻力、靶器官灌注等血流动力学的影响，药物的降压速度和降压的目标水平，以及可能发生的不良反应，并采取正确的给药方法。

2. *常用药物*　见表 3-1。

表 3-1 治疗高血压危象的常用药物

	剂量和方法	起效时间	持续时间	不良反应
硝普钠	0.25～10μg/(kg·min),静脉滴注	立即	1～2min	恶心、呕吐、肌肉颤动、出汗、硫氢酸盐中毒
硝酸甘油	5～100μg/(kg·min),静脉滴注	<5min	30min	心悸、头痛、心动过速、面色潮红
酚妥拉明	5～10mg 缓慢静脉注射或 0.2～0.5mg/min 静脉滴注	1～2min 5～10min	3～10min 1～4h	头痛、心动过速、面色潮红
尼卡地平	5mg 静脉注射,每 15min 增加 1～2.5mg,累计量<15mg;或 5～15mg/h 静脉滴注			
尼莫地平	15～45ng/(kg·min)静脉滴注			头痛、心率加快、面红
艾司洛尔	起始剂量 0.05mg/(kg·min),渐增至最大剂量 0.5 mg/(kg·min)静脉滴注	1～2min	10～20min	低血压、恶心
乌拉地尔	10～50mg 静脉注射	15min	2～8h	头晕、恶心、疲倦
地尔硫䓬	静脉注射 5～10mg,静脉滴注 5～15μg/(kg·min)			低血压、心动过缓
二氮嗪	静脉注射每次 50～100mg,累计量<600mg;静脉滴注 15～30mg/min	1～5min	2～12h	低血压、心绞痛、心动过缓
拉贝洛尔(柳胺苄心安)	静脉注射每次 20～60mg,累计量<300mg;静脉滴注 0.5～2mg/min	5min	3～6h	直立性低血压、支气管痉挛、心脏传导阻滞
利血平	肌内注射每次 0.5～1mg,必要时 6h 后可重复	1～2h	4～6h	鼻塞、心动过缓、精神抑郁

3. 降压治疗要点

(1)高血压脑病:首选硝普钠,亦可用二氮嗪、拉贝洛尔。近来多推荐静脉滴注硝酸甘油以代替硝普钠用于各种危象,该药作用也十分迅速,且血流动力学监测简便,不良反应少。亦可应用利血平肌内注射。降压不宜过快,1h 内平均动脉压降低 20%～25%,或舒张压降至 100mmHg 为宜。

(2)蛛网膜下腔出血:收缩压超过 180mmHg 时应降压治疗,首选尼莫地平或尼卡地平,在 6～12h 内将平均动脉压降低 20%～25%,或达到目标血压 170～180/100mmHg。降压过程中如临床状况恶化应停药使血压回升到原来水平。

(3)颅内出血:目标血压为原来血压正常者降至 160～170/100mmHg,高血压者降至 180/110mmHg。降压可静脉给予拉贝洛尔,亦可口服拉贝洛尔、硝苯地平或卡托普利,舒张压超过 140mmHg 者宜使用硝普钠。

(4)脑梗死伴高血压:参照颅内出血的降压方案,亦可应用尼莫地平,有较好疗效。

(5)急性主动脉夹层:应迅速降压,15～30min 内使收缩压降至 100～120mmHg,平均动脉压降至≤80mmHg。首选硝普钠静脉滴注,同时缓慢静脉应用β受体阻滞药,使心率降至每分钟 60 次左右,亦可应用拉贝洛尔。

(6)急性左心衰竭和肺水肿:如血压≥230/120～130mmHg,宜应用硝普钠使之降至接近正常水平,亦可静脉滴注硝酸甘油。

(7)不稳定型心绞痛和急性心肌梗死:血压显著增高者首选硝酸甘油,使之降至舒张压 100mmHg 左右或直至症状改善。如血压极高或硝酸甘油无效，应改为硝普钠。

(8)高血压亚急症：血压严重者应在数小时至 24h 内使之降至目标水平 150～170/100～110mmHg，或平均动脉压降低 20%～25%。

【注意事项】

1. 把握降压速率和时间　迅速将血压降至安全水平有助于改善衰竭脏器的功能，但降压过快又会减少脏器的灌注，加重和诱发靶器官的功能障碍。应根据具体状况采取不同的降压速率：高血压急症需要立即降压；高血压亚急症可在数小时至 24h 内逐渐降至安全水平；还有一些状况只有血压明显升高时才应立即降压，如高血压颅内出血、蛛网膜下腔出血、脑梗死。

2. 确定降压目标　肾功能正常且无心脑血管病变者，血压可降至正常水平；老年人或伴心脑肾损害者应避免急剧降压。降压的安全水平为 160～180/100～110mmHg，或者平均动脉压降低 20%～25%；起初 48h 的降压，舒张压不低于 100mmHg，收缩压不低于 160mmHg。

三、急性心律失常

【发病特点】

急性心律失常(cardiac arrhythmia)是指由各种原因所致的足以引起严重血流动力学改变，导致低血压、心衰甚至猝死，需紧急治疗的严重心律失常。常见的有快速型心律失常(包括室上性快速心律失常、室性快速心律失常、非阵发性心动过速)和缓慢性心律失常(包括房室传导阻滞、病态窦房结综合征)。快速型心律失常最为常见，是导致心源性猝死的重要原因。

急性心律失常见于健康的年轻人、有器质性心脏病的患者，常见的为冠心病、急性心肌梗死、风湿性心脏病、高血压性心脏病、心肌病、先天性心脏病、预激综合征、甲状腺功能亢进症、物理和化学因素作用、药物中毒及电解质紊乱等。常因过度劳累、饮酒、吸烟、喝咖啡、运动与精神刺激等因素而诱发。

【临床表现】

1. 病史　详细地询问病史，能寻找对心律失常诊断有用的线索，如心律失常的病因与诱因、发作频度与终止方式、患者的感受和对血流动力学的影响等。

2. 体格检查　有序的体格检查能发现心律失常相关病因的体征和心律失常的某些特征，如血压高低、心音强弱、心律整齐与否、心脏杂音、颈动脉搏动和刺激迷走神经等方法对心律失常的影响等。

【辅助检查】

1. 心电图　是诊断急性心律失常最重要的一项非侵入性检查，有助于心律失常的分型。

(1)窦性心动过速：P 波为窦性，频率超过每分钟 100 次，常逐渐开始与终止。

(2)折返性房性心动过速者可有 P-R 间期延长；紊乱性房性心动过速者心房率为每分钟100～130 次，心室率不规则，有三种以上 P 波，P-R 间期各不相同。

(3)心房扑动：锯齿形 F 波，心房率为每分钟 250～350 次，心室率规则或不规则取决于房室传导比率。QRS 波形态正常，有束支传导阻滞及合并预激综合征时，QRS 波变宽，形态异常。

(4)心房颤动：P 波被形态不规则的 f 波代替，频率为每分钟 350～600 次，心室率极不规则，QRS 波形态可正常或增宽，合并预激综合征时，QRS 波群起始部分可见 δ 波，QRS 波形态多样。

(5)阵发性室上性心动过速(PSVT)：常突发突止，房室结折返性心动过速(AVNRT)时，心率为每分钟 150～250 次，QRS 波群正常，节律规则，P 波与 QRS 波群保持恒定关系，为逆行型，可在 QRS 波群之前、之后或其中间。房室折返性心动过速(AVRT)的 P 波在 QRS 波群之后，常合并预激综合征，

QRS 波群起始处有 δ 波。

(6)非阵发性房室交界性心动过速:心率为每分钟 70～150 次或更快,心律规则,QRS 波群正常。

(7)室性心动过速:由连续 3 个以上的室性期前收缩引发,QRS 波宽＞0.12s,完全性房室脱节,心室率多为每分钟 140～200 次,可出现室性融合波和心室夺获。加速性室性自主节律,其心率为每分钟 60～100 次,跟随一个室性期前收缩之后,呈渐进性。双向性室速表现为 QRS 波群主波方向交替性向上或向下 180°转向性变化。尖端扭转性室速的 QRS 波群主波尖端绕基线连续扭转,频率为每分钟 200～250 次,Q-T 间期延长,U 波明显。

(8)心室扑动和心室颤动:心室扑动呈正弦波图形,频率为每分钟 150～300 次,波幅大而规则,心室颤动的波形、振幅和频率极不规则,QRS 波群、S 波、T 波无法识别。

(9)高度房室传导阻滞:二度Ⅱ型房室传导阻滞,P-R 间期固定(正常或延长)每隔几个 P 波有 1 次 QRS 脱漏,多伴有 QRS 波形异常。三度房室传导阻滞,P 波和 QRS 无固定关系,心房率大于心室率,QRS 波可正常或增宽。

(10)病态窦房结综合征(SSS):可有严重的窦性心动过缓,心率慢于每分钟 50 次;窦房传导阻滞,P-P 间期逐渐缩短直到出现长 P-P 间期,或规则 P-P 间期中出现一个长 P-P 间期;窦性静止,长 P-P 间期与基本 P-P 间期无倍数关系。慢-快综合征,过缓型与过速型心律失常交替出现,过速型心律失常为阵发性室上性心动过速、房扑或房颤,过缓型心律失常出现逸搏。这些心律失常可单独存在亦可相继出现或并存。

2. 动态心电图　能连续记录 24h 的心电图,便于检查出现症状时与心律失常有无关系。

3. 经食管心房调搏试验　可测定窦房结恢复时间(SNRT)、窦房传导时间(SACT),若 SNRT＞1500ms,SACT＞180ms 则可认为窦房结功能不全。同时可用于 AVRT 的诊断和 AVNRT 的治疗。

4. 心电生理检查　有条件的医院可进行心电生理检查,寻找折返路径,并用于治疗 PSVT 和预激综合征。

【治疗】

1. 心脏电复律(cardioversion)　是指应用高能脉冲电流使心肌在瞬时同时除极,从而中断折返激动和抑制异位兴奋灶,使多种快速性心律失常转复为窦性心律的方法。其疗效快而好,在抢救心律失常相关性急诊、重危患者和心脏骤停患者中发挥了重要作用。即时复律成功率,在室上性心动过速达 80%以上、心房颤动达 90%以上、室性心动过速和心房扑动几乎达 100%,心室颤动与心室扑动的复律成功率取决于病因和复律时机。

(1)电复律类型:①按电复律时发放的脉冲电流是否与心电图 R 波同步(以 R 波末触发放电),分为同步电复律与非同步电复律。前者主要用于心动过速、心房颤动和心房扑动的复律,后者主要用于心室颤动和心室扑动的复律。②按电复律时电极板安放部位不同,分为胸外电复律和胸内电复律。以前者较常用,后者包括经食管内低能电复律、经电极导管心脏内电复律、直接心脏外膜电复律和植入式自动心脏复律-除颤器(AICD)。

(2)适应证:①心室颤动与心室扑动;②已去除病因、药物治疗无效或血流动力学不稳定的心房颤动和心房扑动;③药物和其他方法治疗无效或伴显著血流动力学障碍的室性和室上性心动过速;④性质未明、治疗困难和病情危重的快速性心律失常等。

(3)禁忌证:需紧急电复律者一般无禁忌证,择期电复律者有以下禁忌证:①心律失常伴心腔内有附壁血栓或 2 个月内发生栓塞事件者;②病态窦房结综合征,慢-快综合征型或心房颤动伴高度或完全房室传导阻滞;

③洋地黄中毒、风湿活动或重度低血钾等电解质紊乱所致心律失常；④持续性心房颤动病史超过 2～5 年，心脏(尤其是左心房)显著增大者或心房颤动的直接病因尚未治愈，如严重的二尖瓣狭窄、甲状腺功能亢进症等。

(4)并发症：心脏电复律的并发症有：①心律失常，可出现一过性期前收缩、逸搏、窦性停搏，少数患者可发生室性心动过速或心室颤动，此时需再次进行电复律；②心肌损伤，可有一过性心肌酶谱升高和 ST 段改变；③皮肤灼伤，与操作时电极板未压紧皮肤有关；④栓塞事件、急性肺水肿和发热等。

2. *经导管射频消融术*　经导管射频消融术(RFCA)是经导管应用射频电流使产生心律失常的关键部位心肌发生凝固性坏死，从而达到根治快速性心律失常的一种治疗方法。

3. *人工心脏起搏*　是通过人工心脏起搏器发放电脉冲刺激心脏，使心脏激动和收缩，用以介入性诊断和治疗心律失常的方法，目前主要用于治疗严重的缓慢性心律失常。

4. *外科手术*　自 1968 年 Cobb 等首先成功地应用外科手术根治了预激综合征后，目前主要用于需手术矫治的瓣膜性心脏病、先天性心脏病等伴有相应快速性心律失常的患者。

5. *药物治疗*

(1)窦性心动过速：无症状性窦性心动过速一般无须治疗，有症状者应进行病因治疗和去除诱因，必要时可应用 β 受体拮抗药(有禁忌证者可选用维拉帕米或地尔硫䓬)或镇静药等。

(2)房性心动过速：主要针对病因治疗，同时选用抗心律失常药物，非洋地黄中毒者可用毛花苷 C，其他可用胺碘酮、心律平等；紊乱性房性心动过速(CAT)治疗原发病十分重要，同时应用维拉帕米或胺碘酮以及补充钾盐和镁盐。

(3)心房扑动：心房扑动治疗除病因治疗、转复电律外，控制心室率一般首选维拉帕米，伴有心衰患者应首选洋地黄，其用量常需达常用量的 2 倍才能有效，如无禁忌证者亦可选用 β 受体拮抗药，必要时可联合用药；同时应进行抗凝治疗。

(4)心房颤动：和心房扑动一样，心房颤动除病因治疗、转复电律外，控制心室率较适用于年龄较大、房颤病史长于 1 年、房颤复律疗效不满意和持续性房颤或永久性房颤伴器质性心脏病等患者。可选用洋地黄(除洋地黄中毒或预激综合征外)β 受体拮抗药和(或)钙通道阻滞药控制心室率，使休息时心室率在每分钟 70 次左右，轻微活动时不超过每分钟 90 次。同时，防治血栓栓塞，为了防治血栓栓塞，又不发生出血并发症，一般慢性房颤病例应服用阿司匹林(350mg/d)或噻氯匹定(抵克力得，250～350mg/d)等抗血小板药物。

(5)阵发性室上性心动过速：首选刺激迷走神经方法：颈动脉窦按摩(切忌双侧同时按摩)伴 Valsalva 动作(深吸气后屏息，再用力作呼气动作)压迫眼球或刺激咽后壁呕吐，将面部浸没于冰水内等；当心动过速持续时间较长、刺激迷走神经方法无效和症状明显者，可选用维拉帕米、地尔硫䓬、普罗帕酮、腺苷或毛花苷 C(西地兰)等静脉注射；少数患者在心动过速时出现心绞痛、心功能不全、晕厥或休克等严重症状或应用以上方法仍不能终止心动过速者应立即进行电复律等治疗；经导管射频消融术(RFCA)其创伤小、见效快、根治率高(可达 95%以上)；服用胺碘酮可预防复发。

(6)非阵发性房室交界性心动过速：常由洋地黄中毒所致，立即停药，同时可予钾盐、利多卡因、苯妥英钠或 β 受体拮抗药治疗，由急性心肌梗死、心肌炎引起者主要是对因治疗。

(7)室性心动过速：非持续性室速以病因治疗为主，酌情选用 β 受体拮抗药等；持续性室速无严重血流动力学障碍者除病因治疗外，药物复律须静脉给药，有器质性心脏病者(无急性心肌梗死伴心力衰竭)宜选用利多卡因、胺碘酮、β受体拮抗药等；无器质性心脏病者的室速(特发性室速)中，若室速起源于右心室流出道(QRS波群多呈左束支传导阻滞伴电轴右偏)宜首选腺苷或普罗帕酮等，若起源于左室流出道(QRS波群多呈右束支传导阻滞伴电轴左偏)宜首选维拉帕米等；无效时可选用胺碘酮、利多卡因或普鲁卡因胺等。对非阵发性室速，必要时可应用M受体拮抗药(如山莨菪碱等)增快窦性心率，常能控制本型室速。静脉应用硫酸镁对各种尖端扭转性室速均有一定疗效，故应首先使用；对基本心律的心动过缓者应选用异丙肾上腺素或阿托品；对先天性长Q-T间期综合征应选用大剂量β受体拮抗药或苯妥英钠、美西律、钾盐；对极短联律间期(＜280～300ms)尖端扭转性室速应选用维拉帕米；对药物治疗无效者应及时施行心房、心室起搏治疗。

(8)心室扑动和心室颤动：室扑和室颤发作时，必须争分夺秒进行抢救，按心肺脑复苏原则进行，力争在4min内建立有效呼吸和循环，具体抢救步骤见心搏骤停与复苏。

(9)高度房室传导阻滞：除病因治疗外，高度房室传导阻滞应酌情选用β_1受体拮抗药、M受体拮抗药和非特异性兴奋传导促进药；伴心室率过慢、血流动力学障碍，甚至阿-斯综合征者，应及时进行临时性或永久性心脏起搏治疗。

(10)病态窦房结综合征：除病因治疗外，可选用β_1受体阻滞药、M受体拮抗药和非特异性兴奋传导促进药；对药物治疗无效、慢-快综合征型或伴心力衰竭而治疗困难、或反复出现严重症状(如晕厥等)及心电图＞3s长间歇者宜首选安装人工起搏器。

四、主动脉夹层

主动脉夹层(aortic dissection，AD)是指内膜局部撕裂，血液通过内膜撕裂口冲击，导致内膜逐步剥离、扩展，在主动脉壁中层形成真、假两腔，也有人将其称为夹层动脉瘤(aneurysm)。内膜一旦撕裂，由于血流的强有力冲击，剥离的范围会越来越大，血液可破入胸腔、心包，导致猝死，或再破入主动脉内，形成第二个开口，构成主动脉的假腔道。如果不能进行恰当和及时的治疗，破裂的机会极大，死亡率也极高。

【病因与发病机制】

正常的人体主动脉由三层组成，内膜、中膜和外膜。中层主要由平滑肌构成，主动脉强度依赖于中膜。正常主动脉壁非常坚固，富有弹性(使主动脉壁裂开需500mmHg以上的压力)，能承受巨大的张力。因此，主动脉壁缺陷，尤其是中膜的薄弱、缺陷，或中膜发生变性是发生AD的先决条件。

1. AD的发病有关因素　①高血压；②妊娠；③动脉中膜囊性变性、坏死；④动脉粥样硬化；⑤先天性心血管系统疾病；⑥感染；⑦其他。

2. 发病机制　AD形成的机制有：主动脉中膜变性；心脏搏动所引起的主动脉扭曲和侧向移动，以及左心室射血对动脉壁的应力作用。血压幅度、脉压陡度、血液黏稠度、血流速度及涡流为夹层蔓延扩大的促动因素，以血压幅度与脉压陡度影响最大。

3. 分型

(1) De Bakey分型：1955年De Bakey等依据内膜撕裂口位置和血肿累及的范围将AD分为三型(图3-1)。

Ⅰ型：内膜裂口位于主动脉瓣上5cm内，近端可影响主动脉瓣和冠状动脉，向下延伸可累及降主动脉、腹主动脉及髂动脉。

Ⅱ型：内膜裂口与Ⅰ型相同，主动脉夹层仅限于升主动脉。

Ⅲ型：内膜裂口位于主动脉峡部，即在左锁骨下动脉开口处2～5cm。又可分为Ⅲa和Ⅲb，夹层范围向下未累及腹主动脉者为

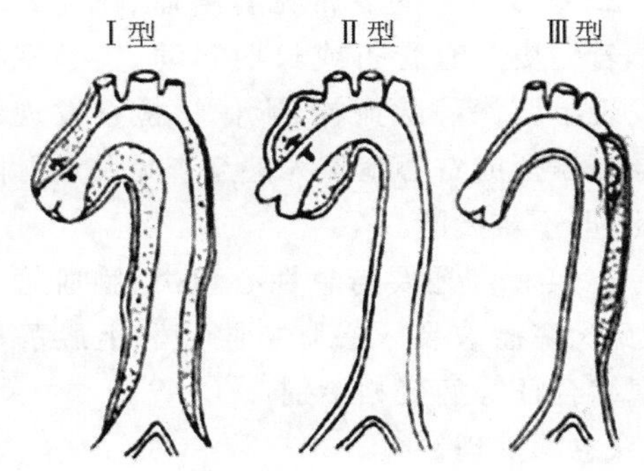

图 3-1　AD 分型

Ⅲa，夹层范围向下累及腹主动脉者为Ⅲb。

Ⅰ型和Ⅱ型因可累及主动脉瓣，引起主动脉瓣关闭不全和心力衰竭，因此较Ⅲ型更为严重。

(2) Stanford 分型：根据内膜撕裂口是否累及升主动脉而将 AD 分为两型。凡撕裂口位于升主动脉者为 A 型（包括 De Bakey Ⅰ型和Ⅱ型），约占 2/3；撕裂口在左锁骨下动脉远端（不累及升主动脉）即为 B 型（即 De BakeyⅢ型），约占 1/3。

【临床表现】

1. *疼痛*　典型的患者往往相应部位的突发性、剧烈的疼痛。疼痛提示本病的起始时间，疼痛呈现为撕裂样、刀割样、持续性、搏动性或压榨性；疼痛从发病开始即达高峰，常难以忍受，极为剧烈，使用强镇痛药对症治疗也无法缓解，部分患者疼痛甚至可以持续至死亡；部分患者疼痛减轻或消失后再反复发生者提示病变范围的扩展。临床上以胸骨后疼痛最为常见，其次为腹痛或腰痛，常伴有放射性疼痛。绝大部分患者可伴有大汗淋漓、头晕、恶心、呕吐等症状，部分患者甚至伴有强烈的恐惧感或濒死感。

2. *休克样症状*　在急性期，常出现呼吸急促、大汗淋漓、面色苍白、皮肤湿冷、脉搏细速等休克样症状，但症状与血压多不呈平行关系。血压可能会骤然升高达 200～220/110mmHg；部分患者可以有短暂血压过低，但会很快恢复正常或偏高的水平。若血压明显过低或不能测到并伴有急性贫血表现时，多数为动脉夹层外破裂所致，预后不佳。

3. *邻近器官和血管受压的表现*　当夹层血肿累及邻近的脏器或使脏器发生供血不足时，临床可出现受累脏器引发的症状或体征。

(1)心血管系统：突然出现的主动脉听诊区的舒张期杂音或同时伴有收缩期杂音提示主动脉瓣受累。在主动脉夹层分离部位，多可闻及血管样杂音或触及震颤，波及冠状动脉血流者，可以产生心绞痛或急性心肌梗死的表现。病情危重者，常发生急性左心衰竭；部分患者可以发生心脏压塞或猝死。

(2)呼吸系统：胸痛、胸闷、呼吸困难、咳嗽或少量咯血，部分患者可有出血性休克，多是由于夹层病变破入胸腔所致，临床以左侧胸腔较为常见。

(3)消化系统：恶心、呕吐、呕血、便血、腹痛，个别患者可发生吞咽困难，部分腹主动脉夹层极易误诊为急腹症。累及肝动脉者，可出现黄疸、肝功能异常。

(4)泌尿系统：常表现为突发性腰痛或血尿，部分患者可以发生少尿或无尿，出现急性肾衰竭的改变。

(5)神经系统：可以表现为头晕、晕厥、失眠、偏瘫、意识模糊、嗜睡、昏迷，以及 Horner 综合征的表现。

(6)其他：从颈动脉至股动脉的搏动减弱或消失，肢体血压可不对称；声音嘶哑、声带麻痹等。

【辅助检查】

在诊断主动脉夹层中，目前首先推荐的检查方法是影像学检查。DSA、超声心动图及 CT 三者结合诊断率可达 100%。

1. *血管造影(DSA)*　可见假腔压迫真腔使真腔变窄，并可看到内膜的撕裂部位。主动脉造影检查对确立诊断、了解病变的范围及脏器受累情况有着一定重要意义，对外科手术方案的制定具有重要的参考价值。但该检查方法为有创性检查，目前多只在腔内修复术中使用而不作为术前诊断手段。

2. 多排螺旋CTA　是目前最常用的术前影像学评估方法。注入造影剂后CT扫描可清晰地显示夹层隔膜将主动脉分割为真假两腔。配合静脉注射造影剂增加了诊断的准确性，此种方法为无创性检查，对危重患者更安全，但注射造影剂可能会带来相应的并发症。

3. 磁共振成像(MRI)　无须造影剂，对主动脉夹层患者的诊断敏感性和特异性与CT相同。其优点是可以区别假腔内的血液和血栓，是目前无创检查中最好的方法之一。其缺点是检查耗时较长，不适用于循环状态不稳定的急诊患者。

4. 经食管超声心动图(TEE)　其特点是快速、简便、精确、价廉，且无创。可定位内膜撕裂口，显示真腔、假腔的状态及血流情况。对分离的内膜片检出率高于DSA、CT扫描和MRI，并且可以显示心包积液、主动脉瓣关闭不全、冠状动脉是否受累，以及左、右心室壁的活动度。经胸超声简单易行，但其敏感性和特异性均不如经食管超声心动图。

5. 心电图　无特异性心电图改变，若伴有明显的ST-T改变，常提示冠状动脉受累。

6. X线检查　普通X线胸片可以提供一些诊断的线索，但往往缺乏确切的诊断价值，需进一步做CT等检查，明确诊断。

【诊断依据】

根据典型的临床表现及影像学检查，可以明确诊断。

【鉴别诊断】

1. 急性心肌梗死　胸痛逐渐加重，或减轻后再加重，少见向胸部以下部位放射，用止痛药对症后可缓解，心电图和血清心肌酶谱具有特征性的改变。

2. 肺栓塞　患者常见有咯血、休克或晕厥。若病史中有骨折或长期制动，实验室检查发现下肢深静脉血栓，影像学检查发现肺动脉高压征或右心室扩大甚至查见肺动脉阻塞征，即不难诊断。

3. 其他　还要与急性心包炎、脑血管意外、瓦氏窦瘤破裂入心脏急腹症和上腔静脉阻塞综合征等病变相鉴别。

【急诊处理】

1. 内科保守治疗

(1)一般治疗：一旦诊断AD，应立即进入监护室进行监护、卧床、吸氧。

(2)降压：尽量将血压降到能维持人体生命器官灌注的最低水平，如降至100/70mmHg。常用硝普钠静脉滴注，也可以使用硝酸甘油、乌拉地尔、柳胺苄心定等。

(3)镇静、止痛：通常需要强有力的药物，吗啡5～10mg静脉注射止痛，每6～8小时可重复一次。

(4)减慢心率和左心室射血的力量和速度：尽量将心率降至每分钟50～60次左右。多用β受体阻滞药。

(5)禁用抗凝剂。

度过急性期后，需长期用药物维持治疗，其方法和原则与急性期相同，需将收缩压控制在120mmHg以下。

2. 手术治疗

(1)适应证：①A型，具有导致主动脉破裂、心脏压塞、急性主动脉瓣反流等致命后果的可能，首选手术治疗。②B型，一旦发生重要脏器损伤且进行性加重、主动脉破裂或接近破裂(如囊状主动脉瘤形成)、主动脉瓣反流及逆行扩展至升主动脉等情况，也需及时手术；对于无并发症的B型患者可先使用药物治疗。③马方综合征，若发生AD，无论A型或B型，均需手术治疗。

(2)手术时机：手术时机应在诊断明确、患者生命体征基本稳定时即刻手术，需充分考虑到手术的危险性。

(3)手术方式：经典的手术方式包括切除内膜片、加强缝合主动脉以消除假腔、重建主动脉和人造血管置换等。

3. 介入治疗　近年来发展起来的血管内导管介入治疗既克服了药物治疗和外科治疗的一些不足，还具有创伤小、恢复快等优点，多数患者能够耐受。

(1) 对 B 型患者，介入治疗主要采取以下方法进行：①近端撕裂口未闭，有血流进入假腔者，用带膜支架封闭撕裂口，阻滞真腔假腔之间的血流交通；②夹层进展迅速、压迫真腔致重要脏器缺血者，用支架开放真腔及其重要分支血管，重建血流；③近端撕裂口难以通过带膜支架封闭，夹层继续扩展延伸者，采用球囊开窗术或用血管内剪切技术切开内膜片，开放夹层远端，使之与真腔交通，降低假腔压力，改善脏器血供，防止夹层扩展延伸。经介入治疗的 B 型 AD，使得其病死率降至 20%以下，明显优于外科治疗。

(2)对于有远端并发症的 A 型 AD，若难以外科手术或疗效不好，导管介入治疗也可以取得较好疗效，可以成为联合外科手术治疗的重要方法。

【预后】

24h 内死亡率为 35%，48h 内死亡率为 50%，1 周内死亡率为 70%，2 周内死亡率为 80%；2 周后若能生存，则在第 1 年内的死亡率仍较高，2 周至 3 个月内死亡率仍为 50%。介入和手术治疗已大大改善 AD 的预后。

早期病死的主要原因与夹层病变扩展延伸、破裂有关，心脏压塞常迅速致命。后期死亡可能是因心脑血管并发症、严重的主动脉瓣关闭不全所引起的心力衰竭及残存的假腔引起的主动脉瘤破裂。

(陆国玉　吴晓飞　伍德生)

第二节　呼吸系统急症

一、重症肺炎

重症肺炎(severe pneumonia)指除具有肺炎常见呼吸系统症状外，尚有呼吸衰竭和其他系统明显受累表现，既可发生于社区获得性肺炎(community -acquired pneumonia, CAP)，亦可发生于医院获得性肺炎(hospital acquired pneumonia, HAP)。在医院获得性肺炎中以重症监护病房内获得的肺炎、呼吸机相关性肺炎和健康护理(医疗)相关性肺炎(health care-associated pneumonia ,HCAP)更为常见。免疫抑制宿主发生的肺炎亦常包括其中。重症肺炎病死率高，在过去的几十年中已成为独立的临床综合征，在流行病学、风险因素和结局方面有其独特的特征，需要一个独特的临床处理路径和初始的抗生素治疗。重症肺炎患者可从 ICU 综合治疗中获益。临床各科都可能会遇到重症肺炎患者。在急诊科门诊最常遇到的是 CAP 重症肺炎，部分是 HCAP 患者。2007 年美国胸科学会/感染病学会提出新的重症肺炎诊断标准：主要标准：①需要有创机械通气；②感染性休克需要血管收缩药治疗。次要标准：①呼吸频率≥30 次/分；②氧合指数≤250；③多肺叶浸润；④意识模糊/定向力障碍；⑤氮质血症；⑥白细胞减少；⑦血小板减少；⑧低体温；⑨低血压需要积极液体复苏。

【发病特点】

1. 高危因素　重症肺炎是一个具有多重高危因素的肺炎，男性、高龄和合并症均是一些重要的风险因子。①65－69 岁的肺炎病死率约 7. 8%，90 岁以上的肺炎病死率可高达 15. 4%；②高龄 CAP 更容易发展成 SCAP；③合并症是重要的预测发生重症肺炎的高危因素，包括 COPD、肾功能不或需要透析、慢性心力衰竭、冠状动脉性疾病、糖尿病、恶性肿瘤、慢性肝脏疾病或酒精滥用、免疫抑制。

2. 致病微生物　革兰阴性菌较革兰阳性菌感染的炎症反应强，但最常见致死性病原体是肺炎链球菌、金黄色葡萄球菌、铜绿假单胞菌和嗜肺军团菌，肺炎链球菌肺炎占死亡肺炎的 2/3，后两者常常需要机械通气治疗。

3. 其他　吸入因素、免疫功能受损及防御功能低下、呼吸机相关肺炎、医院内交叉感染等。

【临床表现】

重症肺炎可急性起病，部分患者除了发热、咳嗽、咳痰、呼吸困难等呼吸系统症状外，可在短时间内出现意识障碍、休克、肾功能不全、肝功能不全等其他系统表现，少部分患者甚至可没有典型的呼吸系统症状，容易引起误诊。也可起病时较轻，病情逐步恶化，最终达到重症肺炎的标准。

1. 症状　常见症状为寒战、发热、胸痛、咳嗽、黄痰或血痰。部分病例可伴有恶心、呕吐、腹胀、腹泻、黄疸等。严重病例可有气急、呼吸困难、发绀、神志模糊、烦躁不安、嗜睡、谵妄、昏迷等。

2. 体征

(1)全身表现：气促、鼻翼扇动、发绀、口唇疱疹、巩膜黄染、出血点等。部分病例可有脉搏细数、皮肤湿冷、血压下降，或伴有全身衰竭。

(2)肺部体征：可闻及呼吸音减低、湿啰音。有肺实变者，可闻及支气管呼吸音，叩诊呈浊音，语震颤音增强。病变延及胸膜，可闻及胸膜摩擦音。有胸腔积液时，气管可移位，叩诊肺实音，呼吸音减低或消失。

【辅助检查】

1. 胸部 X 线　作为常规第 1 步检查，其意义在于以下几个方面。

(1)明确肺炎诊断：可表现为片状、斑片状阴影，或间质改变，有或无胸腔积液。

(2)发现有关联的肺部疾病。

(3)推测病原菌。

(4)估计病情严重程度。

(5)作为评估治疗反应的基础。

2. 血常规　白细胞 $>10\times10^9$/L 或 $<4\times10^9$/L，有或无核左移。

3. 痰涂片及痰培养　有诊断价值的痰培养结果如下：

(1)合格痰标本培养优势菌中度以上生长(≥＋＋＋)。

(2)合格痰标本培养少量菌生长，但与涂片镜检结果一致。

(3)入院 3d 内多次痰培养为相同细菌。

4. 血或胸腔积液培养　可培养出致病菌。

5. 经纤维支气管镜获取呼吸道分泌物　仅用于不能咳出痰液的患者做结核分枝杆菌检查、卡氏肺孢子虫检查以及某些诊断不明确的病例。有诊断价值的分泌物培养结果如下。

(1)经纤维支气管镜或人工气道吸引的标本培养到病原菌浓度 $\geq10^5$ cfu/ml[半定量培养(＋＋)]。

(2)防污染毛刷(protected specimen brush，PSB)采样定量培养病原菌浓度 $\geq10^3$ cfu/ml(＋)。

(3)支气管肺泡灌洗(bronchoalveolar lavage，BAL)采样定量培养致病菌浓度 $\geq10^4$ cfu/ml(＋、＋＋)。

6. 动脉血气分析　明确呼吸衰竭类型、程度及酸碱失衡情况，估计病情预后。

7. 肺炎支原体、衣原体、嗜肺军团菌等检查　呼吸道标本培养到肺炎支原体或血清抗体滴度呈 4 倍或 4 倍以上增高，疑为肺炎支原体感染；血清肺炎衣原体抗体滴度呈 4 倍或 4 倍以上增高，疑为肺炎衣原体感染；血清嗜肺军团菌直接荧光抗体阳性并抗体滴度增高，对嗜肺军团菌病有诊断价值。

【诊断依据】

2007 年，美国感染病学会/美国胸科学会(IDSA/ATS)提出了新的重症肺炎诊断标准。

主要标准：①需要有创机械通气；②感染性休克需要血管收缩药治疗。

次要标准：①呼吸频率≥每分钟 30 次；②氧合指数(PaO_2/FiO_2)≤250；③多肺叶浸润；④意识模糊/定向力障碍；⑤氮质血症；⑥白细胞减少；⑦血小板减少；⑧低体温；⑨低血压需要积极的液体复苏。

符合 1 项主要标准或 3 项次要标准以上者可诊断。

【鉴别诊断】

根据呼吸道症状、体征、胸部 X 线检查，肺炎诊断并不困难，难的是对病原菌的诊断。下面鉴别几种不同病原菌的重症肺炎的临床特点。

1. 铜绿假单胞菌肺炎

(1)多发于气管切开、插管及老年慢阻肺患者，肿瘤及血液患者及免疫功能低下者，占 HAP 的首位，病死率甚高。

(2)寒战、高热、咳绿色脓痰，部分患者咳黄脓痰。

(3)胸部 X 线：为肺泡性肺炎征象。发病部位以下叶后基底段为常见。开始表现为多发的小结节状阴影，进一步形成多发性小空洞，甚至成"类海绵肺"。由血源感染的，肺内可呈弥漫性斑片状阴影。

(4)痰或血培养：阳性。

2. 金黄色葡萄球菌肺炎

(1)多发于老人、小儿及免疫功能低下者，可由吸入或血源感染。可以是 CAP 或 HAP。

(2)寒战、高热、咳脓血痰，血源感染者毒血症状较重，可有皮疹、胸痛、呼吸困难，甚至合并休克或全身衰竭。

(3)胸部 X 线：吸入者表现一个肺段或一个肺叶的实变；血源感染者可见多发棉絮状团块阴影，病灶短期内可发生显著变化，具有多形性、易变性特点，可有肺气囊肿、脓胸或脓气胸。

(4)痰或血培养：阳性。

3. 嗜肺军团菌肺炎

(1)多发于年老、体弱，免疫功能受损者，在 CAP 发病中占第 3、4 位。

(2)寒战、高热、咳嗽、无痰或少量黏液血痰，部分患者有肌痛、胸痛、呼吸困难，部分患者有肺外症状，如恶心、呕吐、腹泻，重症者可有意识障碍。

(3)胸部 X 线：可见跨叶多发浸润影，少数可有空洞形成，或有少量胸腔积液。

(4)痰、血、胸腔积液及呼吸道采集的标本培养出致病菌；血清嗜肺军团菌直接荧光抗体阳性，且康复期的滴度为急性期的 4 倍有诊断意义。

4. 克雷伯杆菌肺炎

(1)多发于老年、酗酒及慢性疾病者，占 CAP 18%～60%，占 HAP 革兰阴性杆菌肺炎的 30%，病死率高。

(2)寒战、高热、咳脓血痰，典型者呈砖红色胶冻样痰，发病急，很快出现呼吸困难、发绀，甚至休克。

(3)胸部 X 线：右肺上叶、两肺下叶多见，迅速融合成大片，并出现多发性蜂窝状空洞，或融合成大空洞，由于痰黏稠叶间隙可下坠。

(4)痰或呼吸道分泌物培养：阳性。

5. 真菌性肺炎

(1)多见于免疫低下、恶性肿瘤、糖尿病、尿毒症、慢性肺病、器官移植、长期使用糖皮质激素及抗生素者。医疗中各种导管的使用常成为真菌侵入门户。

(2)主要致病菌有念珠菌、曲霉菌、新型隐球菌、组织细胞质菌、放线菌、奴卡菌等，以念珠菌最多见。可经吸入及血源感染。

(3)临床表现多样、轻重差异极大，轻者表现为咳嗽、咳痰，重者高热、胸痛、咯血、呼吸困难。

(4)胸部 X 线：缺少特异性，可表现为肺炎型、支气管肺炎型、肺脓肿型、炎性结节型及胸膜炎型。

(5)痰或血培养:阳性。

6. 病毒性肺炎

(1)多见于小儿及免疫功能低下者或器官、骨髓移植后。

(2)常见病原体为流感病毒、腺病毒、合胞病毒、麻疹病毒、水痘-带状疱疹病毒、鼻病毒、巨细胞病毒、冠状病毒等。

(3)开始可有上呼吸道感染症状,病变向下蔓延发生肺炎时,则出现高热、咳嗽、胸痛、痰少、气急,重者可出现Ⅰ型呼吸衰竭、心功能不全或急性肾衰竭。

(4)胸部X线:肺纹理增多、增粗,或呈网状等间质性肺炎改变。

(5)确诊有赖于电子显微镜的病原学或血清学检查,找到病原体或双份血清抗体滴度效价升高4倍或以上可确诊。

【急诊处理】

1. 病原治疗　是最重要的。根据病原菌不同,正确合理使用抗生素。

(1)经验性抗菌治疗:适用于病原菌未分离出来之前。早期联合应用广谱抗生素,力求覆盖所有可能的致病菌。

1)CAP参考治疗方案:轻症者可先用针对球菌及流感嗜血杆菌的药物,如青霉素、第1代头孢菌素、大环内酯类抗生素。重症者可选用第2代头孢菌素,因对革兰阴性菌的作用强于第1代。或选用第3代头孢(如头孢噻肟、头孢曲松),对革兰阳性菌及阴性菌均有效。美国感染性疾病学会(1997)建议:大环内酯类或氟喹诺酮类+头孢噻肟/头孢曲松或β-内酰胺类联合β-内酰胺酶抑制药的复合制剂。

注:如果当地存在头孢噻肟/头孢曲松高耐药率,可改为万古霉素。如青霉素过敏则改为氟喹诺酮联合克林霉素。

ATS建议:在最初3d内加用氨基糖苷类药物。

2)HAP参考治疗方案:氨基糖苷类或氟喹诺酮类联合下列药物之一:①.抗假单胞菌类β-内酰胺类(包括含酶抑制药的复合制剂,第4代头孢);②单酰胺类;③碳青霉烯类(如泰能)。

(2)根据病原体检测结果用药

1)铜绿假单胞菌:可选用第3代头孢+氨基糖苷类,也可采用亚胺培南-西司他丁钠(泰能)或联用氟喹诺酮类。

2)金黄色葡萄球菌:可选用β-内酰胺酶抑制药+β-内酰胺类。去甲万古霉素对耐甲氧西林金黄色葡萄球菌(MRSA)和耐甲氧西林表皮葡萄球菌(MRSE)极为敏感。

3)厌氧菌:青霉素、甲硝唑、替硝唑、克林霉素、林可霉素常为一线用药;阿莫西林、红霉素、利福平、头孢美唑、泰能等亦可采用。

4)真菌:氟康唑、大蒜注射液、伊曲康唑为一线用药。

5)巨细胞病毒:目前无特效药物,高价免疫球蛋白、阿昔洛韦等为抗病毒药,可试用。

6)其他:其他革兰阴性杆菌,如克雷伯菌、大肠埃希菌、变形杆菌等可用第3代头孢(头孢他啶、头孢哌酮、头孢噻肟、头孢曲松等)。大环内酯类、四环素、氟喹诺酮对支原体及衣原体有效;红霉素和利福平、阿奇霉素、氟喹诺酮对军团菌有效;复方磺胺甲噁唑对卡氏肺孢子虫感染有效。

(3)抗菌治疗疗程:应个体化,其长短取决于感染的病原体、严重程度、基础疾病、临床治疗方案等。一般于热退和主要呼吸道症状明显改善后3~5d停药。

2. 全身支持疗法　包括充足的热量、营养、蛋白质摄入,水、电解质平衡。

3. 其他治疗措施

(1)积极控制原发病。

(2)并发症治疗。

(3)对症处理:吸氧、排痰、引流、退热等。

(4)呼吸支持治疗:目的是纠正缺氧和酸中毒,治疗呼衰,以达到防止其他脏器的进一步损害。机械通气的衔接可借面罩和人工气道(气管插管与切开)两种方式,根据患者的神志状态、呼吸道分泌物多少,以及呼吸肌劳累程度而选择。

【预后】

重症肺炎的预后取决于肺炎对器官功能的损害和影响的程度,同时也取决于患者的状态和对药物治疗的反应,如有呼吸循环功能不全,预后较差。

(陆国玉 吴晓飞)

二、自发性气胸

胸膜腔为脏层胸膜与壁层胸膜之间的密闭腔隙,正常情况下胸膜腔呈现负压。如果胸膜破裂,外界气体进入胸膜腔而致胸膜腔积气则称气胸(pneumothorax)。气胸使胸腔内压力增加,甚至变为正压,引起肺萎陷,静脉回流心脏发生障碍,造成不同程度的肺、心功能障碍。临床可见创伤性气胸和自发性气胸两大类。因肺或胸膜疾病使肺泡和脏层胸膜破裂,气体进入胸膜腔,称自发性气胸(spontaneous pneumothorax)。一些临床上找不到明显病因的所谓"特发性气胸",也归入自发性气胸。本节重点介绍自发性气胸。

【病因】

1. 慢性支气管、肺部疾病　在慢性支气管、肺部疾病的基础上引起的肺气肿、肺大疱破裂所致。又称"继发性气胸"。

2. 先天性胸膜下肺泡发育异常　这类气胸常见于年轻瘦长体型的男性,常规检查未能发现有基础疾病,多数经手术证实为脏层胸膜下的肺大疱破裂所致。肺大疱的形成可能和非特异性炎症、大气污染、遗传等有关。又称"特发性气胸"。

3. 诱发因素　寒流和降温,呼吸道感染,咳嗽、喷嚏、大笑或屏气用力等使胸膜腔内压增加。

【临床类型】

根据肺-胸膜裂口及胸膜内压力情况分为三类。

1. 闭合性气胸　裂口小,气体进入胸腔后裂口自行闭合,胸腔压力呈轻度正压或负压($-1\sim2cmH_2O$),随着气体被吸收或排出,胸膜腔内压逐渐减低,以后亦不再增加。

2. 开放性气胸　裂口由于瘢痕牵拉或炎症浸润不能闭合,或形成支气管胸膜瘘,气体可自由通过裂口进入胸腔,胸腔内压接近大气压,在"0"上下波动,抽气后不能保持负压,又回到原来的压力。

3. 张力性气胸　裂口呈活瓣样,吸气时活瓣开放气体进入胸腔,呼气时由于活瓣关闭,空气不能排出,胸腔内呈高正压。抽气后压力可下降但很快又升高。

【临床表现】

1. 症状　气胸的临床症状取决于气胸的类型、气胸发展速度、肺压缩程度和原有肺疾病情况。

(1)胸痛:90%患者可有患侧胸痛,深吸气或咳嗽加重。

(2)咳嗽:因胸膜反射性刺激引起,多为干咳。

(3)呼吸困难:常与胸痛同时发生。肺萎缩<20%,原来肺功能良好者,可无明显呼吸困难;反之,原有肺功能不全或肺气肿、肺纤维化者,即使肺萎陷10%以下,呼吸困难也很明显;张力性气胸时可呈进行性严重呼吸困难,不能平卧,有窒息感,甚至呼吸衰竭。

(4)休克:见于严重的张力性气胸者,由于高张力使肺被完全压缩,并推挤纵隔和压迫血管,引起回心血量减少,心每搏量减少,患者除有呼吸困难外,可见血压下降、发绀、大汗淋漓、四肢厥冷、脉搏细数,若不及时抢救可很快死亡。

2. 体征　少量气胸可无明显体征,或患侧呼吸音减低;积气量多时,可见患侧胸廓饱满,肋间隙增宽,呼吸运动减弱;触诊气管纵隔推向健侧,语音震颤减弱;叩诊呈鼓音,心脏向健侧移位;呼吸音减弱或消失。并发纵隔气肿时,可见颈部、前胸部皮下气肿,摸之有握雪感。

【辅助检查】

1. *胸部X线* 气胸部位透光度增强无肺纹理,可见到肺压缩的“发线”边缘。大量气胸时压缩肺在肺门处形成团块状阴影,肋间隙增宽,横膈下降,心影纵隔可向健侧移位。有液气胸时,可见到液平面。有纵隔气肿,可见纵隔旁有条状的透光度增强带。

2. *血气分析* 有助于判断呼吸衰竭的类型及程度,提供治疗。

【诊断依据】

临床上突然出现胸痛及呼吸困难,体检有气胸体征,结合胸部X线检查可以确诊。

【鉴别诊断】

1. 突发的胸痛、呼吸困难,对中、老年人要和心肌梗死鉴别,在急诊室不妨常规做心电图检查可以鉴别。

2. 慢性阻塞性肺气肿合并少量气胸者,因肺气肿体征可掩盖少量气胸体征,对这类患者,在抗炎、平喘、吸氧等治疗后,呼吸困难不能改善,且进行性加重,要考虑合并气胸可能,胸部X线可资鉴别。

3. 胸部X线上,气胸要和肺大疱鉴别,不要盲目穿刺肺大疱,以免穿破后形成气胸。

4. 患有胸膜炎患者,在抽胸腔积液或行胸膜活检术后突然出现胸痛、呼吸困难,要疑有气胸发生,病情允许,立即行胸部X线检查,若为张力性气胸,行X线检查有困难或危险,可根据气胸的明显体征,及时进行床边抽气。

【急诊处理】

自发性气胸的治疗原则是:排除胸腔积气,尽早使肺复张,治疗原发病,阻止气胸复发。

1. *一般疗法* 对闭合性气胸,胸腔内积气不变,肺压缩在20%以下,无明显症状者,可以不抽气,经卧床休息、氧疗、抗炎、镇咳等,气体可自行吸收。每日可吸收1%的气体。

2. *排气疗法* 胸腔积气量大,气急症状明显,尤其是张力性气胸者,应紧急排气。

(1)简易排气法:基层医院若没有抽气箱,可采用简易方法急救。用50ml或100ml注射器,在患侧锁骨中线第2肋或腋前线第4～5肋间穿刺排气,直至呼吸困难得以缓解。也可取一粗注射针,在其尾部连接橡胶皮指套,指套末端剪开一小口,将注射针于上述部位插入胸腔排气,高压气体从小口排出,胸腔内压减至负压,指套夹立即塌陷,小口关闭,使胸腔与外界不相同,达到排气目的。

上述处理气急症状不能缓解,立即转送有条件的医院,途中给予氧疗,必要时采取简易排气法,缓解症状。

(2)抽气箱排气:若有抽气箱,应行抽气箱排气,可测定胸腔内压力、鉴别气胸的类型。若为闭合性气胸,一周内抽气2次,每次抽气不超过1000ml,直至痊愈。

(3)胸腔闭式引流:开放性或张力性气胸经反复抽气,呼吸困难不能缓解,应行胸腔闭式引流持续排气。同时监测患者生命体征,吸氧,加强支持疗法、纠正酸碱失衡电解质紊乱。合并有纵隔气肿或皮下气肿,应在皮下气肿明显部位,插入粗注射针头紧急排气。必要时可于锁骨上窝或两侧锁骨上做皮肤切口,排出积气。

3. *原发病治疗* 根据病因不同予以抗感染、抗结核、平喘等治疗。

4. *手术或胸膜粘连术* 经上述处理肺持久不能复张的气胸或短期内反复发生的气胸及巨型肺大疱者可考虑手术治疗。如不适宜手术者,可采用胸膜粘连术,即向胸腔内注入灭菌四环素、高渗糖,造成无菌性胸膜炎,使胸膜腔闭锁,不再发生气胸。

【预后】

单纯闭合性气胸，预后较好。若为开放性气胸，因与支气管相通，病程较久时易发生肺部感染而形成脓气胸，给治疗带来困难，也是形成慢性脓气胸的因素之一。张力性气胸，可以并发呼吸、循环衰竭，若不及时抢救，可危及生命。

（陆国玉　吴晓飞）

三、哮喘持续状态

支气管哮喘（bronchial asthma）也称哮喘，是呼吸系统的常见疾病。近年研究已证明，哮喘是一种慢性气道炎症，确切地说，它是一种气道慢性变态反应性炎症（AAL）。多种细胞特别是肥大细胞、嗜酸性粒细胞和T淋巴细胞参与这种炎症过程，它们可以合成和释放各种炎性介质作用于支气管壁，引起管壁增厚和平滑肌收缩，并引起气道上皮损伤、微血管扩张、通透性增高和渗出物增多，其结果导致可逆性气道阻塞和气道反应性增高（AHR）。临床表现为发作性带有哮鸣音的呼气性呼吸困难，可自行或经治疗后缓解。可呈反复发作病程，也可呈严重发作。对于严重发作的哮喘，若经一般治疗不能奏效，且持续 24h 以上者，称哮喘持续状态（status asthmaticus）。若不及时采取有效的措施，常导致急性呼吸衰竭而危及生命。

【病因及诱因】

1. 支气管感染、理化因素刺激、过敏原的持续存在，使气道损伤，管壁水肿，分泌增加，平滑肌收缩，气道严重狭窄。这种气道改变的本身反过来又刺激感觉神经元的刺激感受器形成反馈环，以致极小的、很轻微的刺激，即可引起严重发作。

2. 发作时张口呼吸，大量出汗，进食进水很少，使用茶碱及利尿药，引起机体失水，使痰液黏稠形成痰栓阻塞气道。

3. 严重缺氧、酸中毒使支气管扩张药不能发挥应有作用。

4. 长期应用肾上腺皮质激素突然减少或停用，且对常用平喘药产生耐药。

5. 精神紧张、体力不支或并发气胸、肺不张等。

6. 医师与患者对病情的严重程度估计不足，以至较重哮喘发作拖延处理或未能给予充分的治疗。

【临床表现】

表现为端坐位、呼气性呼吸困难、咳嗽、发绀、辅助呼吸肌活动增强、出汗。体检胸廓饱满，两肺叩为过清音，心浊音界缩小，两肺可闻及广泛的哮鸣音，合并呼吸道感染时可闻及湿啰音。当气道阻塞进一步加重，哮鸣音可减轻或消失，两肺呼吸音极低，呼气延长。开始心动过速，血压可轻度升高。若每分钟心率超过 130 次，或伴有心律失常，出现奇脉，血压下降，患者可有烦躁不安，意识障碍。

【辅助检查】

1. 胸部 X 线　急性发作时为肺气肿征象，肺野透明度增强，膈肌下降。

2. 心电图　窦性心动过速常见。部分病例可见肺性 P 波、电轴右偏、右心室肥大、心肌缺血及各种心律失常。

3. 血气分析　开始可能仅表现 PaO_2 降低，$PaCO_2$ 可正常或降低，以后随着哮喘发作的严重程度，$PaCO_2$ 可有升高。可导致呼吸性酸中毒或合并代谢性酸中毒。

【诊断依据】

有支气管哮喘发作史，对平喘药物治疗有效，本次发作经一般治疗未能奏效，且持续发作 24h 以上者，体检有呼气性呼吸困难、肺充气体征，肺部可闻及哮鸣音，严重者呼吸音减低、呼气延长，即可确诊。

【鉴别诊断】

1. 心源性哮喘　是左心衰竭急性肺水肿的表现之一，多发生于中老年人，常有高血压心脏病、冠心病等心脏病史，常表现为夜间阵发性呼吸困难、端坐呼吸、咳粉红色泡沫痰，可伴有心脏扩大、心脏杂音、心律失常等，两肺底可闻及湿啰音，对洋地黄制剂有效。若一时难以鉴别，可先注射氨茶碱缓解症状后再进一步检查。

2. 哮喘并发气胸　也是哮喘严重发作的原因之一。由于肺气肿合并气胸体征，体检不易鉴别，可通过胸部X线检查，以免漏诊。

【急诊处理】

哮喘持续状态治疗原则：扩张支气管、改善供氧、保持机体内环境稳定。

1. 氧疗　采用鼻导管、面罩吸氧，严重时呼吸机给氧，吸氧时强调湿化，吸氧浓度(FiO_2)以30%～50%为宜。

2. 联合应用支气管扩张药

(1)拟肾上腺素药物

1)选择性β_2受体激动药：用0.5%沙丁胺醇(舒喘灵)液雾化吸入，使药物直接作用于病变部位，作用快，不良反应少。初始治疗1h内每20min吸入1次，有效后改为每1～6小时吸入1次。若雾化吸入效果不好，或在外院已用氨茶碱后病情未见好转者，也可用沙丁胺醇静滴，一般剂量每次为4～5μg/kg，4h重复1次。

2)非选择性β_2受体激动药：盐酸肾上腺素0.5mg皮下注射，每15～30分钟重复1次，3次仍无效，不宜再用。有心律失常、高血压者忌用。

(2)氨茶碱：首次负荷剂量为4～6mg/kg(成人一般用量为0.25g)加入50%葡萄糖液40ml中缓慢静脉注射(注射过速、剂量过大可引起心律失常、血压下降、惊厥等不良反应)。随后可用0.25～0.5g加入5%葡萄糖液500ml中，以每小时1mg/kg的剂量静脉滴注维持。如果当天已用过氨茶碱，则茶碱用量酌减，每日用量不超过0.75～1g。茶碱的血浓度保持10～20μg/ml较为安全。

(3)肾上腺皮质激素：作为第1线药物治疗重度哮喘80%效果好，是目前最有效的消除气道非特异性炎症药物(抗炎药物)。其作用机制是阻止炎症细胞，抑制细胞因子的生成，减轻微血管的渗漏，促进气道平滑肌β_2受体功能的重建，使β_2受体激动药发挥更强的作用。因为激素在给药6h后才起作用，故对重度哮喘患者应早期应用。氢化可的松100～200mg或地塞米松5～10mg静脉滴注，每6小时重复，临床症状完全控制后3d减药。因激素与β_2受体激动药或氨茶碱有协同作用，故同时应用可迅速控制哮喘发作。

3. 维持水和电解质平衡

(1)输液：如前所述，哮喘严重发作的其中原因之一，就是体内严重脱水所致的支气管黏栓的形成，故在抢救过程中要注意补充水分。若无其他心肺疾病，每日入量3000ml是必要的，但要注意输液速度不可过快。有条件做中心静脉压监测，以免引起肺水肿。

(2)纠正酸中毒和电解质失衡：严重酸中毒会影响心肌收缩力，降低β受体对内源性和外源性儿茶酚胺的反应性，减弱支气管扩张药的效果。当pH＜7.25时，立即静脉输入适量的碳酸氢钠，一般只纠正pH达7.30即可。根据血气、电解质测定结果，择时补钾、补氯、补钠等。

4. 抗生素应用　可选择广谱抗生素，疑有特殊细菌感染者，可根据痰培养结果选用抗生素。

5. 气管插管和人工呼吸机应用　指征为：①病情继续恶化，严重呼吸困难，呼吸频率每分钟＞40次，呼吸音低，几乎听不到哮鸣音和呼吸音；②有烦躁、抑制，甚至昏迷等意识障碍；③心率增快，心律失常，出现奇脉；④血气分析PaO_2＜40mmHg，$PaCO_2$＞50mmHg，pH＜7.2。

【预后】

哮喘持续状态，必须及时加强治疗。若并发气胸、严重阻塞性肺气肿、肺源性心脏病、心肺功能不全等，预后较差。

(陆国玉　吴晓飞)

四、肺血栓栓塞症

急性肺栓塞(pulmonary embolism，PE)为内源性或外源性栓子阻塞肺动脉引起肺循环障碍的病理生理综合征，包括肺血栓栓塞症、脂肪栓塞综合征、空气栓塞、羊水栓塞、肿瘤栓塞等，其中肺血栓栓塞症(pulmonary thromboembolism，PTE)占 PE 的绝大多数，是来自静脉系统或右心的血栓阻塞肺动脉或其分支所致的疾病，以肺循环和呼吸功能障碍为主要临床表现和病理生理特征，通常所称的 PE 即指 PTE。PTE 主要的血栓来源是深静脉血栓形成(deep venous thrombosis，DVT)，DVT 多发于下肢或者骨盆深静脉，PTE 与 DVT 在发病机制上相互关联，是同一种疾病过程中两个不同阶段的表现，统称为静脉血栓栓塞症(venous thromboembolism，VTE)。

PE 可以没有症状，有时偶然发现才得以确诊，甚至某些 PE 患者的首发表现就是猝死，因而很难获得准确的 PE 流行病学资料。PE 的发生风险与年龄增加相关，40 岁以上人群，每增龄 10 岁，PE 发生率增加约 1 倍。我国肺栓塞防治项目对 1997－2008 年全国 60 多家三甲医院的 PE 患者进行了登记注册研究，发生率为 0.1%。

【病因】

VTE 的易患因素包括患者自身因素(多为永久性因素)与环境因素(多为暂时性因素)。6 周至 3 个月内的暂时性或可逆性危险因素(如外科手术、创伤、制动、妊娠、口服避孕药或激素替代治疗等)可诱发 VTE，但在缺少任何已知危险因素的情况下，PE 也可以发生(表 3-2)。

表 3-2　静脉血栓栓塞的易患因素

强易患因素(OR＞10)	中等易患因素(OR 2～9)
下肢骨折	膝关节镜手术
3 个月内因心力衰竭、心房颤动或心房扑动入院	自身免疫疾病
髋关节或膝关节置换术	输血
严重创伤	中心静脉置管
3 个月内发生过心肌梗死	化疗
既往 VTE	慢性心力衰竭或呼吸衰竭
脊髓损伤	应用促红细胞生成因子
弱易患因素(OR＜2)	激素替代治疗
卧床＞3d	体外受精
糖尿病	感染(尤其呼吸系统、泌尿系统感染或 HIV 感染)
高血压	炎症性肠道疾病
久坐不动(如长时间乘车或飞机旅行)	肿瘤
年龄增长	口服避孕药
腹腔镜手术(如腹腔镜下胆囊切除术)	卒中瘫痪
肥胖	产后
妊娠	浅静脉血栓
静脉曲张	遗传性血栓形成倾向

OR.odds ratio，相对危险度

【发病机制】

急性PE导致肺动脉管腔阻塞，血流减少或中断，引起不同程度的血流动力学和气体交换障碍。轻者几无任何症状，重者因肺血管阻力突然增加，肺动脉压升高，压力超负荷导致右心室衰竭，是PE死亡的主要原因。

1. *血流动力学改变* PE时血栓素A_2等物质释放，诱发肺血管收缩，加之栓子引起解剖学阻塞，导致肺循环阻力增加，肺动脉压升高。肺血管床面积减少25%～30%时肺动脉平均压轻度升高，肺血管床面积减少30%～40%时肺动脉平均压可达30 mmHg以上，右心室平均压可升高；肺血管床面积减少40%～50%时肺动脉平均压可达40 mmHg，右心室充盈压升高，心指数下降；肺血管床面积减少50%～70%可出现持续性肺动脉高压；肺血管床面积减少＞85%可导致猝死。

2. *右心功能* 肺血管阻力突然增高致右心室压力和容量增加、右心室扩张，影响了右心室的收缩性，右心室收缩时间延长；神经体液激活导致变力和变时刺激。上述代偿机制与体循环血管收缩共同增加了肺动脉压力，以增加阻塞肺血管床的血流，可以暂时稳定体循环血压。但这种即刻的代偿程度有限，未预适应的薄壁右心室无法产生40mmHg以上的压力以抵抗平均肺动脉压，最终发生右心功能不全。右心室壁张力增加使右冠状动脉相对供血不足，同时右心室心肌氧耗增多，可导致心肌缺血，进一步加重右心功能不全。

3. *心室间相互作用* 右心室收缩时间延长，室间隔在左心室舒张早期突向左侧，右束支传导阻滞可加重心室间不同步，引起左心室舒张早期充盈受损，加之右心功能不全导致左心回心血量减少，使心输出量降低，造成体循环低血压和血流动力学不稳定。

4. *呼吸功能* 心输出量的降低引起混合静脉血氧饱和度降低；阻塞血管和非阻塞血管毛细血管床的通气/血流比例失调，导致低氧血症；由于右心房与左心房之间压差倒转，1/3的患者卵圆孔重新开放，右向左分流，引起严重的低氧血症，并增加反常栓塞和卒中的风险。

【临床表现】

1. *症状* 缺乏特异性，症状表现取决于栓子的大小、数量、栓塞的部位及患者是否存在心、肺等器官的基础疾病，也可以完全没有症状，只是在诊断其他疾病或者尸检时意外发现。多数患者因呼吸困难、胸痛、先兆晕厥、晕厥和(或)咯血而被疑诊PE。

(1)胸痛：是PE常见症状，多因远端PE引起的胸膜刺激所致。中央型PE胸痛可表现为典型的心绞痛性质，多因右心室缺血所致，需与急性冠状动脉综合征(acute coronary syndrom，ACS)或主动脉夹层相鉴别。

(2)呼吸困难：中央型PE急剧而严重，而在小的外周型PE通常轻微而短暂。既往存在心衰或肺部疾病的患者，呼吸困难加重可能是PE的唯一症状。

(3)咯血：提示肺梗死，多在肺梗死后24h内发生，呈鲜红色，或数日内发生可为暗红色。

(4)晕厥：不常见，发生率为11%～20%，但无论是否存在血流动力学障碍均可发生，有时是急性PE的唯一或首发症状。

2. *体征* 主要是呼吸系统和循环系统体征，特别是呼吸频率增加(超过20/min)、心率加快(超过90/min)、血压下降及发绀。颈静脉充盈或异常搏动提示右心负荷增加；下肢静脉检查发现一侧大腿或小腿周径较对侧增加超过1 cm，或下肢静脉曲张，应高度怀疑VTE。其他呼吸系统体征有肺部听诊湿啰音及哮鸣音，胸腔积液等。肺动脉瓣区第2心音亢进或分裂，$P_2 > A_2$，三尖瓣区可闻及收缩期杂音。急性PE致急性右心负荷加重，可出现肝脏增大、肝颈静脉反流征和下肢水肿等右心衰竭的体征。

【辅助检查】

1. *动脉血气分析* 可表现为低氧血症、低碳酸血症、肺泡-动脉血氧梯度[P(A-a)O_2]增大及呼吸性碱中毒，部分患者结果可正常。以患者就诊时卧位、未吸氧、首次动脉血气分析结果为准。

2. *血浆 D-二聚体* 急性血栓形成时，凝血和纤溶同时激活，可引起血浆 D-二聚体的水平升高。许多其他情况下，如肿瘤、炎症、出血、创伤、外科手术等，D-二聚体水平也会升高，故阳性预测价值很低。因而 D-二聚体的阴性预测价值很高，小于 500μg/L 往往可以排除急性 PE 或 DVT。

3. *心电图* 严重 PE 患者，右心扩张，可表现为胸前导联 V_1～V_4 及肢体导联Ⅱ、Ⅲ、aVF 的 ST 段压低和 T 波倒置，V_1 呈 QR 型，Ⅰ导联 S 波加深、Ⅲ导联出现 Q/q 波及 T 波倒置即 $S_{Ⅰ}Q_{Ⅲ}T_{Ⅲ}$ 综合征(图 3-2)，不完全性或完全性右束支传导阻滞。

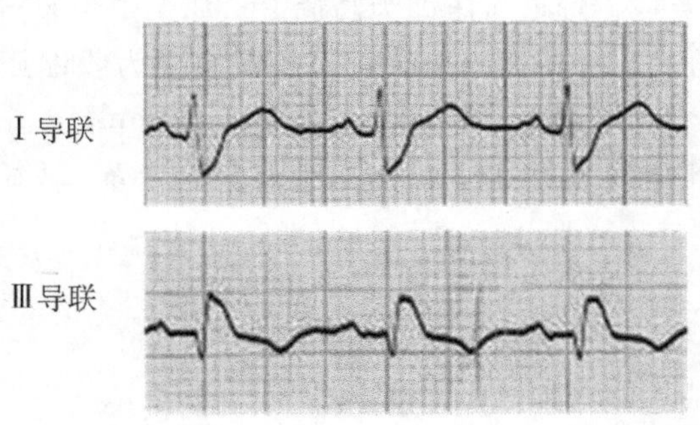

图 3-2 肺栓塞的心电图表现为 $S_{Ⅰ}Q_{Ⅲ}T_{Ⅲ}$ 征

4. *超声心动图* 直接征象为发现肺动脉近端或右心腔血栓，如同时患者临床表现疑似 PE，可明确诊断，但阳性率低。间接征象多是右心负荷过重的表现，如右心室壁局部运动幅度下降，右心室和(或)右心房扩大，三尖瓣反流速度增快以及室间隔左移运动异常，肺动脉干增宽等。

5. *胸部 X 线片* 肺动脉高压或肺梗死时，X 线片可出现肺缺血征象如肺纹理稀疏、纤细，肺动脉段突出或瘤样扩张，右下肺动脉干增宽或伴截断征，右心室扩大征。也可出现肺野局部浸润阴影、尖端指向肺门的楔形阴影、盘状肺不张、患侧膈肌抬高、少量胸腔积液、胸膜增厚粘连等。胸片缺乏特异性，但有助于鉴别其他原因所致的呼吸困难和胸痛。

6. *CT 肺动脉造影(CTPA)(图 3-3，图 3-4)* CT 肺动脉造影是诊断 PE 的重要无创检查技术，敏感性和特异性高。直接征象为肺动脉内低密度充盈缺损，部分或完全包围在不透光的血流之内的"轨道征"，或者呈完全充盈缺损，远端血管不显影；间接征象包括肺野楔形条带状的高密度区或盘状肺不张，中心肺动脉扩张及远端血管分布减少或消失等。其主要局限性是对亚段及以远肺动脉内血栓的敏感性较差。

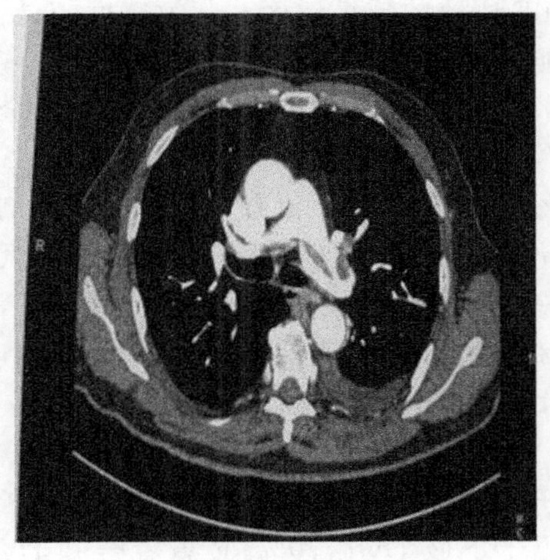

图 3-3 骑跨于左右肺动脉内血栓

7. *放射性核素肺通气灌注扫描* 典型征象是与通气显像不匹配的肺段分布灌注缺损。其诊断 PE 的敏感性为 92%，特异性为 87%，且不受肺动脉直径的影响，尤其在诊断亚段以远 PE 中具有特殊意义。但任何引起肺血流或通气受损的因素如肺部炎症、肺部肿瘤、慢性阻塞性肺疾病等均可造成局部通气血流失调，因此单凭此项检查可能造成误诊。

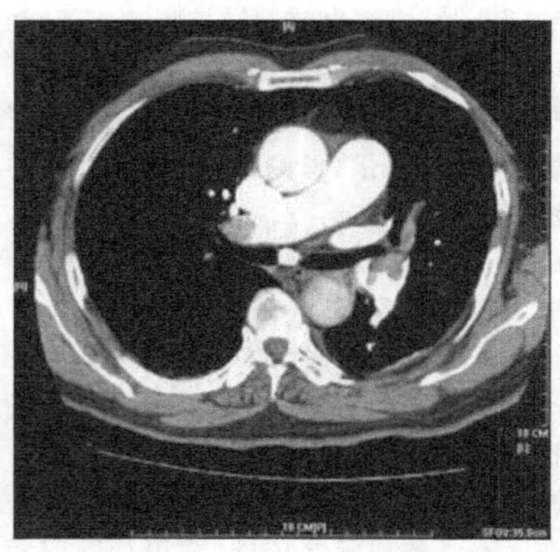

图 3-4 左肺动脉干内血栓向舌叶延伸

8. *磁共振肺动脉造影*(MRPA) 在单次屏气 20s 内完成 MRPA 扫描,可确保肺动脉内较高信号强度,直接显示肺动脉内栓子及 PE 所致的低灌注区。其敏感度较低,尚不能作为单独的检查用于排除 PE。

9. *肺动脉造影* 是诊断 PE 的"金标准",其敏感性为 98%,特异性为 95%~98%。PE 的直接征象有肺动脉内造影剂充盈缺损,伴或不伴"轨道征"的血流阻断;间接征象有肺动脉造影剂流动缓慢,局部低灌注,静脉回流延迟,在其他检查难以肯定诊断时,如无禁忌证,可进行造影检查。

10. *下肢深静脉检查* PE 和 DVT 为 VTE 的不同临床表现形式,90%PE 患者栓子来源于下肢 DVT,70%PE 患者合并 DVT。因此,对怀疑 PE 患者应常规超声检测有无 DVT 形成。

【诊断与鉴别诊断】

PE 不仅临床表现不特异,常规检查也缺乏特异性。对怀疑急性 PE 的患者采取"三步走"策略,首先进行临床可能性评估,再进行初始危险分层,然后逐级选择检查手段以明确诊断。

1. *临床可能性评估* 常用评估标准为加拿大 Wells 评分(表 3-3)。

表 3-3 Wells 评分

Wells	原始版	简化版
既往 PE 或 DVT 病史	1.5	1
心率≥100/min	1.5	1
过去 4 周内有手术或制动史	1.5	1
咯血	1	1
肿瘤活动期	1	1
DVT 临床表现	3	1
其他鉴别诊断的可能性低于 PE	3	1
临床概率		
三分类法(简化版不推荐三分类法)		
低	0~1	
中	2~6	
高	≥7	
两分类法		
PE 可能性小	0~4	0~1
PE 可能	≥5	≥2

2. *初始危险分层*(图 3-5) 根据患者当前的临床状态对急性 PE 的严重程度进行初始危险分层以评估 PE 的早期死亡风险(包括住院死亡率或 30d 死亡率)。只要存在休克或持续低血压即为高危 PE,如无则为非高危 PE。休克或持续低血压的定义为收缩压<90mmHg,或收缩压下降≥ 40mmHg 并持续 15min 以上,排除新发心律失常、血容

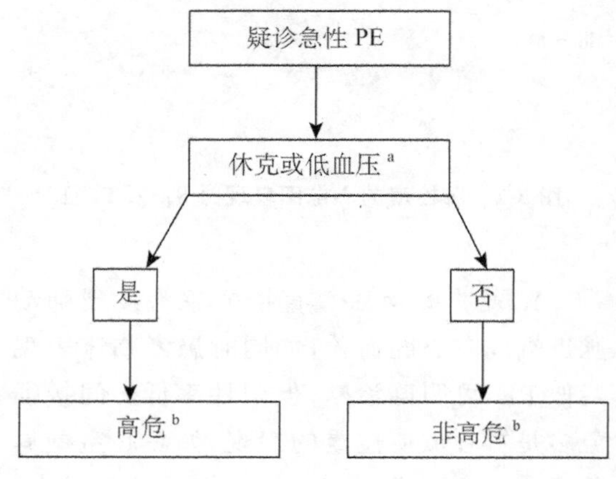

图 3-5 急性肺栓塞初始危险分层

a.排除新发心律失常、血容量下降、脓毒血症后,收缩压<90mmHg,或收缩压下降≥40mmHg 并持续 15min 以上;b.基于住院或 30d 死亡率

量下降、脓毒血症。

(1)伴休克或低血压的可疑 PE(图 3-6)：临床可能性评估分值很高，属可疑高危 PE，随时危及生命，首选 CTPA 明确诊断，鉴别诊断包括急性血管功能障碍、心包填塞、ACS 和主动脉夹层。如患者和医院条件所限无法行 CTPA，首选床旁超声心动图，以发现急性肺动脉高压和右心室功能障碍的证据。如病情不稳定不能行 CTPA，超声证实右心室功能障碍足以立即启动再灌注治疗，无须进一步检查。患者一旦病情得到稳定，应行 CTPA 最终明确诊断。对于疑诊 ACS 直接送往导管室的不稳定患者，在排除 ACS 后，如考虑 PE 可能，可行肺动脉造影。

(2)不伴休克或低血压的可疑 PE(图 3-7)：首先进行临床可能性评估，对于临床概率为低、中或 PE 可能性小的患者，进行血浆 D-二聚体检测，如正常，可排除 PE；临床概率为中患者，如 D-二聚体阴性，需进一步检查；临床概率为高的患者，需行 CTPA 明确诊断。

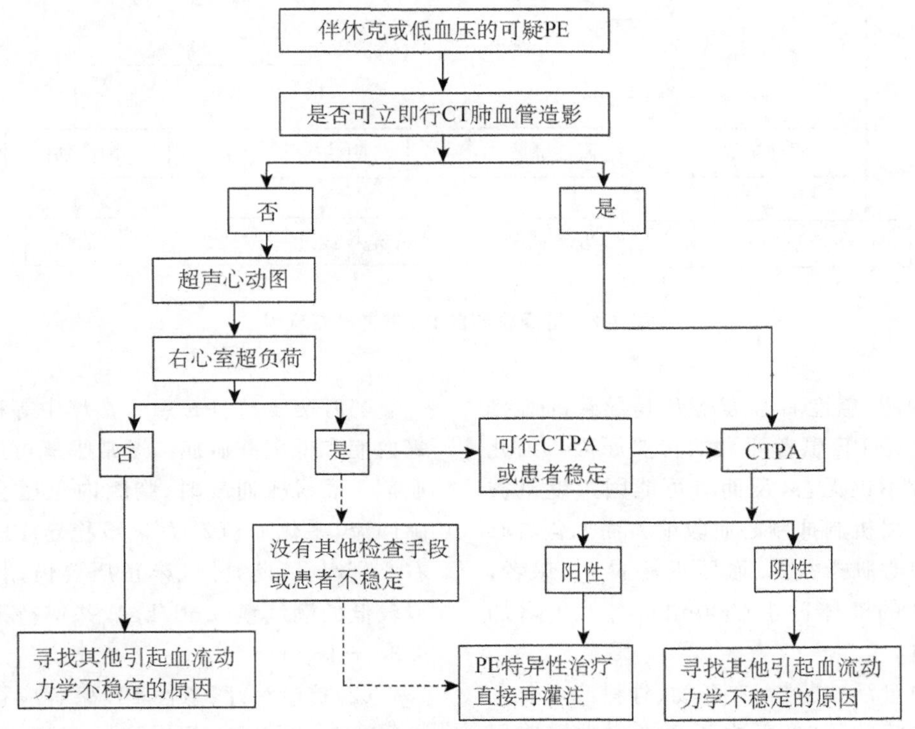

图 3-6　可疑高危 PE 患者诊断流程

【急诊处理】

1. *危险度分层*　首先根据是否出现休克或者持续性低血压对疑诊或确诊 PE 进行初始危险度分层，如患者出现休克或低血压，应视为高危患者，立即进入紧急诊断流程(图 3-5)，一旦确诊 PE，迅速启动再灌注治疗。

不伴休克或低血压为非高危患者，应用肺栓塞严重指数(pulmonary embolism severity index，PESI)，以区分中危和低危患者。对中危患者，超声心动图或 CT 血管造影证实右心室功能障碍，同时伴有肌钙蛋白升高者为中高危，予以严密监测，如发现血流动力学失代偿，立即启动补救性再灌注治疗。

2. *急性期治疗*

(1)支持治疗

1)常规处理：绝对卧床休息 2～3 周，保持排便通畅，避免用力，以防血栓脱落，密切监测呼吸、血压、心率、血气及心电图等变化。

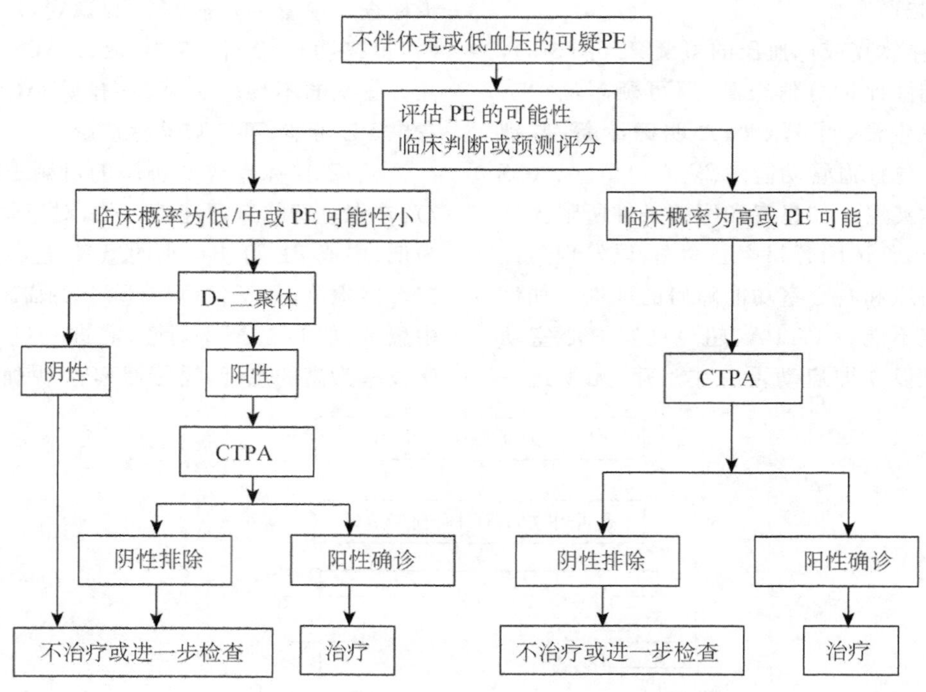

图 3-7 可疑非高危 PE 患者诊断流程

2)输液:急性右心衰竭及其导致的心排血量不足是 PE 患者死亡的首要原因。因此积极扩容不仅无益,反而有可能因过度机械牵张或反射机制抑制心肌收缩力而恶化右心功能。对心脏指数低、血压正常的 PE 患者,给予适度的液体冲击(500ml),有助于增加心输出量。

3)血管活性药物:在药物、外科或者介入再灌注治疗的同时,低血压患者通常需使用升压药。去甲肾上腺素通过直接正性肌力作用能改善右心室功能,同时通过刺激外周血管 α 受体升高体循环血压,也能改善右心室冠状动脉灌注。多巴酚丁胺和(或)多巴胺对心脏指数低、血压正常的 PE 患者有益,肾上腺素兼具去甲肾上腺素和多巴酚丁胺的优点,而无体循环扩血管效应,可能对 PE 伴休克患者有益。血管扩张药降低肺动脉压力的同时可致体循环血压进一步降低,缺乏肺血管特异性,故慎用。

4)呼吸支持:PE 患者常伴中等程度的低氧血症和低碳酸血症。通常吸氧可逆转低氧血症。需机械通气时,胸腔内正压会减少静脉回流,恶化血流动力学不稳定 PE 患者的右心衰竭,因此,呼气末正压要慎用,同时予以较低的潮气量(6ml/kg),并保持平台压力 $<30cmH_2O$。

(2)抗凝治疗:急性 PE 患者应积极给予抗凝治疗,目的在于预防早期死亡和 VTE 复发。对于高或中等临床可能性 PE 患者,在等待诊断结果的同时应给予肠外抗凝剂。肠外抗凝剂如普通肝素、低分子量肝素或磺达肝癸钠均有即刻抗凝作用。初始抗凝治疗,低分子量肝素和磺达肝癸钠优于普通肝素,发生大出血和肝素诱导血小板减少症(heparin-induced thrombocytopenia, HIT)的风险也低。而普通肝素具有半衰期短、抗凝效应容易监测、可迅速被鱼精蛋白中和的优点,用于拟直接再灌注的患者。

1)普通肝素:首先给予负荷剂量 2000～5000U 或按 80U/kg 静脉注射,继之以 18U/(kg · h)持续静脉滴注。抗凝必须充分,否则将严重影响疗效,导致血栓复发率明显增高。在初始 24h 内需每 4～6 小时测定活化的部分凝血活酶时间(APTT) 1 次,并根据 APTT 调整普通肝素的剂量(表 3-4),每次调整剂量后 3h 再测定 APTT,使 APTT 尽快达到并维持于正常值的 1.5～2.5 倍。治疗达到稳定水平后,改为每日测定 APTT 1 次。应用普通肝素可能会引起 HIT,在使用普通肝素的第 3～5 日必须复查血小板计数。若需较长时间使用普通肝素,应在第 7～10 日和 14 日复查血小板计数,普通肝素使用 2 周后则较少出现 HIT。若患者出现血小板计数迅速或持续降低超过 50%,或血小板计数小于 100×10^9/L,应立即停用普通肝素,一般停用 10d 内血小板数量开始逐渐恢复。

表 3-4　根据 APTT 调整普通肝素剂量的方法

APTT	普通肝素调整剂量
＜35s(＜1.2 倍正常对照值)	静脉注射 80U/kg,然后静脉滴注剂量增加 4U/(kg · h)
35～45s(1.2～1.5 倍正常对照值)	静脉注射 40U/kg,然后静脉滴注剂量增加 2U/(kg · h)
46～70s(1.5～2.3 倍正常对照值)	无须调整剂量
71～90s(2.3～3.0 倍正常对照值)	静脉滴注剂量减少 2U/(kg · h)
＞90s(＞3 倍正常对照值)	停药 1h,然后静脉滴注剂量减少 3U/(kg · h)

2)低分子量肝素:所有低分子量肝素均应按照体重给药。一般不需常规监测,但在妊娠期间需定期监测抗Ⅹa 因子活性。抗Ⅹa因子活性的峰值应在最近一次注射后 4h 测定,谷值则应在下一次注射前测定,每日给药 2 次的抗Ⅹa 因子活性目标范围为 0.6～1.0U/ml,每日给药 1 次的目标范围为1.0～2.0U/ml。

3)磺达肝癸钠:是选择性Ⅹa 因子抑制药,2.5mg 皮下注射,每天 1 次,无须监测,但由于其消除随体重减轻而降低,对体重＜50kg 的患者慎用。严重肾功能不全的患者禁用。

4)华法林:华法林是一种维生素 K 拮抗药,它通过抑制依赖维生素 K 凝血因子(Ⅱ、Ⅶ、Ⅸ、Ⅹ)的合成而发挥抗凝作用。初始剂量为 1～3 mg,某些患者如老年、肝功能受损、慢性心力衰竭和出血高风险患者,初始剂量还可适当降低。为达到快速抗凝目的,华法林应与普通肝素、低分子量肝素或磺达肝癸钠重叠应用 5d 以上,当 INR 达到目标范围(2.0～3.0)并持续 2d 以上时,停用普通肝素、低分子量肝素或磺达肝癸钠。

5)新型口服抗凝药:近年来大规模临床试验为非维生素 K 依赖的新型口服抗凝药(non-Vitamin K-dependent new oral anticoagulants,NOACs)用于 PE 或 VTE 急性期治疗提供了证据,包括达比加群、利伐沙班、阿哌沙班和依度沙班,为直接凝血酶抑制药或Ⅹa 因子抑制药。

(3)溶栓治疗:肺组织氧供丰富,有肺动静脉、支气管动静脉、肺泡内换气三重氧供,因此肺梗死的发生率低,即使发生也相对比较轻。PE 溶栓治疗的目的主要是尽早溶解血栓疏通血管,减轻血管内皮损伤,提高患者早期生存率,降低复发率,降低慢性血栓栓塞性肺高压的发生危险。因此,在急性 PE 起病 48h 内即开始行溶栓治疗,能够取得最大的疗效,但对于那些有症状的急性 PE 患者在 6～14d 内行溶栓治疗仍有一定作用。

1)临床常用溶栓药物及用法

尿激酶:负荷量 4400U/kg,静脉注射

10min，随后以 2200U/(kg·h)持续静脉滴注 12h；或尿激酶 2h 溶栓方案：按 2 万 U/kg 剂量，持续静脉滴注 2h。

rt-PA：50～100 mg 持续静脉滴注 2h，体重＜65kg 的患者给药总剂量不应超过 1.5mg/kg。

2)禁忌证：对于危及生命的高危 PE 患者，大多数禁忌证应视为相对禁忌证。

绝对禁忌证：出血性卒中；6 个月内缺血性卒中；中枢神经系统损伤或肿瘤；近 3 周内重大外伤、手术或者头部损伤；1 个月内消化道出血；已知的出血高风险患者。

相对禁忌证：6 个月内短暂性脑缺血(transient ischemic attack，TIA)发作；口服抗凝药应用；妊娠或分娩后 1 周；不能压迫止血部位的血管穿刺；近期曾行心肺复苏；难于控制的高血压(收缩压＞180mmHg)；严重肝功能不全；感染性心内膜炎；活动性溃疡。

3)溶栓治疗过程中注意事项：①溶栓前应行常规检查。血常规、血型、APTT、肝肾功能、动脉血气、超声心动图、胸片、心电图等作为基线资料，用以与溶栓后资料作对比以判断溶栓疗效。②备血，并向家属交代病情，签署知情同意书。③使用尿激酶溶栓期间勿同时使用普通肝素，rt-PA 溶栓时是否停用普通肝素无特殊要求，输注过程中可继续应用。④使用 rt-PA 溶栓时，可在第 1 小时内泵入 50 mg 观察有无不良反应，如无则在第 2 小时内序贯泵入另外 50 mg。在溶栓开始后每 30 分钟做一次心电图，复查动脉血气，严密观察患者的生命体征。⑤溶栓治疗结束后，应每 2～4 小时测定 APTT，当其水平低于基线值的 2 倍(或＜80s)时，开始规范的肝素治疗。

(4)外科血栓清除术：血栓清除术治疗高危 PE、选择性的中高危 PE，尤其对于溶栓禁忌或失败的患者。在血流动力学崩溃前，多学科迅速干预并实施个体化血栓清除术，可使围术期的死亡率降低至 6%或更低。术前溶栓增加了出血风险，但不是外科血栓清除术的绝对禁忌证。

(5)经皮导管介入治疗：介入治疗可去除肺动脉及主要分支内的血栓，促进右心室功能恢复，改善症状和存活率。对于有溶栓绝对禁忌证的患者，介入方法包括：①猪尾导管或球囊导管进行血栓碎裂；②液压导管装置进行血栓流变溶解；③抽吸导管进行血栓抽吸；④血栓旋切。对于没有溶栓禁忌证的患者，可同时经导管溶栓或者机械捣栓基础上药物溶栓。

(6)静脉滤器：PE 患者不常规置入下腔静脉滤器。仅在有抗凝药物绝对禁忌证及接受足够强度抗凝治疗后复发的 PE 患者，可以选择静脉滤器置入。静脉滤器置入可以减少 PE 急性期病死率，但增加 VTE 复发风险。

3. 抗凝治疗时程　抗凝治疗是为了预防 VTE 复发。无诱因 PE 患者的复发风险高于诱发型 PE，但无论有无诱发因素，均应接受至少 3 个月的口服抗凝治疗。高复发风险：①既往有 1 次以上的 VTE 发作；②抗磷脂抗体综合征；③遗传性血栓形成倾向；④近端静脉残余血栓；⑤出院时超声心动图检查存在持续性右心室功能障碍。对于首次发作的无诱因 PE 且出血风险低者和复发的无诱因 DVT 或 PE 患者，可考虑长期抗凝治疗。长期抗凝并非终身抗凝，仅指抗凝治疗时程不限于急性发作后 3 个月，对于这些患者，需定期评估，根据复发和出血风险，决定是否停用抗凝治疗。活动期肿瘤是 VTE 复发的重要危险因素，只要肿瘤仍处于活动期则长期给予低分子量肝素或 VKA 治疗。

4. 慢性血栓栓塞性肺高压　慢性血栓栓塞性肺高压(chronic thromboembolic pulmonary hypertension，CTEPH)是以呼吸困难、乏力、活动耐力减低为主要表现的一组综合征，是急性 PE 的远期并发症。

(1)CTEPH 的诊断(图 3-8):需满足以下两个条件:①肺动脉平均压≥25mmHg,肺小动脉楔压≤15mmHg;②肺灌注扫描至少 1 个肺段灌注缺损,或肺动脉 CT 成像或肺动脉造影发现肺动脉闭塞。肺动脉造影是明确肺血管解剖结构的“金标准”,可判断是否存在慢性血栓栓塞、栓塞位置及外科手术可行性,并排除其他诊断。

(2)CTEPH 的治疗(图 3-9):肺动脉血栓内膜剥脱术仍是 CTEPH 首选治疗方法,

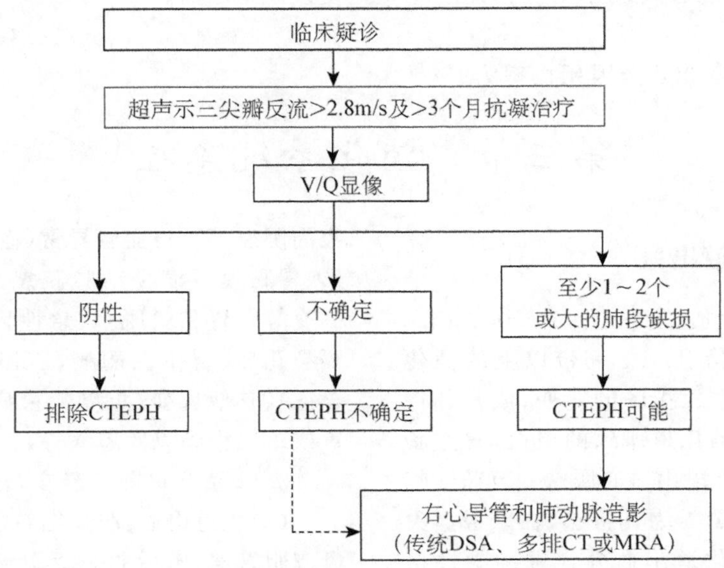

图 3-8　慢性血栓栓塞性肺高压诊断流程

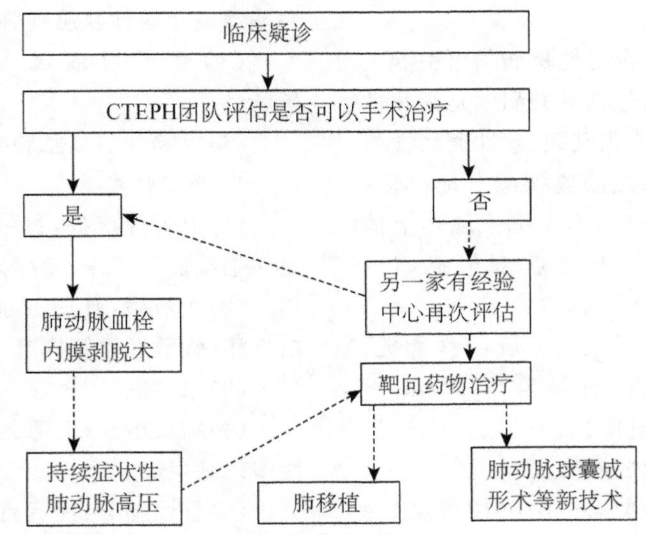

图 3-9　慢性血栓栓塞性肺高压治疗流程

可使大部分患者症状缓解，血流动力学接近正常。内科治疗包括抗凝、利尿和吸氧。无论是否行肺动脉内膜剥脱术，均需终生抗凝。对于不能手术、术后持续存在或复发的CTEPH，可使用鸟苷酸环化酶激动药 Riociguat 或其他已批准的肺高压靶向药物治疗。

【预后】

PE/VTE 患者 30d 全因死亡率为9%～11%，3 个月全因死亡率为 8.6%～17%。VTE 存在复发的风险。复发率在前 2 周最高，随后逐渐下降，活动期肿瘤和抗凝剂未快速达标是复发风险增高的独立预测因素。抗凝治疗期间或停药后 D-二聚体水平升高者复发风险增高。

（赵士兵　何先弟）

第三节　消化系统急症

一、上消化道出血

上消化道出血（upper gastrointestinal hemorrhage），是指 Treitz 韧带以上的消化道包括食管、胃、十二指肠的病变，或其邻近脏器病变累及上消化道所致的出血，胃空肠吻合术后的空肠上段出血亦属这一范畴。临床以呕血和（或）黑粪为其特点，临床根据失血量与速度将消化道出血分为慢性隐性出血、慢性显性出血和急性出血。急性大量出血多伴有血容量减少引起的急性周围循环衰竭，病死率约占 10%，是临床常见急症。

【病因】

上消化道疾病及全身性疾病均可引起上消化道出血。临床上最常见的病因是消化性溃疡、食管胃底静脉曲张破裂、急性糜烂性胃炎和胃癌。食管贲门黏膜撕裂综合征（Mallory-Weiss syndrome）亦不少见。现将上消化道出血的病因按消化道解剖位置归纳如下。

1. 食管疾病　食管炎（反流性食管炎、食管憩室炎）、食管癌、食管溃疡、Mallory-Weiss 综合征、异物损伤、放射性食管炎、强酸及强碱引起的化学性损伤。

2. 胃、十二指肠疾病　消化性溃疡（含残胃溃疡、吻合口溃疡）、急性糜烂性炎（胃炎、残胃炎、十二指肠炎、十二指肠憩室炎）、肿瘤（胃癌、残胃癌、间质瘤、息肉、淋巴瘤、壶腹周围癌等）、胃血管异常（血管瘤、动静脉畸形、胃黏膜下横径动脉破裂，又称 Dieulafoy 病变等）、胃黏膜脱垂、急性胃扩张、胃扭转、膈裂孔疝、胃蛋白酶瘤（Zollinger-Ellison 综合征）、其他病变（重度钩虫病、胃血吸虫病、胃或十二指肠克罗恩病等）。

3. 上消化道邻近器官或组织的病变

（1）胆道出血：胆道结石、胆道蛔虫病、胆囊或胆管癌、术后胆总管引流管引起的胆道受压坏死、胆道炎症、肝癌、肝脓肿或肝血管瘤破入胆道，肝外伤等。

（2）胰腺疾病累及十二指肠：胰腺癌、急性胰腺炎及假性胰腺囊肿溃破。

（3）主动脉瘤破入食管、胃或十二指肠。

（4）纵隔肿瘤或脓肿破入食管。

4. 全身性疾病

（1）血管性疾病：过敏性紫癜、遗传性出血性毛细血管扩张、动脉粥样硬化等。

（2）血液病：血友病、血小板减少性紫癜、白血病、弥散性血管内凝血等。

（3）尿毒症。

（4）结缔组织病：系统性红斑狼疮、结节性多动脉炎等。

（5）急性感染：流行性出血热、钩端螺旋体病等。

（6）应激性胃黏膜损伤：应激状态下产生的急性糜烂出血性胃炎及溃疡形成称为应激

相关性胃黏膜损伤，可发生出血。

5. 其他

(1)胃肠吻合术后的空肠溃疡和吻合口溃疡。

(2)门静脉高压引起的食管胃底静脉曲张破裂或门脉高压性胃病。

【临床表现】

上消化道出血的临床表现主要取决于出血量及出血速度。

1. 呕血与黑粪　是上消化道出血的特征性表现。呕血必有黑粪，黑粪未必有呕血。出血部位在幽门以上者常伴有呕血，若出血量少，速度慢亦可无呕血。出血部位在幽门以下者可只表现为黑粪，但若出血量大，速度快，可反流入胃腔引起恶心、呕血。呕血多呈咖啡渣样，如出血量大，未经胃酸充分混合即呕出，则为鲜红或有血块。黑粪呈柏油样，黏稠而发亮，如出血量大，速度快，往往排出紫红色便。出血后若无呕血，血液排至肠道而有便意，于排便或排便后起立时晕倒，有时是上消化道出血的首发症状。

2. 失血性周围循环衰竭　消化道出血因失血量过大，速度过快，出血不止可致急性周围循环衰竭。一般表现为头晕，心慌，乏力，口渴，肢体冷感，心率加快，血压偏低等。严重者呈休克状态，表现为烦躁不安，神志不清，面色苍白，四肢湿冷，口唇发绀，呼吸急促等。休克未改善时尿量减少。

3. 贫血和血象变化　较严重的消化道出血可出现贫血相关临床表现，如：疲乏困倦、软弱无力、活动后气促、心悸、头晕眼花、皮肤黏膜及甲床苍白等。急性大量出血后早期因周围血管收缩与红细胞重新分布等生理调节，血红蛋白浓度、红细胞和血细胞比容可无明显变化。此后，大量组织液渗入血管内以补充失去的血浆容量，使血液稀释，3～4h后才出现贫血。

急性出血患者为正细胞正色素性贫血，慢性出血呈小细胞低色素性贫血。出血24h内网织红细胞即见升高，至出血后4～7d可高达5%～15%，以后逐渐降至正常。如出血未止，网织红细胞可持续升高。

4. 氮质血症　上消化道出血后，由于大量血液蛋白质的消化产物在肠道被吸收，以致血中氮质升高，称为肠源性氮质血症。多于出血后数小时开始升高，24～48h可达高峰，大多不超过14.3mmol/L，3～4d后降至正常。也可为肾性及肾前性氮质血症。肾前性氮质血症是由于失血性周围循环衰竭致肾血流量暂时性减少，肾小球滤过率和肾排泄功能降低，以致氮质潴留。纠正低血压、休克后，血中尿素氮可迅速降至正常。严重而持久的休克可造成肾小管坏死(急性肾衰竭)，或失血加重了原有肾病的肾脏损害，临床上可出现尿少或无尿，致肾性氮质血症。

5. 发热　大量出血后，多数患者在24h内出现低热，持续数日至1周。原因可能为血容量减少、贫血、周围循环衰竭、血分解蛋白的吸收等因素导致体温调节中枢的功能障碍。但应注意排除其他因素，如并发肺炎等。

【辅助检查】

1. 紧急胃镜检查　是目前诊断上消化道出血病因的首选检查方法，诊断正确率为80%～94%。出血后24～48h做胃镜检查，称急诊胃镜检查，胃黏膜柱状上皮每1～3d更新1次，延迟检查时间将降低胃黏膜浅小病变的诊断阳性率。紧急胃镜检查不但可以了解出血的部位和病因，还可了解出血的形式(喷血、渗血或溢血)，出血是否停止，预测再出血的危险性(溃疡底部有小动脉突出者再出血率达56%～100%)和进行内镜下止血治疗。紧急胃镜检查的适应证与禁忌证同普通胃镜检查，食管静脉曲张并非检查禁忌。

2. 选择性动脉造影　选择性血管造影对急性、慢性或复发性消化道出血的诊断及治疗具有重要作用。根据脏器的不同可选择腹腔干、肠系膜动脉、门静脉造影。可显示出血量>0.5ml/min的活动性出血。对胃镜检查未能确诊的活动性出血，阳性率为75%～90%。尤其对动脉血管破裂出血者有独特的诊断价值。动脉造影除有诊断价值外，还可通过造影管进行灌注药物或栓塞物止血。

3. X线钡剂造影　仅适用于出血已停止和病情稳定的患者，其对急性消化道出血病因诊断的阳性率不高。尤适用于患者有胃镜检查禁忌证或不愿进行胃镜检查者，对经胃镜检查原因不明，怀疑病变在十二指肠降部以下小肠段有特殊诊断价值。

4. 其他　放射性核素^{99m}Tc，吞棉线试验和小肠镜检查等主要适用于不明原因的小肠出血。放射性核素显像检查法可发现0.05～0.12ml/min活动性出血的部位，创伤小，可起到初步的定位作用。

【诊断与鉴别诊断】

对任何一个上消化道出血的患者，临床医师需要做的工作是：①确认为上消化道出血；②尽可能及时做出出血的病因和定位诊断；③估计出血严重程度；④判断出血是否停止及止血后再出血的可能性。

1. 确认为上消化道出血　根据呕血，黑粪及失血性周围循环衰竭的临床表现，呕吐物及大便隐血试验呈强阳性，血红蛋白浓度、红细胞计数及血细胞比容下降的证据，可以做出上消化道出血的诊断，但需要与以下疾病鉴别：

(1)呕血和咯血的鉴别：咯血与呕血鉴别见第2章“五、咯血”。

(2)排除口、鼻、咽喉部出血：与鼻咽癌、鼻出血、拔牙、扁桃体切除而咽下血液相区别。

(3)除外进食引起的黑粪：如口服动物血、铋剂和铁剂等药物。询问病史可鉴别。

(4)与下消化道出血鉴别：呕血提示上消化道出血，黑粪多来自于上消化道出血，血便大多来自于下消化道出血。上消化道短时间内大量出血亦可表现为暗红色或鲜红色血便，常难与下消化道出血鉴别；下消化道出血速度慢，在肠腔内停留时间长亦可表现为黑粪，应于病情稳定后行胃镜检查以鉴别。

2. 病因诊断　呕血与黑粪是由于众多原因所致，因此根据病史、体格检查及各项特殊检查明确引起呕血与黑粪的病因。胃、十二指肠溃疡多见于中青年有慢性反复上腹疼痛病史者。但也有些溃疡患者无腹痛史，而以呕血黑粪为首发症状。对有病毒性肝炎或慢性乙醇中毒史且有肝硬化体征者，应考虑胃底食管静脉曲张破裂出血。剧烈呕吐后的上消化道出血，应考虑贲门黏膜撕裂征。近期出现上腹痛、消瘦、食欲缺乏的中老年患者应考虑胃癌。服用NSAIDs或肾上腺皮质激素类药物史或处于应激状态(如严重创伤、烧伤、手术、败血症等)者伴有呕血应考虑并发急性胃黏膜损伤。

3. 估计出血程度和判断周围循环衰竭状态　成人每日消化道出血＞5～10ml时，粪隐血试验可呈阳性；每日出血量50～100ml可出现黑粪；胃内积血量达250～300ml时可引起呕血。1次出血量超过400～500ml，可出现全身症状，如乏力、头晕、心悸。短时间内出血量超过1000ml，可出现周围循环衰竭表现。

对上消化道出血量的估计，主要根据血容量减少所致周围循环衰竭的临床表现，及血压、脉搏的动态观察(表3-5)。

4. 判断出血是否停止　下列情况应考虑继续出血或再出血。

(1) 反复呕血，或黑粪次数增加，粪质稀薄，甚至转为暗红色伴有肠鸣音亢进。

(2)经补充足够血容量，周围循环衰竭表现未见明显好转，或一度好转后又恶化。

(3)经快速补液输血，中心静脉压仍不稳定，或停止输血后已经稳定的中心静脉压又下降。

(4)留置胃管不断有血液被吸出，或紧急内镜检查见出血灶正在出血。

(5)补液与尿量足够的情况下，血尿素氮

表 3-5　上消化道出血的程度

程度	失血量	血压	脉搏	血红蛋白	症状
轻度	全身总血量 10%～15%	基本正常	正常	无变化	可能兴奋，紧张，头晕
中度	全身总血量 20%	下降	100/min	70～100g/L	一时性头晕，口渴，心悸，少尿，脉压小
重度	全身总血量 30%以上	<10.6kPa	>120/min	<70g/L	心悸，冷汗，四肢厥冷，尿少，神志恍惚

持续或再次增高。

(6)血红蛋白浓度，红细胞计数与血细胞比容继续下降，网织红细胞计数持续增高。

【急诊处理】

1. 一般急救措施　患者应卧床休息，严密监测生命体征，如神志、血压、脉搏、尿量。定期复查血红蛋白浓度、红细胞计数、血细胞比容与血尿素氮。观察呕血量和黑粪量。保持呼吸道通畅，避免呕血时引起窒息。最好能建立一条深静脉通路，以便能进行补液及中心静脉压监测。非食管胃底静脉曲张破裂少量出血者可进流质饮食，食管胃底静脉曲张破裂出血者应暂禁食，慎用镇静药。

2. 补充血容量　及时补充和维持血容量，改善周围循环，防止微循环障碍引起脏器功能障碍。输液开始宜快，可用生理盐水、林格液、右旋糖酐或其他血浆代用品，必要时可输入同型全血或给予成分输血。下列情况为紧急输血指征：①改变体位出现晕厥，血压下降和心率加快；②失血性休克；③血红蛋白低于 70g/L 或血细胞比容低于 25%。但应注意避免输血输液量过多而引起急性肺水肿。

3. 止血措施

(1)非食管静脉曲张破裂出血

1)胃内降温：通过胃管以 6～8℃生理盐水灌胃，每次 500ml，并反复 4～6 次，可使血管收缩，不但有止血作用，且利于紧急胃镜检查。

2)抑制胃酸分泌药：血小板聚集及血浆凝血功能所诱导的止血作用需在 pH>6.0 时才能有效发挥，新形成的凝血块在 pH<5.0 的胃液中会迅速被消化。抑制胃酸分泌，提高胃内 pH 理论上能有止血效果，但实际临床效果至今尚无明确定论。抑制胃酸分泌的药物包括 H_2受体拮抗药和质子泵抑制药。常用 H_2受体拮抗药有西咪替丁 200～400mg，每 6 小时 1 次静脉滴注；雷尼替丁 150mg，每天 2 次静脉滴注，或 50mg，每 6 小时静脉滴注 1 次。质子泵抑制药有奥美拉唑(洛赛克)，一般用量为 40～80mg，每天 1 次，静脉注射，必要时可用更大剂量，该药抑制胃酸分泌的作用明显优于 H_2 受体拮抗药，其作用时间长短与剂量大小有关。

3)口服止血药：去甲肾上腺素 8mg 加入生理盐水或冷开水 100ml 内缓慢口服或经胃管注入，每 2～4 小时 1 次，可使局部血管收缩而止血。凝血酶能使纤维蛋白原转变为纤维蛋白，从而促进血液凝固。用凝血酶 1 万～2 万 U(溶于 50ml 磷酸缓冲液或牛奶中)，每4～8 小时 1 次。

4)生长抑素和奥曲肽：适用于各种病因(含门静脉高压导致食管胃底静脉曲张破裂出血)的上消化道出血。14 肽天然生长抑素和 8 肽生长抑素同类物奥曲肽用法及剂量与食管胃底静脉曲张出血相同。

5)内镜下止血：①局部喷洒去甲肾上腺素、凝血酶、5%～10%孟氏液、中药等。适用于渗血,如出血性胃炎、门静脉高压性胃病、溃疡或肿瘤渗血等,方法简便,无损伤之虑,有效率达80%以上。②内镜下局部注射高渗盐水肾上腺素混合液。③激光止血,文献报道止血成功率80%～99%。④高频电凝止血,为最常用的止血方法,各种内镜下可见的出血均可使用,如息肉电凝、电切,内镜下肿瘤切除,内镜下十二指肠乳头括约肌切开术(endoscopic sphincterotomy,EST)中发生出血,可及时采用电凝止血。不适用于胃癌及广泛的糜烂渗血。⑤微波止血,医学领域用的微波频率为(2450±50)MHz。微波产生的电场变化使水分子急速旋转,产生热能,热能使组织凝固而达止血。止血总有效率90%以上,活动性动脉出血止血率100%,止血后再出血发生率21%。⑥金属钛夹:适用于Mallory-Weiss出血、Dieulafoy病、溃疡边缘出血和溃疡基底裸露的血管出血、息肉电凝电切后基底部出血、EST切缘出血。溃疡基底及肿瘤出血效果差,因组织脆弱而难以钳夹。⑦热凝探头。⑧氩电刀(argon beam coagulator)。利用氩气在高频高压电流作用下,被电离后所形成的氩气离子具有极好的导电性,而将电能均匀地导到出血创面,而起止血效应。主要用于表面的渗血,如较局限的出血性胃炎和门静脉高压性胃病,动-静脉畸形出血等。

6)手术治疗:不同病因所致呕血、黑粪其手术指征和方法是不一样的。对出血后迅速出现休克或反复呕血,6～8h输血在600ml以上,而血压、脉搏及全身情况仍不稳定者以及出血停止72h内再出血者,应考虑急诊手术治疗。

7)介入治疗:少数严重上消化道大出血患者,既无法进行内镜治疗,又不能耐受手术治疗,可考虑行选择性肠系膜动脉造影寻找出血灶并进行血管栓塞治疗。

(2)食管静脉曲张破裂出血

1)药物止血:①血管加压素(Vasopressin),为常用药物,作用机制是通过对内脏血管的收缩作用,减少门静脉血流量,降低门静脉及其侧支循环的压力,从而控制食管、胃底静脉曲张出血。以垂体后叶素应用最为普遍,剂量为0.2～0.4U/min,止血后每12小时减0.1U/min。可降低门静脉压力8.5%,止血成功率50%～70%,但出血复发率高。常见不良反应有腹痛、血压升高、心律失常、心绞痛,严重者可发生心肌梗死。可与硝酸甘油联合使用,以减少血管加压素引起的不良反应,同时硝酸甘油还有协同降低门静脉压力的作用。有冠状动脉粥样硬化性心脏病者禁忌使用血管加压素。②生长抑素及其衍生物,作用机制尚未完全阐明,研究证明可明显减少内脏血流量,并见奇静脉血流量明显减少,后者是食管静脉血流量的标志。该类药物止血效果肯定,因不伴全身血流动力学改变,短期使用几乎无不良反应。14肽天然生长抑素半衰期较短,仅数分钟。用法为:先静脉推注250μg,以后以250μg/h连续静脉滴注维持。人工合成的奥曲肽是8肽生长抑素,半衰期1.5～2h,能减少门静脉主干血流量25%～35%,降低门静脉压力12.5%～16.7%,又可同时使内脏血管收缩及抑制胃蛋白酶和胃酸的分泌。其止血成功率为70%～87%。用法:先静脉缓慢推注100μg,继而25μg/h静脉滴注维持。

2)气囊压迫止血:现仍采用三腔二囊管,经患者鼻或口插入60cm后抽出胃内积血,然后给胃囊注气200～250ml后将导管向外牵拉压迫胃底,并将导管连接在滑车牵引架上,给予500g左右重的负荷。如果胃囊压迫后仍有呕血,则再一次充气食管囊,量约100ml。压迫止血后每隔12～24小时放出气囊内气体减压,以免压迫过久引起黏膜糜烂。压迫止血24h后放出气囊内气体观察24h,如无再出血,即可拔管。近年来药物治疗和内镜治疗的进步,气囊压迫止血已不作为首选止血措施。其应用宜限于药物不能控制出血时作为暂时止血用，以赢得时间去准备其他更有效的治疗措施。其并发症有呼吸道阻塞和窒息，食管壁缺血、坏死、破裂，吸入性肺炎。

3)内镜下食管静脉套扎术：内镜下用橡皮圈做食管曲张静脉结扎，每次1～6处，每7～14天重复1次。此法与硬化剂疗法相比，其优点为不影响食管肌层，不会引起食管狭窄。多次内镜下食管静脉结扎术与硬化剂治疗联合应用可使食管处于无静脉曲张状态，能有效预防再出血。

4)内镜下硬化剂注射术：常用的硬化剂有1%～5%的乙氧硬化醇、鱼肝油酸钠、油酸氨基乙醇及无水乙醇等。注射部位有曲张静脉内、静脉旁或两者兼用，活动性出血多用血管内注射或两者并用，预防性治疗多用血管旁注射。并发症主要有局部溃疡、出血、穿孔、瘢痕狭窄等。

5)介入治疗：①经颈肝内门体静脉分流术(TIPS)。此法可降低门静脉压和减少曲张静脉灌注，可较长期控制出血，并为择期行分流或断流手术作准备，尤适应于准备做肝移植的患者。②经皮经肝食管胃底曲张静脉栓塞术(percutaneous transhepatic varicral embolization，PTVE)。既往以无水乙醇、吸收性明胶海绵、高渗糖或螺旋钢圈为主要栓塞材料，曲张静脉的血供只是暂时阻断，虽然急诊止血效果确切，但术后复发出血率高，预防出血效果不佳。③经皮经肝TH胶定位栓塞。这是一种治疗食管胃底静脉曲张出血的有效止血方法，TH胶为含显影剂的α-氰基丙烯酸正辛酯，遇血液快速凝固，而后与组织快速镶嵌在一起，达到永久栓塞管腔的目的，因曲张静脉来源血管的全程及其胃底和贲门的交通支被彻底、永久性灌注栓塞，从而达到最大限度地预防血管再通和交通支的再形成，疗效确切，开辟了治疗食管胃底静脉曲张出血的新途径。

6)外科治疗：经内科治疗未能止血或反复出血者，应尽早考虑紧急外科手术治疗。由于急诊外科手术并发症多、病死率高，因此决定手术前应对患者的手术耐受程度和要采取的术式做充分的研究。

【预后】

提示预后不良危险性增高的主要因素有：①高龄患者(＞60岁)；②有严重的伴随病(心，肺，肾，肝功能不全，脑血管意外等)；③本次出血量大或短期内反复出血；④消化性溃疡伴有内镜下活动性出血或近期出血征象；⑤食管胃底静脉曲张破裂出血。

【预防】

消化性溃疡患者避免应用NSAIDs；肝硬化并发食管胃底静脉曲张患者避免进食干硬食物，过度劳累，及引起胃黏膜糜烂的药物；肝硬化并发食管胃底静脉曲张患者可以应用β受体拮抗药或与长效扩血管药合用可以降低门静脉压力，预防出血；硬化疗法及介入治疗亦可防止出血；饮酒后避免剧烈呕吐，防止贲门撕裂出血等。

(郭　晋　吴晓飞)

二、下消化道出血

下消化道出血，指十二指肠Treitz韧带以下的消化道出血，占全消化道出血的10%左右，患病率虽不及上消化道出血高，但临床亦常发生。

【病因】

国内一般认为结肠肿瘤、息肉、炎症是下消化道出血的三种主要原因，而血管发育不良及憩室病在国外被认为是老年人下消化道出血较为常见的病因。病因甚多，列举如下。

1. 肠道原发性疾病

(1)肿瘤和息肉：肿瘤以癌最常见，多发生于大肠；其他肿瘤少见，多发生于小肠。息肉多见于大肠，主要是腺瘤性息肉，还有幼年性息肉及幼年性息肉病，黑斑息肉综合征(Peutz-Jeghers综合征)。

(2)炎症性疾病：引起出血的感染性肠炎

有肠结核、肠伤寒、菌痢及其他细菌性肠炎等。非特异性肠炎有溃疡性结肠炎及克罗恩病等。肠道寄生虫感染有阿米巴、血吸虫等，由大量钩虫或鞭虫感染引起的出血亦有报道。还有坏死性小肠炎、缺血性肠炎、抗生素相关性肠炎、放射性肠炎等。

(3)血管病变:如血管瘤、毛细血管扩张症、血管畸形、静脉曲张等。

(4)肠壁结构性病变:如憩室、肠重复畸形、肠套叠、肠气囊肿病等。

(5) 肛门病变:痔疮和肛裂、肛瘘。

2. 全身性疾病累及肠道　白血病和出血性疾病、风湿性疾病如系统性红斑狼疮、结节性多动脉炎、恶性组织细胞病、尿毒症性肠炎、邻近脏器恶性肿瘤浸润或脓肿破裂入肠腔。

【诊断依据】

1. 病史

(1)年龄:老年患者以大肠癌、结肠血管扩张、缺血性肠炎多见。儿童以梅克尔憩室、幼年性息肉、感染性肠炎、血液病多见。

(2)出血前病史:腹部放疗史、结核病可引起相应的肠道疾病。风湿性疾病、血液病患者发生的出血应考虑原发病引起的出血。

(3)粪便颜色和性状:肛门、直肠、乙状结肠病变的出血多血色鲜红。痔或肛裂的出血为便后滴血或喷血。小肠及右侧结肠出血多为暗红色,停留时间长者可为柏油样便。痢疾、溃疡性结肠炎、克罗恩病、大肠癌可为黏液脓血便。息肉多单纯便血,也可为黏液脓血便。

(4)伴随症状:伴有不完全性肠梗阻症状常见于克罗恩病、肠结核、肠套叠、结肠癌。肠道炎症性病变及全身性疾病,如白血病、淋巴瘤、恶性组织细胞病、风湿性疾病引起的出血多伴有发热。

2. 体格检查

(1)皮肤黏膜检查有无皮疹、紫癜、毛细血管扩张,浅表淋巴结是否肿大。

(2)观察肛门及直肠指检:注意有无痔、肛裂、肛瘘;直肠指检有无肿物。

(3)腹部检查注意有无腹部压痛及腹部包块。

【鉴别诊断】

下消化道出血多为血便或暗红色大便,不伴呕血。大量的上消化道出血也可表现为暗红色粪便;高位小肠及右半结肠出血,如血液在肠腔内停留时间过长亦可呈柏油样。遇此情况可常规胃镜检查除外上消化道出血。

【辅助检查】

1. 实验室检查　血、尿、粪常规及生化检查。疑有结核者行结核菌素试验;怀疑伤寒者做肥达试验及血培养等。

2. 影像学检查

(1)结肠镜检查:是诊断大肠及回肠末端病变的首选检查方法。其优点是诊断敏感性高,可发现活动性出血,及可行病理检查明确病变性质。

(2) X线钡剂造影检查:X线钡剂灌肠用于诊断大肠、回盲部及阑尾病变,多主张进行双重气钡造影。但对平坦病变、广泛而较轻的炎症性病变容易漏诊,有时无法确定病变性质。小肠X线钡剂造影是诊断小肠病变的重要方法。但敏感性低,易于漏诊。X线钡剂造影检查一般要求在大出血停止至少3d后进行。

(3) 放射性核素扫描及选择性腹部血管造影检查:必须在活动性出血时进行,适用于:内镜检查及X线钡剂造影检查不能确定出血来源的不明原因出血;不能进行内镜检查者。放射性核素扫描要求出血速度＞0.1ml/min。其创伤较小,但存在假阳性及定位不准,可作为初步出血定位,对含异位胃黏膜的梅克尔憩室合并出血有重要价值。选择性腹部血管造影检查要求出血速度＞0.5 ml/min。有比较准确的定位价值,对于血管病变如血管畸形、血管瘤、血供丰富的肿瘤有定性价值。

(4) 小肠镜:小肠镜可直接观察十二指肠远侧段及空肠近侧段出血病变。目前应用的小肠镜有两种:推进式,即经口插入,插至 Treitz 韧带以下 60～100cm 处,可以对近端空肠黏膜病变做出诊断。13%～46%患者可以找到出血病灶。最近发明的双气囊推进式小肠镜,操作相对简便,患者痛苦少,可经口或结肠插入。技术熟练者 70%左右经口插入者能顺利到达回肠末端。

(5)胶囊内镜:是一种全新的消化道图像诊断系统。胶囊内镜被吞服后,借助胃肠蠕动,通过消化道,期间将其连续捕获的图像以数字形式发送至体外的接收机加以保存,以备检查结束后的图像还原和观察,还原的图像清晰度与内镜图像相仿。胶囊内镜主要用于小肠疾病的诊断。因其检查费用昂贵,且不能活检,应用受限。

3. 手术探查　各种检查均不能明确病因时应剖腹探查。术中内镜检查是明确诊断不明原因消化道出血,尤其是小肠出血的可靠方法,成功率达 83%～100%。亦可在术中行选择性血管造影或注射亚甲蓝(美蓝)以助诊断。

【急诊处理】

下消化道大出血时首要的措施是恢复血容量,纠正低血容量性休克,控制急性出血,一般急救措施及补充血容量详见上消化道出血处理。

1. 止血

(1)血管活性药物:血管升压素及生长抑素应用有一定作用。如做动脉造影,可于动脉造影完成后动脉滴注血管升压素 0.1～0.4U/min,对右半结肠及小肠出血止血效果优于静脉给药。

(2)内镜下止血:在急性出血期可行内镜下止血治疗。如局部喷洒止血药、微波、电凝、激光、钛夹等。

(3) 动脉栓塞治疗:对于动脉造影后动脉输注血管升压素无效者,可做超选择性动脉插管,在出血灶注入栓塞药止血。其缺点为可能引起肠梗死,对拟行肠段切除的病例,可作为暂时止血用。

(4) 手术治疗:对出血不止,内科治疗无效者需行紧急手术治疗。

2. 病因治疗　针对不同病因选择药物治疗、内镜治疗、择期外科手术治疗等。

【预后】

高龄患者、出血量大或短期内反复出血者、有严重伴随病者、血管畸形所致出血且出血部位不明确患者风险性较大。

(郭　晋　吴晓飞)

三、肝性脑病

肝性脑病(hepatic encephalopathy,HE)过去称肝昏迷,是指由严重肝病引起的、以代谢紊乱为基础的中枢神经系统功能失调综合征。其主要临床表现包括神经和精神方面的异常,如意识障碍、行为失常和昏迷。

【病因】

肝脏的生物代谢功能,决定于两种因素,即功能性肝实质细胞的数量和功能性肝实质细胞的有效灌注量。如果两者分别或同时减少到一定程度时,则导致肝性脑病。根据这两种因素,可将肝性脑病分为三型。

1. A 型　与急性肝衰竭相关的 HE。指急性起病 8 周内出现脑病者,多因肝细胞大块坏死或亚大块坏死,功能性肝细胞锐减至正常数量的 35%以下,肝功能严重代偿不全,内源性毒性代谢产物在体内蓄积,导致 HE。常无明显诱因,多见于暴发性或亚暴发性肝衰竭。

2. B 型　很少见,并发于单纯性门体分流的 HE。单纯性门体分流是指无肝脏疾病或肝组织学正常的门体分流,如先天性门体分流、门静脉阻塞、脾静脉阻塞后的脾肾分流。发生肝性脑病多有一定的诱因。

3. C 型　最为常见,并发于慢性肝病的 HE,包括了大多数的 HE,是在肝硬化或慢性肝病基础上发生的。既有不同程度肝细胞数量的减少，又有不同程度的门体分流。其发生肝性脑病常有明显诱因，如消化道出血、过度利尿、大量放腹水、感染、高蛋白饮食、便秘、镇静药、麻药、尿毒症、外科手术等。

【病理改变】

急性肝衰竭所致的肝性脑病患者的脑部常无明显的解剖异常，但38%～50%有脑水肿，可能是本症的继发性改变。慢性肝性脑病患者可能出现大脑和小脑皮质以及皮质下组织的原浆性星形细胞肥大和增多，病程较长者则大脑皮质变薄，神经元及神经纤维消失，皮质深部有片状坏死，甚至小脑和基底核区也可累及。

【临床表现】

肝性脑病的临床表现因原有肝病的类型、肝细胞损害的程度以及不同的诱因而各异，其临床症状主要为精神和神经两方面的异常。一般可根据意识障碍程度、神经系统表现、脑电图改变将肝性脑病自轻微的精神改变到深昏迷分为四期。

1. 前驱期（一期）　轻度性格改变和行为失常为主，表现为欣快激动或淡漠少言、思维缓慢，不能做精细动作，行为偶失常态，衣冠不整、随地便溺。应答尚准确，但吐词不清且较缓慢。可引出扑翼样震颤，病理反射多阴性。脑电图多数无改变。此期历时数日或数周，有时症状不明显，易被忽视。

2. 昏迷前期（二期）　此期以意识错乱、睡眠障碍、行为失常为主。记忆力减退，对时间、地点、人物辨认不清。思考困难，不能完成简单的计算和智力构图，书写障碍。多有睡眠时间倒错，昼睡夜醒。甚至伴有视、听幻觉。体检有明显神经系统体征，如腱反射亢进、肌张力增高、踝阵挛及Babinski征阳性。有扑翼样震颤。可出现不随意运动及运动失调。脑电图特征性异常（θ波）。

3. 昏睡期（三期）　以昏睡及精神障碍为主。大部分时间患者呈昏睡状态，但唤之可醒，并能应答问话，但讲话不连续，常有神志不清和幻觉。扑翼样震颤仍可引出。肌张力增高，四肢被动运动常有抵抗。锥体束征常呈阳性。脑电图有异常波形。

4. 昏迷期（四期）　神志丧失，不能唤醒。浅昏迷时，对痛刺激和不适体位尚有反应，对光反射迟钝，腱反射和肌张力亢进，扑翼样震颤因患者不能配合无法引出。深昏迷时，各种反射消失，肌张力降低，并可出现阵发性惊厥及瞳孔散大，最终死亡。脑电图由弥漫性慢波逐渐变为高振幅波。

【诊断依据】

主要依据为：①严重肝病和（或）广泛门体侧支循环；②精神错乱，昏睡或昏迷；③有肝性脑病的诱因；④明显肝功能损害或血氨升高。扑翼样震颤和典型的脑电图改变有重要参考价值。

【鉴别诊断】

肝性脑病三、四期时以昏迷为其主要症状，因此应注意与其他引起昏迷的疾病相鉴别，如糖尿病、低血糖症、尿毒症、脑血管意外、高/低钠血症、脑部感染和镇静类药物等。另外还应注意不要将以精神症状为唯一突出表现的肝性脑病误诊为精神病。

【辅助检查】

1. 实验室检查

（1）肝功能检查：可多项异常，如转氨酶升高，白、球蛋白比例倒置，血清总胆红素也可升高。

（2）血氨：慢性肝性脑病尤其是门静脉分流性脑病患者多有血氨升高。急性肝衰竭者所致肝性脑病者血氨可以正常。正常人空腹静脉血氨为23.48～41.09μmol/L。

（3）血清游离氨基酸测定：氨酸、异氨酸等支链氨基酸降低。色氨酸、苯丙氨酸、酪氨酸等芳香族氨基酸增加。

2. 脑电图　脑电图检查对预后判断有一定价值，但对肝性脑病的诊断无特异性，因为在代谢性脑病时亦出现类似变化，故脑电图只提示脑功能的改变。肝性脑病时，随着病情的进展，波幅逐渐增高，而频率逐渐减慢。昏迷前期为 θ 波，晚期出现 δ 波。

3. 诱发电位　反映大脑电活动，对诊断亚临床肝性脑病有一定参考意义。根据刺激的感官不同分为：①视觉诱发电位；②听觉诱发电位；③体感诱发电位。

4. 心理、智能测试　用于诊断轻微肝性脑病。测验内容包括书写、构词、画图、搭积木、用火柴梗搭五角星、数字连接试验等。数字连接试验是早期识别肝性脑病简便而又可靠的方法。即随机将阿拉伯数 1～25 填在纸上圆圈内，让患者按自然数的顺序连接，观察其能否顺利连接以及连接错误发生率，并用秒表记下完成的时间，正常为 10～66s，超过者为异常。

5. 影像学检查　头部 CT 或 MRI 等影像学检查可发现脑水肿。近年来开展的磁共振波谱分析（MRS）可观察肝性脑病患者脑代谢的变化。

6. 临界视觉闪烁频率检测　方法敏感，简单而可靠，可用于发现及检测轻微肝性脑病。

【急诊处理】

肝性脑病目前尚无特效疗法，治疗应采取综合措施。常为以下四个方面：① 支持治疗，积极治疗并预防并发症；② 去除诱因，保持内环境稳定；③ 减少肠源性毒物生成及吸收，促进肝细胞再生；④ 调节神经递质的平衡。

1. 去除诱因　反复发作的肝性脑病常由一些确认的诱因而突然发生，去除这些诱因，常可使患者从明显的脑病状态恢复到亚临床状态。有上消化道出血者积极控制出血，清除肠道积血。要防止感染，慎用利尿药。当患者狂躁不安或有抽搐时，禁用吗啡及其衍生物、水合氯醛、副醛、哌替啶及速效巴比妥类药物。必要时可减量使用地西泮、东莨菪碱、抗组胺药（如苯海拉明和氯苯那敏）。注意纠正水、电解质和酸碱平衡失调。

2. 减少血氨、肠道有毒物质的生成和吸收

（1）饮食：肝性脑病患者开始数天内应禁食蛋白质，每天热量靠葡萄糖及少量脂肪来维持，每日应保证热量 5000～6700 kJ（1200～1600kcal）。清醒后可酌情增加饮食中的蛋白量，40～60g/d，以植物蛋白为最好。同时保证足量维生素。

（2）清洁灌肠或导泻：可清除肠内积食、积血或其他含氮物质。可用生理盐水清洁灌肠或白醋 50ml 加生理盐水 100ml 保留灌肠，每天 1～2 次，清除肠腔内的内容物，并保持肠腔内呈酸性环境，以减少氨气的产生和吸收。忌用碱性液灌肠。也可服用泻药，如 25％硫酸镁 30～60ml、山梨醇或甘露醇。

（3）抑制肠道细菌生长：抑制肠道产尿素酶的细菌，减少氨和尿素的产生。可服用新霉素、甲硝唑或氨苄西林等，但这些制剂都有一定的不良反应或毒性。新霉素有严重的耳毒性和肾毒性，甲硝唑可以并发恶心、呕吐和疼痛性周围神经病。口服乳果糖可使肠腔内环境呈酸性，改变肠道菌群，且乳果糖有渗透性腹泻的作用，增加氨从肠道排出，减少氨的形成和吸收。一般 30ml，每天 2～3 次。也可保留灌肠，每天保持 2～3 次软便为妥。

3. 使用降氨药物　鸟氨酸-门冬氨酸混合制剂，能促进体内的尿素循环而降低血氨。每日静脉滴注 20g，能显著降低肝性脑病患者血氨。鸟氨酸-α 酮戊二酸降氨机制与鸟氨酸-门冬氨酸相同，但疗效不如鸟氨酸-门冬氨酸。对外源性血氨增高所致的肝性脑病可选用谷酸钾 12.6～25.2g/d 或谷氨酸钠 23～46g/d 溶于葡萄糖溶液中静脉滴注。精氨酸 10～20g/d 加入 5％～10％葡萄糖液 500ml 中，每天 1 次，静脉滴注。前者谷氨酸与氨结合生成谷氨酰胺排出使血氨降低，后者精氨酸进入肝内参与鸟氨酸循环而降低血氨，此药呈酸性，有助于尿素合成。但严重肝病伴有酸中毒者不宜应用。静脉滴注支链氨

基酸500ml,提高支链氨基酸的水平,改善支链氨基酸与芳香氨基酸的比例。在理论上可纠正氨基酸代谢的不平衡,减少大脑中假性神经递质的形成。

4. GABA/BZ复合受体拮抗　氟马西尼对于Ⅲ～Ⅳ期患者具有促醒作用。静脉注射起效快,多在数分钟内,但维持时间短,通常在4h内。其用法为0.5～1mg静脉注射或1mg/h持续静脉滴注。

5. 护肝治疗　给予肝细胞生长因子,每日80～120μg,可促进肝细胞再生、改善临床症状,对于急性重症肝炎及其引起的肝性脑病有一定的疗效。高血糖素-胰岛素联合治疗,对促进肝细胞再生,改善肝功能均有积极的意义。

6. 防治脑水肿　常用20%甘露醇或25%山梨醇溶液125ml快速静脉滴注,每6小时1次,或50%葡萄糖100ml,每6小时与甘露醇或山梨醇进行交替应用,均可降低颅内压力。同时采用激素如地塞米松5～10mg,加入葡萄糖溶液中静脉滴注,也有助于降低颅内压。

7. 人工肝支持治疗　可清除体内积聚的毒物和血氨,对于急、慢性肝性脑病均有一定疗效。

【预后】

肝性脑病的预后取决于肝细胞衰竭的程度。诱因明确且容易消除者预后较好。有腹水、黄疸、出血倾向者提示肝功能较差,预后差。暴发性肝衰竭所致的肝性脑病预后最差。不管是急性型还是慢性复发型肝性脑病,如果病情发展到第三期预后均较差,因此对此类患者应做到早发现早治疗。

【预防】

临床医师应重视肝硬化患者的合理饮食,避免肝性脑病的诱发因素,尽量减少肝性脑病的发生。积极防治肝病,严密观察肝病患者,及时发现肝性脑病的前驱期和昏迷前期的表现并进行适当的治疗。

(郭　晋　吴晓飞)

第四节　泌尿系统急症

一、急性肾小管坏死

由血管内溶血、肾缺血和肾毒性物质所致的急性肾功能不全称为急性肾小管坏死(acute tubular necrosis, ATN)。临床主要表现为肾小球滤过率明显降低和进行性氮质血症,根据尿量减少与否分为少尿型和非少尿型。本病多数是可逆的。

【病因】

引起急性肾小管坏死的病因很多,主要分为肾缺血和肾中毒两大类,有时两者同时存在。

1. 肾缺血　是ATN最常见的类型,由失血、严重脱水、休克、电解质紊乱、急性循环衰竭等引起有效循环血量下降,心脏排出量下降,肾血管阻塞、急性溶血等持续作用使肾脏急性缺血、缺氧,而造成急性肾小管坏死。缺血型ATN较其他类型ATN更为严重,且恢复慢。

2. 肾毒素中毒

(1)外源性肾毒素:包括药物(如庆大霉素、卡那霉素、化疗药、造影剂、农药等)、有机溶剂(甲苯、乙二醇等)、重金属(汞、铅等)、生物毒素(蛇毒、鱼胆等)、微生物(细菌、真菌等)、中草药、杀虫剂、除草剂等。

(2)内源性肾毒素:包括挤压伤、严重创伤及大面积肌肉损伤时的肌红蛋白及肌肉破坏产物、血管内溶血(血型不合、自身免疫、奎宁、磺胺药、蝎毒等)、肿瘤放化疗后(大量癌细胞破坏产生大量尿酸及磷酸钙沉积并阻塞肾小管)等。

【发病机制】

急性肾小管坏死的发病机制尚未完全阐

明，一般认为有以下几种学说，各机制之间可能是相互联系的。

1. 肾小管损害

(1)肾小管阻塞学说：毒物、毒素等可直接损害肾小管上皮细胞，坏死的上皮细胞及脱落的碎屑、管型堵塞肾小管。导致阻塞部位近端小管腔内压升高，最终使肾小管滤过平衡停止。

(2)小管内液反漏学说：指肾小管上皮细胞损伤后坏死脱落，基底膜断裂，小管腔与肾间质直接相通，致使小管腔原尿反流扩散到肾间质，引起肾间质水肿，压迫周围毛细血管，使其管腔变窄，阻塞加重，使肾小球滤过率更加降低。这在急性肾小管坏死的初期起重要作用。

2. 肾血流动力学学说　实验证明，肾单位血流灌注量的减少由肾素、血管紧张素Ⅱ、前列腺素、儿茶酚胺、内皮素、血管加压素等多种缩血管活性物质参与，主要是收缩肾血管影响肾血流，使肾小球滤过率下降。

3. 内皮细胞肿胀学说　实验中发现，急性肾小管坏死时由于肾组织缺氧，钠泵功能下降，细胞内渗透压升高，内皮细胞肿胀，肾血管阻塞，肾脏缺血，肾小球滤过率下降。

4. 管球反馈学说　急性肾小管坏死时，小管对钠离子、氯离子的重吸收下降，到达致密斑处小管内液的钠离子、氯离子浓度升高，通过肾素、血管紧张素使入球小动脉收缩，肾小球滤过率下降。

5. 表皮生长因子学说　肾脏是体内合成表皮生长因子的重要部位之一，并富含表皮生长因子的受体，与肾小管上皮细胞的修复有关。急性肾小管坏死时，肾脏受损，表皮生长因子产生减少，肾小管上皮细胞修复能力下降。

【临床表现】

引起急性肾小管坏死的病因众多，起始表现各异，一旦形成本病，其临床表现和病程均有共同规律。按尿量可分为两型：少尿-无尿型和多尿型。

1. 少尿-无尿型急性肾衰竭　占大多数。少尿型病程可分为三期：少尿期、多尿期、功能恢复期。

(1)少尿期：①尿量减少。通常在原发病发生后 1d 内出现。少尿指每日尿量少于 400ml。②进行性氮质血症。由于肾小球滤过率降低引起少尿或无尿，排出氮质及其他代谢废物减少，血肌酐和尿素氮升高。③高钾血症。高钾血症是患者在第 1 周死亡的主要原因。患者表现为嗜睡、恶心、呕吐、肢体麻木、胸闷、心律失常、心脏停搏等。当血钾浓度高于 6.5mmol/L 时应积极给予治疗。④低钠血症。常合并低氯血症。除可引起胃肠道症状外，还可伴有神经系统症状如无力、淡漠、嗜睡、谵妄，甚至昏迷。⑤酸中毒。出现较早。表现有深大呼吸、嗜睡以至昏迷。⑥低钙血症及高磷血症。⑦水过多。表现为稀释性的低钠血症、高血压、急性左心衰和脑水肿。此亦为患者常见的死亡原因。

(2)多尿期：每日尿量超过 2500ml 即进入多尿期。多尿期一般持续 1～3 周。在此期肾脏仍不能充分排出血中的代谢产物、钾和磷，故血尿素氮、血肌酐和血钾可持续升高。随尿量增多很容易出现低钠、低钾和低血容量。此外，此期易发生感染、心血管并发症和上消化道出血等。

(3)恢复期：此期大都有消瘦、易疲劳、肌肉软弱无力，一般肾小球滤过功能需经 3～6 个月恢复，部分病例肾小管浓缩功能不全可持续 1 年以上。

2. 非少尿型急性肾衰竭　每日尿量＞400ml。多由手术、肾缺血等引起，肾小管回吸收能力受损远较肾小球滤过率降低为甚。此型患者症状较轻，恢复较快，预后较好，只有少数病例需血液透析。

【辅助检查】

1. 血液检查

(1)血浆肌酐每日升高44.2～88.4μmol/L或更高；血尿素氮每日升高3.6～10.7mmol/L，高分解代谢者更高。

(2)血清钾升高，＞5.5mmol/L；血清钠正常或偏低；血清钙降低，血磷升高。

2. 尿液检查

(1)尿量改变：少尿期每日尿量在400ml以下，或每小时＜17ml。非少尿型尿量可正常或增多。

(2)尿常规检查：尿外观浑浊，尿色深；尿蛋白为(＋～＋＋)，镜检可见肾小管上皮细胞、颗粒管型及红、白细胞等。尿沉渣检查常有不同程度的血尿，以镜下血尿为主。

(3)尿比重降低且较固定，在1.015以下；尿渗透浓度低于350mOsm/(kg·H_2O)。这主要由于肾小管重吸收功能受损，尿液不能浓缩所致。

(4)尿钠含量增高，主要由于肾小管对钠吸收减少。

(5)尿尿素与血尿素之比、尿肌酐与血肌酐之比均低于10。因尿中此两种物质排泄减少而血中水平增高之故。

(6)滤过钠排泄分数(FeNa)降低。[FeNa＝(尿钠、血钠之比/尿肌酐、血肌酐之比)×100]。急性肾小管坏死患者常＞1。

【诊断依据】

主要依据：①有引起急性肾小管坏死的病因；②突然出现少尿或无尿(部分为非少尿型)；③尿检异常，尿中有红、白细胞、肾小管上皮细胞及粗大管型、尿比重减低、等渗尿、尿钠增高等；④血尿素氮、肌酐逐日升高，每日血尿素氮升高＞3.6mmol/L，每日血肌酐升高＞44.2μmol/L；⑤有尿毒症症状；⑥B超显示肾脏体积增大或呈正常大小；⑦能排除肾前性或肾后性氮质血症和其他肾脏疾病导致的急性肾衰竭；⑧肾活检，凡诊断不明均需做肾活检以明确诊断。

【鉴别诊断】

急性肾小管坏死应注意与肾前性、肾后性及肾实质性疾病所致急性肾衰竭进行鉴别。

1. 肾前性少尿　多有容量不足或心力衰竭病史，补充血容量后尿量增多。尿比重在1.020以上。对于难以鉴别的病例，可小心的试予补液，如果血容量已纠正、血压恢复正常而尿量仍减少，则支持急性肾小管坏死。

2. 重症急性肾小球肾炎或急进性肾小球肾炎　早期多有水肿、高血压、大量蛋白尿伴明显镜下或肉眼血尿、各种管型等肾小球肾炎改变，血沉增快，必要时做肾活检。

3. 肾后性肾衰竭　表现为突然无尿，去除梗阻因素后病情好转，尿量迅速增多。B超或X线检查可发现有盆腔脏器肿瘤、肾积水和(或)有尿路结石。

【急诊处理】

1. 去除病因　治疗原发病。

2. 预防性治疗　包括去除病因及控制发病环节。

(1)及时纠正血容量：根据尿量、尿比重和中心静脉压，指导液体输入。

(2)解除肾血管的痉挛：可选用多巴胺60～80mg加入液体中静脉滴注。也可用山莨菪碱10～20mg或酚妥拉明20～30mg加入5％葡萄糖液中缓慢静脉滴注。

(3)利尿以解除肾小管阻塞，可用20％甘露醇100～200ml静脉滴注，或用呋塞米20～40mg静脉注射，每4～6小时1次，可有利尿冲刷肾小管的作用。

3. 少尿期治疗

(1)水平衡治疗：少尿期严格计算24h出入量。24h补液量为显性失水加非显性失水之和减去内生水量。采用“量出为入、调整平衡”的原则，以防液体过多。①每日测量体重，若体重每日减轻0.2～0.25kg表示补液量适宜；②血钠应保持在130～140mmol/L；③水肿与血压的增高，中心静脉压增高，颈静脉怒张等，表示水过多，应及时纠正。

(2)纠正电解质紊乱：高钾血症需血液透

析或腹膜透析。下列方法可临时降血钾。①11.2%乳酸钠 40～200ml 静脉滴注，也可给 5%碳酸氢钠 250ml 静脉滴注；②10%葡萄糖液 500ml 加胰岛素 12U 静脉滴注；③钠离子交换树脂 15～20g 加入 25%山梨醇 100ml 中口服，每天 3～4 次。禁食含钾的食物，纠正酸中毒，不输库存血，彻底清除体内坏死组织等，均为治疗高钾血症的重要措施。低钙血症可 10%葡萄糖酸钙 10～20ml 加入 50%葡萄糖液中静推。

(3)纠正代谢性酸中毒：少尿早期，补充足够的热量、减少体内的分解。当血 HCO_3^- 低于 15mmol/L 或二氧化碳结合力低于 13mmol/L 时给 5%碳酸氢钠 100～200ml 静脉滴注。

(4)抗感染：根据感染的部位、细菌培养和药敏试验结果选用对肾脏无损害的抗生素，并按 GFR 调整用药剂量。

(5)饮食疗法：早期应严格限制蛋白质摄入，每日高生物效价蛋白质摄入应控制在 0.5g/kg。饮食中要有足够能量保证，以减少体内蛋白质的分解。如不能口服者可进行胃肠外静脉营养支持。

(6)营养支持：一般能量供给按 30～35kcal/(kg·d)计算，严重高分解代谢患者则给予 40kcal/(kg·d)，其中以高渗葡萄糖提供约 2/3 热量，由脂类供应 1/3；若给予 25%～50%葡萄糖溶液静脉滴注，可很快产生高糖血症，因此可酌情从 10%～15%开始均匀等量给予并密切随访血糖浓度。

(7)血液透析或腹膜透析。早期预防性透析可减少发生感染、出血、高钾血症等威胁生命的并发症。紧急血液透析指征：①急性肺水肿；②高钾血症，血钾高于 6.5mmol/L；③严重的酸中毒，血 CO_2-CP＜13.5mmol/L；④无尿 2d 以上并有液体过多，如结膜水肿、胸腔积液、心脏奔马律或中心静脉压高于正常。

4. 多尿期治疗　多尿期开始，威胁生命的并发症依然存在。故已行透析治疗者仍继续直至 SCr 降至 265μmol/L 以下并稳定在此水平。应控制水、电解质和酸碱平衡，控制氮质血症，防止各种并发症。每日尿量多于 3000ml 时，补液量要控制(比出量少 500～1000ml)，并尽可能经胃肠道补充。

5. 恢复期治疗　一般无特殊处理，避免应用对肾脏有损害的药物。定期随访肾功能。

【预后】

急性肾小管坏死是临床危重症。其预后与原发病、年龄、是否早期诊断和早期透析、有无并发症等因素有关。现由于早期透析的开展，直接死于肾衰竭的较少，大多死于原发病及并发症。

(张晓华　吴晓飞)

二、急性尿路感染

急性尿路感染是各种病原菌入侵泌尿系统(包括肾脏、输尿管、膀胱、尿道等部位)引起的急性感染性疾病。以急性肾盂肾炎和急性膀胱炎多见。在感染性疾病中仅次于呼吸道感染。尿路感染分为上尿路感染和下尿路感染。下尿路感染中，急性膀胱炎最常见，上尿路感染中，急性肾盂肾炎最常见。尿路感染最常见的病原菌是大肠埃希菌，占全部尿路感染的 85%。尿路感染多见于女性。男性 50 岁以上有前列腺肥大者易患此病。尿道的介入性操作或性交后发生细菌的易位而引起尿路感染。妊娠或引起免疫力低下(老年、慢性疾病、乙醇或毒品滥用、糖尿病、AIDS 等)的危险因素存在时，可增加感染率。

【病因】

致病菌主要为革兰阴性杆菌，85%以上为大肠埃希菌。

【感染途径】

1. 上行感染　指细菌经由尿道口侵入，依次感染膀胱、输尿管、肾盂等部位。这是急性尿路感染时细菌的主要入侵途径。

2. 血源性感染　仅占泌尿系感染的 2%

以下。身体任何部位细菌感染灶所产生的菌血症或败血症，若细菌毒力较强或肾组织有缺血则容易导致肾盂肾炎。多见于金黄色葡萄球菌感染。

3. 淋巴道感染　少见。如盆腔感染可经输尿管周围淋巴管播散至膀胱。

4. 邻近组织蔓延感染　更为少见。如阑尾脓肿、盆腔感染蔓延至泌尿系统。

【发病机制】

发病机制不是十分清楚，可能机制为细菌内毒素降低输尿管的蠕动，使输尿管内尿液淤积形成生理性梗阻，或细菌黏附在膀胱壁上是感染的重要环节。

【临床表现】

本病可发生于各个年龄，以育龄期妇女最多见，起病急剧，主要有下列症状。

1. 急性下尿路感染　以尿频、尿急、尿痛、耻骨上区不适、恶臭的云雾状尿或血尿等泌尿系症状为主，一般不伴有腰酸、腰痛或发热等全身症状，多饮水后有时症状能减轻或消失。

2. 急性上尿路感染

(1)全身症状：高热、寒战，体温多在38～39℃，甚至高达40℃，常伴有头痛、全身酸痛、恶心、呕吐等，热退时大汗。

(2)泌尿系统症状：患者腰痛，多为酸痛或钝痛，少数有腹部绞痛，沿输尿管向膀胱方向放射。患者有尿频、尿急、尿痛等膀胱刺激征。体检时在上输尿管点(腹直肌外缘与脐水平线交点)或肋腰点(腰大肌外缘与第12肋交叉点)有压痛，肾区叩击痛阳性。

(3)胃肠道症状：食欲缺乏、恶心、呕吐，个别患者出现中上腹或全腹疼痛。

【体格检查】

1. 一般检查　急性肾盂肾炎时体温升高，严重感染时可出现感染性休克，有血压的降低、心率增快等症状。

2. 腹部检查　膀胱炎触诊耻骨弓上区可有压痛。肾盂肾炎时季肋点、肋脊点、肋腰点可有压痛。

3. 生殖泌尿系统　女性患者要系统检查外阴和盆腔，男性要检查睾丸和前列腺以发现其他引起本病的原因。

【辅助检查】

1. 尿分析和尿培养　收集干净的中段尿。对于不能排尿、病情危重、阴道出血或分泌物多者，可放置导尿管收集尿液。

(1)尿常规：是最简便而可靠的检测方法，宜留清晨第1次尿液待测。尿蛋白常为阴性或微量，当尿白细胞＞5个/高倍视野称白细胞尿，提示可能有尿路感染。少数患者尿检可见有镜下血尿或肉眼血尿。

(2)尿细菌定量培养：是诊断尿路感染的一项重要指标。当清洁中段尿培养菌落计数$\geqslant 10^5$/ml时，为有意义的细菌尿。尿菌量在$10^4 \sim 10^5$/ml者为可疑阳性；如清洁中段尿培养菌落计数$< 10^4$/ml则可能是污染。若两次中段尿培养为同一细菌，并且菌量$\geqslant 10^5$/ml，虽无尿路刺激征，但仍要考虑存在尿路感染。

(3)尿涂片镜检细菌：采用未经沉淀清洁中段尿1滴，涂片革兰染色，用油镜找细菌，如平均每个视野≥1个细菌，为有意义细菌。并可根据病菌情况选择有效抗生素。

2. 血液检查　可行白细胞计数及分类、血培养及药敏，急性肾盂肾炎患者的白细胞计数可$> 10 \times 10^9$/L，中性粒细胞比例升高。对考虑肾盂肾炎患者，要行血肌酐和尿素氮测定以评价肾功能。

3. 肾小管功能检查　尿中小分子蛋白如β_2-微球蛋白、α_1-微球蛋白一过性增高。有肾小管功能受损表现者多提示患上尿路感染。

4. 影像学检查　超声或X线造影了解有无梗阻、先天畸形或肾周脓肿等。

【诊断依据】

根据有尿频、尿急、尿痛或血尿等症状或合并有畏寒、发热时，应初步考虑有尿路感染。同时根据患者的具体情况做出初步的定位诊断。

1. *尿路感染定位*　如患者有发热,体温高于 38℃,有明显的腰部疼痛、肋脊角压痛及叩痛,应考虑肾盂肾炎。单纯的膀胱刺激征初步考虑膀胱炎。实验方法中若有免疫荧光技术检查尿沉渣中抗体包裹细菌(ABC)阳性、尿内 β_2 微球蛋白排出量升高或出现尿白细胞管型则需考虑急性上尿路感染的诊断。此外,也可膀胱冲洗后再收集流入膀胱内的尿液做培养,若细菌阳性则考虑上尿路感染。

2. *真性细菌尿*　尿路感染的诊断主要以有无真性细菌尿为准,如有真性细菌尿者可诊断为尿路感染。真性细菌尿的定义是:在排除假阳性的前提下,①膀胱穿刺尿定性培养有细菌生长;②清洁中段尿定量培养菌落计数≥10^5/ml,如果临床上无尿路感染症状,则要求 2 次清洁中段尿定量培养的细菌量均≥10^5/ml,且为同一菌种,才能确定为真性细菌尿。

【鉴别诊断】

1. *尿道综合征*　多见于女性。有尿频、尿急、尿痛的症状但尿检正常,且清洁中段尿培养为无菌生长。

2. *泌尿系统结核*　膀胱刺激征明显,肉眼血尿多见,伴有单侧腰痛,部分合并生殖系统结核或肺结核。有低热,清洁中段尿培养阴性。24h 尿沉渣涂片查见抗酸杆菌。

【急诊处理】

急性尿路感染的治疗目的为控制症状、清除病原菌、去除诱发因素、防止再发及预防并发症。

1. *一般治疗*　应鼓励患者多饮水、勤排尿,以降低髓质渗透压,提高机体吞噬细胞的功能,并冲洗掉膀胱内的细菌。发热者需卧床休息。可服用碳酸氢钠(1.0g,每天 3 次)以碱化尿液,以减轻膀胱刺激征,并能增强青霉素、磺胺类药物的疗效。有诱发因素者应积极去除,如治疗肾结石、肾积水等。

2. *抗感染治疗*

(1)轻度尿路感染:在未经药物敏感试验时,可选用对革兰阴性杆菌敏感的抗生素三日疗法口服治疗。若治疗失败或有轻度发热尿路感染者,可口服有效抗菌药物 14d。

(2)较重尿路感染:应卧床休息。在应用抗生素治疗前留取尿标本作常规和细菌培养。在未明确病原菌前,选用头孢三代加用喹诺酮类药物静脉滴注。细菌培养及药敏结果出来后,选用更为有效的或肾毒性较小的抗生素。

(3)重症肾盂肾炎:患者多伴有寒战、高热、血白细胞升高、核左移等严重全身感染症状,甚至并发革兰阴性菌败血症。应选用多种抗生素联合治疗。在未获得细菌学检查结果之前,选用部分合成的广谱青霉素或头孢三代类抗生素,同时联合氨基糖苷类抗生素或喹诺酮类的药物,疗程 2 周。全身感染症状严重或有感染性休克时,在抗感染治疗的同时应作相应的对症处理。

【预后】

大多数无并发症尿路感染者,恢复较快。若合并有感染性休克者预后较差。因各种原因导致肾盂肾炎长期反复发作,最终出现肾功能的损害发生尿毒症者,预后较差。

(张晓华　吴晓飞)

第五节　神经系统急症

一、急性脑血管病

急性脑血管病(acute cerebro vascular disease,ACVD)又称脑血管意外、脑卒中或卒中(apoplexy),是一组病起急骤、伴有脑局部血液循环和功能发生障碍的疾病。其发病率、病死率、致残率较高。随年龄增长,脑血管意外的发病率呈陡直上升。按病因与病理,急性脑血管病可分为缺血性和出血性卒中两大类。前者主要包括短暂性脑缺血发作、脑梗死(脑血栓形成和脑栓塞);后者主要包括脑出血、蛛网膜下腔出血。若同时或先后有缺血及出血病损者,又称混合性卒中。按发病临床过程,可分为可逆性、进展性和完全性卒中。

【病因】

1. *血管病变* 动脉粥样硬化,脑动脉炎(风湿、结核、梅毒、钩端螺旋体病等),脑血管发育异常(动脉瘤、血管畸形)等。

2. *血液成分改变*

(1)血液黏稠度增高:高血脂、高血糖、高蛋白血症、红细胞增多症、血小板增多症、白血病等。

(2)凝血机制异常:血小板减少性紫癜、血友病、弥散性血管内凝血,或妊娠、产后、手术后等所致的高凝血状态。

3. *血流动力学改变* 如高血压,低血压,脑动脉痉挛,心脏功能障碍等。

【诱因】

主要有精神紧张、情绪激动、过度疲劳、用力过猛、用力排便、气候变化等。

研究认为,与脑血管疾病有关的致病危险因素有:年龄、高血压、心脏病、糖尿病、动脉粥样硬化、高血脂、吸烟、酗酒等。其中高血压是最重要的危险因素,年龄、心脏病和糖尿病是缺血性脑血管病的主要危险因素,酗酒是出血性脑血管病的主要危险因素。

【临床表现】

急性脑血管病的临床表现随病因、发病机制和病损部位不同而异,但发病急骤、口眼歪斜和半身不遂为其主要共性。即临床主要表现为全脑损害症状和局部神经功能损害症状。

1. *全脑症状* 由于出血、梗死后脑水肿和颅内压增高所致头痛、头晕、呕吐及意识障碍等。

2. *局灶症状* 根据脑血管受损的部位不同而异,多为失语、吞咽困难、饮水发呛、面瘫、偏瘫、交叉瘫等。

【辅助检查】

1. *常规检查* 血、尿常规,血脂,血糖,肝、肾功能,心电图等。

2. *头颅CT* 对脑血管病的诊断和鉴别诊断有很大价值。又可显示脑血管病变的部位、范围、脑水肿情况,对脑血管病的治疗疗效观察、判断预后提供直观的证据。

(1)缺血性卒中:CT特征是阻塞动脉分布区出现低密度影,因其改变程度取决于缺血区脑组织的病理变化,故发病后12h内可无异常发现,12h后半数以上可见低密度影。2～3周的病变区密度因脑水肿消退而相对增高,与正常脑组织密度接近,出现所谓“模糊效应”而易漏诊。2个月后,梗死区水肿、占位效应消失,坏死的脑组织被吞噬消除,成为一个低密度囊腔。可伴有局限性脑萎缩。

(2)出血性卒中:CT特征是出血区血肿密度增高,CT值达60～80HU,血肿周围为低密度的水肿带,占位效应表现为中线结构向对侧移位。出血量计算公式为:$\pi/6\times$长$\times$宽$\times$高(cm)=出血量(ml)。第2周～2个月期间,血肿开始吸收、密度影呈向心性缩小,边缘模糊,密度减低。2个月后为囊状低密度区。

(3)蛛网膜下腔出血:CT特征是在蛛网膜下腔、脑沟与脑池部位可见密度增高影,出血量大时形成高密度的脑池铸型。

3. *磁共振(MRI)* 与CT相比,对缺血性卒中的早期诊断优于CT,即发病2h后常能显示异常,4h后肯定能显示异常;对CT上的“盲区”(脑干、颅后窝及靠近骨质部位均不受骨质伪影干扰)病变清晰可见;多发性梗死灶、腔隙性梗死(直径<1.5cm)均能准确显示。

【诊断与鉴别诊断】

1. *确立是否为卒中* 对中老年患者,尤其伴有高血压、动脉硬化者,如发病急骤,突然出现全脑损害症状和(或)局灶性神经系统体征,即应考虑有急性脑血管病可能。如以全脑症状-昏迷为主要临床表现者，要和其他颅内病变及全身性疾病（如颅内感染、占位及中毒等）引起的昏迷相鉴别（参见昏迷节）。如以局灶症状为主要临床表现者，要和外伤性颅内血肿、颅内肿瘤出血等相鉴别。

2. 确立卒中的类型　重点在于区别急性脑血管病是缺血性的还是出血性的，以利急救处理。两组疾病鉴别见表 3-6。一般通过分析患者年龄，起病与病程，症状和体征等，即可初步区别。

表 3-6　急性脑血管病的鉴别诊断

鉴别要点	缺血性卒中		出血性卒中	
	脑血栓	脑栓塞	脑出血	蛛网膜下腔出血
常见病因	动脉粥样硬化	心脏病、瓣膜病	高血压	动脉瘤或脑血管畸形
发病年龄	老年（60 岁以上）	青壮年	中老年（50—60 岁）	不定
起病形式	较慢（小时、日）	最急（秒、分）	急（分、小时）	急（分）
诱因	安静、休息时	多在心律转换时	活动、激动时	活动、激动时
头痛	不常见	无	常有	剧烈
呕吐	无	可有	多见	多见
昏迷	常无	可有	多见	可有
偏瘫	有	有	有	无
脑膜刺激征	无	无	可有	明显
高血压	可有	无	有	无
头颅 CT	病灶呈低密度区	病灶呈低密度区	病灶呈高密度区	蛛网膜下腔或脑室内呈高密度区
MRI	TIW 低信号区	TIW 低信号区	TIW 脑内高信号区	TIW 蛛网膜下腔或脑室内高信号区

病程动态呈可逆性的，症状持续时间短暂，不超过 24h 即完全恢复者为短暂性脑缺血发作（transient ischemic attack，TIA）。不超过 3 周而完全缓解者为可逆性卒中。6h 至数日内症状进展呈阶梯式加重，为进展性卒中。发病 6h 之内达到高峰，为完全性卒中，临床多见于脑出血、脑栓塞及少数颈内动脉或大脑中动脉主干的脑血栓形成，常表现完全性瘫痪或昏迷。

3. 确定卒中的病因　CT 或 MRI 可直接明确脑血管病的病因及定位，进一步完善诊断及治疗。但在患者生命体征不稳定或血压骤然增高时，不应即时做 CT，应先采用脱水、降压、吸氧等处理，待病情允许时方可考虑。

【急诊处理】

1. 缺血性卒中　目的是增进缺血区的血液供应和氧的利用，减轻脑软化的发生。

（1）一般处理：急性期应卧床休息，加强支持疗法，注意水、电解质的平衡。对吞咽困难、饮水发呛者，可采用鼻饲流食。有意识障碍者要加强呼吸道及皮肤的护理，防止肺部感染及褥疮的发生。

（2）血管扩张药：严重的高血压（即收缩压＞220mmHg，或舒张压＞120mmHg）时，可以静脉注射血管扩张药，1～2h 降低血压 10％～15％，需密切观察患者可能因血压降低而引发的相关神经学症状。此类药物可降低血管阻力，增加侧支循环，增加脑血流量，缩小病灶范围，促进病灶周围组织恢复功能。

但近年来不少学者认为，在发病24h后脑水肿逐渐加重，病变处血管处于麻痹状态，此时使用血管扩张药对病灶区血管不起作用，而使正常部位血管扩张，使病灶区的血流更加减少，产生所谓“脑内盗血综合征”。所以一般不主张使用血管扩张药。如果要用，要在发病3h之内或在3周以后血管调节恢复正常后使用。常用药物有罂粟碱、烟酸、碳酸氢钠、普乐林(葛根素)等。

(3)抗凝、抗血小板药：①右旋糖酐-40：可增加血容量、改善微循环、降低血黏度，使血小板的集聚性降低。常用量每日500ml，10～15d为1个疗程。②阿司匹林：0.3g口服，每天1次。③双嘧达莫：口服每次50～100mg，每天3次。④藻酸双酯钠：具有抗凝、降低血黏度，降低血脂、改善微循环作用。用量：2～4mg/kg加入葡萄糖液500ml中静脉滴注，每天1次，10d为1个疗程。口服每次100mg，每天3次。⑤肝素钠：对凝血过程各环节均有影响。用法：6000～12 500U加入5%葡萄糖液500ml中静脉滴注，每分钟20滴，每8～12小时1次，持续应用不超过72h。用药期间注意测定全血凝血时间，如不具备化验条件，不能应用。

(4)溶栓治疗：利用溶栓的药物将形成的血栓溶解，使血管再通，理论上讲是一种可取的治疗方法。多数学者主张在脑梗死形成的超早期(发病6h内)进行溶栓治疗，此时，虽然脑血管闭塞造成脑组织缺血，但其周围区域即“缺血半暗区”的神经组织仅出现代谢性损伤、功能障碍。溶栓后一旦恢复血流灌注，其神经功能有恢复的可能。而缺血6h后，将出现不可逆的神经损伤。

临床采用静脉溶栓及动脉溶栓两种方法。静脉溶栓治疗：通过静脉注射方式进行溶栓抗凝。常用药物：①链激酶：20万～50万U加入生理盐水100ml中静脉滴注，30min滴完。以后5万～10万U/h静脉维持，一般用12h～5d。②尿激酶：30万U加入5%葡萄糖液500ml中静脉滴注，连用3d，以后用10万U/d静脉维持，共用7d。动脉介入溶栓治疗：在数字减影血管造影的引导下，通过股动脉插入导管做全脑血管造影，明确血管闭塞部位，而后在闭塞的血管处注入溶栓药物(尿激酶)，使溶栓药物直接与血栓接触，溶解血栓，使闭塞的血管再通。理论上讲，动脉介入溶栓疗法优于静脉溶栓，但其并发症有颅内出血、再灌注损伤、再闭塞，以及受医院的条件限制，动脉溶栓目前尚未能广泛开展。用药期间，注意检测全血凝血功能，防止体内出血及脑出血。③重组组织型纤溶酶原激活物(rt-PA)：0.9mg/kg，先快速静脉注射10%，剩下的在1h内连续静脉滴注。同时需密切监测生命体征等变化，若发生任何出血并发症都必须积极加以控制。需要注意的是应用rt-PA治疗24h内不得使用抗凝剂与抗血小板药物。

(5)防治脑水肿：大面积脑梗死脑水肿明显，可常规给予甘露醇、山梨醇、肾上腺皮质激素、利尿药等，一般可用3～7d。

(6)脑保护药：脑组织对缺氧极为敏感，当脑梗死发生后如不经处理，在缺血区的中心，脑血流量完全停止，脑细胞几乎完全死亡。应用脑保护药就是减轻或避免局灶性脑损害。

1)钙通道阻滞药：选择性扩张脑血管、增加缺血区的脑血流量、抗动脉粥样硬化、维持红细胞的变形能力及抗血小板集聚作用。如尼莫地平可静脉滴注或口服。

2)巴比妥类：降低脑耗氧量，减少乳酸产生，增加脑内葡萄糖、糖原和磷酸肌酸水平，提高对脑缺血、缺氧的耐受性；可清除自由基，稳定细胞膜和阻止钙离子进入细胞内，防止脑血管痉挛及脑自溶；降低颅内压、减轻脑水肿；扩张脑血管，增加脑血流，促进脑的循环和功能恢复。因这类药对呼吸有抑制，目前未普遍开展，仅限用于设备完善的加强监护病房(ICU)中，且用法及剂量也未统一。

此外，维生素 E、维生素 C、甘露醇等均有消除脑内自由基，促进可逆性损害的恢复，对脑有保护作用。

(7)脑细胞活化药：促进脑细胞代谢，减轻脑细胞损伤，促使神经功能恢复，防止和减少脑损害的后遗症。

1)脑活素：能通过血-脑屏障进入神经元细胞，促进蛋白质合成，并影响其呼吸链，增强抗缺氧能力，激活腺苷酸环化酶和催化其他激素系统，从而促进脑细胞功能恢复。用法：20ml 加入生理盐水 100ml 中静脉滴注，每天 1 次，10～20d 为 1 个疗程。

2)胞磷胆碱：是核酸衍生物，卵磷脂合成的主要辅酶，通过促进卵磷脂的合成而改善脑功能；又能增强上行网状结构激活系统的功能促使苏醒；可降低脑血管的阻力，增加脑血流量，改善脑血液循环，促进大脑物质代谢。用法：0.5～1.0g 加入 5% 葡萄糖液 250ml 中静脉滴注，每天 1 次，10～14d 为 1 个疗程。

3)细胞色素 C：为细胞呼吸激活药，对细胞氧化还原过程具有迅速的酶促作用，增加脑血流和脑氧代谢率，从而改善脑代谢。用法：40～60mg 加入 10% 葡萄糖液 500ml 中静脉滴注，每天 1 次。用药前须做皮试。

4)三磷腺苷(ATP)：参与体内脂肪、蛋白质、糖、核酸的代谢，可通过血-脑屏障，为脑细胞提供能源。

5)辅酶 A(CoA)：为体内乙酰化反应的辅酶，是线粒体膜上丙酮酸脱氢酶系的辅酶之一，对糖、脂肪、蛋白质的代谢起着重要作用，可促进受损细胞恢复功能。用法：常与 ATP、胰岛素(RI)组成“能量合剂”，即：ATP 40mg＋ CoA 100U＋RI 6～8U 加入 5% 葡萄糖液 500ml 中静脉滴注，可提高疗效。

(8)活血化瘀中药：如丹参、川芎、红花等均可静滴，使用安全，不良反应小，疗效较好。

(9)对症治疗：控制血糖、血压、感染及高压氧疗等。

(10)原发病治疗。

2. **出血性卒中**　稳定出血所引起的急性脑功能紊乱，防止再出血及降低颅内压。

(1)一般处理

1)保持安静：有条件就地抢救，需检查头颅 CT 或送住院过程中尽量减少搬动患者，尤其注意对头部的保护，必要时吸氧、降颅压等，病情稍平稳后由医务人员护送。发病后应绝对卧床，脑出血应卧床 2～4 周，蛛网膜下腔出血应卧床 4～6 周。

2)监测生命体征：包括意识、瞳孔、呼吸、脉搏、血压、体温等。

3)保持呼吸道通畅：有意识障碍者，应采取侧卧位，吸痰、给氧，必要时气管切开。

4)降温治疗：头部放置冰袋或冰帽，或者人工冬眠，以降低脑代谢率，减少脑耗氧量，有利于脑功能恢复和减轻脑水肿。

5)支持疗法：静脉输液补充水分和营养，液体量在 1500～2500ml/d。起病 3d 后病情稳定但仍不能进食者，应行鼻饲流质饮食。应用脱水药物易丢失电解质，应定期复查血电解质，及时补充。

6)防治并发症：按时翻身拍背，保持床单清洁卫生，防止压疮发生。插导尿管者，需定期膀胱冲洗。应用抗生素。

(2)降低颅内压、控制脑水肿：即刻应用 20% 甘露醇 250ml 快速静脉滴注，血压过高时可加用呋塞米 20～40mg 静脉推注，4～6h 重复应用。对血压不高者也可酌情使用地塞米松5～10mg 静脉推注或静脉滴注。

(3)控制血压：通常认为脑出血的发生、出血的停止、出血的复发都与血压密切相关，所以控制血压是非常重要的。但早期血压升高并不需要急于降压，通常是当收缩压＞200mmHg 或平均动脉压(MAP)＞150mmHg 时，则需在密切监测血压的情况下给予降血压药物，通常建议维持 MAP 在 130mmHg，以防止血压降得过低，反而加重脑供血不足而造成额外脑损伤。

(4)止血药：脑出血并非因凝血机制障碍所致，一般认为止血药效果并不理想，但对蛛网膜下腔出血则有一定的止血作用，可能与蛛网膜下腔出血后有继发性纤溶活动增强有关。用法：氨基己酸(EACA)6～12g 加入 5%葡萄糖液 500ml 中静脉滴注，每天 1 次。或氨甲苯酸(PAMBA)0.4～0.6g 加入 5%葡萄糖液 500ml 中静脉滴注，每天 1～2 次。可连用 1～3 周。

(5)防治脑血管痉挛：脑血管痉挛是蛛网膜下腔出血的严重并发症，主要由于出血后血凝块的直接刺激和红细胞破坏后氧合血红蛋白浓度升高引起，使症状再度加重。一般发生在出血 3d 以后，7～8d 达高峰，持续 2～3 周，发生率可达 30%～50%。

(6)钙通道阻滞药：尼莫地平 120mg/d，分 3 次口服，连用 3～4 周，有较好疗效。

【预后】

一般缺血性脑血管病预后尚好，但对大面积梗死患者，尤其伴有意识障碍者，其预后如同脑出血。脑出血预后取决于出血的部位、出血量。除灶性脑出血外，大多脑出血均预后较差。下面几点可帮助判断预后：①昏迷时间长、程度深，预后不良；②脑室、脑干出血预后不良；③脑出血患者体温突然升高，预后不良；④并发心、肺功能障碍，或消化道出血，预后不良；⑤血压持续升高，降压治疗无效；或血压显著下降，甚至休克，预后不良。

(陆国玉　吴晓飞)

二、癫痫持续状态

癫痫(epilepsy，EP)是由多种病因引起的大脑神经元异常放电所致的脑功能障碍综合征。临床表现为发作性运动、感觉、意识、自主神经、精神等不同程度障碍，最常见者为抽搐发作。

脑部疾病或全身性疾病所引起的癫痫发作，称继发性癫痫。无明显原因可寻的癫痫发作，称原发性癫痫。癫痫可表现大发作、小发作、精神运动性发作、局灶性发作、肌阵挛、自主神经性发作、癫痫持续状态等类型。多数学者认为：若癫痫发作频繁，抽搐间期意识没有完全恢复，或 1 次发作持续 30min 以上者称为癫痫持续状态(status epilepticus)。各种类型的癫痫均可发生癫痫持续状态，但以癫痫大发作持续状态为最常见，且病情凶险，病死率及致残率最高。

【病因】

1. 原发性(特发性)癫痫　此类患者的脑部目前条件下尚不能发现可以解释发病的结构变化或代谢异常，常在儿童期起病，与遗传有着密切关系。

2. 继发性(症状性)癫痫　继发于多种器质性脑部病变和代谢障碍，2 岁前或 20 岁后发病多见。

(1)先天性疾病：染色体异常、遗传性代谢障碍、脑畸形、先天脑积水等。

(2)外伤：产伤是婴幼儿继发性癫痫的常见原因。成人闭合性脑外伤癫痫发病率为 5%，开放性损伤和颅内有异物存留者发病率更高，可达 40%，昏迷时间越长，发病率越高。

(3)颅内肿瘤：发生在额、顶、颞等区的肿瘤致癫痫的可能性大。

(4)颅内感染：各种脑炎、脑膜炎、脑脓肿、脑猪囊尾蚴病等。

(5)脑血管病：脑动脉硬化、脑出血、脑梗死等。

(6)变性疾病：脑萎缩、老年性痴呆、多发性硬化等。

(7)其他：药物、食物及各种毒物中毒，代谢紊乱及内分泌疾病(如低血糖、低血钙、尿毒症)等。

【诱因】

常见诱因包括：①抗癫痫药突然停用或减量；②癫痫控制不及时；③环境因素的改变；④疲劳、饥饿、饮酒、情感冲动；⑤内分泌改变(经期性癫痫、妊娠性癫痫)。

【临床表现】

下面是癫痫大发作持续状态的主要表现,如常以尖叫开始,突然意识丧失,摔倒,肌肉呈强直性抽动,头后仰或转向一侧,眼球上吊或斜视,口吐白沫,牙关紧闭、唇舌咬破,大小便失禁。可有短暂性呼吸停止,发绀,瞳孔扩大,对光反应消失。病理反射阳性。发作停止时,进入昏睡,醒后感全身酸痛和疲惫,对整个过程全无记忆,发作全过程为5～15min,为大发作的临床特点。若大发作1次30min以上或连续多次发作,发作间歇意识未恢复,可为大发作持续状态。

【辅助检查】

1. *血液常规、生化检查* 包括血钠、血钙、血糖、血镁等。

2. *脑电图* 发作持续状态的脑电图均有癫痫性异常放电,故对癫痫诊断十分重要。

3. *脑脊液* 可做脑脊液常规、生化、囊虫抗原抗体、乳酸测定等检查,寻找癫痫病因。

4. *头颅CT* 有助于头颅外伤、颅内占位性病变、急性脑血管病、脑猪囊尾蚴病等引起的癫痫发作鉴别。

【诊断依据】

根据以往有癫痫病史,并有引起癫痫发作的诱因,目睹有意识丧失及全身强直-阵挛持久发作或反复发作,发作间期意识没有完全恢复,或一次性发作持续30min以上,癫痫持续状态的诊断可以建立。如想进一步明确病因则需详细了解病史、体检及相关检查等。

1. *病史* 了解既往有无类似发作史,家族性发作史,有无难产、头颅外伤、脑炎等病史。如儿童期起病,有类似发作史或有家族发作史,原发性癫痫可能性大。既往有脑炎病史而发作的癫痫,继发性癫痫可能性大,可能与脑炎愈合后遗留的瘢痕和粘连有关。

2. *体格检查* 重点观察意识、体温、心率(脉搏)呼吸、血压、皮肤黏膜、口中气味、头颅外伤及神经系统定位体征。如患者有慢性支气管炎史,体检皮肤发绀,双肺有干湿啰音,出现意识不清,癫痫样抽搐,可能为肺性脑病;血压急剧增高伴有神经系统定位体征,可能为急性脑血管病;颈项强直可考虑脑膜炎或蛛网膜下腔出血;皮下有囊虫结节的抽搐,需要考虑脑猪囊尾蚴病;伴有发热可能为严重感染;口中有酒味、农药味等可考虑为中毒所致;突发的不明原因的癫痫大发作,抗痫治疗不理想,要考虑灭鼠药(氟乙酰胺及敌鼠强)中毒的可能;严重心动过缓或心律失常,发作时有心搏停止、心音及脉搏消失,可能为心源性脑缺氧综合征。

【鉴别诊断】

部分病例初次发作即为大发作持续状态,应与下列疾病鉴别。

1. *晕厥* 晕厥有短暂的意识丧失,有时伴有上肢的短促阵挛。晕厥患者脑电图正常有助于鉴别。

2. *癔症性抽搐* 区别在于:癫痫发作一般有固定形式;癔症性抽搐常乱而无一定形式。癫痫大发作时瞳孔散大,对光反应消失,有病理反射,常咬破舌头,尿失禁等,脑电图异常;而癔症性抽搐无上述现象,患者常有自卫性,很少伤及自己,脑电图正常。

3. *其他原因所致的抽搐* 如破伤风、狂犬病等引起的强直性抽搐,可通过病史,怕声,怕光,恐水及受外界刺激可诱发抽搐等特点来鉴别。

【急诊处理】

癫痫持续状态的诊断和治疗需要同时进行,因为癫痫损害大脑,发作持续时间越长,损害程度越严重。如果癫痫时间超过5min需立即干预。癫痫持续状态治疗原则:①选强有力、足量的抗惊厥药物,及时控制发作;②维持生命体征,预防和控制并发症;③寻找并治疗原发病;④正规抗癫痫治疗。

1. *一般治疗*

(1)患者平卧,将头偏一侧,松解衣领、腰带以利呼吸通畅。用开口器或缠纱布的压舌板，置于患者上下门齿之间，以防咬破舌头。吸出口腔内唾液与食物残渣，以防窒息。

(2)迅速给氧，严密观察体温、脉搏、呼吸、血压。如抽搐停止后，呼吸仍未恢复，应立即人工呼吸协助恢复。

2. 从速控制发作

(1)地西泮(安定)：是癫痫持续状态的首选药物。作用快，注射后 1～3min 内即可生效。静脉注射数分钟即可达血浆有效浓度，但作用时间短，半衰期 30～60min。成人常用10～20mg 缓慢静脉注射，每 30 分钟重复应用。为防止呼吸抑制，最好采用经稀释后的地西泮缓慢静脉注射，速度每分钟不超过 2mg。同时密切观察呼吸、心率和血压。

(2)苯巴比妥钠：静脉注射地西泮同时或地西泮控制抽搐不理想，可用苯巴比妥钠 0.1～0.2 g 肌内注射。因起效较慢，临床常和地西泮交替使用。

(3)苯妥英钠：为起效慢、作用时间长的抗惊厥药。静脉注射后 60min 左右血浆达有效浓度，半衰期 10～15h。在用苯巴比妥钠控制不佳时，可考虑应用。成人每次 200～500mg，用注射用水稀释成 5%～10%溶液，以每分钟不超过 50mg 的速度缓慢静脉注射。控制发作后可改口服。因起效缓慢，故在此药起效前，注射地西泮辅助之。不良反应为低血压、心脏传导阻滞、心力衰竭。老年人慎用。应用时应监测血压及心电图。

(4)硝西泮和氯硝西泮：硝西泮的疗效与地西泮相近，但静脉注射剂量需增加 1 倍。氯硝西泮是广谱的治疗癫痫持续状态药物，半衰期为 22～32min，作用迅速，多数在几分钟内可控制发作，疗效维持时间比地西泮长，在 1 次静脉注射 1～4mg 后，60%的患者可控制长达 24h。对大发作效果显著，但对呼吸、心脏抑制比地西泮强，应注意观察。

(5)水合氯醛：用 10%水合氯醛 20～30ml，加入等量生理盐水保留灌肠或鼻饲。

(6)副醛：抗惊厥作用较强，较安全。成人剂量 8～10ml，加等量植物油稀释后做保留灌肠。

(7)丙戊酸钠注射剂(德巴金)：静脉注射，首次剂量为 15mg/kg，以后每小时以 1mg/kg 的速度静脉滴注，达到每日总量 20～30mg/kg。国内市场上的德巴金，每瓶含 400mg 丙戊酸钠粉剂，用注射用水配成溶液后直接静脉推注，亦可加入 0.9%生理盐水中静脉滴注。

(8)利多卡因：对于地西泮类一线抗癫痫药物无效者，可选用利多卡因。本药无呼吸抑制作用，起效快，安全，亦不影响觉醒水平。成人剂量：利多卡因 50～100mg 加入 5%葡萄糖液 20ml 中，静脉注射。因疗效持续甚短，应在半小时内再给利多卡因 50～100mg 加入 5%葡萄糖液中以 1～2mg/min 的速度缓慢滴注，以延长疗效。治疗中要心电监护，有心脏传导阻滞及心动过缓者慎用。

(9)全身麻醉：以上方法治疗失败时，在监测生命体征的情况下可试用乙醚全身麻醉，或用硫喷妥钠静脉注射。

3. 维持生命功能，预防和控制并发症 癫痫持续状态可引起严重脑水肿，神经细胞水肿时更易于放电而利于癫痫发作。常规给予甘露醇、肾上腺皮质激素。根据病情可给予抗感染、降温、纠酸、维持水与电解质平衡。

4. 病因治疗 继发性癫痫要尽量查明病因，病因治疗及控制发作同时进行。

5. 正规抗癫痫治疗 发作被控制直至清醒前，可采用鼻饲给维持量抗癫痫药。若鼻饲有禁忌，可每 6～8 小时肌内注射苯巴比妥钠 0.1g，直至患者完全清醒，尔后根据病因不同，发作类型不同，给予正规抗癫痫治疗。

【预后】

癫痫大发作持续状态，如发作不能控制，

昏迷将加深，体温升高，呼吸与循环均可衰竭。发作较长可导致脑水肿、酸中毒、电解质紊乱、继发感染等，病死率高达 21.3%～44%。如能从长时期的癫痫持续状态中恢复过来，部分患者可留有永久性脑损害。

（陆国玉　吴晓飞）

第六节　血液系统急症

一、严重贫血

贫血是指外周血中单位容积内血红蛋白（Hb）量、红细胞（RBC）计数或血细胞比容（HCT）低于相同年龄、性别或地区的正常参考值。一般以血红蛋白量低于正常参考值95%下限作为贫血的诊断标准。当血红蛋白量少于 60g/L 时称之为严重贫血。临床常表现为乏力、气短、心悸，部分患者可出现心绞痛、心力衰竭，甚或出现晕厥、精神异常等。急诊室遇到的严重贫血往往是由急性情况造成，必须尽快诊断，恰当处理。

【病因与发病机制】

明确贫血的病因对治疗十分重要。严重贫血的病因多是综合性的，如淋巴瘤不仅侵犯骨髓造血组织引起髓病性贫血，也可同时致自身免疫性溶血性贫血；同一类型的贫血也可有不同的发病机制，如巨幼细胞性贫血既有 DNA 合成障碍致红细胞生成减少，也有红细胞破坏过多和髓内溶血。急诊常见的严重贫血有以下几种。

1. 急性失血（失血性贫血）　如外伤失血、消化道出血、妇科病失血、血液病等致使大量血液在短时间内由血管内到血管外或积于体腔、内脏或肌肉，血容量急剧下降，动脉血压降低，失血量若超过 2000～2500ml（总血容量的 40%～50%）则可出现严重的失血性休克，如处理不当可导致死亡。常见疾病有外伤致肝脾破裂、胃溃疡、胃癌、食管-胃底静脉曲张破裂出血、宫外孕、前置胎盘、血友病、血小板减少性紫癜等。

2. 红细胞破坏过多（溶血性贫血）　包括红细胞膜异常（遗传性球形红细胞增多症、阵发性睡眠性血红蛋白尿等）、红细胞酶缺陷（G-6-PD 缺乏、丙酮酸激酶缺乏等）、血红蛋白病、卟啉代谢异常和各种原因导致的急性溶血，短期内红细胞大量破坏、骨髓造血不足以代偿，严重者除造成组织缺氧外，大量红细胞破坏形成碎片致心、肺、肾等脏器功能受损、凝血机制障碍甚至危及生命（急性肾衰竭或 DIC）。此外，常见的急性溶血原因还有输血时血型不合及药物所致短期内红细胞大量破坏等。

3. 红细胞生成减少（再生障碍性贫血）

包括骨髓疾病影响造血（如白血病、骨髓纤维化、再生障碍性贫血、骨髓增生异常等）和缺乏造血原料（如铁、叶酸和维生素 B_{12} 缺乏）等使骨髓造血能力急剧下降，引起严重急性贫血。常见的病因有：①药物，如氯霉素、磺胺类、保泰松等；②化学毒物，如苯及其衍生物；③电离辐射，如放射源事故；④病毒感染，如病毒性肝炎相关性再障；⑤免疫因素，如胸腺瘤、系统性红斑狼疮等；⑥遗传因素等。

【临床表现】

1. 急性大量失血（>1000ml）　早期出现心率加快、头晕乏力、肢端湿冷、出汗恶心、面色苍白，接着出现口渴尿少、脉搏细数、晕厥乃至休克，原有慢性疾病、感染、营养不良、失水或老年患者，即使失血量较上述为少，也可导致休克或死亡。

2. 急性溶血性贫血　多有体温升高、头痛、寒战、恶心、胸闷气促乃至休克，尿色暗红或呈酱油色，皮肤黄染、腰背及四肢酸痛、少尿甚至发展为急性肾衰竭。患者有输血、服药、过度劳累精神紧张等病史。

3. *再生障碍性急性贫血* 几乎均有出血倾向，可并发严重的身体多部位出血，60%以上有内脏出血，主要表现为消化道出血、血尿、眼底出血和颅内出血，皮肤、黏膜出血严重且不易控制。多数合并感染，体温可达39℃以上，以呼吸道感染最为常见。

【体格检查】

应特别注意观察生命体征，严密观察血压、脉搏、呼吸和心率，并注意观察生命体征的变化。注意皮肤、黏膜有无出血点、黄染，淋巴结、肝、脾是否大及心脏有无杂音。注意检查指甲、舌乳头及神经系统的深感觉。

【辅助检查】

1. *血常规* 根据血红蛋白浓度、红细胞计数和血细胞比容计算出红细胞平均体积(MCV)、红细胞平均血红蛋白浓度(MCHC)，有助于贫血的诊断及分类。

2. *网织红细胞计数* 有鉴别诊断意义。严重贫血者除血红蛋白浓度和红细胞计数不同程度的减少外，急性失血性贫血和溶血性贫血者外周血白细胞和血小板计数升高、网织红细胞计数明显升高，而再生障碍性贫血者全血细胞均减少，网织红细胞百分数及绝对值均明显下降。

3. *外周血涂片* 观察红细胞、白细胞及血小板数量及形态的改变及有无疟原虫等。

4. *骨髓* 不明原因的贫血都应做骨髓穿刺或骨髓活检。

5. *尿及粪常规检查* 了解有无血红蛋白尿、红细胞尿及管型、尿三胆及大便隐血等。

6. *其他检查* 如肝肾功能测定、血清维生素 B_{12}、叶酸、铁等测定，以及根据患者的不同情况选用有关溶血性贫血、血红蛋白病等方面的特殊检查如抗人球蛋白试验等。

【诊断依据】

根据头晕乏力、心率增快、面色苍白、发热、尿量减少等临床表现及肝脾大、血尿等检查，结合血常规、网织红细胞计数等作出贫血的诊断。应详细询问病史，重点了解贫血发生的时间、病程及贫血的症状，尤其要询问有无出血史、手术史，营养状况，有无化学毒物、放射线或特殊药物接触史；有无感染、恶性肿瘤和肝肾疾病等病史，尽可能明确贫血的类型。

【鉴别诊断】

以骨髓穿刺作为诊断和鉴别诊断的主要手段。

1. *慢性病性贫血* 由感染、炎症或肿瘤等引起骨髓铁利用能力下降。特点：骨髓储存铁增加，可染铁阳性，可利用铁减少，血清铁结合力低下，为小细胞低色素性贫血。

2. *肾性贫血* 与尿毒症有关。红细胞寿命缩短，血中肌酐、尿素氮水平明显升高，铁周转正常而利用减少，骨髓不提示再生低下。

3. *白血病性贫血* 血常规为全血细胞减少，网织红细胞计数减少，骨髓中原始细胞明显增多，有时外周血中可见幼稚细胞。

4. *骨髓异常增生综合征* 全血细胞减少，网织红细胞计数减少，骨髓增生活跃，出现两种以上的病态造血，如外周出现幼红细胞、粒细胞核分叶过少和胞质内颗粒细胞等。

【急诊处理】

患者就诊时应首先根据临床表现估计贫血的程度。多数急性贫血由失血引起，血红蛋白浓度、红细胞计数和血细胞比容(HCT)并不一定反映真实的出血量。因为最初的几小时体液的调整和平衡尚未完成(需24～48h)，而以上三项均用体积单位表示，体内总血容量的改变与之关系不大。故用它们估计失血量不可靠。应注意观察血压、脉搏、尿量及全身状况，立即吸氧，大针头建立静脉输液通路，重点询问病史，积极寻找病因，并根据不同的病因做相应的治疗。

1. *急性失血性贫血* 吸氧、建立静脉通路，采取紧急措施补充血容量，防止休克的发生，迅速输入生理盐水、血浆、右旋糖酐、白蛋白等，并立即配血尽早输入全血，有严重贫血者应输红细胞纠正贫血。严密观察恰当决定输液量的多少和输液速度的快慢。同时针对出血的原因立即设法止血，必要时手术止血。应在度过急性期后及早给予高蛋白、富维生素的饮食。

2. *溶血性贫血*　尽可能明确贫血的病因，停止接触可疑药物或停止输不合血型血等，只有去除病因才能根治。并发感染者积极控制感染。静脉滴注琥珀酸氢化可的松适用于免疫性溶血性贫血。输血或输浓缩血小板或冷沉淀物可改善贫血症状。但应注意，输血有可能加重自身免疫性贫血或诱发阵发性睡眠性血红蛋白尿，必须严格掌握指征。必要时脾切除。由于溶血性贫血患者的骨髓造血代偿性加速，对造血原料的需求量增加，注意适当补充造血原料。若少尿或无尿按急性肾衰竭处理。

3. *再生障碍性贫血*　凡有可能损害骨髓的物质均应设法避免接触。输血、抗感染、控制出血等。雄激素为治疗再障的重要药物。近年来采用抗胸腺细胞球蛋白（ATG）和抗淋巴细胞球蛋白（ALC）治疗，环孢素及红细胞生成素的治疗。骨髓移植是治疗严重型再障的最佳方法。

【预后】

失血性贫血、溶血性贫血经及时对因、对症治疗后，预后较好，而急性再生障碍性贫血、急性白血病贫血病死率较高，预后较差。

（张晓华　吴晓飞）

二、白血病急诊

白血病（leukemia）是血液系统的恶性疾病。儿童和青少年常见。其特点为造血干祖细胞的恶性克隆性增殖，其克隆中的白血病细胞失去进一步分化成熟的能力而停滞在细胞发育的不同阶段，使正常造血功能衰竭。可浸润至全身各组织和器官。临床表现为贫血、出血、发热、感染和白血病细胞浸润。部分患者因出血、发热、感染和白血病细胞颅内浸润而急诊求治。症状的缓急主要取决于白血病细胞在体内的积蓄增长速度和程度。

【病因与发病机制】

病因与发病机制未明确，可能与化学因素、电离辐射、病毒感染、遗传、基因突变等有关。

【临床表现】

1. *贫血*　贫血常为首发症状，半数就诊时已有重度贫血。某些急性白血病在发病前数月甚至数年可先出现难治性贫血。

2. *发热和感染*　50%以上患者以发热起病。白血病本身可致发热，但较高发热（>38.5℃）常提示继发感染。感染是白血病最常见的死亡原因之一。感染以咽峡炎、口腔炎、肺部感染及肛周感染常见。皮肤感染很少化脓，易形成蜂窝织炎。严重时有败血症的表现。

3. *出血*　约 40%急性白血病以出血为早期表现。出血可发生在全身各部位，以皮肤、黏膜出血为多见，亦可发生眼底出血、颅内出血、弥散性血管内凝血。

4. *白血病细胞浸润*　浅表淋巴结大多见；侵犯肝脾可引起肝脾大，并由此引起食欲减退、乏力、腹胀、消瘦等；中枢神经系统白血病以蛛网膜及硬脑膜浸润最常见，可出现头痛、恶心、视物模糊、眼球突出、视盘水肿、失明和眼外肌麻痹，严重的出现典型的脑膜炎表现或出现脑神经麻痹甚至发生偏瘫、截瘫；侵犯口腔可出现牙龈增生、肿胀；侵犯皮肤可见蓝灰色斑丘疹或结节；侵犯骨骼出现骨痛及胸骨下段压痛等。

【辅助检查】

1. *外周血*　急性早期白细胞数量可升高、降低或正常，红细胞、血红蛋白和血小板数量下降。贫血呈正常细胞正常色素性，仅有少数红细胞大小不等，半数病例网织红细胞数偏低。血涂片分类原始、幼稚细胞比例明显增高。

2. *骨髓*　初诊时骨髓象大多数增生活跃、明显活跃或极度活跃。少数增生低下。

骨髓中原始及幼稚细胞≥20%，平均为64.4%，最高占99.2%。白血病细胞具有共同的形态特点：大小不一，多数体积增大，核浆比例增大，细胞核形态不规则，核染质粗糙，分布不均，核仁大且显著，核分裂象多见。细胞分化停滞在原始或幼稚阶段，稍成熟的细胞少见，杆状核及分叶核粒细胞尚有保留，呈现所谓"裂孔"现象。

【诊断依据】

根据贫血、发热、出血及白血病细胞浸润的表现如肝脾大、淋巴结大、骨痛、神经系统症状等，并结合外周血象白细胞显著增高及血涂片分类原始、幼稚细胞比例明显增高可初步诊断。确诊依赖于骨髓穿刺，必要时骨髓活检。

【鉴别诊断】

1. 再生障碍性贫血　为一种化学、物理、生物或原因不明的骨髓造血功能障碍。造血干细胞受损，外周全血细胞减少，网织红细胞减少。骨髓增生低下。

2. 骨髓异常增生综合征(MDS)　全血细胞减少，网织红细胞计数减少，染色体异常，骨髓增生活跃，出现两种以上的病态造血，但骨髓中原始细胞小于20%。

3. 铁粒幼细胞性贫血　骨髓铁利用障碍。血清铁升高。铁结合力下降。骨髓可染铁阳性，铁粒幼细胞增多，环形铁铁粒幼细胞>15%。骨髓红系明显增生，以中晚幼红细胞为主，部分有轻度巨幼样变。

【急诊处理】

1. 常见急诊症状的处理

(1)血小板下降或血管壁浸润引起脑出血：有严重出血时可用肾上腺皮质激素和输注血小板或新鲜血，避免搬运，止血、降颅压、预防脑水肿及脑疝。

(2)消化道出血：禁食、输血、止血，口服去甲肾上腺素、凝血酶或云南白药等。

(3)鼻及牙龈出血：冷敷，用涂有肾上腺素或麻黄碱的棉纱条填塞，或吸收性明胶海绵止血。立即耳鼻喉科会诊。

(4)弥散性血管内凝血(DIC)：皮肤瘀斑、穿刺部位出血。立即补充血小板及凝血因子，输注新鲜血或浓缩血小板4～6个单位，严密观察，谨慎应用肝素。当弥散性血管内凝血并发纤维蛋白溶解症时，可在肝素治疗的同时并用抗纤溶药物(如对氨甲苯酸、氨甲环酸等)。

(5)发热：原因未明者积极寻找感染灶，连续咽拭子培养或血培养。在细菌培养获得阳性结果前立即按经验早期应用广谱高效杀菌药，以后再根据病原学检查及药敏试验结果调整用药。最好静脉内给药，剂量要充分。

(6)贫血：纠正贫血最有效的方法为积极缓解白血病。有显著贫血可酌情输注红细胞或全血，有诱发心衰者考虑输浓缩红细胞，同时治疗心力衰竭。

(7)急性肾衰竭：高尿酸血症血pH<5.5时，大量补液、输注碳酸氢盐，必要时考虑血液透析或腹膜透析。

2. 化疗

(1)诱导缓解治疗：联合用数种作用于细胞周期不同时相且毒性不同的化疗药物，1～2个疗程后无效则更换治疗方案。

(2)强化巩固阶段：继续两个疗程的诱导期方案治疗。结束后可行自体或异体骨髓移植。

(3)维持治疗阶段：单种化疗药物序贯治疗，每周更换一种，3～4周为1个循环，定期联合化疗。

3. 长期治疗　单一化疗药物间歇治疗，辅以干扰素治疗。适时行异体造血干细胞移植。

【预后】

急性白血病自然病程2～3个月。经化疗获得完全缓解者中部分患者可达治愈。

(张晓华　吴晓飞)

第七节　内分泌系统急症

一、低血糖症

低血糖症(hypoglycemia)是静脉血浆葡萄糖(简称血糖)浓度低于 2.8mmol/L (50mg/dl)时的一种临床状态,病因多种,临床常表现为交感神经兴奋和中枢神经系统功能障碍。但血糖低于 2.8mmol/L 时是否一定出现临床症状,个体差异较大,临床表现的严重程度取决于:①低血糖的浓度;②低血糖发生的速度及持续时间;③机体对低血糖的反应性;④年龄等。

【病因】

低血糖症病因多种,临床常分为空腹低血糖和餐后低血糖,空腹低血糖常见于:胰岛素瘤、降糖药、胰外肿瘤、卡尼汀(肉毒碱)缺乏、生长激素不足、糖原贮积病、重症肝病、严重营养不良、乙醇过量、食用荔枝过多、服抗组胺类、单胺氧化酶抑制药等。餐后低血糖常见于:特发性低血糖、胃肠手术后、半乳糖血症、果糖不耐受等。

【发病机制】

正常生理状态下,机体通过多种酶、激素和神经调控糖的消化、吸收和代谢,使血糖保持在相对稳定的正常范围内(3.3～8.3mmol/L),如果出现以下情况:①糖来源不足和消化吸收不良;②糖代谢过程中某种酶的缺陷,如果糖-1,6-二磷酸酶、丙酮酸羧化酸缺乏;③肝病使糖原贮藏、分解或糖异生减少;④拮抗胰岛素作用的激素分泌不足,如生长激素、氢化可的松、胰升糖素和肾上腺素等;⑤胰岛素等,能使血糖降低的激素过多;⑥组织消耗能量过多;⑦供给糖异生的底物不足;⑧迷走神经兴奋增强等均可使血糖降低。血糖是脑细胞能量的主要来源,短暂低血糖可导致脑功能不全,低血糖反复发作或持续较长时间的低血糖可引起永久性脑功能障碍或死亡。

【临床表现】

低血糖对机体来说是一种强烈的应激,患者表现如下。

1. 交感神经和肾上腺髓质兴奋增强　常有心慌、心悸、饥饿、软弱、手足发抖、面色苍白、出汗、心率加快、血压轻度升高的症状和体征。这些症状常在饥饿或运动后出现,或多于清晨空腹或下半夜时发生,少数患者可发生于午饭前或午饭后 3～4h。

2. 中枢神经系统功能障碍　初始为大脑皮质受损的表现,如精神不集中、思维和语言迟钝、头晕、嗜睡、视觉障碍、幻觉、易怒、行为怪异等。病情发展可累及大脑皮质下功能,出现幼稚动作、肌肉颤动及运动障碍,癫痫样抽搐,瘫痪,肌张力低,腱反射减弱,病理征阳性,逐渐出现昏迷。但是,低血糖症时不同患者或同一患者的各次发作时的表现可以不一样。这取决于血糖下降的速度、程度和个体的反应性、耐受性。如血糖下降缓慢,可以无明显的交感神经兴奋的症状,而只表现为脑功能障碍,甚至仅以精神行为异常、癫痫样发作、昏迷为首发症状。若血糖下降较快,则多先出现交感神经兴奋的表现,然后逐渐出现脑功能障碍。在长期低血糖的患者,血糖降低的程度与临床表现有时不相称,如有时血糖为 1.1mmol/L 仍无症状,有时血糖不甚低,却出现癫痫样抽搐或昏迷。

【辅助检查】

空腹和运动促使低血糖症发作时血糖低于 2.8mmol/L,供糖后低血糖症状迅速缓解,可确诊为低血糖症。若进一步明确病因,可根据临床选做腹部、垂体 B 超或 CT、MRI 等检查。胰岛素释放指数 = 血浆胰岛素(μU/ml)/血浆葡萄糖(mg/dl)正常为 0.3,若升高表示胰岛素不适当分泌过多。空腹血糖降低不明显者，可用持续饥饿和运动试验诱发。

【诊断与鉴别诊断】

低血糖发作时临床表现、对治疗的反应及血糖测定结果是低血糖急诊救治时的3个重要内容。如果临床怀疑有低血糖，可以从以下几方面着手鉴别。

(1)询问有无糖尿病史。如有，首先考虑降糖药物过量，昏迷者应与糖尿病酮症酸中毒和非酮症高渗性昏迷相鉴别。

(2)胰岛B细胞瘤者，可能仅因严重的脑功能障碍来就诊。

(3)餐后发病者，其血糖值下降又不多，很可能为反应性低血糖症。

(4)原有肝功能障碍者，发生昏迷时，除考虑肝性脑病外，要想到有发生低血糖的可能。

(5)乙醇中毒昏迷者，要严防合并低血糖症。

【急诊处理】

低血糖症轻者进食糖水或糖果后症状很快缓解。

1. 重度低血糖　静脉注射50%葡萄糖50～100ml，必要时静脉滴注10%葡萄糖液直至患者清醒能进食。少部分患者体内皮质醇不足，经上述处理后，意识障碍恢复较慢时，可加用氢化可的松100mg静脉滴注和(或)胰高糖素0.5～1mg肌内注射。在治疗过程中注意防治脑水肿，尤其是对昏迷时间较长者，可加用脱水药。

2. 降糖药过量　引起的低血糖昏迷患者，应用上述方法治疗清醒后，应鼓励患者进食，不能进食者应适当延长静脉滴注葡萄糖时间，严防再度昏迷的发生。

3. 特发性功能性低血糖症　应向其说明本病的性质，给予适当的精神安慰，鼓励患者进行体育锻炼，严格限制糖类的摄入，适当提高蛋白质和脂肪含量，宜少量多餐。必要时可试用小剂量抗焦虑药及抗胆碱药，以延缓肠道对食物的吸收，减少胰岛素分泌。

【预后】

本症预后取决于原发病，部分低血糖昏迷致脑缺氧时间过长者，可遗留有脑功能障碍。

（赵士兵　何先弟）

二、糖尿病性昏迷

糖尿病性昏迷包括低血糖昏迷、糖尿病酮症酸中毒昏迷、高渗性昏迷、乳酸酸中毒昏迷。

（一）酮症酸中毒

糖尿病酮症酸中毒(diabetic ketoacidosis，DKA)是糖尿病急性并发症，以高血糖、酮症和酸中毒为主要表现。DKA时患者的血糖多数为16.7～33.3mmol/L，有时可达55.7mmol/L以上。血酮体升高，多在4.8mmol/L以上。血pH<7.35。

【病因】

1型糖尿病患者有自发DKA倾向，2型糖尿病患者在某些应激情况下诱发DKA。糖尿病酮症酸中毒常见的诱因有感染、胰岛素治疗中断或不适当减量、饮食不当、手术、创伤、妊娠和分娩、严重的精神刺激、急性心肌梗死、胃肠疾病、脑卒中等，有时可无明显诱因。

【发病机制】

DKA时，大量脂肪酸在肝脏氧化产生乙酰乙酸、β-羟丁酸和丙酮，三者统称为酮体。当酮体量剧增超过肝外组织的氧化能力时，血酮体升高，尿酮体排出增多，临床上统称为酮症。若代谢进一步紊乱，便发生代谢性酸中毒。由于渗透性利尿、蛋白质和脂肪分解加速以及厌食、恶心、呕吐，使体液丢失，使钠、钾、氯、磷酸根等离子大量丢失。由于失水大于失盐，故治疗前血钾可正常或偏高。酸中毒时氧解离曲线右移，以利于向组织供氧；但酸中毒时2，3-DPG降低，氧解离曲线右移，使血红蛋白与氧的亲和力增加，氧解离曲线左移,不利于向组织供氧,引起红细胞携氧功能失常。糖尿病酮症酸中毒时严重失水,血容量减少,加之酸中毒引起的微循环障碍,若未能及时纠正,最终可导致低血容量性休克,严重者发生肾衰竭、中枢神经功能障碍,出现不同程度的意识障碍,后期可发生脑水肿。

【临床表现】

多数患者在 DKA 发生前数天有糖尿病症状加重的表现,随后出现消化道症状,如恶心、食欲减退、呕吐等,常伴头痛、烦躁、呼吸深快,呼出气体中有烂苹果味。DKA 病情若进一步发展,出现严重脱水表现,如尿量减少、眼球下陷、皮肤弹性差、脉细数、血压下降,以至昏迷。少数 DKA 患者以腹痛为首先症状,酷似急腹症,易误诊;亦应注意少数糖尿病患者以 DKA 为首发表现。感染等诱因常被 DKA 表现所掩盖。

【辅助检查】

1. *尿糖、尿酮体*　强阳性。可有蛋白和管型尿。当肾功能不全时肾糖阈值调高,可使尿糖和酮体减少,与血糖、血酮数值不相称。

2. *血糖*　多在 16.7～33.3mmol/L,血酮体多在 4.8mmol/L 以上。pH<7.35。CO_2 结合力轻者为 13.5～18.0mmol/L,重者在 9.0mmol/L 以下,碱剩余>−2.3mmol/L。阴离子间隙增大。血 K^+ 可正常或偏低,治疗后可出现低血钾。血 Na^+、Cl^- 降低(也可正常或升高),血尿素氮和肌酐偏高,血浆渗透压轻度上升,白细胞计数升高,分类中性粒细胞比例升高。

【诊断依据】

临床接诊不明原因的昏迷、失水、酸中毒、休克患者时,均要考虑到 DKA 的可能性。通过尿糖、血糖、尿酮、血酮、血气分析等检查,如血糖>11 mmol/L,伴有酮尿和酮血症,血 pH<7.3 和(或)血 HCO_3^-<15 mmol/L,则可诊断为 DKA,并需要判断酸中毒程度:轻度 pH<7.3 或 HCO_3^-<15mmol/L;中度 pH<7.2 或 HCO_3^-<10mmol/L;重度 pH<7.1 或 HCO_3^-<5mmol/L,后者易进入昏迷状态。

【鉴别诊断】

DKA 昏迷时应与以下昏迷或中毒等表现鉴别。

1. *低血糖昏迷*　本病起病快,以小时计,有多汗、急查血糖可明确。

2. *糖尿病高渗性昏迷*　多见于老年患者,其特征为脱水明显血糖>33.3mmol/L,血渗透压>350mOsm/L。体征方面有较多神经系体征。

3. *乳酸酸中毒*　当血乳酸>2mmol/L 且血 pH<7.35 可明确诊断,常见于各种休克、严重感染、肝肾功能不全、糖尿病口服双胍类降糖药等。

4. *其他原因引起的酮症酸中毒*　有饥饿、酒精中毒病史,一般血糖在 33.3mmol/L 以下。

5. *脑血管意外*　有神经系统定位体征。头颅 CT 或 MRI 可明确诊断。

【急诊处理】

1. *补液*　输液是救治 DKA 首要的、关键的措施,一般原则是先快后慢、先盐后糖。

(1)补液速度及量:补液总量可按原体重 10%估计。如无心、肾衰竭,在 2h 内补充 1000～2000ml。从第 3 至第 6 小时输入1000～2000ml。第 1 个 24h 输液总量的4000～5000ml,严重者可达 6000～8000ml。对年老或有心力衰竭、肾衰竭者适当减慢补液速量,最好在中心静脉压监测下补液。对清醒者应鼓励饮水。

(2)补液性质:开始时补生理盐水,若血钠>155mmol/L 可补 0.4%盐水,当血糖降至 13.9mmol/L(250mg/dl)左右时可适当补 5%葡萄糖液,并按 2～4g 葡萄糖加 1U 胰岛素的比例抵消补入的葡萄糖量。补液后血压恢复不理想可适当补充胶体溶液,并采用抗休克措施。

2. *胰岛素治疗* 小剂量胰岛素治疗：可采用静脉持续滴注胰岛素，按0.1U/(kg·h)速度进入，胰岛素持续静脉滴注前是否加用冲击量无统一规定，如能排除低血钾时，可用0.1U/kg胰岛素静脉推注，继以上述持续静脉滴注。应使血糖每小时下降3.9～6.1mmol/L。若开始治疗2h后血糖未见下降，且脱水状态已基本纠正，胰岛素剂量应加倍，若治疗前血钠偏高，胰岛素用量可相对加大。在输液及胰岛素静滴过程中，需每1～2小时检测血糖、尿糖、尿酮体、血K^+、血Na^+ 1次。尿酮体转阴后可将胰岛素每4～6小时皮下注射1次。胰岛素用量可根据血糖、尿糖、进食情况调整。

3. *补钾* DKA患者体内有不同程度缺钾。但开始治疗DKA时，若血清K^+＞5.5mmol/L或有尿闭，暂缓补钾。若治疗前血K^+＜3.5mmol/L，开始治疗时即应补钾，开始2～4h可每小时补氯化钾1.0～1.5g。钾离子进入细胞内缓慢，加入每日补的钾有一部分从尿中排出，故一般须连续补钾5～7d。补钾时须注意观察尿量，定时监测血钾水平，口服补钾，安全可靠。

4. *纠正电解质及酸碱失衡* 患者经输液和注射胰岛素后，酸中毒可逐渐纠正，不必补碱。由于补碱使pH升高，使氧离曲线左移，不利于氧释放向组织，有诱发或加重脑水肿的危险。补碱使脑脊液形成“反常”酸性，引起脑细胞酸中毒，加重昏迷。此外还可促进K^+向细胞内转移，出现反跳性碱中毒，使血清K^+降低等不良影响，故补碱应慎重。但当pH＜7.1mmol/L或HCO_3^-≤5mmol/L(CO_2CP为4.5～6.7mmol/L)时，可给5%碳酸氢钠84ml。加无菌注射用水至300ml配成1.4%等渗溶液，给予1～2次。

5. *治疗诱因和防治并发症* DKA常存在各种不同的诱因，应积极寻找，努力加以控制，如严重感染、心肌梗死、外科疾病、胃肠疾病等。DKA时易并发休克、严重感染、心力衰竭、心律失常、肾衰竭和脑水肿，应强调着重预防、早期发现和治疗。

6. *监测* 细致观察病情变化，准确记录生命体征、出入量。监测血糖、电解质、酮体、CO_2-CP、pH、血气分析。

【预后】

DKA并发心力衰竭、肾衰竭、脑水肿者病死率甚高。

(二)高渗性非酮症糖尿病昏迷

高渗性非酮症糖尿病昏迷(hyperosmolar nonketotic diabetic coma，NHDC)也称高渗性昏迷，是糖尿病的又一急性并发症，较DKA少见。其主要临床特征是严重的高血糖(血糖常高于33.3mmol/L)、血渗透压升高、脱水而无明显的酮症酸中毒，患者常有意识障碍。本病多见于老年，男女发病率大致相同。约2/3患者仅有轻度的糖尿病史，甚或无糖尿病史。本症易并发脑血管意外、肾功能不全。

【发病机制】

发病机制复杂，未完全阐明，缺乏酮症酸中毒原因尚无满意解释，推测可能与患者体内尚有一定量的胰岛素，抑制脂肪分解，血浆中的生长激素和儿茶酚胺分泌增加有关。高血糖和高渗透压本身也有抑制酮体生成的作用。

【临床表现】

本症起病比较缓慢，患者多为老年，在发病前数天至数周，常有多尿、多饮史，但食欲反而减退，常有诱因可询，如呼吸道、泌尿道感染、急性胃肠炎、胰腺炎、脑血管意外、中暑、摄水不足，某些药物，如糖皮质激素、免疫抑制药、利尿药(尤其是噻嗪类利尿药和呋塞米)，静脉内高营养，血透或误输较多葡萄糖，大量饮用含糖饮料。

1. *脱水* 脱水严重，周围循环衰竭常见。表现为皮肤弹性差、眼球凹陷、舌干、脉细数，卧位时颈静脉充盈不足、立位时血压下降。严重者出现休克，有些患者因高渗促使细胞内液外移至血浆，可能掩盖了严重的脱水，而使血压仍保持正常。无酸中毒样大呼吸。

2. 精神神经症状、体征　如烦躁、淡漠、昏迷、癫痫样抽搐、偏瘫、失语、视力障碍、中枢性发热和病理征阳性等。

3. 原发病或并发症　如原有高血压、冠心病、肾脏病等表现。本病并发症多，常有感染、心力衰竭、心律失常、肾衰竭、脑卒中的表现。

【辅助检查】

1. 血糖　高血糖严重，常高于 33.3mmol/L，最高可达 267mmol/L。

2. 尿糖、酮　尿糖强阳性，尿酮体阴性或弱阳性。

3. 电解质　血钠升高可达 155mmol/L；血钾可正常或偏低，甚或升高，血氯与血钠一致。不论血浆电解质水平如何，患者总体钾、钠、氯都是丢失的。此外，不少患者还有钙、镁和磷的丢失。

4. 血尿素氮和肌酐　常显著升高，尤其是尿素氮升高更显著，若尿素氮和肌酐进行性升高，预后不佳。

5. 血浆渗透压　有效血浆渗透压＞320mmol/L（一般 320～430mmol/L）以上[有效血浆渗透压（mmol/L）＝2×（Na^+ ＋ K^+）＋血糖（单位均为 mmol/L）]。

6. 酸碱平衡　常有代谢性酸中毒，阴离子间隙增高。

【诊断与鉴别诊断】

本症常与糖尿病酮症酸中毒相鉴别，具体参见糖尿病酮症酸中毒节。

【急诊处理】

本症的治疗原则与酮症酸中毒大致相近。

1. 补液　因患者失水严重，常超过体重的 12%，故补液总量可达 6～10L，略高于估计的失水量。输液种类，主张先输等渗氯化钠 1 000～2 000ml，然后根据血钠和血浆渗透压测定结果再作决定。若血钠＞155mmol/L，血浆渗透压＞350mmol/L 可考虑输注 0.45%氯化钠低渗液。当血浆渗透压降至 330mmol/L 时再改输等渗液。若有休克宜用胶体加生理盐水输注，尽快纠正休克。当血糖降至 16.7mmol/L 时，可开始输入 5%葡萄糖溶液，并按 3～4g 葡萄糖加用 1U 胰岛素。

2. 胰岛素应用　治疗原则与 DKA 相同，但所需剂量较小。以 0.1U/(kg・h)的速度静脉滴入，使血糖以 3.3～5.6mmol/(L・h)的速度下降，当血糖降至 16.7mmol/L 时，改胰岛素滴速为 0.05U/(kg・h)，逐渐过渡到皮下注射。应注意高血糖是维持患者血容量的重要因素，如血糖降低过快，而液体补充不足，将导致血容量和血压进一步下降。

3. 纠正电解质紊乱　本症患者常有明显的钠、钾丢失，钙、镁和磷也可有不同程度的丢失。钠可通过输生理盐水而得到补充。钾离子的补充应根据尿量和最初血清钾值来决定开始补钾时机。

4. 纠正酸中毒　本症酸中毒常不甚严重，随足量补液和胰岛素的应用而纠正。只当 CO_2 结合力低于 11mmol/L 时，可使用 1.4%碳酸氢钠液 200～400ml。注意 5%碳酸氢钠可使血浆渗透压升高。

5. 其他措施　包括去除诱因和各种并发症的治疗。尤其应注意观察从脑细胞脱水转为脑水肿的可能，在此过程中，患者可一直处于昏迷状态，或稍有好转后又陷入昏迷。

【预后】

本症病情危重，并发症多，病死率可高达 40%。

（赵士兵　何先弟）

三、甲状腺危象

甲状腺危象是甲状腺功能亢进症的少见并发症，病情危重，病死率高。临床主要表现为高热、大量出汗、心动过速，重者可出现谵妄、昏睡、昏迷。

【病因】

大多数甲状腺危象发生在治疗不彻底的久病甲状腺功能亢进症者，少数患者发病前无明显的甲亢病史。甲状腺危象患者中约有1/3为不典型甲亢，即老年、以心脏或胃肠道表现突出者。

【诱因】

常有诱因可询，如手术，甚至拔牙也可引起危象；感染，尤其是上呼吸道感染，胃肠道及泌尿道感染；应激，如精神紧张、劳累过度、高温环境、饥饿、药物反应、分娩、心绞痛、高血钙等；不适当地停用抗甲状腺药物；甲状腺活组织检查；过多、过重地按甲状腺^{131}I治疗引起放射性甲状腺炎等。

【发病机制】

甲状腺危象的发病机制尚未完全阐明，可能与下列因素有关：①血甲状腺素明显升高，其中游离T_3、T_4的升高速度比其浓度更重要；②机体在诱因的作用下，内环境发生紊乱，使机体对甲状腺素的耐受性下降；③肾上腺素能神经兴奋性增高。

【临床表现】

1. *典型甲状腺危象*

(1)高热：是危象的特征表现，体温急剧上升至39℃以上，伴大汗淋漓、皮肤潮红，继而汗闭、脱水。

(2)胃肠道：恶心、频繁呕吐、腹泻、腹痛。体重锐减。

(3)中枢神经系统：极度烦躁不安，谵妄，昏睡，最后昏迷。

(4)心血管系统：心动过速，常达每分钟160次以上，与体温升高不成比例。常可出现快速型心律失常，如房颤、室上性心动过速、频发室性期前收缩，极少患者可发生房室传导阻滞，也可产生心力衰竭、休克。

(5)肝脏：肝大、黄疸、肝衰竭。

(6)电解质紊乱：低血钾，少数患者出现低血钠。

2. *不典型甲状腺危象* 其特点是表情淡漠、嗜睡、低热、反射降低、恶病质、心率慢、脉压减小，最后陷入昏迷。

【辅助检查】

甲状腺危象时由于病情危急，多不能等待详细的甲状腺功能检查。但若血清甲状腺素浓度显著高于正常，对预测其临床表现和预后有一定帮助。

【诊断与鉴别诊断】

1. *病史* 有甲状腺功能亢进病史，以及存在严重感染、精神刺激、妊娠、手术、放射碘治疗等诱因。

2. *临床表现* 符合以下三项以上者：①高热，体温超过39℃；②脉搏超过每分钟140次伴心律失常或心力衰竭；③烦躁不安、大汗淋漓、脱水；④意识障碍，如谵妄、昏睡、昏迷等；⑤明显的消化道症状，如恶心、呕吐、腹泻等。

【急诊处理】

1. *抑制甲状腺素合成* 在确诊甲状腺危象后立即最先采取此项措施。首选丙硫氧嘧啶(PTU)，首次剂量600mg口服或经胃管注入，或用等量甲硫氧嘧啶(MTU)或甲巯咪唑(MM)60mg，继之PTU 200mg或MM 20mg，每天3次，口服，待症状控制后减至一般治疗量。

2. *抑制甲状腺素释放* 应用PTU后1～2h再加用复方碘口服液：首剂30～60滴，以后每6～8小时服5～10滴。或碘化钠0.5～1g加入5%葡萄糖盐水中静脉滴注，12～24h后渐减量。一般连用3～7d。如对碘过敏，可改用碳酸锂0.5～1.5g/d，分3次服用。连续应用3～5d。

3. *抑制组织T_4转换为T_3和(或)抑制T_3与受体结合* PTU、碘剂、β受体拮抗药和糖皮质激素均可抑制组织T_4转移为T_3。且大剂量碘还可抑制组织T_4转换为T_3。氢化可的松可除抑制T_4转换为T_3，阻滞甲状腺素释放、降低周围组织对甲状腺素的反应外，还可增强机体的应激能力。

4. 降低血中甲状腺素浓度　在上述常规治疗效果不明显时，可用血液透析、腹膜透析或血浆置换等方法迅速降低血甲状腺素浓度。

5. 支持疗法　在严密监护心、脑、肾功能条件下，迅速纠正水、电解质和酸碱平衡紊乱。补充热量和多种维生素等，尤其是B族维生素。

6. 对症治疗　高热者用物理降温，必要时可用中枢性解热药，如对乙酰氨基酚，但不用乙酰水杨酸类解热药（可致 FT_3、FT_4 升高）。利血平 0.5～1mg 肌内注射，每 6～8 小时 1 次，必要时可用亚冬眠疗法（异丙嗪、哌替啶各 50mg）。供氧，防治感染。积极治疗各种并发症。

7. 防止复发　待危象控制后，应根据具体病情，选择适当的甲亢治疗方案，防止危象复发。

【预后】

甲状腺危象在危象前期即进行抢救，预后较好。在危象期才进行治疗，病死率较高。

（赵士兵　何先弟）

四、垂体卒中

垂体卒中一般是指垂体瘤的梗死、坏死或出血，广义垂体卒中也包括正常垂体的产后梗死、糖尿病性梗死、抗凝治疗所致垂体出血及鞍内肿瘤如颅咽管瘤的出血。

【发病机制】

发病机制未明，可能与垂体瘤生长过快或营养血管受压引起瘤体缺血、坏死及继发性出血有关。亦可能与垂体瘤之血管呈窦状，壁薄而脆，易破裂出血有关。

【临床表现】

垂体卒中大多数为自动发生，少部分可因垂体放射治疗、抗凝治疗、颅内压增高、糖尿病酮症酸中毒，以及人工呼吸等诱发。垂体卒中的临床表现，取决于垂体或垂体瘤坏死及出血的程度和范围。病变范围广，出血量较多者常有以下几方面表现。

1. 瘤体突然增大产生的压迫症状　如剧烈头痛、呕吐、视力急剧减退及视野缺损。下丘脑受累可有意识障碍，体温改变（升高或降低），尿崩症。

2. 颅压增高式脑膜刺激征　系瘤体内容物和（或）血液进入蛛网膜下腔引起。

3. 垂体破坏所致内分泌功能改变　可表现为基础病的症状、体征的缓解或消失，或出现腺垂体功能减退。

【临床分型】

临床常根据表现的不同将此病分为暴发型和寂静型。

1. 暴发型　主要表现为突发剧烈头痛、呕吐伴急剧视力恶化、眼肌麻痹或急性垂体功能改变。

2. 寂静型　常无此类表现，仅在垂体手术、头颅CT、MRI或尸检时发现。

【辅助检查】

暴发性垂体卒中者有典型的临床表现，结合垂体部位CT或MRI常能确诊。寂静型垂体卒中的诊断常依靠有功能腺瘤的特征性外貌，动态监测瘤体分泌的激素，垂体的CT或MRI检查而能确诊。

【诊断与鉴别诊断】

垂体卒中后有可能使脑腺垂体激素分泌功能部分或全部丧失。在感染或不适当地使用镇静药物等诱因作用下，可产生垂体危象。垂体危象临床类型有高热型（＞40℃）、低温型（＜30℃）、低血糖型、低血压与循环虚脱型、水中毒型和混合型。

【急诊处理】

垂体卒中后有严重视力或意识障碍者，宜及早手术减压，以挽救生命。

【预后】

暴发型垂体卒中应立即收住院，手术治疗效果较好。

（赵士兵　何先弟）

五、肾上腺危象

肾上腺危象，又称为急性肾上腺皮质功能减退症，常发生于原发或继发的慢性肾上腺皮质功能减退患者遇应激时。

【诱因】

常见诱发以感染居多，其次是肾上腺手术。也有静脉滴注 ACTH 后诱发。

【临床表现】

临床表现为高热、胃肠功能紊乱、循环虚脱、神志冷漠或躁动不安、谵妄，甚至出现昏迷，常有：①慢性肾上腺皮质功能减退症；②长期大量肾上腺皮质激素治疗；③肾上腺手术；④先天性肾上腺皮质增生；⑤弥散性血管内凝血、败血症、流行性出血热等导致的肾上腺出血等病史。

【临床类型】

肾上腺危象的临床表现有两大类：一类是引起急性肾上腺皮质功能减退的原发病表现；另一类是肾上腺皮质激素缺乏所致的。患者常有高热达 40℃以上，偶有体温低于正常、厌食、恶心、呕吐、腹痛、腹泻；软弱、无力、萎靡、嗜睡，或烦躁不安、谵妄、神志模糊、昏迷；心率快，可达每分钟 160 次，四肢厥冷，循环虚脱，休克的表现。

【辅助检查】

白细胞总数增高，血液浓缩，高血钾、低血钠、低血糖，血尿素氮轻度升高，酸中毒，皮质醇总量降低。

【诊断与鉴别诊断】

本病主要根据病史、症状，当机立断，不必等待血皮质醇测定结果报告后才确诊和治疗。对急诊患者有下列情况应考虑肾上腺危象：所患疾病不太严重而出现循环虚脱、脱水、休克、衰竭；不明原因的低血糖；难以解释的呕吐，体检时又发现色素沉着、白斑病、体毛稀少、生殖器发育差。对这类患者先补充糖盐水和糖皮质激素，待病情好转后再做检查。

【急诊处理】

当临床高度怀疑肾上腺危象时，在立即采血测定 ACTH 和血浆皮质醇(F)后，即应马上开始静脉输注糖皮质激素，补充盐水和葡萄糖及治疗某种应激。糖皮质激素首选氢化可的松或琥珀酸氢化可的松 100mg 静脉注射。以后每 6 小时静脉滴注 100mg。最初可达 400mg，以后渐减。呕吐停止，可进食者，可改为口服。于初治的第 1、2d 内迅速补充生理盐水，每日 2000～3000ml，适当补充葡萄糖液以控制低血糖。

【预后】

肾上腺危象只要及时住院治疗，预后好。

（赵士兵　何先弟）

第4章　常见急性传染病

第一节　急性病毒感染

一、流行性感冒

流行性感冒(influenza,简称流感)是由流感病毒(influenza virus)引起的急性呼吸道传染病。本病具有高度传染性,经飞沫传播,其临床特点为急起高热、头痛、乏力、全身肌肉酸痛等中毒症状,而呼吸道症状较轻。病原体为甲、乙、丙三型流感病毒,甲型极易变异,可引起反复流行或大流行。

【病原学】

根据核蛋白的抗原性不同,可将流感病毒分为甲、乙、丙三型,甲型可感染多种动物,为人类流感的主要病原,乙型、丙型流感相对较少,且仅感染人类。甲型流感病毒极易发生变异,表现为抗原性漂移或转变。

流感病毒不耐酸、不耐热,对干燥、紫外线、甲醛、乙醚、乙醇及常用消毒药都很敏感。但在4℃可存活月余,真空干燥或－20℃以下可长期保存。

【流行病学】

1. 传染源　主要是流感患者和隐性感染者。病毒存在于患者的鼻涕、口液和痰液中,随咳嗽、喷嚏排出体外。

2. 传播途径　主要经飞沫传播,污染的食具、玩具也可起传播作用。

3. 人群易患性　人群对流感病毒普遍易感,感染后可产生一定的免疫力,但各型之间和各型亚型之间无交叉免疫,由于流感病毒不断发生变异,人群易重新感染而反复发病。

4. 流行特征　常突然发生,无明显季节性,散发流行的冬春季较多,甲型流感可以呈暴发、流行、大流行甚至世界大流行。

【临床表现】

潜伏期为数小时至4d,一般为1～3d。

1. 典型流感　最常见,急起畏寒、发热,体温达39～40℃,头痛、乏力、全身肌肉酸痛等中毒症状明显,呼吸道症状轻微。少数患者可有咳嗽、鼻塞、流涕、咽干痛等上呼吸道症状,部分可出现恶心、呕吐等消化道症状。

体检呈急性病容,面颊潮红,眼结膜、咽部充血,肺部呼吸音粗,可有散在干啰音。3～4d热退,全身症状好转,乏力可持续1～2周。

2. 轻型流感　轻中度发热,全身症状和呼吸道症状较轻,2～3d后痊愈。

3. 肺炎型流感(流感病毒性肺炎)　本型少见,主要发生于老年人、小儿及有慢性病和免疫功能低下者。病初似典型流感,1～2d后病情加重,迅速出现高热、剧咳、血性痰、呼吸困难及发绀等。体检双肺呼吸音低,满布湿啰音。X线示双肺散在絮状阴影,抗生素治疗无效,痰液中可分离到流感病毒,多因呼吸与循环衰竭于5～10d死亡。

【并发症】

1. 细菌性上呼吸道感染、气管或支气管炎　因呼吸道黏膜上皮细胞受损、炎症而易发生细菌感染。

2. 细菌性肺炎　流感起病后，发热、剧咳，咳脓性痰，气促、发绀，肺部有湿啰音或实变体征，白细胞总数及中性粒细胞升高明显，痰培养有病原菌生长。

3. 脑病-肝脂肪变综合征　又名 Reye 综合征，系甲型和乙型流感的肝脏、神经系统并发症，可能与服用阿司匹林有关。

【辅助检查】

1. 血常规　血白细胞正常或偏低，淋巴百分数稍高。

2. 血清学检查　取发病 5d 内及 2～4 周的血清用血凝抑制试验或补体结合试验检测中和抗体，如有 4 倍以上升高，则有诊断意义。

3. 病原学检查

(1)病毒分离：起病 3d 内取咽拭子或含漱液做鸡胚接种或组织培养进行病毒分离。

(2)蛋白水平检查：应用单克隆抗体，可鉴别甲、乙、丙型流感。

(3)核酸检测：用反转录 PCR 直接检查患者上呼吸道分泌物中病毒 RNA，快速、敏感、特异。

【诊断依据】

根据接触史，短时间出现较多数量相似患者，典型临床表现，如全身中毒症状重而呼吸道症状轻做出临床诊断。确诊依靠从患者分泌物中检出流感病毒抗原、血清抗体反应、RT-PCR 或病毒分离。

【鉴别诊断】

要与其他病毒引起的呼吸道感染、急性化脓性扁桃体炎、支原体肺炎等做出鉴别诊断。

【治疗】

1. 一般与对症治疗　患者须卧床休息，多饮水，给予吸氧、解热、镇痛、止咳、祛痰等，并适当补充液体。

2. 抗病毒治疗　目前无确切有效的药物。达菲(Tamifluy)可抑制流感病毒复制，及早用药，每次 1 粒(98.5mg)，每日 2 次，疗程 5d。金刚烷胺类药物在发病初给药可能减轻症状。

3. 抗菌药物治疗　有继发细菌感染者，应使用抗菌药物治疗。

【预防】

1. 疫情监测　按相关规定，向主管部门报告。

2. 隔离与治疗　疑似患者进行适当的隔离与治疗，减少大型集会与集体活动。

3. 消毒　加强通风，可用含氯石灰(漂白粉)或其他消毒液喷洒消毒。

4. 疫苗预防　接种疫苗，如流感灭活疫苗和流感减毒活疫苗，以及药物预防。

附：禽流感

禽流感(avian influenza)是禽类流行性感冒的简称，在通常情况下，禽流感病毒并不感染人类，但自 1997 年禽甲型流感病毒 H_5N_1 感染人类之后，相继有 H_9N_2、H_7N_7 亚型感染人类和 H_5N_1 再次感染人类的报道，人禽流感以高热、咳嗽和呼吸急促为临床特征。

【病原学】

禽流感病毒属甲型流感病毒，由 H_5 和 H_7 亚型毒株(以 H_5N_1 和 H_7N_7 为代表)所引起的禽类疾病称为高致病性禽流感(HPAI)，其发病率和病死率都很高，危害极大。禽流感病毒对乙醚、氯仿、丙酮等有机溶剂均敏感，对热也较敏感，紫外线直接照射，可迅速破坏其传染性。

【流行病学】

禽流感其传染源主要为患禽流感或携带禽流感病毒的鸡、鸭、鹅等家禽，不排除其他禽类或猪、猫等为传染源的可能性。主要经呼吸道传播，任何年龄均具有易患性。禽流感病毒通常只在禽类中引起感染和传播，一般不会感染人类，但 1997 年后不断有禽流感病毒感染人类的报道。

【临床表现】

早期类似普通型流感，潜伏期一般为1～3d，通常在7d以内。重型患者病情发展迅速，发病1周内很快进展为呼吸窘迫，肺部有实变体征，随即发展为呼吸衰竭，即使接受了辅助通气治疗，大多数病例仍然死亡。

【辅助检查】

1. 实验室检查　白细胞总数一般不高或降低，重型患者多有白细胞总数及淋巴细胞下降。发病初期和恢复期双份血清抗禽流感病毒抗体滴度有4倍或以上升高，有助于回顾性诊断。

2. 胸部X线片　包括弥漫性、多灶性或斑片状浸润，但缺少特异性。

【诊断与鉴别诊断】

根据流行病学史、临床表现及实验室检查结果，并排除其他疾病后可做出。

1. 医学观察病例　有流行病学史，1周内出现临床表现者。

2. 疑似病例　有流行病学史和临床表现，在患者呼吸道分泌物或尸检肺标本中查到相应特异性抗原。

3. 确诊病例　有流行病学史和临床表现，在患者呼吸道分泌物或尸检肺标本中分离出病毒或病毒基因，且双份血清抗禽流感病毒抗体滴度有4倍或以上升高。

【治疗】

对疑似病例和确诊病例进行隔离治疗。在发病48h内试用抗流感病毒药物，如神经氨酸酶抑制药（达菲）、离子通道M_2阻滞药（金刚烷胺）等，加强支持治疗和预防并发症。重型患者，出现呼吸功能障碍给予吸氧、其他呼吸支持，肾上腺糖皮质激素治疗的疗效尚不确定。

【预防】

包括控制传染源、切断传播途径、保护易感人群。

（伍德生　吴晓飞）

二、流行性腮腺炎

流行性腮腺炎（mumps，epidemic parotitis）是儿童和青少年中常见的急性呼吸道传染病，本病由腮腺炎病毒引起，以涎腺非化脓性肿胀疼痛为主要临床表现。病毒还可侵犯各种腺组织、神经系统、心、肝、肾和关节等器官，引起睾丸炎、胰腺炎和脑膜脑炎等并发症。

【病原学】

腮腺炎病毒属于副黏液病毒科的单股RNA病毒，病毒呈球形，对物理和化学因素敏感，1%甲酚皂溶液（来苏尔）、乙醇、0.2%甲醛溶液（甲醛溶液）等均能在2～5min内将其灭活，紫外线照射也可将其杀灭；病毒不耐热，加热至55～60℃ 10～20min即可灭活；对低温有相当的抵抗力。该病毒只有一种血清型，人是该病毒唯一的宿主。

腮腺炎病毒有两种抗原，其核壳蛋白具有可溶性抗原（S抗原），外层表面含有神经氨酸酶和血凝素糖蛋白，具有抗原性（V抗原），感染机体后产生相应的抗体。

【流行病学】

1. 传染源　早期患者和隐性感染者均是传染源。病毒在患者唾液中存在的时间较长，自腮腺肿大前6d至肿大后9d均可检出，故在这2周内具有高度传染性。

2. 传播途径　主要通过飞沫经呼吸道感染。

3. 易感人群　人群对本病有普遍易患性。感染后可获得持久免疫力，再发病者极少见。

【临床表现】

1. 潜伏期　8～30d，平均18d。患者多无前驱症状，常以耳下部肿大为首发症状，部分病例可出现短暂不适（数小时至2d），如肌肉酸痛、食欲缺乏、倦怠、头痛、低热、结膜炎和咽炎等症状。

2. 主要症状　起病大多较急，有发热、

头痛、咽痛、食欲不佳、恶心、呕吐、全身疼痛等，数小时至1～2d后，出现腮腺肿大。发热自38～40℃，成人患者一般症状较严重。

3. 腮腺肿胀　最具特征性。

(1)通常一侧先肿胀，但也有两侧同时肿胀者；典型者以耳垂为中心，向前、后、下发展，如梨形而具坚韧感，边缘不清。当腺体肿大明显时出现胀痛及感觉过敏，张口咀嚼及进酸性食物时加剧。局部皮肤绷紧发亮，表面灼热，有轻触痛，但多不红。腮腺四周的疏松结缔组织也可呈水肿，可上达颞部及颧骨弓，下至颌部及颈部，可累及胸锁乳突肌(偶尔水肿可出现于胸骨前)而使面部变形。

(2)通常一侧腮腺肿胀后1～4d(偶尔1周后)累及对侧，颌下腺或舌下腺也同时受累，颌下腺肿大时颈部明显肿胀，颌下可扪及柔韧而具轻触痛的椭圆形腺体；舌下腺肿大时可见颈部肿胀，并出现吞咽困难。

(3)腮腺管口(位于第二磨牙旁的颊黏膜上)在早期常有红肿。唾液分泌初见增加，后因潴留而减少，但口干症状一般不明显。腮腺肿胀大多于1～3d达高峰，持续4～5d后逐渐消退而恢复正常。

4. 不典型病例　可无腮腺肿胀而以单纯睾丸炎或脑膜脑炎的症状出现，也有仅见颌下腺或舌下腺肿胀者。

5. 妊娠期与流行性腮腺炎　妊娠期前3个月感染流行性腮腺炎病毒，常引起胎儿死亡及流产，并可能引起先天性心内膜弹力纤维增生。

【并发症】

流行性腮腺炎是全身性感染，病毒经常累及中枢神经系统或其他腺体、器官而产生相应症状。甚至某些并发症可不伴有腮腺肿大而单独出现。

1. 神经系统　并发症有无菌性脑膜炎、脑膜脑炎、脑炎、多发性神经炎、脊髓灰质炎、暂时性面神经麻痹、平衡失调、三叉神经炎、偏瘫、截瘫等。如听神经受累可出现耳聋。

2. 生殖系统　并发症多见于青春期后期以后的患者，如睾丸炎、附睾炎、卵巢炎等。

3. 其他器官或组织受累　胰腺炎见于少数成人患者。肾脏受累，尿中可有少量蛋白，个别严重者可发生急性肾衰竭而死亡。少数患者并发心肌炎，偶有心包炎。其他并发症有关节炎、乳腺炎、骨髓炎、肝炎、肺炎等。

【辅助检查】

1. 一般检查

(1)常规检查：白细胞计数大多正常或稍增加，淋巴细胞相对增多。有并发症时白细胞计数可增高，偶有类白血病反应。肾脏受累时尿中可出现蛋白尿，红、白细胞等，甚至有类似肾炎的改变。

(2)血清和尿淀粉酶测定：90%患者发病早期血清淀粉酶有轻至中度增高，尿中淀粉酶也可增高，有助于诊断。淀粉酶增高程度往往与腮腺肿胀程度成正比。

(3)脑脊液检测：约半数患者在无脑膜炎症状和体征的情况下，出现脑脊液中白细胞计数轻度升高，部分能从脑脊液中分离出腮腺炎病毒。

2. 血清学和病原学检查

(1)中和抗体试验：低效价，如1∶2即提示急性感染。

(2)补体结合试验：对可疑病例有辅助诊断价值，双份血清(病程早期及第2～3周)效价有4倍以上的增高，或1次血清效价达1∶64者有诊断意义。

(3)血凝抑制试验：腮腺炎效价的恢复期血清有强大的抑制凝集作用，而早期则较弱，如两次测定效价相差4倍以上，即属阳性，但与其他副黏液病毒感染有交叉反应。

(4)病毒分离：采用早期病例的唾液、尿液、血、脑脊液及脑、甲状腺等其他组织接种猴肾Vero细胞和Hela细胞等可分离出腮腺炎病毒。3～6d可观察到细胞病变。

(5)特异性核酸检测：近年有报道采用核

酸杂交、聚合酶链反应等检测腮腺炎病毒核酸，取得较好的效果。

【诊断依据】

根据发热、腮腺肿大的特征，结合流行情况及接触史诊断并不困难，如遇不典型的可疑病例，可按上述实验室检查方法进一步明确诊断。

【鉴别诊断】

要与化脓性腮腺炎、颈部及耳前淋巴结炎、症状性腮腺肿大、其他病毒引起的腮腺炎或腮腺肿大、其他病毒引起的脑膜脑炎等鉴别。

【治疗】

1. *全身及对症治疗*　患者应卧床休息，呼吸道隔离直至腮腺肿胀完全消退。加强口腔护理，避免酸性食物，保证液体摄入量。高热患者可采用物理降温或使用解热剂。可采用中医中药内外兼治。

2. *病原治疗*　于疾病早期可应用干扰素 100 万～300 万 U/d，肌内注射，疗程为 5～7d，或利巴韦林；一般抗生素和磺胺药物无效。

3. *并发症处理*

(1)脑膜炎或脑膜脑炎：按病毒性脑膜炎处理。头痛剧烈者可用 20% 甘露醇进行脱水治疗及止痛药物。脑炎症状明显者可按乙型脑炎治疗。必要时可采用中等剂量的皮质激素进行 3～7d 的短期治疗。

(2)睾丸炎：用丁字带托住肿大的睾丸可减轻疼痛，局部间歇进行湿敷，可早期使用皮质激素，以减轻局部损害，疼痛剧烈时可采用镇痛药。男性成人患者在本病早期应用已烯雌酚，每天 3 次，每次 1mg，口服，可能有预防睾丸炎的功效。

【预防】

及早隔离患者直至腮腺肿胀完全消退为止。避免与流行性腮腺炎患者接触，提高人群免疫力，使用流行性腮腺炎减毒活疫苗。孕妇、先天或获得性免疫低下者及对鸡蛋蛋白过敏者不能使用腮腺炎活疫苗。

（伍德生）

三、流行性乙型脑炎

流行性乙型脑炎（epidemic encephalitis B，简称乙脑）是由乙脑病毒所致的、以脑实质炎症为主要病变的中枢神经系统急性传染病。经蚊媒传播，流行于夏秋季。临床上以高热、意识障碍、抽搐、病理反射及脑膜刺激征为特征。

【病原学】

乙脑病毒属虫媒病毒 B 组黄病毒科，核心为单股正链 RNA，外有脂蛋白包膜及含糖蛋白的表面突起，该突起中有血凝素。乙脑病毒对温度、乙醚和酸等常用消毒剂敏感，100℃ 2min 或 56℃ 30min 即可灭活，但耐低温和干燥，用冰冻干燥法在 4℃ 冰箱中可保存数年。

【流行病学】

1. *传染源*　乙脑是人畜共患的自然疫源性疾病，人与许多动物可作为本病的传染源。

2. *传播途径*　本病主要通过蚊虫叮咬而传播。传播本病的蚊种有库蚊、伊蚊和按蚊，而三带喙库蚊为主要媒介。

3. *人群易患性*　人普遍易感。但感染后多呈隐性感染，感染后可获得较持久的免疫力，再次发病者极其少见。

4. *流行特征*　乙脑分布在以亚洲为主的东南亚地区；本病在热带地区全年均可发生，但在亚热带和温带地区 80%～90% 病例集中在 7、8、9 月份。80% 的患者为 10 岁以下儿童，以 2－6 岁组发病率最高。本病呈高度散发性，家庭成员中少有同时发病。

【临床表现】

1. *潜伏期*　为 4～21d，一般为 10～14d。感染乙脑病毒后，大多无症状或较轻，仅少数患者出现中枢神经系统表现。

2. *初期*　病初 1～3d，为病毒血症期。

起病急，体温很快升高达39～40℃，持续不退，伴有头痛、倦怠、食欲缺乏、恶心、呕吐，轻度嗜睡，此期因神经系统症状和体征不明显而易误诊为呼吸道感染。少数患者可出现神志淡漠、颈项强直。

3. *极期* 病程3～10d，除初期症状加重外，突出表现为脑实质受损表现。

(1)高热：体温高达40℃，并持续不退直至极期结束，一般持续7～10d，轻者3～5d，重者达3周以上。发热越高，热程越长，病情越重。

(2)意识障碍：意识障碍加重，表现为嗜睡、谵妄、昏迷。神志不清多发生在第3～8天，通常持续1周左右。昏迷越早、越深、越长，病情越重。

(3)抽搐：发生率40%～60%，是病情严重的表现，系高热、脑实质炎症及脑水肿所致。先有面部、眼肌、口唇的小抽搐，随后肢体抽搐、强直性痉挛，可发生于单肢、双肢或四肢，重症者全身强直性抽搐，历时数分钟至数十分钟，并反复发作。长时间、频繁抽搐，可导致发绀、脑缺氧和脑水肿，昏迷程度加深，甚至呼吸暂停。

(4)呼吸衰竭：主要为中枢性呼吸衰竭，多见于极重患者，以脑实质病变，尤其是延髓呼吸中枢病变为主要原因。表现为呼吸节律不规则及幅度不均，如出现脑疝，尚有相应的临床表现。此外，因脊髓病变致呼吸肌麻痹可发生周围性呼吸衰竭。

高热、抽搐和呼吸衰竭是乙脑极期的严重表现，三者互为因果，互相影响，尤其呼吸衰竭常为致死的主要原因。

(5)其他神经系统症状和体征：常有浅反射消失或减弱，深反射先亢进后消失，病理征可阳性。常出现脑膜刺激征，婴幼儿多无脑膜刺激征。深昏迷者可有膀胱和直肠麻痹，表现为大小便失禁或尿潴留。

(6)循环衰竭：少见，常与呼吸衰竭同时出现。

4. *恢复期* 患者体温逐渐下降至恢复正常，神经系统症状和体征逐日改善而消失。

5. *后遗症期* 5%～20%的重症乙脑患者留有后遗症，主要有失语、肢体瘫痪、意识障碍及痴呆等；癫痫后遗症有时可持续终身。

【临床类型】

1. *轻型* 发热在39℃以下，始终神志清楚，可有轻度嗜睡，无抽搐，头痛及呕吐不严重，脑膜刺激征不明显，1周左右恢复，无后遗症。

2. *普通型* 体温在39～40℃，有意识障碍，如昏睡或浅昏迷，头痛，呕吐，脑膜刺激征明显，偶有抽搐，病理征可阳性。病程7～14d，一般无后遗症。

3. *重型* 体温持续在40℃以上，昏迷，反复或持续性抽搐，浅反射消失，深反射先亢进后消失，病理征可阳性，常有神经系统定位症状和体征，可有肢体瘫痪和呼吸衰竭。病程常在2周以上，常有恢复期症状，部分患者留有不同程度后遗症。

4. *极重型(暴发型)* 起病急骤，体温于1～2d升至40℃以上，反复发作难以控制的抽搐，深度昏迷，迅速出现中枢性呼吸衰竭及脑疝，病死率高，多在极期中死亡，幸存者常有严重后遗症。

【辅助检查】

1. *血象* 血白细胞总数增高，一般在$(10～20)\times10^9/L$，个别甚至更高，中性粒细胞在80%以上，这与大多数病毒感染不同。

2. *脑脊液* 外观无色透明，压力增高，白细胞多轻度增加，在$(50～500)\times10^6/L$，也有个别为正常者；病初以中性粒细胞为主，随后则淋巴细胞增多为主。蛋白轻度增高，糖正常或稍高，氯化物正常，脑脊液10～14d恢复正常，少数患者需1个月。

3. *血清学检查*

(1)特异性IgM抗体测定：该抗体在病后4d出现，2周达高峰，故可用做早期临床诊断。

(2)补体结合试验：补体结合抗体为 IgG 抗体，具有较高的特异性，常用于回顾性诊断或流行病学调查。

(3)血凝抑制试验：血凝抑制抗体出现较早，双份血清抗体效价增高 4 倍，有诊断价值。

4. *病原学检查*

(1)病毒分离：乙脑病毒主要存在于脑组织中，血及脑脊液中不易分离出病毒。

(2)病毒核酸检测：采用反转录-聚合酶链反应(RT-PCR)扩增乙脑病毒 RNA。

【诊断依据】

本病有严格的季节性，大多数病例集中在 7、8、9 月份，10 岁以下儿童多见；突然起病，高热、头痛、呕吐、意识障碍、抽搐、病理反射征阳性等脑实质受损表现为主，脑膜刺激征较轻。血白细胞及中性粒细胞增高，脑脊液检查呈无菌性脑膜炎改变，血清学检查尤其特异性 IgM 抗体测定可助确诊。

【鉴别诊断】

应与中毒性菌痢、化脓性脑膜炎、结核性脑膜炎等做出鉴别。

【治疗】

现无特效抗乙脑病毒药物，早期可试用利巴韦林、干扰素。应积极采取对症治疗和支持治疗，密切观察病情变化，及时处理危重症状。

1. *一般治疗*　患者应隔离于有防蚊和降温设施的病室。提供足够的营养和水分，重症者应静脉输液，但注意不宜过多，以防加重脑水肿。酌情补充电解质，纠正酸中毒，昏迷者应防止误吸、肺炎和压疮发生；昏迷和抽搐患者应设床栏以防坠床。

2. *对症治疗*　高热、抽搐和呼吸衰竭是乙脑的三大表现，三者互为因果，形成恶性循环，而危及患者生命。控制高热、抽搐和呼吸衰竭是抢救乙脑患者的关键。

(1)高热的处理：①物理降温：冰敷额部、枕部和体表大血管处，用 30%～50%乙醇或温水擦浴，冷盐水灌肠。降温不宜过快、过猛；②药物降温：配合物理降温可用小剂量安乃近，药物降温应防用药过量致大量出汗而引起循环衰竭；③亚冬眠疗法：适用于持续高热伴反复抽搐者，以哌替啶和异丙嗪每次各 0.5～1mg/kg，肌内注射，每 4～6 小时 1 次，一般可连续应用 3～5d。

(2)抽搐的处理：去除病因及镇静止痉。①因高热所致，以降温为主；②脑水肿所致，加强脱水治疗，可用 20%甘露醇每次 1～2g/kg或 50%葡萄糖、呋塞米、肾上腺皮质激素；③因呼吸道分泌物堵塞致脑组织缺氧者，应吸痰、给氧，保持呼吸道通畅，必要时气管切开；④因脑实质病变引起的抽搐，可选用适当的镇静药，如地西泮、水合氯醛，亦可采用亚冬眠疗法。肌内注射巴比妥钠可用于预防抽搐，成人每次 0.1～0.2g，小儿每次 5～8mg/kg。

(3)呼吸衰竭的处理：保持呼吸道通畅，减轻脑水肿，使用人工呼吸器，使用呼吸兴奋药，改善微循环等。

(4)循环衰竭的处理：可用强心药如毛花丙 C，补充血容量，使用升压药，注意酸碱及电解质平衡。

3. *肾上腺糖皮质激素治疗*　是否使用肾上腺糖皮质激素，目前意见不一。如使用，宜早期、短程用于重症患者。

4. *抗菌治疗*　有继发感染者，可根据病情选用抗生素。

5. *恢复期及后遗症治疗*　加强营养、护理，防止压疮，避免继发感染；进行智力、语言、吞咽和肢体的功能锻炼，发生癫痫者按癫痫处理。

【预防】

隔离患者至体温正常，搞好饲养场所的环境卫生；防蚊和灭蚊是预防乙脑的根本措施之一；预防接种乙脑疫苗是保护易感人群的有效措施。

(伍德生)

四、流行性出血热

流行性出血热(epidemic hemorrhagic fever,EHF)是由汉坦病毒引起的以鼠类为主要传染源的自然疫源性疾病。临床上以发热、休克、充血、出血和急性肾衰竭为主要表现。典型病例病程呈五期经过。1982年世界卫生组织建议统称为肾综合征出血热(HFRS)。

【病原学】

汉坦病毒为本病病原体,目前我国只发现两型:Ⅰ型(汉坦病毒型)又称野鼠型;Ⅱ型(汉城病毒型)又称家鼠型。本病毒抵抗力弱,不耐热,不耐酸;对脂溶剂及一般消毒剂,如乙醚、氯仿、丙酮、去氧胆酸盐、戊二醛、碘酒和乙醇等均可灭活;紫外线照射30min,或在pH 5.0以下、温度56℃ 30min或100℃ 1min可使之灭活。

【流行病学】

1. *传染源* 我国发现有53种动物携带汉坦病毒;黑线姬鼠、褐家鼠是主要传染源。

2. *传播途径* 可经呼吸道、消化道传播,也可通过接触、虫媒传播,患病孕妇经胎盘或分娩时可垂直传播感染胎儿。

3. *人群易患性* 人群对本病毒普遍易感,多见于青壮年。野鼠型病毒感染后可获得终身免疫,而家鼠型病毒感染后产生的抗体持续时间仅约2年。

4. *流行特征* 本病流行有一定的地区性,且有明显的高峰季节,野鼠型以11－1月份为高峰,5－7月份为小高峰;家鼠型以3－5月份为高峰。

【临床表现】

1. *潜伏期* 4～46d,一般为2周。典型病例可分为发热期、低血压休克期、少尿期、多尿期、恢复期的五期经过,重症者可有交叉重叠,轻症可出现越期现象。

2. *发热期*

(1)发热:起病急骤,畏寒、发热,多在39～40℃,为稽留热或弛张热,一般持续3～7d,少数达10d以上。轻型患者热退后症状缓解,重型患者热退后病情反而加重。

(2)全身中毒症状:表现为全身酸痛、头痛和腰痛,少数患者出现眼眶痛,头痛、腰痛、眼眶痛一般称为“三痛”。

(3)毛细血管损害征:主要表现为充血、出血和渗出水肿。皮肤充血潮红主要见于颜面、颈、胸部(又称“三红”),重者呈酒醉貌。皮肤出血多见于腋下及胸背部,常呈抓痕样、条索点状瘀点;黏膜出血见于软腭,呈针尖样出血点,少数有鼻出血、咯血、黑粪或血尿。渗出水肿主要表现在球结膜水肿,重者呈水疱样,亦可出现腹水。

(4)肾损害:主要表现在尿蛋白阳性、管型尿等。

3. *低血压休克期* 一般于病程第4～6天,迟者可于8～9d出现。多数患者在发热末期或热退同时出现血压下降,少数在热退后发生休克,这是与细菌性感染不同之处。低血压或休克持续时间,短者数小时,长者可达6d以上。开始血压下降时患者的皮肤一般潮红,四肢尚温暖,但低血压进行性加剧,则出现手足冷、冷汗、面苍白、尿量减少;可有烦躁不安、谵妄、神志恍惚,休克持续则可发生DIC、脑水肿、急性呼吸窘迫综合征和急性肾衰竭。

4. *少尿期* 少尿期是继低血压休克期而出现,部分患者临床上没有明显低血压休克期,由发热期直接进入少尿期。亦有少尿期与低血压休克期重叠。24h尿量少于500ml为少尿,少于50ml为无尿,少数患者无明显少尿而存在氮质血症,称为非少尿型肾功能不全。少尿期的临床表现为尿毒症、酸中毒、水及电解质平衡失调,严重者可有高血容量综合征和肺水肿。尿中有膜状物排出者为重症。

5. *多尿期* 一般出现在病程第9～14天,持续时间短者1d,长者数月之久。

(1)移行期：每日尿量由 500ml 增至 2000ml，此期虽尿量增加，但血 BUN 和肌酐等反而增高，症状加重。

(2)多尿早期：每日尿量超过 2000ml，氮质血症未见改善，症状仍重。

(3)多尿后期：尿量每日超过 3000ml，并逐日增加，氮质血症逐步下降，少数可达 15 000ml以上。可能由于集合管对神经垂体分泌的血管升压素反应能力下降是尿液浓缩功能缺陷的最重要因素。此期若水和电解质补充不足或继发感染，可发生继发性休克、低血钠、低血钾等。

6. *恢复期*　经多尿期后，尿量恢复为 2000ml，一般尚需 1～3 个月才能完全恢复。少数患者可遗留高血压、肾功能障碍、心肌劳损和垂体功能减退等症状。

【辅助检查】

1. *血常规*　病程 1～2d 白细胞计数多属正常，发病第 3 天后逐渐升高，可达(15～30)$\times 10^9$/L，少数重症患者可达(50～100)$\times 10^9$/L，早期中性粒细胞增多，重症患者可见幼稚细胞呈类白血病反应。病后第 4～5 天，淋巴细胞增多，并出现较多的异型淋巴细胞；血红蛋白和红细胞数均升高；血小板从发病第 2 天起开始减少，并可见异型血小板。注意，由于异型淋巴细胞在其他病毒性疾病时亦可出现，因此不能作为疾病诊断的主要依据。

2. *尿常规*　病程第 2 天可出现尿蛋白，第 4～6 天尿蛋白常达(＋＋＋)～(＋＋＋＋)，突然出现大量尿蛋白对诊断很有帮助。部分病例尿中出现膜状物，这是大量尿蛋白与红细胞和脱落上皮相混合的凝聚物，镜检可见红细胞、白细胞和管型。

3. *生化检查及凝血功能检查*

(1)血尿素氮和肌酐在低血压休克期、少数患者在发热后期开始升高，移行期末达高峰，多尿后期开始下降。

(2)血气分析发热期以呼吸性碱中毒、休克期和少尿期以代谢性酸中毒为主。

(3)电解质血钠、氯、钙在各期中多数降低，而磷、镁则增高；血钾在少尿期升高，但有少数患者少尿期仍出现低血钾。

(4)发热期开始血小板减少，若出现 DIC，血小板常降至 50×10^9/L 以下，并有相应的 DIC 凝血功能障碍。

4. *血清学检查*　特异性抗体检测：在发病第 2 天即能检测出特异性 IgM 抗体，1∶20 为阳性，IgG 抗体 1∶40 为阳性，1 周后滴度上升 4 倍有诊断价值。

5. *病原学检查*　将发热期患者的血清、血细胞和尿液等接种可分离汉坦病毒。

【诊断依据】

1. *流行病学资料*　包括流行地区和季节、与鼠类接触史、疫区居住史等。

2. *典型临床表现*　早期三种主要表现(发热、充血出血、肾脏受损)和病程的典型 5 期经过，可有重叠及越期现象。

3. *辅助检查*　包括血象白细胞总数增高，分类中淋巴细胞增多，并有异型淋巴细胞，血小板下降，尿蛋白大量出现和尿中带膜状物有助诊断；特异性 IgM 抗体可以确诊。

【鉴别诊断】

发热期应与上呼吸道感染、败血症、急性胃肠炎等鉴别。休克期应与其他感染性休克鉴别。少尿期应与急性肾炎及其他原因引起的急性肾衰竭鉴别。出血明显者需与消化性溃疡、血小板减少性紫癜和其他原因所致的 DIC 鉴别。

【治疗】

做到“三早一就”，即早发现、早休息、早综合治疗和就地治疗，特别是要重视防治休克、出血和肾衰竭。

1. *发热期*

(1)抗病毒：利巴韦林 0.8～1.0g/d，疗程 3～5d；干扰素-α 每次 300 万 U，肌内注射，每 12 小时 1 次，共 4 次。

(2)减轻外渗：早期卧床休息，每日输注

平衡盐液1000ml左右，高热、大汗或呕吐者可适量增加；发热后期可给予20%甘露醇125～250ml以提高血浆渗透压。

(3)改善中毒症状：高热以物理降温为主，忌用强烈退热药，以防大汗引起休克，中毒症状重者可给予肾上腺皮质激素如地塞米松5～10mg静脉滴注，疗程3～4d。

(4)预防DIC：给予适量低分子右旋糖酐或丹参，必要时可予肝素。

2. 低血压休克期

(1)补充血容量：宜早期、快速和适量，争取4h内血压稳定。液体应晶胶结合，以平衡盐为主，切忌单纯输入葡萄糖。本期多有血浓缩，不宜输全血。

(2)纠正酸中毒：休克时常伴有代谢性酸中毒。一般首选5%碳酸氢钠5ml/kg静脉滴注，以后按血二氧化碳结合力检测结果补充，24h内用量不超过800ml。

(3)改善微循环：经补液纠酸后，升高的血红蛋白已恢复正常，但血压仍不稳定者，可应用血管活性药物如多巴胺、山莨菪碱等，也可选用肾上腺皮质激素如地塞米松10～20mg静脉滴注。

3. 少尿期　治疗原则是“稳、促、导、透”。

(1)稳定内环境：维持水、电解质、酸碱平衡，每日补液量为前1天尿量、大便与呕吐量再加500～700ml；减少蛋白分解，控制氮质血症，给予高糖类、高维生素和低蛋白饮食，不能进食者每日输入葡萄糖200～300g，需用20%～25%高渗溶液。必要时可加入适量胰岛素。

(2)促进利尿：常用利尿药物为呋塞米，从小量开始，逐步加大到每次100～300mg；亦可应用血管扩张药如酚妥拉明10mg或山莨菪碱10～20mg静脉滴注；少尿早期可应用普萘洛尔口服。

(3)导泻：必须是无消化道出血者。常用甘露醇、硫酸镁、大黄、番泻叶等口服导泻。

(4)透析疗法：应用指征为少尿持续4d以上或无尿1d，经静脉注射呋塞米或甘露醇快速静脉滴注无利尿反应者；高钾血症；高血容量综合征；严重出血倾向者。透析终止时间：尿量达2000ml以上，尿素氮下降、高血容量综合征或脑水肿好转后可停止透析。

4. 多尿期　主要是纠正水、电解质、酸碱平衡失调及防止继发感染。应适量补充液体和电解质，以口服为主，静脉为辅。

5. 恢复期　补充营养，继续休息1～3个月，逐步恢复工作。

【预防】

灭鼠和防鼠是防止本病流行的关键，搞好食品卫生和个人卫生，高危人群应注射疫苗，我国已有Ⅰ型疫苗、Ⅱ型疫苗及双价疫苗，同时要大力开展卫生宣传教育，平时做好监测工作。

（伍德生）

第二节　急性细菌感染

一、流行性脑脊髓膜炎

流行性脑脊髓膜炎(epidemic cerebrospinal meningitis，meningococcal meningitis，简称流脑)，是由脑膜炎奈瑟菌引起经呼吸道传播所致的一种急性化脓性脑膜炎。致病菌由鼻咽部侵入血循环，形成败血症，最后局限于脑膜及脊髓膜，形成化脓性脑脊髓膜病变。同时还可以引起上下呼吸道、关节、心包、眼或泌尿生殖系统感染。主要临床表现有发热、头痛、呕吐、皮肤瘀点及颈项强直等脑膜刺激征。脑脊液呈化脓性改变。本病多见于冬春季节，儿童发病率高。

【病原学】

脑膜炎奈瑟菌(又称脑膜炎球菌)属奈瑟菌属，为革兰阴性球菌，呈卵圆形或肾形，常成对排列，直径 0.6～0.8μm。该菌可从带菌者鼻咽部，血液、脑脊液和皮肤瘀点中检出。脑脊液中的细菌多见于中性粒细胞内，仅少数在细胞外。在普通培养液上不易生长，常用巧克力色血琼脂平板，在 5%～10% 的二氧化碳、pH 7.4～7.6 环境下生长更好。本菌对寒冷、干燥及消毒剂极为敏感。在温度低于 30℃或高于 50℃时容易死亡，病菌能形成自身溶解酶，故采集标本后必须立即送检接种。按其表面特异性多糖抗原不同，分为 A、B、C、D、E、X、Y、Z、W_{135}、H、I、K 和 L 共 13 个血清群。其中以 A、B、C 三群最常见，占流行病例的 90% 以上。A 群引起大流行，B、C 群引起小流行。

【流行病学】

1. 传染源　人为本病唯一的传染源，病原菌存在于带菌者或患者的鼻咽部，在流行期间人群带菌率可高达 50%，人群带菌率如超过 20%时提示有发生流行的可能。患者在潜伏期末期和急性期均有传染性。发病后 10d，在治疗后细菌很快消失，因此患者作为传染源没有带菌者重要。国内调查流行期间则 A 群所占百分比较高，非流行期的带菌菌群以 B 群为主，但进入 21 世纪以来，逐渐出现向 C 群的变迁现象。

2. 传染途径　由呼吸道传播，病原菌借飞沫直接从空气中传播。因病原菌在体外的生活力极弱，故通过间接传播的机会极少。密切接触对 2 岁以下婴儿的发病有重要意义。

3. 人群易患性　人群普遍易感，6 个月至2 岁婴儿的发病率最高，新生儿少见，2—3 个月以后的婴儿即有发病者，以后又逐渐下降，但在流行年则发病患者群可向高年龄组移动。新生儿出生时有来自母体的杀菌抗体，故很少发病，人群的易患性与抗体水平密切相关。人感染后可对本群病原菌产生持久免疫力；各群间有交叉免疫，但不持久。本病隐性感染率高，60%～70%为无症状带菌者，约 30%为上呼吸道感染型和出血点型，约有 1%为典型流脑表现。

4. 流行特征　本病流行或散发于世界各国，平均年发病率为 2.5/10 万，以非洲中部流行地带为最高。全年均可发生，11 月份至次年 5 月份，尤其是 3—4 月份为高峰。一般每 3～5 年小流行，7～10 年大流行。

【发病机制】

脑膜炎球菌由鼻咽部黏膜进入血循环，在机体免疫功能低下或细菌毒力较强的情况下，发展为败血症。在败血症期间，病菌释放的内毒素使全身小血管痉挛，内皮细胞损伤，导致内脏广泛出血和有效循环血量减少，引起感染性休克，继而引起 DIC 及纤溶亢进，最终造成多器官功能衰竭。脑膜炎球菌最后通过血-脑屏障进入脑脊液，引起脑膜和脊髓膜化脓性炎症及颅内压增高，出现昏迷、惊厥等症状，严重者形成脑疝，迅速致死。

【临床表现】

潜伏期 1～7d，一般为 2～3d。按病情分如下各型各期。

1. 普通型　最常见，占全部病例的 90% 以上。

(1)上呼吸道感染期：为 1～2d，大多数患者无症状，部分患者有咽喉疼痛，鼻咽部黏膜充血及分泌物增多。鼻咽拭子培养可发现病原菌，一般情况下很难确诊。

(2)败血症期：突然高热、畏寒、寒战，伴头痛、食欲减退及神志淡漠等毒性症状。幼儿则有啼哭吵闹，烦躁不安，皮肤感觉过敏及惊厥等。少数患者有关节痛或关节炎。70% 的患者皮肤黏膜有瘀点(或瘀斑)，见于全身皮肤及黏膜，大小 1～2mm，甚至 1cm。病情严重者的瘀点、瘀斑可迅速扩大，其中央因血栓形成而发生皮肤大片坏死。约 10%患者的唇周等处可见单纯疱疹，多发生于病后 2d 左右。少数患者有脾大。多数患者于 1～2d 发展为脑膜炎。

(3)脑膜炎期：患者高热及毒血症持续，

全身仍有瘀点、瘀斑，但中枢神经系统症状加重。因颅内压增高致患者头痛欲裂、呕吐频繁，血压可增高而脉搏减慢，常有皮肤过敏、怕光、狂躁及惊厥。1～2d 后患者进入谵妄昏迷状态，可出现呼吸或循环衰竭。

(4)恢复期：此期患者体温逐渐恢复至正常，皮肤瘀斑、瘀点消失，临床症状好转，神经系统检查正常。约 10％的患者出现口唇疱疹。患者一般在 1～3 周内痊愈。

2. 暴发型　少数患者起病急骤，病情凶险，若不及时抢救，常于 24h 内死亡。

(1)暴发型败血症：多见于儿童，但成人病例亦非罕见。以高热、头痛、呕吐开始，中毒症状严重，精神极度萎靡，可有轻重不等的意识障碍，时有惊厥。常于 12h 内出现遍及全身的广泛瘀点、瘀斑，且迅速扩大融合成大片瘀斑伴皮下坏死。循环衰竭是本型的主要表现，面色苍白、四肢厥冷、唇及指端发绀、脉搏细速、血压明显下降、脉压缩小，不少患者血压可降至零，尿量减少或无尿。脑膜刺激征大都缺如，脑脊液大多澄清，仅细胞数轻度增加。血及瘀点培养多为阳性，实验室检查可证实有 DIC 存在。血小板减少、白细胞总数在 1.0×10^9/L 以下者常提示预后不良。

(2)暴发型脑膜脑炎：此型亦多见于儿童。脑实质损害的临床症状明显。患者迅速进入昏迷，惊厥频繁，锥体束征常阳性，两侧反射不等，血压持续升高，眼底可见视盘水肿。部分患者发展为脑疝，天幕裂孔疝为颞叶的钩回或海马回疝入天幕裂口所致，能压迫间脑及动眼神经，致使同侧瞳孔扩大，对光反射消失，眼球固定或外展，对侧肢体轻瘫，继而出现呼吸衰竭。枕骨大孔疝时小脑扁桃体疝入枕骨大孔内，压迫延髓，此时患者昏迷加深，瞳孔明显缩小或散大，或忽大忽小，瞳孔边缘亦不整齐，双侧肢体肌张力增高或强直，上肢多内旋，下肢呈伸展性强直，呼吸不规则，或快、慢、深、浅不等，或呼吸暂停，或为抽泣样、点头样呼吸，成为潮式呼吸，常提示呼吸突将停止。呼吸衰竭出现前患者可有下列预兆：①面色苍白、呕吐频繁、头痛剧烈、烦躁不安；②突然发生昏迷、惊厥不止、肌张力持续升高；③瞳孔大小不等、明显缩小或扩大、边缘不整齐、对光反应迟钝或消失、眼球固定；④呼吸节律改变；⑤血压上升。

3. 混合型　兼有上述二型的临床表现，常同时或先后出现，是本病最严重的一型。

婴儿发作多不典型，除高热、拒食、烦躁及啼哭不安外，惊厥、腹泻及咳嗽较成人为多见，而脑膜刺激征可能缺如，前囟未闭者大多突出，对诊断极有帮助，但有时因频繁呕吐，失水反可出现前囟下陷。

老年人因免疫功能低下，对内毒素敏感性增加，故暴发型发病率高，临床表现以上呼吸道感染，皮肤黏膜瘀斑、瘀点症状常见，意识障碍明显。病程长，多在 10d 以上，并发症多，预后差，病死率高。实验室检查白细胞可能不高，提示病情重，机体反应差。

【并发症】

主要是因细菌播散所致的继发感染，以肺炎最多见，常见于婴幼儿和老年人，其他尚可见中耳炎，化脓性关节炎，心内膜炎，心包炎等。此外，还会出现因脑膜炎本身对脑实质及其周围组织所造成的损害和变态反应性疾病。

【辅助检查】

1. 血常规　白细胞计数多明显升高，一般在 20×10^9/L 以上，以中性粒细胞升高为主。并发 DIC 时血小板常减少。

2. 脑脊液检查　病程初期仅有压力增高，外观正常。典型脑膜炎期，压力高达 1.96kPa 以上，外观呈浑浊或脓样。白细胞数在 1000×10^6/L，以分叶核升高为主。蛋白质含量显著提高，而糖含量明显减少，有时可完全测不出，氯化物降低。若临床有脑膜炎症状及体征而早期脑脊液检查正常，应于 12～24h 后复验。流脑经抗菌药物治疗后，脑脊液改变可不典型。脑脊液检查是临床上常用的明确诊断的重要方法之一。

3. 细菌学检查

(1)涂片检查：用针尖刺破皮肤瘀点，挤出少许血液及组织液，涂片染色后镜检，阳性率高达 80%以上。脑脊液沉淀涂片的阳性率为 60%～70%，脑脊液不宜搁置太久，否则病原菌易自溶而影响检出。

(2)细菌培养：是临床诊断的金标准，虽然阳性率较低，但血培养对普通型流脑败血症期、暴发型败血症及慢性脑膜炎球菌败血症诊断甚为重要，故必须注意在应用抗菌药物前采血做细菌培养，并宜多次采血送检。若阳性应进行菌株分型和药敏试验。

4. 免疫学检查　是近年来开展的流脑快速诊断方法。

(1)特异性抗原：脑脊液中抗原的检测有利于早期诊断，其敏感性高，特异性强。目前临床常用的抗原检测方法有对流免疫电泳、乳胶凝集、反向间接血凝试验、菌体协同凝集试验、放射免疫法、酶联免疫吸附试验等。

(2)特异性抗体：抗体检测不能作为早期诊断方法，且敏感性与特异性均较差，故临床应用日渐减少。其方法有对流免疫电泳法、放射免疫测定法、间接血凝试验。

5. 其他

(1)核酸检测：本方法灵敏、特异、快速，且不受抗生素的影响，还可对细菌进行分型。可检测早期血清和脑脊液中 A、B、C 群细菌 DNA，脑脊液的阳性率约为 92%，血液的阳性率约为 86%。

(2)RIA 法检测脑脊液 β_2 微球蛋白：脑脊液中此蛋白在病程早期即明显升高，并于脑脊液中的蛋白含量及白细胞数平行，恢复期降至正常，有助于早期诊断和预后判断。

【诊断依据】

流行季节多为冬季，儿童多见。凡在流行季节突起高热、头痛、呕吐，伴神志改变，体检皮肤、黏膜有瘀点、瘀斑，脑膜刺激征阳性者，临床诊断即可初步成立。确诊有赖于脑脊液检查及病原菌发现，免疫学检查有利于及早确立诊断。

1. 确诊病例(confirmed case)　从其血液、脑脊液或其他未污染体液中分离到奈瑟脑膜炎球菌。

2. 推定病例(presumptive case)　只能从其未污染体液或血液中检出革兰阴性双球菌。

3. 可能病例(probable case)　抗原试验阳性，但培养阴性的患者。

【鉴别诊断】

1. 其他细菌引起的化脓性脑膜炎、败血症休克　依侵入途径可初步区别。肺炎球菌脑膜炎大多继发于肺炎、中耳炎的基础上，金黄色葡萄球菌性脑膜炎多继发于皮肤感染，革兰阴性杆菌脑膜炎易发生于颅脑手术后，流感嗜血杆菌脑膜炎多发生于婴幼儿，铜绿假单胞菌脑膜炎常继发于腰穿、麻醉、造影或手术后。此外，上述细菌感染的发病均无明显季节性，以散发为主，无皮肤瘀点、瘀斑。确诊有赖于细菌学检查。

2. 结核性脑膜炎　多有结核病史或密切接触史，起病缓慢，病程长，有低热、盗汗、消瘦等症状，无皮肤瘀点、瘀斑，神经系统症状出现晚，脑脊液中白细胞、糖和氯化物均减少，蛋白质增加。脑脊液涂片抗菌染色可检查抗菌染色阳性杆菌。

3. 中毒型细菌性痢疾　主要见于儿童，发病季节在夏秋季。短期内有高热、惊厥、昏迷、休克、呼吸衰竭等症状，但无瘀点，脑脊液检查正常。确诊依靠粪便细菌培养。

【急诊处理】

1. 普通型

(1)一般治疗：强调早诊断，早隔离及就地隔离，早治疗，预防并发症。

(2)病原治疗：应尽早、足量应用细菌敏感并能通过血-脑脊液屏障的药物。常用药物如下：①青霉素，大剂量青霉素可在脑脊液中达治疗浓度，疗效满意，且尚未出现明显耐药，故仍是目前常用的高效、敏感的杀菌药物。剂量成人每天 20 万 U/kg，儿童每天 20 万～40 万 U/kg，分 3 次置 5%葡萄糖液中静脉滴注，疗程 5～7d。以下情况应采用青霉素：a.单用磺胺药后出现明显血尿，或原有肾功能不全、严重失水、少尿、无尿者；b.单用磺胺药后 24～48h 病情未见好转者；c.药敏试验示菌株对磺胺药耐药者。成人青霉素用量为每日 800 万～1200 万 U，儿童每日为 20 万 U/kg；鞘内无需同用。如患者对青霉素类过敏，则可改用氯霉素。②头孢菌素，第 3 代头孢菌素对脑膜炎球菌抗菌活性强，易通过血-脑脊液屏障，且毒性低。头孢曲松成人 2g，儿童 50～100mg/kg，每 12 小时静脉滴注 1 次。头孢噻肟剂量，成人 2g，儿童 50mg/kg，每 6 小时静脉滴注 1 次。疗程 7d。③氯霉素，易透过血-脑脊液屏障，脑脊液浓度为血清浓度的 30%～50%。因其对骨髓造血功能有抑制作用，故多用于不能使用青霉素者。成人每日最高量可达 4g，儿童 50mg/kg，分次静脉滴注，症状好转后改为肌内注射或口服，疗程 7d。④磺胺药，如磺胺嘧啶或复方磺胺甲噁唑，由于耐药菌株增加，现已少用或不用。⑤其他抗生素，如氨苄西林亦可应用，剂量为每日 150mg/kg，分次静脉滴注。本药和氯霉素对脑膜炎球菌、肺炎球菌和流感杆菌均有抗菌活性，适用于病原菌尚未明显的婴儿病例。

(3)对症治疗：高热可予物理降温及退热药物；颅内压升高可予甘露醇脱水降颅压。

2. 暴发型

(1)休克型

1)抗菌治疗：应尽早使用，以青霉素为主，每日剂量为 20 万～40 万 U/kg，成人每日 2000 万 U，分次静脉滴注。

2)抗休克治疗：在扩充血容量和纠正酸中毒后，如休克仍未纠正，可应用血管活性药物。凡患者面色苍灰，皮肤呈花斑及眼底动脉痉挛者，应选用血管扩张药物，首选不良反应较小的山莨菪碱，因其有抗交感胺，直接舒张血管的作用；此外，尚有稳定神经细胞膜、解除支气管痉挛、减少支气管分泌等作用，而极少引起中枢兴奋。山莨菪碱的每次剂量为 0.3～0.5mg/kg，重症可增至 1～2mg/kg，静脉注射，每 10～20 分钟 1 次。如无山莨菪碱，也可用阿托品代替（剂量每次 0.03～0.05mg/kg），一般经数次注射后，如面色红润、微循环改善、尿量增多、血压回升，即可延长给药时间，减少剂量并逐渐停用。也可使用多巴胺，剂量每分钟 2～6μg/kg，根据治疗反应调整浓度和速度。如休克仍未纠正，且中心静脉压反有升高，或肺底出现湿啰音等淤血体征时，可考虑应用酚妥拉明（苄胺唑啉）治疗，剂量每次 5～10mg，以葡萄糖液 500～1000ml 稀释后静脉滴注，开始宜慢，以后根据治疗反应调整滴速。

3)肾上腺皮质激素的应用：短期应用，可减轻毒血症，稳定溶酶体，也可解痉、增强心肌收缩力及抑制血小板凝集，有利于抗休克。氢化可的松成人每日 100～500mg，儿童 8～10mg/kg，休克纠正后即停用，一般不超过 3d。

4)抗 DIC 的治疗：若休克经综合治疗后不见好转，出血点即使未见增加，也应考虑有 DIC 存在，应做有关凝血及纤溶的检查，并开始肝素治疗。若皮肤瘀点不断增多，且有融合成瘀斑的趋势，不论有无休克，均可应用肝素。每次剂量为 0.5～1mg/kg，置于 100ml 溶液内缓慢静脉滴注，每 4～6 小时可重复 1 次，多数患者应用 1～2 次即可见效而停用。高凝状态纠正后，应输入新鲜血液、血浆及应用维生素 K，以补充被消耗的凝血因子。

5)其他：如心率明显增快时可使用强心药。

(2)脑膜脑炎型

1)抗生素的选用：同休克型。

2)脱水药的应用：以减轻脑水肿及防止

脑疝。常用甘露醇，每次 1～2g/kg(20%)，根据情况每 4～6 小时或 8 小时静脉快速滴注或推注 1 次，宜至呼吸、血压恢复正常、瞳孔等大及其他颅内高压症状好转为止。脱水时应适当补充液体、钾盐等，以保持轻度脱水状态为宜。甘露醇可与呋塞米 40～100mg 合用，亦可与 50%葡萄糖液交替使用，每次 40～60ml。

3)肾上腺皮质激素的应用：除上述作用外，并有减轻脑水肿降颅压作用，常用地塞米松，成人每天 10～20mg，儿童 0.2～0.5mg/kg，分 1～2 次静脉滴注。

4)呼吸衰竭的处理：须加强脱水治疗，给予吸氧、吸痰、头部降温以防治脑水肿、防止脑疝及呼吸衰竭的发生。如已发生，可给予洛贝林、尼可刹米、二甲弗林、哌甲酯等呼吸中枢兴奋药，呼吸停止时应立即做气管插管或气管切开，进行间歇加压呼吸。

5)对症治疗：有高热及惊厥者应用物理及药物降温。并应尽早应用镇静药，必要时行亚冬眠疗法。

【预后】

本病普通型如及时诊断，并给予合理治疗则预后良好，多能治愈。暴发型则病死率较高，其中脑膜脑炎型及混合型预后差。年龄在 1 岁以内婴儿及老年人预后差，可有肢体瘫痪、癫痫、精神障碍、脑积水、耳聋及失明等。

【预防】

(1)早期发现患者并就地隔离治疗，密切接触者应医学观察 7d。

(2)搞好环境卫生，保持室内通风。

(3)疫苗预防：目前国内外广泛应用 A 和 C 两群荚膜多糖菌苗。保护率为 94.9%，注射后 2 周即可产生抗体，并可持续 2 年以上。国内尚有用多糖菌苗做“应急”预防者，若 1－2 月份的流脑发病率＞10/10 万，或发病率高于上 1 年同时期时，即可在人群中进行预防接种。

(4)药物预防：国内仍采用磺胺药，密切接触者可用磺胺嘧啶(SD)，成人 2g/d，分 2 次与等量碳酸氢钠同服，连服 3d；小儿每日为 100mg/kg。在流脑流行时，凡具有：①发热伴头痛；②精神萎靡；③急性咽炎；④皮肤、口腔黏膜出血等四项中两项者，可给予足量全程的磺胺药治疗，能有效地降低发病率和防止流行。国外采用利福平或米诺环素进行预防。利福平每日 600mg，儿童每日剂量为 5～10mg/kg，连服 3～5d。另外，第 3 代头孢及喹诺酮类也能起到很好的预防作用。

（吴晓飞）

二、伤寒

伤寒(typhoid fever)是伤寒杆菌引起的经消化道传播的急性传染病。其典型的临床特征为持续发热、相对缓脉、全身中毒症状、玫瑰疹、脾大与白细胞减少等。肠出血和肠穿孔是主要并发症。伤寒的病理特点是全身单核-巨噬细胞系统的增生性反应，尤以回肠末段的集合淋巴结和孤立淋巴结最为显著。本病分布于我国各地，常年散发，以夏秋季最多，发病以儿童，青壮年较多。可因水源和食物污染发生暴发流行。近年耐药菌株感染增多，给治疗和预防带来困难。

【病原学】

伤寒杆菌属于沙门菌属中的 D 族。革兰染色阴性，呈短杆状，有鞭毛，能活动，不产生芽胞，无荚膜。在普通培养液上能生长，在含有胆汁的培养液中生长较好。

伤寒杆菌的菌体(O)抗原，鞭毛(H)抗原和表面(Vi)抗原在体内均能诱生相应的抗体，常用于血清凝集试验(肥达反应)以辅助临床诊断。伤寒杆菌在自然界中生命力强，在水中可存活 2～3 周，在粪便中可维持 1～2 个月，在牛奶中能生存繁殖；在冰冻环境中可持续数月，但对光、热、干燥及消毒剂的抵抗力较弱。加热 60℃ 15min 或煮沸后立即死亡。消毒饮用水氯含量达 0.2～

0.4mg/L 时迅速杀灭。

在自然条件下，伤寒杆菌只感染人类，不感染动物。近年来，我国部分省区出现 M1 型质粒介导多重耐药伤寒菌株流行，因此给治疗和预防带来困难。

【流行病学】

1. 传染源　为患者及带菌者。全病程均有传染性，以病程第 2～4 周传染性最大。少数患者可持续排菌 3 个月以上，称为慢性带菌者，是伤寒传播和流行的主要传染源，常见的为胆囊带菌者，特别是原有胆囊炎、胆石症等慢性肝胆管疾病的伤寒患者更容易成为慢性带菌者。

2. 传播途径　病菌随患者或带菌者的粪、尿排出，污染水和食物，或经手及苍蝇、蟑螂等为媒介而传播。水源和食物污染是传播本病的重要途径，常酿成暴发流行。

3. 人群易患性　人对伤寒普遍易感，病后可获得持久性免疫力，再次患病者极少。伤寒与副伤寒之间无交叉免疫力。

4. 流行特征　伤寒遍布于世界各地，以热带及温带地区为多，在不重视饮食卫生的地区可引起流行。本病终年可见，但以夏秋季最多。年龄一般以儿童及青壮年居多。

5. 流行形式

(1)散发性：多由于与轻型患者或慢性带菌者经常接触而引起。

(2)流行性：多见于水源型或食物型。

【发病机制】

伤寒发病主要取决于伤寒沙门菌的感染量、毒力，以及人体的免疫能力。此菌在菌体裂解时释放强烈的内毒素，对本病的发生、发展起着较重要的作用。伤寒沙门菌随污染的水或食物进入肠道后，侵入肠黏膜，此时部分病菌即被巨噬细胞吞噬并在其细胞质内繁殖，部分则经淋巴系统进入血液，引起短暂菌血症，即第 1 次菌血症，此阶段相当于临床的潜伏期，一般无症状。接着病菌随血流进入肝、脾、胆囊、肾和骨髓后继续大量繁殖，再次进入血液，引起第 2 次菌血症，并释放大量的内毒素，产生发热、肝脾大、玫瑰疹等，血、骨髓培养阳性，此时相当于病程的第 1～2 周。接着病菌随血流播散至全身，可引起其他组织化脓性炎症如骨髓炎、肾脓肿、胆囊炎、脑膜炎、心包炎等，此为病程第 2～3 周。以后便经胆管进入肠道随粪便排出，经肾随尿液排出，此时粪便、尿液培养可获阳性。经胆管进入肠道的伤寒沙门菌，部分再度侵入肠壁淋巴组织，使原已致敏的肠壁淋巴组织产生严重的炎症反应和单核细胞浸润，引起肠道溃疡，甚至肠出血及肠穿孔。从病程第 4 周开始，人体免疫力逐渐增强，伤寒沙门菌从血液和脏器中逐渐消失，肠壁溃疡愈合，疾病痊愈。少数患者可成为慢性带菌者，在机体免疫功能低下时可引起复发。

【临床表现】

潜伏期 3～21d，平均 1～2 周。其长短与感染菌量有关。

1. 典型伤寒　临床表现可分为四期。

(1)初期：相当于病程第 1 周。病多缓起，体温呈阶梯状上升，于 5～7d 达 39.5℃或以上，伴有全身不适、食欲缺乏、咽痛、咳嗽等。

(2)极期：相当于病程第 2～3 周，其主要表现如下：①高热。多数为稽留高热，少数可表现为弛张热或不规则热。一般持续约半个月，但免疫功能低下者可长达 1～2 个月。②皮疹。部分患者在病程 7～13d 于前胸、腹部、背部及四肢分批出现淡红色丘疹(玫瑰疹)，直径达 2～4mm，压之褪色，散在分布，量少，一般仅数个至十数个，多在 2～4d 内消退。③神经系统中毒症状。如表情淡漠、反应迟钝、耳鸣、听力减退；重者可有谵妄、昏迷和脑膜刺激征等中毒性脑病的表现。随着体温下降，神经系统症状多可逐渐恢复。④循环系统症状。常有相对缓脉，即患者体温升高而脉率相对缓慢，是因副交感神经兴奋性增强所致。部分患者尚可出现重脉。并发中毒性心肌炎时，相对缓脉不明显。⑤消化系统症状。常表现为腹胀、腹部不适、右下腹压痛、便秘或腹泻等。半数以上患者于起病 1 周前后可触及肝脾大，质软伴压痛，部分患者可有肝功能异常及黄疸。

(3)缓解期：相当于病程第 3～4 周。体温开始波动下降，各种症状逐渐减轻，脾脏开始回缩。但本期内仍有可能发生肠出血及肠穿孔的并发症。

(4)恢复期：相当于病程第 5 周。体温恢复正常，食欲常旺盛，但体质虚弱，一般约需 1 个月才可痊愈。

2. 非典型伤寒　除典型伤寒外，临床偶可见到轻型、暴发型、迁延型、逍遥型等。

(1)轻型：患者全身毒血症状轻，体温多在 38℃左右，病程短，1～3 周即可痊愈。多见于发病后早期接受抗菌药物治疗或接受过伤寒菌苗注射者。由于轻型患者的病情轻，症状不典型，临床上容易漏诊或误诊。

(2)暴发型：起病急，中毒症状重，患者可出现超高热或体温不升，血压降低，出现中毒性心肌炎、中毒性脑病、中毒性肝病、肠麻痹、休克与出血倾向等。如抢救不及时，常在1～2 周内死亡。

(3)迁延型：由于人体免疫功能低下，发热持续不退，热程可达 5 周以上，肝脾大明显，合并有慢性疾病的患者，热程可长达数月之久。

(4)逍遥型：毒血症状轻微，临床易漏诊，但部分患者可因为突发肠出血或肠穿孔而就诊时被发现。

3. 小儿伤寒　一般年龄越大，临床表现越似于成人，年龄越小，症状越不典型。学龄期儿童多属轻型，病程短，并发症少。婴幼儿伤寒起病急，病情重，症状多不典型，伴有呕吐、惊厥、不规则高热等。玫瑰疹少见，白细胞计数常增高，常并发支气管炎或肺炎。

4. 老年伤寒　体温多不高，症状多不典型，神经系统及心血管系统症状严重，易并发支气管肺炎及心功能不全，病程长，恢复慢，病死率高。

5. 伤寒的再燃与复发

(1)再燃：当伤寒患者进入缓解期，体温波动下降，但尚未达到正常时，热度又再次升高，血培养呈阳性，持续 5～7d 后退热，其原因与菌血症尚未完全控制有关。

(2)复发：患者进入恢复期热退 1～3 周后，发热等临床表现再次出现，血培养阳性，但较初发为轻，病程较短(1～3 周)。其原因与病灶内的细菌未完全清除，当机体抵抗力下降时，细菌再度繁殖，再次入侵血液有关。

【并发症】

1. 肠出血　多见于病程第 2～4 周，根据出血量的不同可以表现为大便隐血阳性至大量血便。少量出血可无症状；大量出血时热度骤降，脉搏细数，体温与脉搏呈现交叉现象，并有头晕、面色苍白、烦躁、出冷汗、血压下降等休克表现，大出血发生率为 2%～8%。其诱因常为病程中随意下床活动，饮食中固体及纤维渣较多，过量饮食，排便时用力过度及治疗性灌肠等。

2. 肠穿孔　为最严重的并发症，其发生率 3%～4%，多见于病程第 2～4 周，常发生于回肠末段，偶可见于结肠或其他肠段。表现为突然右下腹剧痛，伴有恶心、呕吐、出冷汗、脉搏细数、体温暂时下降等，但不久体温又迅速上升并出现腹膜炎征象，X 线检查膈下有游离气体，白细胞计数升高。

3. 中毒性心肌炎　常见于病程第 2～3 周伴有严重毒血症者。表现为血压下降、心率增快、心律失常、舒张期奔马律，心电图显示 P-R 间期延长及 ST、T 改变。

4. 中毒性肝炎　常见于病程第 1～3 周。临床特征为肝大伴压痛，肝功能异常，少数可有黄疸，多随病情好转而恢复正常。

5. 溶血性尿毒综合征　见于病程第 1～3 周，约 50%发生于第 1 周。主要表现为溶血性贫血和肾衰竭。其发生与伤寒病情轻重、患者红细胞 G-6-PD 是否缺陷及氯霉素应用有关，可能由于伤寒杆菌内毒素诱使肾小球微血管内凝血所致。

6. 其他　除以上并发症，临床上尚可见支气管炎或支气管肺炎、急性胆囊炎、中毒性脑病、DIC 等。

【辅助检查】

1. 血液检查　白细胞计数大多正常，中性粒细胞可减少，嗜酸性粒细胞减少或消失，临床上常参考其增减情况作为判断病情及疗效的指征。血小板计数一般正常或稍低，如突然降低要注意并发 DIC 或溶血性尿毒综合征的可能。

2. 尿液检查　可出现轻度蛋白尿，偶见少量管型。

3. 粪便检查　在肠出血时有血便或隐血试验阳性。

4. 骨髓涂片　可查见伤寒细胞。

5. 细菌学检查

(1)血培养：病程第 1 周阳性率可达 90%，以后逐渐下降，到第 3 周降为 30%～40%，第 4 周常为阴性。对已用抗生素的患者，可取血凝块做培养，宜用含胆汁的培养液。

(2)骨髓培养：较血培养阳性率高，全病程均可获较高的阳性率，并较少受抗生素的影响。

(3)粪便培养：从潜伏期起便可呈阳性，第 3～4 周可高达 80%，病后第 6 周迅速下降，少数患者排菌可超过 1 年。

(4)尿培养：第 3～4 周阳性率最高，但应避免粪便污染。

(5)玫瑰疹的刮取物或活检切片也可获得阳性培养结果。

6. 血清学检查　伤寒血清凝集试验(肥达反应，vidal reaction)所用的抗原有伤寒杆菌菌体(O)抗原、鞭毛(H)抗原，副伤寒甲、乙、丙鞭毛抗原 5 种。目的在于测定患者血清中各种相应抗体的凝集效价。一般从病程第 2 周开始阳性率逐渐增加，至第 4 周可达 90%，病愈后阳性反应可持续数月之久。分析肥达反应结果时应注意以下几点。

(1)正常人血清中可能有低效价凝集抗体存在，故通常“O”抗体的效价在 1∶80 以上，“H”抗体效价在 1∶160 以上，才有诊断价值。

(2)必须多次重复检查，一般 5～7d 复查 1 次，如效价逐渐增高诊断意义更大。

(3)因“O”抗体出现早，消失快，通常半年左右转阴，故若只有“O”抗体升高，可能为发病早期；“H”抗体出现迟，可持续阳性数年，故若只有“H”抗体升高，可能是不久前患过伤寒、接受过伤寒疫苗接种或其他发热性疾病所致的非特异性回忆反应。

(4)因伤寒与副伤寒有部分共同的“O”抗原，可产生共同的“O”抗体，故“O”抗体效价增高，只能推断为伤寒类疾病，不能区别伤寒与副伤寒。伤寒与副伤寒沙门菌甲、乙、丙的鞭毛抗原各不相同，所产生的“H”抗体也各异，故诊断时需依靠鞭毛抗体凝集效价而定。

(5)若感染轻，早期应用抗生素，身体情况差，免疫功能低下时可出现假阴性。

(6)部分疾病如血吸虫病、败血症、结核病、风湿病、溃疡性结肠炎等可出现假阳性反应。

(7) Vi 抗体的检测可用于慢性带菌者的调查。

【诊断依据】

1. 流行病学资料　有无流行情况，是否为流行季节，有无伤寒病史、预防接种史及与伤寒患者密切接触史。

2. 临床特征　在伤寒流行季节和地区有持续性发热 1～2 周以上，并出现表情淡漠、相对缓脉、皮肤玫瑰疹、肝大、脾大等，伴肠出血或肠穿孔有助诊断。实验室检查可见白细胞总数减少，嗜酸性粒细胞消失，骨髓涂片及培养阳性，可临床诊断为伤寒。

3. 确诊标准　对疑有伤寒患者如有以

下项目之一者可确诊：①从血、骨髓、尿、粪便及玫瑰疹刮取物中，任一种标本分离到伤寒沙门菌；②血清特异性抗体阳性，肥达反应“O”抗体凝集效价≥1∶80，“H”抗体凝集效价≥1∶160，恢复期效价增高 4 倍以上者。

【鉴别诊断】

1. *病毒感染* 如上呼吸道或肠道病毒感染均可有持续发热，白细胞数减少，与伤寒相似。但此类患者起病较急，多伴有上呼吸道症状，常无缓脉、脾大或玫瑰疹，伤寒的病原与血清学检查均为阴性，病程常在 1～2 周内，可自愈。

2. *流行性斑疹伤寒* 有虱咬史，多见于冬春季，一般起病较急，脉搏较速，多有结膜充血，明显头痛等神经系统症状。皮疹多在 3～6d 内出现，数量多且可有出血性皮疹。外-斐反应阳性。治疗后退热比伤寒为快。病程 2 周左右。地方性斑疹伤寒多见于每年 8—9 月份，病情较轻，外-斐反应也呈阳性。

3. *钩端螺旋体病* 本病流感伤寒型在夏秋季流行期间常见，常有疫水接触史，起病急，伴畏寒发热，发热与伤寒相似。临床表现有结膜充血，全身酸痛，尤以腓肠肌疼痛与压痛为著，以及腹股沟淋巴结大等；血象白细胞数增高。结合有关病原、血清学检查即确诊。

4. *恶性疟疾* 起病急，不规则高热，明显寒战及出汗，血涂片及骨髓涂片查见疟原虫。抗疟疾治疗有效。

5. *恶性组织细胞病* 病情进展快而凶险，高热，热型不规则，多有明显出血及贫血，血常规见全血细胞减少，骨髓中可见恶性组织细胞，淋巴结活检可确诊。

6. *败血症* 少部分败血症患者的白细胞计数不增高，可与伤寒混淆。败血症多有胆管、泌尿道、腹腔感染等原发病灶，热型多不规则，常呈弛张热、伴寒战、无相对缓脉。白细胞总数虽可减少，但中性粒细胞升高，血培养可分离出致病菌。

7. *其他* 恶性组织细胞病、风湿热及变应性亚败血症等，有时需进行鉴别。

【急诊处理】

1. *一般治疗*

(1)隔离与休息：给予消化道隔离，发热期患者必须卧床休息。隔离应在症状消失并且两次大便培养阴性的情况下解除。

(2)饮食：给予高热量、高维生素、易消化的无渣饮食。退热后，食欲增强时，仍应继续进食一段时间无渣饮食，以免诱发肠出血和肠穿孔，一般退热后 2 周才恢复正常饮食。

2. *对症治疗* 高热适当应用物理降温，不宜用大量退热药，以免引起虚脱；便秘用开塞露或用生理盐水低压灌肠，禁用泻药；腹泻可用收敛药，忌用阿片制剂。腹胀应低糖低脂饮食，必要时可用松节油腹部热敷及肛管排气，禁用新斯的明类药物。严重脓毒血症可在足量、有效抗生素应用情况下使用小剂量激素。常用氢化可的松 50～100 mg 或地塞米松 2～4mg，每天 1 次，静脉缓慢滴注，激素治疗一般不超过 3d。

3. *病原治疗*

(1)喹诺酮类抗菌剂：是目前首选药。目前常用的有氧氟沙星，成人每 8～12 小时给予 200mg，静脉滴注；环丙沙星，400mg/d，分 2 次静脉滴注，或 500～750mg/d，分 2 次口服；左氧氟沙星，200mg/d，分 2 次口服；疗程均为 14d。

(2)头孢菌素：第 3 代头孢菌素疗效较好，且不良反应低，尤其适用于孕妇，儿童，哺乳期妇女及氯霉素耐药菌所致伤寒。头孢哌酮，成人每 12 小时 2g；头孢噻肟，成人每 8～12 小时给予 1～2g，儿童 100～150 mg/(kg·d)。疗程 14d。

(3)氯霉素：成人剂量 25mg/(kg·d)，分 2～4 次口服或静脉滴注，重症患者可增加剂量。待体温降至正常并稳定 2～3d 后减为 1/2 量。疗程 14d。少数患者在治疗过程中可发生粒细胞减少，严重者可发生再生障碍性贫血，因此在疗程中应经常检查血象，如白

细胞计数低于 2.5×10^9/L,应停药,更换其他抗菌药物。该药还可引起血小板减少、再生障碍性贫血及中毒性精神病等。由于氯霉素的不良反应及耐药菌株的出现,目前不作为首选药物。

(4)氨苄西林和阿莫西林:氨苄西林,成人 2～6g/d,儿童 50～100mg/(kg·d),分 3～4 次口服或静脉滴注。阿莫西林,成人 2～4g/d,分 3～4 次口服,疗程 14d。可用于妊娠合并伤寒或慢性带菌者。

4. 并发症治疗

(1)肠出血:绝对卧床休息,严密观察血压、脉搏、神志变化及便血情况;禁食或进少量流食;注意水、电解质的补充并加用止血药;根据出血情况酌量输血;经积极治疗仍出血不止者,应考虑手术治疗。

(2)肠穿孔:应早期发现,早期处理。对已局限者采取禁食、胃肠减压,加强支持疗法,加强抗感染治疗。肠穿孔尤其伴发腹膜炎的患者应及早手术治疗,同时加强抗生素的应用。

(3)中毒性心肌炎:严格卧床休息,加用少量肾上腺皮质激素、ATP、高渗葡萄糖液。如出现心力衰竭,可使用洋地黄及呋塞米,但应注意避免洋地黄中毒。

(4)溶血性尿毒综合征:治疗原则为抗生素控制原发感染;输血、补液;使用肾上腺皮质激素;加用抗凝疗法如小剂量肝素或低分子右旋糖酐静滴;必要时行腹膜或血液透析,以及时清除氮质血症,促进肾功能恢复。

【预后】

预后与患者年龄、一般情况、毒血症程度、有无并发症;病菌的数量、毒力;治疗是否及时、有效;曾否接受过预防注射等有密切关系。在抗菌药物问世以前,伤寒的病死率约为 20%,大都死于严重的毒血症、营养不良、肺炎、肠出血及肠穿孔。自应用喹诺酮类、头孢菌素类等抗菌药物以来,病死率明显下降。

【预防】

1. 控制传染源　患者应及早隔离治疗,其排泄物及衣物、生活用品等应彻底消毒。隔离期应自发病日起至临床症状完全消失、体温恢复正常后 15d 为止。带菌者不能从事饮食服务业工作,慢性带菌者要进行治疗、监督和管理。对密切接触者要进行医学观察 3 周。对有发热可疑者,应及早隔离观察。

2. 切断传播途径　把好"病从口入"关,这是预防和降低伤寒发病率的关键性措施。因此,应深入开展群众性爱国卫生运动,做好卫生宣传工作,搞好"三管一灭"(粪便管理、水源管理、饮食卫生管理和消灭苍蝇)。养成良好的卫生与饮食习惯,坚持饭前、便后洗手,不饮生水、不吃不洁食物等。

3. 提高人群免疫力　易感人群可进行预防接种。以前国内应用的伤寒、副伤寒甲、乙三联菌苗是用伤寒、副伤寒甲、乙三种杆菌培养后经过加酚处理的死菌苗,不良反应较大,保护效果不佳,已少用。近年来,有用伤寒杆菌 Ty21a 变异株制成的口服活菌苗,对伤寒的保护率达 50%～96%,不良反应也较低。

附:副伤寒

副伤寒(paratyphoid fever)是由副伤寒甲、乙、丙型沙门杆菌所致的急性消化道传染病。副伤寒的临床表现与伤寒相似,但一般病情较轻、病程较短、病死率较低。副伤寒丙型较多侵犯肠外组织及器官,主要表现为败血症型,可引起骨、关节、脑膜、心包、软组织等处的化脓性迁徙灶,少数亦可表现为急性胃肠炎型或伤寒型。

副伤寒的临床表现与伤寒较难鉴别,需依靠细菌培养及肥达反应才能确诊。其治疗与伤寒相同,对并发化脓性病灶者,一旦脓肿形成,可行外科手术治疗,并加强抗菌药物的使用。

(吴晓飞)

三、细菌性食物中毒

细菌性食物中毒(bacterial food poisoning)是指进食被细菌或细菌毒素污染的食物而引起的急性感染中毒性疾病,细菌性食物中毒的特点是:①有明显的季节性。多发生于适合细菌生长繁殖的夏秋季节。②发病急,病程短。多于进食后24h内发病,一般不超过72h,经治疗后,2～3d可痊愈。③发病与饮食有关。中毒患者均吃同样的食物,临床症状基本相似。④除感染型食物中毒外一般无传染性。根据临床表现的不同,分为胃肠型食物中毒和神经型食物中毒。

(一)胃肠型食物中毒

胃肠型食物中毒多发生于夏秋季。特征为潜伏期短,不超过72h,常为集体发病,以恶心、呕吐、腹痛、腹泻等急性胃肠炎症状为主要表现。

【病原学】

1. 沙门菌属　是引起食物中毒最常见病原菌。该菌为肠杆菌科沙门菌属,据其抗原结构和生化试验,目前已有2000余种血清型,其中以猪霍乱沙门菌、肠炎沙门菌和鼠伤寒沙门菌较为多见。该菌为革兰阴性杆菌,需氧,不产生芽胞,无荚膜,绝大多数有鞭毛,能运动。对外界的抵抗力较强,在水和土壤中能活数月,在冰冻土壤中能越冬。不耐热,55℃1h或60℃15～30min死亡,5%苯酚或1:500升汞5min内即可将其杀灭。此菌广泛存在于多种家畜(猪、牛、马、羊)、家禽(鸡、鸭、鹅)、鱼类、飞鸟、鼠类及野生动物的肠腔及内脏中。进食了未煮熟的被污染肉类、血、内脏、蛋制品或乳品而造成感染。由于该类细菌在食品中繁殖后,并不影响食物的色、香、味,因此不易及时发现,从而容易引起食物中毒。

2. 副溶血性弧菌　为革兰阴性多形态菌。菌体两端浓染,一端有鞭毛,运动活泼。本菌广泛存在于海水中,偶亦见淡水。在高盐环境中(含氯化钠3%～4%)生长最好。对酸敏感,食醋中3min即死。不耐热,56℃5min即可杀死。海产品带菌率极高,其他含盐量较高的食物如咸菜、咸肉、咸蛋亦可带菌。

3. 大肠埃希菌　为两端钝圆的革兰阴性短杆菌,多数菌株有鞭毛,能运动,可有荚膜。体外抵抗力较强,在水和土壤中能存活数月。本菌属以菌体(O)抗原分群,以表面(K)抗原(A、B、L)和鞭毛(H)抗原分型,目前已发现170多个血清型。本菌为人和动物肠道正常寄居菌,有些类型菌可以致病,能引起食物中毒的菌种有16个血清型,根据其致病机制不同可分为以下几种类型。

(1)产肠毒素大肠埃希菌(ETEC):是旅游者及儿童腹泻的重要病因。

(2)致病性大肠埃希菌(EPEC):是婴幼儿腹泻的重要病原。

(3)侵袭性大肠埃希菌(EIEC):通常在较大的儿童和成人中引起腹泻,类似菌痢的表现。

(4)肠出血性大肠埃希菌(EHEC):表现为出血性肠炎。其中的$O_{157}H_7$血清型已被确认为人类致病菌。

4. 金黄色葡萄球菌　为革兰阳性,不形成芽胞,无荚膜。在乳类、肉类食物中极易繁殖,在剩饭菜中亦易生长,在30℃经1h后即可产生耐热性很强的外毒素(肠毒素,enterotoxin),此种毒素属于一种低分子量可溶性蛋白质,可分5个血清型(A、B、C、D、E),其中以A型引起食物中毒最多见,C、D型次之。此菌污染食物后,在37℃经6～12h繁殖而产生肠毒素。此毒素对热的抵抗力很强,经加热煮沸30min仍能致病。常因食品加工人员的鼻咽部黏膜带菌或手指污染食物而致病。

5. 产气荚膜杆菌　为厌氧革兰阳性粗大芽胞杆菌,常单独、成双或短链状排列,芽胞常位于次极端;在体内形成荚膜,无鞭毛,不活动。芽胞体外抵抗力极强，能在110℃存活1～4h，能分泌强烈的外毒素，依毒素性质可分六型(A、B、C、D、E、F)，引起食物中毒多见于能产生肠毒素A型。C型在少数情况下可导致暴发性，发生可危及生命的梗阻出血性空肠炎。本菌在自然界分布较广，污水、垃圾、土壤、人和动物的粪便、昆虫及食品等均可检出。

【流行病学】

1. 传染源　被致病菌感染的动物或人。

2. 传播途径　被细菌及其毒素污染的食物经口进入消化道而得病。食品本身带菌，或在加工、储存过程中污染。苍蝇、蟑螂亦可作为沙门菌、大肠埃希菌污染食物的媒介。

3. 人群易患性　普遍易感，病后无明显免疫力。

4. 流行特征　本病在5－10月份较多，7－9月份尤易发生，此与夏季气温高、细菌易于大量繁殖密切相关。常因采购不新鲜食物或病死的畜肉、烹调不当、生熟刀板不分或剩余物处理不当而引起。病例集中，多集体发病，潜伏期短，有共同进食的食物，未食者不发病，停止食用可疑食物后流行迅速停止。

【发病机制】

患者发病与否与病情轻重、与细菌或毒素污染的程度、进食量的多少、人体的抵抗力强弱等因素有关。致病因素有肠毒素、细菌的侵袭性损害、内毒素、过敏反应。根据其发病机制的不同可分为毒素型、感染型和混合型。细菌在食物中繁殖并产生毒素，食入这种食物而引起的中毒，表现为无发热而有急性胃肠炎症状，称为毒素型食物中毒；病原菌污染食物后，在食物中大量繁殖，食入这种含有大量活菌的食物后引起的中毒，表现为发热和胃肠炎症状，细菌在肠道繁殖，并向外排菌，造成污染，称为感染型食物中毒；由毒素型和感染型协同作用所致的食物中毒称为混合型食物中毒。

【临床表现】

潜伏期短，常于进食后数小时至3d。各种细菌性胃肠型食物中毒的临床表现大致相似，主要为腹痛、呕吐、腹泻等胃肠炎症状。金黄色葡萄球菌和产气荚膜杆菌食物中毒呕吐明显，腹泻轻重不一，多为稀水样便；侵袭性细菌引起的食物中毒，可有发热及黏液脓血便；肠出血性大肠埃希菌和副溶血弧菌食物中毒可有血水样便；$O_{157}H_7$血清型大肠埃希菌感染除有腹泻症状外还可引起溶血性尿毒综合征，重者可以死亡。腹泻严重者可导致脱水、酸中毒甚至休克。病程多在1～3d内。

【辅助检查】

1. 细菌学及血清学检查　收集可疑食物、患者呕吐物、粪便等标本做细菌培养，能分离到同一病原菌。留取早期及病后2周的双份血清与培养分离所得可疑细菌做血清凝集试验，以确定其血清型。

2. 动物实验　取细菌培养液或毒素提取液喂食动物，观察有无胃肠道症状，以检测细菌毒素的存在。

【诊断依据】

1. 流行病学资料　根据是否进食可疑被污染的食物；如为共餐者在短期内暴发大批急性胃肠炎患者，结合季节可做出临床诊断。

2. 临床表现　有急性胃肠炎的临床特征。

3. 辅助检查　收集可疑食物，患者呕吐物，粪便等标本做细菌培养，能分离到同一病原菌。

【鉴别诊断】

1. 非细菌性食物中毒　包括化学性食物中毒(砷、升汞、有机磷农药等)和生物性食物中毒(发芽马铃薯、苍耳子、苦杏仁、河豚或毒蕈等)，潜伏期仅数分钟至数小时，一般不发热，以多次呕吐为主，腹痛、腹泻较少，但神经症状及肝、肾功能损害较明显，病死率较高。汞砷中毒者有咽痛、充血、吐泻物中含血，经化学分析可确定病因。

2. *急性细菌性痢疾*　暴发少见。一般呕吐较少，常有发热、里急后重，粪便多混有脓血，左下腹明显压痛，大便镜检有红细胞、脓细胞及巨噬细胞，大便培养约半数有痢疾杆菌生长。

3. *霍乱*　为无痛性腹泻、呕吐，先泻后吐为多，且不发热，大便呈米泔水样，多伴有不同程度的脱水、酸中毒、周围循环障碍。因潜伏期可长达 6d，故罕见短期内大批患者。大便镜检及培养找到霍乱弧菌可确定诊断。

【急诊处理】

1. *一般治疗*　卧床休息，流食或半流食，宜清淡，多饮盐糖水。感染型食物中毒者应就地隔离。

2. *对症治疗*　吐泻腹痛剧者暂禁食，给复方颠茄片口服或注射山莨菪碱，腹部放热水袋。及时纠正水与电解质紊乱及酸中毒。脱水严重甚至休克者，积极补充液体及抗休克治疗。高热者用物理降温或退热药。

3. *抗菌治疗*　通常不需应用抗菌药物，经对症治疗可治愈。症状较重考虑为感染性食物中毒或侵袭性腹泻者，应及时选用抗菌药物，如喹诺酮类或氨基苷类药物，也可根据药敏试验选用抗生素。

【预防】

1. 搞好饮食卫生，加强食品卫生管理是预防本病的关键措施。

2. 做好卫生宣传工作教育，不吃不洁、变质或未经煮熟的肉类食品。

3. 消灭苍蝇、鼠类、蟑螂等传播媒介。

4. 发现可疑病例，及时做传染病报告，立即终止对可疑食物的食用，制定防御措施，及早控制疫情。

(二)神经型食物中毒(肉毒中毒)

肉毒杆菌食物中毒(clostridium botulinum food poisoning)，亦称肉毒中毒(botulism)，是因进食含有肉毒杆菌外毒素的食物而引起的疾病。临床上以中枢神经系统症状如眼肌及咽肌瘫痪为主要表现。如抢救不及时，病死率较高。

【病原学】

致病菌为肉毒杆菌(Cl botulinum)，亦称腊肠杆菌，属革兰阳性厌氧梭状芽胞杆菌，次极端有大型芽胞，有周鞭毛，能运动。本菌芽胞体对热及化学消毒剂抵抗力极强，干热 180℃需 15min，高压灭菌 120℃需 20min 则可消灭。5%苯酚或 20%甲醛溶液 24h 才能将其杀灭。

本菌主要存在于土壤及家畜粪便中，也可附着在蔬菜和谷物上。在腌制肉类、豆类及蔬菜过程中，罐装或瓶装食物被肉毒杆菌污染后，在缺氧的情况下，细菌大量繁殖并产生外毒素，进食这样的食物后会引起中毒。肉毒杆菌按抗原性不同，可分 A、B、C、D、E、F、G 7 种血清型，对人致病者以 A、B 及 E 型为主，各型均能产生嗜神经类毒素，对人的致死量仅为 0.01mg 左右，毒素对胃酸有抵抗力，但不耐热。A 型毒素 80℃下 5min 即可破坏，B 型毒素 88℃下 15min 可破坏。

【流行病学】

1. *传染源*　肉毒杆菌存在于变质肉食品、豆制品及动物肠道中，芽胞可在土壤中存活较长时间，但仅在缺氧时才能大量繁殖。

2. *传播途径*　主要通过进食被肉毒杆菌外毒素污染的食物传播，偶可因伤口感染肉毒杆菌发生中毒。

3. *易感人群*　肉毒杆菌外毒素有高度致病性，人群普遍易感。

【发病机制】

肉毒毒素是一种嗜神经毒素，经消化道吸收后毒素主要作用于脑神经核、外周神经、肌肉接头处及自主神经末梢，阻断胆碱能神经纤维的传导，神经冲动在神经末梢突触前被阻断，从而抑制神经传导介质——乙酰胆碱的释放，使肌肉收缩运动障碍，发生软瘫，但肌肉仍能保持对乙酰胆碱的反应性，静脉注射乙酰胆碱能使瘫痪的肌肉恢复功能。病理显示脑干神经核受损，脑及脑膜显著充血、水肿，并有广泛的点状出血和血栓形成。

【临床表现】

潜伏期12～36h，最短为2～6h，长者可达8～10d。中毒剂量愈大则潜伏期愈短，病情亦愈重。发病突然，以神经系统症状为主。病初可有头痛、头晕、眩晕、乏力、恶心、呕吐。稍后，眼内外肌瘫痪，出现眼部症状，如视物模糊、复视、眼睑下垂、瞳孔散大，对光反射消失。重者出现吞咽、发声困难，甚至咽肌瘫痪，导致呼吸困难。腱反射可呈对称性减弱。患者体温正常，神志清楚，感觉正常，血压先正常而后升高。脉搏先慢后快。常有顽固性便秘、腹胀、尿潴留。轻者5～9d内逐渐恢复，但全身乏力及眼肌麻痹持续较久。重症患者抢救不及时多数死亡，病死率30%～60%，死亡原因多为中枢性呼吸衰竭。

婴儿患者首发症状常为便秘，迅速出现脑神经麻痹，可因骤发中枢性呼吸衰竭而猝死（婴儿猝死综合征，sudden infant death syndrome，SIDS）。

【辅助检查】

1. *细菌学及血清学检查*　用可疑食物进行厌氧菌培养，可以分离出肉毒杆菌。

2. *样本培养*　留取培养分离所得可疑细菌做血清凝集试验，以确定其血清型。

3. *动物实验*　取患者血清注入动物体内或可疑食物喂食动物，观察有无神经系统症状。

【诊断依据】

1. *流行病学资料*　曾进食可疑被污染的变质罐头、瓶装食品、腊肠、发酵豆制品与面制品等，同餐者集体发病。

2. *临床表现*　典型的神经系统表现，如眼肌、咽肌瘫痪，呼吸困难等。

3. *辅助检查*　从可疑食物中分离出病原菌可确诊。

【鉴别诊断】

与脊髓灰质炎、毒蕈或河豚致食物中毒、流行性乙型脑炎、急性多发性神经根炎等相鉴别。

【急诊处理】

1. *一般治疗*　患者应严格卧床休息，并予适当镇静药。患者于食后4h内可用5%碳酸氢钠或1∶4000高锰酸钾溶液洗胃及灌肠，以破坏胃肠内尚未吸收的毒素。咽肌麻痹宜用鼻饲及输液。呼吸困难者予吸氧，及早气管切开，呼吸麻痹者用呼吸机辅助呼吸。为消灭肠道内的肉毒杆菌，以防其继续产生肠素，可给予大剂量青霉素。还应根据病情给予强心药及防治继发性细菌感染等措施。

2. *抗毒素治疗*　多价肉毒素（A、B及E型）对本病有特效，必须及早应用，在起病后24h内或瘫痪发生前注射最为有效，剂量每次10万U，静脉或肌内注射（用前先做皮肤敏感试验），必要时6h后重复给予同量1次。在病菌型别已确定者，应注射同型抗毒素，每次1万～2万U。病程已过2d者，抗毒素效果较差，但应继续应用以中和血中残存毒素。

【预防】

加强食品安全的管理，尤应注意罐头食品、火腿、腌腊食品或发酵的豆、面制品的制作和保存。应严禁出售变质的食品。遇有同食者发生肉毒素中毒时，其余人员应立即给予多价精制肉毒抗毒血清预防，1000～2000U皮下注射，每周1次，共3次。

（吴晓飞）

四、霍乱

霍乱（cholera）是由霍乱弧菌所致的烈性肠道传染病，在我国传染病防治法中列为甲类传染病。其发病机制主要是霍乱肠毒素引起的分泌性腹泻。临床上以剧烈无痛性腹泻、呕吐，米泔样大便，严重脱水，肌肉痛性痉挛及周围循环衰竭等为特征，重症及典型患者病死率极高，因此必须随时警惕本病的发生，认真做好预防工作。

【病原学】

O_1群霍乱弧菌分为两个生物型，即古典生物型和埃尔托生物型。这两个生物型除某些生物学特征有所不同外，在形态学及血清学性状方面几乎相同。目前非 O_1 群霍乱弧菌已从 O_2 编排到 O_{200} 以上血清型，其中 O_{139} 血清型霍乱弧菌，它不被 O_1 和非 O_1 群的O_2～O_{138} 血清型霍乱弧菌诊断血清所凝集，故命名为 O_{139} 血清型。霍乱弧菌为革兰染色阴性，呈弧形或逗点状，菌体末端有鞭毛，借此能活泼运动。在普通培养液中生长良好，属兼性厌氧菌。对干燥、日光、热、酸及一般消毒剂均敏感，在正常胃酸中能存活 4min。但在自然环境中存活时间较长，一般在水源中可存活 1～3 周。霍乱弧菌产生致病性的是内毒素及外毒素，正常胃酸可杀死弧菌，当胃酸暂时低下时或入侵病毒菌数量增多(菌数超过 10^8～10^9)时，未被胃酸杀死的弧菌进入小肠，在碱性肠液内迅速繁殖，并产生大量强烈的外毒素，即霍乱肠毒素，又称霍乱原(choleragen)。

【流行病学】

1. 传染源　霍乱的主要传染源是患者和带菌者。患者在发病期间可持续排菌 5～14d，轻型患者和健康带菌者易被忽视，是霍乱传播的重要原因。

2. 传播途径　本病主要是通过患者及带菌者的粪便或排泄物污染水源或食物后引起传播。另外，也可以通过日常的生活接触和苍蝇为媒介来传播。

3. 人群易患性　人群对霍乱弧菌普遍易感，且隐性感染多而显性感染者少。由于弧菌在胃酸中不易存活，所以，只有在大量进水及食物或胃酸缺乏，并有足够量的霍乱弧菌进入时，才引起发病。病后可获短期免疫力，再感染仍有可能。

4. 流行特征　在热带地区全年可发病。在我国主要分布在沿江、沿海地区，夏秋季流行，四季散发。

【发病机制】

霍乱肠毒素，是一种外毒素，可引起肠液的大量分泌，其分泌量很大，超过肠管再吸收的能力，在临床上出现剧烈腹泻、呕吐，严重脱水，致使血浆容量明显减少，血液浓缩，出现周围循环衰竭。由于剧烈腹泻、呕吐，电解质丢失、缺钾缺钠、肌肉痉挛、酸中毒等甚至发生休克及急性肾衰竭。由于腹泻导致的失水使胆汁分泌减少，因而腹泻排出的大便可呈“米泔水”样。

【临床表现】

潜伏期数小时至 6d，起病急，少数有乏力、头晕、轻泻或腹胀等前驱症状。典型霍乱的病程可分为三期。

1. 腹泻、呕吐期　持续 1～2d，先泻后吐，一般无发热(O_{139} 型除外)。

(1)腹泻：100％的患者有腹泻，且为首发症状。腹泻为无痛性，无里急后重感，每日大便数次甚至难以计数，量多，每天 2000～4000ml，严重者 8000ml 以上，初为黄水样，不久转为米泔水样便，有肠道出血者可有血性水样便或柏油样便，无粪臭。多数患者伴腓肠肌痛性痉挛，有的腹直肌痉挛引起“腹痛”，是钠盐的大量丢失引起的。O_{139} 型霍乱在此期常伴有发热，腹痛，甚至并发菌血症。

(2)呕吐：腹泻后常出现喷射性呕吐，初为胃内容物，继而水样、米泔样。

2. 脱水期　由于剧烈腹泻、呕吐，体内大量液体及电解质丧失，严重者可出现循环衰竭，此期一般为数小时至 2～3d。

(1)脱水：轻度脱水表现为口渴，皮肤黏膜稍干燥，皮肤弹性略差；中度脱水，失水 3000～3500ml，表现为轻度皮肤弹性差，眼窝凹陷，唇舌干燥，声音轻度嘶哑，血压下降及尿量减少。重度脱水失水约 4000ml，表现为烦躁不安，眼窝下陷，两颊深凹，神志淡漠或不清，皮肤干而皱缩，声音嘶哑，四肢冰凉，体温下降，如不及时抢救可危及生命。

(2)代谢性酸中毒：表现为呼吸增快，严重者出现Kussmaul大呼吸，可伴有意识障碍。

(3)低血钾：腹泻及呕吐使钾盐大量丢失，低血钾可引起肌张力减低，腱反射消失，腹胀，心律失常。

(4)循环衰竭：严重失水可导致低血容量休克，表现为四肢湿冷，脉搏细速或不能触及，血压下降，甚至不能测出。由于脑部缺血缺氧，可出现不同程度的意识障碍，如烦躁不安、嗜睡、昏睡、昏迷等。

3. 恢复及反应期　患者脱水及时得到纠正后，大多数症状消失，逐渐恢复正常，部分患者出现发热反应，一般38～39℃，持续1～3d自行消退，可能是循环改善后残留的肠毒素吸收增加所致。

【临床类型】

霍乱按脱水程度、血压、脉搏及尿量多少分为四型。

1. 轻型　每天排便10次以下，脱水占体重的5%以下，仅有短期腹泻，无典型米泔水样便，无明显脱水表现，血压脉搏正常，尿量略少。

2. 中型　每天排便10～20次，脱水占体重的5%～10%，有典型症状及典型大便，脱水明显，脉搏细数，血压下降，尿量甚少，500ml/d以下。

3. 重型　每天排便20次以上，脱水占体重的10%以上，患者极度软弱或神志不清，严重脱水及休克，脉搏细数或者不能触及，血压下降或测不出，尿极少或无尿，可发生典型症状后数小时死亡。

4. 暴发型　也称干性霍乱，罕见，起病急骤，无典型的腹泻、呕吐症状出现，以休克为首发症状，病情急骤发展，大多死于循环衰竭。

【并发症】

1. 急性肾衰竭　发病早期由于严重脱水，导致肾缺血缺氧，引起少尿或无尿，此为肾前性少尿，通过及时补液可迅速纠正，若治疗不及时，脱水加重引起低血容量性休克，可引起肾供血不足，肾小管缺血性坏死，此为最常见的严重并发症。

2. 急性肺水肿　在快速补液的同时，如不注意纠正酸中毒，容易发生肺水肿及心力衰竭。

【辅助检查】

1. 血常规及生化检查　白细胞可轻度升高，以中性粒细胞和单核细胞增多为主，由于血液浓缩，所以红细胞和血红蛋白增高，血钾、钠、氯可正常或降低，血尿素氮增高，碳酸氢根下降。

2. 尿常规　可见少量蛋白，镜检有少许红、白细胞和管型。

3. 粪便检查　大便常规检查可见黏液和少许红、白细胞，涂片染色检查可见革兰染色阴性的弧菌，呈鱼群样排列。将新鲜粪便做悬滴或暗视野显微镜检，可见穿梭状运动的弧菌，此即为动力试验阳性。随后加上一滴O_1群抗血清，细菌如停止活动，证明标本中有O_1群霍乱弧菌；若细菌仍活动，再加入一滴O_{139}抗血清，细菌活动消失，则证明为O_{139}群霍乱弧菌，此称为制动试验阳性。动力试验和制动试验可作为霍乱流行期间的快速诊断方法。

4. 细菌培养　所有霍乱疑似患者，均应做粪便细菌培养，并结合血清凝集试验，确定致病菌型。

5. 血清学检查　发病后第5天，患者体内会产生抗凝集素抗体，若此抗体双份血清滴度4倍以上增高，有诊断意义。

6. 分子生物学检查　采用PCR技术，从患者腹泻、呕吐物或已初步增菌的标本中检出霍乱弧菌编码肠毒素的基因序列。本法快速，敏感性和特异性均较高。

【诊断依据】

1. 病史　在夏秋季节对可疑患者应详细询问发病前1周内的活动情况，是否来自疫区，有无与本病患者及其污染物接触史，以及是否接受过预防接种等。

2. 临床表现 有频繁的呕吐，腹泻，可呈“米泔水”样，出现不同程度的脱水，甚至循环衰竭的症状。

3. 辅助检查 粪便镜检和培养可发现病原菌。

4. 确诊标准 符合以下三项中一项者，即可确诊。

(1)凡有腹泻呕吐等症状，大便培养霍乱弧菌阳性者。

(2)霍乱流行期在疫区有典型霍乱症状而大便培养阴性，经血清凝集抗体测定效价呈 4 倍或 4 倍以上增长。

(3)无典型症状，但粪便培养阳性，且在粪检前后 5d 内曾有腹泻表现，并有密切接触史者。

5. 疑似标准 符合以下两项中一项者，即可认为疑似霍乱。

(1)有典型腹泻、呕吐症状，但病原学检查未明确者。

(2)霍乱流行期，曾接触霍乱患者，有腹泻症状而无其他原因可解释者。对疑似患者应填写疑似霍乱报告，并给予隔离及消毒，每天做粪便培养，连续 3 次阴性，且血清学检查两次阴性，可否定诊断并作更正报告。

【鉴别诊断】

1. 细菌性食物中毒 是由金黄色葡萄球菌、变形杆菌、蜡样芽胞杆菌及副溶血弧菌引起者，各种食物中毒起病急，同食者常集体发病，常先吐后泻，排便前有阵发性腹痛，粪便常为黄色水样，偶带脓血。

2. 急性菌痢 部分的粪便呈洗肉水样或痢疾样霍乱患者应与急性菌痢进行鉴别。菌痢是由志贺菌属感染引起，患者有发热、腹泻、伴里急后重及黏液血便，次多量少，粪检有大量脓细胞，粪便培养有志贺菌生长。

3. 大肠埃希菌性肠炎 由产毒性大肠埃希菌或由致病性大肠埃希菌引起的肠炎，临床表现有发热、恶心、呕吐、腹泻和腹痛、排水样便或蛋花样便。粪便培养有相应的大肠埃希菌生长。

【急诊处理】

治疗原则：严格隔离，及时补液，辅以抗菌及对症治疗。

1. 严格隔离 按消化道甲类传染病严密隔离，及时上报疫情。隔离至症状消失后 6d，并隔日粪便培养 1 次，连续 3 次培养阴性，方可解除隔离。患者用物及排泄物需严格消毒。重型患者需绝对卧床休息至症状好转。

2. 静脉补液 适合于重度脱水，不能口服的中度脱水及极少数轻度脱水患者。补液原则是：早期、迅速、足量、先盐后糖、先快后慢、纠酸补钙、见尿补钾，对老人、婴幼儿及心肺功能不全的患者不可过快，边补边观察治疗反应。

(1)输液内容：通常选择与患者所失去的电解质浓度相似的 541 液，即每升含 NaCl 5g、$NaHCO_3$ 4g、KCl 1g，为防低血糖，常另加 50% 葡萄糖液 20ml，配制时可用 0.9% NaCl 550ml、1.4% $NaHCO_3$ 300ml、10% KCl 10ml、10% 葡萄糖液 140ml，按比例配制。对酸中毒严重者应酌情增加碳酸氢钠的量。

儿童患者的粪便含钠量较低而含钾量较高，失水较严重，病情发展较快，易发生低血糖昏迷、脑水肿和低钾血症，故应及时纠正失水和补充钾盐。

(2)输液量：按脱水程度补液，一般入院后最初 2h 应快速输液以纠正低血容量休克及酸中毒，轻型补液要 3000～4000ml/d，小儿 100～150ml/(kg・d)；中型补液 4000～8000ml，小儿 150～200ml/(kg・d)；重型补液 8000～12 000ml，小儿 200～250ml/(kg・d)。

(3)输液速度：所有低血容量休克患者入院 2h 内应输入含钠液 2000～4000ml，入院最初的输液速度非常重要，如输液不及时可发生肾衰竭或因休克而死亡。

(4)输液的注意事项：为保证所需输液量

需用粗针头，选择易固定的较大血管，必要时建立两条静脉输液通道，输入液体应加温以免因大量输入低温液体引起不良反应，在整个输液过程中，密切观察患者有无心力衰竭、肺水肿征象，一旦发生应立即减慢输液速度、给氧气吸入、强心药治疗。

3. *口服补液* 适用于轻、中度脱水患者及重度脱水患者在纠正低血容量性休克后的继续治疗。因为口服补液能防止补液量不足或者过多而引起的心肺功能紊乱及医源性低血钾，所以对老年体弱患者、心肺功能不良患者及需要及时补钾的患者尤为重要。口服补液盐(ORS)配方为葡萄糖20g，氯化钠3.5g，碳酸氢钠2.5g，氯化钾1.5g，溶于1000ml饮用水中。对轻、中度脱水患者，在最初6h，ORS用量为成人750ml/h，儿童(＜20 kg) 250ml/h，以后的用量约为腹泻量的1.5倍。

4. *抗菌药物* 常用药物为环丙沙星，0.25～0.5g，每天2次；诺氟沙星，0.2～0.4g，每天3次；复方磺胺甲噁唑，每次2片，每天2次；多西环素，成人100mg，每天2次，儿童每天6mg/kg，分2次口服。治疗时可选择其中一种，连服3d。抗菌药物能缓解腹泻症状，缩短病程及排菌期，近年来时有耐药菌株出现的报道，故有必要根据药敏试验选择用药。

5. *其他对症治疗* 频繁呕吐可给阿托品；剧烈腹泻可酌情使用肾上腺皮质激素、氯丙嗪、小檗碱、吲哚美辛等抑制肠黏膜分泌药；肌肉痉挛可静脉缓注10%葡萄糖酸钙，热敷、按摩；周围循环衰竭者在大量补液纠正酸中毒后，血压仍不回升者，可用肾上腺皮质激素及血管活性药物如间羟胺、多巴胺等；急性肾衰竭者应严格控制液体入量，纠正酸中毒及电解质紊乱，必要时可采用透析疗法；出现肺水肿及心力衰竭时应暂停输液，给予镇静药、利尿药及强心药。

【预后】

霍乱的预后与其临床类型、治疗是否及时合理等密切相关，如埃尔托生物型霍乱，其病死率已控制在1%以下，但老年人、幼儿、孕妇及有并发症患者预后仍较差。

【预防】

1. *管理传染源* 设置肠道门诊，及时发现隔离患者，做到早诊断、早隔离、早治疗、早报告。对患者应隔离治疗，直到症状消失后6d，并隔日粪便培养1次，连续3次阴性。对接触者需留观5d，留粪培养并服药预防。

2. *切断传播途径* 管理好水源、饮食，处理好粪便，消灭苍蝇，养成良好的卫生习惯。对患者及带菌者的粪便与排泄物均应严格消毒。

3. *保护易感人群* 积极锻炼身体，提高抗病能力，可进行霍乱疫苗预防接种，但效果不理想，理想的口服疫苗正在研究中。

(吴晓飞)

第5章　外科常见急症

第一节　急性外科感染

外科感染是指需要外科手术处理的感染性疾病和发生在创伤、手术、特殊器械检查或插管等治疗后的感染。在外科领域中最常见，占所有外科疾病的30%～50%。尽管不断有新的强有力的抗生素发现和应用，但外科感染并不随之减少，反而变得更为复杂。外科感染包括：一般化脓性感染如疖、痈、脓肿、丹毒、急性骨髓炎、急性阑尾炎、急性腹膜炎等；特异性感染，如结核病、破伤风、气性坏疽、炭疽、放线菌病等。

外科感染一般具有以下特点：①大多数为几种细菌的混合感染；②主要病变多呈器质性、局灶性且比较集中在某个局部；③大多数局部症状明显而突出。外科感染通常分为非特异性和特异性感染两大类。

随着现代病因学的发展和临床实用的需要，还有其他一些分类方法。①按致病菌分类，可分为需氧菌和厌氧菌感染，两者兼有的则称为混合感染；②按病程分类，可分为急性、慢性和亚急性感染三类。病程在3周以内者称为急性感染，超过2个月者称为慢性感染，介于两者之间者称为亚急性感染；③按感染范围分类，可分为局限性和全身性感染两类；④按致病微生物的来源分类，可分为外源性和内源性感染两类；⑤按感染的发生情况分类，可分为原发感染、继发感染、二重感染、机会性感染和医院感染等。

外科感染的发生，除细菌的独立因素外，还受机体的局部因素和全身抵抗力的影响。其感染的发展和演变也受患者的抵抗力、细菌的毒力和治疗措施3方面因素的影响。急性外科感染发生后有3种不同的结局：局限化、吸收或形成脓肿，转为慢性感染和感染扩散。

外科感染的治疗原则就是消除感染病因和毒性物质(脓液、坏死组织等)，增强机体的抗感染和修复能力。较轻或范围较小的浅部感染可用外用药、热敷和手术等治疗；感染较重或范围较大者，同时内服或注射各种药物。全身性感染更需积极进行全身疗法，必要时应行手术。

一、外科一般感染

(一)疖、痈

【病因】

疖痈的致病菌多为金黄色葡萄球菌及表皮葡萄球菌。

【发病机制】

1. 疖　是一个毛囊及其所属皮脂腺的急性化脓性感染。常扩展到皮下组织。疖常发生于颈、头、面部、背部、腋部，腹股沟部及会阴部和小腿。多个疖同时或反复发生在身体各部，称为疖病。常见于营养不良的小儿或糖尿病患者。

2. 痈　是多个相邻的毛囊及其所属皮脂腺或汗腺的急性化脓性感染，或由多个疖融合而成。痈多见于成年人，常发生在颈项，背等厚韧皮肤部。感染常从一个毛囊底部开始。由于皮肤厚，感染只能沿阻力较弱的皮下脂肪柱蔓延至皮下组织，沿着深筋膜向四周扩散，然后再向上蔓延至多个毛囊，形成多个脓头，脓液多引流不畅，皮下及皮肤可有较多脓液及坏死组织。多见于全身抵抗力弱或糖尿病患者。

【临床表现】

疖一般无明显的全身症状。但若发生在血液丰富的部位，全身抵抗力减弱时，可引起不适、畏寒发热、头痛或厌食等毒血症状。面部疖较为严重，尤其位于鼻、上唇和鼻唇沟形成的危险三角区者。此部疖可因按摩挤压将致病菌经内眦静脉和眼静脉进入颅内，导致颅内化脓性海绵状静脉窦炎。患者出现高热、寒战、昏迷，眼眶部进行性红肿变硬，可伴有脑膜炎症状。痈，除有局部剧痛外，患者多有明显的全身症状，如畏寒、发热、食欲不佳等。痈不仅局部病变比疖重，且易并发全身性化脓性感染。唇痈容易引起颅内的海绵状静脉窦炎，危险性更大。

疖初发时局部出现红、肿、痛的小结节，以后逐渐肿大，呈锥形隆起。数日后，结节中央因组织坏死而变软，出现黄白色小脓栓，红、肿、痛范围扩大。再数日后，脓栓脱落，排出脓液，炎症便逐渐消失而愈。痈的早期表现呈一片稍隆起的紫红色浸润区，质地坚韧，界限不清，在中央部有多个脓栓，破溃后呈蜂窝状。以后中央区皮肤逐渐坏死、溶解脱落、形似“火山口”，皮下有大量脓液及坏死组织，病变发展迅速，易向四周和深部发展。周围呈浸润性水肿，局部淋巴结有肿大和疼痛。

【辅助检查】

白细胞总数及中性粒细胞数增高。

【诊断依据】

依据临床表现，本病易于诊断。血常规检查白细胞计数增高。痈及疖病患者还应检查血糖和尿糖，做脓液细菌培养及药物敏感试验。

【鉴别诊断】

疖、痈并发颅内化脓性海绵状静脉窦炎时，要注意与化脓性脑膜炎区别。需与疖病做鉴别诊断的有：皮脂腺囊肿并发感染，痤疮伴有轻度感染等。

【治疗】

1. 疖　早期只需在局部涂以2%碘酒或75%乙醇，每天2～3次，以防感染扩散到附近的毛囊。若经过处理后仍不能控制逐渐形成脓头，对已有脓头尚未破溃者，可做切开引流或药线引流，切忌用手法挤压排脓。特别是血供丰富部位的疖，以防感染扩散。口服、肌内注射或静脉给予抗生素治疗。首选青霉素类或红霉素类抗生素。

2. 痈　早期治疗是局部湿敷，常用50%硫酸镁溶液湿敷，鱼石脂软膏或金黄散外敷。全身应用抗生素。感染难以控制者必须做切开引流术，大剂量应用抗生素。

【预后】

并发颅内海绵状静脉窦炎者，及时治疗均可痊愈。若感染不能控制可能导致患者死亡。痈部若皮肤切除过多，伤口愈合时间长而困难时，可在健康的肉芽组织形成后进行植皮术。

(二)蜂窝织炎

【病因】

致病菌主要是溶血性链球菌，其次是金黄色葡萄球菌，亦可为厌氧性细菌。

【发病机制】

急性蜂窝织炎是皮下、筋膜下、肌间隙或深部疏松结缔组织的一种急性弥漫性化脓性感染。其特点是病变不易局限，扩散迅速，与正常组织无明显界限。

【临床表现】

表浅的急性蜂窝织炎，局部明显红肿、剧痛，并向四周迅速扩大，病变区与正常皮肤无明显分界线，边缘亦不隆起，病变中央部分常因缺血发生坏死。如果病变部位组织松弛，如面部、腹壁等处，疼痛则较轻。深在的急性蜂窝织炎，局部红肿不明显，常只有局部水肿和深部压痛，但病情严重，全身症状剧烈，有高热、寒战、头痛、白细胞计数增加等。口底、颌下和颈部的急性蜂窝织炎，可发生喉头水肿和压迫气管，引起呼吸困难，甚至窒息。由厌氧性链球菌、拟杆菌和多种肠道杆菌所引起的蜂窝织炎，又称捻发音性蜂窝织炎，常发生在会阴部、腹部切口，局部可检出捻发音，疏松结缔组织和筋膜有坏死，伴有进行性皮肤坏死，脓液恶臭，全身症状严重。

【辅助检查】

白细胞总数及中性粒细胞数增高。

【诊断依据】

根据病史、体征、诊断多不困难。血常规检查白细胞计数增高。有浆液性或脓性分泌物时，涂片检查病菌种类。病情较重时，应取血和脓做细菌培养和药物敏感试验。

【鉴别诊断】

与丹毒鉴别。丹毒是皮肤及其网状淋巴管的急性炎症，由β溶血性链球菌入侵而致。其蔓延很快，很少有组织坏死或化脓，以下肢和面部多见。表现为片状红疹，颜色鲜红，中间较淡，边缘清楚，并略隆起，远侧有浅表感染病灶。

【治疗】

炎症期局部理疗，抗生素治疗，仍不能控制其扩散者，应做广泛的多处切开引流。口底及颌下的急性蜂窝织炎应及早切开减压，以防喉头水肿压迫气管而窒息死亡。手术中有时会发生喉头痉挛，应提高警惕，并做好急救的准备。对捻发音性蜂窝织炎应及早做广泛的切开引流，切除坏死组织，并用 3%过氧化氢冲洗和湿敷。

【预后】

位于口底及颌下的急性蜂窝织炎，注意以防喉头水肿压迫气管而窒息。捻发音性急性蜂窝织炎可发生进行性肌肉坏死，引起肢体功能障碍。

(三)脓肿

【病因】

致病菌多为金黄色葡萄球菌。

【发病机制】

急性感染后，组织或器官内病变组织坏死、液化后形成局限性脓液积聚，并有一完整脓壁者，称为脓肿。脓肿常继发于急性蜂窝织炎、急性淋巴结炎、疖等；也可发生在局部损伤的血肿或异物存留处，还可以从远处感染灶经血流转移而形成脓肿。

【临床表现】

小而浅表的脓肿，多无全身症状。大的或深部脓肿，则由于局部炎症反应和毒素吸收，常有较明显的全身症状，如发热、头痛、全身不适、乏力、食欲缺乏、血细胞计数增加和核左移。病程较长时，因代谢的紊乱可出现营养不良、贫血、水肿等。浅表脓肿，局部隆起，有红、肿、热、痛的典型症状，与正常组织分界清楚，压之剧痛，有波动感。深部脓肿，局部红肿多不明显，一般无波动感，但局部有疼痛和压痛，并在疼痛区的某一部位可出现凹陷性水肿。患处常有运动障碍。

【辅助检查】

在压痛或水肿明显处，用粗针试行穿刺，抽出脓液，即可确诊。还可进行一些辅助检查：白细胞计数、超声波、X 线检查和核素检查等。波动感是诊断脓肿的主要依据。

【诊断依据】

根据病史、体征和诊断性穿刺抽出脓液容易确诊。

【鉴别诊断】

1. *结核杆菌引起的脓肿*　特点是病程长，发展慢，局部无红、痛、热等急性炎症表现，故称为寒性脓肿。常继发于骨关节结核、脊柱结核。

2. *动脉瘤*　髂窝、腹股沟区脓肿应与此处的动脉瘤相鉴别。动脉瘤所形成的肿块有搏动，听诊有杂音，阻断近侧动脉，搏动和杂音即消失。

3. 新生儿脑脊膜膨出　可根据其位于背腰部中线，加压时能缩小，穿刺可抽得脑脊液，以及X线摄片发现有脊柱裂等特点做出鉴别。

【治疗】

脓肿已有波动或穿刺抽到脓液，即应做切开引流术。切开大型脓肿时，为防止发生休克，必要时给予补液、输血。

【预后】

脓肿若处理不及时，可引起病情加重，并发全身感染。脓肿切开时，注意不得损伤重要神经或血管。髂窝脓肿切开引流时，注意保护股神经、股动脉、股静脉等重要组织，避免切开腹膜引起腹膜炎。

(四)全身性外科感染

随着生物学的发展，对感染病理生理的进一步认识，感染的用词已有变化，当前国际通用的是脓毒症(sepsis)和菌血症(bacteremia)。脓毒症是指因感染引起的全身性炎症反应，体温、循环、呼吸有明显的变化，用以区别一般非侵入性的局部感染。菌血症是脓毒症的一种，即血培养检出病原菌者。但其不限于以往多偏向于一过性菌血症的概念，如拔牙、内镜检查时，血液在短时间出现细菌，目前多指临床有明显感染症状的菌血症。

全身性感染不仅由于病原菌，还因其产物，如内毒素、外毒素等和它们介导的多种炎症介质对机体的损坏。在感染过程中，细菌繁殖和裂解游离、释放毒素，毒素除其本身的毒性外，能刺激机体产生多种炎症介质，包括如肿瘤坏死因子、白介素-1、白介素-6、白介素-8等，以及氧自由基、一氧化氮等，这些炎症介质适量时可起防御作用，过量时就可造成组织损坏。感染如得不到控制，可因炎症介质失控，并可相互介导，发生级联和网络反应，导致因感染所致的全身性炎症反应综合征(SIRS)，脏器受损坏和功能障碍，严重者可致感染性休克、多器官功能不全综合征(MODS)。

【病因】

导致全身性外科感染的原因是致病菌数量多，毒力强和(或)机体抗感染能力低下，它常继发于严重创伤后的感染和各种化脓性感染，如大面积烧伤创面感染、开放性骨折合并感染、急性弥漫性腹膜炎、急性梗阻性化脓性胆管炎等，但还有一些潜在的感染途径值得注意。

1. 静脉导管感染(catheter-related infection)　静脉留置导管，尤其是中心静脉置管，护理不慎或留置时间过长而污染，很容易成为病原菌直接侵入血液的途径，如形成感染灶，可成为不断扩散病菌或毒素的来源。

2. 肠源性感染(gut derived infection)　肠道是人体中最大的储菌库和内毒素库。健康情况下，肠黏膜有严密的屏障功能，在严重创伤等危重的患者，肠黏膜屏障功能受损或衰竭时，肠内致病菌和内毒素可经肠道移位而导致肠源性感染。

3. 其他　原有抗感染能力降低的患者，如糖尿病、尿毒症、长期或大量应用皮质激素或抗癌药物等的患者，患化脓性感染后较易导致全身性感染。

【临床表现】

主要表现如下。

1. 骤起寒战，继而高热，可达40～41℃，或低温。起病急，病情重，发展迅速。

2. 头痛、头晕、恶心、呕吐、腹胀，面色苍白或潮红、出冷汗。神志淡漠或烦躁、谵妄和昏迷。

3. 心率加快、脉搏细数，呼吸急促或困难。

4. 肝大、脾大，严重者出现黄疸或皮下出血性瘀斑等。

5. 如病情发展，感染未能控制，可出现脓毒性休克，甚至发展为多器官功能不全乃至衰竭。

【辅助检查】

1. 白细胞计数明显增高，一般常可达$(20\sim30)\times10^9/L$，或降低、左移、幼稚性增多，出现毒性颗粒。

2. 可有不同程度的酸中毒、氮质血症、溶血、尿中出现蛋白、血细胞、酮体等，代谢失衡和肝、肾受损征象。

3. 寒战发热时抽血进行细菌培养，较易发现细菌。

【诊断与鉴别诊断】

根据在原发感染灶的基础上出现典型脓毒症的临床表现，一般不难做出初步诊断。可根据原发感染灶的性质及其脓液性状，结合一些特征性的临床表现和辅助检查结果综合分析，可大致区分出致病菌为革兰染色阴性或阳性细菌。但对原发感染灶比较隐蔽或临床表现不典型的患者，有时诊断较困难。另外，对临床表现如寒战、发热、脉搏细数、低血压、腹胀、黏膜皮肤瘀斑或神志改变，不能用原发感染灶解释时，应提高警惕。对这类患者应密切观察和进一步检查，以免误诊和漏诊。

确定致病菌的方法是做血和脓液的细菌培养，但由于在发生脓毒症前多数患者已经用抗菌药物治疗，以至血液培养常得不到阳性结果，故应多次、最好在发生寒战、发热时抽血做细菌培养，可提高阳性率。对多次血液培养阴性者，应考虑厌氧菌或真菌性脓毒症，可抽血做厌氧菌培养，或做尿和血液真菌检查和培养。

【治疗】

全身性感染应用综合性治疗，关键是处理原发感染灶。

1. *原发感染灶处理*　首要的是明确感染的原发灶，做及时、彻底的处理，包括清除坏死组织和异物、消灭死腔、脓肿引流等，还要解除相关的病因，如血流障碍、梗阻等因素。如一时找不到原发灶应进行全面检查，特别应注意一些潜在的感染源和感染途径，并予以解决。如静脉导管感染时，拔出导管应属首要措施。危重患者疑为肠源性感染时，应及时纠正休克，尽快恢复肠黏膜的血流灌注；通过早期肠道营养促使肠黏膜的尽快恢复；口服肠道生态制剂以维护肠道正常菌群等。

2. *抗菌药物应用*　不要等待培养结果，可先根据原发感染灶的性质尽早联合应用估计有效的两种抗生素，并应用足够剂量。再根据细菌培养及抗生素敏感试验结果，调整使用抗菌药物。对真菌性脓毒症，应尽量停用广谱抗生素，或改用必需的窄谱抗生素，并全身应用抗真菌药物。

3. *支持疗法*　补充血容量、输注新鲜血、纠正低蛋白血症等。

4. *对症治疗*　如控制高热、纠正电解质紊乱和维持酸碱平衡等。

5. *其他*　还应对受累的心、肺、肝、肾等重要脏器，以及原有的糖尿病、肝硬化、尿毒症等同时给予相应的治疗。

【预后】

感染若能完全控制。患者能痊愈，若感染不能控制导致感染扩散，可引起多脏器功能不全或衰竭，甚至死亡。

二、特异性感染

(一)破伤风

【病因】

破伤风是由破伤风杆菌侵入人体伤口，生长繁殖，产生毒素，所引起的一种急性特异性感染。破伤风杆菌广泛存在于泥土和人畜粪便中，是一种革兰染色阳性厌氧性芽胞杆菌。

【发病机制】

破伤风杆菌及其毒素都不能侵入正常的皮肤和黏膜，故破伤风都发生在伤后。破伤风病是由破伤风杆菌生长繁殖后产生的外毒素引起的。外毒素有痉挛毒素和溶血毒素两种：痉挛毒素的毒力很强，是引起肌肉紧张和痉挛的直接原因，溶血毒素则引起组织局部坏死和心肌损害。

【临床表现】

破伤风的潜伏期可以长短不一。平均为6～12d，亦有短于24h或长达20～30d，甚至数月，或仅在摘除存留体内多年的异物（如子弹头或弹片）后，才发生破伤风。一般来说，潜伏期或前驱期症状持续时间越短，症状越严重，预后越差。

患者先有乏力、头晕、头痛，咬肌紧张酸胀，烦躁不安，打呵欠等前驱症状。12～24h后出现典型的骨骼肌强烈收缩。最初是咬肌，患者开始感到咀嚼不便，张口困难，随后有牙关紧闭；面部表情肌群呈阵发性痉挛，使患者具有独特的"苦笑"表情。颈项肌痉挛时，出现颈项强直，头略向后仰，不能做点头动作。背腹肌同时收缩，但背肌力量较强，呈"角弓反张"状。在持续紧张收缩的基础上，任何轻微刺激，均能诱发全身肌群的痉挛和抽搐。每次发作持续数秒至数分钟，患者面色发绀，呼吸急促，口吐白沫，流涎，磨牙，头频频后仰，四肢抽搐不止，全身大汗淋漓，非常痛苦。在发作的间歇期，疼痛稍减，但肌肉仍不能完全松弛。病程一般为3～4周。自第2周后，随病程的延长，症状逐渐减轻。

【诊断依据】

实验室检查很难诊断破伤风，因脑脊液检查可以正常，伤口厌氧菌培养也难发现该菌。但破伤风的症状比较典型，诊断主要根据临床表现。凡有外伤史，不论伤口大小、深浅，如果伤后出现肌肉紧张、扯痛，张口困难、颈部发硬、反射亢进等，均应考虑此病。

【鉴别诊断】

需要与下列疾病相鉴别。

1. 化脓性脑膜炎　虽有"角弓反张"和颈项强直等症状，但无阵发性痉挛。患者有剧烈头痛，高热、喷射性呕吐等，神志有时不清。脑脊液检查有压力增高、白细胞计数增多等。

2. 狂犬病　有被疯狗、猫咬伤史，以吞咽肌抽搐为主。咽肌应激性增强，患者听见水声或看见水，咽肌立即发生痉挛、剧痛，喝水不能下咽，并流大量口涎。

【治疗】

包括消除毒素来源，中和游离毒素，控制和解除痉挛，保持呼吸道通畅和防治并发症等。有伤口者，均需在控制痉挛下，进行彻底的清创术。敞开伤口以利引流，并用3%过氧化氢或1∶10 000高锰酸钾溶液冲洗或经常湿敷。应尽早使用破伤风抗毒素和人体破伤风免疫球蛋白中和游离的毒素，一般用20 000～50 000U抗毒素加入5%葡萄糖溶液500～1000ml内，静脉缓慢滴入。人体破伤风免疫球蛋白一般只需注射1次，剂量为3000～6000U。使用镇静催眠药，防止光、声刺激。给予地西泮、巴比妥钠或水合氯醛等，严重者可静脉注射氯丙嗪50mg，每天4次。抽搐严重，可用硫喷妥钠0.5g，肌内注射。保持呼吸道通畅，必要时急诊行气管切开，以防喉头痉挛、窒息。

【预后】

强烈的肌痉挛，有时可使肌肉断裂，甚至发生骨折。膀胱括约肌痉挛又可引起尿潴留。持续性呼吸肌群和膈肌痉挛，可以造成呼吸停止，以至患者死亡。并发症有窒息、肺部感染、酸中毒、循环衰竭。这些并发症往往是造成患者死亡的重要原因。

【预防】

破伤风是可以预防的疾病。创伤后早期彻底清创，改善局部循环，是预防破伤风发生的关键；此外，还可通过人工免疫，产生较稳定的免疫力。人工免疫有主动和被动两种方法。主动免疫是出生后注射破伤风疫苗，被动免疫是受伤后注射TAT或破伤风免疫球蛋白。

(二)气性坏疽

【病因】

气性坏疽是由梭状芽胞杆菌所引起的一

种严重的急性特异性感染，即梭状芽胞杆菌所致的肌坏死或肌炎。已知的梭状芽胞杆菌有多种，引起本病主要的有产气荚膜梭菌、水肿杆菌、腐败杆菌、溶组织杆菌等。菌体在有氧环境下不能生存，但其芽胞的抵抗力甚强。此类感染因其发病急剧，预后严重。感染发生时，往往不是单一细菌，而是几种细菌的混合作用。

【临床表现】

各种细菌又有其各自的生物学特性，根据细菌组合的主次，临床表现有所差别，有的以产气显著，有的以水肿显著。

潜伏期一般为 1～4d。伤口剧痛是最早出现的症状，呈胀裂样剧痛，一般止痛药不能缓解。伤口周围水肿、皮肤苍白、紧张而发亮，随后很快转为紫红色，最后变成灰黑色且出现含暗红色液体的大小水疱，伤口内可流出带有恶臭的浆液性或血性液体。伤口内肌肉坏死呈暗红色或土灰色，失去弹性，刀割时不收缩，也不出血，犹如煮熟了的肉。伤口周围常扪到捻发音，轻轻挤压患部，常有气泡从伤口逸出。

患者十分软弱，表情淡漠，有头晕、头痛、恶心、呕吐、出冷汗、烦躁不安、高热，脉搏快速（每分钟 100～120 次），呼吸急促，并有进行性贫血。晚期有严重中毒症状，血压下降，最后出现黄疸，谵妄和昏迷。

【诊断依据】

因病情发展急剧，重在早期诊断。早期诊断的重要依据是局部表现。伤口内的分泌物涂片检查有大量革兰染色阳性杆菌。而白细胞计数很少。X 线检查伤口肌群间有积气。红细胞计数可迅速降至$(1\sim2)\times10^{12}/L$，血红蛋白降至 30～40g/L。有助于确诊。

【鉴别诊断】

与下列疾病相鉴别。

1. 芽胞菌性蜂窝织炎　感染局限于皮下疏松结缔组织，沿筋膜间隙迅速扩散，但不侵犯肌肉。一般起病较慢，潜伏期为 3～5d。局部疼痛和全身症状较轻，皮肤很少变色，水肿也很轻。

2. 厌氧性链球菌性蜂窝织炎　发病较缓慢，往往在伤后 3d 才出现症状。气肿和捻发音虽也很显著，但仅局限于皮下组织和筋膜。伤口周围有一般的炎性表现，渗出物呈浆液脓性，涂片检查有链球菌。

3. 大肠埃希菌性蜂窝织炎　也可出现组织间气肿，而且有高热和谵妄等毒血症状。但脓液具有大肠埃希菌感染的脓液特征，即脓液稀薄，呈浆液性。脓液涂片检查可发现革兰染色阴性杆菌。处理及时，切开减张、充分引流，加用抗生素等治疗，预后较好。

【治疗】

一旦确诊，应立即积极地治疗，在抢救休克时要做局部紧急手术。术前静脉滴注大量抗生素，输血、手术要彻底清除坏死的皮肤及肌肉组织。在病变部位做多处、广泛的切开，切除坏死组织直达有正常弹性、流出鲜血的肌肉和健康组织。伤口需敞开，用过氧化氢或高锰酸钾液冲洗、湿敷，经常换药。如感染发展迅速，经上述手术处理仍不能控制病变的发展，并且患者中毒严重，为了抢救生命可考虑截肢术。截肢的部位应在肿胀的界限以上，通过健康组织进行，残端不缝合，用氧化剂湿敷包扎。在有条件的情况下，用高压氧疗法。在 3 个大气压的纯氧下，可提高组织的氧含量，抑制气性坏疽杆菌的生长繁殖和产生毒素。一般在 3d 内进行 7 次治疗。还要加强全身支持治疗。同时需要应用抗生素，首选青霉素类抗生素，剂量要大。大环内酯类和尼立达唑类也有一定疗效。氨基糖苷类对此类细菌已证实无效。

【预后】

若早期处理不及时或就诊时较晚，患者常常丧失肢体，严重者甚至死亡。

【预防】

对容易发生此类感染的创伤应特别注意。如开放性骨折合并肌肉损伤或挤压伤者、有重要血管损伤或继发血管栓塞者;用止血带时间过长、石膏包扎太紧者。预防的关键是尽早彻底清创,伤口充分引流,筋膜下张力高者应早期进行筋膜切开减张等。对疑有气性坏疽的伤口,可用3%过氧化氢或1:1000高锰酸钾等溶液冲洗、湿敷。挫伤、挤压伤的软组织在早期较难判断其活力,24~36h后界线才趋明显,这段时间内要密切观察。

(三)狂犬病

【病因】

狂犬病又名恐水病,是一种急性病毒性脑炎,通过病兽的咬伤、搔抓伤或接触病兽的唾液而致人发病。狂犬病毒是一种RNA病毒,通过唾液传染,主要由病犬咬伤引起。

【发病机制】

病毒对神经有强大的亲和力,沿末梢神经和神经周围间隙的体液,向心进入与咬伤部位相当的背根节和脊髓段,然后沿脊髓上行至脑,并在脑组织中繁殖,继而沿传出神经进入涎腺,使唾液具有传染性。

【临床表现】

潜伏期10d至2年,一般为3~7周。患者早期有发热、头痛、恶心、呕吐、吞咽困难和声音嘶哑。继而出现兴奋和恐惧感。患者躁动不安,对声、光、风的刺激特别过敏,喉部有紧缩感觉,严重者出现躁动和惊厥。出汗和流涎增多,并有吞咽和呼吸困难。最突出的症状为恐水症,一般在发病后不久即行出现。患者口渴欲饮,但因咽喉痉挛、疼痛而无法下咽,甚至闻水声或见水即出现咽喉或全身痉挛。疾病继续加重时,出现幻听、幻觉,患者冲撞叫跳,直到衰竭。但神志始终清楚。瘫痪期,患者肌肉松弛,下颌坠落流涎,反射消失,瞳孔散大,呼吸微弱而不规则,常在数小时内死于呼衰和心力衰竭。

【辅助检查】

1. *病毒包涵体检查* 对咬人的动物应观察5~10d,如有症状出现,可杀死后取脑组织在清洁玻璃片上涂片,未干时用Seller染色检查细胞质内病毒包涵体,或做免疫荧光法检查病毒抗体,在数小时内可得出阳性结果。

2. *动物接种* 将动物脑组织制成10%匀浆,接种于小白鼠脑内。接种后6~8d动物出现震颤、尾强直、麻痹等现象,12~15d死亡,脑组织内可查见内基小体。

【诊断依据】

根据病史和临床表现:有被动物咬伤史,出汗和流涎增多,并有吞咽和呼吸困难。最突出的是有恐水症症状,可以诊断该病。

【鉴别诊断】

与破伤风、癔症、化脓性脑膜炎等鉴别。

1. *破伤风* 发病前有外伤史或身体有感染灶,发病开始有咬肌痉挛、牙关紧闭、张口困难。继而面肌抽搐,出现苦笑面容,颈项肌痉挛后则有颈项强直,角弓反张。

2. *癔症* 有肌肉抽搐,但肢体姿势与破伤风不同,间歇期肌肉松弛,以往有癔症史。

3. *化脓性脑膜炎* 一般先发热,然后有颈强直及轻度角弓反张,有头部剧痛,神志可有不清,高热,喷射性呕吐,脑脊液压力增高,其中白细胞增加。

【治疗】

一旦发病,患者几乎都在2~3d死于心脏或肺部并发症。患者应予隔离,避免各种外界刺激。给予镇静药物,为了减轻患者的兴奋性,可给予巴比妥或水合氯醛,也可注射大剂量的地西泮和氯丙嗪。呼吸支持治疗,必要时做气管切开术。吸氧同时保持呼吸道通畅。补液输血,纠正水、电解质紊乱和酸碱失衡。

被狗咬伤的伤口给予清创,用狂犬病疫苗做预防注射。清创术应尽早施行,以20%肥皂水或0.1%苯扎溴铵彻底冲洗,清洗后涂以75%乙醇或2%~3%碘酊,局部应用抗狂犬病免疫血清。伤口应予敞开。

【预后】

本症一旦发病,预后很差,病死率极高。

患者并非必死无疑，已见有康复的病例报道。

【预防】

捕捉野犬，管好家犬是预防狂犬病的重要措施。一旦被狗咬伤要及时清创伤口，伤口应予敞开。接种疫苗，近年来已有较理想的人二倍体细胞疫苗（HDCV），只需注射 3 次（间隔 3～4d），主动免疫效果达 100%，且安全可靠。被动免疫是注射人狂犬病免疫球蛋白或抗狂犬病马血清，只需注射 1 次，最好在伤后 24h 内注射，72h 后无效。

（程兴望）

第二节　急性弥漫性腹膜炎

腹膜炎是脏层和壁腹膜对细菌、化学、物理或异物损害而产生的急性炎症反应。根据病因，可分为继发性化脓性腹膜炎（secondary peritonitis）和原发性腹膜炎（primary peritonitis）。根据累及的范围，可分为弥漫性和局限性腹膜炎。

【病因】

1. 继发性化脓性腹膜炎

（1）腹内脏器穿孔：以急性阑尾炎穿孔最常见，其次是胃、十二指肠溃疡穿孔，其他还有胃癌、结肠癌穿孔，胆囊穿孔、炎症性肠病和伤寒溃疡穿孔等。

（2）肠道和腹内脏器炎症：如阑尾炎、憩室炎、坏死性肠炎、克罗恩病、胆囊炎、胰腺炎和女性生殖器官的化脓性炎症等。

（3）机械性绞窄性肠梗阻和血供性肠梗阻：如肠扭转，肠套叠，闭襻性肠梗阻致肠坏死，肠系膜血管栓塞或血栓形成等。

（4）医源性损伤：如结肠镜检查时结肠穿孔，肝活检或经皮肝穿刺胆管造影的胆汁瘘、腹腔穿刺后小肠损伤，手术后腹腔污染或吻合口瘘。

（5）腹部创伤：腹部钝性或穿透性损伤致腹内脏器破裂或穿孔，胃肠道中的内源性细菌常是继发性腹膜炎的致病菌，最常见的是大肠埃希菌，其次是肠球菌、粪链球菌、变形杆菌、铜绿假单胞菌等。临床上常常是多种细菌的混合性感染。

2. 原发性腹膜炎　又称为自发性腹膜炎，腹腔内无原发性病灶，而是血源性引起的，病因多为溶血性链球菌或肺炎双球菌，较继发性腹膜炎少见。常见于婴儿和儿童、肝硬化腹水患者、肾病综合征儿童、免疫功能抑制的患者（如肾移植或用皮质类固醇治疗的血液病患者）、全身性红斑狼疮患者、后天获得性免疫功能缺陷者。

【临床表现】

起病方式因原发疾病而异，可突然发生或渐发。如胃及十二指肠穿孔表现为中上腹突发持续性刀割性疼痛，迅速向全腹扩散。阑尾炎、胆囊炎等引起的腹膜炎多先有原发病症状，以后逐渐出现腹膜炎表现。

1. 腹痛　一般都很剧烈，不能忍受，呈持续性。深呼吸、咳嗽、转动身体时疼痛加剧。患者多不愿改变体位。疼痛先从原发病变部位开始，随炎症扩散而延及全腹。疼痛的程度与炎症的轻重、年龄、身体素质有关。

2. 恶心、呕吐　是最早出现的常见症状。腹膜受到刺激，引起反射性恶心，呕吐，吐出物多为胃内容物。发生麻痹性肠梗阻时可吐出黄绿色胆汁，甚至是棕褐色粪质性物质。

3. 体温、脉搏　开始正常，以后即逐渐升高。年老体弱的患者体温可不升高，脉搏多加快，如脉搏快体温反而下降，这是病情恶化的征象之一。

4. 感染中毒　当腹膜炎进入严重阶段时就出现高热脉速、呼吸浅快、大汗、口干。后期面色灰白、虚弱、眼窝凹陷、皮肤干燥、四肢发凉、呼吸急促、口唇发绀、舌干苔厚、脉细微弱、体温骤升或下降、血压下降、神志恍惚或不清，表示已有重度缺水、代谢性酸中毒及休克。常因周围循环衰竭，肾功能或肺功能衰竭而死亡。

5. 腹部体征 明显腹胀，腹式呼吸减弱或消失。腹肌紧张，其程度随病因与患者全身情况不同而轻重不一。胃肠或胆囊穿孔可引起强烈的腹肌紧张，甚至呈"木板样"强直。幼儿、老人或极度虚弱的患者腹肌紧张不明显，易被忽视。压痛和反跳痛是腹膜炎的主要标志，始终存在，通常遍及全腹，但在原发病灶部位最为明显。轻叩全腹时原发病灶部位叩痛更显著，有助于定位诊断。腹部叩诊时胃肠胀气呈鼓音。胃及十二指肠穿孔时腹内有大量气体移至膈下，使肝浊音界缩小或消失。腹腔内积液较多时可叩出移动性浊音，听诊时肠鸣音减弱，肠麻痹时肠鸣音消失。

6. 直肠指检 直肠前窝饱满并有触痛，表示盆腔已有感染或形成盆腔脓肿。

【辅助检查】

1. 血常规 白细胞计数及中性粒细胞比例增高。病情险恶或机体反应能力低下的患者，白细胞计数不增高，仅中性粒细胞比例增高，甚至有中毒颗粒出现。

2. 腹部立位X线片 可观察有无胃肠穿孔导致的膈下游离气体，有无绞窄性肠梗阻的X线表现。

3. 腹腔穿刺或局部腹腔灌洗 根据抽出液来判断病因。抽出液可为透明、浑浊、脓性、血性、含食物残渣和粪便几种情况。结核性腹膜炎有草绿色透明腹水。胃、十二指肠急性穿孔抽出液呈黄色、浑浊、含胆汁、无臭气。饱食后穿孔时可含食物残渣。急性阑尾炎穿孔时抽出液为稀脓性略带臭气。绞窄性肠梗阻抽出液为淡血性。出血性坏死性胰腺炎抽出液为血性，胰腺淀粉酶含量高。如抽出的是全血，要排除是否刺入脏器或血管。抽出液应做涂片及细菌培养。

4. 直肠指检 直肠前壁饱满，触痛。已婚女性可做阴道检查及后穹穿刺检查。

5. B超检查 可帮助判断腹内液体量及部位。CT主要了解肝、胆、胰、小肠、结肠及肠系膜血管情况，确定腹腔内有无积液及积液的量和部位。

【诊断与鉴别诊断】

根据病史及典型体征，白细胞计数及分类，腹部X线检查，B超或CT检查结果等，综合分析，腹膜炎的诊断一般是比较容易的。但儿童在上呼吸道感染期间突然腹痛、呕吐，出现明显的腹部体征时，应仔细分析是原发性腹膜炎，还是肺部炎症刺激肋间神经所引起的。

【治疗】

1. 非手术疗法

(1)体位：没有休克的患者宜取半卧位，以促使腹内液体流向盆腔，减轻中毒症状，有利于局限和引流，且可促使腹内脏器下移，腹肌松弛，减轻因腹胀压迫膈肌而影响呼吸和循环。鼓励患者经常活动双腿，以防发生血栓性静脉炎。

(2)禁食、胃肠减压：胃肠道穿孔的患者必须禁食，胃肠减压的目的是吸出潴留之胃肠液以减轻腹胀，防止术中呕吐及误吸，对于溃疡穿孔者，可减少消化液继续外漏。因抽出的液体电解质丰富，易造成电解质紊乱，因此要补充足够水和电解质。

(3)静脉输液：根据患者的出入量及应补充的水量计算补充的液体总量(晶体液、胶体液)，以纠正缺水和酸碱失衡。病情严重的应输血浆、白蛋白或全血，以补充因腹腔内渗出大量血浆引起的低蛋白血症和贫血。注意监测脉搏、血压、尿量、中心静脉压、心电图、血细胞比容、血清电解质、肌酐及血气分析等，以调整输液的成分和速度，维持尿量大于每小时30～50ml。急性腹膜炎中毒症状明显并有休克时，如输液、输血未能改善症状，用一定剂量的激素可能有效。也可以根据患者的脉搏、血压、中心静脉压等情况给予血管收缩药或扩张药，其中以多巴胺较为安全有效。

(4)抗生素：必须选用足量的抗生素。上消化道穿孔时青霉素和链霉素或头孢菌素均可有效。肠管中下部病变引起穿孔时会造成复杂的混合感染，其中以大肠埃希菌、肠球菌和厌氧菌三者较为常见。联合应用抗生素时，可加用氨苄西林、阿米卡星和甲硝唑。在感染菌种及药敏明确后可改用更为有效的抗生素。厌氧菌可用甲硝唑、氧氟沙星、亚胺培南、西拉司丁钠等。真菌可用两性霉素 B、氟胞嘧啶(5-FC)、酮康唑、氟康唑等。

(5)补充热量和营养：急性腹膜炎的代谢率约为正常人的 140%，热量补充不足时，体内大量蛋白被消耗，使患者的抵抗力及愈合能力下降。在输入葡萄糖的同时应补充白蛋白、氨基酸、支链氨基酸等。静脉输入脂肪乳剂，热量较高。手术时已做空肠造口的患者，可用肠内营养液。

(6)镇定、止痛、吸氧：可减轻患者的痛苦与恐惧心理。已经确诊，治疗方案已定及手术后的患者，可用哌替啶类镇痛药。诊断不清或要进行观察时，暂不用止痛药，以免掩盖病情。

2. 手术治疗

(1)手术指征：①腹腔内原发病严重，如腹腔内脏器损伤破裂，绞窄性肠梗阻，胃肠道或胆管坏死穿孔，胃肠手术后短期内吻合口漏所致的腹膜炎；②腹膜炎重，腹水多，肠麻痹重或中毒症状严重，尤其是有休克表现者；③腹膜炎病因不明，无局限趋势；④经非手术治疗症状及体征不缓解反而加重者。目的是清除腹腔内脓液，处理病灶，防止后期并发症。

(2)切口选择：如果病因清楚，切口选择并不困难。病因不清时，先做较小的右中腹直肌切口，探明病变性质后再将切口向病变方向延长。

(3)手术探查：尽快找到病灶是探查的首要目的，腹腔渗液性质是判明病灶的重要依据。探查时要轻柔细致，不要过多地解剖和分离以免感染扩散。查清腹膜炎的病因后，决定处理方法。胃、十二指肠溃疡穿孔的患者，穿孔时间不超过 12h，可做胃大部切除术。如穿孔时间长，腹内污染严重或患者全身情况不好，只能行穿孔修补术。坏疽的阑尾及胆囊应切除，如果局部炎症严重，解剖层次不清，全身情况不能耐受手术时，只宜做应急处理，行腹腔引流或胆囊造口术。坏死的小肠尽可能切除吻合，坏死的结肠如不能切除吻合，可行坏死肠段外置。清理腹腔。开腹后立即用吸引器吸净腹腔内的脓液及液体，清除食物残渣、粪便、异物等。脓液多积聚在病灶附近、膈下、两侧结肠旁沟及盆腔内。可用甲硝唑及生理盐水灌洗腹腔至清洁。患者高热时可用 4～10℃生理盐水灌洗，有助于降温。腹内有脓苔、假膜和纤维蛋白分隔时，应予清除以利引流。关腹前可向腹内放入适量抗生素。引流。要把腹腔内的残留液和继续产生的渗液通过引流物排出体外，以防止发生腹腔脓肿。常用的引流物有硅管、橡胶管、双腔管、烟卷引流条。管子的前端要剪数个侧孔，放在病灶附近和盆腔底部，有的要放在膈下或结肠旁沟下方。严重的感染，要放两条以上的引流管，并可做腹腔冲洗。

(4)放引流管指征：①坏死病灶未能切除或有大量坏死组织无法清除；②坏死病灶已切除或穿孔已修补，预防发生漏液；③手术部位有较多的渗液或渗血；④已形成局限性脓肿。

(5)腹腔持续灌洗：对于极严重的患者，有人主张在术后 3d 内持续灌洗腹腔，用平衡盐液或含抗生素溶液作灌洗液，灌洗液经放置于右肝下或结肠旁沟的多孔软管滴入，经放置于直肠前的引流管引出。灌洗液中可加进肝素以防止纤维凝块形成。持续灌洗应精心监护灌洗系统，注意全身水电解质平衡，补充丢失的蛋白。

【预后】

若感染不能控制，病情加剧可导致多器官功能衰竭，甚至死亡。术后腹腔残余脓肿，伤口感染裂开，吻合口裂开，肠瘘形成等并发症，需再次手术处理。

（程兴望）

第三节　急性阑尾炎

急性阑尾炎(acute appendicitis)是急诊外科常见病、多发病，居各种急腹症的首位。占外科急腹症住院患者的10%～15%。Fitz(1886)首先正确地描述本病的病史、临床表现和病理所见，并提出阑尾切除术是本病的合理治疗。目前病死率已降至0.1%左右。本病可发生于任何年龄，但以青壮年多见。但是急性阑尾炎的病情变化多端，诊断有时也较困难，因此，对每一具体病例都应认真对待，详尽询问病史，仔细检查，这样才能准确诊断，早期手术，防止并发症，提高治愈率。

【病因】

1. *阑尾管腔阻塞*　是急性阑尾炎最常见的病因。阑尾管腔阻塞的最常见原因是淋巴滤泡的明显增生，约占60%，多见于年轻人。粪石也是阻塞的原因之一，约占35%。异物、炎症狭窄、食物残渣、蛔虫、肿瘤等则是较少见的病因。阑尾管腔易于阻塞的因素是阑尾管腔细，开口狭小，系膜短使阑尾卷曲。阑尾管腔阻塞后阑尾黏膜仍继续分泌黏液，腔内压力上升，血供发生障碍，使阑尾炎症加剧。

2. *细菌入侵*　由于阑尾管腔阻塞，细菌繁殖，分泌内毒素和外毒素，损伤黏膜上皮并使黏膜形成溃疡，细菌穿过溃疡的黏膜进入阑尾肌层。阑尾壁间质压力升高，妨碍动脉血流，造成阑尾缺血，最终造成梗死和坏疽。致病菌多为肠道内的各种革兰阴性杆菌和厌氧菌。

【临床表现】

1. *症状*

(1)腹痛：几乎100%的患者都有腹痛。多起于脐周和上腹部，开始痛不甚严重，位置不固定，呈阵发性。经过数小时至24d，腹痛转移并固定在右下腹，痛呈持续性并逐渐加重。70%～80%急性阑尾炎具有这种典型的转移性腹痛的特点。但也有一部分病例发病开始即出现右下腹痛。

不同位置的阑尾炎，其腹痛部位也有区别，如盲肠后位阑尾炎痛在侧腰部；盆腔位阑尾炎痛在耻骨上区；肝下区阑尾炎可引起右上腹痛；极少数左侧腹部阑尾炎呈左下腹痛。

不同病理类型阑尾炎的腹痛亦有差异，如单纯性阑尾炎是轻度隐痛；化脓性呈阵发性胀痛和剧痛；坏疽性呈持续性剧烈腹痛；穿孔性阑尾炎因阑尾管腔压力骤减，腹痛可暂时减轻，但出现腹膜炎后，腹痛又会持续加剧。

(2)胃肠道症状：食欲低下、恶心呕吐为仅次于腹痛的常见症状，多出现在发病初期。有的病例可能发生便秘和腹泻。盆腔位阑尾炎时炎症刺激直肠和膀胱，引起排便后里急后重和排尿痛症状。弥漫性腹膜炎时可致麻痹性肠梗阻。

(3)全身症状：患者周身不适，可有头痛、乏力、发热，很少有寒战。当炎症发展，可有口渴，发汗，尿黄，脉速及虚弱等中毒症状。腹膜炎时可出现畏寒、高热。若并发化脓性门静脉炎，则可有高热、寒战、黄疸、肝区痛等。炎症刺激输尿管时，可出现尿频、尿急、镜下血尿等症状。

2. *体征*

(1)压痛：右下腹压痛是急性阑尾炎常见的重要体征，压痛点通常在麦氏点，可随阑尾位置变异而改变，但压痛点始终在一个固定的位置上。病变早期腹痛尚未转移至右下腹时，压痛已固定于右下腹部。当炎症扩散到阑尾以外时，压痛范围也随之扩大，但仍以阑尾部位压痛最为明显。有时需仔细进行上下左右腹部的对比触诊，才会发现右下腹部压痛的体征。

(2)腹膜刺激征：有腹肌紧张、反跳痛(Blumberg 征)和肠鸣音减弱或消失等，常提示阑尾炎已发展到化脓、坏疽或穿孔的阶段。但小儿、老人、孕妇、肥胖、虚弱患者或盲肠后位阑尾炎时，腹膜刺激征象可不明显。

3. 专科体检试验

(1)结肠充气试验(Rovsing 试验)：用一手压住左下腹部降结肠部，再用另一手反复压迫近侧结肠部，结肠内积气即可传至盲肠和阑尾部位，引起右下腹痛感者为阳性。

(2)腰大肌试验(Psoas 征)：患者左侧卧位，右下肢向后过伸，引起右下腹疼痛者为阳性。说明阑尾位置较深，贴近腰大肌处。

(3)闭孔内肌试验(Obturator 征)：仰卧位，将右髋和右膝均屈曲 90°，并将右股向内旋转，如引起右下腹痛者为阳性，提示阑尾位置较低，靠近闭孔内肌。

(4)足跟下落刺激试验(Maskle 试验)：患者踮脚站立并突然放下足跟(要伴有可听见的落地声)，右下腹疼痛者为阳性。此试验尚可用于其他腹内炎症的定位诊断。

(5)直肠指检：当阑尾位于盆腔或炎症已波及盆腔时，直肠指检有直肠右前方的触痛。如发生盆腔脓肿时，可触及痛性肿块。

【辅助检查】

1. 实验室检查　白细胞计数及中性粒细胞比例增高，如炎症已侵及腹腔时，白细胞计数常升至 18×10^9/L 以上。若逐渐升高则有诊断价值。

2. 诊断性腹腔穿刺抽液检查和 B 型超声检查　对病史不典型者进行阑尾 B 型超声波检查，探及阑尾增大对诊断阑尾炎有很大价值。

3. CT 扫描　可获得与 B 超相似的效果。

4. 腹腔镜检查　在有条件的单位，腹腔镜也可用于诊断急性阑尾炎并同时做阑尾切除术。

【诊断依据】

多数急性阑尾炎的诊断仍以转移性右下腹痛或右下腹痛、阑尾部位压痛和白细胞数增多三者为决定性依据。典型的急性阑尾炎(约占 80%)均有上述很明显的症状体征，易于据此做出诊断。

【鉴别诊断】

1. 急性胃肠炎　一般有饮食不洁的病史，且多以吐泻为主，吐泻先于腹痛，或重于腹痛。腹部压痛范围较广，多在脐周。肠鸣音多有阵发性亢进，大便化验检查可有脓细胞及未消化食物残渣。

2. 急性肠系膜淋巴结炎　儿童急性阑尾炎常需要与之鉴别，病儿多有上呼吸道感染史，发热早，在腹痛前即有体温升高，但腹痛、压痛相对较轻。腹部压痛部位偏内侧，范围不太固定，并可随体位变更。

3. 胃、十二指肠溃疡穿孔　穿孔溢液沿升结肠旁沟流至右下腹部，很似急性阑尾炎的转移性痛。患者既往有消化性溃疡病史，起病急骤，腹痛剧烈，腹痛范围及腹膜刺激征广泛，X 线检查可见腹腔有游离气体，全腹压痛，腹壁呈板样强直，压痛以上腹部更明显。

4. 伤寒肠穿孔　起病多有较重的全身症状，如畏寒、发热、头痛、咽痛、乏力等。疼痛为突发，无转移性腹痛，一般始于脐下。腹腔内多有游离气体。白细胞多正常或降低，此外有缓脉、肝脾大等表现。

5. 右侧输尿管结石　腹痛多在右下腹，但多呈绞痛，并向会阴部外生殖器放射。尿中查到多量红细胞。X 线摄片在输尿管走行部位可呈现结石阴影。

6. 妇产科疾病　在育龄妇女中特别要

注意。宫外孕常有急性失血症状和腹腔内出血的体征，有停经史。检查时有宫颈举痛、附件肿块，阴道后穹穿刺有血等。卵巢滤泡或黄体囊肿破裂的临床表现与宫外孕相似，但病情较轻。急性输卵管炎和急性盆腔炎，多发生于已婚妇女，腹痛以下腹为主，尤以两侧耻骨联合上方最明显，患者可有脓性白带或白带增多，臭味大，盆腔检查及阴道后穹穿刺可获脓液，涂片检查可见革兰阴性双球菌。

7. *其他*　右侧肺炎、胸膜炎可刺激第10、第11和第12肋间神经，出现反射性右下腹痛。胆道系统感染性疾病，易与高位阑尾炎相混淆，但有明显绞痛、高热，甚至出现黄疸。此外亦须与回盲部肿瘤、结核和慢性炎性肠病、梅克尔(Meckel)憩室炎等相鉴别。

【治疗】

1. *非手术治疗*

(1)适应证：①单纯性阑尾炎，炎症较轻，患者不同意手术；②阑尾周围炎症性包块形成，炎症较局限；③有严重的全身性疾病，患者不能耐受手术。

(2)治疗措施：主要是休息和抗感染，包括禁食、静脉输液，抗生素治疗及中医中药治疗。非手术治疗期间应观察腹痛是否减轻，体温、白细胞计数是否下降，局部体征是否缓解，以决定是否改行手术治疗和防止病情发展。

2. *手术治疗*　急性阑尾炎诊断明确后，应早期外科手术治疗，可以防止复发和发生继发性腹膜炎。有条件的单位，也可采用经腹腔镜阑尾切除术。其特点损伤小、恢复快，容易探查阑尾以外的情况。

(1)适应证：①急性单纯性阑尾炎；②急性化脓性或坏疽性阑尾炎；③急性阑尾炎穿孔伴发弥漫性腹膜炎；④有炎症扩散趋向的阑尾周围脓肿；⑤反复发作的阑尾炎。

(2)阑尾切除术的要点从略。

(3)术中注意事项：①术中寻找阑尾的方法是沿盲肠纵肌向下追索或将回肠向上提起，沿末段回肠追寻。如为盲肠后的异位阑尾，可将后腹膜切开，方可找到阑尾。阑尾炎症较重，可提起盲肠后再处理阑尾。②找到阑尾后判断诊断是否正确，急性阑尾炎可见阑尾表面充血水肿，阑尾增粗变硬。经过探查，若发现阑尾炎症不明显，或仅为轻度充血，而临床症状比较重，此时应注意探查回肠和盆腔(女性)，以排除其他疾病。

【预后】

急性阑尾炎若诊治较迟或处理不及时，可能会出现以下并发症：腹腔脓肿，内、外瘘形成，门静脉炎，切口感染，出血，粪瘘，阑尾残株炎，粘连性肠梗阻及弥漫性腹膜炎等。若感染不能控制可能导致败血症，甚至死亡。

(程兴望)

第四节　胃、十二指肠溃疡急性穿孔

【发病特点】

胃、十二指肠溃疡急性穿孔是溃疡病的严重并发症之一，占溃疡病的15%左右。由于十二指肠溃疡病多见，其穿孔发生率也多于胃溃疡，为4∶1～8∶1，发病年龄以青壮年为多，男多于女，约为15∶1。胃、十二指肠溃疡急性穿孔，发病急、变化快，表现为严重急腹症，如不及时治疗，有致命的危险。

【临床表现】

1. *病史*　有70%～80%的患者有溃疡病史，并且在穿孔前多有溃疡症状的复发或加重。少数患者没有溃疡病史，而是突然发生的。急性穿孔前常有暴食、进食刺激性食物、情绪激动、过度疲劳等诱发因素。

2. *主要症状*　突然发生腹痛，非常剧烈，呈刀割样，从上腹开始，很快扩散到全腹。

有时消化液可沿升结肠旁沟向下流至右下腹,引起右下腹疼痛。患者常出现面色苍白、出冷汗、肢体发冷、脉搏细数等休克症状。与原来的胃痛性质和程度不一样。患者往往非常清楚地记得这次剧痛突发的明确时间。少数老年或虚弱的患者,腹痛不明显或仅为轻度腹部不适感。伴随腹痛,常有恶心、呕吐。数小时后,由于腹膜大量渗出液将消化液稀释,腹痛可稍减轻。再往后,由于病原菌繁殖,演变为细菌性腹膜炎,症状又渐次加重。

3. 体征　溃疡病急性穿孔的患者多采取蜷曲体位,不敢改变体位,表情痛苦,面色苍白,不敢大声说话及做深呼吸。全腹有弥漫性压痛、反跳痛及腹肌紧张并呈所谓“板样”强直,一般以上腹部或右上腹部为重。个别病例右下腹较上腹部明显,腹腔内有游离气体时叩诊时肝浊音界缩小或消失,腹腔内渗液多时腹部移动性浊音阳性。肠鸣音一开始即消失。

【辅助检查】

胃、十二指肠溃疡穿孔后,胃肠道的空气可进入腹腔产生气腹。在站立或半卧位时,气体上升积存于膈下,X线检查约有80%患者可在膈下见到半月形的游离气体影。必要时可行腹腔穿刺,抽出液含有胃内容物和胆汁样物,有助于诊断。

【诊断依据】

既往有溃疡病史,突发上腹部剧烈疼痛并迅速扩散为全腹疼痛伴腹膜刺激征等上消化道穿孔的特征性的临床表现,全腹有弥漫性压痛、反跳痛及腹肌紧张并呈所谓“板样”强直,结合X线检查腹部发现膈下游离气体,诊断性腹腔穿刺抽出液含胆汁或食物残渣,不难做出正确诊断。

【鉴别诊断】

常需与下列疾病鉴别。

1. 急性胰腺炎　有突然发生的上腹部剧烈疼痛,伴有呕吐,早期可出现腹膜刺激征及休克等表现,但腹痛多偏左上腹,背部放射及触痛较明显,发病前有高脂肪性暴食或有饮酒史,测定血尿淀粉酶升高,腹部X线片无气腹,有助于鉴别诊断。

2. 急性胆囊炎和胆囊穿孔　胆囊炎和胆囊穿孔时,开始疼痛多为阵发性绞痛,压痛在右上腹,压痛程度和腹肌紧张远不如溃疡病穿孔者显著。可触及肿大的胆囊,Murphy征阳性。胆道感染症状明显,可有黄疸而无气腹,B超检查可明确胆囊炎的诊断。若有胆囊穿孔时腹部体征与溃疡穿孔相类似,可借助腹部平片检查相鉴别。

3. 急性阑尾炎　急性阑尾炎开始时上腹痛一般不十分剧烈,腹膜刺激征也无溃疡穿孔那么严重,不伴休克症状,无气腹征。

4. 急性肠梗阻　患者突发性阵发性腹痛,伴呕吐、腹胀,停止排便、排气。肠鸣音高亢或有气过水声。腹部平片有液气面,无气腹征。

5. 胃癌急性穿孔　其引起的症状、体征及腹腔内变化与溃疡穿孔相似,术前难以鉴别。但根据老年患者,无溃疡病史,近期内有上腹不适及消化不良、消瘦等症状者,应考虑到胃癌穿孔的可能。

【治疗】

1. 非手术治疗

(1)适应证:适用于症状轻的空腹穿孔,或全身性疾病较重不适宜手术治疗,无手术条件及诊断暂时不能肯定者。

(2)治疗措施:①禁食,半卧位,持续有效的胃肠减压;②纠正水、电解质及酸碱失衡,必要时输血;③选择适当的抗生素;④密切观察病情变化,如体征,腹部压痛及肌紧张变化,经6～8h无明显好转或临床情况有加重时,仍需应用手术治疗。病情较重者除以上治疗外,给患者吸氧,保持呼吸道通畅,积极抗休克治疗。

2. 手术治疗　是最常用的治疗方法。术前需进行必需的准备,方法同非手术治疗。

(1)手术目的:①切除溃疡及其周围的胼

胝性炎症组织；②切除足够的促进胃酸增高的胃壁组织（胃窦和部分胃体）。在不能达到上述要求的情况下，可行穿孔缝合或加迷走神经切断术，或加引流术。

(2)手术方式：有胃大部切除，单纯缝合穿孔及迷走神经切除术等。由于胃溃疡与十二指肠溃疡在发病原因、病理过程有所不同，在穿孔后手术方式选择也有所不同。如病史长，穿孔时间短、腹腔污染轻、患者情况好，估计能忍受较长时间手术者，主张做彻底性手术。反之，则做简单的穿孔修补术。胃溃疡穿孔时，单纯穿孔缝合术会形成瘘或并发出血等，主张做彻底性手术。良性胃溃疡穿孔多发生在胃窦部前壁，在幽门与小弯切迹之间，目前多行包括病灶在内的胃部分切除术。高位胃溃疡穿孔时，应除外癌肿，然后缝合穿孔，再做远端胃切除术。若患者一般情况较差，伴有严重的内科器质性疾病，穿孔时间较长，或有休克者，仍以选择简单的手术为主。

【预后】

穿孔后若腹腔感染不能控制，病情加重引起败血症或多器官功能衰竭，甚至导致死亡。手术后腹腔残余脓肿形成，伤口感染裂开、吻合口裂开，瘘形成及再次穿孔等并发症，常需再次手术处理。

（程兴望）

第五节　急性胆囊炎

【发病特点】

急性胆囊炎（acute cholecystitis）是腹部外科常见病之一，其发病率仅次于急性阑尾炎而占急腹症的第 2 位。多见于 40 岁以上的身体肥胖女性。急性胆囊炎发病与胆囊管梗阻、细菌感染、化学性刺激、解剖因素、严重创伤或大手术等应激状态、胆汁淤积或代谢障碍等因素有关，其中梗阻和感染是最常见而主要的发病基础。胆囊炎和胆囊结石常难以截然分开，两者在很大程度上互为因果，90%～95%的急性胆囊炎是由于胆囊结石阻塞胆囊管而继发细菌感染所引起，称为急性结石性胆囊炎（acute calculous cholecystitis）；不合并胆囊结石者，称为急性非结石性胆囊炎（acute acalculous cholecystitis）。

根据胆囊壁的炎症程度，可将急性胆囊炎分为单纯性、化脓性和坏疽穿孔性三种病理类型。

【病因】

急性胆囊炎的常见致病菌是大肠埃希菌、肠球菌、梭形芽胞杆菌、变形杆菌等，常为需氧菌和厌氧菌混合感染。

【临床表现】

1. *症状*　急性胆囊炎的病因以胆囊结石最常见，因此患者多有长短不等的胆囊结石病史。发病前常有饱餐、进食油腻食物等生活史。典型症状是胆绞痛发作，以夜间多见，绞痛呈阵发性，绞痛后仍有胀痛或隐痛，部位多在右上腹或剑突下，常放射至右肩、背和肩胛部。胆囊坏疽穿孔时，腹痛范围扩大，甚至弥漫至全腹。多数患者伴有恶心、呕吐、食欲下降等消化道症状，呕吐物多为混有胆汁的食物。患者常有不同程度的发热，一般在 38℃左右。出现寒战、高热，提示胆囊化脓或坏疽穿孔或合并有急性胆管炎。

2. 体征　1/5～1/4 的患者可出现黄疸，此时提示胆囊的炎症已侵及胆管，或胆囊颈部、胆囊管内嵌顿的结石，或严重的炎性水肿直接压迫肝总管或胆总管（即 Mirizzi 综合征），或合并有胆总管结石。急性胆囊炎和胆管结石并存者占 11%～12%。

3. 体检　常见患者呈急性痛苦面容，喜蜷曲卧位。腹部检查时，右上腹和剑突下有压痛、肌紧张，大部分患者墨菲（Murphy）征阳性，约 1/4 的患者右上腹可触及肿大有触痛的胆囊。胆囊坏疽穿孔时，可出现全腹腹膜刺激征。当胆囊被大网膜包裹形成炎性包块时，右上腹有边界不清的压痛性肿块。有时在右侧肩胛骨下角第9～11肋骨区域出现皮肤过敏现象，称为Boas征。

【辅助检查】

1. *实验室检查*　多有白细胞总数和中性粒细胞计数增多，如果白细胞总数＞20×10^9/L，则提示胆囊化脓或坏疽穿孔。肝功能检查可见ALT、AST、AKP及胆红素升高。少数患者有血、尿淀粉酶升高。

2. *B超检查*　是急性胆囊炎的首选影像学检查方法。可清楚显示胆囊的大小、胆囊壁水肿增厚及胆囊内有无结石。结石在超声波荧屏上呈强回声光团伴声影，但胆囊内的细小结石或沙砾没有声影。若发现胆囊周围有渗液，则是胆囊坏疽的特征。B超诊断急性胆囊炎的正确率为65%～90%，误诊主要原因是肠内积气的干扰。

3. *X线检查*　少数患者的腹部平片可见肿大的胆囊阴影或胆囊内不透光的结石阴影。存在胆囊十二指肠内瘘时可发现胆囊内有积气。X线检查可排除膈下游离气体而利于鉴别诊断。

4. *CT检查*　能显示胆囊胀大、胆囊壁增厚、胆囊周围积液情况，亦能较清晰显示胰腺情况、胆系结石情况，其诊断价值与B超类似。

5. *核素扫描*　常用^{99m}Tc-EHIDA检查，急性胆囊炎时胆囊不显影，准确率为91%～97%。如胆囊显影，95%的患者可排除急性胆囊炎。

6. *腹腔镜检查*　可见充血、水肿的胀大胆囊，严重病例可见胆囊壁的化脓、坏疽及腹腔渗液。

7. *腹腔穿刺*　胆囊穿孔致弥漫性腹膜炎时可抽出胆汁性液体。

【诊断与鉴别诊断】

根据临床表现，结合辅助检查，诊断多无困难，但应注意与消化性溃疡穿孔、急性胰腺炎、肝脓肿、高位阑尾炎、结肠肝曲癌等疾病相鉴别。

【急诊处理】

1. *非手术治疗*　适于急性单纯性胆囊炎及部分化脓性胆囊炎。应密切观察患者临床症状及体征变化，以便及时调整治疗方案。具体措施包括以下几个方面。

(1)禁食，呕吐较频者应置胃肠减压。

(2)解痉、镇痛：解痉常用阿托品0.5mg或山莨菪碱10mg，肌内注射；止痛常用哌替啶50～100mg，肌内注射，一般不用吗啡，因其能引起Oddi括约肌痉挛，对缓解疼痛和观察病情不利；有黄疸者每日使用维生素K_1 40mg。

(3)抗感染：选用对革兰阴性、阳性及厌氧菌均有作用的广谱抗生素或联合用药，常联合应用头孢菌素、大环内酯类和甲硝唑等抗生素，肾功能有损害者或老年人慎用阿米卡星。

(4)纠正水、电解质及酸碱代谢失衡：由于摄入不足、反复呕吐、禁食和胃肠减压，更由于炎症渗出，急性胆囊炎患者常有水、电解质和酸碱平衡紊乱，必须及时纠正。

(5)全身支持治疗。

(6)中药、针灸疗法。

2. *手术治疗*

(1)急诊手术适应证：①非手术治疗效果不佳或病情反而加重者；②急性结石性胆囊炎；③右上腹或全腹腹膜炎表现明显、疑有胆囊化脓或坏疽穿孔者；④胆囊壁、胆囊内或胆管内有气体而诊断为急性气肿性胆囊炎者；⑤合并有寒战、高热、黄疸表现者；⑥老年性急性胆囊炎在全身情况允许且短暂治疗无效时，宜积极手术治疗。

(2)手术方法：主要是胆囊切除和胆囊造口术。只要患者全身情况允许、局部炎症不十分严重，应争取行胆囊切除术。对完全切除胆囊有困难者，也可行胆囊部分切除术，残留的胆囊黏膜用电凝烧灼。对全身情况很差的危重患者，局部炎症严重致解剖关系不清，或手术技术条件不能行胆囊切除者，可行胆囊造口术，待病情稳定后再根据具体情况决定是否行胆囊切除术。对伴有其他严重疾病而不能耐受麻醉和手术者，也可在B超引导下经皮经肝胆囊穿刺引流治疗急性重症胆囊炎，为择期胆囊切除术创造条件。急性非结石性胆囊炎穿刺引流后不主张常规行择期胆囊切除术，在下次急性胆囊炎发作时行胆囊切除术。在手术技巧成熟的条件下，对发病72h以内的急性胆囊炎首选施行腹腔镜胆囊切除术，一般主张术后常规于Winslow孔或右侧膈下放置橡皮管引流。但必须强调，在遇有Calot三角解剖困难时应毫不犹豫地中转开腹。

【预后】

急性单纯性胆囊炎预后较好，化脓和坏疽穿孔性胆囊炎则预后较差，其预后除与全身中毒症状轻重有关外，还与有无手术并发症有关。较严重的并发症是胆管损伤和胆囊三角区大出血，术中应注意预防。术后可能发生胆漏，以持续负压吸引为主，必要时需再手术。老年性急性胆囊炎因并存病较多，其预后也相对较差。

（王振杰）

第六节　急性梗阻性化脓性胆管炎

急性梗阻性化脓性胆管炎（acute obstructive suppurative cholangitis，AOSC），在我国也称急性重症胆管炎（acute cholangitis of severe type，ACST），是胆道感染中最严重的一种疾病，占胆道感染的10%～20%，具有发病急剧、病情重、变化快、并发症多和病死率高等特点。AOSC的主要病理基础是胆管急性完全性梗阻和胆管内化脓性感染，导致胆管内压力升高，最终致肝内毛细胆管上皮细胞坏死，毛细胆管破裂，肝脏的胆血屏障受损，胆汁中的细菌和毒素逆流入血循环，引起全身性脓毒败血症和多器官功能损害。

【病因】

导致胆管急性梗阻的原因有胆管结石、蛔虫、狭窄、肿瘤、急性胰腺炎等，其中以结石最常见，约占70%。感染细菌多为大肠埃希菌、变形杆菌、铜绿假单胞菌、产气杆菌、革兰阳性球菌和厌氧菌，多为混合感染，单一细菌感染仅占40%左右。

【临床表现】

1. 病史　既往多有胆道疾病或胆道手术史，常因暴饮暴食、进食油腻食物诱发本病。

2. 典型症状　上腹痛、寒战高热、黄疸、神志改变和（或）休克，前三个症状合称Charcot三联征，五个症状都存在时称Reynolds五联征。以突然出现的上腹部或剑突下剧痛或绞痛起病，继之畏寒发热并很快发展为寒战高热，随后出现黄疸。病情进一步加重则出现神志改变、血压下降或休克。同时伴有恶心、呕吐、脱水、电解质紊乱及酸中毒表现，严重时有少尿或无尿，甚至多脏器功能障碍或衰竭之表现。

3. 体检　呈急性重病面容，体温持续在39℃以上，脉搏快而弱，呼吸急促，血压降低或休克，神志改变程度不一，可表现为神志淡漠、嗜睡、神志不清，甚至昏迷。口唇甚至全身皮肤发绀，可出现皮下瘀斑，伴不同程度黄疸。腹部检查主要有剑突下及右上腹明显压痛、有肌紧张及反跳痛，墨菲征阳性，有时可扪及肿大的胆囊，肝大伴压痛和叩痛。

【辅助检查】

1. 实验室检查　白细胞计数明显升高，常高于$20\times10^9/L$，中性粒细胞比例增高，可见中毒颗粒。血小板计数常降低。肝功能检查有ALT、AST、AKP升高，血清总胆红素升高，尤以直接胆红素升高更明显；碱性磷酸酶升高；胰酶可有轻度至中度升高，需与急性胰腺炎相鉴别。血清肌酐和尿素氮升高提示肾功能损害。血气分析常显示代谢性酸中毒及电解质紊乱。尿常规可见蛋白及颗粒管型，尿胆红素呈阳性反应。部分患者血培养有细菌生长。血清 C 反应蛋白、细菌内毒素及肿瘤坏死因子可升高，并且可应用这些指标预测疾病的严重程度。

2. 影像学检查　床边 B 超是最常用的检查方法，可发现胆管扩张，内有结石或蛔虫，胆囊肿大等。病情允许时，可行 CT、MRCP 检查。

【诊断与鉴别诊断】

根据临床表现，诊断多无困难，但应注意与消化性溃疡穿孔、急性胰腺炎、肝脓肿等疾病相鉴别。急性梗阻性化脓性胆管炎是外科危重急诊，常不允许做过多的检查。因此，只要能判明是急性梗阻性化脓性胆管炎的诊断，就应进行及时而有效的治疗，使病情稳定后再做进一步检查，以明确梗阻的原因。

【急诊处理】

1. 非手术治疗　由于引起急性梗阻性化脓性胆管炎的病因不同，且梗阻部位各异，急诊手术常常只能达到引流的目的，而主要疾病需再次手术，但单纯非手术治疗的病死率很高，所以，对每个患者要依其具体情况建立治疗方案。一般来讲，急性梗阻性化脓性胆管炎无休克者可在严密观察下非手术治疗。非手术治疗期间应密切观察患者的神志、生命体征、腹部体征、尿量、中心静脉压等变化，积极做好术前准备工作。非手术治疗 6～8h，如病情好转，则可在严密观察下继续非手术治疗。如病情继续恶化，应紧急手术治疗。

(1)禁食并胃肠减压。

(2)加强支持治疗：急性梗阻性胆管炎患者不能进食且常有呕吐，多有脱水，应积极纠正水电解质紊乱和酸碱失衡，酌情输血，补充维生素 C 和维生素 K。疼痛剧烈时在建立诊断的前提下可以联合应用阿托品(或山莨菪碱)、哌替啶止痛，单独应用哌替啶可使 Oddi 括约肌痉挛，胆道压力更高，吗啡更不宜用。

(3)抗感染治疗：联合、大量、长程、静脉使用抗生素，尽量避免应用对肝、肾功能有损害的抗生素。胆道感染的主要细菌是大肠埃希菌和厌氧菌，选用抗生素时要兼顾大肠埃希菌等革兰阴性杆菌和厌氧菌，且在胆道能形成有效浓度的抗生素，一般宜联合应用头孢菌素类、大环内酯类和甲硝唑类。由于细菌培养环境与体内环境并不完全一致，药敏试验并不能完全作为指导用药的依靠。

(4)抗休克治疗：由于脓性胆汁在胆道高压时易逆流入血，重症胆管炎较易发生感染性休克。休克发生时应积极输血输液，纠正酸碱平衡失调和水电解质紊乱，并用多巴胺维持血压；所用多巴胺的浓度及滴速应根据血压变化随时调整。另外，如无禁忌还可大剂量应用山莨菪碱静脉输注以改善微循环。注意维持肾功能，必要时可使用利尿药。

(5)激素应用：急性梗阻性胆管炎时肾上腺皮质激素的应用常能起到较好的作用，它不仅能改善毛细血管通透性，减少发炎部位的体液渗出和细胞聚集，有助于炎症消退，能减轻细菌内毒素对重要脏器的损害，还能解除血管痉挛、改善微循环、增强血管对升压药的反应。首剂可以用地塞米松 20mg 或氢化可的松 200～400mg 静脉滴注。

(6)对症治疗及防治多器官功能障碍或衰竭：如降温，保肝药物的应用，改善通气功能，纠正低氧血症，防治 ARDS，应用质子泵抑制药预防应激性溃疡等。

(7)非手术胆管减压引流术：重症胆管炎合并心肺等脏器严重疾病或由于其他原因不能耐受手术或麻醉者，可考虑应用经皮肝胆道引流术(PTCD)、内镜逆行鼻胆管引流术(ERBD)。其共同优点是避免麻醉和手术风险，缺点是引流不够通畅、效果差，有严重并发症。因此，可作为手术减压前的过渡治疗手段。

2. *手术治疗*　多数学者主张此病一旦诊断，即应紧急手术解除胆道梗阻、减压引流胆汁，同时防治休克和多器官功能衰竭。手术原则是迅速减压、通畅引流，在患者情况允许的条件下去除胆道梗阻因素，但以不增加手术风险为准则。手术目的在于抢救患者生命，术式力求简单、有效、快捷、损伤小。最常用术式是胆总管切开减压、T形管引流，引流管置于梗阻部位之近侧胆管内。在术中常见切开胆管后有脓性胆汁高压喷出，部分患者病情迅速好转，血压回升趋于稳定。胆道减压后，若患者全身情况较好、已无休克，对较易去除的胆总管和一、二级肝胆管的梗阻因素（如结石、蛔虫），应争取清除，确切疏通胆道。对不易去除的梗阻因素（如狭窄、肿瘤）或三级以上肝胆管结石，宜另择期手术处理。对胆囊有结石等病变或炎症明显者，若术中病情允许且切除较易时，可同时切除胆囊。反之，如病情不允许或切除较困难者，则在去除结石、蛔虫等病变后，行胆囊造口引流，但胆囊造口引流不能代替胆管T管引流。肝脓肿是AOSC的严重并发症，术中应全面仔细探查或做术中B超检查，对较大的肝脓肿应行切开引流或穿刺抽脓。

【预后】

随着对该病临床和基础研究的不断深入，其治愈率已明显升高，但其病死率仍高达20%～30%，高居良性胆道疾病的首位，主要死于感染性休克和多脏器功能衰竭。

（王振杰）

第七节　急性胰腺炎

急性胰腺炎（acute pancreatitis，AP）是一种常见急腹症，发病机制复杂，病情轻重不等。基本病理改变是胰腺有不同程度的水肿、充血、出血和坏死。临床分为轻型急性胰腺炎和重症急性胰腺炎（severe acute pancreatitis，SAP），轻型以胰腺水肿为主，又称急性水肿性胰腺炎，预后良好。重症急性胰腺炎以胰腺出血、坏死为主，又称急性出血坏死性胰腺炎，可伴腹膜炎、休克、多器官功能障碍或衰竭等各种并发症，病死率仍高达20%左右。

【病因】

原因甚多，在我国，胆道疾病是引起急性胰腺炎的最主要原因。

1. *胆道疾病*　包括胆石症、胆道感染及蛔虫等。近年来日益重视对胆总管小结石病（CBDM）的研究，认为其可直接刺激Oddi括约肌，引起局部充血、水肿、痉挛、功能紊乱甚至逆向收缩，逆行胰胆管造影（ERCP）结合胆汁分析可早期确诊。上述病因致壶腹部狭窄和（或）Oddi括约肌痉挛或松弛，造成胆汁逆流入胰管，或十二指肠液反流入胰管，或使细菌、毒素、游离胆酸等扩散到胰腺，激活胰酶而致病。

2. *暴饮暴食*　暴饮暴食致使在短时间内有大量食糜进入十二指肠，刺激乳头水肿，使Oddi括约肌痉挛，且同时分泌大量胰液，使胰管内压短时间内迅速升高而诱发急性胰腺炎。

3. *酒精中毒*　乙醇（酒精）使胰腺分泌增加，且大量饮酒刺激Oddi括约肌痉挛，十二指肠乳头水肿，胰液排出受阻，胰管内压增加。

4. *手术和外伤*　腹腔手术，尤其是胰、胆或胃手术可直接损伤胰组织与血供；逆行胰胆管造影术后急性胰腺炎发病率达1%～4%；腹部钝挫伤，体外震波碎石术后也易诱发急性胰腺炎。

5. *感染*　如急性流行性腮腺炎、病毒性肝炎、柯萨奇病毒、传染性单核细胞增多症、

Echo 病毒、肺炎衣原体感染等。病毒或细菌及其毒素经血液循环或淋巴管进入胰腺组织而诱发。这些急性胰腺炎患者病情多较轻，且往往随感染的控制而自行消失。

6. 其他

(1)药物：已知有许多药如噻嗪类利尿药、糖皮质激素、四环素、磺胺类、华法林、拉米夫定、硫唑嘌呤、辛伐他汀等均可诱发急性胰腺炎。

(2)胰腺肿瘤：肿瘤可压迫导致梗死、缺血，或直接浸润而激活胰酶诱发急性胰腺炎。

(3)高脂血症：高脂血症使血液黏稠度增加，血清脂质栓塞胰腺血管致胰腺微循环障碍及三酰甘油水解后生成非酯化脂肪酸，造成局部微栓塞及毛细血管内皮和胰腺细胞损伤，且三酰甘油与胰腺炎发病关系较胆固醇更密切，并有反复发作倾向。

(4)高钙血症：如甲状旁腺功能亢进、维生素 D 过多、多发性骨髓瘤等，Ca^{2+} 在碱性胰液中易形成结石，使胰管钙化，且刺激胰腺分泌，激活胰酶。

(5)妊娠、尿毒症、糖尿病昏迷也为少见病因，亦有低血糖并发急性胰腺炎的报道。

7. 特发性胰腺炎　虽然胰腺炎病因很多，但仍有 5%～25%的患者病因不明，称之为特发性胰腺炎。

【发病机制】

各种致病因素引发急性胰腺炎的途径虽不同，但却有共同的发病过程，即胰腺各种消化酶被异常激活而产生胰腺自身消化。正常状态下，胰腺有一系列保护机制以避免胰腺实质被自身的酶所损害，胰腺细胞中的大部分消化酶均以未活化的酶原形式存在，任何原因造成酶原不适时的提前激活就是发生急性胰腺炎的始动因素。在胰腺炎发病中起主要作用的消化酶有磷脂酶 A、弹力蛋白酶、血管舒缓素、脂肪酶等，上述消化酶共同作用，造成胰腺实质及邻近组织的损伤、坏死，后者又进一步促进消化酶释出，形成恶性循环。后期，胰腺的微循环障碍、白细胞过度激活和全身炎症反应综合征、感染等因素是造成病情加重的主要因素，可以加重全身组织器官的损害，引起多脏器功能障碍综合征。

【临床表现】

1. 腹痛　为急性胰腺炎的主要症状，突然发生，非常剧烈，一般止痛药难以缓解。多位于中上腹部，可向腰背部放射。

2. 腹胀　与腹痛同时存在，一般较重，是大多数急性胰腺炎的共有症状。腹胀进一步加重时，表现为腹内高压，严重时引起脏器功能障碍，被称为腹腔间隔室综合征(abdominal compartment syndrome，ACS)，常见于暴发性急性胰腺炎。腹胀程度与病情呈正相关。

3. 恶性呕吐　发作早、频繁，呕吐后腹痛不缓解。

4. 发热　早期多在 38℃左右，后期，合并感染时，常有高热。

5. 黄疸　部分患者有黄疸，提示胆道梗阻或肝脏受损。

6. 休克和多器官功能衰竭　重症急性胰腺炎，常有程度不同的休克症状。常见的脏器功能障碍有急性呼吸窘迫综合征、急性肾功能不全、循环功能衰竭、胰性脑病等。

7. 体征　轻型急性胰腺炎患者腹部体征较轻，多数仅有上腹压痛而无肌紧张和反跳痛，可有腹胀和肠鸣音减弱。重症急性胰腺炎患者压痛明显，并有肌紧张和反跳痛，范围较广或延及全腹。伴明显腹胀，肠鸣音减弱甚至消失，可有移动性浊音。出现脉搏细数，血压下降，呼吸困难和发绀。还可有精神症状，包括感觉迟钝，意识模糊，易怒和昏迷。少数患者因胰液及坏死组织液外溢至皮下组织间隙，可见两侧胁腹部皮肤片状青紫色改变(Grey-Turner 征)或脐周皮肤青紫色改变(Cullen 征)。

【临床类型】

2012 年“修订版”亚特兰大标准更新如下：将急性胰腺炎(AP)按照严重程度分为轻

症急性胰腺炎（mild acute pancreatitis，MAP）、中度重症急性胰腺炎（moderately severe acute pancreatitis，MSAP）和重症急性胰腺炎（severe acute pancreatitis，SAP），主要根据患者入院后24h内有无器官功能衰竭及其持续时间区分，MAP即AP不伴有器官功能衰竭及局部或全身并发症；MSAP即AP伴有一过性的器官功能衰竭(48h内可自行恢复)，或伴有局部或全身并发症；SAP即AP伴有持续的器官功能衰竭(持续48h以上，可累及一个或多个脏器)。

【辅助检查】

1. 血、尿淀粉酶测定　血、尿淀粉酶是诊断急性胰腺炎最重要的实验室指标。血清淀粉酶在发病后6～12h开始升高，约75%患者在起病24h内超过正常值上限3倍，可持续升高3～5d或更长时间。尿淀粉酶在急性胰腺炎发病24h后开始上升，持续1～2周，下降缓慢。

2. 血常规白细胞计数　多数患者有白细胞总数及中性粒细胞比例升高，轻症血白细胞计数一般在(10.0～18.0)×10^9/L，重症者可超过18×10^9/L。

3. 血钙测定　血钙的降低与脂肪组织坏死和组织内钙皂的形成有关，如低于1.87mmol/L常预示病情严重。

4. 血糖测定　血糖超过11.0mmol/L提示胰腺坏死，预后不良。

5. 影像学检查　在发病初期24～48h行B超检查，可以初步判断胰腺组织形态学变化，同时有助于判断有无胆管疾病，但受急性胰腺炎时胃肠道积气的影响，对急性胰腺炎不能做出准确判断。推荐CT扫描作为诊断急性胰腺炎的标准影像学方法。必要时行增强CT或动态增强CT检查。根据炎症的严重程度分级为A～E级。A级：正常胰腺。B级：胰腺实质改变，包括局部或弥漫的腺体增大。C级：胰腺实质及周围炎症改变，胰周轻度渗出。D级：除C级外，胰周渗出显著，胰腺实质内或胰周单个液体积聚。E级：广泛的胰腺内、外积液，包括胰腺脓肿。

【诊断依据】

主要根据临床表现，实验室检查和影像学检查。

【鉴别诊断】

常需与下列疾病相鉴别。

1. 急性胆管疾病　胆管疾病常有绞痛发作史，疼痛多在右上腹，常向右肩、背放射，Murphy征阳性，血尿淀粉酶正常或轻度升高。但需注意胆管疾病可与胰腺炎呈因果关系而并存。

2. 急性胃肠炎　发病前常有不洁饮食史，主要症状为腹痛、呕吐及腹泻等，可伴有肠鸣音亢进，血、尿淀粉酶正常。

3. 消化性溃疡穿孔　有长期溃疡病史，突然发病，腹痛剧烈可迅速波及全腹，腹肌板样强直，肝浊音界消失，X线透视膈下可见游离气体，血清淀粉酶轻度升高。

4. 急性心肌梗死　可突然发生上腹部疼痛，伴恶心、呕吐，但血淀粉酶多不升高，并有典型的心电图改变以资鉴别。

5. 急性肠梗阻　特别是高位绞窄性肠梗阻，可有剧烈腹痛、呕吐与休克现象，但其腹痛为阵发性绞痛，早期可伴有高亢的肠鸣音，或大便不通。X线显示典型机械性肠梗阻，且血清淀粉酶正常或轻度升高。

6. 其他　需注意与肠系膜血管栓塞、脾破裂、异位妊娠破裂及糖尿病酮症酸中毒等相鉴别。

【治疗】

1.非手术治疗

(1)动态监护：为掌握病情进展，及时发现并发症，病程中应密切观察体温、呼吸、脉搏、血压、尿量、意识状态、腹部体征等，进行相应的实验室和辅助检查动态检测，包括血、尿常规，粪便隐血，肝、肾功能，血糖，血气分析，血清电解质测定，心电及血氧监护，胸部X线片，腹部CT，中心静脉压测定等。上述指标可根据患者具体病情作相应选择。有条件应转入重症监护病房(ICU),最好组成由各专科医师参加的抢救小组,小组成员应包括消化科、普通外科、ICU、内镜、放射科、介入科等。

(2)补充血容量、维持水电解质平衡:急性胰腺炎尤其是重症急性胰腺炎患者,由于呕吐、禁食、胃肠减压、胰周大量体液渗出及全身毛细血管渗漏综合征,大量血容量丢失进入第三间隙,血容量急剧下降,造成胰腺微循环障碍导致胰腺坏死。因此,要积极补充血容量,及时纠正水、钾、钠、氯、钙、镁离子紊乱和代谢性酸中毒。迅速恰当的扩容至关重要,补液量往往应超过 5～6L,特别是补充胶体液,包括血浆代用品、白蛋白和新鲜冷冻血浆,要占到总入量的 1/3 左右,保证血压和尿量正常。同时注意微量元素、维生素的补充。甘露醇有助于肾功能的保护,并有抗氧自由基的作用,应适当给予。

(3)镇痛:疼痛剧烈时考虑镇痛治疗。在严密观察病情下可注射盐酸哌替啶。不推荐应用吗啡或胆碱能受体拮抗药,如阿托品、山莨菪碱等,因前者会收缩 Oddi 括约肌,后者则会诱发或加重肠麻痹。

(4)抑制胰腺外分泌:①禁食及胃肠减压。减少食物、胃酸刺激胰液分泌,并减轻呕吐与腹胀。②应用抑酸药。可大大降低胃酸对胰液分泌的刺激,还能预防应激性溃疡的发生。临床上常用的抑酸药有质子泵抑制药(PPI)和 H_2受体拮抗药(H_2RA)两类。PPI 比 H_2RA 作用强且持久。③生长抑素。自 1977 年应用生长抑素治疗急性胰腺炎以来,后续的研究发现生长抑素具有很强的抑制胰腺外分泌的作用。八肽生长抑素类似物奥曲肽(善宁、善得定)和十四肽生长抑素(思他宁)是临床应用最广的人工合成生长抑素。虽然对其临床疗效仍有争议,但多数学者主张及早使用生长抑素类药物作为治疗急性胰腺炎的首选药物。另外,思他宁还具有一定的松弛 Oddi 括约肌作用,奥曲肽对 Oddi 括约肌的作用尚存分歧。生长抑素用法:首次剂量 250μg,继以 250μg/h 维持。奥曲肽用法:首次剂量推注 0.1mg,继以 25～50μg/h 维持治疗。停药指征为临床症状改善、腹痛消失,和(或)血清淀粉酶活性降至正常。

(5)抑制胰酶活性:临床应用的制剂有加贝酯、乌司他丁、抑肽酶、氟尿嘧啶、叶绿素-α 等。尤其是加贝酯尚有较强的松弛 Oddi 括约肌作用,对急性胰腺炎尤其是胆源性胰腺炎作用肯定,是“急性胰腺炎诊治指南”的推荐用药。乌司他丁还可稳定溶酶体膜、抑制溶酶体酶和心肌抑制因子的产生。目前主张加贝酯和乌司他丁联合应用。

(6)改善胰腺微循环:由于微循环障碍在 AP 尤其在 SAP 发病中起重要作用,推荐应用改善胰腺和其他器官微循环的药物,如前列腺素 E_1 制剂、血小板活化因子拮抗药、丹参制剂、右旋糖酐-40 等。

(7)抗生素应用:对于轻型非胆源性急性胰腺炎不推荐常规使用抗生素。对于轻型胆源性急性胰腺炎,或重症急性胰腺炎应常规使用抗生素。胰腺感染的致病菌主要为革兰阴性菌和厌氧菌等肠道常驻菌。抗生素的应用应遵循:抗菌谱为革兰阴性菌和厌氧菌为主、脂溶性强、有效通过血胰屏障等三大原则。推荐头孢菌素类、硝唑类联合喹诺酮类药物为一线用药,疗效不佳时改用其他广谱抗生素,疗程为 7～14d,特殊情况下可延长应用。要注意真菌感染的诊断,临床上无法用细菌感染来解释发热等表现时,应考虑到真菌感染的可能,可经验性应用抗真菌药,同时进行血液或体液真菌培养。

(8)营养支持:轻型急性胰腺炎患者,只需短期禁食,故不需肠道或肠外营养。对重症急性胰腺炎一般主张早期先使用肠外营养(TPN),待肠道功能恢复后给予肠内营养(EN),补给充足的热量,减少机体消耗,增强机体抗感染能力,促进组织修复。特别是

EN,能维护肠黏膜屏障,预防或逆转肠黏膜屏障的损害,且可避免胰的头相、胃相和十二指肠相的胰腺外分泌刺激,使胰腺保持相对静止状态。现在多数学者认为,对于SAP患者,只要基本情况趋于稳定,无严重的肠功能衰竭,应尽早(特别是发病最初的4～5d)开始实施EN,但要求在内镜下将营养管放到十二指肠Treitz韧带以下20～30cm,这样能保证不会明显刺激胰腺分泌。应注意补充谷氨酰胺制剂。对于高脂血症患者,应减少脂肪类物质的补充。并定期复查电解质、血脂、血糖、总胆红素、血清白蛋白水平、血常规及肾功能等,以评价机体代谢状况,调整肠内营养的剂量。

(9)预防和治疗肠道衰竭:对于SAP患者应密切观察腹部体征及排便情况,监测肠鸣音的变化。及早给予促肠道动力药物,包括生大黄、硫酸镁、乳果糖、大承气汤、四磨汤及番泻叶等;给予微生态制剂调节肠道细菌菌群;应用谷氨酰胺制剂保护肠道黏膜屏障。同时可应用中药,如皮硝外敷。病情允许下,尽早恢复饮食或实施肠内营养对预防肠道衰竭具有重要意义。

(10)免疫增强剂应用:对于重症病例,可选择性应用免疫增强制剂。

(11)内镜治疗:对胆源性急性胰腺炎,推荐在有条件的单位行内镜十二指肠括约肌切开术(endoscopic sphincterotomy,EST)、内镜鼻胆管引流术(endoscopic nasobiliary drainage,ENBD)、内支架置入等。

(12)并发症的处理:急性呼吸窘迫综合征是AP的严重并发症,处理包括机械通气和大剂量、短程糖皮质激素的应用,如甲泼尼龙,必要时行气管镜下肺泡灌洗术。急性肾衰竭主要是支持治疗,稳定血流动力学参数,必要时透析。低血压与高动力循环相关,处理包括密切的血流动力学监测,静脉补液,必要时使用血管活性药物。弥散性血管内凝血时应使用肝素。AP有胰液积聚者,部分会发展为假性囊肿。对于胰腺假性囊肿应密切观察,部分会自行吸收,若假性囊肿直径>6cm,且有压迫现象和临床表现,可行穿刺引流或外科手术引流。胰腺脓肿是外科手术干预的绝对指征。上消化道出血,可应用抗酸药,如H_2受体拮抗药、质子泵抑制药、生长抑素等。

2. 手术治疗

(1)手术适应证:①胆源性胰腺炎合并胆管梗阻者;②急性重症胰腺炎胰腺坏死伴感染;③并发胰腺脓肿或急性假性囊肿直径>6cm;④胰腺炎与其他急腹症如胃肠穿孔、肠梗阻等难于鉴别时。

(2)手术方式:①胆囊切除,胆总管切开取石加T管引流;②坏死组织清除、小网膜囊局部引流加持续灌洗;③外引流或经皮穿刺引流术,适用于胰腺脓肿及胰腺假性囊肿;④若坏死范围广泛且感染严重者,需做胃造口及空肠营养性造口。

【预后】

急性轻型胰腺炎预后良好,急性重型胰腺炎病死率为20%,有并发症者可高达50%。

(纪　忠　王振杰)

第八节　肠　梗　阻

肠内容物因各种原因不能正常通过肠道,称为肠梗阻,是外科常见急腹症。因为肠管局部解剖和功能上的改变,可导致全身性病理生理变化,并出现复杂的临床表现。

【临床类型】

1. 根据肠梗阻发生原因　可分为三类。

(1)机械性肠梗阻:①肠腔堵塞,如寄生虫、粪块、大胆石、异物等。②肠管受压,如粘连带压迫、肠管扭转、嵌顿疝或受肿瘤压迫。③肠壁病变，如先天性肠道闭锁、炎症性狭窄、肿瘤等。

(2)动力性肠梗阻：如急性腹膜炎、腹部手术、腹膜后血肿引起的麻痹性肠梗阻，或肠道功能紊乱和慢性铅中毒引起的痉挛性肠梗阻。

(3)血供性肠梗阻：是由于肠系膜血管栓塞或血栓形成，使肠管血供障碍，继发肠麻痹所致。

2. *按肠壁有无血供障碍*　分为单纯性和绞窄性两类。

3. *按梗阻部位*　分为高位小肠(空肠)梗阻、低位小肠(回肠)梗阻和结肠梗阻。

4. *其他分类*　根据梗阻程度分为完全性和不完全性肠梗阻；按肠梗阻发生的快慢(病程)分类，分为急性和慢性肠梗阻。

【病理生理】

肠梗阻发生后，肠管局部和全身将出现一系列复杂的病理生理变化。

1. *局部变化*　急性肠梗阻时，梗阻部位以上的肠管蠕动频率和强度增加。肠腔积气、积液导致肠管膨胀，梗阻部位愈低、时间愈长，肠膨胀愈明显。随着肠腔内压力不断升高并压迫肠管，肠壁血供发生障碍，最初主要为静脉回流受阻，肠壁淤血、水肿、增厚，呈暗红色，有血性渗出液渗入肠腔和腹腔；若肠腔内压力继续增高，动脉血供受阻，肠壁因缺血而失去活力，肠管呈紫黑色，随后引起肠管坏死而溃破穿孔。慢性肠梗阻患者可引起梗阻近端肠壁肥厚。

2. *全身改变*　因肠膨胀、体液丧失、感染及毒素吸收等所致。肠管膨胀使腹压增高、膈肌上升、腹式呼吸减弱，影响肺通气换气功能；同时妨碍下腔静脉血液回流，致循环、呼吸功能障碍。由于患者不能正常进食及频繁呕吐，造成大量胃肠液丢失；同时由于大量血浆渗出至肠腔和腹腔内，形成人体第3间隙(体腔)积液，造成严重水、电解质及酸碱平衡紊乱。梗阻以上肠内容物淤积，细菌大量繁殖，产生多种强烈的毒素；由于肠壁通透性的改变，肠内细菌和毒素渗入腹腔，引起严重的腹膜炎及全身中毒感染。这些变化引起低血容量性休克和感染性休克，最终因肾功能及循环、呼吸功能衰竭，甚至多器官功能衰竭(MODS)而危及患者的生命。

【临床表现】

1. *症状*

(1)腹痛：机械性肠梗阻发生时，由于梗阻以上部位强烈肠蠕动，表现为阵发性绞痛，腹痛发作时伴有高亢的肠鸣音，疼痛多在腹中部，也可偏于梗阻所在部位。当腹痛间歇期不断缩短，以至成为剧烈持续性腹痛时，提示绞窄性肠梗阻。麻痹性肠梗阻为持续性胀痛，肠鸣音消失。

(2)呕吐：呕吐在梗阻后很快即可发生，一般是梗阻部位愈高，呕吐出现愈早、愈频繁。低位肠梗阻时，呕吐出现迟而少，吐出物可呈粪样。结肠梗阻者，较晚期才出现呕吐。呕吐物呈棕褐色或血性，多为肠管血供障碍的表现。麻痹性肠梗阻时，呕吐多为溢出性。

(3)腹胀：高位小肠梗阻时腹胀不明显，有时可见胃型；低位梗阻则表现为全腹膨胀。腹部不对称性隆起，是肠扭转等闭襻性肠梗阻的特点。

(4)肛门停止排气排便：完全性肠梗阻发生后，患者多不再排气排便，高位小肠梗阻时，因梗阻以下肠内尚残存粪便和气体，仍可排出。某些绞窄性肠梗阻，如肠套叠，肠系膜血管栓塞或血栓形成，则可排出血性黏液样粪便。

2. *体征*

(1)全身情况：单纯性肠梗阻早期，多无明显全身性改变，晚期有唇干舌燥、眼窝凹陷、皮肤弹性差、尿少等脱水体征。严重脱水或绞窄性肠梗阻时，出现脉搏细数、血压下降、面色苍白、四肢发冷等中毒性休克征象。

(2)腹部情况：①视诊。单纯性机械性肠

梗阻，常可见腹胀、肠型和异常蠕动波；肠扭转等闭襻性肠梗阻的腹胀多不对称；麻痹性肠梗阻，则呈均匀性全腹膨胀。②触诊。单纯性肠梗阻，有轻度压痛但无腹膜刺激征，绞窄性肠梗阻，有固定压痛和腹膜刺激征。③叩诊。绞窄性肠梗阻，腹腔有渗液，有移动性浊音。④听诊。机械性肠梗阻时肠鸣音亢进；麻痹性肠梗阻，肠鸣音减弱或消失。

【辅助检查】

1. 实验室检查　单纯性肠梗阻，早期实验室检查，变化不明显；后期因脱水和血液浓缩，出现血红蛋白值及血细胞比容升高，尿比重也增高。绞窄性肠梗阻，白细胞计数及中性粒细胞明显增加，呕吐物及粪便检查可见大量红细胞或隐血检查阳性。做血气分析和血清 Na^+、K^+、Cl^-、尿素氮和肌酐检查，了解酸碱、电解质及肾功能的情况。

2. 影像学检查　肠梗阻发生 4～6h 后，X 线检查显示出肠腔内积气；立位或侧位透视或摄片，可见多数液平面及胀气肠襻，无此征象时也不能排除肠梗阻的可能。梗阻部位不同，X 线表现也各有特点。空肠胀气可见“鱼肋骨刺”状的环形黏膜纹，回肠黏膜则无此征象；结肠胀气位于腹部周边，并显示结肠袋形；绞窄性肠梗阻时，可见孤立、突出胀大的肠襻，不因时间而改变位置。怀疑肠套叠、乙状结肠扭转或结肠肿瘤时，做钡剂灌肠检查。

【诊断与鉴别诊断】

一个有序的肠梗阻诊断，应明确以下问题。

1. 是否肠梗阻　根据腹痛、呕吐、腹胀、肛门停止排便和排气，以及肠鸣音变化与 X 线检查，肠梗阻的诊断一般不难。但在临床上仍有将内科疾病（急性胃肠炎、暴发性食物中毒、心绞痛、过敏性紫癜等）当成机械性肠梗阻而施行手术导致患者死亡者，须加以注意。

2. 是机械性还是动力性肠梗阻　诊断机械性肠梗阻的主要依据是，阵发性腹绞痛，伴有肠鸣音亢进，腹部透视见扩大的肠腔内有液平面；诊断麻痹性肠梗阻的主要依据是持续性腹胀痛、肠鸣音消失、多有原发病因存在，X 线检查见全部小肠和结肠都均匀胀气。但要注意以下两种情况：一种是机械性梗阻没有经过合理处理，梗阻上段的肠管肌肉过度扩张，终致麻痹，因而临床表现为腹痛渐渐减轻腹胀则有增加，肠鸣音减弱或消失；另一种是梗阻上段肠管坏死穿孔，阵发性的腹痛可能因此减轻，其形成的腹膜炎也会引起继发性的肠麻痹，掩盖了原先的机械肠梗阻。继发于机械性肠梗阻的肠麻痹和原发的麻痹性肠梗阻的鉴别，主要靠详细询问病史，如果患者发病之初有阵发性腹绞痛，并自觉腹内有很响的肠鸣音，以后腹痛转为持续性胀痛、腹内响声随之消失，就可诊断为继发于机械性肠梗阻的肠麻痹。

3. 是单纯性还是绞窄性肠梗阻　两者鉴别的重要性在于，绞窄性肠梗阻预后严重，必须手术治疗，而单纯性肠梗阻则可先用非手术治疗。有下列临床表现者应怀疑为绞窄性肠梗阻：①腹痛剧烈，发作急骤，在阵发性疼痛间歇期，仍有持续性腹痛；②病程早期即出现休克，并逐渐加重，或经抗休克治疗后，改善不显著；③腹膜刺激征明显，体温、脉搏和白细胞计数在观察下有升高趋势；④呕吐出或自肛门排出血性液体，或腹腔穿刺吸出血性液体；⑤腹胀不对称，腹部可触及压痛的肠襻；⑥腹部 X 线检查见孤立扩大的肠襻；⑦经积极的非手术治疗，症状体征无明显改善。

4. 是高位还是低位肠梗阻　高位小肠梗阻，呕吐出现较早而频繁，水、电解质与酸碱平衡失调严重，腹胀不明显；低位小肠梗阻，呕吐出现晚，一次呕吐量大，常有粪臭味，腹胀明显。结肠梗阻的特点是，腹痛常不显著，腹胀较早出现并位于腹周围，呕吐发生很迟，X 线检查可见，低位小肠梗阻，扩大的肠襻在腹中部，呈“阶梯状”排列；结肠梗阻，扩大的肠襻在腹部周围，可见结肠袋，结肠内胀气明显，且在梗阻处突然中止，钡灌肠可见梗阻部位。

5. *是完全性还是不完全性梗阻* 不完全性梗阻者，病情发展较慢，有排便、排气；完全性梗阻，病情发展快而重，多无排便、排气。

6. *是什么原因引起的梗阻* 应根据年龄、病史、症状、体征、辅助检查等综合分析。新生儿肠梗阻，多为先天性肠道畸形所致；2岁以下幼儿，肠套叠常是梗阻原因；儿童有排虫史、腹部可摸到条索状团块者，应考虑为蛔虫性肠梗阻；青年人在剧烈运动后诱发的绞窄性肠梗阻，可能是小肠扭转；老年人的单纯性梗阻，以结肠癌或粪块堵塞多见。此外，应详细检查疝的好发部位，看有无嵌顿性疝；曾有手术、外伤或腹腔感染史者，多为粘连性肠梗阻所引起；有心脏病，应考虑肠系膜血管栓塞。

【治疗】

1. *基础治疗* 即不论采用非手术治疗或手术治疗，均需应用的基本处理。

(1)胃肠减压：是治疗肠梗阻的重要方法之一。目的是通过胃肠减压，吸出胃肠道内的气体和液体，可以减轻腹胀，降低肠腔内压力，减少肠腔内的细菌和毒素，改善肠壁血循环，有利于改善局部病变和全身情况。胃肠减压一般采用较短的单腔胃管。但对低位肠梗阻，可应用较长的双腔 M-A 管，其下端带有可注气的薄膜囊，借肠蠕动推动气囊将导管带至梗阻部位，减压效果较好。

(2)纠正水、电解质失衡：水、电解质紊乱和酸碱失衡是急性肠梗阻最突出的生理紊乱，应及早给予纠正。输液所需容量和种类须根据呕吐情况、缺水体征、血液浓缩程度、尿排出量和比重，并结合血清钾、钠、氯和二氧化碳结合力监测结果而定。单纯性肠梗阻，特别是早期，上述生理紊乱较易纠正。而在单纯性肠梗阻晚期和绞窄性肠梗阻，尚需输给血浆、全血或血浆代用品，以补偿丧失至肠腔或腹腔内的血浆和血液。

(3)抗感染：肠梗阻后，肠壁血循环障碍，肠黏膜屏障功能受损而有肠道细菌易位，或由于肠壁通透性的改变，肠内细菌和毒素渗入腹腔，引起严重的腹膜炎。同时，膈肌升高影响肺部气体交换及分泌物排出，易发生肺部感染。因此，肠梗阻时应给予抗生素以预防或治疗腹部或肺部感染。

(4)其他对症治疗：为减轻胃肠道的膨胀，可给予生长抑素以减少胃肠液的分泌量。腹胀可影响肺的功能，患者宜吸氧。可应用镇静药、解痉药等一般对症治疗，但止痛药的应用应遵循急腹症治疗的原则。

2. *手术治疗* 手术方式主要有以下几种。

(1)解除引起梗阻的病因。

(2)肠切除吻合术：对绞窄性肠梗阻，应争取在肠坏死以前解除梗阻，恢复肠管血液循环。正确判断肠管的生机十分重要，如在解除梗阻原因后有下列表现。则说明肠管已无生机：①肠壁已呈暗黑色或紫黑色；②肠壁已失去张力和蠕动能力，肠管呈麻痹，扩大、对刺激无收缩反应；③相应的肠系膜终末小动脉无搏动。如有可疑，可用等渗盐水纱布热敷，或用 0.5%普鲁卡因溶液做肠系膜根部封闭等。倘若观察 10～30min，仍无好转，说明肠已坏死，应做肠切除术。

(3)肠短路吻合术。

(4)肠造口或肠外置术：由于回盲瓣的作用，结肠完全性梗阻时多形成闭襻性梗阻，肠腔内压远较小肠梗阻时为高，结肠的血液供应也不如小肠丰富，容易引起肠壁血供障碍，且结肠内细菌多，所以一期肠切除吻合，常不易顺利愈合。因此，对单纯性结肠梗阻，一般采用梗阻近侧(盲肠或横结肠)造口，以解除梗阻。如已有肠坏死，则宜切除坏死肠段并将断端外置做造口术，等以后二期手术再解决结肠病变。

【预后】

不同类型肠梗阻的预后相差甚大，粘连性肠梗阻易复发。

附1:粘连性肠梗阻

粘连性肠梗阻是肠粘连或腹腔内粘连带压迫所致的肠梗阻，较常见。占各类梗阻的19%～20%。

【病因】

肠粘连、粘连带是由于腹部手术、炎症、创伤、出血、异物刺激等所引起。

【诱因】

粘连和粘连带虽然是导致肠梗阻的常见原因，但粘连的存在并不等于必然会产生肠梗阻。在下列情况下容易发生肠梗阻。

(1)一组肠襻彼此紧密粘连成一团，并固定于腹壁切口瘢痕下，因为肠腔狭小，肠蠕动受到影响，肠管不能扩张，容易发生梗阻。

(2)一段肠襻粘连并固定于自身折叠的位置，使曲折处的肠腔狭小，容易发生梗阻。

(3)一段肠襻粘连于距离较远的一点，由于牵拉肠襻使其粘连点成一锐角，容易发生梗阻。

(4)腹腔索带状粘连的另一端固定于腹后壁，将肠管压迫造成梗阻。

(5)索带状粘连的两端覆盖有两个固定点，在其下方形成一环孔，肠襻钻入孔后突然膨胀，形成钳闭。

(6)肠壁黏着于腹壁的一点，肠襻其他部分无粘连，由于强烈的肠蠕动或身体姿势的突然改变，肠襻可能以黏着处为支点而扭转，引起绞窄性肠梗阻。

(7)外界因素:肠梗阻的真正发生原因是在粘连的基础上，还需外界因素诱发:①暴饮暴食后近端肠内容物骤然增多，不能顺利通过已狭窄的肠腔，形成相对的梗阻;②粘连部位发生炎症或粘连水肿，以及食物残渣、异物堵塞都能导致肠腔狭窄。

【临床类型】

常见有两大类:①广泛性粘连，包括片状粘连;②索带状粘连。粘连最常见的部位是小肠、容易发生在阑尾切除手术后(尤其是阑尾穿孔腹腔引流术后)或盆腔手术后。

【治疗】

治疗粘连性肠梗阻重要的是要区别是单纯性还是绞窄性，是完全性还是不完全性。

1. *非手术治疗*　因为手术治疗并不能消除粘连，相反，术后必然还要形成新的粘连，所以对单纯性肠梗阻，不完全性梗阻，特别是广泛性粘连者，一般选用非手术治疗，如中药治疗可用复方大承气汤，症状体征轻者用生植物油或理气宽肠汤;也可配合针刺足三里。如手术后早期发生的粘连性肠梗阻，多为单纯性肠梗阻，且这种新形成的粘连，日后可部分或全部吸收，非手术治疗效果常较满意。

2. *手术治疗*

(1)适应证:粘连性肠梗阻，如经非手术治疗不见好转甚至病情加重，或怀疑为绞窄性肠梗阻，特别是闭襻性梗阻，手术须及早进行，以免发生肠坏死。对反复频繁发作的粘连性肠梗阻也应考虑手术治疗。

(2)手术方法:应按粘连的具体情况而定。①粘连带和小片粘连可施行简单的切断和分离。②广泛粘连性不易分离，且容易损伤肠壁浆膜和引起渗血或肠瘘，并再度引起粘连，所以对那些并未引起梗阻的部分，不应分离;如因广泛粘连而屡次引起肠梗阻，可采用Noble法，行小肠折叠排列术，将小肠顺序折叠排列，缝合固定于此位置，以避免梗阻再发生。③如一组肠襻紧密粘连成团引起梗阻，又不能分离，可将此段肠切除做一期肠吻合;倘若无法切除，则做梗阻部分近、远端肠侧侧吻合的捷径手术，或在梗阻部位以上切断肠管，远断端闭合，近断端与梗阻以下的肠管做端侧吻合。粘连性肠梗阻可多处发生，手术中应予注意。

【预防】

粘连性肠梗阻是外科处理中的难题，目

前尚无理想的治疗方法，因此，预防粘连的形成就显得十分重要。及时、正确治疗腹腔炎症对防止粘连的发生有重要意义。还要特别注意的是：腹腔手术止血不彻底而形成的血肿、肠管暴露在腹腔外过久或纱布敷料长时间覆盖接触损伤浆膜，手套上未洗净的滑石粉等异物带入腹腔，腹膜撕裂、缺损，大块组织结扎，腹腔引流物的放置等，都是促成粘连的医源性因素，应予防止。

附 2：肠套叠

一段肠管套入其远端或近端的肠腔内，使该段肠壁重叠并拥塞于肠腔，称为肠套叠，其发生常与肠管解剖特点（如盲肠活动度过大）、病理因素（如息肉、肿瘤）以及肠功能失调、蠕动异常有关。

【临床类型】

1. *按病因分型*　可分为原发性与继发性两类。绝大多数原发性肠套叠发生在婴幼儿，其中尤以 4－11 个月者最多，男性患儿约为女性的 2 倍。一般认为小儿常有肠蠕动功能紊乱及肠痉挛发生，严重持续的痉挛段可被近侧的蠕动力量推入相连的远侧肠段，特别是回盲部呈垂直方向连续的位置更易套入。继发性肠套叠多见于成人患者，是由于肠壁或肠腔内器质性病变（如息肉、肿瘤、梅克尔憩室内翻及阑尾残端翻入肠内等）被蠕动推至远侧而将肿物所附着的肠壁折叠带入远侧肠腔。

2. *按发病部位分型*　可分为回肠-结肠型、回肠盲肠-结肠型、小肠-小肠型，以及结肠-结肠型。

【临床表现】

本病 80％发生于 2 岁以内的儿童，发病突然，主要表现腹痛、呕吐、便血、腹部“腊肠样包块”。

1. *阵发性腹痛*　腹痛突然发生，疼痛时病孩面色苍白，出汗，下肢屈曲，有些病儿并不啼哭，表现烦躁不安，持续数分钟而突然安静，玩耍如常，但不久后上述情况又重复出现。

2. *呕吐*　腹痛发作以后即出现，初起较频繁，随后可减轻，吐出物多为胃内容物。患儿常拒绝哺乳或拒食。到后期如发展为完全性肠梗阻时，常见呕吐物为粪便样带有臭味。

3. *便血*　为肠套叠最重要症状之一。发病后 4～12h，就可出现紫红色或“猪肝色”大便，并有黏液。直肠指诊指套上可染血迹，有时可触到套叠之头部。

4. *腹部包块*　在病儿安静或熟睡时，腹壁松弛情况下，在腹部可摸到“腊肠样”的肿块，如为回盲型，则肿块多在右上腹部或腹中部，表面光滑，稍可移动，腹痛发作时，肿块明显，肠鸣音亢进，右下腹有“空虚感”。但在就诊较晚的病儿，由于明显腹胀或腹膜炎存在而使肿块不易扪清。对于诊断比较困难的早期病儿，如一般情况较好，且无肠坏死征象，可酌情进行低压钡剂灌肠，灌肠时，其压力以不超过 130cmH_2O（高约 1m）为完全，如发现有“杯口状”X 线征象，则可进一步证明为肠套叠。

除上述急性肠套叠外，临床尚有慢性复发性肠套叠，多见于成年人，其发生原因多与肠管本身病变有关，如小肠或回盲部肿瘤。慢性复发性肠套叠多系部分性肠梗阻，临床症状不典型，主要为阵发性腹痛及腹部包块，呕吐及便血很少见，常常进行 X 线钡剂检查方可确定诊断。

【治疗】

1. *非手术治疗*　临床最常使用的为灌肠复位法。婴儿急性肠套叠，早期可应用空气或氧气及钡剂灌肠法促使已套叠的肠管复位。开始用低压灌肠法，灌肠筒内钡剂液平面一般放在高出于体位水平线 80～90cm，缓缓注入，注入压力最高不应超过 130cmH_2O。但发病已超过 48h，疑有肠坏死者或一般情况较差的病儿，不宜采用此法。

2. *手术治疗*　肠套叠晚期或经钡灌肠复位无效者，均应采取手术疗法进行复位，避免延误时机，造成肠坏死或穿孔。术中发现肠套叠部位后，可轻轻地、反复地由肠套叠远端向近端挤压推出。切忌牵拉套叠肠管以免撕裂。晚期肠套叠，常因肠管水肿不易复位，甚至有部分发生坏死，可将坏死部分切除，然后做肠吻合术。成人的肠套叠，由于肠道常同时存在肿瘤，息肉、憩室等病变，一般宜采用手术治疗，切除病变后做肠吻合术。

（纪　忠　王振杰）

第九节　急性尿潴留

尿潴留(retention of urine)是指膀胱内充满尿液而不能排出，常常由排尿困难发展到一定程度引起。尿潴留分急性与慢性两种。如梗阻突然发生，完全不能排尿，下腹部尿胀难忍，谓之急性尿潴留。临床上常需急诊处理。

【病因】

引起急性尿潴留的病因很多，可分为梗阻性和非梗阻性两大类。机械性梗阻较常见，如前列腺增生、尿道损伤和尿道狭窄、肿瘤、结石、异物、先天性后尿道瓣膜、前列腺肿瘤、膀胱颈纤维化、挛缩，以及尿道膀胱外病变、盆腔肿瘤压迫、妊娠子宫、处女膜闭锁的阴道积血，甚至婴幼儿在直肠内的粪块等。非梗阻性病因，也称动力性尿潴留，是膀胱逼尿肌功能障碍引起的尿潴留。如麻醉、手术后尿潴留、中枢和周围神经系损伤、炎症、肿瘤、血管栓塞等都可引起尿潴留。各种松弛平滑肌的药物，如阿托品、山莨菪碱等偶尔引起尿潴留，各种原因引起的低血钾，如醛固酮症、腹泻、长期应用利尿药等，可使膀胱逼尿肌无力，发生排尿困难，甚至尿潴留。

【临床表现】

不仅要详细询问泌尿系症状，也应询问其他系统的有关症状。如过去有无类似发作史，是如何缓解的，有无外伤史、手术史，特别是神经系统和盆腔手术史，有无血尿、排石史，有无经尿道器械检查史等。患者的年龄和性别对诊断也有一定的帮助。如婴幼儿常以包皮口或尿道外口狭窄、膀胱尿道结石、先天性后尿道瓣膜多见；成年人以尿道狭窄、前列腺炎、神经性膀胱功能障碍为多见；老年人多见前列腺增生症、前列腺癌。女性患者应注意膀胱外病变的压迫或神经性膀胱功能障碍的可能。当尿液完全不能排出而发生急性尿潴留时，由于膀胱逼尿肌频繁非抑制收缩，虽有强烈尿意而不能排出尿液，下腹部常出现难以忍受的剧痛，患者十分痛苦，时常将手放于下腹部，辗转不安，呻吟不绝。可出现充盈性尿失禁，虽可滴出少许尿液，但症状并无缓解。但慢性尿潴留多表现为排尿不畅、尿频，常有排尿不尽感，有时出现尿失禁现象。

【诊断依据】

根据病史及典型临床表现，诊断并不困难。体格检查时耻骨上区常可见到半球形膨胀的膀胱，用手按压有明显尿意，叩诊为实音。超声检查可以明确诊断。

【治疗】

急性尿潴留的治疗原则是解除病因，恢复排尿。但有时病因不明或梗阻一时难以解除，只能先做尿液引流，以后再做处理。急诊处理应尽快排空膀胱，以减轻患者痛苦。热敷下腹部，温水坐浴，针灸关元、中极、三阴交等。导尿术是解除尿潴留最常用的方法，导尿时注意无菌操作。有些梗阻性病例导尿术可遇到困难，可采用膀胱穿刺术。在耻骨上二横指正中局麻后用穿刺针垂直刺入膀胱，抽出尿液，如需长期引流，应行膀胱造口术。急性尿潴留的病因治疗，根据检查的情况和病因不同做相应的处理。

（翁文余　程兴望）

第十节 肾绞痛

肾绞痛是泌尿外科急症常见症状。当输尿管肾盂连接处或输尿管急性完全性梗阻时,发生肾绞痛。

【病因】

主要原因是上尿路梗阻,常见有肾、输尿管结石,先天性输尿管反常,肾下垂,输尿管肿瘤、息肉、结核及梗阻性非特异性输尿管炎,血块、脓块和乳糜凝块阻塞输尿管等。

【临床表现】

患者发病前,无任何前驱症状,突然发生一侧腰部或上腹部剧烈疼痛,如刀割样。有时呈阵发性疼痛,患者弯腰捧腹、辗转不安,企图改变体位以减轻痛苦。有时大声呻吟或喊叫,大汗淋漓,并伴有频繁的恶心、呕吐,有时有尿意或排便感。肾绞痛常局限于一侧肾区,可以放射至同侧后腰部、上腹部,由肋脊角向下沿输尿管放射至下腹、膀胱区、腹股沟或大腿内侧,男性放射至同侧阴囊或睾丸,女性放射至大阴唇。间歇期间可无任何症状。合并有感染时,则有发热,有时伴有血尿等。

肾周及同侧腰部有压痛,但无明显肌紧张及反跳痛,此特点可与许多外科急腹症相区别。因肾绞痛无腹膜刺激征象,腰部深触诊时,偶可触及肿大的肾脏,有坚实感和压痛,肾区(肋脊角)叩击痛明显。沿输尿管行经进行深部触诊,有时有触痛。

【辅助检查】

1. *尿液检查* 常有镜检或肉眼血尿。肾绞痛的患者大多数有血尿,但大量肉眼血尿者较少见。如无尿路感染,尿中很少有白细胞,尿培养也无菌生长。

2. *腹部X线片* 可以显示上尿路梗阻后增大之肾脏阴影和腰大肌阴影,仔细观察有无结石阴影。静脉尿路造影(IVU),常可显示肾、输尿管积水及对侧肾脏情况。逆行尿路造影在静脉尿路造影患侧显影不满意或不显影时采用。

3. *B超检查和CT检查* 都有助于鉴别诊断。

【诊断依据】

主要依据腰或上腹部突然发作的、无任何前驱症状的刀割样剧痛等典型的临床表现,结合尿液检查、X线片、B超和CT检查等辅助检查结果确诊。

【鉴别诊断】

临床上重要的是应将肾绞痛与许多伴有剧烈绞痛或绞痛发作的外科急腹症相鉴别。因很多外科急腹症需紧急手术治疗,而肾绞痛多采用非手术治疗。需要鉴别的外科疾病有急性阑尾炎、急性肠梗阻、急性十二指肠穿孔等。

【治疗】

给予解痉止痛药物治疗,常用药物是山莨菪碱(654-2)10mg肌内注射或静脉注射,或阿托品0.5mg皮下注射。哌替啶50mg,肌内注射;或吗啡10mg加阿托品1mg,肌内注射。黄体酮、钙通道阻滞药(硝苯地平10mg口服或舌下含化)也能镇痛。呕吐严重,应予以输液,维持水电解质平衡。有感染者,给予抗生素治疗。疼痛缓解后,应行泌尿系全面检查,找出病因,进行病因治疗。

【预后】

肾绞痛的患者只有病因明确后,才能最终完全治愈。若是单纯肾盂输尿管连接处狭窄,可行狭窄段切除,肾盂输尿管吻合术或肾盂成形术。输尿管膀胱交界处梗阻,则应针对病因治疗,如摘除结石,切除肿瘤或囊肿,或切除狭窄段,做输尿管膀胱再吻合术。先天性输尿管狭窄或感染等所致输尿管狭窄,可行输尿管扩张术,若失败可采用肠道输尿管成形术，如回肠代输尿管术，或放置Double-J管引流。若有严重肾积水，致肾功能完全丧失或合并感染较严重，而且对侧肾功能良好者，可做患肾切除术。若病因不能解除，可能导致肾功能不全或衰竭，发生尿毒症、贫血、感染，甚至死亡。

（翁文余　程兴望）

第十一节　急性动脉栓塞

动脉栓塞(arterial embolism)是指血块或进入血管内的异物成为栓子，随着血流冲入并停顿在口径与栓子大小相似的动脉腔内，造成血流阻断，引起急性缺血的临床表现。特点是起病急骤，症状明显，进展迅速，预后严重，需积极处理。

【病因】

动脉栓塞的常见原因有以下几种。

1. *心源性*　最常见。如风湿性心脏病或冠状动脉硬化性心脏病的心内膜的栓子脱落；人工心脏瓣膜上的血栓脱落等。

2. *血管源性*　如动脉粥样硬化斑块，动脉瘤的附壁血栓或下肢深静脉血栓脱落。

3. *医源性*　发生于介入导管治疗或血管移植后；其他少见的原因有脂肪、空气、羊水等引起的动脉栓塞。动脉栓塞后即出现动脉痉挛，继发性动脉血栓形成。受累动脉供应区远端的肢体组织缺血4～8h后就会发生不可逆性组织坏死，脏器也会发生梗死。动脉栓塞后加重了循环功能障碍，表现为血压下降或休克，心律失常或停搏。组织坏死的代谢产物和毒素会引起全身中毒，发生多器官功能衰竭。

【临床表现】

肢体发生动脉栓塞后，即出现特征性的5“P”征：疼痛(pain)、感觉异常(paraesthesia)、运动障碍(paralysis)、无脉(pulseless)和苍白(pallor)。病史中大多有剧烈疼痛，少数人为绞痛。先开始于栓塞处，再渐延伸至远侧，活动时疼痛加剧。患肢远侧有袜套形感觉丧失区，其上方为感觉减退区，再上方为感觉过敏区。可有手足下垂。麻木和麻痹常提示有肌肉坏死。组织缺血后，皮肤呈蜡样苍白，也可在苍白皮肤间有青紫色斑块。皮肤温度肢端可下降3～4℃。栓塞以下的动脉搏动消失，因栓塞的程度不同，动脉搏动有时也可触及，但明显减弱。可与对侧相同水平的动脉搏动对照检查。详细询问病史，可以发现栓子的来源。肠系膜上动脉栓塞是内脏血管栓塞的一种，症状为阵发性腹部绞痛，伴有恶心、呕吐和腹泻，是一种危重的急腹症。

【辅助检查】

1. *心电图、超声心动图*　可发现器质性心脏病和心律失常。

2. *超声多普勒血流仪*　栓塞远侧血流音及信号立即消失或明显减弱。节段性动脉收缩压明显降低或不能测出，血流波幅明显降低。

3. *选择性动脉造影*　仅限用于病程较长或疑有患肢动脉硬化性狭窄、血栓形成者施行血管重建术的术前检查。

4. *皮肤测温试验*　能明确变温带的平面。

【诊断依据】

急性动脉栓塞具有显著的症状和体征，凡有心脏病史伴有心房纤维颤动或前述发病原因者，突然出现5“P”特殊征象，即可做出临床诊断，而且可以估计栓塞的部位。

【鉴别诊断】

需与下列疾病鉴别诊断。

1. *动脉血栓形成*　动脉原有病变或继发于动脉外伤、动脉手术后的血栓形成，病史中有慢性肢体缺血表现，诊断困难时可行动脉造影。

2. *急性髂股静脉血栓形成*　即股青肿，因系动脉痉挛，缺血征象多在 12～24h 缓解。患肢明显肿胀，感觉正常。严重时可发生坏疽。

3. *动脉受压、挫伤或断裂引起的缺血*　多有外伤史。

【治疗】

1. *手术治疗*　一旦诊断明确，应立即手术取栓。既要解除肢体缺血，又要兼顾心血管病的治疗。首先治疗严重的心血管病如心肌梗死、心力衰竭、严重心律失常和休克，以挽救患者生命。在保命的前提下，减少截肢率。

(1)禁忌证：①趾、指动脉和颅内动脉的微小栓塞；②病情危重失去取栓意义者；③肢体已坏疽；④无手术条件者。

(2)时机：手术取栓力争在栓塞后 6～8h 进行，24h 后效果较差，只要肢体未发生坏死，72h 内也不应放弃取栓手术。经术前准备后，手术应在入院后进行。用 Fogarty 气囊导管和在局麻下进行，大大简化了手术操作。

2. *非手术治疗*

(1)肢体局部处理：使肢体低于心脏平面，下垂 15°左右，室温不可过高，不用热敷和冷敷。

(2)抗凝血治疗和溶血栓治疗：使用肝素、香豆素类衍生物等抗凝药。链激酶或尿激酶等溶栓药对发病 3d 内的血栓溶栓效果最好。可穿刺栓塞动脉的近端给药或静脉滴注溶栓药。

(3)解除血管痉挛的治疗：0.1％普鲁卡因 500～1000ml 静脉滴注；血管扩张药妥拉唑啉 25～50mg 栓塞近端动脉内注射；交感神经阻滞等。

【预后】

动脉栓塞后，治疗的早晚与肢体的存活密切相关。6h 内治疗者，肢体存活率可达 95％，12～24h 治疗者仅为 67％，数天以后治疗者几乎均需截肢。有严重心脏疾病者需紧急救治，以先保全生命，待无手术禁忌时再手术取栓。

（程兴望）

第十二节　深静脉血栓形成

深静脉血栓形成(deep venous thrombosis)是指血液在深静脉腔内不正常凝结，阻塞静脉腔，导致静脉回流障碍。如未予及时治疗，将造成慢性深静脉功能不全，影响生活和工作能力，甚至致残。全身主干静脉均可发病，尤其多见于下肢。该病国外常见，国内也逐渐增多。

【病因】

下肢深静脉血栓形成的原因有三条：静脉血流淤滞、静脉壁损伤和血液高凝状态。临床上多见于卧床患者、手术后(如下腹部和盆腔手术)患者、肿瘤患者、妊娠妇女和先天性凝血功能异常者。其严重并发症是肺栓塞，会导致死亡。

下肢深静脉血栓形成分为两类：①小腿肌肉静脉丛血栓形成，手术后常见，因症状较轻常被忽视，只有在侵犯到主干静脉时才被发现；②髂股静脉血栓形成，以左侧为多，是右侧的 2～3 倍。

【临床表现】

一旦血栓形成，迅速出现典型症状：疼痛和压痛、患肢肿胀和浅静脉曲张。继发性髂股静脉血栓形成的血栓，起源于小腿肌肉静脉丛的血栓形成后的扩展，以至累及整个下肢深静脉，表现为足靴区的营养不良性变化，如脱屑、瘙痒、色素沉着、湿疹和溃疡形成。股青肿是严重的广泛性的髂股静脉闭塞，同时伴有动脉痉挛，可出现休克和肢体静脉性坏疽。

【诊断依据】

1. *病史*　如手术史、妊娠或流产史、长时间卧床史等。有的有明确的下肢受压或肌肉过度用力后小腿胀痛史。

2. 临床表现

(1)髂股静脉血栓形成时起病急骤,症状出现与实际发生栓塞时间一致。患肢疼痛和压痛,站立时加剧。肿胀一般较严重。每日用尺测量患肢周径并与健侧对比,可了解肿胀程度的变化。浅静脉呈代偿性扩张。体温多在38.5℃以下。血栓可延及整个下肢或下腔静脉,脱落的血栓可引起肺栓塞。

(2)股青肿是最严重的类型,但不多见。下肢浅深静脉及侧支几乎全部阻塞,足背、胫后动脉搏动消失,下肢高度肿胀,皮肤发亮呈紫色,起水疱,皮肤温度降低。体温高达39℃,可出现休克,肢端常呈湿性坏疽。

【辅助检查】

由于小腿肌肉静脉丛和继发性髂股静脉血栓形成临床诊断率不高,可做下列检查。

1. 放射性核素　静脉注射^{125}I纤维蛋白原,能被新鲜血栓摄取,含量超过等量血液摄取量的5倍,因而能检出早期的血栓形成,可用于高危患者的筛选检查。

2. 静脉造影术　表现为静脉内出现恒定的缺损;造影剂在正常充盈的静脉内截然中断;静脉主干不显影;小腿静脉在多次造影中同一部位的分支始终不显影等。

3. 其他　如超声多普勒流量检查、静脉测压等。

【治疗】

1. 一般处理　卧床休息10d左右,下肢抬高,高于心脏平面20～30cm。镇痛和血管扩张药如妥拉唑啉的应用。使用抗生素预防感染。

2. 抗凝疗法

(1)适于病期超过5d或作为手术取栓的辅助治疗。

(2)有出血性素质和肾功能不全、消化性溃疡、亚急性心内膜炎者和流产后禁忌。

(3)方法:肝素1.0～1.5mg(100～150U)/kg,每4～6小时1次。肌内注射、静脉滴注或间歇静脉注射。要测定凝血酶原时间来调节其用量,下次注射前1h测定,或1d测定1～2次。正常为4～12min,要求维持在15～20min。超过25min,可停用药1次。过量时可用硫酸鱼精蛋白中和,1～1.5mg可中和1mg肝素。香豆素类衍生物如双香豆素华法林为口服剂,起效慢,维持时间长。过量时可用维生素K对抗。

3. 溶栓疗法　在静脉腔未完全堵塞时应用能溶栓,发病3d内使用者效果较佳。方法:链激酶初始剂量每天50万U加入生理盐水中于30min内静脉滴注。维持量10万U/h,直到症状消失后3～4h。用药3～5d。用药前静脉注射氢化可的松25～50mg,以后每天1次。尿激酶:初始剂量每次8万U,每天2次,静脉滴注。使用7～10d,可根据每日测定的纤维蛋白原值决定是否减少用药。

4. 祛聚疗法　右旋糖酐-40每次500ml静脉滴注,每天1～2次,用药7～14d。其他可口服阿司匹林、丹参片等。

5. 手术治疗　静脉血栓取除术适于病期不超过48h的原发性病例。可用Fogarty导管取栓。取栓后,在静脉远侧加做暂时性动静脉瘘可提高疗效。

【并发症】

1. 下腔静脉血栓形成　延及肾静脉水平以下,导致对侧髂股静脉血栓形成,外阴部和下腹壁浅静脉扩张。

2. 肺栓塞　严重时可致命。

【预后】

下肢深静脉血栓形成后综合征,可发生小腿营养性障碍的一系列表现。股青肿的休克会危及生命。肢体湿性坏疽会致残。

(程兴望)

第十三节　急性脓胸

胸膜腔受化脓性细菌感染而积脓叫脓胸，病程在 6 周以内者称为急性脓胸。根据病原体不同，可以分为化脓性脓胸、结核性脓胸及其他病原体所致的脓胸。按胸膜腔受累范围不同，可分为局限性脓胸、多发包裹性脓胸和全脓胸。

【病因】

引起急性脓胸的细菌多来自肺和食管。手术后发生的吻合口瘘或支气管残端瘘更容易引发急性脓胸。胸部外伤后的血胸、气胸、肺不张、异物存留、放置胸腔闭式引流管等都可以形成急性脓胸。

【临床表现】

1. 症状　继发于肺部感染的急性脓胸往往是在肺部感染好转后，再次出现高热、胸痛、呼吸困难、咳嗽、乏力和食欲缺乏等症状。继发于胸部手术后的急性脓胸常在术后 1 周左右出现发热、呼吸困难等症状，严重者可有明显缺氧和发绀。由胸部外伤引起者有外伤史，早期有内出血和胸痛、胸闷、呼吸困难等症状，几天后发生畏寒发热、胸痛和呼吸困难加重。

2. 体征　患者呈急性痛苦面容，呼吸急促，不能平卧或改变体位时咳嗽。患侧呼吸运动减弱，肋间隙饱满、增宽。叩诊患侧呈实音，并有叩击痛。纵隔心脏向健侧移位，气管偏向健侧。听诊呼吸音减弱或消失，语颤减弱。脓胸局限时，或纵隔面包裹性脓胸多无阳性体征。

【辅助检查】

1. 实验室检查　白细胞计数增高，中性粒细胞增至 80%以上，细胞核左移。胸腔穿刺液检查：呈脓性，涂片做革兰染色，镜下可见细菌。还可进行胸液细菌培养加药敏试验，不但可以找到致病菌，对选择抗生素也有帮助。

2. 胸部 X 线检查　少量积脓可见肋膈角度钝，模糊。中量积脓（400ml 以上）表现为外高内低的弧形密度增高阴影。大量积脓时患侧肺受到明显压缩，整个患侧胸腔呈致密性阴影，纵隔及气管向健侧移位。当脓液局限时，形成包裹性脓胸，表现为一个或多个局限性阴影。合并脓气胸或支气管胸膜瘘时，可见到液气平面。

3. CT 检查　表现为与胸壁平行的弓形均匀致密阴影，变动体位可以确定积液能否移动。大量积脓进入肺裂时，可将下肺向内后方压迫移位。

4. B 超　中等量以下积脓时，可见到胸腔内有液性暗区。当有大量积脓时，肺组织受压，肺内气体被吸收，可见到大片液性暗区内有一个三角形致密影，且随呼吸而浮动。当探头靠近横膈时，可见到圆弧形光带的膈肌影。

【诊断与鉴别诊断】

胸部 X 线检查是诊断脓胸的主要方法，为了能显示胸腔内积脓的量，要求患者在检查时取坐位或立位。特殊情况下，患者不能站立，甚至不能坐起时，只好摄卧位片。读卧位片时要注意进行两侧胸腔密度对比，一般说来积液的一侧密度普遍增高。为了进一步证实，可将疑有积脓的一侧向下，摄侧卧位片。在这个体位下，脓液均集中于胸腔的外侧壁。故在侧位胸部 X 线片能见到肋骨内缘与肺外缘之间有一层均匀的密度增高阴影。

局限性脓胸多见于胸腔的后壁或侧壁，X 线可见到局限性密度增高阴影，其中央部分密度较深，周围渐浅。在切线位见局限性脓肿的基底部较宽，内侧缘呈扁平状或半圆形突向肺野。

【治疗】

1. 全身治疗　根据病原菌不同选择有

效的抗生素。早期一般选用广谱抗生素，然后根据脓液细菌培养及药敏试验的结果，选择敏感的抗生素。要纠正患者的营养状况，多进食高热量、高维生素和高蛋白饮食。体质虚弱者除纠正电解质紊乱外，还要从静脉输入营养液、血浆、白蛋白和维生素，少量多次输入新鲜血，以纠正贫血并增强机体抵抗力。

2. 胸腔穿刺　胸穿前要在胸透或B超下定位，穿刺点一般选在腋后线。在抽脓的过程中，如果患者有头晕、咳嗽、胸闷等反应时，必须立即退出针头，停止胸穿。如无不适反应可继续抽吸，并在抽尽脓液后向胸腔内注入适量敏感的抗生素。如脓液黏稠，不易抽吸时，可用生理盐水反复冲洗，也可用胰蛋白酶或链激酶等纤溶药物冲洗。一次不易抽尽，几天后可再做定位和胸穿，多数患者可经反复胸穿治愈。

3. 胸腔闭式引流　急性脓胸做穿刺后脓液又迅速生成，并有中毒症状者；或者有支气管胸膜瘘及食管胸膜瘘者，需做胸腔闭式引流。置管位置多选在腋后线第6肋间。插入较粗的胸引管后接专用的胸引袋做闭式引流。

4. 开胸手术　少数急性脓胸经2～3周的上述处理效果不明显，已形成多房分隔，使肺无法完全膨胀。这时可考虑开胸手术，打开脓腔的分隔，吸净脓液并冲洗，剥净肺表面纤维蛋白膜，使肺复张并做低位引流。

5. 电视胸腔镜手术　近年来有学者报道用电视胸腔镜治疗急性脓胸。最佳时机是在发生脓胸后10d左右进行。其优点是能够彻底清除并引流脓液，可以利用胸腔镜发现并去除异物，使住院时间缩短。

【预后】

急性脓胸延误诊断，或者治疗不合理，使脓液未能得到充分引流，最后形成慢性脓胸。表现为持续性胸痛、低热、乏力、贫血和营养不良，严重者患侧肺失去功能。

（纪　忠）

第十四节　骨关节急性感染

一、急性化脓性骨髓炎

【病因】

急性化脓性骨髓炎是骨组织受到细菌感染而引起的急性化脓性炎症，其病变部位并不仅仅局限于骨髓腔内，而是包括骨骼和骨骼的附属组织（骨皮质、骨松质、骨膜）的各个部分。最常见的致病菌是金黄色葡萄球菌，其次为乙型链球菌、白色葡萄球菌，偶见大肠埃希菌。

【临床类型】

根据细菌侵入骨组织的途径，临床上可以分为三型。

1. 急性血源型　由较远处病灶（如疖肿、中耳炎，局部外伤感染灶等），经血流传播到某个部位的骨组织而引起的骨髓炎，尤其多见于儿童，容易转变为慢性骨髓炎。

2. 外伤型　细菌直接由开放性伤口侵入而引起的骨组织化脓性感染，如开放性骨折、火器伤、刺伤等清创不彻底，或手术创口感染等。外伤性骨髓炎多为混合感染。

3. 直接蔓延型　由于局部软组织感染的炎症向深层蔓延，侵及骨组织而导致骨髓炎，如坏疽引起的指骨骨髓炎，牙周脓肿引起的颌骨骨髓炎，或“老烂腿”引起的胫骨骨髓炎等。其菌种与局部软组织感染的细菌种类相同。

【临床表现】

1. 症状　起病急，早期即有中毒症状，高热可达39℃以上，并有寒战、软弱无力和食欲缺乏，可有头痛、呕吐等脑膜刺激症状，重者可出现浅昏迷。患部剧烈疼痛，常见于胫骨上段和股骨下段，次为肱骨和髂骨。皮肤温度升高及深压痛。当骨膜下脓肿形成后，肿胀疼痛加重，附近关节肿胀为关节反应性积液所致。脓肿穿破骨膜进入软组织，压力减轻，疼痛缓解，患肢运动障碍，常因疼痛及患部肌肉痉挛所致。急性骨髓炎的自然病程可以维持 3～4 周。脓肿穿破后疼痛即刻缓解，体温逐渐下降，脓肿穿破后形成窦道，病变转入慢性阶段。部分病例致病菌毒性较低，特别是白色葡萄球菌所致的骨髓炎，表现很不典型，缺乏高热与中毒性症状，体征也较轻，诊断比较困难。

2. *体征*　患部早期有深压痛，当脓肿穿破骨膜进入软组织，可见局部肿胀，皮肤温度升高，触诊有波动感或压痛。

【辅助检查】

1. *白细胞计数*　可达$(20～40)\times10^9/L$，中性白细胞增高；血沉增速；穿刺脓液细菌培养阳性；早期血培养阳性率较高。

2. X *线检查*　早期 1～2 周骨质多无明显异常。2 周后往往可发现沿骨皮质外出现薄薄的骨膜反应层，3 周后出现骨膜增厚，骨膜反应及新骨形成影像。如感染继续发展，皮质骨可出现虫蚀样改变等，可有病理性骨折。

3. CT *或* MRI　比 X 线摄片较早发现病灶，可确定病变范围。

4. *放射性核素*　^{99m}Tc 骨扫描对早期发现骨髓炎有帮助。出现临床症状后 48h，因炎症反应，血管扩张，此种亲骨性核素示踪剂即可浓聚于干骺端的炎症区。可为手术引流提供准确定位依据。

【诊断依据】

可根据急骤起病与全身中毒症状；长骨干骺端持续疼痛并有干骺端明显压痛；白细胞计数和中性粒细胞增高；为提高阳性率，可反复做血培养；局部分层穿刺，可抽出炎性渗出物或脓液，将抽出的炎性渗出物或脓液做涂片和培养检查，检查有细菌或脓细胞即可确诊。

【鉴别诊断】

早期急性骨髓炎应与早期蜂窝织炎、丹毒等软组织炎症鉴别。后者全身中毒症状轻，无深压痛，疼痛较局限。化脓性关节炎的肿胀压痛在关节间隙处，关节穿刺可明确诊断。风湿性关节炎起病慢，全身和局部症状轻，为多关节痛。化验检查血沉、抗“O”等可呈阳性。尤因肉瘤有时也发热、白细胞增多和骨膜下新骨形成，但其常发生于骨干，疼痛范围广泛，明显夜间痛，皮肤不红，表面血管怒张，全身症状亦不如急性骨髓炎剧烈。局部穿刺吸取活组织检查有助于鉴别。

【治疗】

治疗原则是使用大剂量广谱抗生素、患部切开引流、清除病灶、局部固定制动、支持疗法。

1. *早期大剂量联合使用抗生素*　可使病变治愈，最好根据细菌培养和药物敏感试验的结果选择抗生素，3 周内无明显疗效，需及时调整抗生素。

2. *手术减压*　诊断明确后，在大剂量抗生素仍不能控制症状时，需尽早切开，钻孔引流或行开窗减压术。

3. *全身治疗*　高热时降温，补液，纠正酸中毒，补充营养。必要时少量多次输血，补充维生素 C 及维生素 B_1，以保护心肌。

4. *局部固定*　防止畸形和病理性骨折。

【预后】

早期感染不能控制可引起感染扩散，败血症加重导致感染性休克甚至死亡。处理不及时或停药过早可转为慢性骨髓炎。预防畸形和病理性骨折的发生。

二、急性化脓性关节炎

【病因】

急性化脓性关节炎(acute septic arthritis)是由致病细菌侵入关节而引起的化脓性感染。临床上任何关节和任何年龄均可发病，但以小儿髋、膝、踝单个关节受累多见。致病细菌以金黄色葡萄球菌最为常见，链球菌次之，其他可见肺炎球菌、念珠菌、肠道杆菌和淋病双球菌等。细菌进入关节内的途径有血源性传播，邻近关节附近的化脓性病灶直接蔓延，开放性关节损伤发生感染和医源性等。

【临床分期】

急性化脓性关节炎的病变发展过程可以分成三期。

1. 浆液性渗出期　细菌进入关节腔后，关节滑膜充血、水肿，有白细胞浸润。关节腔内为浆液性渗出物，液体内有大量白细胞。此期关节软骨尚没有破坏，如治疗恰当及时，渗出物可以完全被吸收而不会遗留任何关节功能障碍。

2. 浆液纤维蛋白性渗出期　渗出液较前增多且浑浊，有大量白细胞、溶酶体和纤维蛋白性渗出物，关节滑膜和软骨面上有纤维蛋白膜覆盖。此阶段经治疗后，关节内常形成纤维性粘连，残留不同程度的功能障碍。

3. 脓性渗出期　炎症已侵犯至软骨下骨质，滑膜和关节软骨都已破坏，关节周围亦有蜂窝织炎，渗出物已转为明显的脓性。修复后关节重度粘连甚至纤维性或骨性强直，病变为不可逆性，后遗有重度关节功能障碍。

【临床表现】

原发化脓性病灶表现可轻可重，甚至全无。一般都有外伤诱发病史。起病急骤，有寒战高热，可表现脓毒血症或菌血症现象。如病期发展进入化脓期，除局部症状明显外，患者可持续高热40℃以上，小儿往往发生惊厥。病变关节迅速出现疼痛和功能障碍。浅表的关节，局部红、肿、热、痛明显，关节常处于半屈曲位以减轻疼痛；深部的关节，如髋关节，因有厚实的肌肉，局部红、肿、热都不明显，关节往往处于屈曲、外旋、外展位。患者因剧痛往往拒做任何检查。关节腔内积液在膝部最为明显，可见髌上囊明显隆起，浮髌试验可为阳性。张力高时使髌上囊甚为坚实，因疼痛与张力过高有时难以做浮髌试验。

【辅助检查】

1. 实验室检查　白细胞总数和中性粒细胞数明显增多。血细菌培养可阳性。关节内穿刺液检查：可做细胞计数、细菌涂片和培养检查，对诊断和治疗有重要意义。

2. X线检查　发病早期可显示关节肿胀、关节腔积液，关节间隙可增宽，但关节囊外软组织常无异常改变。病变后期可见关节间隙狭窄或关节挛缩畸形、骨质疏松。

【诊断依据】

根据全身与局部症状和体征，一般诊断不难，关节穿刺和关节液检查对早期诊断很有价值。

【鉴别诊断】

注意与以下疾病相区别。

1. 风湿性关节炎　为多关节游走性间歇性发作肿痛，关节液内无细菌、无脓细胞，白细胞总数和中性多形核细胞比例不增高，血清抗链球菌溶血素“O”试验常为阳性。

2. 类风湿关节炎　为手、足小关节多关节同时受累肿胀、疼痛，但不红，无游走性，有“晨僵”现象，类风湿因子试验常为阳性。

3. 关节结核　起病缓慢，除全身可有低热、盗汗等结核中毒症状外，关节局部肿而不红，抗酸杆菌培养阳性。

4. 创伤性关节炎　多有外伤史。可急性发作，关节液仅见红细胞，无细菌和脓细胞，但需注意创伤后继发性化脓性关节炎之可能。

5. 关节内血肿　因外伤或血友病引起的关节腔积血，亦可呈现急性关节肿痛、活动障碍，但全身无急性感染症状。

【治疗】

早期足量全身性使用抗生素，原则同急性化脓性骨髓炎。关节腔内注射抗生素。若经治疗后关节腔内的抽出液性质转劣而变得更为浑浊甚至成为脓性，说明治疗无效，应改为灌洗或切开引流。关节腔灌洗，适用于表浅的大关节，每日经灌注管滴入抗生素溶液2000～

3000ml。关节切开引流，适用于较深的大关节，穿刺插管难以成功的部位，如髋关节。

【预后】

若就诊较晚及治疗不当，可导致关节功能严重损害，甚至完全僵直。后期病例若关节强直于非功能位或有陈旧性病理性脱位者，须行矫形手术。

（程兴望）

第十五节　小儿外科常见急症

在外科急诊患者中，小儿是一类特殊的人群，而且并不少见。我们在工作中所见的小儿外科急症多为创伤、感染、急腹症和先天性畸形。因为创伤将在其他章节中详细介绍，所以此节只介绍先天性畸形、感染和急腹症。

一、先天性畸形引起的急症

有统计表明，出生后 1 年内婴儿的畸形发生率达 4%～5%，因畸形致死者占婴儿总病死率的 15%～20%。到急诊科就诊的常见畸形有：①不发育及发育不全；②发育过度及数目过多；③不融合或不闭合如脊膜膨出、尿道下裂；④不分离或不正常融合，如双联畸胎；⑤不贯通，不连接及不正常交通如肠闭锁、肛门直肠闭锁；⑥不退化或不消失，如脐尿管瘘、动脉导管未闭；⑦器官或组织的位置异常，如肠旋转不良、大动脉错位等。

在如此众多的先天性畸形中，消化道畸形最常见，下面分别作简单介绍。

（一）先天性直肠肛管畸形

【发病特点】

先天性直肠肛管畸形（congenital anorectal malformation）是胚胎时期后肠发育障碍所致的消化道畸形，占先天性消化道畸形的首位，发病率约为 1∶4000，约有 50%病例伴有直肠与泌尿生殖系之间瘘管形成。

【临床表现】

绝大多数直肠肛管畸形病儿，在正常位置没有肛门，易于发现。不伴有瘘管的直肠肛管畸形者在出生后不久即表现为无胎粪排出，腹胀明显，有恶心和呕吐。高位直肠闭锁者，虽有肛门，但无胎粪排出，肛门指检可以发现直肠闭锁。

伴有直肠肛管与泌尿生殖系瘘者，其临床表现与瘘管的位置和大小有关系。直肠膀胱瘘可从尿道排出大小便混合的浑浊液体。女孩往往伴有阴道瘘，从阴道排气、排粪。此外，尚有直肠尿道瘘、直肠会阴瘘、直肠前庭瘘等。瘘管宽大者仅表现为排粪口异常和局部炎症；瘘管狭小者会有腹胀、恶心、呕吐和阵发性哭闹。

【诊断依据】

出生后无胎粪排出，检查无肛门，诊断即可成立。对有肛门者，需做肛门指检，排除直肠闭锁。还可摄倒立位 X 线片，通过直肠末端气体阴影位置，判断是高位闭锁还是低位闭锁。瘘管造影可显示瘘管的方向、长短与粗细。直肠盲端穿刺造影可显示直肠盲端的形态，盲端与会阴部皮肤间距离。B 超检查对直肠盲端的定位比 X 线更准确。

【治疗】

根据直肠肛管畸形的类型不同，治疗方法亦不同，但都必须手术。低位闭锁手术较简单，单纯肛膜闭锁，仅需切除肛膜，直肠黏膜与肛门皮肤缝合即可。肛管闭锁可游离直肠盲端，经肛门拖出，与肛门部皮肤缝合，行肛门成形术。高位畸形需先做结肠造口，6～12 个月后做腹会阴、肛门成形，再过 3 个月后关闭结肠造口。

（二）先天性肠闭锁和肠狭窄

【发病特点】

肠闭锁（intestinal atresia）和肠狭窄（intestinal stenosis）是肠道先天性发育畸形，为

新生儿肠梗阻的常见原因之一，以回肠和空肠为多发，十二指肠次之，结肠最少见。

【临床表现】

无论肠闭锁的位置高低，均为完全性肠梗阻，所以它具有肠梗阻的症状和体征。闭锁的位置越高，则出现呕吐的时间越早，逐渐加重且频繁，呕吐物中含有胆汁。回肠和结肠闭锁则呕吐多在出生 2～3d 后出现，呕吐物中含有胆汁和粪汁，呕吐次数较少。高位闭锁腹胀不明显，有时可见上腹部膨隆，呕吐后膨隆消失。低位肠闭锁则表现为全腹膨胀，肠鸣音亢进。排便情况也与肠闭锁的位置有关，高位闭锁者可排胎粪，低位闭锁者出生后不排胎粪，或仅排出少量绿色黏液样液体。

肠狭窄的表现则视狭窄的程度而不同。严重狭窄的表现与肠闭锁相似，轻度狭窄则表现为不完全性肠梗阻。如果病儿长时间呕吐，可有明显脱水、电解质紊乱和酸中毒。

【诊断依据】

根据典型的症状和体征多能做出初步诊断。对疑似患儿可摄立位腹部平片，在闭锁部位以上可见大小不等的液平面，闭锁部位以下的肠腔内无气体。肠狭窄的诊断可借助钡剂检查，以确定狭窄部位和程度。

【治疗】

肠闭锁确诊后应先纠正水、电解质紊乱和酸中毒，然后立即手术。对十二指肠闭锁，可做闭锁近端的十二指肠与空肠吻合。空回肠的闭锁应切除两侧盲端后做端端吻合。结肠闭锁可先做结肠造口，数月后再做二期关瘘。

(三)先天性肥厚性幽门狭窄

【发病特点】

先天性肥厚性幽门狭窄(congenital hypertrophic pyloric stenosis)是新生儿期幽门肌肉肥大增厚而致的幽门机械性梗阻，是新生儿常见疾病之一，男女之比为 4∶1。

【临床表现】

典型临床表现为：可见胃蠕动波，扪及幽门肿块和喷射性呕吐。多在出生后 2～3 周出现典型的症状。进行性加重的频繁呕吐，呕吐物为不含胆汁的胃内容物。最初是喂奶后回奶，接着是喂奶后呕吐，最后发展为喷射状呕吐。上腹部见有胃蠕动波。体检时可在右上腹部触及橄榄状肥厚的幽门。由于长期呕吐和不能进食，患儿可有脱水、体重减轻和消瘦。

【诊断依据】

根据典型的症状和体征即可确诊。对可疑病例可做辅助检查。B 超：幽门肌层厚度≥4mm，幽门管长度≥16mm，幽门管直径≤10mm。钡剂透视见胃扩张，胃蠕动增强，幽门管细长，钡剂通过幽门受阻，胃排空延缓。

【治疗】

幽门环肌切开术是治疗本病的主要方法。不过术前要经过充分的准备，纠正营养不良、水电解质紊乱和酸碱平衡失调。使每小时尿量达到 1ml/kg 以上，以保证麻醉和手术能够安全进行。手术时要充分暴露出幽门，肉眼见幽门形似橄榄状，与十二指肠界限明显，质硬但有弹性。在其前上方无血管区做纵行切开，切口远端不超过十二指肠，然后做钝性分离，使黏膜层自由膨出即可。在分离时要注意保护黏膜层，如发现有破口，应立即修补。手术结束前应经胃管向胃内注入 30ml 空气，检查有无黏膜穿孔。如确无黏膜破损即可结束手术，术后当日要禁食，以后逐步恢复饮水和喂奶。

(四)先天性巨结肠

【发病特点】

先天性巨结肠(congenital megacolon)是病变肠壁神经节细胞缺如的一种肠道发育畸形，发病率约为 1∶5000，男女比为 4∶1，以男性多见。因无神经节细胞的肠段范围不一定，所以先天性巨结肠有长段型和短段型之分。

【临床表现】

新生儿巨结肠多在出生后不排胎粪或排粪延迟，多需灌肠或用开塞露后才会有较多胎粪排出。由于顽固性便秘，患儿常有腹胀和呕吐。体检时可见先天性巨结肠患儿腹部较大，有时可见肠型，但无压痛，左下腹有时可触及粪石性包块。直肠指检发现直肠壶腹部空虚，粪便停留在扩张的结肠内，退出手指时，大量粪便和气体随之排出。随着年龄的增长，患儿表现为便秘、腹胀和全身营养不良，多需灌肠或用其他方法帮助排便。

先天性巨结肠患儿有时会并发小肠结肠炎，表现为高热、腹泻、高度腹胀和严重脱水。由于小肠结肠极度充气扩张，甚至会引起呼吸窘迫和全身中毒症状，这些表现称为巨结肠危象。小肠结肠炎的病死率很高。

【诊断依据】

根据患儿典型的病史，顽固性便秘和逐渐加重的腹胀，诊断并不困难。对可疑病例可做以下辅助检查。

1. X线　腹部平片可见扩张充气的结肠阴影，或表现为结肠梗阻。用少量钡剂灌肠，在透视下可了解痉挛段长度和扩张段结肠范围及程度，如 24h 后仍有钡剂残留在扩张段结肠内，即可确诊为先天性巨结肠症。

2. *直肠测压*　是检查先天性巨结肠的有效方法，以了解肛管有无正常松弛反射。

3. *活体组织检查*　取直肠下段黏膜下及肌层部分活组织做病理学检查，以确定有无神经节细胞存在。此法为有创性检查，只对可疑病例采用。

4. *组织化学检查*　取直肠下段黏膜下固有层进行组化染色，可见大量乙酰胆碱酯酶阳性染色的神经纤维。

【治疗】

1. *非手术治疗*　对症状较轻的短段型可长期做非手术治疗，症状重的患儿在手术治疗前需要用此法进行一段时间的术前准备。非手术治疗方法包括扩肛、温盐水灌肠、开塞露灌肠以缓解腹胀，改善心肺功能。补液以纠正脱水、电解质紊乱和营养不良。

2. *手术治疗*　绝大多数先天性巨结肠都要行手术治疗，手术方法分三类。

(1)病变肠段切除术(Swenson 术式)：经腹或经肛门把无神经节细胞的狭窄段及部分扩大明显的扩张段结肠切除，再做近端结肠与肛管斜形一期吻合。

(2)在直肠后方做结肠肛管吻合(Duhamel 术式)：在腹膜返折上切断直肠上段，并关闭远端直肠。再在齿状线上 1cm 处切开肛管后壁半周，做近端结肠与肛管后半周的端侧吻合。

(3)直肠黏膜剥除术(Soave 术式)：在腹膜返折上切开直肠一周的浆膜层和肌层，在直肠肌肉层与黏膜下层间向下分离，直达肛管齿状线上 1cm 处，去除整个直肠黏膜层和扩张段结肠，做近端结肠与肛门间吻合。

(4)结肠造口术：症状重的新生儿先天性巨结肠和有巨结肠危象的患儿，宜先做结肠造口术，待半年后再做根治性手术。这样比较安全，可减少并发症和病死率。

二、局部急性感染

新生儿有部分免疫能力是从母体遗传来的，这部分免疫力多于几个月内逐渐消失，局部免疫基本上是出生后形成的。新生儿对化脓性细菌的免疫反应表现为早期无化脓性感染反应，不红、不肿、不化脓。出生几天后才逐渐有反应，但也不是典型的炎症反应，一般只有渗出及小量浸润及白细胞增生，没有纤维蛋白沉积及纤维增生，这个时期称之为弱应性反应。半岁以后的小儿才能发生淋巴结炎等典型的化脓性感染，然而常见浸润过多，红肿硬范围很大，远超过一般发炎淋巴结的范围，此期称为强应性反应。待小儿逐渐长大后，淋巴结炎只是淋巴结大和疼痛，红肿范围一般不会超过淋巴结本身的一倍，这时才是正应性反应。也就是说小儿从出生到长大，对化脓性细菌的反应开始时是弱应性，以后为强应性，最后才达到正应性反应。在正应性反应期，机体能对抗小量的细菌，一般不发生化脓性感染。婴幼儿期则常发生化脓性感染，且又不典型，这就是小儿局部化脓性感染的年龄特点。下面用几个典型病种来说明它们之间的差别。

(一)新生儿皮下坏疽

新生儿皮下坏疽是弱应性反应的典型病种。致病菌多为金黄色葡萄球菌，有时也可为大肠埃希菌和铜绿假单胞菌等。

【临床表现】

典型的症状为出生后 2～3d 某次换尿布时发现腰背部有一小片皮肤稍发红，这时已经有细菌侵入，并形成皮下感染。如不及时处理则大量繁殖的细菌向周围扩散。待下次换尿布时可发现皮肤红肿范围扩大，随之可蔓延至整个背部皮下，中心部皮肤因循环不良而发暗，以至坏死。皮肤稍厚，且有漂浮感。全身症状有哭闹无常、拒食、发热、白细胞增高等。如不及时治疗，病变范围会进一步扩大，但始终不形成脓肿，红肿部也不高出皮面。穿刺无脓液，只有血性渗液。毒素大量吸收后，可出现毒血症，甚至发生中毒性休克和死亡。

【诊断依据】

根据典型的临床表现，诊断并不困难。由于新生儿免疫功能不稳定，也有局部反应较强者，表现为红肿而无中心发暗与漂浮感。有时患处有一定的局限能力，使渗液积聚形成范围大而张力小的软脓肿。

【鉴别诊断】

需要与新生儿硬肿症鉴别。新生儿硬肿症一般多发生在冬季，在寒冷的环境中暴露时间过长，引起新生儿背部及双下肢皮肤及皮下硬肿。如果同时背部受压或其他刺激后也可形成疏松结缔组织炎型皮下坏疽。新生儿硬肿症的诊断要点是双下肢硬肿，不能搬动。

【治疗】

治疗原则是全身使用抗生素，特别是抗金黄色葡萄球菌的抗生素，如青霉素和红霉素等。全身支持治疗包括少量多次输血、血浆和抗体蛋白等。一旦确诊需立即行多处切开引流。根据病变范围大小不同，可做几个到十几个小切口，每个切口长 1～2cm，从此切口在皮下组织间分离，使之不形成皮下积液。为了引流积液，一般在每两个切口间置皮片引流 1～2d，每日更换敷料，一般 1～2 周伤口即可痊愈。

(二)颌下蜂窝织炎

颌下蜂窝织炎是金黄色葡萄球菌自口腔侵入颌下淋巴结，此病多发生在 1 岁左右的小儿。在此年龄段常发生强应性反应，一侧颌下淋巴结炎症进一步扩大至周围组织，引起颌下蜂窝织炎。

【临床表现】

本病多发生在 4 个月至 4 岁之间的婴幼儿，年龄越小反应越重。开始为一侧颌下红肿，同时有发热和局部疼痛，次日范围扩大，局部红肿热痛更加明显。中心部位是最早发炎的淋巴结，因此中心部位压痛最明显。红肿处一般较硬，压迫局部后有白斑压迹反应。如得不到及时治疗，红肿范围可进一步扩大，由某一侧颌下扩大到颈前颏下，甚至发展到对侧颈部及颌下。4d 后可停止扩散，但仍无中心软化。在局部炎症范围扩大的同时全身反应也很明显，包括发热、呼吸困难、食欲缺乏和精神萎靡，严重者可以发生中毒性休克和中毒性脑病，甚至很快死亡。

【诊断依据】

根据典型的症状和体征可做出初步诊断。特别是某一侧颌下有局限性红肿，而且局部质地较硬者即可诊断为颌下疏松结缔组织炎。个别患儿颌下红肿处有小部分中心软化，甚至破溃出脓，但周围广泛红肿，硬结处也不会因中心出脓而消失。

【鉴别诊断】

需要与口底部疏松结缔组织炎鉴别。两者局部和全身症状都很相似，但口底部蜂窝织炎一般发病年龄较大，病变中心部位在颈前正中区而不是在某一侧。在症状上往往有比较明显的吞咽困难和呼吸困难。由于感染灶在口底部，因此早期病变以口底部为主，检查时也可发现口底部有明显的炎症表现。

【治疗】

因本病属于强应性组织反应，而不是真正积脓，所以一般不需要切开引流。主要治疗方法是使用抗生素和全身支持。如有呼吸困难则需给氧和激素。局部热敷和理疗有利于水肿的消退，中药如意金黄散局部外敷也是有效的。一般 2 周后红肿可逐渐消退，压痛消失，即可认为是痊愈。

(三)急性颌下淋巴结炎

急性颌下淋巴结炎是最常见的小儿急性感染，多见于学龄前后儿童，为典型的正应性反应的化脓性感染。致病菌多为金黄色葡萄球菌，由口腔侵入到颌下淋巴结，引起局部淋巴结急性炎症。

【临床表现】

起病早期为某一侧颌下疼痛，局部可触及橄榄状肿物，有压痛。继之可发现局部皮肤红肿。因红肿范围不大，以淋巴结大为突出的早期表现。全身反应有低热，有时体温可高达 39℃。3d 后病情稳定，1 周后多自然退热，红肿范围缩小。2 周后局部红肿和压痛消失。少数患儿因免疫力低，局部红肿不能自然消退，反而继续扩大，中心软化，形成有波动的脓肿。如果脓肿张力不高，可逐日软化，1～2 周后自然缩小而被吸收。如果脓肿张力高，可能自然破溃而出脓。由于淋巴结脓肿与皮下脓肿合并形成哑铃状脓肿，因此类脓肿引流不畅，如待淋巴结内外两个脓肿自行吸收，至少要 1 个月。虽然局部炎症反应可能很重，也会有不同程度的发热，但对患儿的精神状态和食欲影响不大，很少发展为严重中毒或休克。

【诊断依据】

颌下可触及肿大的有明显压痛的淋巴结即可明显诊断。如果局部软化形成脓肿，做脓肿穿刺，抽出脓液便可确诊。脓液细菌培养，能找出致病菌。

【鉴别诊断】

需要与淋巴结结核继发感染鉴别。淋巴结结核继发感染虽然也有局部红肿热痛的表现，但在发病之前就有局部淋巴结大的病史，按一般抗感染治疗效果不佳。如脓肿破溃可流出干酪样坏死组织，瘘口经久不愈。结核菌培养阳性，结核抗体阳性和结核菌素试验阳性等，为诊断结核的依据。

【治疗】

小儿急性化脓性淋巴结炎以抗菌消炎的非手术治疗为主，首选对金黄色葡萄球菌抗菌力强的抗生素。在全身使用抗生素的同时，要注意适当休息，多饮水。局部可以做热敷、理疗、外用如意金黄散等辅助治疗。一般说来，前 3 天为发展期，任何治疗都不能阻止其发展。3d 后只要治疗措施正确，急性症状多可得到控制，1 周后可使炎症反应消退，2 周后可痊愈。但肿大的淋巴结不会很快消退，至少要 4 周后才能逐渐消失。

小儿急性淋巴结炎一般不需手术，但脓肿形成后，脓腔内张力过大，不但疼痛剧烈，还可以使炎症扩散，甚至增加毒素吸收而使全身发热。这时就需要做减张性切开引流，以后定期换药。如果脓肿破溃，而又引流不畅，已形成哑铃状脓肿时，则需要扩大引流口，以利早期愈合。

(四)病毒性流行性腮腺炎

【发病特点】

致病原因是由病毒引起。好发于春季，一般有流行病学病史，为传染性，特别是在幼儿园、儿童医院等小儿集中的单位容易群发。

【临床表现】

起病初期往往先有一侧腮腺部位肿胀、

疼痛、发热。也可两侧腮腺部位同时发病。表现为耳垂前后肿胀、疼痛和压痛，但不会化脓。发病后要做隔离治疗，防止传染给其他小儿。

【治疗】

治疗方法包括全身抗病毒和支持治疗，局部要做热敷、理疗，一般 1 周后可逐渐痊愈。

（五）急性化脓性腮腺炎

【发病特点】

绝大多数是继发于某些传染病或大手术后。致病菌多为金黄色葡萄球菌，也可以是链球菌和肺炎球菌。

【临床表现】

起病急，一般为单侧腮腺部位肿胀、疼痛和压痛，可有发热和全身不适。因为本病为化脓性细菌感染，所以进一步发展就会表现出红肿热痛症状。按压腮腺时，在颊内腮腺导管开口处有脓性分泌物流出。可有耳后及颌下淋巴结大，白细胞和中性粒细胞增高明显。如病情进一步发展，也可形成局部腮腺脓肿。

【治疗】

以抗菌消炎为主，首选抗金黄色葡萄球菌能力强的抗生素，如青霉素和红霉素等。局部要做热敷，或外敷如意金黄散。一旦脓肿形成，应及时切开引流。在做切引手术时必须注意勿伤及面神经，要顺着面神经走行方向做钝性分离，进入脓腔后轻轻打开各个间隔，只要能起到充分引流作用即可，不必过分分离。如脓肿较大者可用皮管引流，便于以后换药时冲洗脓腔。

三、小儿急性腹痛

小儿腹痛在诊断和治疗上均有与成人不同的特点。首先小儿不能准确地诉说其腹痛的部位和程度，检查又不配合，给诊断带来一定的困难。另外，不同年龄段的小儿易发腹部疾病不尽相同，我们必须熟悉这些疾病的特点，才能做出正确的诊断。

小儿腹痛的原因可分为器质性病变和功能性病变两大类。在器质性病变中又可分为炎症、梗阻、穿孔、绞窄和坏死等，每一类病变的腹痛都有自己的特点。在功能性病变中也可分为继发性腹痛和原发性腹痛，继发性功能性腹痛往往是在内科疾病的基础上所发生的腹痛，如肺炎、肠炎、腹泻等，都可有腹痛症状。原发性功能性腹痛多为肠痉挛，有时很难与外科器质性腹痛相鉴别。必须经过观察，几个小时后症状更加明显时，才能明确诊断。有时器质性病变与功能性病变相交错，就更难诊断了。如阑尾腔内粪石可以引起肠痉挛，也可以引起急性阑尾炎，在病变早期就无法鉴别。肠道内蛔虫可以引起肠痉挛，蛔虫团也可引起肠梗阻，早期也是无法鉴别的。总之，小儿腹痛的诊断与鉴别诊断比较复杂，不宜轻易下结论。尤其对需要手术治疗的外科急腹痛，要尽量正确。因此，我很赞成张金哲教授提出的“三固定法”和“3 次检查法”。

三固定法是对外科器质性病变的腹部压痛和肌紧张的判断方法：要求同一个医师对同一个患儿做多次检查后，认为其腹部压痛、反跳痛和肌紧张的程度固定、位置固定和范围固定，才能下最后结论。3 次检查法是为了证明“三固定”体征，必须有三个不同时间的检查对照，中间要有一定的间隔，3 次检查的结果必须一致才能成为“固定”的真正体征。3 次检查是：就诊时检查 1 次，有个初步判断；做完辅助检查时再检查 1 次，来证明或修正自己的判断；办完住院手续后再检查 1 次，确定自己的判断。通过以上 3 次检查，都证明腹部体征的“三固定”，才能放心地进行住院手术。如果有 1 次不固定都需要观察，或做其他辅助检查，如腹穿、X 线或 B 超等，以修正或确定最后诊断。下面介绍几个小儿常见的急腹症。

（一）急性阑尾炎

【发病特点】

小儿阑尾比较短粗，并且开口处相对较大，故梗阻的机会较少，小儿急性阑尾炎的发病率远比成人低。但随着小儿年龄的增长，阑尾壁内淋巴滤泡增生显著，任何过敏反应、感染等引起淋巴免疫反应时，均可导致阑尾壁水肿而堵塞阑尾管腔，引发急性阑尾炎，这是学龄前以上儿童易发急性阑尾炎的原因之一。另外，阑尾腔内粪石、细菌等也是引发急性阑尾炎的原因。小儿大网膜较短，不能包裹发炎的阑尾，所以发生急性阑尾炎后容易穿孔，形成弥漫性腹膜炎。

【临床表现】

小儿急性阑尾炎早期有脐周阵发性腹痛，持续时间约 6h，并逐渐加重。此后腹痛转移至右下腹，并呈持续性疼痛。小儿不能诉说腹痛，但始终有烦躁或哭闹，常伴有呕吐、拒食和无力。多有全身发热，甚至有高热。腹痛和腹部拒压是小儿急性阑尾炎始终存在的主要症状和体征。

【诊断依据】

根据典型的症状可以做出初步诊断。反复检查 3 次均有右下腹“三固定”压痛体征，可以肯定诊断。3 岁以下婴幼儿阑尾易于穿孔，形成弥漫性腹膜炎后诊断较为困难。这时可在右下腹做腹腔穿刺，抽出灰白色脓液即可确诊为急性阑尾炎。血常规化验见白细胞总数和中性粒细胞明显增高。B 超检查可见右下腹部有肿大的阑尾。

【治疗】

急诊阑尾炎一旦确诊，均需立即手术，但术前仍应进行必要的准备。包括术前检查、禁食水、纠正脱水和电解质紊乱、使用抗生素等。一旦形成包裹性阑尾脓肿，暂不宜手术。一边消炎治疗，一边观察病情变化。如逐渐好转，则应继续做非手术治疗；如腹痛和发热有加重趋势，则应立即手术。原则是以引流脓液为主，不必勉强切除阑尾。

手术时以做下腹部横纹偏右切口为佳。阑尾切除后残端最好不做内翻包埋，因为包埋后可能诱发肠套叠，将阑尾残端电灼后用系膜掩盖缝合即可。腹腔镜阑尾切除术已很成功，可根据病情和条件选用腹腔镜治疗。更适用于早期镜检诊断，顺便切除阑尾。

(二)肠套叠

【发病特点】

肠套叠好发于 6—20 个月婴儿。原发性肠套叠不能找到原因，有人认为与婴儿饮食结构改变后所引起的肠痉挛有关。继发性肠套叠系因肠内肿瘤、憩室等原有病变作为起点而诱发肠套叠。

【临床表现】

1 周岁以内的婴儿，特别是由完全母乳改为母乳添加辅食后的肥胖婴儿易发肠套叠。开始症状为阵发性哭闹，在哭闹的间歇期照常吃奶，甚至可以安静入睡，但半小时后又一阵哭闹，反复不停。以后可能出现呕吐和便血，便血是因套入的肠管受压而使黏膜出血，量很少，无大便成分，以黏液为主，呈果酱样。此时患儿的一般情况尚好，腹软，无腹胀。细心的母亲可以在脐周扪及硬块，如短香肠，略能活动。几个小时后症状更加典型，患儿精神变差，不愿吃奶，哭闹更加频繁。如此时仍得不到治疗，继续套入的肠管可能发生坏死和梗阻，继而出现中毒症状和腹膜炎，这一过程约需 48h。晚期套叠以肠梗阻和腹膜炎症状为主，有明显腹胀，呕吐、拒食、精神不振和便血。

【诊断依据】

根据典型表现，多可明确诊断。对可疑者可以用空气灌肠或钡剂灌肠帮助诊断，如能见到杯口状充盈缺损则可以确诊。而且对早期病例还可以通过灌肠进行肠套叠复位，此法既有诊断作用又有治疗作用。B 超可见肠套叠部位有含气性肿块。晚期患儿已有肠梗阻者，X 线片能见到小肠内有阶梯状液平面，结肠内无空气影像。

【治疗】

早期肠套叠一般采用空气灌肠法复位，成功率约为 90%。空气灌肠的缺点是患儿和医师都要在 X 线下透视，X 线对人体是有伤害的。最近有人改进为在B超监视下向直肠内灌入生理盐水，只需将盐水瓶吊到一定高度即可，既不用控气设备，又不被X线伤害，所以此法有代替空气灌肠之趋势。不过，无论哪种方法灌肠都有造成肠穿孔的危险，故要严格掌握灌肠治疗指征。一般认为病程超过48h，或有腹膜炎体征者不宜做灌肠治疗。

对不宜灌肠或灌肠治疗失败者，都应该做手术治疗。术中采用从套入顶端向近端挤压的方法使套入部缓慢复位。复位后如发现有肠坏死，应立即行肠切除术。

（三）腹股沟斜疝嵌顿

【发病特点】

小儿先天性腹股沟斜疝在没有嵌顿时，一般没有症状，肠管可以在疝囊内自由出入。但因哭闹使腹内压突然增加，大量肠管挤入疝囊内，互相压迫，影响血供，甚至使疝入的肠管发生扭转，出现痉挛与蠕动紊乱。进一步发展会阻断血供，出现肠梗阻症状。

【临床表现】

绝大多数腹股沟斜疝在发生嵌顿之前，有腹股区可复性肿块的病史。几个小时之前肿块突然增大，并有明显腹痛。小儿表现为哭闹、腹胀、呕吐和肛门停止排便排气。原来可以还纳的肿块，现在不能还纳入腹腔。而且肿块较以前变硬，有触痛。晚期的嵌顿性疝触痛明显，局部皮肤有红肿，甚至有全身中毒症状。少数患儿因内环口较小，过去没有发现腹股沟区肿块，当腹内压突然增加时，把部分肠管挤到疝囊内，而发生嵌疝。也可能发生李特疝（Richter hernia），即部分肠管侧壁挤入疝囊内，发生部分肠壁嵌顿。这时在腹股沟区有压痛，但没有肿块，肠梗阻症状也不典型。另外，被挤入疝囊内的不是肠管而是大网膜时，则有不能还纳的局部肿块而没有肠梗阻症状。

【诊断依据】

有典型表现的腹股沟斜疝嵌顿，容易诊断，不需要借助于辅助检查。但是，不典型的表现，则需要借助于辅助检查。腹部立位平片可以帮助诊断有无肠梗阻。血常规检查可以帮助诊断肠坏死和中毒。另外，鞘膜积液继发感染也易被误诊为腹股沟斜疝嵌顿。两者的鉴别诊断可以依据过去史，患鞘膜积液者以前不可能把肿块还纳回腹腔，而腹股沟斜疝在未嵌顿之前是可以把肿块还纳入腹腔的。此外，阴囊型腹股沟斜疝嵌顿时，在肿块下方可扪及睾丸，鞘膜积液的肿块周围都不会扪及睾丸。

【治疗】

嵌顿性疝有手法复位和手术治疗两种方法。

1. *手法复位*　如果嵌顿的时间短（3～4h以内），局部压痛不明显，也无腹部压痛和肌紧张者可以采用手法复位。方法是给患儿静注地西泮，让其睡眠后取头低足高位，然后轻柔地把疝内容物还纳入腹腔。嵌疝复位后必须观察24h，注意有无腹膜炎和肠梗阻表现。

2. *手术治疗*　除上述情况外，嵌顿性疝都需要紧急手术，以防疝内容物坏死，并解除伴发的肠梗阻症状。对已有疝内容物绞窄坏死者更需要立即手术，以减轻中毒症状。对没有肠坏死的嵌疝，把肠管还纳后将疝囊高位结扎，并缩小内环口，达到一期修复的目的。对已有肠坏死者，可做肠切除一期肠吻合。

（四）粘连性肠梗阻

【发病特点】

发生粘连性肠梗阻必须要有两个条件，一是腹腔内原本就存在粘连，二是近期有肠蠕动功能紊乱。对小儿来说，腹内粘连可能是过去有过腹腔内感染史或损伤史（如手术）。如果排除以上可能的话，那就是先天发育性粘连，如胎粪性腹膜炎、梅克尔憩室的索带和肠系膜缺损。至于肠蠕动功能紊乱，小儿随时都可能发生，如腹部受凉、暴饮暴食和中毒过敏等。如果没有潜在的粘连，仅肠蠕动功能紊乱是不会发生肠梗阻的，否则就会引发粘连性肠梗阻。

【临床表现】

小儿肠梗阻也有腹痛、腹胀、呕吐和肛门停止排便排气四大症状，只是表现方式不同而已。对腹痛来说，稍大一些儿童，会诉说腹痛的部位和程度。早期一般为脐周阵发性绞痛，有明显间歇期。出现绞窄后则腹痛变为持续性剧烈腹痛。如是不会说话的小儿，则只表现为阵发性哭闹。患儿都有拒食，呕吐次数与梗阻的部位和完全程度有关。一般来说，高位的完全性肠梗阻呕吐频繁，低位的不完全性肠梗阻呕吐次数较少。腹胀和大便情况主要与梗阻的程度有关。完全性梗阻则肛门无排便和排气；而不完全性梗阻，腹胀较轻，也会有少量排便。病程较长者，可能有脱水、口干和精神不振。绞窄性肠梗阻晚期则会有高热、缺氧等中毒症状。

【诊断依据】

首先要明确是否有肠梗阻。这点可通过腹痛、腹胀、恶心呕吐和肛门停止排便排气等症状做出初步诊断。如果在腹部立位平片上能见到几个液气平面，加之肠鸣音亢进，甚至可以听到气过水声，就可以肯定诊断为肠梗阻。再排除掉嵌顿性疝、肠套叠、蛔虫团、异物团等常见原因后，就可以确定为粘连性肠梗阻。

为了确定是否需要立刻手术，在诊断时还必须明确是否为绞窄性肠梗阻。一般说来，腹痛剧烈，腹部有广泛压痛和反跳痛，甚至有肌紧张，肠鸣减弱或消失。全身反应有发热、精神萎靡、脉搏和呼吸加快等，均提示为绞窄性肠梗阻，需要立刻手术。否则就不是绞窄性肠梗阻，可以用非手术方法治疗，观察病情变化。

【治疗】

粘连性肠梗阻的治疗方法分为非手术和手术两种。

1. *非手术治疗*　肠梗阻病儿首先要插胃管做胃肠减压，静脉补液以纠正脱水、电解质紊乱和代谢性酸中毒。还要从静脉给予先锋类广谱抗生素，抗厌氧菌的抗生素甲硝唑或替硝唑等。每天的补液量初步估计为100ml/kg，然后再根据脱水的纠正情况酌情增减。

2. *手术治疗*　对绞窄性肠梗阻必须立刻手术，完全性肠梗阻或可疑为绞窄性肠梗阻者要尽早手术。进腹后行粘连松解术，解除梗阻。发现有坏死的肠管要做肠切除，切除到外观完全正常处。判断肠管是否正常，要根据肠管的颜色、光泽和蠕动功能，还要看肠系膜的动脉搏动情况。对需切除 50cm 以上的大段肠管，要特别慎重。

（纪　忠）

第十六节　肿瘤常见急症

一、上腔静脉综合征

上腔静脉综合征（superior vena caval syndrome，SVCS）为临床上最常见的肿瘤急症之一，主要是由于胸内肿瘤压迫上腔静脉引起急性或亚急性呼吸困难和面颈部肿胀。检查可见面颈、上肢和胸部静脉回流受阻、淤血、水肿，进一步发展可导致缺氧和颅内压增高。

【解剖与生理特点】

上腔静脉位于上纵隔右前部，由左右头臂静脉汇合而成，长 6～8cm，接收来自头颈、上肢和上胸部的血液进入右心房。上腔静脉为一薄壁、低压的大静脉，周围有胸骨、气管、右侧支气管、主动脉、肺动脉、肺门和气管旁淋巴结。这些部位的病变都有可能压迫上腔静脉导致SVCS。在少见的情况下，纵隔的其他结构如食管、脊柱的病变也可引起SVCS。

在上腔静脉部分或完全受阻后，随着静脉压力的增加逐渐引起侧支循环、浅表静脉扩张、面部淤血、结膜水肿、颅内压升高导致的头痛、视物不清和意识障碍。上腔静脉也可因非肿瘤引起压迫或血管内栓塞，且长期受压后往往会伴有静脉内血栓形成，治疗后很难达到完全缓解。

【病因】

引起SVCS最常见的病因为胸内肿瘤。非肿瘤性疾病引起SVCS的少见。如纵隔纤维化、甲状腺肿、结核，其他则是中心静脉插管或起搏器引起的栓塞、心脏先天性疾病及手术后纵隔局部血肿等。

【临床表现】

SVCS的临床表现多较典型，可因受压部位侧支循环形成情况略有不同。起病为急性或亚急性，治疗前病程从数日到数月不等。

1. 常见症状　呼吸困难、面部肿胀和头部发胀、咳嗽、上肢肿胀、胸痛、吞咽困难、咯血、晕厥。

2. 常见体征　颈静脉、胸壁静脉和腹部静脉曲张、面部充血、水肿、发绀、上肢水肿、声带麻痹。

【辅助检查】

1. CT和MRI　对SVCS的诊断意义很大：①可清楚地显示胸内结构；②显示上腔静脉受阻的具体部位；③有助于了解侧支循环的情况；④指导经皮穿刺活检；⑤帮助放射治疗医师准确定位及监测治疗结果。

2. 痰和胸腔积液检查　包括细胞学检查、淋巴结活检、纤维支气管镜检查和骨髓穿刺都可进一步明确诊断和确定组织学类型。必要时可做纵隔镜或经皮穿刺活检。

3. 静脉造影　其价值尚有争议。

【诊断依据】

依据临床表现，特别是CT和MRI检查，诊断一般不困难。多数患者胸部X线片上可见上纵隔(75%～80%为右侧)肿块，有肺和肺门淋巴结病变的占50%以上。体层片或CT可显示肿块和气管、支气管受压。20%～25%的患者可有不同程度的胸腔积液。

【治疗】

SVCS肿瘤急症一旦确诊应及时治疗，有的可不等病理细胞学结果即开始治疗，主要是因为患者可有颅内压增高及一系列神经系统症状，加重时可威胁生命。有些检查往往会增加静脉压，甚至导致出血，故应谨慎或放在症状缓解后再做。

治疗原则首先缓解SVCS症状，其次才是治疗肿瘤。

1. 一般处理　患者卧床，抬高头部及给氧，这样可降低心脏输出和降低静脉压。利尿药和限制盐的摄入能使水肿减轻，但一般不鼓励采取脱水以避免引起血栓形成。肾上腺糖皮质激素能抑制正常组织内的炎性反应从而减轻压迫。由于患者常处于高凝状态，必要时可给一定的抗凝、抗栓治疗，但多数患者并不需要。患者输液应通过下肢而不是上肢静脉，以避免加重症状及导致静脉炎。

2. 放射治疗　有良好的疗效，一般主张由大剂量开始，最好并用激素和(或)化疗，以迅速缓解症状。照射野一般应包括纵隔、肺门和邻近的肺部病变。

3. 化学治疗　对化疗敏感的小细胞肺癌、恶性淋巴瘤及生殖细胞瘤有时可先采用化学治疗。其优点是避免放射治疗开始时引起的暂时性水肿导致病情一过性加重。对于病变较广泛，需要照射范围过大的患者也可先做化疗。化疗应选作用快的周期非特异性药物，剂量应偏大。最好同时给予激素以减轻反应。

二、脊髓压迫症

脊髓压迫症是晚期肿瘤常见的中枢神经系统并发症。脊髓压迫95%以上发生在髓外,其中 70%发生在胸段,20%在腰段,10%在颈段脊髓。硬膜外腔转移所致的脊髓压迫,一般均系永久性损害,应当尽快争取有力的急救措施,以逆转已存在的神经损害及保护脊髓功能。

【病因】

引起脊髓压迫最常见的病因依次是乳腺癌、肺癌、淋巴瘤、前列腺癌、肉瘤、骨髓瘤等。

【发病机制】

肿瘤转移至脊髓的途径包括:①肿瘤转移至脊柱,然后再突入椎管;②肿瘤转移至椎旁引起椎间隙狭窄,椎间盘突出进入椎管;③经血循环或淋巴引流直接进入椎管。近来的许多研究表明,转移瘤的生长并向周围软组织侵犯,可引起椎静脉系统压力增高,血液淤滞,局部血管闭塞,使脊髓的血供障碍,最终导致脊髓麻痹。

【临床表现】

不同的肿瘤发生硬膜外转移的部位亦有所不同,一般认为与解剖部位及静脉和淋巴引流有关。乳腺癌和肺癌往往造成胸段脊髓压迫,胃肠道肿瘤大多转移至腰骶部,淋巴瘤造成的脊髓压迫,常因肿瘤的局部直接侵犯所致。

1. *疼痛*　疼痛是常见的症状,占 90%以上,通常与脊髓受累的部位一致;开始为一侧,呈间歇性,用力或改变体位引起任何神经根受牵拉的情况均可诱发或加重疼痛。随着肿瘤的生长可发展为双侧及持续性疼痛,体检病变椎体可能有棘突的压痛或叩痛,常见于硬膜外肿瘤,并伴有束带状肢体发麻、烧灼感或针刺感等感觉障碍,以及相应的神经根支配能力下降或肌肉萎缩。

2. *无力及上行性麻木或感觉异常*　典型者可出现脊髓半切综合征,即病变水平以下的上运动神经元性瘫痪、深感觉障碍和病变对侧水平以下 2～3 节椎体的痛温觉减退。当脊髓完全受压后,会出现感觉消失等神经功能障碍,主要表现为自主功能障碍,如尿失禁及尿潴留也很常见。查体时可发现感觉障碍、反射改变以及运动障碍,严重时可发生截瘫。

【诊断依据】

恶性肿瘤出现上述症状者,需行下列检查以明确诊断。

1. *脑脊液检查*　腰椎穿刺测定脑脊液常规、生化及动力学变化是诊断脊髓压迫症的重要方法。

(1)脑脊液动力学改变:压颈试验可证明椎管是否有梗阻,但压颈试验正常并不能排除椎管梗阻。①椎管部分阻塞,压力初压正常或略增高,压腹迅速上升,解除腹压缓慢下降,放出脑脊液后压力明显下降。②椎管完全阻塞,在阻塞平面以下测压力很低甚至测不出,压腹可迅速上升,而颈静脉加压对脑脊液压力无影响,放出脑脊液后明显下降。

(2)脑脊液常规及生化改变:细胞计数一般在正常范围,有出血坏死的肿瘤患者的红细胞和白细胞均升高;椎管完全梗阻时脑脊液蛋白明显增高,蛋白-细胞分离,甚至可超过 10g/L,流出后自动凝结,称为 Froin 征。

2. *影像学检查*

(1)脊柱 X 线摄片:正位、侧位必要时加摄斜位。椎旁脓肿和良性肿瘤常有阳性发现,如可见椎弓根间距增宽、椎弓根变形、椎间孔扩大、椎体后缘凹陷或骨质疏松。

(2)磁共振成像(MRI):为非侵袭性检查,能清晰地显示脊髓受压部位、范围、病变大小、形状及与椎管内结构关系,必要时可增强扫描推测病变性质。

(3)CT:有助于显示肿瘤与骨质之间的关系及骨质破坏情况。

(4)脊髓造影:可显示脊髓的形态、位置及脊髓腔状态,核素扫描可判断椎管梗阻部位,随着 CT、MRI 应用,这种检查方法很少应用。

【治疗】

目的是恢复和保留正常神经功能,控制

局部肿瘤和缓解疼痛。由于大多数晚期肿瘤患者不可能治愈，姑息性治疗也很重要。

1. 内科治疗　对神经系统检查中提示有脊髓压迫的患者，应立刻静脉内给予大剂量的地塞米松，首次用 10mg，静脉注入，然后每 6 小时静脉内再给予 4mg，可以迅速缓解疼痛及改善神经功能。

2. 放射治疗　放射治疗是硬膜外脊髓压迫最常用且有效的方法，其目的是通过减少肿瘤细胞的负荷达到缓解神经结构的压迫，防止神经损害的进展，缓解疼痛和防止局部复发。

3. 外科治疗　椎板切除术常可迅速解除脊髓压迫症，但往往不能切除全部肿瘤，预后大多不良，且手术的病死率在 9%左右。手术后大多数患者仍需放射治疗。

4. 化学治疗　总的来说，对于脊髓压迫症化疗的效果不如放疗和手术治疗。但那些对化疗敏感的肿瘤如淋巴瘤、生殖细胞肿瘤、神经细胞肿瘤和尤因肉瘤，化疗也可以取得很好疗效，有时并不比放疗或椎板切除术的效果差。

三、高钙血症

肿瘤中最常见，并危及生命的代谢性急症是高钙血症，当骨骼中动员出的钙水平超出肾脏排泄阈值时就会发生高钙血症。

【病因】

在住院患者中，肿瘤是引起高钙血症的首要原因。国外报道，15%～20%的肿瘤患者会发生高钙血症，发生率与病种有关。在骨髓瘤及乳腺癌患者中发生率最高（约40%），其次是非小细胞肺癌，也见于结肠癌、前列腺癌及小细胞肺癌患者。但在我国发病率似乎低得多。高钙血症影响多器官功能，并引起许多病理、生理改变，甚至要比癌症本身更易危及生命，故应早期诊断及紧急治疗。

【发病机制】

肿瘤相关的高钙血症发病机制不完全清楚，目前认为与发病有关的因素有如下几种。

1. 甲状旁腺激素相关蛋白(PTH-RP)　许多肿瘤患者如肺鳞癌、乳腺癌伴高钙血症的患者中，30%～50%伴有 PTH-RP 水平升高。

2. 维生素 D_3　近来有学者报道，霍奇金病、非霍奇金淋巴瘤和骨髓瘤，偶尔也在实体瘤患者的血清中发现 1,25-二羟维生素 D_3 水平升高。但是否与高钙血症相关有待进一步研究。

3. 前列腺素(prostaglandins, PG)　人们早就发现，血液中前列腺素可以引起癌症相关的高钙血症。特别是前列腺素 E 系列，在体外试验，可以直接导致骨吸收。

4. 细胞因子(cytokines)　体外试验证实，许多可溶性破骨细胞活化因子都可以诱发骨的重吸收。

5. 其他　恶性肿瘤可转移至骨骼，直接破坏骨组织，将骨钙释放出来，引起高钙血症。

【临床表现】

临床表现几乎包括各个系统，极易与药物的不良反应或晚期患者的衰竭症状，特别是中枢神经系统转移的表现相混淆。

1. 全身症状　脱水、体重减轻、厌食、瘙痒、烦渴。

2. 神经肌肉症状　疲劳、嗜睡、肌无力、反射减退、神经病、癫痫发作、意识丧失、昏迷。

3. 胃肠道症状　恶心、呕吐、便秘、顽固性便秘、肠梗阻。

4. 肾脏　多尿、肾功能不全。

5. 心脏　心动过缓、P-R 间期延长、Q-T 间期缩短、T 波宽、房性及室性心律失常。

6. 生化及心电图异常　包括血清钙、磷酸盐、碱性磷酸酶、电解质、血尿素氮、肌酐等异常。血清钙正常值为 2.25～2.74mmol/L，2.75～3.0mmol/L 为轻度升高，3.1～3.7mmol/L 为中度升高，＞3.7mmol/L 时可能引起高钙血症危象。伴有低磷酸血症的甲状旁腺激素水平升高,可能提示有异位的激素分泌。白蛋白水平低下、营养不良的患者测定离子钙的水平对决定是否治疗是有帮助的。因为高钙血症的症状与离子钙的升高有关,与结合钙无关。多发性骨髓瘤患者由于过量产生的副蛋白与血清钙异常结合可以有血清钙水平升高,但游离钙的水平并不升高。而低蛋白血症的患者也可产生高钙血症症状,心电图经常显示 Q-T 间期缩短、T 波宽大、心动过缓及 P-R 间期延长。

【治疗】

1. *一般措施*　理想的治疗是针对引起高钙血症的原发疾病,但高钙血症大都发生在细胞毒药物治疗失败的晚期患者。为此,通常采用的治疗方法是通过增加尿中钙的排泄或减少骨的重吸收直接使血清钙减少。如可能,应尽量做些最小限度的活动,因不活动可加剧高钙血症。尽可能停用抑制尿钙排泄的药物(如噻嗪类)或使肾血流减少的药物及 H_2 受体拮抗药。此外,还应停止进高钙饮食,停服维生素 D、维生素 A 或其他维 A 酸类药物。

2. *特殊处理*

(1)生理盐水与利尿药的应用:所有高钙血症患者都会因为肾小管功能障碍引起多尿及呕吐等而产生脱水。用常规生理盐水水化将增加尿钙的排泄,因为尿中钙清除率和钠是平行的,当血钙高至威胁生命时,应该进行大量的水化(如 250～300ml/h)并静注呋塞米来减少钙的重吸收。

(2)糖皮质激素:是治疗多发性骨髓瘤、淋巴瘤、乳腺癌和白血病引起的高钙血症的有效药物。

(3)帕米膦酸钠(APD):商品名为阿可达,是新一代强效抗骨溶解剂。

(4)降钙素:降钙素可以迅速抑制骨的重吸收,给药后数小时内血钙降低。

(5)口服磷酸盐:口服磷酸盐(如磷酸钠盐 1～3g/d),对控制轻度的高钙血症是有效和相对安全的。

(6)普卡霉素(Mithromycin):是治疗高钙血症的有效药物,它主要是通过降低溶骨细胞数目和活性而减少骨的重吸收。

四、肿瘤急性溶解综合征

肿瘤急性溶解综合征(acute tumor lysis syndrome, ATLS)是一种致命性并发症。

【病因】

由于肿瘤细胞溶解破坏后产物迅速释放入血,引起高尿酸血症、高钾血症、高磷酸盐血症、低钙血症及急性肾衰竭等综合表现,往往发生在肿瘤负荷过大、增殖迅速、对化疗高度敏感的肿瘤(包括高度恶性的淋巴瘤、白血病及少数实体瘤)患者。有用 α-干扰素、他莫昔芬、克拉屈滨(Cladribine,一种抗白血病药物)和鞘内注射甲氨蝶呤引起肿瘤急性溶解综合征的报道。

【临床表现】

凡增殖迅速的肿瘤,强烈化疗后数天内出现代谢异常,如血尿酸、血钾、血磷升高、血钙下降或伴有肾功能不良。

【诊断依据】

凡恶性肿瘤化疗后出现上述临床表现,在排除其他原因的情况下,均应考虑发生本综合征的可能。

【防治】

1. *水化及纠正电解质紊乱*

(1)为了防止发生这种并发症,在开始化疗前就应对发生本病的可能性加以评估。通常在化疗前 48h 内,即应开始静脉输液水化。并纠正酸、碱及电解质平衡。化疗后,每 3～4 天重复化验血电解质、尿酸、磷、钙和肌酐。对已经发生高血钾或低血钙的患者,除及时纠正外,还应密切注意临床症状的变化,必要时用心电图监测心率的变化。

(2)对低钙血症患者应静脉输入葡萄糖酸钙,但往往需要连续给药数天才能纠正。

如血钾浓度≥5.0mmol/L,应口服钠-钾交换树脂(如 Kayexalate,15g 口服,每 6 小时 1 次),或静脉输注 10%葡萄糖溶液 500～1000ml加胰岛素 10～20U(按每 5g 葡萄糖+1U 胰岛素计算),使细胞外液中的钾离子向细胞内转移,有降低血钾作用。

2. *血液透析* 化疗后如开始出现急进性肾功能损害,应尽早开始血液透析,以有效地控制血清钾、钙、磷及尿酸的浓度。对肾功能不全的患者,应减少抗肿瘤药物的用量。

五、恶性心包积液

恶性心包积液较少,但预后很差。一般来说,出现心包积液是恶性肿瘤患者临终前的表现。只有 15%的心包转移者发生心脏压塞症,通常发生在终末期。

【病因及病理生理】

肺癌、乳腺癌、淋巴瘤及白血病是发生心包转移的最常见病因,其次为黑色素瘤及肉瘤。霍奇金病患者纵隔放疗后约 5%的患者发生心包积液。有时鉴别心包积液的性质比较困难。

肺癌和乳腺癌占所有恶性心包积液患者的 60%～75%。尸检资料证实 35%的肺癌患者、25%的乳腺癌患者发生心包转移。但临床证实的心包转移远低于检尸结果。转移途径通常为直接侵犯、血行播散和淋巴转移。心包积液的血流动力学改变与胸腔积液大致相同。此外,还由于液体的积聚,心包腔内的压力增高,影响心脏舒张期充盈,导致心脏每搏量减少。

【临床表现】

许多心包转移患者无症状。积液通常为逐渐形成,也可能迅速,症状与心包积液形成的速度相关。如果积液的形成很缓慢,即使积液量达 1000ml 症状也不明显。但是,快速产生的积液,液体量只有 250ml 就可以产生明显症状。缓慢形成的心包积液导致心脏压塞的常见症状包括充血性心力衰竭、呼吸困难、咳嗽、端坐呼吸、疲乏、虚弱、心悸、头晕和颈静脉充盈(Kussmaul 征)。此外,还有相当数量的患者伴有胸腔积液。

心脏压塞患者查体可发现心动过速、心律失常、心脏的浊音界扩大、心脏搏动减弱、心音遥远、心包摩擦音。心脏压塞的特点是奇脉,表现为吸气末脉搏减弱伴随收缩期血压上升 10mmHg 以上。还可以发现尤尔特征,是由于左肺受压,在左侧肩胛角处有一浊音区,听诊呈管状呼吸音。严重的心脏压塞,如不进行有效地处理最终将导致心力衰竭。

【诊断依据】

心包积液的诊断并不困难,心脏超声检查是最有效且简便的方法。典型的心包积液的胸部 X 线检查,心脏呈烧瓶状。但心影正常的人也不排除心包积液。胸部 CT 及 MRI 可以显示心包的厚度和原发肿瘤。B 超引导下的心包穿刺术,不但能缓解症状而且积液细胞学检查可以明确诊断。胸腔积液的各种生化及细胞学检查均适合心包积液者。如细胞学检查呈阴性,应该做心包活检术。

【治疗】

1. *心包内置管引流术* 对无症状或症状轻微、对心血管功能影响不大的患者,不需要做局部处理,应采用有效的全身治疗。但是,对有心脏压塞的患者应立刻行心包穿刺术以挽救患者的生命。在二维 B 超引导下,心包内置管间断性或持续引流是一种改善心脏搏血量安全有效的方法,应作为首选。

2. *全身治疗* 根据原发肿瘤的类型、既往治疗、行为状态及其预后决定下一步治疗。如淋巴瘤及乳腺癌采用全身化疗通常可以控制心包积液。

3. *局部治疗* 局部处理的常用方法为:心包穿刺抽液后注入硬化剂、心包开窗术、心包切除术及放射治疗。对那些生存期估计只有几周或数月的患者不宜选择高危险性的治疗方法。心包切除术对恶性心包积液的治疗作用不大,但对霍奇金病放疗后引起的放射性心包炎,且无肿瘤活动证据的患者,选择心包切除术的预后很好。急性放射性心包炎的处理应采用非手术治疗,因其通常是自限性的。

（纪　忠）

第6章　急　腹　症

【发病特点】

急腹症是以起病急骤、腹痛明显为主要特征，并伴有胃肠功能紊乱或急性全身症状等一系列表现的临床综合征，具有起病急、腹痛剧烈、发展快、病情重、变化多和病因复杂等特点。可涉及内、外、妇、儿各科，广义地说，包括腹壁、腹腔内脏器、腹膜后脏器的炎症、梗阻、出血、损伤、循环障碍、穿孔、感染等各个方面；腹部以外脏器的急性疾病，亦可能引起急腹症或者类似急腹症的表现。有的必须立即施行手术治疗，而有的却禁忌手术。一旦诊断延误，极易导致治疗错误或不及时以致危及患者生命。而且，在疾病早期，病情尚未明朗，各种急腹症的临床表现有时极为相似；在急诊情况下，各种化验和辅助检查还没有做，临床资料不全；尤其遇到腹痛剧烈难忍，主诉不清或查体不合作者，要想立即做出正确诊断有时确实是困难的。因此，对急腹症应有一个比较系统全面的概念和充分的了解，掌握其特点、病情变化规律和一般诊疗方法，从而达到早期正确诊断和及时有效治疗的目的。

【病因】

病因繁杂，涉及全身各有关系统，易于混淆。为鉴别诊断方便，可做以下分类。

1. 腹壁疾病　腹壁炎症、脓肿、肌纤维组织炎、静脉炎，腹壁先天或后天因素造成构造薄弱，内脏器官疝出、嵌顿、绞窄等。

2. 腹腔内脏病变

(1)腹腔脏器急性炎症：包括腹腔内脏器急性化脓性炎症和各种特殊原因引起的非化脓性炎症。常见于炎性肠病(如溃疡性结肠炎)、急性阑尾炎、急性胰腺炎、急性胆囊炎、急性梗阻化脓性胆管炎、急性出血性肠炎、小肠或结肠憩室炎、急性胃炎或急性胃肠炎、急性肝炎、急性细菌性痢疾、急性阿米巴痢疾、肝脓肿、肠间隙脓肿等。

(2)胃肠急性穿孔：胃、十二指肠溃疡病急性穿孔、癌性穿孔和急性肠穿孔(外伤性及病理性)等。

(3)腹腔脏器阻塞与扭转：急性胃扩张、胃肠痉挛、急性消化道梗阻(粘连、嵌顿疝、肿瘤、套叠、扭转、粪石、假性结肠梗阻等)、胆道蛔虫病、胆道结石、胆道及胃肠道先天性疾病、外伤、出血及胆道良恶性肿瘤、大网膜扭转、胃黏膜脱垂症、急性脾扭转等。

(4)腹腔脏器破裂出血(腹腔内出血)：外伤性肝、脾、胰破裂出血，肝癌破裂出血，夹层动脉瘤破裂出血，其他罕见原因引起的腹腔出血等。另外，腹腔脏器血管病变，如脾、肠系膜动脉梗死或血栓、急性门静脉炎及血栓、急性肝静脉血栓、腹主动脉瘤、夹层动脉瘤、肝脾血管瘤、门脉高压性胃炎等。

3. 腹膜后疾病　肾及输尿管结石，肾损伤、破裂、出血，肾梗死，腹膜后肿瘤，后腹膜出血等。

4. 全身其他系统疾病

(1)胸部疾病：肋间神经痛、肋软骨炎、胸膜炎、大叶性肺炎、气胸、肺脓肿、肺血管血栓形成、肺梗死、纵隔炎及肿瘤等。

(2)心脏疾病:急性心肌梗死、心绞痛、亚急性细菌性心内膜炎等。

(3)全身性感染性疾病:腹型流感、腹型疟疾、败血症、急性播散性肺结核等。

(4)变态反应及结缔组织病:腹型紫癜、腹型风湿热、系统性红斑狼疮、结节性多发性大动脉炎等。

(5)中毒性疾病及电解质紊乱:铅中毒、铊中毒、汞中毒及其他稀有金属中毒。低钾血症、低钠血症、高钙血症等。

(6)代谢性疾病:糖尿病酮症酸中毒、低血糖、卟啉病、尿毒症等。

(7)血液系统疾病:溶血性贫血,尤其是遗传性红细胞增多症和急性血红蛋白性贫血发生急性溶血、过敏性紫癜、白血病、恶性淋巴瘤等。

(8)寄生虫病:寄生虫或幼虫在宿主体内移动,当潜入或穿通组织时可引起剧烈的腹痛,如旋毛虫、血吸虫、肝吸虫、肺吸虫、钩虫等。

(9)中枢神经系统疾病:脑血管意外、脑炎、腹型癫痫、癔症性腹痛等。

(10)脊神经病变:胸$_6$～腰$_1$的脊神经病变、带状疱疹等。

除上述分类外,还可分类为器质性改变和功能失调。器质性改变包括组织脏器的炎症、损伤、破裂、穿孔、出血、梗阻、套叠、扭转、疝出、嵌顿、绞窄、坏死或代谢异常等;功能失调包括痉挛、麻痹、神经功能紊乱和器官功能暂时性失常等。

【临床表现】

1. 性别与年龄　不同的年龄有不同的多发病,有些疾病只发生在特定的年龄组。新生儿出现喷射性呕吐时,上腹部有强烈的胃蠕动波,呕吐物不含胆汁应首先考虑先天性幽门梗阻的可能;急性阑尾炎、溃疡病穿孔、肠扭转等男性多于女性,而胆道疾病、胰腺炎等女性略多于男性;中老年常见胆囊炎、胆石症、胃肠道癌肿及并发症(穿孔、出血、梗阻)、肠系膜血管栓塞或血栓形成等;生育期如女性患者下腹痛,应首先排除生殖系统疾病,如异位妊娠破裂、子宫破裂、卵巢囊肿蒂扭转、破裂和急性盆腔炎等。

2. 腹痛

(1)腹痛发生的诱因:如饮食不洁、暴饮暴食、酗酒、油腻饮食等可诱发急性胃炎、肠炎、胃扩张、胰腺炎、胆绞痛、胆囊炎等;嵌顿疝多与腹内压增加的因素有关;胆道蛔虫症常因驱蛔虫不当引发;外伤致突发腹痛应考虑腹内脏器损伤或破裂的可能。

(2)腹痛发生的缓急:腹痛开始时较轻,以后逐渐加重,多为炎症性病变。腹痛突然发生,并迅速加重,多见于脏器破裂、穿孔、梗阻、扭转、绞窄等。

(3)腹痛的部位:腹痛的部位对病变有定位意义,尤其是腹痛的始发部位和最痛部位对急腹症的鉴别有重要意义。腹痛最初开始的部位多是病变的部位。如上腹正中痛多为胃痛,右上腹部痛多为肝胆疾病,右下腹部痛多为阑尾病变,左下腹部痛多为盆腔或乙状结肠病变,脐周痛常为小肠病变。但腹痛部位与病变部位不符合者也不少见,如急性阑尾炎开始时疼痛在中上腹部或脐周围,以后才转至右下腹。一旦病变波及壁腹膜或腹后壁时,则病变局部腹痛明显。有些疾病虽表现为急性腹痛,而病变却在腹外器官,如肺炎、急性心肌梗死、急性心包炎等。此外,还应注意异位内脏病变引起的腹痛,如肝下阑尾、盆腔阑尾、全内脏转位等。

(4)腹痛的放射:某些急腹症可有特定部位的放射痛,掌握这些特点对诊断很有帮助。如胆道疾病疼痛可放射到右肩部;右膈下的任何炎症病变如膈下脓肿、肝脓肿、十二指肠穿孔等同样有右肩部放射性痛;肾绞痛可沿输尿管放散到同侧阴囊或大阴唇,或大腿内侧;脾破裂则可引起左肩放射痛,急性胰腺炎多向左腰背部放射;子宫及直肠疾病多向腰骶部放射。

(5)腹痛性质:常可反映病变的类型,而且腹痛性质的变化可显示病变发展情况。①阵发性绞痛:多见于胃肠道、胆管和泌尿道梗阻性疾病,主要因为平滑肌痉挛性收缩或蠕动增加所致。其表现为腹痛突然发生,短时间内即可达到高峰,躯体屈曲、辗转不安,常伴呻吟、大汗、面色苍白等虚脱表现,持续一定时间后可自行缓解,间隔一定时间又反复发作,在缓解期内,患者腹痛可明显减轻。如胆道蛔虫所致的胆绞痛;痢疾、肠炎的肠绞痛等。②持续性胀痛:表示腹腔内有炎症存在或其他病理刺激,如出血和肿瘤的侵犯等。③持续性胀痛伴有阵发性加重:多表示有炎症的同时,还伴有空腔器官的梗阻。如开始为阵发性绞痛,以后转为持续性胀痛,则为空腔器官的梗阻已并发炎症或已发生血供障碍。在急性阑尾炎持续性疼痛后突然减轻而体征未见好转甚至加重者,应警惕炎症穿孔;腹痛突然发生,呈持续性剧烈拧痛,常向腰背部放射,不能自行缓解,可能为肠扭转、卵巢囊肿蒂扭转及脾蒂扭转等。溃疡病急性穿孔或急性出血性坏死性胰腺炎,由于消化液及炎性液体刺激腹膜,致使腹痛突发,可因体位改变、深呼吸或咳嗽而加重,伴有腹肌紧张、腹部拒按;烧灼样上腹痛,伴有反酸可能为胃、十二指肠溃疡所引起。

(6)腹痛程度:腹痛的程度与患者的敏感度、病变性质及刺激物有关,而患者的主观感觉,由于个人痛阈不同、差异很大。空腔脏器穿孔的腹痛最剧烈,呈持续性刀割样,如胃、十二指肠溃疡穿孔,胆囊穿孔等;急性内出血的腹痛较轻,如实质性脏器破裂、宫外孕破裂等;尿液的刺激作用小,尿外漏时引起的腹痛多不剧烈;急性炎症的腹痛较重,如急性阑尾炎、急性胆囊炎等;腔道梗阻时腹痛较剧烈,患者常辗转不安,如急性肠梗阻、胆石症等。

值得注意的是老年人对疼痛敏感性低,虽然病变较重,但常感觉腹痛较轻;婴幼儿不能自诉有无腹痛及其轻重,应结合患儿的其他症状和体征判断;过早给予镇痛药,可以掩盖病情,导致误诊;癔症性腹痛、腹痛性癫痫、胆道功能紊乱及胆道蛔虫病,虽然没有或仅有轻度病理改变,但患者感觉腹痛却很剧烈。

3. 腹痛伴随症状 腹腔内的急性病变多发生于消化道,同时腹腔内的急性病变也能影响消化道的功能,如腹膜炎或腹腔内出血等,因此腹痛时常伴有食欲降低、腹胀、腹泻、便秘等症状,尤以恶心、呕吐最为常见。如急腹症不伴有任何消化道症状时,应考虑腹腔以外病变产生腹痛的可能。

(1)恶心、呕吐:是急腹症的重要症状,其意义仅次于腹痛。仔细了解呕吐出现的时间和吐出物的性状、多少等对鉴别诊断有帮助。

1)呕吐原因:腹膜或肠系膜神经末梢受到刺激,如胃、十二指肠溃疡急性穿孔、急性胰腺炎等引起反射性呕吐;因消化道梗阻而引起机械性呕吐,如肠梗阻;毒素吸收刺激延髓中枢发生中枢性呕吐,是腹膜炎晚期严重毒血症的表现。

2)呕吐发生时间:呕吐不伴有腹痛或在腹痛之前,大多不是外科情况,多见于急性胃肠炎;腹痛同时伴剧烈呕吐,多为梗阻性疾病,如肠梗阻、肠扭转、肠套叠、肾绞痛、胆石症等。剧烈腹痛后发生呕吐,多系强烈的病灶刺激,如绞窄性肠梗阻、溃疡病穿孔、急性胆囊炎及急性胰腺炎等;病变晚期发生呕吐,多见于腹膜炎、胃扩张、麻痹性肠梗阻或低位肠梗阻等。

3)呕吐频度:早期频繁性呕吐,多见于高位肠梗阻和腹腔脏器重度炎症疾病;病变晚期呕吐,多见于低位肠梗阻及中毒症状严重的患者。

4)呕吐的性状:呕吐酸味液体,见于胃酸分泌过多,胃、十二指肠溃疡并发幽门梗阻;呕吐物有酸臭味,多见于幽门梗阻、急性胃扩张及胃潴留等胃排空障碍性疾病;粪性呕吐物常见于小肠低位梗阻、晚期结肠梗阻或胃结肠瘘等;呕吐蛔虫可见于肠蛔虫病及胆道蛔虫病，但却未必就是急腹症的病因。食后即吐出原食物或伴随吞咽困难者，多见于食管、贲门或胃梗阻性疾病，如癌肿、炎症、憩室、狭窄或痉挛等；呕吐物含有大量食物及胆汁者为十二指肠梗阻，如胰头癌、十二指肠肿瘤及狭窄等；呕吐频繁且吐出物呈血性者，多见于肠管绞窄、坏死等；呕吐呈喷射状并有大量鲜血，见于食管下段胃底静脉曲张破裂；咖啡样呕吐物多见于胃、十二指肠溃疡及胃癌。

5）呕吐与其他症状的关系：呕吐后腹痛缓解者多提示幽门梗阻；肠梗阻患者呕吐后腹痛多不能缓解；呕吐伴有黄疸者，多为肝、胆、胰疾病；呕吐伴休克者常提示可能绞窄性肠梗阻存在。

（2）腹胀：腹痛伴上腹部膨隆首先考虑急性胃扩张；腹痛伴全腹膨隆，可能是原发性腹膜炎和麻痹性肠梗阻；腹痛伴下腹部膨隆或出现肠型可见于闭襻性肠梗阻、肠扭转或腹腔内占位性病变；胃肠道梗阻引起的腹胀，常伴有肠型或蠕动波；腹膜炎症引起的腹胀，常伴有持续性胀痛，肠鸣音减弱或消失，X线可见肠胀气及气液平面；腹水引起的腹胀，腹部叩诊有移动性浊音，腹腔穿刺对腹水的原因及性质的判断有重要意义。

（3）排便、排气异常：急腹症常伴有排便规律及大便性状的改变。注意有无便秘及大便是否含脓血，均可给诊断提供依据。腹痛、呕吐、腹胀、排便排气停止是肠梗阻的主要特征，由于梗阻以下残存的粪便和气体可被排出，或排出少量结肠黏液，因而早期应与肠炎鉴别；剧烈持续性腹痛并有血样粪便，多因肠管血供障碍所致，如肠系膜血栓形成；有房颤的患者，可由肠系膜动脉栓塞或血栓形成所致；盆腔脓肿因直肠受到刺激，可出现大便次数增多、里急后重，但排出的大便主要是黏液，便后腹痛并无明显缓解；若腹泻发生在腹痛之后，排便后腹痛即有明显好转，则多属非外科急腹症，但急性阑尾炎早期，尤其是儿童，腹泻较常见，不要误诊为肠炎；腹痛伴有便秘，首先考虑肠梗阻和急性腹膜炎。由于肠管受到炎症刺激及毒性物质被吸收后，使肠蠕动变慢，肠内容物的水分减少所致；腹痛伴脓血便，应考虑菌痢、结肠癌等；出血性坏死性肠炎往往排出特殊臭味的果酱样便；过敏性紫癜常排出暗红色或鲜红色便，并伴有皮肤紫癜和关节痛；幼儿腹痛并排出果酱样黏液便，应考虑肠套叠；柏油样便见于上消化道出血，一般溃疡病出血 60ml 以上即可出现黑粪；白陶土便见于胆道梗阻等。

（4）排尿异常：排尿困难、尿频、尿急或尿潴留与腹痛同时存在常见于泌尿道感染。腹痛伴血尿常为泌尿系统结石症状；输尿管相邻器官有炎症时，如阑尾脓肿或盆腔脓肿，亦可引起尿频、尿急、血尿，应注意鉴别；腹外伤后腹痛伴血尿，常见于肾挫伤；如尿量减少，出现少尿或无尿，应考虑血容量不足或肾功能障碍，或尿路梗阻等。

（5）发热：大多数外科急腹症都有不同程度的发热，热度的高低及其与腹痛出现的先后有不同的临床意义。发热在先、腹痛在后者多不是外科急腹症，可见于肠系膜淋巴结炎、右下胸膜炎、肺炎等；幼儿急性阑尾炎早期可有发热，并可有上呼吸道感染等症状，成人急性阑尾炎如有穿孔或伴门静脉炎等时可伴发高热；腹痛初期有发热，并逐渐加重，表示腹腔内脏器官有炎性病变；急性腹痛伴寒战、高热多为脓毒血症，若伴有黄疸和低血压，则提示急性梗阻性化脓性胆管炎等。老年人中有些严重的急腹症病例如急性出血性坏死性胰腺炎、急性肠绞窄、胃穿孔、腹腔内大出血等，伴有严重毒血症或休克，体温可以不高，甚至低于正常。全身症状重而体温低者，表示病情严重。

（6）黄疸：急腹症中能引起黄疸的疾病有多种，以肝、胆、胰疾病为多见。胆石病、胰腺炎等良性疾病引起的黄疸，以轻、中度为多见；急性阑尾炎穿孔致局限性或弥漫性腹膜炎，可有高热伴寒战，若出现黄疸要考虑继发性门静脉炎。

(7)休克:急腹症伴有休克者病情多属严重,须迅速积极抢救。多见于以下情况:①内出血,如腹主动脉破裂,肝、脾破裂出血,胃、肠道大出血等;②腹腔内空腔脏器绞窄、坏死或穿孔,如肠扭转、绞窄性肠梗阻、胃及十二指肠溃疡穿孔等;③腹内严重感染,如梗阻性化脓性胆管炎、急性坏死出血性胰腺炎、晚期腹膜炎、胃肠穿孔等。这些患者多表现烦躁不安或表情淡漠,标志着病情严重,此时多伴有脱水,电解质紊乱,酸碱平衡失调。

(8)腹部包块:腹痛前先有肿块,多考虑肿瘤或瘤蒂扭转,如卵巢囊肿蒂扭转等。若腹痛后出现或腹痛同时伴发腹部肿块,应考虑炎性肿物,如阑尾周围脓肿、肠套叠、绞窄性肠梗阻等。

4. 既往病史　着重询问过去有无类似发作、频度及规律,以往的患病、手术史、外伤史,以及长期接触某种有害物质的职业史等。如过去有慢性节律性上腹痛史,与饮食有关则可能为溃疡病,若有呕吐、黑粪,应多考虑溃疡病出血;如呕吐隔日腐臭食物为幽门梗阻;如突然上腹剧痛并迅速波及全腹为溃疡病急性穿孔。胆总管结石患者多有既往黄疸史,腹痛常伴发热及黄疸,即所谓 Charcot 三联征。粘连性肠梗阻患者常有腹部手术史;铅中毒绞痛有长期铅接触史等。

5. 月经史　对有生育能力的女性患者,详细询问月经史对急腹症的诊断和鉴别诊断有重要意义。如已婚妇女有月经过期史,突然发生下腹痛伴阴道出血、休克,应首先考虑宫外孕破裂;两次月经之间出现腹痛,应考虑卵巢滤泡破裂;而黄体破裂则在月经中期以后,即在下次月经前 14d 内等。

6. 体检所见

(1)表情:面色苍白,表情淡漠,躁动不安,昏迷,反应病情危重,可能发生休克或急性出血性疾病。

(2)体位:空腔脏器穿孔时,患者多强迫性屈曲卧位不敢活动,而梗阻性疾病时,患者多大汗淋漓,辗转不安。

(3)皮肤黏膜:如腹痛伴有黄疸多为胆道疾病、胰腺肿瘤、肝脓肿等;面色、眼结膜苍白常提示出血。

(4)体温、脉搏、呼吸、血压:如高热、脉搏洪大为急性炎症性疾病,脉搏细而无力为失血性或中毒性休克表现。

(5)腹部检查:腹部检查的范围包括上至两乳,下至两侧腹股沟,按一般体格检查进行,即视、触、叩、听。

1)视诊:首先观察腹部有无手术瘢痕,腹部轮廓是否对称,有无局部隆起、静脉曲张、肠型及蠕动波等。接着观察患者的腹式呼吸运动,腹膜炎时引起腹肌紧张、肠梗阻致腹胀、腹水致腹胀明显等原因均可造成腹式呼吸减弱或消失。腹前壁正常情况下应是左、右、上、下对称,当出现局限性隆起或不对称的腹胀时,说明腹腔有病变,如梗阻的肠管,消化道肿瘤,腹外疝嵌顿,肿大的胆囊,巨大的腹腔脓肿等均可产生腹部局限性隆起。

2)触诊:检查患者时应取仰卧屈膝位,从无痛区开始,最后检查病变部位。首先检查腹部有无压痛,同时判断有无腹肌紧张,由于腹肌紧张是由腹膜受刺激引起的腹肌痉挛所致,且不受意志支配,是检查腹部的重要体征。并注意压痛、肌紧张、反跳痛的部位、范围和程度。如胃及十二指肠穿孔、胆道穿孔可出现强烈的腹膜刺激征,腹壁呈板状;腹腔内急性炎症累及壁腹膜时腹膜刺激征也较明显,但比空腔脏器穿孔为轻;腹腔内出血性疾病的腹膜刺激征相对更轻。腹部触诊时,还需要特别注意肝、脾、肾的情况。查及腹部肿块时,应判断肿块与所在解剖部位器官的关系,确定肿块的位置、大小、形态、质地、活动度及有无压痛,如肿大的胆囊、肠肿瘤、肠套叠等。肿块有触痛时,说明多伴有炎症。

3)叩诊:肝浊音界减少或消失,说明腹腔有游离气体,提示腹腔内有空腔脏器穿孔;腹腔移动性浊音阳性，提示腹腔内有较多的积液或积血，多见于腹膜炎、腹水、腹腔内出血。全腹鼓音，提示腹部肠管胀气明显，说明可能有肠梗阻。

4）听诊：腹部听诊主要了解肠鸣音改变情况，即肠鸣音的有无及音调的改变。肠鸣音减弱、消失多因腹膜炎造成麻痹性肠梗阻、肠坏死或肠绞窄等。在肠梗阻初期，由于肠管在运行中受阻，肠管受刺激，肠蠕动加速，肠鸣音活跃，同时肠腔积液增多，加之肠腔内细菌的繁殖产生大量气体及患者呻吟时吞咽的气体，造成气体在肠腔中积聚，肠管为克服阻力，肠蠕动增加，气体在液体中通过，可闻及气过水音，音调过高时，临床上称之为金属音。腹部听诊时闻及血管杂音，应注意有无腹主动脉瘤。急性胃扩张及幽门梗阻，可闻及上腹部有震水音。

5）其他：直肠指检，急腹症的患者应常规做直肠指检，触及直肠前壁有无触痛性包块或波动感，如有这类包块应注意有无阑尾炎性包块或阑尾脓肿、盆腔脓肿、卵巢囊肿蒂扭转、肠梗阻等；退出后要注意指套上有无特殊物，如有血性物应怀疑肠道出血性病变，如结肠炎症、肿瘤、肠梗阻、肠套叠等。对已婚妇女不能排除妇科病变时，应做经阴道双合诊，可以了解妇科病变，子宫颈部有触痛者，说明可能有盆腔炎或宫外孕。

【辅助检查】

通过病史的询问及腹部查体对急腹症的诊断已经有一定的方向和范围，再结合如下检验及特殊检查，一般均能做出较正确的诊断。

1. *血常规*　白细胞计数和中性粒细胞升高的程度，反映腹腔内炎症的轻重。红细胞计数和血红蛋白进行性下降为腹内持续性出血。

2. *大、小便常规及隐血*　柏油样大便或隐血阳性提示消化道出血；果酱样大便为小儿肠套叠的典型表现。尿中大量红细胞提示泌尿系结石或损伤。

3. *血、尿淀粉酶*　是诊断、鉴别急性胰腺炎的重要依据。

4. *肝功能检查*　对于肝脏、胆管及胰腺等器官疾病的诊断可提供有意义的佐证。

5. *X 线检查*　在患者情况允许的情况下，做 X 线检查是诊断和鉴别诊断急腹症的重要检查方法之一。常用的方法有胸腹部透视、胸腹部平片及消化道钡剂检查等。

（1）胸腹部透视：胸部透视的主要目的是排除胸部病变如肺炎、胸膜炎等内科疾病所致的腹痛，同时观察膈肌的活动度及位置的高低，鉴别有无膈下病变。腹部透视侧重点放在膈下有无游离气体和阶梯样液平面。

（2）腹部平片：可以发现胆管、泌尿系统的结石及肠管的扩张和积液积气。

（3）气钡结肠造影：是肠套叠诊断和治疗的有效方法，并可观察有无结肠肿瘤、乙状结肠扭转等。

（4）选择性动脉造影：对消化道出血原因及出血部位有决定性的确诊意义。

6. *超声检查*　B 超或彩超检查已成为诊断急腹症的重要手段，尤其对肝脏、胆管、胰腺、肾脏、输尿管等器官疾病的诊断价值更大。

7. CT　主要用于肝、胆、胰、脾、肾等实质性器官病变及占位性病变的诊断。

8. *诊断性腹腔穿刺*　腹腔穿刺简单易行，在外科急腹症的诊断中有重要意义，可以根据穿刺液的性状判断病变的部位和性质。如腹部外伤后穿刺吸出不凝的血性液体为肝、脾等实质性器官损伤的有力证据，突发性腹痛后穿刺吸出浑浊的液体多为溃疡病穿孔。但对严重腹胀者不宜做此检查。

9. *腹腔镜检查*　近年来由于光导纤维镜及电视显像技术的发展，诊断性腹腔镜检查已开始用于疑难的急腹症，除可发现病变外，还可除外某些可疑的病变，实际上等于小型的剖腹探查。因患者需进行麻醉，且腹腔内需充气，故使用受到一定的限制。

【诊断与鉴别诊断】

常见的急腹症多数临床表现比较典型，通过对病史、症状的了解，结合查体及一些辅助检查，绝大多数能获得正确的诊断。但由于病因多样和临床表现复杂，在诊断中应注意以下事项。

1. *重视询问病史* 病史是打开诊断门户的钥匙，全面、准确、系统的病史采集是临床诊断的重要过程之一。有些疾病早期患者仅有自觉症状，通过详细询问病史就能初步得出诊断，或可由此掌握一些诊断的线索。如询问病史不详细，不全面，对疑点和漏洞不加追究，信息不准，无疾病的明显分类概念，不按程序鉴别诊断，思维混乱，不能将现病史和既往史系统化，常是造成误诊的原因。例如，只了解到转移性右下腹痛的病史，而未注意上腹痛的突然发作，或迅速转移到右下腹的时间，因此可将溃疡病急性穿孔误诊为急性阑尾炎；又如，忽略了右上腹痛反复发作的既往史，和右上腹阵发性绞痛，而将急性胆囊炎误诊为溃疡病急性穿孔；同时要防止先入为主地诱导病史采集和查体而误诊。因此要认识到详细询问病史的重要性，提高询问病史的艺术，加强采集病史的基本功训练。

2. *全面细致的体检* 特别要重视腹部检查，按望、触、叩、听的顺序进行，直肠指诊及腹股沟检查不可遗漏，心肺听诊亦不可缺少。有的医师在体检时，满足于已发现的阳性体征与患者主诉相吻合或能解释已有症状，而不再做其他部位的检查，如未做胸部检查而将肺炎或胸膜炎误诊为急性胆囊炎或溃疡病急性穿孔；有的由于检查不细，忽略有意义的腹部体征，如考虑肠梗阻而未检查腹股沟区及阴囊部位，忽略了嵌顿疝，常在术野消毒时才发现误诊。在查体时要耐心听取患者的主诉，细致观察患者的反应，争取患者的合作。注意有无肿大的胆囊、病变的肠管或其他包块，寻找最重的压痛点等。

对查体中的阳性体征做出正确的解释，如下腹部有压痛的肿物，可能是扭转的卵巢囊肿，也可能是套叠的肠管或结肠癌肿。所以，要从临床实际工作中围绕病史进行全面系统的体检，通过体检的发现再追问病史，才能获得完整的客观资料，尤其是病情变化时，应按系统反复地动态检查，以得出正确的诊断。

3. *及时、必要的辅助检查* 正确地使用辅助检查，能够帮助医师诊断，使医师在更大范围内和更深层次上获得病情变化更精细的客观资料，为尽快地鉴别疾病，提高对疾病本质的认识提供了有效手段。例如，怀疑泌尿系结石，即应做尿常规检查；怀疑肠炎应行大便常规检查；怀疑急性胰腺炎应做血、尿淀粉酶测定；怀疑溃疡病穿孔应行腹部透视。怀疑胆管疾病、肝癌破裂应做B超检查等。白细胞计数能提供有否炎症、感染及中毒的依据；连续地动态观察血红蛋白及红细胞的升降，常能监测内出血进展情况等。如急性心肌梗死引起上腹痛的患者，因未做心电图检查，而误诊为急性胰腺炎等。

对特殊检查结果，既重视阳性结果的辅助诊断价值，也要注意假阳性和假阴性的可能。如溃疡病穿孔约有25%无膈下游离气体。

各种辅助检查的结果必须互相验证，并结合临床资料进行全面分析才能得出正确的诊断。由于缺乏诊断思维能力及辅助检查的知识，只根据某项检查结果的异常或正常来肯定或否定某种疾病的诊断，就很容易造成误诊或漏诊，如急性胰腺炎早期血、尿淀粉酶的测定阳性率不高等。任何仪器和检测项目均受器械性能、操作方法、试剂纯度、技术条件、患者的个体差异和病情异常表现及检查者的理论、经验和思维方法等方面的影响，可有一部分假象和误差，因此要正确对待，不要片面地扩大其作用，要把每一项检查结果和临床表现密切结合起来考虑，必要时应反复检查，观察其动态变化，以提高诊断水平。

4. 重视动态观察　急腹症病理变化有一个从量变到质变的渐进过程，如病理损害尚未达到出现体征的时候或疾病早期，患者虽然出现了临床症状，但由于机体的代偿作用，组织器官尚未表现出异常变化，这时常缺乏阳性体征。如延迟性脾包膜下血肿破裂、脾破裂局部血凝后继发出血或脾脏裂伤小出血缓慢，于伤后48h才表现腹腔大出血征象；早期的空腔脏器损伤，由于裂口小或空腹状态下受伤，腹腔污染不严重，腹膜刺激征轻微；伴有呕吐、腹泻的急性阑尾炎患者，常因检查右下腹无压痛而误诊或漏诊。对此类患者，应强调留诊观察，特别是病情变化时应系统地反复检查，详尽记录，主要观察腹痛是否加重，腹部有无固定性压痛及反跳痛，肠鸣音是否亢进或消失，白细胞计数是否增加等，直到明确诊断为止。必要时应借助于现代化技术来寻求诊断，如CT、MRI、腹腔动脉造影和腹腔镜检查等。

5. 病变性质鉴别　急腹症的诊断必须通过鉴别诊断后才能确立。急腹症的临床特点与其病理变化有着密切的关系，病变不同，临床表现也不一样。一般说来有炎症、梗阻、穿孔、出血、绞窄、损伤、恶性肿瘤、功能紊乱等基本病变类型。在病因诊断困难时，只要基本病变类型能确定，尤其是若能判断为非手术治疗不能解除病因者，则治疗方案就可以初步确定。

(1)炎症性急腹症：腹腔脏器的急性感染和腹膜的炎症是最多见的一类。当腹内器官发生炎症病变时，多为混合感染，炎性病理过程依次为单纯性、化脓性、坏疽性和穿孔性炎症期，通常具有以下特点：①起病由轻到重。②持续性腹痛。因脏器或腹膜的炎性充血、水肿，刺激神经而引起腹痛，多呈持续性腹痛进行性加重，因发病的部位、病变程度及其病理变化不同，可呈局限性或全腹性疼痛，疼痛多发生于病变所在部位。③当炎症病变波及脏器浆膜和壁腹膜时，则呈典型的局限性或弥漫性腹膜刺激征，即腹肌紧张、压痛和反跳痛，尤其是以病变所在部位最明显。④早期可出现全身感染征象，是由于炎症毒素的吸收，而产生了发热、寒战、脉快和白细胞增高等全身症状。⑤腹腔穿刺和灌洗可抽出腹腔炎性渗出物。⑥可有明显的胃肠道刺激征。

(2)穿孔性急腹症：由外伤、炎症或癌肿等导致空腔脏器破裂所致。起病急骤，腹痛较剧烈，腹痛范围广泛，与炎症性病变长期局限于一处显然不同，腹腔内也可有游离气体和积液。一般具有以下特征：①发病突然，为刀割剧烈腹痛，呈持续性，迅速波及全腹。如在炎症基础上发生穿孔，则原来的腹痛可能突然加重，范围迅速扩大，如急性阑尾炎并发穿孔等；②有明显腹膜刺激征，一般多为全腹压痛、反跳痛和腹肌紧张，常伴有休克；③常见膈下游离气体和腹部移动性浊音；④肠鸣音消失。

(3)梗阻性急腹症：空腔管道器官内发生结石、肿瘤和位置改变，可引起平滑肌强烈收缩，血供障碍，继发缺血、坏死等变化，而发生梗阻性腹痛。最常见的是急性肠梗阻，在急腹症中发病率仅次于急性阑尾炎和胆道感染。其不仅可引起肠管本身解剖及功能上的改变，严重时可危及生命，如绞窄性肠梗阻的病死率可达10%～30%。梗阻性急腹症的特征有：①起病急骤，突然发生阵发性腹部剧烈绞痛、难忍，当梗阻器官合并炎症或血供障碍时，常呈持续性腹痛、阵发性加重。②恶心、呕吐，早期是反射性，后期是反流性呕吐。胃肠道高位梗阻为早发频吐，多为胃、十二指肠内容物；低位梗阻则晚发溢吐，严重时可呕吐粪性内容物。③脏器梗阻可出现特有征象：幽门梗阻时可出现上腹胀、振水音，可见胃型及蠕动波；肠梗阻时腹胀、肠型、蠕动波、停止排气排便；胆道梗阻出现胆囊肿大或胆管扩张，伴黄疸；泌尿系统梗阻出现膀胱区或肾区的囊性肿物，系尿潴留、肾积水。④多伴有水、电解质和酸碱平衡失调，休克，或晚期毒血症。⑤绞窄时有腹膜刺激征象，腹腔内有血性渗出。

(4)出血性急腹症：腹内实质脏器或血管因外伤或病变发生破裂引起腹腔内出血，由于大量积血刺激导致急性腹膜炎，但腹膜刺激征较轻，无感染症状，而有急性失血症状。外伤性肝、脾破裂较常见，肝癌破裂、宫外孕破裂等亦多见。出血性急腹症的特征：①发病急，腹痛为持续性，但不及炎症或穿孔性腹痛剧烈；②腹膜刺激征较轻，伴有移动性浊音，腹穿可抽出不凝血液；③可出现失血性休克征象；④B超可探及腹腔内液性暗区及受损伤的脏器。

(5)缺血性急腹症：腹腔脏器缺血可产生剧烈腹痛。一是由于血管闭塞，常见于肠系膜血管栓塞、急性缺血性结肠炎等；再者是内脏急性扭转导致缺血，小肠或乙状结肠扭转较常见，卵巢囊肿蒂扭转、脾扭转、大网膜扭转等亦可见。缺血性急腹症特征有：①肠系膜血管栓塞为基本病理变化，多见于60岁以上，既往有房颤、动脉硬化或冠心病等；②既往可能有慢性肠系膜上动脉供血不足的症状，餐后20～30min脐部疼痛，惧食性体重减轻和排便异常等；③突发剧烈腹痛，而腹部体征轻微，甚或没有阳性体征；④酸中毒；⑤可有频繁干呕，消化道排空症状，如频繁便意、排气，也可排出肠道黏液等，但早期没有便血；⑥当肠管缺血坏死时，有急性弥漫性腹膜炎表现。但在此之前常有黏液血便或便血，此为肠黏膜缺血、坏死之表现。

(6)损伤性急腹症：严格地说腹部外伤不包括在急腹症范围之内，应当另立章节，单独论述。但是腹外伤时伤及内脏器官与急腹症有诸多雷同之处，并且腹外伤还可能引起一些迟发病变，如肠道、胆道缺血继发狭窄，胰腺假性囊肿，肝脏、脾脏、肾脏迟发破裂及继发感染等。医师甚至患者有可能忽略了外伤史，因此也需加以论述。损伤性急腹症的特征是：①有外伤史，尤其是腹部、腰部和下胸部外伤；②呈急性持续性剧烈腹痛，伴有恶心、呕吐；③内出血征象：烦躁不安、面色苍白、出冷汗、口渴、脉搏细数、血压进行性下降，重者可出现休克，腹部有移动性浊音，腹穿可抽出红色或暗红色不凝固血液；④腹膜炎综合征：恶心、呕吐、腹痛、腹肌紧张，压痛、反跳痛明显；腹穿抽出物可为消化道内容物或脓性分泌物；⑤X线检查：腹内脏器移位、阴影扩大或消失、膈下游离气体、腹内积液或积气。

(7)肿瘤性急腹症：腹腔肿瘤患者的腹痛是恶性肿瘤的晚期症状。空腔脏器因肿瘤已侵犯到壁腹膜、肠系膜根部或已并发梗阻或穿孔而致腹痛；实质性脏器的恶性肿瘤则为侵犯到壁腹膜或腹膜后神经丛所致。腹痛呈顽固性。尤其是接受化疗、放疗加皮质激素治疗及脊髓损伤患者的腹痛症状常常被掩盖，甚至发生弥漫性腹膜炎而不表现腹痛和发热，极易导致延误诊断。

肿瘤患者频繁地使用麻醉镇痛药、卧床、脱水、电解质紊乱及化疗药物等可引起胃肠道功能失调，出现腹胀痛、便秘等。类似于胆囊炎的右上腹痛可能是继发于肝癌的破裂出血，肝脏膈面的肿瘤还可以刺激横膈，产生肩部放射痛；淋巴瘤患者因脾大可表现左上腹痛，发生脾梗死时疼痛加剧并放射到左肩背部；有凝血机制障碍的肿瘤患者的腹痛可为自发性腹膜后出血及腹直肌鞘血肿所致。

(8)功能性紊乱及全身性疾病所致的急腹症：这类患者的特征是：①常有精神因素或全身性疾病史。②腹痛常无明确定位，呈间歇性、一过性或不规则性。③腹痛虽严重，但体征轻、腹软、无固定压痛和反跳痛。

6. 外科与非外科急腹症的鉴别

(1)外科急腹症特点：①剧烈而突发的腹痛多先于发热或呕吐。发热多于腹痛后4～6h出现，但细菌性肝脓肿、脾脓肿和伤寒肠穿孔等例外，若腹痛超过6h而患者体温反而降低或低于正常，则应考虑并发休克、大出血或严重感染毒血症的可能。②腹痛部位明确。有固定区，患者多“拒按”腹痛区。③常伴腹膜刺激征。腹痛、固定性压痛点和腹肌紧张的强度越来越严重，提示病变呈进行性发展。④腹式呼吸减弱或消失。机械性肠梗阻时可闻及高调肠鸣音，而弥漫性腹膜炎、麻痹性肠梗阻则肠鸣音减弱或消失。⑤可有肝浊音界消失、腹部移动性浊音阳性。⑥腹痛时腹部膨隆或见胃肠型及蠕动波，并可触及腹部包块或条索状物等。⑦腹腔穿刺可有血性或脓性液体等。

(2)内科急腹症特点：①一般先有发热或呕吐、腹泻而后出现腹痛；②腹痛较轻，腹痛部位模糊，常不固定，时轻时重；③腹部体征不明显，腹肌不紧张，无固定而局限性压痛点，无腹膜刺激征，患者常喜按；④腹式呼吸存在。肠鸣音正常或活跃；⑤可有与腹痛有关的内科疾病的阳性体征。

(3)妇产科急腹症特点：①由于女性生殖器官集中于下腹部盆腔内，所以妇产科疾病引起的腹痛多局限于中下腹、盆腔，并向会阴和骶尾部放射。②腹痛多与月经、妊娠有关，月经期曾患过上呼吸道感染或有过性生活，多为急性盆腔炎；卵巢滤泡破裂多发生在排卵期；宫外孕有停经史，可有早孕反应等。③可伴有腹腔内出血、阴道出血或分泌物增加。④妇科检查常有阳性体征发现。

(4)小儿内科急腹症特点：①常以发热、咽痛、咳嗽等症状先于腹痛；②急性腹痛而腹壁柔软，无腹部包块、肠型等腹部体征；③腹痛范围广、不规则性，但排便基本正常；④可伴有呕吐等；⑤腹部外疾病引起腹痛者，可发现原发病变部位的阳性体征。

【治疗】

1. *治疗原则* 急腹症的病因繁多，病情变化迅速，腹腔内各脏器紧密毗邻，临床表现复杂，同时患者对疼痛的反应和对腹痛耐受差异很大，致使部分患者难以迅速确诊。因此，首先要确定有无外科急腹症。如确认为外科急腹症，是否需要急诊手术，或先采用非手术治疗，暂时观察一段时间。手术治疗和非手术治疗两者不是对立的，而是相互联系、相互支持的。某些疾病经过及时有效的非手术治疗可以免于手术，有些看来不需要手术治疗的疾病，经过观察治疗后又需转为手术，更重要的是一部分患者需要积极有效的术前准备为手术创造更加充分的条件。

2. *非手术治疗*

(1)适应证：①就诊时腹膜炎已经局限，而且患者全身情况良好；②诊断不明确，而且又无紧急手术指征者；③出血性疾病，经过输血治疗，血压回升，病情稳定，无再出血表现者；④诊断明确，非手术治疗疗效明显者，如胆道蛔虫、空腹的溃疡病穿孔等；⑤病情危重，全身情况极差或合并重要器官功能不全，不能耐受手术者。

(2)一般治疗方法：①斜坡卧位，使腹腔内炎性渗出物或漏出物引流至盆腔，因盆腔腹膜吸收功能较弱，可减少毒素吸收，减轻全身中毒反应。同时，渗出物引流入盆腔后便于早期诊断和处理。②“四禁”，即在严密观察期间，应禁食、禁忌止痛、禁用泻药、禁止灌肠。急腹症患者饮食会增加患者腹胀和其他痛苦如呕吐、腹痛等，加重病情；凡诊断未确定者原则上应禁用麻醉性止痛药，如吗啡、哌替啶等，以免掩盖症状，延误诊断。灌肠、服泻药及促进胃蠕动，常扰乱临床病象，妨碍病情观察，对某些结肠病变亦可造成穿孔。但从另一方面看，若患者的病因已经诊断明确，对其剧烈腹痛者，在严密观察下亦可应用镇痛药物，如注射吗啡、阿托品治疗胆绞痛，对于急性胰腺炎的剧烈腹痛也不妨谨慎应用止痛药，以阻止病情恶化。③应用抗生素，如对有发热、白细胞总数及中性粒细胞增高的炎症性疾病患者，在非手术治疗或围术期及时合理选用抗生素预防或控制感染，对疾病的转归有积极作用。④胃肠减压。有效的胃肠减压，可以减轻腹胀，有利于呼吸、改善胃肠血供、减少胃穿孔后胃内容物的漏出、促进肠蠕动的恢复、有利于麻醉安全、减少术后并发症、减轻患者痛苦和促进疾病恢复。⑤维持水、电解质和酸碱平衡。急腹症患者常因禁食、呕吐、腹泻、肠瘘、胃肠减压等原因，造成水电解质平衡和酸碱平衡紊乱。应根据尿量、失水与电解质紊乱情况进行补液纠正。⑥抑制胃肠道分泌。如胃及十二指肠穿孔、急性胰腺炎等，需应用胃肠道分泌抑制药，减少分泌，常用的制剂有法莫替丁、奥曲肽、思他宁等。⑦纠正休克。外科急腹症有时可导致休克，应全力抢救。根据发病原因不同，常见的有感染性休克、低血容量性休克、创伤性休克等，应根据引起休克的原因积极治疗。⑧加强营养。有的外科急腹症患者，因从胃肠道补充营养困难，应从外周静脉补充营养，必要时深静脉置管，行静脉高营养治疗。⑨严密观察症状和体征的变化。对诊断不明确的急腹症患者，应密切观察病情变化，并进行以下必要的检查。a. 生命体征，如体温、脉搏、呼吸、血压和神志变化；b. 腹部情况，如腹痛的部位、性质、范围、程度及腹膜刺激征的变化；c. 心、肺、肝、肾、脑等重要脏器的功能变化；d. 胃肠道功能状态，如饮食、呕吐、腹泻、排便、腹胀、肠蠕动、肠鸣音等；e. 腹腔积气、积液和移动性浊音；f. 新的症状和体征出现等。

(3)非手术治疗期间病情转趋危重的表现：上述观察要多次进行，辅以直肠指诊、阴道内诊、腹腔穿刺、血尿常规、生化检查、X线、B超等检查，动态观察。特别是对老、弱、幼、孕妇等更为重要。一般观察24h，如病情不见好转，病情恶化、腹痛加重、腹膜炎发展，应考虑外科手术探查。因此，应该掌握病情转趋危重的表现：①出现休克或急性弥漫性腹膜炎，脉搏＞每分钟120次，体温≥39℃，烦躁、冷汗等严重感染中毒症状，白细胞计数＞20×10^9/L、或不相应升高反而低于正常，白细胞分类中性多核细胞增多等。②多发性损伤或复合伤及休克、昏迷的患者。③黄疸伴有高热的患者，因胆道系统严重感染累及肝脏，易发生感染性休克。④有明显体液或酸碱失衡：血清钾＜3.5mmol/L，二氧化碳结合力＜18mmol/L或＞32mmol/L，碱丢失＞4mmol/L或碱剩余＞32mmol/L；患者因呕吐、腹膜炎、严重脱水，尿量＜25ml/h；血氧分压＜60mmHg，有发生急性呼吸窘迫综合征的倾向。⑤长期慢性消耗性疾病及伴有严重营养不良和低蛋白血症的患者发生急腹症。⑥腹部手术后近期出现急腹症，绝大多数和手术有关，如出血、吻合口漏、肠梗阻、术后急性胰腺炎、血管栓塞导致脏器梗死等，尤其是腹部较大的手术，病情多严重复杂，患者有关腹部症状的叙述和体征也常不明确，使病情的处理十分棘手。

3. *手术治疗*　有些外科急腹症一旦明确诊断，就应及时手术，如绞窄性肠梗阻、内脏穿孔或出血、急性梗阻性化脓性胆管炎、急性阑尾炎、腹膜炎等，及时手术治疗是提高治愈率、降低病死率的关键所在。但手术对机体是又一次打击，特别是较大的复杂性手术会降低机体抵抗力，导致各种并发症发生。因此，考虑手术治疗时既要重视腹部疾病的处理，又要考虑全身情况变化，两者均需兼顾、不能偏颇。

(1)暂时非手术治疗的疾病：对于单纯性急性胆囊炎、空腹情况下的溃疡病穿孔而腹膜炎已局限者、单纯性肠梗阻、急性水肿性胰腺炎、急性出血坏死性胰腺炎未并发感染、单纯性阑尾炎等，可暂时不予手术治疗，此类患者除给予各种积极的治疗外，密切观察病情变化是非常重要的。

(2)紧急手术治疗的疾病：①急性剧烈腹痛经非手术治疗无效或病情进一步加重；②腹腔内活动性出血并进行性加重；③腹膜刺激征明显；④腹部闭合性损伤伴有休克；⑤空腹脏器穿孔较大，漏出液较多；⑥绞窄性肠梗阻;⑦急性梗阻性化脓性胆管炎、急性出血坏死性胰腺炎并发感染、肝癌破裂出血等。

(3)手术切口选择:①切口选择要靠近原发病灶处,必须保证有良好的手术野暴露病变脏器及进行手术操作;②切口应具备因手术需要而延长的条件;③要求进腹快、出血少、损伤轻及暴露充分;④切口缝合应简便、迅速、愈合良好、瘢痕小;⑤不损伤腹壁强度及顺应性。如阑尾切除采用麦氏切口,胆囊切除和(或)胆总管探查采用右上腹经直肌切口或右肋缘下斜切口,溃疡病穿孔修补或胃大部切除采用上腹正中切口,乙状结肠扭转采用左下腹旁正中切口,急性胰腺炎坏死灶清除采用上腹横切口等。诊断不明者,可选用右中腹经腹直肌切口,根据探查情况决定向上、下延长或附加另外切口。

(4)探查要点:探查手术应遵循先止血,再处理病变,最后清理腹腔的原则。

1)确定腹水性状及原因:剖腹探查切开至腹膜外时应注意观察,腹腔内出血常可透过腹膜呈现蓝色;弥漫性腹膜炎的腹膜有充血、水肿的改变。切开腹膜时,应注意有无气体逸出,腹腔内有无积液,积液的气味、颜色、数量及性状。如有血液流出,说明有实性脏器或血管破裂;在女性患者还应考虑有宫外孕破裂可能。如腹腔内有血性浆液性液体溢出,则可能有内脏血液循环障碍,如肠系膜血管栓塞、绞窄性肠梗阻、卵巢囊肿蒂扭转等,有时急性胰腺炎亦可有血性渗液;如有气体溢出或胃肠道内容涌出,即有空腔脏器穿孔;如系粪样物或有粪臭者,则病变多在结肠或阑尾;如有胆汁样液体溢出,表示胆管或胃、十二指肠病变;如有米汤样液体应注意是否回肠有伤寒穿孔或腹膜结核;如为淡黄色液体,可见于肿瘤性腹水、肝硬化腹水、肠梗阻等;如为黏性液,多见于阑尾黏液囊肿破裂、卵巢囊肿破裂、癌性黏液瘤等。

2)止血:进入腹腔后,首先用吸引器抽吸腹内的血液、胃肠液或渗出液。如有大出血时,应在抽吸血液的同时用手压迫出血处控制出血,出血凶猛时,采用手掌或纱布团压迫。如将腹主动脉或腔静脉按压在脊椎上控制出血,如肝破裂时阻断肝门;脾破裂时控制脾蒂。待血止后立即吸出腹腔内积血,予以恰当彻底止血处理。一般凝血块积聚处常是出血部位。对于腹腔内有大血管如主动脉、腔静脉出血,应尽力缝合修补或做血管移植术;肠系膜出血,可从系膜一侧切开寻找到出血点,结扎并清除积血,再根据血循环情况处理肠管。只有这样,才能减少失血量,抢救患者生命。

3)探查顺序:清除腹腔内积血或积液后,即可探查腹腔内病变。探查部位、步骤和重点可根据具体病情来定。一般应先探查正常区,最后探查病区。探查动作应轻柔细致,应特别注意易被疏忽的部位,如胃后壁、胃小弯部、贲门附近及十二指肠、结肠的腹膜后部分等。首先探查结肠上区脏器,如肝、胆、脾、胃、十二指肠等,最后探查腹膜后脏器,如胰、肾上腺、肾脏、输尿管及盆腔脏器(膀胱、子宫等),尤其应注意对空腔脏器的探查和处理,如遗漏或处理不当,将导致严重后果,如对小肠系统探查应从空肠上端开始,或从回盲部开始;大肠从回盲部或从直肠开始检查。注意大网膜的位置,大网膜集结处常为病变之所在。大网膜和肠系膜上有皂化点是急性胰腺炎的特有表现;肠梗阻时,梗阻近端肠管充血、水肿肥厚,肠管膨胀扩张,而远端肠管萎缩;癌性腹膜炎时,脏腹膜和壁腹膜上有肿瘤转移灶等。

(5)原发灶处理:依原发病变的种类和性质做相应处理,原则上是做较为彻底的手术,一次性为患者解决问题。①切除原发灶:急性胆囊炎行胆囊切除术,急性阑尾炎行阑尾切除术,绞窄性肠梗阻肠坏死行肠切除术,溃疡病急性穿孔行胃大部切除术等;②修补原发灶:如胃肠穿孔修补、脏器破裂出血修补等;③松解原发灶:如粘连性肠梗阻行松解术等;④引流原发灶:如出血性坏死性胰腺炎、阑尾脓肿、肝脓肿、胆囊造口术或肝、脾和胰外伤引流术等;⑤如患者一般情况较差,麻醉后血压不稳定,或者腹腔内感染严重,则不宜做复杂手术,如肠坏死只做肠外置手术,化脓性胆管炎只行胆总管切开减压引流等;⑥如病变的局部感染严重,解剖不清,或恶性肿瘤切除困难时,只行姑息手术,如直肠癌并急性肠梗阻暂行结肠造口术,待病情好转后再酌情二期手术。

(6)清洁腹腔:病灶处理后,应尽量将腹腔内的积血、脓液、肠液、粪便、组织碎块、异物等清除干净,然后用等渗盐水反复冲洗腹腔,直至冲洗盐水澄清为止,并尽可能将冲洗盐水吸净。冲洗时应注意膈下、结肠旁沟及盆腔等处,勿使污液积存。如腹腔已形成脓肿,或炎症已经局限,在脓液吸尽后不再用盐水冲洗,以免感染扩散。

(7)腹腔引流:急腹症患者术中放置引流是一种常用的治疗措施。原则上腹腔内不放置引流,因为腹膜对感染有较强的防御能力,不恰当的腹腔引流会引起并发症。但在各种腹部脏器损伤中,腹腔内常会有不同程度的污染,有时还会很严重,尽管原发灶已清除,但脏器损伤因化学性物质刺激,或细菌污染腹腔,腹腔内炎症还不能立即清除,若不及时将这些反应渗液引出体外,将会造成全身中毒、败血症,亦可出现各种消化道瘘液的淤积、肠粘连及残余脓肿等。

腹腔引流的适应证:①腹部外伤中的肝脏损伤;脾修补、部分切除或全脾切除术后,胆管损伤,结肠损伤;伤处渗血不止,吻合口缝合不良,或有可能形成肠瘘者。②腹膜炎患者术后大多数需行腹腔引流,如无法切除的炎症病灶或其继续渗出及坏死组织清除不尽者,如阑尾脓肿、急性重型胰腺炎术后,病灶已切除,但因周围组织有明显炎症改变,缝合不牢,可能漏液者;腹腔内已有局限性脓肿形成者,如膈下、肠间及盆腔脓肿等;胃肠道吻合疑有渗漏可能者。③左半侧结肠坏死、穿孔或损伤,不论一期或分期切除术均应放置引流。

(王振杰)

第7章　环境因素所致疾病

在人类生存环境中，存在着一些对身体健康有害的致病因素。常见的物理因素有高温、低温、高气压、低气压、噪声、放射线、洪水和触电等；化学因素对人体的危害更加广泛，主要有自杀性或意外事故性急性中毒，工业"三废"污染区的慢性中毒；生物因素主要是动物袭击人体所造成的机械性损伤、伤口化脓性感染和特异性感染，动物还会向人体传播一些传染病，甚至使人发生急性中毒。由此可见，环境因素对人体危害的范围很广，可以使人产生很多疾病，本章只介绍几种常见的急症。

第一节　烧　　伤

烧伤是由热力、化学物质和电力对人体所造成的损伤，其伤害不仅表现在皮肤和深层组织，严重者还会有复杂的全身性病理变化，各个系统都可能发生不同程度的损害。不同物质烧伤会有不同特点，下面分别介绍。

一、热力烧伤

【病因】

火焰、热气体、灼热的液体、半固体和固体接触机体后都会造成热力烧伤。烧伤好发季节是深冬和盛夏，与夏天热水多，冬季火灾频发或取暖火源多有关。在平时烧伤患者中男性多于女性，年龄中以青壮年居多，小儿烧伤患者占15%～20%。

【临床分期】

1. 体液渗出期　无论烧伤的深浅或面积的大小，由于伤后毛细血管扩张和通透性增加及各类炎性介质的作用，迅速发生的反应是体液渗出，一般要持续36～48h。较小面积的浅表烧伤，体液渗出的主要表现是局部组织水肿，不致影响全身的有效循环血量。烧伤面积大而深者，由于体液的大量渗出，人体不能代偿迅速发生的体液丧失，则循环血量明显下降，进而发生休克，故此期也称为休克期。

2. 急性感染期　烧伤创面的坏死组织和含丰富蛋白质的渗出液是细菌的良好培养液，加之烧伤后机体的抗感染能力降低，急性感染是继休克期后对患者的另一严重威胁。烧伤越重，面积越大，则感染越重。

细菌的主要来源是伤后污染，包括环境、接触创面的衣物和伤员本身呼吸道、消化道内细菌等；其次是残存在毛囊、皮脂腺和周围皮肤皱褶中的细菌。这些细菌在创面渗出液中迅速繁殖，并向四周和深处蔓延，表现为急性疏松结缔组织炎和急性淋巴管炎。伤后3～10d，当水肿回吸收时，可将创面的细菌或毒素带入血液循环。另外，细菌可通过水肿的肠黏膜，进入到肠系膜淋巴结，再通过门静脉进入血液循环，并播散到全身，引起全身感染。

3. 修复期　创面修复过程在创面出现

炎症改变后不久即开始。一度烧伤3～5d痊愈，无瘢痕。浅二度烧伤，由于生发层仅部分被毁，如无感染，2周左右能痊愈，也不会遗留瘢痕。深二度烧伤，如无严重感染，经3～4周后也可愈合，可产生瘢痕。三度烧伤或严重感染的二度烧伤，如不经植皮，多难自愈，愈合后会生成大量瘢痕。

4. 康复期　深度创面愈合后形成的瘢痕，严重者影响外观和功能，需要锻炼、工疗、体疗和整形以期恢复；某些器官功能损害及心理异常也需要恢复过程。

【临床表现】

1. 局部表现

(1)烧伤面积计算：有十分法、九分法和手掌测量法。后者适用于小面积的烧伤，测量时让患者的手五指并拢，其1掌面积约等于体表面积的1%(图7-1)，五指分开时约为1.25%。对大面积烧伤宜用中国九分法计算(图7-2)，即把体表面积划分为11个9%。头颈部1个9%，两上肢2个9%，躯干3个9%，两下肢5个9%，会阴部为1%。小儿的头部面积大，计算方法是9+(12－年龄)；下肢面积小，计算方法是：46－(12－年龄)(图7-3)。十分法是将人体表面积分为10个10%来计算(图7-4)，即头颈部10%，两上肢各10%，躯干30%，两下肢各20%。

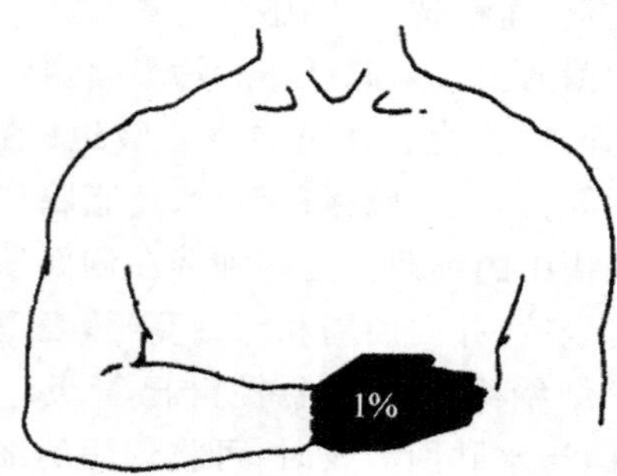

图7-1　手掌估计法(并指掌面积1%)

(2)烧伤深度识别：通常用三度四分法(图7-5)。

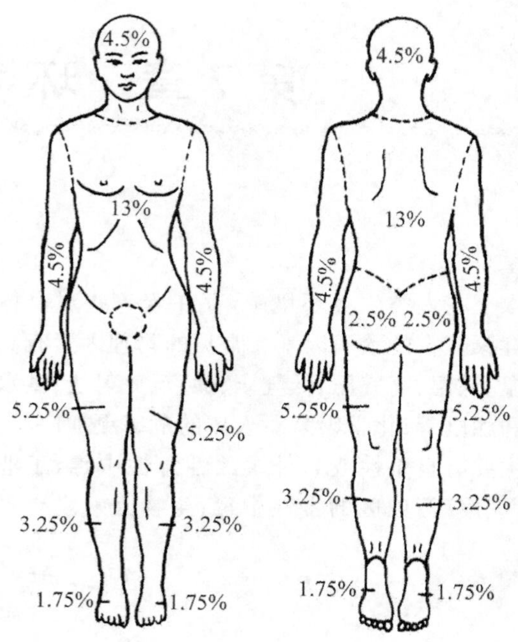

图7-2　中国九分法

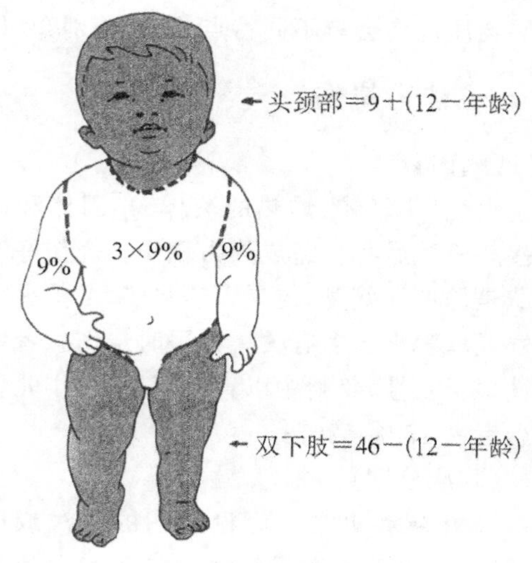

图7-3　小儿体表面积估计法

1)一度：仅伤及表皮浅层，生发层仍在，再生能力强，表皮有红肿和烧灼感。

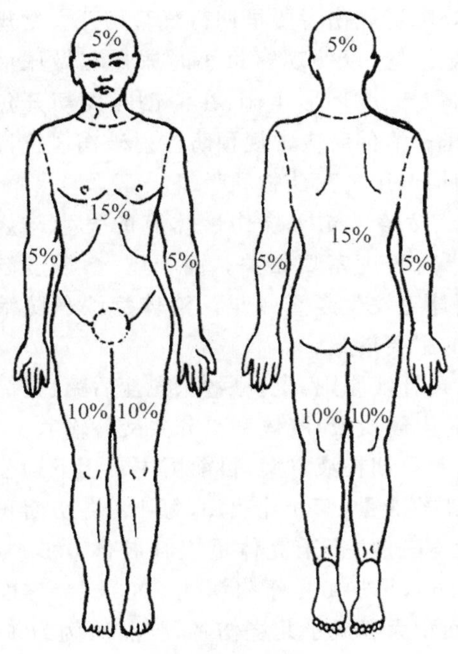

图 7-4　十分法

2)浅二度:伤及表皮的生发层和真皮的乳头层。表皮红肿明显,并有水疱,疱内有淡黄色液体。创面红润,疼痛明显。

3)深二度:伤及真皮的网状层,仍残留有皮肤附件。也可有水疱,创面呈白中透红,有时可见红色小点,水肿明显,痛觉较迟钝。

4)三度:伤及皮肤全层,甚至达皮下脂肪、肌肉和骨骼。创面无水疱,呈苍白色或焦黄色,甚至炭化。疼痛消失,表面干燥,触之如皮革。

(3)严重性分度

1)轻度烧伤:面积在 10%以下的二度烧伤。

2)中度烧伤:二度烧伤面积 10%～30%,或三度烧伤在 10%以下。

3)重度烧伤:烧伤总面积 30%～50%,或三度烧伤 10%～20%。或者总面积不到 30%,但伴有休克、复合伤、呼吸道烧伤。

4)特重烧伤:总面积 50%以上,或三度烧伤 20%以上。

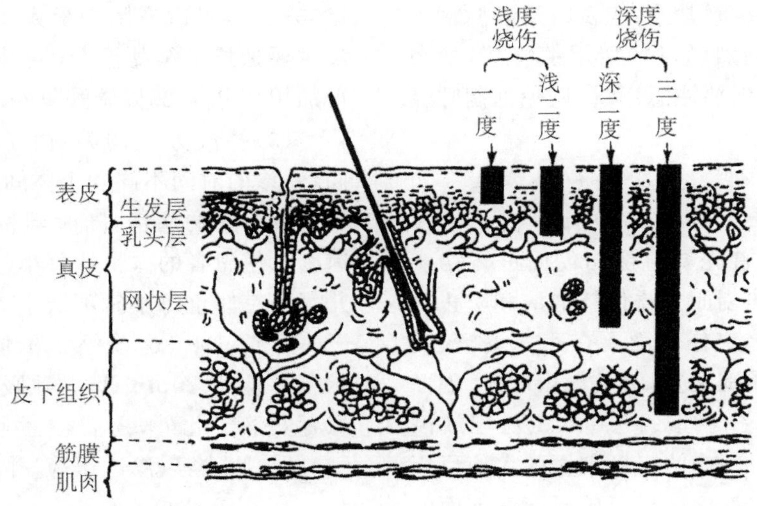

图 7-5　三度四分法的组织学划分

2. 全身表现

(1)轻度烧伤不会有明显的全身表现,中度烧伤的全身表现较轻,但特殊部位的小面积烧伤也会有明显的全身表现。

(2)当面部被火焰烧伤时,灼热的烟雾会被吸入,从而发生吸入性损伤。患者可表现有明显的呼吸困难和缺氧,可咳出血性泡沫痰,肺部可闻及干湿啰音。

(3)严重烧伤时,由于大量体液外渗或进入组织间,从而发生低血容量性休克,表现为低血浆容量、血浓缩、低蛋白血症、低钠血症和代谢性酸中毒。休克的严重程度与烧伤面积、烧伤深度和治疗是否及时有关。如果大面积烧伤后未得到及时治疗,患者会表现为呼吸浅、快;尿量减少,口渴难忍,烦躁不安。检查时可见周围静脉充盈不良,脉搏细数,血压下降,脉压变小。

【现场急救】

火焰烧伤者宜尽快离开火源,脱去燃烧的衣服,不可奔跑,以免风助火燃加重烧伤深度。也不可大叫,以免使火焰和烟雾吸入呼吸道致伤。可就地翻滚或用水熄灭火焰。互救者可用棉被或毛毯覆盖灭火。热液浸渍的衣服,可用冷水冲淋后剪开取下。对新鲜创面在现场要用干净敷料或布类包扎,有一氧化碳中毒者应吸入氧气或移至通风处让其呼吸新鲜空气。有呼吸困难的呼吸道烧伤要及时行气管切开。高度口渴和烦躁不安者提示有休克,只能喝少量盐水,应及时从静脉输入平衡液。疼痛剧烈者可酌情用镇痛药,如布桂嗪或哌替啶,但要注意用量,避免抑制呼吸中枢。

【治疗】

1. 一般处理

(1)入院后首先要对烧伤创面进行初步处理。一度烧伤创面只需保持清洁和防止再损伤。二度以上烧伤创面要在手术室清创,包括剃净创面周围毛发,清洁健康皮肤,创面可用1∶1000苯扎氯铵、1∶5000氯己定或碘伏液清洗,去除异物,浅二度创面的水疱可用消毒空针抽出水疱液。已撕破或深度创面的水疱皮均要去除。如果用包扎疗法,内层用消毒凡士林纱布保护创面,外层用吸水敷料均匀包扎,包扎范围应超过创周5cm。面部、颈部和会阴部可用暴露疗法。

(2)对已有休克的大面积烧伤则应先抗休克治疗,待休克症状改善后才能进行清创。严重呼吸道烧伤者要早期行气管切开。常规留置导尿管,以便观察每小时尿量和做尿液检查。对三度环形焦痂,在清创时要切开焦痂减压。清创后应常规预防注射破伤风抗毒素,酌情选用抗菌药物和吸氧。

2. 防治休克　烧伤性休克的发生与烧伤的严重程度密切相关。面积越大,深度越深,则休克发生越重越早。液体疗法是防治休克的主要措施。

(1)补液原则:先快后慢、先盐后糖、先晶后胶。电解质液、胶体和水分要交替输入。

(2)早期补液方案:目前国内常用下列公式计算补液量,第1个24h,每1%烧伤面积(二度+三度)每千克体重应补胶体0.5ml,晶体1ml,另加5%葡萄糖液2000ml。三度烧伤面积大者或小儿烧伤者,胶晶比例为1∶1。前8h要输入总量的1/2,后16h输入另外1/2。第2个24h,胶体和晶体各减半,水分补充仍为2000ml。胶体液以血浆为首选,大面积深度烧伤可补部分全血,每天可用右旋糖酐1000ml,也可适当用少量人体白蛋白。晶体液主要选择平衡盐液,代谢性酸中毒明显者可加用部分1.25%碳酸氢钠溶液。

(3)补液方案调整:由于伤员的伤情不同,就诊的时间不同和个体间差异较大,应严密观察患者的病情,随时调整补液的成分和速度。使患者的尿量达每小时30～50ml,小儿每千克体重每小时不低于1ml。心率要低于每分钟120次,收缩压不低于90mmHg,脉压不低于20mmHg。呼吸平稳,无口渴,患者安静。此外,还要注意监测电解质、血气、血细胞比容、渗透压等,并酌情给予调整。

3. 创面处理

(1)包扎疗法:主要用于躯干和四肢的烧伤,特别是冬季缺乏保暖设备时更宜用包扎疗法。在无菌手术室清创后,内层用消毒凡士林纱布覆盖创面,外用多层干纱布包扎,厚度1～2cm,宽度超过创缘5cm,肢体包扎时压力要适当,指(趾)端外露以便观察血供。

除非敷料浸湿、有异味或有其他感染迹象，不必经常换药。一般 5～7d 换药 1 次，有上述特殊情况时，要随时换药。

(2)暴露疗法：适用于头、面、会阴、臀部等特殊部位烧伤；或者二度以上的大面积深度烧伤；气温高的夏季更宜行暴露疗法。暴露后创面易形成干痂，不利于细菌生长繁殖，但对房间的要求条件高，温度要控制在 28～34℃，房间要定时消毒，床单要定时更换。大面积烧伤者要定时翻身（每天 4～6 次），创面要定时（每天 1～2 次）涂抹 1%磺胺嘧啶银悬液或 0.5%碘伏。有铜绿假单胞菌感染者可选用 10%磺胺灭隆霜。

(3)清洁湿敷法：用浸有抗生素溶液的纱布，或生理盐水纱布覆盖在创面上，每天更换 2～3 次。湿敷时间不宜过长，以 1～2d 为限，主要用于植皮前的创面准备。抗生素的选择主要根据细菌培养和药敏试验结果而定。

(4)植皮术：功能部位的深度烧伤应早期切痂（切除烧伤组织达深筋膜）或削痂（削除烧伤的坏死组织至健康创面），并立即植皮，可以减少感染，缩短疗程，恢复功能。切痂面积大，完全使用自体皮有困难时，非功能部位可用自体皮与人造皮混植。也可用异体皮或异种皮与自体皮混植。

二、化学烧伤

【病因】

能够导致烧伤的化学物质有数千种，但最常见的是强酸和强碱。它们在处理上与热力烧伤有很大区别。

【临床表现】

1. 强酸（硫酸、盐酸、硝酸）烧伤　共同特点是使组织脱水，组织蛋白凝固，故不形成水疱，而形成皮革样痂。一般烧伤越深，痂色越深，韧度越硬，痂皮内陷也越深。由于痂色掩盖，早期对深度的判断比热力烧伤困难。深度烧伤脱痂较迟，脱痂后肉芽创面愈合较慢。另外，氢氟酸除有一般酸类作用外，还能溶解脂肪和脱钙。被氢氟酸烧伤的皮肤开始时只呈现红斑或皮革样痂，随即发生坏死，并向四周和深处侵蚀，形成慢性溃疡。

2. 强碱烧伤　强碱可使组织细胞脱水，与组织蛋白结合成复合物后能皂化脂肪组织，皂化时可产热，继续损伤组织。此外，碱离子与蛋白结合后形成可溶性碱性蛋白，能穿透到深部组织。因此，如果早期处理不及时，创面可继续扩大或加深，并引起剧痛。苛性碱烧伤创面呈皂状焦痂，有小水疱，一般均较深。焦痂和坏死组织脱落后，创面经久不愈。

【治疗原则】

急救时应迅速将残余化学物质清除干净，脱去被化学物质浸渍的衣服。无论是何种化学物质烧伤，最简单的处理办法是用大量清水连续冲洗，时间不少于半小时。特别注意对眼部和五官的冲洗，以防致盲或其他后果。通常不主张使用对抗剂或中和剂。因为在急救时不实际，不能因此而耽误抢救时机，如果溶液种类或浓度选择不当，以及在中和反应中产热，还会加重组织损伤。如有全身中毒的可能，应根据该物质的性质和毒理尽早防治。早期大量输液，并加用利尿药以排出毒性物质。深度烧伤应尽早切除坏死组织并植皮。

（翁文余　王振杰）

第二节　冷　伤

冷伤是低温寒冷侵袭所引起的损伤。正常时，人体通过神经、内分泌系统等调节产热与散热，以维持动态平衡，保持体温相对稳定。但是，这种调节功能有一定限度，如果低温侵袭过久，人体热量不断丢失，体内所产生的热量不足以补偿丧失的热量时，则体温可显著下降，发生全身或局部性冷伤。

一、非冻结性冷伤

【病因】

10℃以下至冰点以上的低温环境是导致非冻结性冷伤的直接原因。此外，风速、潮湿也是重要的诱因。局部血液循环障碍和热量来源减少可促使冷伤发生。这种冷伤就是人们常说的冻疮，常发生于手、足、耳等部位。曾患过冻疮的部位对寒冷更敏感，容易再发生冻疮。

【发生机制】

暴露于冰点以上低温环境中的局部皮肤，容易发生血管收缩和血流缓慢，继而发生血管功能障碍。待局部得到常温后，血管扩张、充血，血细胞和体液从变性的毛细血管外渗，局部发生渗血、淤血和水肿。严重者在表皮下有积液，形成水疱。有的毛细血管，甚至小动、静脉受损后发生血栓，而后引起一些组织坏死。近年来的研究证明，组织缺血-再灌注可以引起细胞凋亡，也就是说冻疮也与细胞凋亡有关。

【临床表现】

冻疮的早期往往没有症状，手、足、耳等暴露部位形成冻疮后开始感觉局部皮肤红肿，温暖后局部发痒和刺痛。较重者可起水疱，水疱去表皮后创面有渗液。继发感染后形成局部慢性溃疡。好转后皮肤消肿脱屑，可能有色素沉着。痊愈后如遇寒冷环境，冻疮容易再发。

战壕足和浸渍足是在10℃以下的冷水中长时间站立所引起。先有皮肤苍白、麻木，继而局部出现红肿、疼痛和水疱，水疱破溃后创面有渗液，可继发感染，治愈较慢。痊愈后患足对寒冷环境有麻木、疼痛和皮肤苍白等反应。

【治疗】

发生冻疮后可在局部表皮涂冻疮膏。有糜烂或溃疡者可用抗菌药物或冻疮膏，防止继发感染的方法是每日用无菌敷料换药，保持创面干燥和局部保暖。

【预防】

通过耐寒锻炼可提高对寒冷的耐受力。从天热时开始，即用冷水洗脸、手和脚。也可在冷空气中锻炼身体，不要在冷水中站立过久，潮湿时要及时更换干燥的鞋袜。为了御寒，应进食高能饮食，保证能量供应。在野外劳动和执勤的人员，应有防寒、防水服装，如使用保温、防冻的鞋、袜和手套等。

二、冻结性冷伤

【病因】

冻结性冷伤可分为全身性和局部性两种。全身性冻结性冷伤也称为“冻僵”，是指机体长时间处于冰点以下寒冷环境中而无有效保暖措施所造成的损伤，可发生于战时或平时的意外事故。局部冻结性冷伤就是临床上所称的冻伤，是指机体的某一部位短时间暴露于极低温度或较长时间暴露于冰点以下的低温环境所引起的局部损伤。例如，在寒冷的冬季从事野外工作，陷入冰雪中时间过久就容易发生冻僵；工作中不慎使身体某部位接触液氮或固体二氧化碳过久就会发生局部冻伤。

【发生机制】

1. *局部改变*　人体局部接触冰点以下低温时，首先发生强烈的血管收缩。如接触时间稍久或温度很低（−5℃以下），则细胞外液，甚至连同细胞内液可形成冰晶，然后向四周扩大范围，致细胞脱水，蛋白变性，酶活性降低，代谢障碍和坏死。局部组织损伤也可发生于复温时，冰晶融化后，局部血管扩张、充血、渗出，并有微血栓形成，造成局部组织破坏和细胞坏死。

2. *全身改变*　全身受低温侵袭时，除了周围血管强烈收缩和寒战（肌肉收缩）反应外，体温降低由表及里，使体内重要器官组织功能降低，如不及时抢救，可导致各重要器官功能衰竭而死亡。如能得到复温治疗，损伤并未因此而终止，将会发生冻融性损伤，出现电解质紊乱，微循环改变，组织和细胞发生继发性坏死和凋亡，许多炎性介质和细胞因子释放，可导致多器官功能不全。

【临床表现】

1. *局部冻伤*　在冻融之前，受冻局部有针刺样疼痛，皮肤苍白，继之出现麻木和丧失知觉，这时不易区分其损伤的程度。复温后按其受损伤的深度可有不同的表现，一般分为四度。

(1)一度：仅伤及表皮层。出现冻伤区的充血和水肿，表现为局部红肿，有发热，自觉刺痛和刺痒，数日后自动消退而愈，不留瘢痕。

(2)二度：波及皮肤生发层，除上述症状外，红肿更明显，并伴有水疱，疱内为血清样液，或带血性。局部疼痛较剧烈，但感觉迟钝，对针刺、冷和热的感觉消失。若无感染，疱内液体吸收后形成痂，经 2～3 周痂皮脱落后痊愈，少有瘢痕。如继发感染，则创面形成溃疡，愈合后形成瘢痕。

(3)三度：特点是皮肤全层和不同深部的皮下组织发生坏死。创面由苍白变为黑褐色，其周围有红肿、疼痛，可出现血性水疱。皮肤温度明显低于正常，冻伤皮肤知觉消失，但肢体疼痛剧烈。坏死组织水肿消退后形成焦痂，焦痂脱落后裸露肉芽组织，形成溃疡，愈合很慢，创面愈合后留有瘢痕。

(4)四度：累及各层软组织和骨组织，表现为肢体冻伤区的全层坏死，周围组织有炎性反应。冻伤区容易继发感染而成湿性坏死。冻伤区的痛觉和触觉迟钝或完全消失，自觉症状是肢体疼痛。组织坏死多先经湿性死亡，然后干化。干性坏死的肢体脱落后露出肉芽组织，治愈后多留有残疾。

2. *全身冻伤*　冻僵者开始时由于肌肉和周围血管收缩，出现寒战、四肢发凉、发白或发绀。当体内热量继续丢失时，体温逐渐下降，患者感觉麻木、四肢无力、疲乏和嗜睡。继而出现肢体僵硬、幻觉或意识模糊，甚至发生昏迷，心律失常，呼吸抑制，最终呼吸心搏骤停。如能得到及时抢救，其心搏和呼吸虽可恢复，但多有多器官功能障碍，病死率仍很高。根据中心温度(直肠内)不同，可将冻僵分为三度：轻度为直肠内温度 34～36℃；中度为直肠内温度 30.1～33.9℃；重度是直肠内温度低于 30℃。

【治疗】

1. *急救与复温*　急救时，首先应尽快使患者脱离寒冷环境，搬入室内，迅速脱去冰冻衣服和鞋袜。如衣服与皮肤冻结在一起，不要勉强脱衣，以免造成皮肤撕脱，可用 40℃左右的温水解冻，然后再脱。接着进行局部或全身的快速复温，方法是用 40～42℃恒温热水浸泡。冻僵者要全身浸入热水中，时间为 15～30min。使体温在短时间内迅速提高至正常或接近正常(36℃)，肢端转红润，有温感即可。浸泡时水温不宜过高，时间不宜过长，以免在血液循环不足的情况下增加局部代谢，反而对恢复不利。急救时，如无法取得热水，可将冻肢置于救护者怀中复温。复温后擦干皮肤，用毛毯、棉被保温。

2. *局部冻伤*

(1)局部治疗：一度冻伤无须特殊治疗，只要使创面保持清洁干燥，数日后可自愈。二度冻伤经复温后消毒创面，用消毒干敷料包扎。有大水疱者，可吸出疱内液体，创面消毒后包扎，或涂冻疮膏后暴露。有感染者需定期换药。三、四度冻伤要保持创面清洁干燥，对没有感染的创面不用切痂的方法，而是让坏死组织自行脱落，或待坏死组织边界清楚时予以切除。若继发感染，则应充分引流，肉芽创面不能自愈者可行植皮术。伴有骨骼坏死的四度冻伤待界限清楚后施行截肢术。

(2)全身治疗：三、四度冻伤还需要进行全身治疗：①改善微循环：静脉滴注右旋糖酐-40 可解除红细胞和血小板聚集，防止血栓形成,用量为每日 500ml;曲克芦丁、维生素 C 和烟酸可保护血管内皮,促进其修复。②扩张血管:托拉苏林和罂粟碱等可扩张血管,增加冻伤组织的血供。③防治感染:可给予破伤风抗毒素和抗生素以防治感染。④其他措施:保持室温在 20～25℃,患肢要放置在与心脏相同水平的位置,禁止吸烟,保证高热量、高蛋白和多维生素的饮食。

3. *全身冻伤* 复温后首先要防治休克。措施是静脉补液,使用多巴胺等血管活性药物维持血压。为防止脑水肿和肾功能不全,待血压平稳后即开始用利尿药,如 20%甘露醇和呋塞米等。维护肺功能方面主要是吸氧和使用呼吸兴奋药,选用对肝、肾功能无影响的第 3 代头孢类抗生素预防感染。纠正酸碱失衡和电解质紊乱。

【预防】

大多数冻结性冷伤是可以预防的。对寒冷地区人员要进行防冻教育,有计划、有步骤地进行耐寒锻炼,以提高机体的耐寒能力。在寒冷环境下工作的人员,需要采取相应的防寒措施。

1. *穿防寒服* 衣着应温暖,不透风,而且松紧要适度,鞋袜不要过紧。用手套、口罩、耳罩和帽子等用具保护体表的尖端部位。

2. *防潮湿* 要保持衣服和鞋袜的干燥,潮湿时要及时更换。长途行走者,每晚要将衣服、鞋袜和鞋垫烤干。

3. *防静止不动* 在严寒环境中要适当活动,无论是放哨还是乘车时不宜长时间不动,要做到静中求动,以动防冻。在风速较大和潮湿地区工作时尤应注意。

4. *防饥饿* 进入低温环境前要进食高热量饮食。中间的进食时间不宜超过 5h,并做到热食、热饮,但不能大量饮酒,以免血管扩张,增加体热过快散发。

(邱兆磊 王振杰)

第三节 动物咬伤

人类生活在自然界,有时不免会受到动物的袭击。生活在山区的农民,易受到蛇和大型肉食性动物或家畜咬伤;生活在城市的人们则易被家畜、宠物咬伤。动物锐牙利爪伤害一般属于机械性损伤,但是动物的口腔、毛发间和利爪上藏有大量细菌、病毒等微生物,极易引起伤口感染,如化脓性细菌感染、厌氧菌感染(如破伤风、气性坏疽)等。另外,还能传播某些传染病,如狂犬病、鼠疫和出血热。有些动物体内还带有毒液,这些毒液一旦进入人体,会产生中毒症状,甚至迅速死亡。

一、毒蛇咬伤

在农村,毒蛇是对人类具有潜在伤害最大的动物之一,现已知我国有毒蛇 50 多种,多数毒蛇活动范围狭小、数量少、毒性弱,而较常见的毒性较强的毒蛇只有 10 多种。毒蛇咬人时,毒液经毒牙(图 7-6)注入人体即引起全身性中毒。

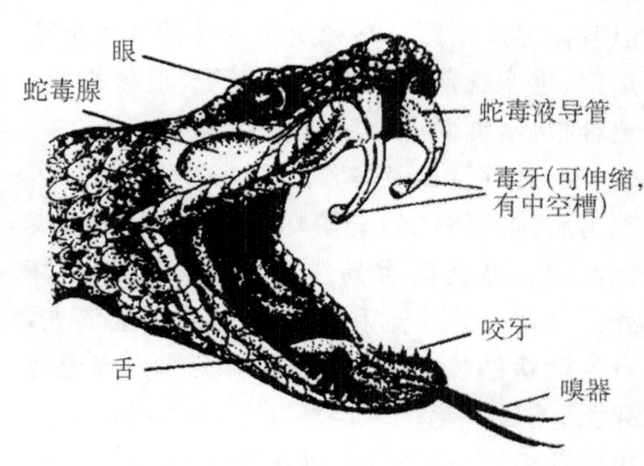

图 7-6 毒蛇毒牙

【发病机制】

人体中毒的严重程度除与伤者的年龄、体质等本身因素有关外，主要与毒液成分、毒液剂量和咬伤部位有关。一般说来，蛇越大，咬伤越深；咬的时间越长，注入的毒液越多；咬伤部位越近中枢则发病越快，症状越重。大多数毒蛇的毒液中含有一种以上毒性成分，其中主要是神经毒素和血液毒素，其次是心脏毒素、横纹肌毒素和酶类毒素等。

1. *神经毒素*　是一种不具酶活性的碱性多肽，它能阻断运动神经与肌肉接头的传导，使全身横纹肌呈松弛性瘫痪。作为呼吸动力的肋间肌和膈肌瘫痪后，呼吸运动停止，患者因缺氧而死亡。另外，有人证实神经毒素可以通过血-脑脊液屏障，进入脑组织，特别是延髓的呼吸中枢，呼吸中枢遭破坏后发生呼吸衰竭。神经毒素常见于金环蛇和银环蛇。

2. *血液毒素*　对血细胞、血管内皮及组织有破坏作用，可引起出血、溶血、休克和心力衰竭。血液毒素可分为好几种，其中凝血毒素可消耗掉凝血因子，从而引起广泛出血。血液毒素直接损害血管内皮的基膜，使血液成分外渗。血液毒素常见于竹叶青和五步蛇。混合毒兼有神经毒和血液毒，常见于蝮蛇和眼镜蛇。

【临床表现】

由于毒蛇的种类不同，咬伤后所表现的临床症状也不尽相同，现分述如下。

1. *神经毒类中毒*　伤口可有轻度疼痛，红肿不重，流血不多，伤后不久会出现麻木感，并逐渐向肢体的近心端扩散。全身症状常在伤后 1～3h 出现，有时可延至十余小时。表现为头晕、眩晕、嗜睡、恶心、呕吐、疲乏无力、步态不稳、眼睑下垂等。重者视物模糊、言语不清、呼吸困难、发绀，以至全身瘫痪、惊厥、昏迷、血压下降、呼吸麻痹和心力衰竭，若抢救不及时可迅速死亡。但如能度过危险期，就能很快痊愈，很少留有后遗症。

2. *血液毒类中毒*　被咬伤后数分钟内即可出现伤口剧烈疼痛，呈持续性，伤口出血多，流血不止，局部肿胀明显，并向近心端发展。皮肤发绀，有大片皮下出血斑，伤口附近有水疱。严重者会出现伤处软组织坏死和肢体坏死。全身症状来势凶猛且严重，开始时有全身不适、畏寒、发热、头晕、嗜睡、眼花、胸闷、气促，严重者有谵妄、呼吸困难及血压下降。全身有明显的出血倾向，皮下有散在的出血性紫癜，有牙龈、鼻、眼部出血，还会有呕血、血便和尿血，以及出血性胸腔积液、腹水等。溶血可致黄疸、贫血及血红蛋白尿。最后出现心律失常、休克和昏迷，患者多死于急性循环衰竭和急性肾衰竭。经抢救治愈后部分患者可有伤肢肌肉萎缩或局部坏死。

3. *混合毒类中毒*　兼有神经毒和血液毒所具有的临床特点。咬伤后即感伤口疼痛，疼痛逐渐加重，或有麻木，患肢肿胀。伤口出血不多，周围皮肤有红肿、变紫或发黑，局部常有水疱及组织坏死。全身症状轻者仅有头晕眼花、轻度发热。重者很快出现眩晕、嗜睡、视物模糊、胸闷、颈项强直、广泛皮下出血，可有血尿、少尿或无尿，甚至有昏迷、休克、呼吸麻痹和循环衰竭。

【诊断依据】

根据咬伤史和伤后的临床表现多能做出诊断。但在诊断中必须明确两点。

1. *是否为蛇咬伤*　因为在黑夜里，患者往往不知道被什么动物咬伤，就来医院就诊。这时必须排除其他毒虫咬伤。牙痕是可靠的诊断依据，毒蛇咬伤的牙痕大而深，蜈蚣咬伤的伤痕小而浅，伤痕间距近，肿胀较局限，多无全身症状。毒蜘蛛咬伤后局部可有剧痛，多无明显的全身症状。蝎子螫伤后局部可见细小的螫刺点，并有剧痛，严重者可有烦躁、抽搐、哮喘等。

2. *是有毒蛇还是无毒蛇咬伤*　无毒蛇咬伤为一排或两排细牙痕，毒蛇咬伤则仅有一对大而深的牙痕，从两牙痕间的距离尚可推断毒蛇的大小。如蛇已被打死，则可根据蛇的颜色和头部是否为三角形来判断是否为毒蛇。

【急救措施】

1. *现场急救* 被毒蛇咬伤后切忌奔跑，可缓慢行走，最好将伤肢制动后平躺运送。在现场立即用止血带或布条绑扎伤肢近心侧5～10cm处，松紧度以能够使被绑扎的下部肢体动脉搏动稍微弱为宜。绑扎后每隔30分钟左右松解一次，每次1～2min，以免影响血液循环造成组织坏死。然后用手挤压伤口周围，将毒液排出。如口腔黏膜无破损，可用口吸吮伤口，再吐出，反复吸吮有助于排出毒液。如附近有水池，可将伤肢浸入冷水中浸泡，并逆行排挤毒液。局部降温可减轻疼痛，减慢毒素吸收速度，降低毒素中酶的活力。

2. *诊所或医院内急救* 先用肥皂水和生理盐水清洗伤口周围皮肤，再用3%过氧化氢或0.05%高锰酸钾溶液反复冲洗伤口。然后以牙痕为中心切开真皮层，去除毒牙，排挤毒液，也可用吸乳器或拔火罐的方法，将伤口内毒液吸出。胰蛋白酶能直接破坏蛇毒，在伤口排毒后用胰蛋白酶2000～6000U加入0.25%～0.5%普鲁卡因10ml做伤口周围皮下封闭注射，可深达肌肉层。根据病情，可在12～24h后行重复封闭注射。

【治疗】

1. *解毒药物*

(1)中草药疗法：中医学对毒蛇咬伤的治疗有悠久的历史和极为丰富的经验。蛇药成药系由多种植物和动物药材制成，具有解毒消炎、止血、强心、利尿和抗溶血等作用，临床常用的成药有广州蛇药、上海蛇药和南通(季德胜)蛇药，可以内服或制成糊状外敷在伤口周围。一些新鲜草药，如白花蛇舌草、半边莲、七叶一枝花等也有很好的解蛇毒作用。任选一种洗净后捣成糊状外敷在伤口周围，也可煎服。

(2)血清疗法：抗蛇毒血清有单价和多价两种，对于已知蛇类咬伤者可用针对性强的单价血清治疗，否则可用多价血清。使用前需做过敏试验，对阴性反应者可把血清加入等渗盐水中静滴，或缓慢静脉注射。过敏试验为阳性者，可从小剂量到大剂量的脱敏法注射，注射抗蛇毒血清前可先注射地塞米松5mg。抗蛇毒血清应尽早使用，能在2h内注射完最好。24h内可常规使用。

2. *支持疗法* 毒蛇咬伤后数日内病情常较严重，全身支持治疗甚为重要。有休克者应及时输液，做抗休克治疗。溶血、贫血明显者要及时给予输血。有呼吸困难和缺氧者应进行吸氧治疗，并注射呼吸兴奋药，必要时用呼吸机作辅助呼吸。肾上腺皮质激素和抗组胺药物对中和毒素和减轻毒性反应有一定作用，每天可用氢化可的松400mg或地塞米松20mg。

3. *其他治疗* 患者入院后常规给予破伤风抗毒素，酌情使用抗菌药物以防治感染。可用呋塞米、依他尼酸钠和甘露醇利尿，亦可用中药利尿，以促使体内蛇毒排出，缓解中毒症状。如有急性肾衰竭，可做血液透析，以保护肾功能。对有溶血反应者要用5%碳酸氢钠碱化尿液。另外，尚需注意保持水、电解质平衡。

二、家畜咬伤

无论是在城市还是在农村，人们往往喜欢喂养狗、猫等家畜而被咬伤。病狗、病猫的唾液中含有狂犬病毒，咬伤后可使人传染上狂犬病，有时舌舔或爪抓也可以得病。有人认为，“健康狗”的带病毒率达17%以上，被这些“健康狗”咬伤后也可使人致病，特别是可能致狂犬病。

人被病狗咬伤后把狂犬病毒带入人体，使人患狂犬病。狂犬病的发病率为10%～70%，平均15%～20%。是否发病与咬伤部位、伤口深度、伤后处理方法及注射疫苗的早晚有关。一般说来，头面部、颈和手部被咬伤后未做彻底清创者，发病率较高。经过及时而正确地处理者，发病率低于 1%。

【发病机制】

狂犬病毒对神经组织有很强的亲和力。当其从破损的伤口入侵机体后，首先在骨骼肌细胞内繁殖，然后病毒沿周围传入神经的轴索上行，至脊髓和中枢神经系统，侵犯大脑和小脑，导致大量脑细胞水肿、坏死。此时，病毒自中枢神经系统向周围神经扩散，造成迷走神经核、舌咽神经核等受损，从而出现以恐水、呼吸困难和吞咽困难为主的症状。

【临床表现】

人狂犬病的潜伏期通常为 1～3 个月，最短 4～7d，长者可达 10 多年，甚至 30 多年。潜伏期的长短与咬伤部位、伤口深浅、病毒数量、毒力强弱、被咬者的年龄和身体状况，以及伤口的处理情况有关。典型的狂犬病症状可分为三期。

1. *前驱期*　已愈合的伤口有痒、痛和麻木感，自觉全身不适，有头痛、烦躁、易怒、失眠、呕吐等症状。有咽喉部紧迫感和恐惧感，对风、声、光的刺激敏感，本期持续 1～3d。

2. *兴奋期*　随着上述症状的逐渐加重，患者逐渐进入高度兴奋状态，出现呼吸困难，口干欲饮，但难以下咽，引起反射性恐水，听到或见到水时会引起咽喉肌痉挛。恐水为本病的临床特征，只有少数患者没有这种表现。因神经过敏，风、光、声的刺激可引起全身痉挛，患者常把自己掩在被子里。由于声带痉挛，患者说话不清，甚至失声。此期持续 1～3d，有时在惊厥时因呼吸循环衰竭而突然死亡。

3. *麻痹期*　患者由狂躁转为安静，皮肤对冷、热、痛等刺激的敏感性减退，肌肉痉挛停止，四肢不能活动，出现弛缓性瘫痪。呼吸浅表且不规则，有时出现潮式呼吸，心搏无力，神志不清，血压下降，瞳孔散大，最后因呼吸循环衰竭而死亡。

【诊断依据】

根据被狗或猫等家畜咬伤史，以及恐水症和四怕表现，即可作出诊断。对可疑者可应用荧光抗体检测技术检查患者的唾液、尿沉渣、角膜印片等处的病毒抗原。也可采用快速狂犬病酶联免疫技术检查患者脑脊液、唾液中的狂犬病毒核蛋白。此外，还可杀死咬人的动物，取其脑组织（海马回）制成压印片或组织切片，分别用姬姆萨及荧光抗体染色，前者如查见细胞质内有嗜酸性包涵体，后者在荧光显微镜下见到发荧光的颗粒或团块，则可确定为狂犬病毒感染。

【治疗】

狂犬病属急性传染病，应隔离治疗，房间要遮光避阳，保持安静，减少外界的声音刺激。狂躁期可用地西泮、水合氯醛、冬眠合剂等镇静解痉药。不能进食者应给予肠外营养，呼吸困难者可做气管切开，必要时接呼吸机做辅助呼吸。注意保持水、电解质平衡，每天给予补液、输血和输入多种维生素。

【预防】

因为狂犬病的治疗效果极差，所以防止发病尤为重要。怀疑被患狂犬病的动物咬伤者应立即进行下列预防性处理。

1. *伤口处理*　尽早对伤口进行彻底清创，用肥皂水和 0.1%苯扎氯铵刷洗伤口周围皮肤，再用过氧化氢溶液和大量生理盐水冲洗伤口，并清除坏死组织和异物。还可用高效价的抗狂犬病毒免疫血清在创口内及周围组织做局部浸润注射。伤口不缝合，敞开引流。术后常规使用抗生素，注射破伤风抗毒素。

2. *接种疫苗*　接种疫苗可达到主动免疫目的，防止发生狂犬病。近年来已有人二倍体细胞疫苗，只需注射 3 次，每次间隔 3～4d。

3. *被动免疫*　被家畜咬伤后应尽早注射人狂犬病免疫球蛋白或抗狂犬病马血清。注射人狂犬病免疫球蛋白是常用的被动免疫方法，最好在伤后 24h 内注射。注射方法：伤后第 1、3、7、14、28 天各肌内注射 2ml，咬伤较重者第1周剂量可加倍。注射后3周才产生免疫力，1个月左右达到高峰。狂犬病免疫血清可按20U/kg计算，每日或隔日注射1次，也可在伤口周围做局部注射。

三、毒虫螫咬伤

虫类主要通过刺或毒器把毒液注入人体引起中毒。在我国具有毒器的虫类有蜂、蝎子、毒蜘蛛、蜈蚣等。毒虫螫伤人后轻者仅有局部皮肤症状，如瘙痒、红肿和疼痛；重者可引起全身中毒，甚至使人很快死亡。所以毒虫螫咬伤也应该引起我们的重视，现分述如下。

（一）蜂螫伤

蜂的种类很多，常见的有蜜蜂、黄蜂、大黄蜂、土蜂等。大多数蜂的尾部生有尾刺，并与毒腺相连，毒液内含蚁酸、神经毒素和组胺。当蜂螫人时，毒液通过毒刺注入人体，如果被群蜂螫伤，大量毒液可以引起全身中毒症状。

【临床表现】

1. *局部表现*　单个蜜蜂或黄蜂螫伤，一般只表现为局部红肿和疼痛，数小时后可自行消退。如果蜂刺留在体内（在红肿的中心可见一个黑色的小点），可引起局部化脓性感染，表现为局部红肿热痛。大黄蜂螫伤后局部症状较重，伤处一片潮红和肿胀，有时可在局部形成水疱。

2. *全身表现*　被群蜂螫伤者往往有明显的全身症状，少数对蜂毒过敏者即使被单个蜂螫伤也可以有全身症状。常见的中毒症状有发热、头晕、烦躁不安、全身荨麻疹、恶心、呕吐、腹泻、哮喘和血红蛋白尿，这些症状可在数小时内消失，也可持续数周。严重者可出现面色苍白、精神错乱、呼吸困难、吞咽困难、昏迷、过敏性休克和急性肾衰竭，甚至很快死亡。

【治疗】

1. *局部处理*

（1）可用弱碱性溶液外敷，如3％稀氨溶液、2％碳酸氢钠、淡石灰水或肥皂水。黄蜂蜇伤则用弱酸性溶液外敷，如食醋或0.1％稀盐酸。用小刀尖或消毒针尖挑拨出断在皮肤内的尾刺，但不能挤压，以免将毒腺囊挤破，使毒液更多地留在体内。局部疼痛剧烈者，可用普鲁卡因或利多卡因做局部封闭，也可用抗过敏药膏、乙醇及冰敷止痒。

（2）中医治疗可用蛇药片制成糊状外敷，也可用野菊花叶、夏枯草、马齿苋、大青叶、半边莲、紫花地丁等，任选一种捣烂外敷。

2. *全身治疗*　症状轻者仅对症治疗即可。重者要进行输液，静注10％葡萄糖酸钙10ml，口服蛇药片。有过敏反应者，使用抗组胺药物，如异丙嗪、苯海拉明或氯苯那敏，也可用皮质激素。有支气管痉挛者，缓慢静脉注射氨茶碱。如有血红蛋白尿，则静脉滴注5％碳酸氢钠碱化尿液，适当增加补液量，并用20％甘露醇利尿。如发生少尿或无尿，则按急性肾衰竭处理，必要时做血透。有休克者，除输液等抗休克处理外，还可适当用多巴胺等升压药物。有感染者要用广谱抗生素治疗。

（二）蝎螫伤

蝎的种类很多，它们都有一个弯曲而锐利的尾针，并与毒腺相通。毒腺分泌酸性毒液，含有两种毒素，一种仅产生局部反应，而另一种含有神经毒素，可引起心脏损害和凝血功能障碍。

【临床表现】

1. *局部表现*　被蝎子螫伤后局部有剧痛，继之螫伤周围有大片皮肤红肿，有时可产生水疱，数日后可消失。有时疼痛可波及整个肢体，并有局部组织坏死和继发感染。

2. *全身表现*　轻者没有全身中毒症状，重者螫伤后1～2h开始出现全身中毒症状，如头痛、头晕、昏睡、体温下降或发热，有时有恶心、呕吐、舌和肌肉强直、流涎、流泪和畏光，严重时甚至出现胃肠道、呼吸道和泌尿道出血，并有抽搐、心律失常、肺水肿、休克和昏迷。儿童被螫后，可因呼吸和循环衰竭而死亡。

【治疗】

被蝎子螫伤后多数仅有局部症状，而无生命危险，但当时很难判断其预后，尤其是儿童。所以均应按重症处理。处理原则基本与毒蛇咬伤相同。

1.*局部处理*　螫伤后当时用布条在伤肢的近心端绑扎，伤处做冷敷和挤压排毒。到急诊室后先行局部消毒，以伤口为中心切开皮肤全层，拔出毒针，排挤出毒液，再用弱碱溶液冲洗。常用的冲洗液有 5%碳酸氢钠、3%稀氨溶液和 1∶5000 高锰酸钾溶液。清创完毕后可选用下列药物做局封治疗，依米丁 30mg，胰蛋白酶 2000U 加普鲁卡因、复方奎宁 0.1～0.3ml，也可用蛇药片制成糊剂外敷。

2.*全身治疗*　主要是对症支持治疗，如出现肌肉痉挛和抽搐，可静脉注射 10%葡萄糖酸钙；出现流涎，可肌内注射阿托品；有休克者应积极抗休克治疗，在输液中可适当使用激素和抗生素，也可口服季德胜蛇药。

(三)蜈蚣咬伤

蜈蚣第一对利爪为中空状，咬人后经此将毒液注入人体，毒液主要含组胺样物质、溶血蛋白和蚁酸。

【临床表现】

1. *局部表现*　蜈蚣咬伤后，轻者仅见伤处有两个小红点，局部有疼痛、瘙痒和肿胀；重者可发生局部坏死、出血，并出现区域性淋巴结炎和淋巴管炎。

2. *全身表现*　严重者可出现头痛、发热、眩晕、恶心、呕吐，甚至有谵妄、抽搐、全身麻木、昏迷和休克。注入人体的毒液越多，症状越严重。一般数日后症状可自行消失，但儿童咬伤后，严重者可危及生命。

【治疗】

1. *局部处理*　以弱碱性溶液冲洗伤口或冷敷，或用雄黄、枯矾研末后以浓茶或白酒调成糊状敷伤口。也可用 1%氢化可的松软膏外涂，以缓解局部皮肤反应。疼痛剧烈者用 0.5%普鲁卡因做伤口周围局部封闭，也可肌内注射哌替啶止痛，或口服止痛药片。局部皮肤有坏死感染者按常规方法清创，每天换药。

2. *全身治疗*　主要是对症支持治疗，如输液、止痛和用蛇药治疗。有炎症者应加用抗菌消炎药物，也可服用清热解毒的中药，如大黄、黄芩、黄柏、苍术等。

(四)毒蜘蛛咬伤

蜘蛛一般不伤人，虽亦有少数伤人者，仅有局部红肿和疼痛，短时间即可自愈。毒蜘蛛有一对毒牙，咬人后可将毒液注入人体，其毒液含有神经性蛋白毒，可使人发生中毒症状。

【临床表现】

1. *局部表现*　咬伤后可有局部苍白、发红和肿胀，可发生荨麻疹。一般都有伤处疼痛，但也有咬伤后不痛者，重者可发生局部组织坏死。

2. *全身表现*　有头痛、头晕、恶心、呕吐、发热、乏力、肌肉痉挛，少数人有腹肌痉挛，颇似急腹症。严重者有休克、谵妄和呼吸窘迫，儿童可发生惊厥。症状消失后，短期内仍有软弱无力或精神萎靡。

【治疗】

1. *局部处理*　确认被毒蜘蛛咬伤者，立即在伤口的近心侧用止血带或布条绑扎。到医院后切开伤口，以 1∶5000 高锰酸钾溶液冲洗伤口，再用拔火罐法吸出毒液，伤口周围外敷蛇药或用冰敷。也可用草药，如半边莲、七叶一枝花、紫花地丁等捣成糊状外敷。

2. *全身治疗*　给予输液和口服蛇药片。静脉注射 10%葡萄糖酸钙 10ml，静脉滴注肾上腺皮质激素。疼痛剧烈者可用哌替啶等止痛药，如有肌肉痉挛可用新斯的明或箭毒解痉治疗。局部有感染者需全身使用广谱抗生素。

(五)蚂蟥咬伤

蚂蟥,又称蛭,分为水蛭和旱蛭两种。水蛭一般在浅水中,患者多在水稻田和水沟中劳动时被咬伤,旱蛭多见于亚热带丛林中,常成群栖于树枝和草地上,人们在野外工作时不小心被咬伤。蚂蟥致伤系以吸盘吸附在皮肤上,用腭齿咬破皮肤,其涎腺分泌的蛭素有抗凝作用,使伤口出血不止。蚂蟥有时可钻入鼻腔、上呼吸道、尿道和阴道内,咬破黏膜,产生慢性出血。

【临床表现】

1. *体表伤*　蚂蟥取下后,伤口出血不止,微感疼痛,伤处可出现丘疹,中心有一瘀点。一般无全身症状,如失血过多可有头晕,面色苍白、出冷汗等。

2. *体内伤*　因蚂蟥寄生的部位不同,表现为相应受伤部位出血,如鼻出血、阴道出血、便血等。无论哪个部位长期出血,都可出现进行性贫血。如继发感染,可引起局部红肿溃烂。

【治疗】

(1)如蚂蟥吸附在皮肤上,可用手轻轻拍打,或用醋、酒、盐、清凉油等涂在蚂蟥身上,也可用烟头火烤一下,让其自然脱落。不可强行拉扯,否则吸盘会断入皮内,引起出血不止及感染。

(2)已知蚂蟥进入体内,可用香油、蜂蜜滴入,让其自己爬出体外再除之;也可通过内腔镜在直视下将其麻醉后取出。

(3)如蚂蟥已脱落,可用5%碳酸氢钠溶液冲洗伤口,并涂碘酊,防止感染。伤口出血不止者,可在局部涂以云南白药、凝血酶,并用无菌纱布加压包扎。

【预防】

在丛林地区工作者,可将裤脚袖口扎紧,衣领扣紧,尽可能不赤足,皮肤外露部位可涂清凉油、肥皂、烟油水等,以防蚂蟥吸附。在水田中工作者可穿胶鞋,避免皮肤与水接触。

(邱兆磊　王振杰)

第四节　电　击　伤

电击伤是指一定量的电流和电能量通过人体,引起全身或局部组织损伤及功能障碍。其严重程度取决于电流的强度、电压的高低、接触部位的电阻、接触时间的长短和电流在体内的径路等。一般而言,交流电比直流电危险;电流强度越大,接触时间越长,越危险。低压交流电(220～380V)触电最为多见,常造成心室纤维颤动、呼吸中枢麻痹、呼吸肌强直性收缩致呼吸暂停,最后因室颤、缺氧而死亡。此外,高压电触电和雷电击伤还能引起局部电灼伤。

首要原因是不重视电业安全操作规程,麻痹大意,违章操作;也有一些是缺乏安全用电知识或电器设备有质量问题。其次是在高温、高湿度工作场所,特别是雷雨季节,电器绝缘性能降低,人体因出汗、皮肤潮湿,造成皮肤与电器接触点的电阻降低,容易发生触电事故。再次是火灾和大风暴等意外事故造成电线折断,带电端触及人体,或雷雨天被雷电击中等。

【发生机制】

36V以下电压为安全电压,人体被低压电(220～380V)电击时,电流通过心脏,可造成心肌细胞内离子紊乱,产生致命性的心室颤动。高压电(>1kV)电击时,极易发生灼伤,强电场对细胞有一种“电穿孔”作用,造成早发和迟发的细胞损伤,细胞膜上产生很多小孔后,细胞内大分子蛋白质及DNA渗出,细胞内游离钙离子和花生四烯酸增多,最后造成肌肉和神经的“渐进性坏死”。血管坏死后形成血栓,远端肢体因缺血、缺氧,也会发生坏死。呼吸中枢因受到高压电的伤害而使呼吸麻痹，呼吸肌强直性收缩，造成呼吸暂停和窒息，由于缺氧而引起心室颤动和心脏停搏。另外，触电时由于肌肉强烈收缩，易发生肢体骨折或关节脱臼。如从高空坠落，还会造成严重的复合伤，如颅脑外伤、骨折和胸腹腔内脏破裂出血等。

【临床表现】

1. *全身表现*　人体一旦接触电流时常表现为精神紧张、面色苍白、表情呆滞、呼吸和心搏加速。敏感者常出现晕厥、短暂的意识丧失。意识恢复后可有肌肉疼痛、乏力、头痛和心律失常。严重者出现抽搐、昏迷、心脏停搏和呼吸停止。上述表现可立即发生，也可能当时症状较轻，1h 后突然加重。

2. *局部表现*　低压电引起的局部灼伤面积较小，直径 0.5～2cm，呈椭圆形或圆形，灼伤中心为焦黄色或灰白色，创面干燥，常有进口和出口。高压电烧伤呈现口小底大，外浅内深的特点，可深达肌肉、血管、神经和骨骼。出口可有多个，在入口和出口之间的肌肉常呈夹心性坏死。由于电流可造成血管壁变性、坏死和血管栓塞，从而引起继发性出血和远端肢体坏死。

3. *雷电击伤*　特点是心搏和呼吸立即停止，呈急性心肌损害，皮肤和血管收缩呈网状图案。

【诊断依据】

根据触电史、现场情况和电击后的临床表现，电击伤的诊断多无困难。但是，要了解心脏的损伤情况，必须及时做心电图检查。心律失常可出现传导阻滞或房、室性期前收缩。室性期前收缩如频繁发生或呈多源性，则易转化为室性心动过速或心室颤动。如尿液呈红褐色，表示有血红蛋白或肌红蛋白尿，必须做尿常规和肾功能检查，防止发生急性肾衰竭。

【治疗】

1. *现场急救*　迅速使患者脱离电源。用不导电的干木棍或干竹竿将电源线拨开，或立即关闭电闸。如发现呼吸、心搏已停止，应就地进行口对口人工呼吸和胸外心脏按压。这是关系到抢救能否成功的重要步骤，开始越早，救治成功的机会就越大。有条件时，尽快行气管插管，加压供氧。对有心室纤维颤动者应立即进行除颤治疗。

(1)药物除颤：首选的药物为肾上腺素。肾上腺素可直接兴奋心脏传导系统，提高心肌应激性，增加心肌收缩力。它还能使心室细颤变为心室粗颤，有利于除颤成功。剂量为 2～5mg，静脉或气管内给药均可，每隔 5min 可重复用药。也可用利多卡因除颤。1～2mg/kg 利多卡因做静脉注射，以后每 5 分钟加注 50mg，至心律纠正或总量达 300mg 为止。对顽固性心室颤动者，可用溴苄铵除颤，250mg 溴苄铵溶于 5%葡萄糖溶液 40ml，做缓慢静脉注射，必要时也可重复使用。

(2)电除颤：常用胸外直流电除颤。双相波除颤仪能量为 200J，单相波除颤仪能量为 360J。电极板放置于右锁骨中线第 2 肋间和心尖区。

2. *全身治疗*　在做心肺复苏的同时要用呼吸兴奋药尼可刹米和山梗菜碱。血压低者用多巴胺或间羟胺维持血压。为了避免发生急性肾衰竭，可用 5%碳酸氢钠 250ml 静脉滴注以碱化尿液。用 20%甘露醇快速静脉滴注以利尿。在防治脑水肿的治疗措施中还可于头部和颈两侧大血管处放置冰袋降温，也可用地塞米松 10～20mg 静脉滴注。要常规输液，所用液体的种类和量必须根据患者灼伤程度、血压、心率和尿量等情况来估算。昏迷患者要注意补充营养物质和多种维生素。

为了预防感染，应常规注射破伤风抗毒血清，及早选用有效的抗菌药物，特别要注意对厌氧菌感染的防治。此外，在急救和早期处理的过程中，要注意发现复合伤，及时给予处理。肢体电击伤后如出现明显水肿，应尽早进行筋膜腔切开减压，以防发生远端肢体缺血坏死。对需要截肢者,必须掌握手术指征。

3. 局部处理　电接触烧伤应尽早(伤后3～5d内)将坏死组织切除并植皮。对范围小的电烧伤,可采取一次性切除,切除范围可广泛一些,要包括坏死的肌肉,甚至骨骼,然后根据情况进行自体游离植皮或皮瓣移植。皮瓣移植以邻近皮瓣为首选,其次是远处带蒂皮瓣。对于那些范围广泛的电灼伤,由于1次切除不易彻底,可用抗生素溶液纱布包扎,或用人造皮覆盖,2～3d后再打开观察。如创面仍有坏死组织,可按前法进行清创,直至创面组织健康再进行游离皮片植皮。

【预防】

加强用电安全教育,严格执行电业安全操作规程,加强电工技术培训,严禁私自乱拉、乱接电源线。严格选用合格的电器产品,家电和医疗器械均要有可靠的接地线。推广使用触电保护器,一旦触电即可自动切断电源。雷雨时不能在高压线下作业,不要靠近高压线和避雷器,及时切断外接天线。火警时应先切断电源再行救火。

(邱兆磊　王振杰)

第五节　溺　　水

溺水,又称淹溺,是人淹没于水中,呼吸道被水、泥沙和杂物堵塞,造成窒息、缺氧、血流动力学及血液生化平衡紊乱,最后呼吸、心脏停搏而死亡。溺水多发生在夏季,是意外死亡的常见原因,以男性儿童多见。

江河湖海、水井和水塘等水多的地方都可以发生溺水。落水者可以是意外事故,如翻船、洪水;也可以是自杀或者他杀。

【发病机制】

对溺死者进行尸检时发现部分淹死者肺内有大量水,而另一部分死者的肺内并没有水,故可以把溺水分为干性溺水和湿性溺水。

1. 干性溺水　人入水后,由于水对气管的强烈刺激,引起喉头痉挛,以致呼吸道完全梗阻,造成窒息和缺氧,心肌缺氧可引起心脏停搏。当喉头痉挛时,心脏也可反射性地停搏。此类死亡者肺内并无积水。

2. 湿性溺水　人淹没于水中后会本能地屏气,然后做深吸气时被迫把大量水吸入呼吸道,使气管和肺泡内灌入大量水,从而阻碍了肺内的气体交换,引起全身缺氧。由于水的性质不同,又可分为淡水溺水和海水溺水。

(1)淡水溺水:淡水属含电解质少的低渗性液体,大量低渗水经肺毛细血管吸收进入血液循环,在几分钟内血容量可增加1倍。在血液被稀释的同时也可造成低钠、低钾、低氯和低蛋白血症。电解质紊乱可引发心律失常,加之心脏负担加重和缺氧而诱发心衰。低渗水渗入红细胞,使其破坏而发生溶血,红细胞破裂后释放出钾离子和血红蛋白,高血钾可使心脏停搏。大量游离的血红蛋白会堵塞肾小管,引起急性肾衰竭。淡水可损伤肺泡壁的上皮细胞,使细胞表面活性物质减少而出现肺泡塌陷,进一步影响气体交换。

(2)海水溺水:海水含3.5%氯化钠及大量钙盐和镁盐,系高渗性液体。由于肺泡内海水的渗透压高,大量血浆由血管内向肺泡腔和肺间质渗出,引起非心源性急性肺水肿和血液浓缩。高血钙可导致传导阻滞和心律失常,甚至心脏停搏。高血镁可抑制中枢神经系统和周围神经系统,使横纹肌无力,血管扩张和血压下降。

【临床表现】

轻者有呛咳和呼吸急促,重者面部青紫、肿胀、双眼充血,口腔和鼻腔充满泡沫或污泥,四肢冰凉,昏迷。由于胃内充满积水而致上腹部膨胀,甚至呼吸和心脏停搏。被救并复苏后可有头痛、烦躁、血压下降、心律失常和室颤。出现肺部感染者有剧烈咳嗽和血性泡沫痰。有溶血者尿呈橘红色、少尿或无尿。

【辅助检查】

1. 实验室检查　淡水溺水者有低钠、低氯和高钾。动脉血气分析有氧分压降低和二氧化碳分压升高，呈酸中毒表现。海水溺水者有血钠、血钙和血镁升高，血渗透压升高。淡水溺水者尿中出现游离血红蛋白。

2. X 线检查　胸部平片示肺门阴影扩大，肺间质纹理增粗，两肺有弥漫性肺水肿表现。

【诊断依据】

根据患者的溺水病史和溺水后的临床表现，诊断多无困难。但是，要了解病情的严重程度，在不影响抢救的前提下，应该做一些辅助检查，如 BP、P、R 和心电图，血化验，尿化验和摄胸部 X 线片。

【治疗】

患者被救出水面后必须先争分夺秒地进行现场急救，然后才能送医院做进一步治疗。

1. 现场急救

(1)清除口鼻部的淤泥、杂草和呕吐物，打开气道；头部稍向后仰并抬高颈部，以保持呼吸道通畅；对呼吸停止者要迅速解开衣扣、裤带，然后托起下颌行口对口人工呼吸；心搏骤停者应同时行胸外心脏按压。

(2)不必过分强调排水，只有在不耽误人工呼吸的前提下可以采取简单的方法排水。让患者俯卧在救助者屈膝的大腿上，使其头下垂，按压背部，把呼吸道和胃内的积水倒出。也可把患者的腹部放在救助者的肩上，稍加抖动排水。小孩可倒提双腿使其头向下排水。排水时间不宜过长。

2. 急诊室急救　呼吸停止者，应在气道通畅的条件下，立即进行口对口人工呼吸，并尽快做气管插管。进行间断正压控制呼吸(IPPV)或呼气末正压通气(PEEP)，使塌陷的肺泡重新张开，以改善缺氧。如心搏骤停，立即行心肺复苏，同时进行心电监护。用肾上腺素 1～3mg 静脉注射或气管内滴入。如出现室颤，可用直流电除颤。放置胃管排出胃内容物，留置导尿管以观察小便的颜色和量，也便于及时行小便化验。

3. 进一步治疗　如心肺复苏成功，患者应住院做进一步治疗。用大量激素(地塞米松 3～5mg/kg)，输入人体白蛋白和 20%甘露醇以防治脑水肿和肺水肿。淡水溺水者要限量输液，可用 2%～3%高渗盐水或全血，低钙者输入 10%葡萄糖酸钙。有溶血者输入 5%碳酸氢钠以纠正酸中毒和防治肾衰，纠正高血钾可用 GI 液等措施。海水溺水者可输 5%葡萄糖水和血浆，以调整和增加血容量。每天从静脉输入广谱抗生素以防治肺部感染和其他继发感染。有脑水肿者可用冰帽做头部降温，有条件者可用高压氧舱治疗。

(邱兆磊　王振杰)

第六节　中　暑

在高温和热辐射的长时间作用下，机体体温调节中枢障碍，水、电解质大量丢失及神经系统功能损害的急症称为中暑。中暑是一种危及生命的急症，其原因有很多，在高温、高湿、通风不良的车间内，极易发生中暑；农业及露天作业时，受阳光直接暴晒，再加上大地受阳光的暴晒，使大气温度再度升高，使人的脑膜充血，大脑皮质缺血而引起中暑；在公共场所、人群拥挤地方，产热集中，散热困难环境下均容易发生中暑。颅脑疾病的患者，老弱及产妇耐热能力差者，尤易发生中暑。正常人体通过对流、辐射和蒸发来散发体热。发汗是人体调节体温的一种重要方式，在高温环境下，人体大量排出汗液，丧失大量的水和电解质，机体处于血容量不足和高渗低钠的内环境状态，若不给予迅速有力的治疗，可导致重要脏器的功能衰竭，甚至会引起永久性脑损害或者死亡。

【临床表现】

长时间高温天气、潮湿不通风的环境下作业，大量出汗，饮水不足，容易发生中暑。轻者主诉头晕、头胀、四肢无力、胸闷、多汗、精力不集中、动作不协调、体温正常或稍高。通常将中暑分为热痉挛（heat cramp）、热衰竭（heat exhaustion）和热射病（heat stroke），上述三种情况可顺序发展也可交叉重叠。

1. 热痉挛　在高温环境下进行剧烈运动，多见于运动员和户外作业者。在大量出汗后出现肌肉痉挛。主要累及骨骼肌，如四肢、腹肌、面部肌肉。发作一般持续 3min，间歇发作，体温多不高。症状出现的原因可能于大量钠缺失和过度通气有关。

2. 热衰竭　常见于老年人、儿童及体弱多病者，在高温高湿的环境下，大量出汗体液丢失，表现有疲乏、眩晕、恶心、呕吐、头痛、心率增快、直立性低血压、肌痉挛及晕厥等。无神经系统受损表现。热衰竭可以是热痉挛和热射病的中间过程，如不及时治疗可发展为热射病。

3. 热射病　表现为高热（体温＞40℃）无汗和精神障碍。根据发病机制分为劳力型和非劳力型。

（1）劳力型：是指在高温和通风不良的环境下，进行重体力劳动或剧烈运动时，内源性产热过多。发病早期有大量出汗，继而无汗、高热、呼吸浅快、脉搏细数、躁动不安、神志模糊、血压下降，逐渐出现昏迷伴四肢抽搐；严重者可有急性肝、肾衰竭、DIC、多器官功能衰竭，甚至死亡。

（2）非劳力型：多见于居住在高温、拥挤和通风不良环境下的老年人，其他包括精神分裂症、帕金森病，慢性乙醇中毒、大面积烧伤后瘢痕形成及偏瘫患者。表现为无汗、皮肤干热发红和高热，体温可高达 41℃以上；继之出现谵妄、昏迷，严重者可产生脑水肿、肺水肿、心力衰竭等。

【辅助检查】

1. 血常规和血细胞比容　有脱水所致的血液浓缩征象。

2. 肝、肾功能　重症患者可有肝、肾功能损害。

3. 血电解质测定　低钠、低钙和低钾。

4. 心电图　可有各种类型心律失常及 S-T 改变。

【诊断与鉴别诊断】

在炎热高温环境下，出现意识障碍伴有高热者应考虑中暑。在诊断中暑前，应当注意排除脑炎、脑膜炎、脑血管意外、甲状腺危象及阿托品类药物中毒等。

【急诊处理】

1. 现场处理　脱离高温环境，到阴凉通风处休息，口服盐水；发热者可给予冷敷、冷水擦浴进行降温；重者转送医院进一步抢救。

2. 降温治疗　降温是治疗的关键，应在短时间内将患者的体温降到 38℃以下。降温的方法主要是通过物理降温，药物降温无效，除非患者有寒战可以考虑应用氯丙嗪 25mg 加入补液中静脉输注。物理降温法包括下面两种。

（1）体外降温：将患者放置在通风良好的低温环境或有空气调节器的地方，无循环衰竭者可给予冷敷、冷水擦浴或将患者躯体浸入 27～30℃水中。对有循环衰竭者可采用蒸发散热，如用 15℃冷水进行皮肤擦浴同时用电扇吹风散热。也可用冰毯给患者降温。

（2）体内降温：体外降温无效者，可同时结合体内降温，如用冰生理盐水灌洗胃或直肠，也可用 20℃无菌生理盐水血液透析或 9℃无菌生理盐水腹膜透析。

3. 呼吸、循环支持　包括给氧、补充血容量及电解质、升压药物及强心药物的应用。

4. 重要器官保护　防止肝、肾衰竭及

DIC 的发生。有意识障碍者要保持呼吸道通畅,痰多或呼吸衰竭者及时行人工气道建立,进行辅助通气治疗。

【预后】

中暑患者的预后取决于患者的基本体质及体温的高低和持续的时间。50 岁以上患者重度中暑病死率高达 80%。另外预后的因素还与并发症的出现和程度有关。

【预防】

在炎热的夏季,在户外作业者一定要做好防护工作,尽可能缩短户外作业时间,避免在太阳直射最强的中午户外作业,准备充足的水和饮料及时补充液体。在室内、舱内或地下室作业时,应设法通风降温。盛夏炎热季节,对老人、体弱多病者、产妇与婴儿尤其要注意室内通风、降温。

(吴晓飞)

第七节　常见急性中毒

某种物质进入人体后,通过生物化学或生物物理作用,使组织器官产生功能代谢紊乱或结构损害,引起的全身性疾病,称为中毒(poisoning)。引起中毒的物质称为毒物。中毒可分为急性和慢性两大类,主要由接触毒物的毒性、剂量和时间决定。24h 内引起中毒症状的称急性中毒,毒物短时间内通过吞食、吸入、皮肤吸收或注射途径进入人体内,发病急骤,症状严重,变化迅速,如不积极治疗,可危及生命。长时间吸收小剂量毒物可引起慢性中毒,起病较缓,病程较长,缺乏中毒的特异性诊断指标,容易误诊、漏诊。

从临床实际出发,可将毒物分为化学性毒物、植物性毒物和动物性毒物。毒物可通过呼吸道、消化道、皮肤和黏膜等途径吸收。毒物吸收后,进入血液,分布于全身,主要在肝内进行氧化、还原、水解和(或)合成代谢。大多数毒物代谢后毒性降低,但也有少数毒性反而增加。大部分毒物由肾脏和肠道排出,气体和易挥发的部分可以原型从呼吸道排出,少数经皮肤排出可以引起皮炎,有些金属(如铅、汞、砷等)可从乳汁排出。因此,应注意防止婴儿中毒。

一、镇静催眠药中毒

镇静催眠药中毒是指一次性或短时间内服用大剂量具有镇静催眠作用的药物引起的以中枢神经系统抑制为主要症状的急性疾病,严重者可导致死亡。最常见的为苯巴比妥和苯二氮䓬类药物,其原因多为药物滥用、自杀自服,中毒途径大多数是口服,少数为静脉或肌内途径。

【中毒机制】

镇静催眠药均具有脂溶性,易通过血-脑脊液屏障,作用于中枢神经系统,起效快,作用时间短。苯巴比妥类药物系巴比妥酸(Bartiurturated)的衍化物,作用基本相同,根据其作用时间长短分为长效类(苯巴比妥,Phenobarbital),作用维持 6～12h;中效类(异戊巴比妥, Amobarbital),作用维持 3～6h;短效类(司可巴比妥,Secobarbital),作用维持 2～3h;超短效类(硫喷妥钠,Thiopental),作用维持约 0.5h。本类药物易于吸收,脂溶性高者的中、短效类容易进入脑组织,发生作用快,主要经肝代谢;脂溶性较低的长效类主要经肾代谢,在肾小管重吸收,故排泄较慢。

苯二氮䓬类(Benzodiazepine)药物主要作用于边缘系统,增强 GABA 对氯离子通道的调控作用,使突触后膜 Cl^- 内流增加,导致突触后膜超极化,增强了 GABA 的突触后抑制作用。苯二氮䓬类抑制神经递质 γ-氨基丁酸(GABA),从而抑制脊髓反射和网状激活系统,剂量过大时导致昏迷,进而呼吸停止。

该类药物的药效、作用时间在临床应用中有差异,包括氯氮䓬(Chlodiazepoxide)、硝西泮(Nitrazepan)、氟西泮(Flurazepan)、三唑仑(Triazolam)等。

【临床表现】

1. 急性巴比妥类药物中毒　一次性服用大剂量巴比妥类药物,可引起中枢神经系统抑制,症状与剂量有关。

(1)轻度中毒:为催眠剂量的2～5倍,患者嗜睡,推之可以清醒,情绪不稳、言语不清、反应迟钝、定向力障碍。

(2)中度中毒:为催眠剂量的5～10倍,患者昏睡或进入昏迷状态,强刺激能唤醒但不完全清醒,随后沉睡。呼吸浅慢,眼球有震颤。

(3)重度中毒:为催眠剂量的10～20倍,患者深度昏迷,早期可有四肢强直、腱反射亢进,锥体束征阳性;后期全身迟缓,各种反射消失,瞳孔时大时小,无对光反应。呼吸浅而慢,可呈陈-施呼吸。血气分析多证实有呼吸抑制。短效类偶有肺水肿。吸入性肺炎较常见,血压下降,脉细数,重者休克。

2. 苯二氮䓬类中毒　中枢神经系统抑制作用较轻,久用成瘾,突然停药易出现抑郁、失眠、精神激动及癫痫发作。

(1)轻度中毒:嗜睡、乏力、眩晕、言语含糊不清、眼球震颤、共济失调等,可有中枢兴奋、锥体外系障碍及一时性精神错乱。

(2)重度中毒:出现昏迷、低体温,在34～35℃。呼吸浅而慢,并出现呼吸困难和呼吸性酸中毒,严重时致呼吸骤停。血压下降、脉搏增快及尿量减少,重者出现休克、心脏骤停。肌张力增高和震颤,瞳孔由小变大,对光反应消失等。

3. 非巴比妥非苯二氮䓬类中毒　症状与上述相似,但也各有其特点。

(1)水合氯醛中毒:对胃有较强刺激,常呕吐。可有心律失常、肝肾功能损害。

(2)格鲁米特中毒:意识障碍呈周期性波动。有抗胆碱能神经症状。

(3)甲喹酮中毒:常有呼吸抑制,锥体束征,如肌张力增高、腱反射亢进、抽搐等。

(4)甲丙氨酯中毒:血压下降多见。

【辅助检查】

1. 血液、尿液、胃液中药物浓度测定　有助于诊断。

2. 血液生化检查　血葡萄糖、尿素氮、肌酐、电解质等。

3. 动脉血气分析　pH下降,PaO_2降低。

【诊断与鉴别诊断】

急性镇静催眠药中毒应与其他昏迷疾病相鉴别:有无高血压、癫痫、糖尿病、肝病、肾病等既往史,以及一氧化碳、乙醇、有机溶剂等毒物接触史。检查有无发热、发绀、脑膜刺激征、偏瘫、头部外伤等。结合实验室检查做出初步诊断。

【急救措施】

主要是促使毒物排出,维持呼吸、循环及肾功能。

1. 洗胃　经口服中毒清醒者可催吐和洗胃,昏迷者宜插管洗胃,选用温水。及时将胃内药物清除。一般认为口服有毒物质6h后洗胃意义不大,因为6h内胃已排空,但苯巴比妥可抑制胃肠蠕动,减慢胃排空,所以时间可延长到12h。洗胃后可给予药用炭和导泻药以减少药物的吸收。可用甘露醇或硫酸钠导泻。禁用硫酸镁导泻,镁离子吸收后可加重中枢抑制,故禁用。

2. 加强生命支持治疗　急性巴比妥药物中毒的主要死因为呼吸和循环衰竭。因此,保持呼吸道通畅,吸氧,必要时可采用辅助呼吸,有意识障碍的患者可给予呼吸兴奋药及促进意识恢复的药物。深昏迷伴有呼吸抑制者气管插管,建立人工呼吸,纠正低氧血症并维持酸碱平衡;低血压者应先扩容,必要时用血管活性药物。及时处理低血压、低体温。

3. *促进已吸收药物的排出*　输注大量葡萄糖、生理盐水，每天 2000～3000ml；给予呋塞米加速毒物排泄，呋塞米 100mg 静脉注射，每 6 小时重复使用，使每小时尿量达 300～400ml。碱化尿液，静脉注射 5%碳酸氢钠 150～250ml，尿 pH 达 7.5～8.0。重度中毒者给予畅通气道、吸氧，同时进行血液灌流、血液透析，维持血压、呼吸，保护心、肝、肾功能等对症处理，保持内环境稳定。

4. *特效解毒药*

(1)苯二氮䓬类药物特效拮抗药：氟马西尼(Flumazenil)为苯二氮䓬类药物的选择性拮抗药，通过与苯二氮䓬类药物竞争中枢苯二氮䓬类受体结合部位，拮抗其中枢抑制作用。一般应用 0.2mg 缓慢静脉注射，根据患者病情变化每隔 1h 可重复用药，总量可达 2.0mg。

(2)巴比妥类中毒无特效解毒药，但是大量服用苯巴比妥，体内阿片样物质大大增加，使患者很快出现嗜睡、昏迷和呼吸抑制，血压下降进而呼吸循环衰竭而死亡，而纳洛酮是阿片受体的专一拮抗药，对调节运动、睡眠与觉醒、心血管功能和呼吸运动等起着神经递质和调节作用，用药后能较快地解除中枢抑制，促进苏醒，回升血压，使患者尽快脱离危险。剂量：首先静脉推注 0.8～1.2mg，由于半衰期为 60～90min，必要时可重复用药。

5. *对症治疗*　低体温者注意保暖，大剂量苯巴比妥可导致中枢神经系统功能紊乱，引起中枢性高热，用普通退热药疗效差，可用物理降温。心律失常者心电监护，纠正水电解质紊乱后给予抗心律失常药，通过严密监测病情，及时发现异常，尽早矫治，以避免发展至不可逆阶段。

6. *治疗并发症*　并发肺炎者应定期吸痰、翻身、拍背，抗生素的应用，对于预防皮肤、呼吸道、泌尿道感染。对于早日康复也很重要。

【预后】

轻、中度中毒经精心护理和适当治疗，在 24～48h 可恢复。重度中毒患者可能需要 3～5d 才能恢复意识。

二、急性酒精中毒

急性酒精中毒(acute alcoholism)指因饮酒过量引起的以神经精神症状为主的中毒性疾病，严重者可累及呼吸和循环系统，导致意识障碍、呼吸和循环衰竭，甚至危及生命。

【中毒机制】

酒精中毒与酒中所含乙醇浓度及饮用量有关。饮入的乙醇可经胃和小肠完全吸收，1h 内血液中含量较高，以后很快降低。乙醇绝大部分在肝脏经过一系列酶的作用被氧化成乙酰辅酶 A、二氧化碳、水，同时产生热量，仅小部分由肺和肾脏排出。当过量饮酒，超过了肝脏的氧化代谢能力，体内蓄积并进入大脑，表现为中枢神经系统方面受抑制，乙醇是脂溶性的物质，可迅速地透过大脑中枢神经细胞膜，作用于细胞膜上的酶，使皮质功能受抑制，表现为首先处于兴奋状态，逐渐转入抑制状态，最后抑制延脑血管运动中枢和呼吸中枢，呼吸中枢麻痹是重症致死的主要原因。乙醇经肝代谢生成大量还原型烟酰胺腺嘌呤二核苷酸(NADH)，造成代谢性酸中毒，糖异生受阻后可出现低血糖。

【临床表现】

急性中毒的临床表现因人而异，与饮酒量和血乙醇浓度及个人耐受性有关，也与个体是否敏感有关。临床上大致分为三期。

1. *兴奋期*　血乙醇浓度达 11mmol/L(500mg/L)时，出现头晕、头痛、乏力、自控力丧失，欣快、兴奋、多语、有时粗鲁无礼、感情用事，可有攻击行为。此时颜面潮红或苍白，呼气有酒味。

2. *共济失调期*　血乙醇浓度达 11～33mmol/L(500～1500mg/L)时，出现动作不协调，步态蹒跚，动作笨拙，眼球震颤，语无伦次，躁动、复视、恶心、呕吐、疲倦等。

3. *昏迷期*　血乙醇浓度达 54mmol/L

(2500mg/L)时，患者沉睡，面色苍白，体温降低，皮肤湿冷、唇微绀。血乙醇浓度达87mmol/L(4000mg/L)时，患者出现深昏迷，瞳孔散大，出现陈-施呼吸，心率快，血压下降，大小便失禁，因呼吸衰竭而死亡。乙醇抑制糖异生，血糖下降加重昏迷，可有咽部反射减弱，在呕吐时致使吸入性肺炎或窒息而死。

【辅助检查】

1. 血清乙醇浓度　急性中毒时，呼气中乙醇浓度与血清乙醇浓度相当，呕吐物有酒味，血、尿乙醇测定有助于诊断。

2. 动脉血气分析　急性中毒时可见轻度代谢性酸中毒。

3. 血清电解质浓度　急性中毒时可见低血钾、低血镁、低血钙。

4. 血糖　可有低血糖症。

5. 心电图检查　可有心律失常和心肌损害。

【诊断与鉴别诊断】

有明确的饮酒史和典型的临床表现，如中枢神经抑制症状，呼气及呕吐酒味可帮助诊断，血清或呼气中乙醇浓度测定可确诊。但昏迷者需与引起昏迷的其他疾病相鉴别，如镇静催眠药中毒、一氧化碳中毒、脑血管意外、糖尿病昏迷、颅脑外伤等。

【急救措施】

1. 轻症患者　一般无须治疗，卧床休息，注意保暖。中毒症状较重者，可以催吐、1%碳酸氢钠洗胃对症处理为主，同时防止吸入性肺炎。共济失调患者要休息，避免活动以防外伤。对狂躁过度兴奋者，予以小剂量地西泮。

2. 重症患者　可插管清水洗胃，中止乙醇的吸收。维持气道通畅，供氧充足。静脉滴注葡萄糖及葡萄糖盐水，防止休克、脑水肿。纠正水、电解质和酸碱平衡紊乱。给予维生素B促进乙醇的氧化代谢。禁用氯丙嗪及苯巴比妥类药物。严重中毒可腹膜透析或血液透析促使乙醇排出。透析指征：血乙醇含量＞110mmol/L，伴酸中毒，或同时服用甲醇或可疑药物时。静脉注射维生素 B_1、维生素 B_6、烟酰胺各100mg，以加速乙醇在体内氧化。保护大脑功能，纳洛酮(Naloxone)是阿片样物质的特异性拮抗药，并能促进乙醇在体内转化，有助于缩短昏迷时间，有催醒作用。纳洛酮0.4～0.8mg缓慢静脉注射，必要时可间隔1h重复应用。

【预后】

急性中毒如经治疗能生存超过24h者多能恢复且无后遗症。若昏迷长达10h以上，且伴有心、肺、肝、肾功能下降者或血乙醇浓度＞400mg/dl者，预后较差。

三、有机磷类农药中毒

有机磷酸酯类农药(organophosphorus pesticides)，简称有机磷农药。有机磷酸酯多为有特殊气味(蒜臭味)的油状液体，挥发性很强，少数为黄白色固体，易溶于多种有机溶剂，不溶或微溶于水。通常在酸性环境中稳定，遇碱性物质可迅速被分解、破坏，毒性减低或消失。但美曲膦酯(敌百虫)例外，其在碱性溶液中能变成毒性更强的敌敌畏。

【中毒机制】

有机磷农药可经皮肤、呼吸道、消化道吸收，并迅速随血流分布到全身各组织器官。在脂肪组织中储存，为血液浓度的20～50倍。其在体内主要由肝脏进行氧化和分解两种形式的代谢，氧化产物毒性增强，分解产物毒性降低。代谢后很快排泄，主要通过肾脏排出，少量由粪便、呼吸道排出，在体内无蓄积。主要是抑制胆碱酯酶(ChE)的活性，与ChE结合，形成磷酰化胆碱酯酶，失去分解乙酰胆碱(ACh)功能，从而导致乙酰胆碱在生理效应部位蓄积，导致胆碱能神经过度兴奋的症状和体征，如交感神经节前纤维、副交感神经节前纤维与节后纤维、横纹肌的运动神经肌肉接头、控制汗腺分泌和血管收缩的交感神经节后纤维及中枢神经系统等。然后出现衰竭的症状，严重者可因昏迷和呼吸衰竭而死亡。一部分有机磷农药可与脑和脊髓中的特异蛋白质神经毒酯酶(NTE)结合，使轴索发生变化，引起迟发性神经毒作用。

【临床表现】

有机磷农药中毒常见于生产、喷洒使用过程中经皮肤、呼吸道吸收，以及生活中误服、自杀或摄入被污染的食物等。发病时间与毒物品种、剂量和吸收途径及机体健康状况有关。口服中毒在5～10min内出现症状，经皮肤呼吸道吸收中毒者，潜伏期长，中毒症状较轻。

1. *中毒程度确定*　以临床表现及参考全血胆碱酯酶(ChE)活力测定可分三级。

(1)轻度中毒：出现轻度中枢神经系统和毒蕈碱样症状，24h内出现头晕、头痛、恶心呕吐、多汗、胸闷、视物模糊、无力、瞳孔缩小。全血胆碱酯酶活性在50%～70%。

(2)中度中毒：除上述症状较重外，出现肌颤、大汗淋漓，瞳孔明显缩小、呼吸困难、流涎、腹痛腹泻、步态蹒跚、意识清楚或模糊。全血胆碱酯酶活性在30%～50%。

(3)重度中毒：除上述症状外，出现昏迷、抽搐，肺水肿、呼吸肌麻痹、脑水肿。全血胆碱酯酶活性在30%以下。

2. *胆碱能危象*　为急性有机磷农药中毒的典型表现。

(1)毒蕈碱样症状(muscarinic symptoms)：又称M样症状，出现最早，为副交感神经兴奋所致，表现为腺体分泌增加，多汗、缩瞳、流涎、恶心、腹痛、腹泻、支气管平滑肌痉挛、呼吸困难及尿失禁等，心动过缓，血压下降和心律失常等。

(2)烟碱样症状(nicotinic symptoms)：又称N样症状，乙酰胆碱在横纹肌神经肌肉接头处过度蓄积和刺激，引起肌张力增强、肌纤维震颤、肌肉痉挛，全身紧缩感和压迫感，进而出现肌无力、呼吸肌麻痹致周围性呼吸衰竭。交感神经和肾上腺髓质兴奋可出现血压升高、心率增快和心律失常。

(3)中枢神经系统症状：出现头晕、头痛、视物模糊、软弱无力、共济失调，后出现烦躁不安、谵妄、抽搐、意识障碍、昏迷。

3. *中间肌无力综合征*(intermediate syndrome)　一部分患者(约7%)在重度中毒症状控制后，出现第Ⅲ～Ⅶ和第Ⅸ～Ⅻ对脑神经支配的肌肉、四肢近端肌肉、屈颈肌及呼吸肌麻痹。表现为上睑下垂、眼外展受限及面瘫，上下肢活动困难、不能抬头，声嘶、复视、伸舌不能、咀嚼困难。重者出现胸闷、憋气、发绀，呼吸浅快以致呼吸衰竭，在中毒后24～96h内突然死去，因在迟发性神经病之前，故称“中间肌无力综合征”。可能与胆碱酯酶受到长期抑制，乙酰胆碱过度蓄积，引起神经肌肉突触后功能下降有关。

4. *迟发性多发性神经病*(delayed polyneuropathy)　有少数中毒患者在急性症状缓解后2～4周，出现感觉、运动型多发性神经病变，主要累及肢体末端。表现为进行性肢体麻木、刺痛，呈对称性手套、袜套形感觉异常，伴有肢体萎缩无力，重者发生瘫痪，尤以下肢明显。存活者于6～12个月症状有所缓解。

5. *其他*　包括局部皮肤损害，如过敏性皮炎；心脏损害程度，与剂量有关；心肌酶谱有不同程度升高，EKG显示期前收缩、传导阻滞、ST-T改变、Q-T间期延长，重者发生室速、室颤而死亡；肝损害，血清转氨酶升高，有黄疸出现。肾损害，血尿、蛋白尿，重者出现急性肾衰竭。

【辅助检查】

1. *全血胆碱酯酶活力测定*　全血胆碱酯酶(ChE)活力测定是诊断有机磷农药中毒的特异性实验指标，对中毒程度轻重，疗效判断和估计均极为重要。

2. *尿中有机磷农药分解产物测定*　对硫磷和甲基对硫磷在体内氧化分解生成对硝

基酚由尿排出，美曲膦酯中毒时尿中出现三氯乙醇，有助于有机磷农药中毒的诊断。

3. 血及胃液的检查　对患者血、胃液中有机磷农药及其代谢产物的检测，也有益于中毒的诊断与鉴别诊断。

4. 动脉血气分析　了解血电解质、酸碱失衡、氧分压等。

【诊断依据】

根据有机磷农药接触史，患者呼出有蒜味的气体，有恶心、呕吐及全身中毒症状，如瞳孔缩小呈针尖样、腺体分泌量增多、大汗淋漓、肌纤维颤动和意识障碍等做出初步诊断，结合全血胆碱酯酶活力下降可确诊为急性有机磷中毒。主要依据：①典型临床表现；②确切口服或接触史、接触方式、品种与剂量等；③全血胆碱酯酶活力下降；④实验性治疗阿托品 1～2mg 静推，如出现口干、心悸、皮肤发热、视物模糊、瞳孔散大等可排除诊断；无反应或症状稍减轻，有助于诊断。氯解磷定 0.5g 肌内注射，观察病情变化。

【鉴别诊断】

应与中暑、安眠药中毒、急性胃肠炎、心脑血管意外鉴别，急性有机磷农药中毒常有并发症出现，还应与其他疾病引起的类似症状相鉴别。

1. 脑水肿　常有脑水肿发生，重者可死于脑疝。当应用足量解毒药治疗后，患者其他症状已明显好转，而意识障碍仍不见好转，呼吸不规则，抽搐、肌肉痉挛，出现球结膜充血、水肿，两侧瞳孔不等大或视盘水肿，中枢性呼吸衰竭，相对缓脉，血压升高，头痛及频繁喷射性呕吐时，应考虑有脑水肿的发生。

2. 中毒性心肌损害　出现心音低钝，心律失常或呈奔马律，心电图显示 ST-T 改变，Q-T 间期延长，传导阻滞，异位节律，扭转性室速或室颤等。

3. 猝死　原因可能为：中枢性呼吸衰竭，脑水肿、脑疝，严重心律失常，急性呼吸窘迫综合征（ARDS）。在乐果中毒中，中毒性心肌损害所致严重心律失常较常见。

4. 上消化道出血　敌敌畏、乐果等引起腐蚀性胃炎，重度中毒时，易发生应激性溃疡。插胃管、洗胃过程造成的损害，均易导致出血。

5. 肺部感染　呼吸道分泌物增加引起肺水肿，或昏迷患者呕吐物吸入肺内，并发肺炎。

6. 急性坏死性胰腺炎　急性中毒时，胰腺痉挛，腺体分泌增加，小的腺管破裂导致自身消化，出现急性出血性坏死性胰腺炎。

7. 迟发性死亡　动物实验研究发现，在中毒 2～8d 内引起迟发性死亡，肺损伤是主要死因。有机磷农药中的杂质三烷基硫代膦酸酯是造成迟发性死亡的重要原因。

【急救措施】

1. 清除毒物，防止毒物继续吸收　立即脱离中毒现场，污染处用温肥皂水、碳酸氢钠滴耳液彻底清洗。眼睛污染迅速用清水或 2% 碳酸氢钠冲洗 15～20min；经口服中毒者，用 2%～3%碳酸氢钠或生理盐水洗胃（美曲膦酯忌用碱性溶液，毒物不明的用清水）。洗胃时注意：插胃管应轻柔，先抽尽胃内容物，再注入洗胃液，每次注入量不超过 300ml。反复清洗直至液体变清、无味为止。洗胃后可注入药用炭悬浮液 30～50g 以吸附毒物，注入 50%硫酸镁 60～100ml 或 20%甘露醇 200～400ml 导泻。昏迷患者仍应在严密监护下洗胃。插胃管有困难时可用直接喉镜协助插入胃管。昏迷、抽搐、呼吸衰竭者应先气管插管，保持呼吸道通畅后再洗胃。在清除毒物的同时应争取及早用有机磷解毒药治疗，以挽救生命和缓解中毒症状。

2. 应用特效解毒药

(1)抗胆碱药：阿托品和莨菪碱类是能有效阻断毒蕈碱样作用和解除呼吸中枢抑制的有效药物。应用原则是早期、足量、反复用药，尽快达到阿托品化，阿托品用量是轻度中毒 2mg；中度中毒 2～4mg；重度中毒 3～

10mg，肌内注射或静脉注射。有机磷中毒患者对阿托品的耐受量差异很大，因此阿托品用量一定要根据临床变化随时调整，阿托品化指征为瞳孔略大，轻度烦躁，颜面潮红，皮肤干燥，肺部湿啰音减少或消失，意识障碍减轻或苏醒等。山莨菪碱对解除平滑肌痉挛、抑制分泌物、改善微循环及调节体温方面有较好的疗效，并无大脑兴奋作用，可以适当应用。长托宁（盐酸戊乙奎醚）是我国合成的新型抗胆碱药，它对胆碱能受体M受体亚型具有选择性，和目前常用的抗胆碱药阿托品（对M受体亚型无选择性）相比，在许多方面具有优越性，表现在比阿托品不良反应少或轻，有效剂量小，抗胆碱作用强而全面，持续作用时间长。首剂：成人轻度中毒1～2mg；中度中毒2～4mg；重度中毒4～6mg，根据病情、N样症状及阿托品化表现来调整长托宁的用量。应注意长托宁对心率及瞳孔的影响小，因此在应用长托宁治疗时，心率、瞳孔大小不作为是否阿托品化的观察指标。

（2）胆碱酯酶复能剂：复能剂使抑制的ChE复能，并可以减轻或消除烟碱样作用。常用的有碘解磷定（PAM-I）、氯解磷定（PAM-Cl）和双复磷（DMO_4）。前两者对内吸磷、对硫磷、甲胺磷、甲拌磷等中毒有效。后者对敌敌畏及美曲膦酯中毒效果好。此类药物应于中毒后24h内应用，72h后减量，首次宜给冲击量15～30mg/kg静注，此后2～4h内，给予PAM-I 500mg/h维持至胆碱能危象缓解为止。其不良反应有短暂的眩晕、视物模糊、血压升高，用量过大，可引起抽搐，抑制胆碱酯酶活力。并出现感觉异常、恶心、呕吐、面红、心律失常等。

3. 对症处理　有机磷中毒的主要死因为肺水肿、呼吸肌瘫痪或呼吸中枢衰竭。休克、急性脑水肿、心肌损害即心搏骤停等亦是重要死因。因此，对症治疗应以维持正常呼吸功能为重点。一旦出现呼吸肌麻痹，立即行气管插管或切开，保持气道通畅，心律失常时应用抗心律失常药，及时纠正电解质和酸碱平衡。危重患者可用血液透析或血液灌流加腹膜透析。早期、反复应用，能有效清除血内的有机磷农药。为防止病情复发，重度中毒患者在中毒症状缓解后逐步减少解毒药用量，直到症状消失后停药，一般至少观察3～7d。

【预后】

轻、中度中毒患者经及时治疗均能治愈，重度中毒有并发症患者，预后较差，病死率较高。

四、氨基甲酸酯类农药中毒

氨基甲酸酯类农药（carbamates）是含氮杀虫剂，常见的品种有呋喃丹、西维因、叶蝉散、速灭威、涕灭威等，以呋喃丹最常用。这类药作用迅速，能溶于有机溶剂，无特殊气味，遇碱分解，而在酸性条件下稳定。其毒性较有机磷农药低（涕灭威除外）。自杀服毒最常见，生产和使用过程中可从皮肤和呼吸道途径中毒。

【中毒机制】

氨基甲酸酯类农药进入人体后迅速被吸收入血，分布于肺、肾、肝、心、脑等器官。部分在肝内经水解、氧化而解毒，部分以原型或其代谢产物迅速由肾排泄。因其结构与乙酰胆碱相似，故中毒与有机磷农药也相似，直接抑制胆碱酯酶（ChE）活性，本类药极易水解，胆碱酯酶活力极快恢复。

【临床表现】

中毒后2～6h发病，口服中毒较快，在数分钟至0.5h内发病。本类农药中毒与有机磷农药中毒相似，毒蕈碱样症状为主。

1. 轻度中毒　有头晕、头痛、视物模糊、乏力、恶心呕吐、流涎、多汗、食欲缺乏和瞳孔缩小。在2～3h可恢复。

2. 中度中毒　上述症状加重，有肌纤维颤动，心率减慢、支气管分泌物增多。

3. 重度中毒　可有肺水肿、脑水肿、昏

迷和呼吸抑制、心肌和肝肾功能损害。

皮肤接触后可致接触性皮炎，病程约1周。眼部接触后可出现流泪和眼结膜充血。

【辅助检查】

1. 全血胆碱酯酶活力测定　均有不同程度的下降。

2. 血、尿中毒物分析　有助于诊断。

3. 其他　血电解质、pH测定。

【诊断与鉴别诊断】

依据患者接触史，迅速出现的头晕、头痛、乏力、视物模糊、恶心、流涎、多汗、瞳孔缩小、肌束震颤等临床表现，结合血液胆碱酯酶测定，可以确诊。本类农药中毒应排除感冒，且要与有机磷农药中毒、中暑、乙型脑炎和急性胃炎相鉴别。必要时可用阿托品试验帮助诊断。

【急救措施】

1. 清除毒物　迅速脱离现场，脱去污染衣服，用肥皂和温水彻底清洗污染的皮肤、毛发和指甲。口服中毒者应彻底洗胃。尽早用2%～4%碳酸氢钠溶液洗胃，硫酸镁、硫酸钠或甘露醇导泻。

2. 解毒治疗　治疗首选为阿托品，但不强调阿托品化。轻度中毒1～2mg，中度中毒5mg，重度中毒10mg，可重复使用，但要防止过量。单纯氨基甲酸酯类杀虫剂中毒不主张用肟类胆碱酯酶复能剂，因为此类复能剂能增强其毒性，延长其抑制胆碱酯酶的作用，延迟中毒患者恢复。如果是有机磷农药与氨基甲酸酯类农药混合中毒，先有短期的氨基甲酸酯类农药中毒阶段，随后为时间较长且严重的有机磷农药中毒过程，这种情况可先用阿托品后用肟类复能剂。

3. 对症治疗　参照有机磷农药中毒。保持呼吸道通畅，防止肺水肿和脑水肿、呼吸衰竭。维持水和电解质、酸碱平衡，促进毒物代谢。严重者可酌用肾上腺皮质激素。

【预后】

及时治疗能痊愈，预后较好且无后遗症。

五、拟除虫菊酯类农药中毒

拟除虫菊酯类农药(pyrethroids pesticides)中毒是一种模拟天然除虫菊素化学结构的杀虫剂，为人工合成。易溶于有机溶剂，酸性环境稳定，遇碱分解。

【中毒机制】

主要通过消化道和呼吸道吸收，皮肤也可吸收但甚微。吸收后分布全身，主要在肝代谢，排泄较快。此类药物毒性主要作用于中枢神经系统的锥体外系统、小脑、脊髓和周围神经。作为一种神经毒剂，可促进神经末梢前突触释放神经递质，使小脑乙酰胆碱水平明显下降，增加脑内一些氨基酸及单胺类神经递质代谢物水平。通过使周围神经膜去极化延长，肌肉持续收缩，表现为先兴奋后抑制。

【临床表现】

中毒潜伏期与毒物进入机体的途径、摄入量、品种、剂量有关，一般20min至3h。

1. 轻度中毒　多为生产中接触中毒，皮肤表面麻木、蚁走感，流泪、结膜充血、视物模糊、咽喉异物感；常有头晕、头痛、恶心呕吐、乏力、流涎、心慌等。

2. 中度中毒　除上述症状外，口服者可有上腹部烧灼感及腹痛、腹泻，可发生糜烂性胃炎。继而食欲缺乏、精神萎靡、嗜睡、胸闷、四肢肌肉震颤、心律失常和肺部湿啰音等。

3. 重度中毒　有呼吸困难、肺水肿、血压下降、阵发性抽搐或惊厥、角弓反张、意识模糊或昏迷等而致死。

【辅助检查】

1. 全血胆碱酯酶活力测定　均有不同程度的下降。

2. 血、尿中毒物分析　有助于诊断。

3. 其他　肝肾功能及血电解质、pH测定。

【诊断与鉴别诊断】

依据患者接触史及临床表现，多能诊断。需要排除引起神经系统兴奋和抽搐的其他疾病与农药中毒，尤其是与有机氯类农药的急性中毒鉴别。拟除虫菊酯类农药与有机磷农药混用，发生中毒时有机磷农药抑制除虫菊酯的水解而致其毒性增强，其临床表现与有机磷农药中毒相似。

【急救措施】

拟除虫菊酯类农药中毒无理想特效解毒药，以对症治疗为主。

1. *清除毒物*　应用 2%～4%碳酸氢钠反复冲洗污染的皮肤或彻底洗胃，促进毒物分解而解毒。根据不同中毒途径，如口服中毒者，首先应进行催吐、洗胃，洗胃后注入药用炭以吸附毒物，后用 50%硫酸镁导泻（洗胃忌用高锰酸钾，导泻忌用油类泻药）；眼部污染者，可应用清水洗净，在清洗后点滴地塞米松眼药水。如为吸入中毒者可以用甲基半胱氨酸雾化吸入 15min。

2. *镇静和解痉*　阵发性抽搐、角弓反张者可用苯二氮䓬类或巴比妥类药物控制，可用地西泮 5～10mg 或苯妥英钠 0.1～0.2g 肌内注射。

3. *对症处理*　吸氧、保温，可用葛根素 250～300mg 静脉推注或静脉滴注解毒，2～4 h 后重复应用。加速毒物分解，可用 3%亚硝酸钠注射液 10～15 ml 或 25%～50%硫代硫酸钠注射液 50ml 稀释后缓慢静推。皮肤有反应，可用维生素 E 油剂搽涂皮肤，防止肺水肿、脑水肿应补液、利尿、应用维生素 B_6、能量合剂、肾上腺皮质激素、抗生素等；与有机磷农药混配中毒时，应先用阿托品和胆碱酯酶复活剂抢救有机磷农药中毒，并辅以对症治疗。

4. *血液净化*　严重中毒时，可考虑血液灌流净化血液。

【预后】

中毒症状一般较轻，预后好。无后遗症。

六、杀虫脒中毒

杀虫脒（Chlordimeform），又名氯苯脒，是一种新型有机氯之广谱杀虫、杀螨剂。急性中毒见于喷洒、包装和自服，可经皮肤、呼吸道、胃肠道吸收中毒。

【中毒机制】

人体中毒后吸收迅速，主要分布于肝、肾、脂肪和肌肉，其次是肺、脑、脾等组织。在肝脏分解，大部分从肾脏排泄，部分经粪及女性乳汁中排出。杀虫脒是一种可逆性的单胺氧化酶抑制药，可引起体内单胺堆积，导致中毒症状，杀虫脒及代谢产物 4-氯邻甲苯胺，可将血红蛋白氧化成高铁血红蛋白，使之失去携氧能力，同时，杀虫脒又可使线粒体呼吸链的氧化磷酸化过程解偶联，引起电子传递障碍，进而引起组织缺氧，中毒时所表现的发绀、嗜睡和膀胱刺激征。杀虫脒及其代谢产物对心脏及血管平滑肌有直接损害作用，具有利多卡因样的局麻作用，可抑制心肌收缩力，扩张血管，导致心血管功能衰竭，还可抑制神经肌肉装置兴奋连接点的电位最终导致中枢神经的功能障碍。

【临床表现】

临床表现与中毒程度有关，口服中毒者在 30～60min 出现发病，经皮肤和呼吸道吸收者 2～4h 出现症状。

1. *轻度中毒*　常有头晕、头痛、无力、恶心、呕吐、腹痛、心悸、胸闷、精神萎靡、嗜睡和轻度发绀。

2. *中度中毒*　除上述症状加重外，出现浅昏迷、发绀以及肌颤。部分患者有发热、血压升高或降低、心动过速、心律失常。

3. *重度中毒*　有明显发绀，出现尿频、尿急、尿痛、血尿等出血性膀胱炎症状。出现昏迷、肺水肿、脑水肿和心搏骤停等。

【辅助检查】

急性期可有白细胞及中性粒细胞增高，血中高铁血红蛋白增高，严重中毒时血清单胺氧化酶降低；尿中出现红细胞、蛋白、少量白细胞和管型，尿中杀虫脒及其代谢产物 4-氯-邻甲苯胺增高；少数患者血清 ALT 增高，可有黄疸出现。心电图可出现心律失常和心肌损害。

【诊断依据】

根据杀虫脒农药接触史，结合临床表现：头痛、乏力、程度不同的意识障碍、发绀、出血性膀胱炎；发绀应用亚甲蓝有效等，诊断并不困难。

【鉴别诊断】

杀虫脒中毒需与有机磷农药中毒、肠源性发绀病、食物中毒、中暑、乙型脑炎、泌尿道感染及其他农药中毒等进行鉴别。当其与有机磷农药混合使用中毒时，应同时测定血胆碱酯酶和杀虫脒及其代谢产物4-氯-邻甲苯胺，以资鉴别。

【急救措施】

1. 终止毒物继续吸收　立即脱离现场，用肥皂水清洗皮肤。口服中毒者迅速用清水或2%碳酸氢钠洗胃。对于插管困难或失败者，应尽早剖腹洗胃，防止毒物继续吸收。

2. 应用还原剂　高铁血红蛋白血症引起的发绀可用亚甲蓝等还原剂治疗，每次1～3mg/kg，每4～6小时1次，静脉推注，视病情应用2～3d。轻度高铁血红蛋白血症可用大剂量维生素C和葡萄糖作为还原剂，维生素C 5～10g/d。

3. 加速毒物排泄　加强输液和利尿，服毒后6h内予呋塞米20～40mg静脉推注，利尿，加速毒物排泄。烟酰胺可促进杀虫脒降解，可酌用。

4. 对症治疗　持续给氧，1～2L/min。保证PO_2＞60mmHg，早期输新鲜血液，对出血性膀胱炎患者用碳酸氢钠碱化尿液。预防感染，纠正水、电解质和酸碱平衡紊乱等。

【预后】

及时积极治疗，预后好，无后遗症。

七、百草枯中毒

百草枯(Paraquat，PQ)又名对草快、杀草快、俗名“一扫光”，亚洲市场商品名为“克芜踪”，是速效触杀型除草剂，属联苯吡啶类化合物，喷洒后能够很快发挥作用，接触土壤后迅速失活。百草枯是世界除草剂市场上第二大产品，已在100多个国家登记注册使用。百草枯中毒总病死率为25%～75%，口服20%原液者病死率高达95%。百草枯可经消化道和呼吸道吸收，不易经完整的皮肤吸收，易经受损的皮肤吸收。消化道是引起中毒的主要途径，吞服后会损伤大部分内脏器官，尤其是肺、心、肝、肾脏，口服致死量为5～15ml。

【中毒机制】

百草枯进入体内后主要聚集于肺和肾的细胞，通过百草枯中双吡啶离子氧化还原反应的进程，产生对组织产生有害作用的超氧化物(氧自由基)，从而诱导脂质过氧化，破坏细胞的防御机制，引起肺损伤和肾小管坏死。在中等剂量下，最初肺部表现为对损伤的修复，后转化为纤维化过程，表现为超常增生及纤维化样改变，影响气体交换功能。肺泡表面活性物质的异常和感染也可加重其毒性。百草枯对肾小管的直接毒性作用和血流动力学改变可引起肾衰竭。保持好肾脏功能对减低血浆百草枯浓度十分重要，同时也可减少百草枯在肺细胞的累积。中毒剂量较大时，患者因多脏器功能衰竭而迅速死亡。

【临床表现】

百草枯的大部分中毒多因自杀吞服引起。百草枯吞服量与临床症状有很大的相关性。进入体内的量每千克体重少于20mg时(对于成人，其量相当于＜7.5ml 20%百草枯浓缩液)，一般无症状，或仅有胃肠道症状，通常能恢复；吸入体内的百草枯的量达到每千克体重20～40mg(对于成人，其量相当于7.5～15ml 20%百草枯浓缩液)时，胃肠道、肾、肝、肺受损。肺部纤维化，多数会出现死亡，但可拖延2～3周；当吸入体内的百草枯的量超过每千克体重40mg(对于成人，其量相当于15ml 20%百草枯浓缩液)时，胃肠道、肾、肝、肺严重受损，发展速度很快，在1～7d 病死率达 100％。

1．局部刺激和腐蚀表现　百草枯的浓缩溶液被接触后能引起组织损伤、手皮肤干裂和指甲脱落。长期接触皮肤表现水疱和溃疡。长期吸入喷雾微滴会引起鼻出血。眼睛被污染后会引起严重结膜炎，可长期不愈而成永久性角膜混浊。口服后有口及咽部烧灼感，甚至会引起口和喉部溃疡。

2．呼吸系统　肺部表现最为突出，主要特点是急性呼吸窘迫综合征（ARDS）。大量口服后 24h 内可迅速发生肺水肿及出血表现。一般 1～3d 出现 ARDS。部分患者发生迟发性肺纤维化，在发病 8～14d 后再度出现 ARDS，导致死亡。中、小剂量口服者，早期可无明显症状或有其他脏器损害表现，在1～2d 出现肺部症状，后发生肺纤维化。胸部 X 线片早期可正常，后出现肺炎、肺不张、肺水肿或肺纤维化等影像。肺功能异常可能出现较早。一旦迟发性肺部症状出现，则预后差。

3．消化系统　口服后数小时内出现恶心、呕吐、腹泻、腹痛等症状，重症者可有胃穿孔、消化道出血及胰腺炎等。1 周左右可发生中毒性肝病，出现黄疸，肝功能异常，肺功能衰竭。

4．泌尿系统　可出现膀胱炎症状及血尿、蛋白尿等。通常在 2～6d 发生急性肾衰竭。

5．中枢神经系统　表现头痛、头晕、抽搐、幻觉等。

6．其他　少数病例可发生心肌损害、低血压或脑水肿等。

【辅助检查】

1．常规检查　血常规、尿常规，肝、肾功能及血电解质等。

2．影像学检查　胸部 X 线片、胸部 CT 和心电图等。

3．尿碱和硫代硫酸钠测定　阳性提示百草枯中毒可能。如尿检测为阴性，可于摄入百草枯 6h 后再次测定，如仍为阴性，则表明出现严重损害的可能性较小。

4．血清百草枯测定　通过定量分析血中百草枯含量预测病情的严重程度和对预后作出判断。样本的采集应在服药后 4h，血样要保存在塑料试管内。

【诊断依据】

1．百草枯接触或口服史　患者本人或其他知情者的描述及发现空的百草枯包装和（或）残留物。

2．临床表现　剧烈呕吐、口腔黏膜红肿疼痛甚至溃疡形成，以及以肺损害为主并伴有多系统损害的临床表现。

3．实验室检查　尿碱和硫代硫酸钠阳性或血清中发现有百草枯。

【急救措施】

由于目前无特效解毒药，在血液和组织中亦无可以结合毒物的螯合剂，因此，百草枯中毒的治疗主要包括洗胃、导泻、血液灌注、抗自由基药物、免疫抑制药、抗百草枯抗体等方法，但这些治疗效果均不佳，病死率仍很高。

1．减少毒物吸收、促进排泄　院前急救一经确诊，立即用碱性液体反复灌洗胃肠，并刺激咽喉部催吐，洗消皮肤；洗胃后全肠灌洗并口服吸附剂漂白土（Fuller Earth）及膨润土（Bentonite）、药用炭和泻剂，用法为：20％漂白土悬液 300ml，药用炭 60g，20％甘露醇 100～150ml，硫酸镁 15g，每 2～3 小时 1 次交替使用，持续 1 周。由于百草枯对黏膜有较强的腐蚀性，易致穿孔，因此在洗胃或全胃肠灌洗时要谨慎。

2．加速毒物排泄　方法包括利尿及血液透析、血流灌注等。血液透析对于清除体内百草枯作用有限，充分血液灌流对于急性百草枯中毒是必不可少的治疗措施。血液灌流的最佳时机应是在中毒后 6～12h，炭罐要每 3 小时更换 1 次，可以连续 2～3d。

3．药物治疗　清除氧自由基包括维生

素C、维生素E、谷胱甘肽、乙酰半胱氨酸等；同时可应用抑制免疫药物(环磷酰胺、激素)。

4. 氧气治疗　氧疗可加速氧自由基形成，促进死亡，故一般在动脉氧分压＜40mmHg时才给予＞21％浓度氧疗。

5. 对症治疗　有感染者积极控制感染；呼吸衰竭者可进行人工通气治疗；肾衰竭应采取血液透析治疗等。

【预后】

年龄轻、吸入中毒、服毒量少、入院时酸中毒、肾、肝、胰腺功能受损程度较轻者预后较好。而一旦百草枯的损伤机制开始启动，目前的各种治疗手段将很难奏效，预后差。

八、灭鼠药中毒

急性灭鼠药(rodenticide)中毒多由于口服或经皮肤吸收所致，大多数中毒者有消化道症状，如恶心呕吐、腹痛、腹泻，严重者出现重要器官功能衰竭或凝血功能障碍，危及生命。

【中毒机制】

根据中毒机制、化学结构，烈性灭鼠药有以下五类。

1. 抗凝血类　为最广泛使用的一类灭鼠药，如敌鼠钠、华法林(杀鼠灵)等，因其与维生素K结构相似，在体内通过与维生素K的竞争作用，取代酶中的维生素K，引起维生素K缺乏，可使凝血酶合成障碍，同时损伤毛细血管，导致严重内出血。

2. 含氟类　包括氟乙酰胺、氟乙酸钠和甘氟。这类药物进入体内后，干扰正常的三羧酸循环，导致三磷腺苷合成障碍。堆积的枸橼酸可直接刺激中枢神经系统或对神经系统直接毒性作用，导致抽搐发作。有的引起心脏损害，死亡原因通常为心室纤颤和抽搐引发的呼吸衰竭。

3. 有机磷类　如毒鼠磷、除毒灵。主要抑制胆碱酯酶活性，产生胆碱能神经兴奋症状。与有机磷杀虫剂为同一类化合物。

4. 无机化合物类　如磷化锌、磷化铝等，是一种急性高效灭鼠药，是最早且广泛应用的灭鼠药。磷化锌对人的致死量估计为40mg/kg。其机制为经口入胃后，在胃酸的作用下生成磷化氢和氯化锌。磷化氢可抑制细胞色素氧化酶，造成细胞内缺氧。同时可广泛地破坏毛细血管内皮细胞造成脏器广泛性病变。磷化锌可腐蚀胃黏膜，引起出血。

5. 其他类　如毒鼠强，又称没鼠命，化学名称四亚甲基二砜四胺。本品为剧毒急性灭鼠药，可阻断γ-氨基丁酸受体，产生强烈的中枢神经兴奋作用，特别对脑干有强烈刺激作用，引起阵挛性惊厥、抽搐。

【临床表现】

临床表现可因灭鼠药种类、剂量和中毒途径不同而异。

1. 抗凝血类　是慢性灭鼠药，服用剂量大时，在0.5h内也可出现症状，一般1～3d发病，恶心、呕吐、腹痛，继而发生出血倾向为抗凝血类灭鼠药中毒的特征。中毒量小者无出血倾向，不治自愈。剂量达到一定时，初期表现为恶心、呕吐、食欲减退、精神不振，继而头晕、头痛、腹痛、呕吐、便血、血尿、牙龈出血、全身皮肤黏膜紫癜较为突出。严重者肾脏损害较明显，可出现肾衰竭及大量出血发生失血性休克或颅内出血而死亡。

2. 含氟类　一般有食后1～2h发病。中毒类型以神经系统损害为主多见，轻度中毒者精神萎靡、乏力、口渴、恶心、呕吐、上腹部烧灼感。中度中毒者则可出现烦躁不安、阵发性抽搐；心肌轻度损害、血压下降；消化道分泌物增多、出血；呼吸急促、呼吸困难等。重度中毒者可在数分钟内发生意识障碍、全身阵发性抽搐且反复发作，心律失常，严重心肌损害，呼吸衰竭而死亡。

3. 有机磷类　表现类似有机磷农药中毒。根据多涎、多痰、多汗、瞳孔缩小、肌颤、痉挛、昏迷等症状即可诊断，化验检查血液胆碱酯酶活性低于正常的70％～60％以下可明确诊断。

4. 磷化锌　一般口服后 15min 到 2h 出现中毒症状。轻度中毒者以消化道症状为主，有口渴、恶心呕吐、腹痛、腹泻、上消化道出血、头痛、心悸、胸闷、呼吸困难等，呕吐物有特殊的电石气臭味；重者出现意识障碍，抽搐及惊厥，呼吸困难，甚至昏迷。出现脑、心、肝、肾功能等损害，表现为黄疸、ALT 升高、蛋白尿、无尿、脑水肿等。

5. 毒鼠强　中毒临床表现与接触毒物量及纯度密切相关。中毒症状主要为阵发性抽搐，轻者仅感头晕、头痛、恶心、呕吐。重者可出现全身抽搐、意识障碍，口吐白沫、尿失禁等癫痫样大发作，可因剧烈抽搐导致呼吸衰竭而死亡。

【辅助检查】

1. 血常规、出凝血时间　抗凝血类灭鼠药可有出凝血时间及凝血酶原时间延长，红细胞、血红蛋白减少。检查凝血酶原时间、凝血酶原活动度有助于早期发现抗凝血类灭鼠药中毒的出血患者。

2. 肝肾功能及电解质　毒鼠强中毒或氟乙酰胺中毒者肝细胞损伤、坏死，引起肝脏转氨酶异常增高。可有黄疸，部分患者可肝大。毒鼠强中毒时，部分患者有血尿、蛋白尿、肾功能异常。重度中毒者可有水、电解质与酸碱失衡，出现低血钾、低血钠症。

3. 毒物分析　可从呕吐物、洗胃液或剩余食物中检测出，有助于明确灭鼠药类型。

4. 脑电图、心电图　毒鼠强中毒者，阵发性强直性惊厥，持续 3～5min，抽搐间隔数分钟后发作，有抽搐者可出现癫痫性放电；有心肌损害者可有心律失常，如心动过缓，少数呈窦性心动过速等，心电图有心肌损伤或缺血，表现为 ST-T 改变。

【诊断与鉴别诊断】

根据临床表现及灭鼠药接触史，辅以实验室检查，多能诊断。如除恶心、呕吐、腹痛外，痉挛、惊厥的表现突出，以中枢神经兴奋灭鼠药中毒可能性大；抗凝血类灭鼠药中毒，除恶心、呕吐、腹痛外，有出血倾向；磷化锌中毒可有多个脏器损害特别是肝、肾损害的表现，可作为诊断的依据；有机磷类灭鼠药中毒有类似有机磷农药中毒表现，实验室检查血液胆碱酯酶活性低有助于诊断；毒鼠强潜伏期短、以阵发性抽搐为典型的临床表现及实验室毒物分析，可以明确诊断。药物接触史不明者应与心脑血管疾病、出血性疾病及其他药物中毒等相鉴别。

【急救措施】

灭鼠药中毒的急救，同其他药物或毒物口服中毒一样，采取一般救治措施，对明确诊断者，可针对相应灭鼠药中毒急救处理。

1. 一般急救处理　如催吐、洗胃、灌洗药用炭、导泻等对症治疗。

(1)终止毒物进一步吸收：经口服中毒，对于清醒者，毒物进入体内不足 24h，且院前未洗胃者可采用催吐方式；及时用清水洗胃：毒物进入体内不足 24h，应积极洗胃，如为儿童则用生理盐水洗胃。直到洗出液澄清、无味为止，用量要＞20 000ml。若患者不清醒，洗胃时要防止误吸。症状严重者，留置胃管 24h，其间可以用温水洗胃 1～2 次；经胃管注入药用炭，保留 1h 后抽出，每隔 4 小时 1 次。在拔除胃管前，注入药用炭保留，成人 100g，儿童 20～50g；用 20％甘露醇 500ml 经胃管注入导泻；必要时可用 5000ml 温清水灌肠连续清洗；经皮肤中毒者立即彻底清洗。

(2)对症治疗：首先保持呼吸道通畅，必要时气管插管，人工呼吸。吸氧、静脉补液保护心、脑、肝等重要脏器的功能；有精神症状时，可酌情镇静药物治疗。

2. 针对性急救措施

(1)抗凝血灭鼠药：及早给予足量特效拮抗药维生素 K_1 治疗，肌内注射维生素 K_1 成人 10～20mg，儿童 1～5mg，每天 2～3 次，出血症状好转后逐渐减量，后改为口服，连续用药 10～14 d，出血现象消失，凝血酶原时间及凝血酶原活度正常后停药。重者给维生素 K_1 120mg，维生素 C 3～4g，氢化可的松 100～300mg 静脉滴注，每天 1 次，出血严重者可输注新鲜血液或凝血酶原复活物。

(2)氟乙酰胺：氟乙酰胺中毒的特效解毒药是乙酰胺(解氟灵)，成人每次 2.5～5.0g 肌内注射，每天 2～4 次，首次剂量为全日量的 1/2。出现痉挛时可用复方氯丙嗪 25～50mg 肌内注射。心力衰竭时禁用洋地黄制剂。可用吗啡等镇痛。高渗葡萄糖可起到缓解毒物的作用。使用较大量的维生素 B_1 是必要的。

(3)磷化锌：立即用 1%硫酸铜溶液口服催吐，每 5～15 分钟服 15ml，共 3～5 次。并用 0.1%～0.5%硫酸铜或 0.4%的高锰酸钾洗胃，后灌入药用炭混悬液，胃管注入液状石蜡 100～200ml 及硫酸钠 20～40g 导泻，主要采用综合对症治疗，尤其注意保护肝脏。

(4)有机磷灭鼠药：处理同有机磷农药中毒。

(5)毒鼠强：毒鼠强中毒目前尚无特效解毒药，以对症治疗为主，同时注意保护重要脏器功能。主要是给予镇静抗惊厥药控制惊厥，口服中毒者及时催吐、洗胃，留置胃管 24h，反复洗胃的同时还可注入药用炭，导泻以减少毒物吸收。依据病情可以多次注射镇静药直至惊厥控制为止，如静注地西泮及肌内注射巴比妥钠等。现在已有人用二巯基丙磺酸钠取得良好疗效，首次剂量肌内注射 0.125～0.25g 后，视抽搐情况可每次给予 0.125～0.25g，完全控制惊厥抽搐后停药。总量为 5～8 支。血液灌流、血液透析有明显疗效。

【预后】

灭鼠药毒性大，症状重，中毒者病死率高。轻度中毒者经及时治疗可治愈，且无明显后遗症。

九、毒品中毒

吸毒者滥用的药物、植物或其他化学物质统称为毒品。这里所说的毒品主要是指阿片类药物，能使人成瘾的麻醉药和精神药品，如阿片、二醋吗啡(海洛因)、大麻、可卡因及人工合成的哌替啶、芬太尼等。阿片类药物是由天然罂粟的未成熟果浆中提出的多种生物碱制品，其作用相似。

【中毒机制】

毒品作用于丘脑、脑室、导水管周围灰质的阿片受体，起到镇痛作用。与蓝斑中的阿片受体结合引起欣快感，作用于中枢神经系统可镇静、催眠、抑制呼吸、镇咳、呕吐作用。长期吸食阿片类药物，结合于中枢神经系统内的阿片受体，抑制体内类似物质的生成。如果停止吸食，就会出现内啡肽的不足，产生戒断症状，即成瘾。二醋吗啡是目前最流行的毒品，它是阿片受体纯激动药，镇痛作用是吗啡的 4～8 倍，其毒性作用是吗啡的 4～8 倍。极易成瘾并造成急性中毒。一次性大量静脉注入可引起呼吸抑制，严重缺氧和循环系统功能障碍，常因呼吸麻痹而死亡。急性中毒多由静脉注射所致。

【临床表现】

1. *轻度中毒*　表现为头晕、头痛、恶心、呕吐、出汗、便秘、兴奋或抑制，瞳孔缩小，心率减慢，心悸不安、血压降低，有时出现幻觉、尿潴留及血糖增高。

2. *重度中毒*　一次吸毒 0.5g 以上时，就会产生呼吸抑制，如发绀、面色苍白、无力。有昏迷、瞳孔缩小、呼吸抑制“三联征”出现。昏迷程度与用药剂量相关。可出现惊厥、牙关紧闭、角弓反张，呼吸先浅后慢，继而叹息样呼吸或潮式呼吸等。常伴有直立性低血压、心动过缓、脑水肿、非心源性肺水肿等。严重者死于呼吸麻痹。

【辅助检查】

血、尿药物浓度定量检测，或尿吗啡定性测定可确定诊断。

【诊断与鉴别诊断】

依据吸食毒品史结合临床表现，多能诊

断。但应注意与其他药物中毒相鉴别。在怀疑为吗啡中毒时可静脉注射纳洛酮，即刻解除呼吸抑制者有助于诊断。

【急救措施】

1. 轻度中毒　以对症处理为主，保持水、电解质、酸碱平衡，加强营养。注意观察患者的神志、呼吸变化。

2. 重度中毒　要保持呼吸道通畅，确保吸氧；严重呼吸抑制应行气管插管，气管切开行人工通气；尽快解毒：纳洛酮是纯阿片受体拮抗药，可以解除对呼吸的抑制和催醒作用。首剂0.4～0.8mg静脉注射或肌内注射，继之2mg加入5%葡萄糖溶液500ml中4～6h滴完。可重复使用至呼吸恢复正常。高血压、心律失常者慎用。同时给予对症支持治疗，及时纠正低氧血症，出现肺水肿、脑水肿者以脱水、利尿治疗，预防和控制感染，对二醋吗啡成瘾者不用纳洛酮，因可出现戒断症状。用吗啡10mg稀释后缓慢静脉注射，如20min内呼吸、昏迷无明显改善再静注5～10mg，暂时解除其重症戒断症状，挽救其生命。

【预后】

轻度中毒者经治疗可缓解。重度中毒者常因一次性大剂量静脉注射，致使呼吸抑制、呼吸麻痹而死亡。

（吴晓飞）

十、急性一氧化碳中毒

一氧化碳（carbon monoxide，CO）是无色、无味、无刺激性的气体，不溶于水，在生产及生活中，由含碳元素物质不完全燃烧产生。吸入较高浓度CO后引起的急性脑缺氧性疾病，即为急性一氧化碳中毒（acute carbon monoxide poisoning），又称为煤气中毒。少数患者可有迟发的精神症状，部分患者亦可有其他脏器的缺氧性改变。急性一氧化碳中毒的发病与接触CO的浓度及时间有关。

【中毒机制】

CO吸入体内后，其中80%～90%与血液中红细胞的血红蛋白进行可逆性结合，形成相对稳定的碳氧血红蛋白（COHb）。CO与血红蛋白的亲和力比氧与血红蛋白的亲和力大250～300倍。吸入低浓度CO即可迅速产生大量COHb。COHb不易解离，COHb解离速度比氧合血红蛋白解离速度慢3600倍。因此，血红蛋白的携氧能力降低，导致低氧血症和组织缺氧，尤其对大脑皮质的影响最为严重。另一方面，血液中COHb使血红蛋白氧解离曲线左移，导致血氧不易释放，从而造成组织中细胞缺氧。近年研究证实，CO还能直接引起缺氧，因其可与体内含铁蛋白发生可逆性结合，如CO与还原型细胞色素氧化酶二价铁结合，抑制细胞色素氧化酶活性，影响氧从毛细血管弥散到细胞内的线粒体，损害线粒体的功能，从而影响细胞呼吸和氧化过程，阻碍氧的利用；同时产生大量氧自由基，损害机体。血液中COHb浓度决定组织缺氧程度，而血液中COHb浓度与空气中CO浓度和接触时间相关。

一氧化碳中毒时，对体内代谢旺盛器官影响最大，中枢神经系统对代谢需求高，对缺氧最为敏感，其次心脏也容易受到损害。大脑血管吻合支少且代谢旺盛，故脑内小血管迅速麻痹、扩张，无氧情况下脑内三磷腺苷（ATP）迅速耗尽，影响钠泵正常运转，致使钠离子蓄积于细胞内，从而诱发脑细胞水肿。缺氧还可致血管内皮细胞发生肿胀而造成脑部循环障碍。缺氧时，酸性代谢产物大量蓄积，增加了血管通透性，致使脑细胞间质水肿。脑循环障碍可致脑皮质和基底核局灶性的缺血性改变、脑血栓形成及广泛的脱髓鞘病变，导致少部分患者发生迟发性脑病。

【临床表现】

急性一氧化碳中毒临床表现决定于血液中COHb浓度，与脑缺氧的程度密切相关，也与患者平时的身体状况有关。

1. 轻度中毒　血液COHb浓度为

10%～30%，可表现为不同程度头晕、头痛、恶心、呕吐、心悸和四肢无力等。如及时吸入新鲜空气症状即可迅速消失者，属一般接触反应。

2. 中度中毒　血液 COHb 浓度为 30%～40%，上述症状加重，出现心慌、胸闷、气短、呼吸困难、幻觉、视物不清、烦躁、四肢无力、步态不稳、运动失调、判断力下降、嗜睡、意识模糊或浅昏迷。皮肤及口唇黏膜可呈樱桃红色。

3. 重度中毒　血液 COHb 浓度大于 40%，可迅速出现昏迷、抽搐、呼吸抑制、肺水肿、心律失常和心力衰竭，部分患者因误吸发生吸入性肺炎。常见瞳孔对光反射正常或迟钝，四肢肌张力增高，牙关紧闭，或有阵发性去大脑强直，腹壁反射及提睾反射消失，可出现大小便失禁。脑水肿继续加重时，表现持续深度昏迷，连续去大脑强直发作，体温升高 39℃以上，脉搏快而弱，血压下降，面色苍白或发绀，四肢发凉，出现陈-施呼吸。受压部位皮肤可出现红肿和水疱。眼底检查见视网膜动脉不规则痉挛，静脉充盈，可见视盘水肿，提示颅内压增高并有脑疝形成的可能。

4. 迟发性脑病　是指急性一氧化碳中毒患者在意识障碍恢复后，在 2 个月内，可出现下列临床表现：①精神异常或意识障碍。定向力突然丧失、反应迟钝，出现行为失常、痴呆、木僵、谵妄状态或去皮质状态，与大脑皮质下白质发生脱髓鞘病变有关。②锥体外系神经障碍。由于基底核和苍白球损害出现帕金森综合征，表情淡漠、四肢呈铅管状或齿轮样肌张力增强、动作缓慢、静止性震颤、前冲步态，少数患者有舞蹈症。③锥体系统神经损害。表现为一侧或两侧的轻偏瘫，上肢屈曲强直、腱反射亢进、踝阵挛阳性，引出一侧或双侧病理反射，可出现运动性失语或假性延髓性麻痹。④部分患者大脑皮质局灶性功能障碍和脑神经及周围神经损害，如失明、不能站立或癫痫发作，视神经萎缩、听神经损害及周围神经病变等。

【辅助检查】

1. 常规检查　①血常规：周围红细胞、白细胞及中性粒细胞总数增高；②尿液常规：20%患者可出现尿糖，40%患者尿蛋白阳性；③脑脊液化验：多数正常；④肝、肾功能：血清 ALT 活性及尿素氮可有一过性升高。

2. 血中碳氧血红蛋白测定　血中 COHb 测定对急性 CO 中毒的诊断及严重程度判断有参考意义。

3. 电生理检查　脑电图检查可见弥漫性低波幅慢波增多，与临床上的意识障碍有关。脑诱发电位检查如视觉诱发电位(VEP)、正中神经体感诱发电位(SEP)、脑干听觉诱发电位(BAEP)均有不同程度异常，三种诱发电位同时采用可提高异常的检出率。心电图检查可见部分患者出现 ST-T 改变或 Q-T 延长，亦可见室性期前收缩、传导阻滞或一过性窦性心动过速。

4. 头部 CT 检查　双侧大脑皮质下白质及苍白球或内囊出现大致对称的密度减低区，后期可见脑室扩大或脑沟增宽。

【诊断与鉴别诊断】

根据有现场接触 CO 的情况和急性 CO 中毒的有关临床表现，结合血液 COHb 测定的结果，按照国家诊断标准《职业性急性一氧化碳中毒诊断标准》(GBZ 23－2002)，可做出急性一氧化碳中毒诊断。生活性中毒多见，为同一居室人发病；职业性中毒多为意外事故，集体发生，接触史比较明确。疑有生活性中毒者，应询问发病时的环境情况，如居室有无通风不良或烟囱外漏现象及同居室人有无同样症状等。

轻度急性一氧化碳中毒需与感冒、高血压、食物中毒、梅尼埃综合征等鉴别，一氧化碳中毒昏迷患者应与脑血管意外、脑膜炎、脑震荡、糖尿病酮症酸中毒及其他中毒引起的昏迷相鉴别。既往史、体格检查、实验室检查有助于鉴别诊断。血液 COHb 测定是最直接的诊断指标，检测应在脱离中毒现场8h以内尽早进行，脱离现场数小时后COHb即逐渐消失，与临床表现不一致，无助于诊断。对迟发脑病患者，需与其他精神病、脑血管病、帕金森病等进行鉴别诊断。

【急救措施】

1. 迅速将患者转移到通风处，终止CO继续吸入，松开衣领，注意保暖，保持呼吸道通畅，密切观察意识状态。

2. 根据病情给予氧气吸入，迅速纠正缺氧状态。

(1)吸氧：如鼻导管和面罩吸氧。吸入新鲜空气时，CO由COHb释放出半量约需4h；吸入纯氧时可缩短至30～40min；吸入3个大气压的纯氧可缩短至20min。所以，轻度中毒者可给予氧气吸入，中度及重度中毒者，应积极给予常压口罩吸氧治疗，有条件时给予高压氧治疗。

(2)高压氧舱治疗：能增加血液中物理溶解氧，提高总体氧含量，促进氧释放和加速CO排出，可迅速纠正组织缺氧，并减轻脑水肿，缩短昏迷时间和病程，预防CO中毒引发的迟发性脑病。研究发现，早期应用高压氧治疗，可明显降低病死率。

3. 呼吸停止时，应迅速气管内插管，进行机械通气，高浓度吸氧。危重患者可考虑进行血浆置换。

4. 防治脑水肿，促进脑细胞代谢。严重中毒患者，脑水肿可在24～48h发展至高峰。应积极进行抢救，在积极纠正缺氧同时给予脱水治疗。20%甘露醇1～2g/kg静脉快速滴注(10ml/min)。颅内压增高现象好转，可适当减量，也可注射呋塞米脱水。三磷腺苷、糖皮质激素也有助于缓解脑水肿。如有抽搐者，给予镇静药，首选地西泮，10～20mg静脉注射。应用能量合剂改善脑细胞代谢，常用药物有辅酶A、三磷腺苷、大量维生素C和细胞色素C静脉应用；每天给予胞磷胆碱500～1000mg静脉滴注。

5. 防治并发症。昏迷期间要加强护理工作。保持呼吸道通畅，必要时行气管切开，维持呼吸循环功能、纠正酸中毒、促进脑血液循环等对症治疗及支持治疗。定时翻身以防发生压疮和肺炎。注意营养支持，必要时鼻饲；高热影响脑功能，可采用物理降温方法，如冰帽、冰袋的应用，使体温保持在32℃左右。降温过程中出现寒战或体温下降困难时，可用冬眠药物。急性一氧化碳中毒昏迷患者苏醒后，应做血、尿、咽拭子培养，选择广谱抗生素以控制肺部感染。对迟发脑病者，除高压氧治疗外，可用糖皮质激素、血管扩张药或帕金森综合征药物及其他对症与支持治疗。

【预后】

轻度中毒在数日内完全复原，重度中毒可留有神经系统后遗症。

【预防】

广泛宣传室内用煤火时应有安全设置，定期检查烟囱管道，防治管道漏气。在生产工作中，要严格执行操作规程。

（陆国玉　吴晓飞）

十一、天然气中毒

天然气(natural gas)又称油田气、石油气、石油伴生气，是地层内可燃性气体，由有机物经生化作用分解形成，无色，比空气轻。天然气的化学组成及其理化特性因不同地域而有所差异，主要成分是甲烷(97%)，还含有少量乙烷、丁烷、戊烷、二氧化碳、一氧化碳、硫化氢等，其他有少量丙烷、氮、合成石油、甲醇、炭黑及其他有机化合物的原料。无硫化氢时为无色无臭易燃易爆气体，密度多在0.6～0.8g/cm^3，比空气轻。通常，将含甲烷高于90%者称为干气，含甲烷低于90%者称为湿气。

【中毒机制】

常因火灾、事故中漏气、爆炸而中毒，天然气的毒性因其化学组成不同而有所差异，以含甲烷为主者仅在高浓度时引起窒息作用；如含有硫化氢或一氧化碳，则有窒息性气体的毒性：原料天然气含硫化氢，毒性随硫化氢浓度增加而增高。通风不良时，燃气毒性主要来自一氧化碳。净化天然气为经脱硫处理的纯天然气，主要成分为甲烷，有单纯性窒息作用。

【临床表现】

急性天然气中毒临床表现呈多样化，可呈甲烷中毒表现，也可呈硫化氢中毒表现，或者两者兼有。主要为中枢神经系统和心血管系统的临床表现。

1. 轻度中毒　头痛、头晕、胸闷、恶心、呕吐、乏力。

2. 重度中毒　上述症状加重，伴有发绀、咳嗽、胸痛、呼吸急促、呼吸困难、抽搐、心律失常、昏迷，部分病例伴有精神症状，可有肺炎、肺水肿、心肌炎、脑水肿等并发症。约16.5%中毒患者留有后遗症，主要表现为神经系统症状，如头痛、头晕、乏力、多梦、失眠、反应迟钝、记忆力下降，个别有阵发性肌颤、失语、偏瘫，经过适当治疗可以恢复正常，即使严重的后遗症也呈可逆性。

长期接触天然气，主要表现为类神经症，如头晕、头痛、失眠、记忆力减退、恶心、乏力、食欲缺乏等。

【辅助检查】

1. 常规检查　①血常规：有一过性白细胞数和血红蛋白量增加；②生化常规：血浆二氧化碳结合力下降，非蛋白氮轻度升高，血钾升高。

2. 心电图检查　心电图检查可出现心动过速或过缓、心房颤动、ST-T 改变、左心室高电压等。

3. X 线检查　X 线检查可有肺部纹理增粗增多、单侧或双侧边缘不清的肺部点状及片状阴影。

【诊断与鉴别诊断】

根据有现场接触天然气的情况和急性天然气中毒的相关临床表现，可做出急性天然气中毒诊断。轻度患者应与引起相应症状的常见病相鉴别；重度中毒昏迷患者应与脑血管意外、脑震荡、脑膜炎、糖尿病酮症酸中毒及其他中毒引起的昏迷相鉴别。

【急救措施】

迅速将患者脱离中毒现场，吸氧或新鲜空气，注意保暖。轻症患者仅做一般对症处理；对有意识障碍者，以改善缺氧、解除脑血管痉挛、消除脑水肿为主。用甘露醇、呋塞米等静脉滴注，并应用促进脑细胞代谢药物，如细胞色素 C、ATP、维生素 B_6 和辅酶 A 等。重症患者酌情高压氧舱治疗，对含有硫化氢及一氧化碳浓度较高的天然气中毒，尚应参照有关毒物中毒抢救治疗。

【预防】

加强生产设备的密闭化和通风排毒，进行安全制度检查，严格遵守操作规程。生活中以天然气为燃料时，应注意管道及设备密闭性是否良好，防止漏气。

（陆国玉　吴晓飞）

十二、液化石油气中毒

液化石油气是呈液体状态的石油气，又称液化气，为无色气体或黄棕色油状液体，由油田中伴随原油溢出的气体或由石油加工过程中产生的低分子烃类气体压缩而成，是多种烃类的混合物。各地的液化石油气组分有所不同，由原油产地、炼制加工工艺和操作条件所决定，主要成分为丙烷、丙烯、丁烷、丁烯，还含有少量的甲烷、乙烷、戊烷、硫化氢等杂质。成品添加有臭味剂，故常闻到臭味，为主要的工业、家庭用燃料之一。

【中毒机制】

因液化石油气在血液中溶解度较小，故全身毒性作用较弱，主要对中枢神经系统有较强麻醉作用。常压下低碳烷烃类化合物对机体的生理功能没有影响，但当空气中含量较高时，可使空气中氧气含量下降，若氧气含量降至正常 60%以下，则会使重要脏器缺氧而发病。故吸入较高浓度的液化石油气对人体有一定的麻醉作用。在通风不良的环境中，液化气燃烧不充分可产生一氧化碳、二氧化碳，使空气中氧含量降低，可引起急性一氧化碳中毒和缺氧症状。

【临床表现】

急性中毒主要以麻醉为主，以致窒息，对黏膜具有较强的刺激作用。长期接触低浓度者可有头晕、头痛、易疲劳、情绪不稳、失眠或昏睡、恶心、呕吐、腹胀、食欲缺乏等表现。吸入高浓度液化气可有头晕、头痛、兴奋、嗜睡、恶心、呕吐、脉缓等，重者可有意识丧失、尿失禁、呼吸抑制，甚至反射性呼吸停止。

【辅助检查】

1. 常规检查　血常规有一过性白细胞数和血红蛋白量增加。

2. 心电图检查　心电图检查可出现心动过速或过缓、心房颤动、ST-T 改变。

3. X 线检查　X 线检查可有肺部纹理增粗、增多。

4. COHb 浓度测定　液化石油气在不完全燃烧时可产生 CO，故除引起缺氧外，尚可并发急性一氧化碳中毒。疑有一氧化碳中毒时，应尽快检测 COHb 浓度，当 COHb 浓度＞10%时具有诊断意义。

5. 脑电图(EEG)　中毒早期 EEG 可出现改变。

【急救措施】

迅速将患者脱离中毒现场，吸氧或新鲜空气，注意保暖。

轻症患者予以对症处理。对有意识障碍、麻醉深者，以改善缺氧、解除脑血管痉挛、消除脑水肿为主。

重症患者酌情高压氧舱治疗纠正缺氧，高压氧治疗应在中毒后 4h 内进行，超过 36 h 行高压氧治疗则收效甚微。急性重度中毒病例多伴有脑水肿，中毒后 2～4h 即可出现，24～48h 达高峰，并可持续数天。单纯高压氧治疗并不能完全解决这些复杂的病理变化，而必须早期辅以脱水药，以甘露醇脱水最佳，禁用山梨醇。同时应用细胞色素 C、ATP、维生素 B_6 和辅酶 A 等促进脑细胞功能恢复，改善脑组织代谢。

【预防】

认真执行安全生产制度和操作规程，加强生产设备的密闭化和通风排毒。在日常生活中，定期检查储气钢瓶与炉具的连接胶管是否老化、漏气。

（陆国玉　吴晓飞）

第8章　创伤急救

创伤是机体受到物理、化学或生物因素作用后所造成的体表及内部组织结构紊乱和破坏，以及同时或相继出现的组织器官功能障碍。由于致伤因素多种多样，其作用的强弱程度不尽相同，组织器官所受到的损伤程度也不一样。在救治中，应依据致伤因素，损伤的部位和程度，采取相应的治疗措施。在保障生命的基础上，尽可能保留受损器官和组织的完整性，以恢复其生理功能。

第一节　创伤类型、分度与伤情评估

【临床类型】

1. *按受伤部位分*　依受伤部位分为头部伤、颈部伤、胸部伤、腹部伤、骨盆伤、四肢伤和脊柱脊髓伤等。

2. *按皮肤或黏膜有无伤口分*　有闭合伤和开放伤两大类。

(1)闭合伤：包括扭伤、挫伤、震荡伤、挤压伤、闭合性脏器伤等。

(2)开放伤：包括擦伤、刀切伤、撕裂伤、刺伤、开放性脏器伤和挤压毁灭伤等。

3. *按致伤因素分*　烧伤、冻伤、火器伤、化学伤、放射线伤、冲击伤及机械伤等。

【临床分度】

根据创伤对组织损伤的程度，将损伤分为三度。

1. *轻度创伤*　致伤因素强度小，组织损伤程度轻，引起的组织反应轻微而短暂，一般不需特殊治疗，可以自行修复。

2. *中度创伤*　致伤因素的强度较大，机体对创伤的反应较重，需经及时正确的治疗组织器官功能才能恢复。

3. *重度创伤*　致伤因素强度大，组织损伤程度严重，常合并有多种并发症，必须经积极而正确的处理，才能挽救伤员的生命，恢复组织器官的功能。有时虽然保障了患者的生命，而组织器官的功能却难以恢复。

【伤情评估】

1. *院前评估*

(1)评估程序：为了使最紧迫、最危险的伤员能够被最早发现和处理，根据各部位损伤后危及生命的紧迫程度，确定一个对伤情估计的工作程序，简称为CABDEF程序。

C(circulation)循环，包括两个方面，一是对有效循环血量和失血量的判断；二是对心功能的估计。

A(airway)气道，指呼吸道是否通畅。

B(breathing)呼吸，指创伤后是否影响呼吸，有无缺氧表现。

D(disability)神经系统障碍，包括两个方面，一是对脊柱脊髓损伤的判断；二是对颅脑损伤的估计。

E(exposure)暴露，充分暴露伤员全身，检查除上述部位以外的脏器损伤。

F(fracture)骨折，指对骨盆和四肢骨折的判断，以便搬运伤员时加以注意。

(2)严重程度评估标准：损伤严重程度的估计主要用于大批量伤员同时出现时，为了安排不同伤员的急救和转运，把重伤员转运到离现场最近的条件好的医院，轻伤员转运到远一点的医院。重伤员先转运，轻伤员后转运。

1)创伤指数(trauma index，TI)：计算方法是根据创伤部位、类型、循环状态、中枢神经状态和呼吸情况，以上五项的计分相加得出总分。总分越高，伤情越重。总分低于 9 分为轻伤，只需门诊治疗。10～16 分为中度伤，需暂时住院观察。17 分以上为重伤，要住院治疗。21 分以上为伤情危重，病死率很高。29 分以上者绝大多数在 1 周内死亡。评分方法见表 8-1。

表 8-1　创伤指数(TI)

项　目	分　值			
	1	3	5	6
受伤部位伤类	四肢	背部	胸或腹	头或颈
	撕裂伤	挫伤	刺伤	子弹伤
循环状态	外出血	血压 70～100mmHg，脉率每分钟 100～140 次	血压＜70mmHg，脉率＞每分钟 140 次	无血压，脉率＜每分钟 55 次
呼吸状态	胸痛	呼吸困难	发绀	呼吸停止
意识状态	嗜睡	昏睡	浅昏迷	深昏迷

2)CRAMS 评分：用循环(circulation)、呼吸(respiration)、腹部(abdomen)、运动(motor)和语言(speech)5 个参数的英文单词字头为名建立了 CRAMS 评分。各项中正常者计分为 2，轻度异常为 1，严重异常为 0。最后把 5 项分值相加，即为总分。积分≤8 为重伤，需入院治疗。积分≥9 为轻伤，可留门诊处理，或者在观察室观察。评分方法见表 8-2。

表 8-2　CRAMS 评分

参数	级　别	分　值
C. 循环	毛细血管充盈正常，收缩压＞100mmHg 毛细血管充盈延迟，收缩压 85～100mmHg 毛细血管充盈消失，收缩压＜85mmHg	2 1 0
R. 呼吸	正常 呼吸困难 无呼吸	2 1 0
A. 腹部	胸腹部无压痛 胸腹部仅有压痛 腹肌抵抗或连枷胸	2 1 0
M. 运动	正常 对疼痛有反应 固定体位或无反应	2 1 0
S. 语言	正常说话 胡言乱语 不说话或语言不可理解	2 1 0

3)创伤评分(trauma score,TS):修订后的创伤评分仅根据昏迷指数、收缩压和呼吸次数进行评定,总分为1～12分,总分越少,伤情越重(表8-3)。

表 8-3　修订后的创伤评分(TS)

GCS	SBP(mmHg)	RR(次/min)	评分
13～15	＞89	＞29	4
9～12	76～89	10～29	3
6～8	50～75	6～9	2
4～5	1～49	1～5	1
3	0	0	0

2. 院内评估　指在医院内对伤员的损伤程度进行评估,包括简明创伤分度(AIS)、损伤严重度评分(ISS)和APACHE评分等。

(1)简单创伤分度(abbreviated injury scale,AIS):AIS是美国机动车发展学会于1971年首先制定,以后又几度修订。目前AIS已得到全世界公认,其应用范围已扩展到创伤的流行病学研究,预测伤员存活的可能性,估计预后,以及评价卫生保健制度。具体评分方法较复杂,在此不作介绍。

(2)创伤严重度评分(injury severity score,ISS):ISS是在AIS的基础上,将3个最严重损伤部位AIS编码的平方数相加所得的总分,ISS更适合于多发伤。ISS评分是将人体分为6个解剖学区域:体表、头颈部、面部、胸部、腹部、四肢和骨盆。ISS将损伤的严重程度分为5个等级:无损伤为0级,轻度损伤是1级,计1分;中度损伤为2级,计2分;重度损伤但不危及生命者为3级,计3分;重度损伤危及生命为4级,计4分;危重损伤不能肯定存活为5级,计5分。对多发伤患者,取三处最严重部位计分的平方数相加即可得出总分。如胸部伤伴张力性气胸为4^2,脾破裂为5^2,骨盆粉碎性骨折为5^2,其ISS总分$=4^2+5^2+5^2=16+25+25=66$。ISS的总分越高,损伤越重,预后越差,病死率越高。一般认为ISS＜16为轻伤,ISS≥16为重伤,ISS≥25为严重伤。

(程兴望)

第二节　创伤急救系统组成

在事故现场即对伤员进行初步急救,然后用配备有急救器械的救护车等运载工具把伤员快速护送到急救中心或综合性医院的急诊科接受进一步抢救和诊断,待其主要生命体征稳定后再转送到监护病房或专科病房,做进一步治疗。这种把院前急救、院内急诊科急救和加强监护治疗,三部分有机联系起来的系统称为急诊医疗服务体系(emergency medical service system,EMSS)。在我国,EMSS系统是发展较快的医学领域之一,但各地发展速度很不平衡。北京、上海、重庆等地EMSS较为完善,包括急救通信工具现代化,急救中心和各级医院急诊科已电脑化和网络化。急救中心可通过卫星定位系统和无线电通信工具随时联络每辆救护车。在一些欠发达地区目前正在建立和完善EMSS。

一、院前急救120

目前,我国县以上城市,甚至广大的农村,都开通了急救电话120,在北京还开通了999。接到急救电话后,指挥中心立即指派救护车到现场进行救护。有的单位已有直升机救护,沿海有救护艇。院前救护组成员有业务素质良好的医护人员组成,配备有性能良好的运输工具、急救器材和药品。

(一)急救人员组成

在完善的院前急救体系中,需有一大批专业人员从事这一工作。美国从20世纪70年代开始使用经过培训的急救员担任院前急救任务。日本则是从消防队员中选派人员进行短期培训，他们既是消防员又是急救员。我国起步较晚，但发展很快，全国各地都已建立并加强了院前急救工作。如北京，1985年经市卫生局批准由急救中心从高中毕业生中招生，经过1年的培训，于1987年毕业后直接充实到院前急救队伍中，承担起院前急救任务。更多的地方则是由急救站的专业医护人员担任，或者是由一所综合性医院的急救中心担任，急救员则是由中专毕业的医技人员组成。

（二）急救任务

需到现场进行急救的患者分为两类，一类为短时间内有生命危险的患者，此类患者占呼救患者的10%～15%，其中需要进行现场心肺复苏的特重患者不到5%。另一类为病情紧急，但在短时间内尚无生命危险的患者，此类患者占呼救患者总数的85%～90%。对这类患者的院前急救目的是稳定病情，减轻患者在转运过程中的痛苦，避免患者在转运途中发生并发症。遇特大灾害或重大事故时，院前急救人员要首先到达现场，对成批伤员进行伤情评估和分类，需要就地抢救者留部分急救员进行现场急救。需要快速运到条件好的医院进行急救者，一边进行快速转运，一边进行生命支持治疗。伤情较轻的伤员可就地做简单处理，然后转运到医院进行治疗。

二、急诊科

1984年，我国卫生部发布了《医院急诊科（室）建设的通知》。目前我国二级以上医院都成立了急诊科，配备了相应的急救设备和急救器材，一所医院的急诊科是EMSS体系中重要的中间环节，它的应急能力和急救水平反映了这所医院的管理水平和综合医疗水平。

1. *分检处*　急诊科是医院24h对外开放的窗口，布局上应是独立的小区，位置上应便于急救车停靠在急诊科门口，并尽量缩短到达抢救床之间的距离。在入口处设一个分检处，负责分诊和挂号。对外与120指挥中心联网，提前知道来院伤员的大致伤情；对内负责联络有关医护人员。

2. *抢救室*　二级以上综合性医院都要设急诊抢救室。在抢救室内要有各种急救设备，专职医护人员24h值班，随时负责抢救工作，如病情复杂，有权急呼有关专科医师协同抢救。

3. *诊察室*　在大医院通常设内科、外科、小儿科、妇产科和骨科等分科急诊诊室。外科附设清创室，对常见的切割伤和撕裂伤进行清创缝合。急诊诊室的医师可有急诊科医师轮流值班，也可由各专科派医师轮流值班。

4. *手术室*　在急诊科内都要设立急诊手术室，以备进行各种抢救性手术，如对大出血的止血性手术，气管切开，紧急开胸心脏按压，胸腔闭式引流等。急诊手术室要符合无菌要求，要有必备的麻醉机和各种器械，要有专职护士保管，定期消毒，以便随时保证抢救患者的需要。

5. *输液室*　相当多的较轻创伤患者和其他急诊患者需要肌内注射和静脉输液，所以在急诊科内要设急诊输液室，每天24h有护士轮流值班。在急诊科内还要设一定数量的输液病床和临时观察床，暂时诊断不太明确，又不够住院条件的患者可在观察室内临时观察，观察时间一般不超过24h。

6. *病房*　根据卫生部的要求，500张床位以上的医院要有固定编制的急诊科医师和护士。为了使这支队伍能够稳定在急诊第一线，在很多医院的急诊科内都设有一定数量的急诊病床。在急诊病房内主要是收治一些专科性不强的急诊患者。就创伤而言，主要收治一些较重的软组织挫伤，或者经急诊手术室和急诊抢救室抢救后已经脱离危险的急诊患者。需要专科医师处理的，再由专科医师会诊处理。

7. 辅助部门　在急诊小区内要设立急诊实验室、B超、心电图、放射科、药房和收费等辅助科室，这些部门也要24h开放，轮流派人值班。有些医院的急诊科内还附设有高压氧舱，主要用于治疗各种气体中毒患者。

三、危重病加强监护室

严重创伤患者经急诊抢救室抢救后，或者经急诊手术室处理后病情仍不平稳者，需要转入危重病加强监护室(intensive care unit，ICU)，在ICU内接受全面而系统的检查、监测和治疗。最大限度地保证患者的生命安全，提高抢救成功率。

目前，我国ICU病房有两种类型，一种为综合型，主要适用于规模较小的医院。规模较大的医院多采用分科型，在急诊科内的重症监护室叫EICU。EICU医师可以是专职人员，也可以由急诊科医师担任。护士质量至关重要，要从工作2年以上的护士中选拔，并进行3个月专业培训，经考核合格后方能胜任工作。要求护士不仅能及时发现患者的病情变化，遇到紧急情况时，在医师尚未到达前，护士均要立即采取措施，进行紧急抢救。

(程兴望)

第三节　多发性创伤

多发伤是指同一致伤因素造成的两个或两个以上解剖部位或脏器的损伤，其中至少有一处是危及生命的。复合伤是指两种以上致伤因素同时或短时间内相继作用于人体所造成的损伤。如原子弹爆炸产生的物理、化学、放射等因素所引起的损伤就是一个典型的复合伤。而多处伤则是指同一解剖部位或脏器的多处损伤，与致伤因素多少无关。

多发伤不是各部位损伤的简单相加，而是一种对全身影响较大，病理生理变化较严重的损伤，故有人将多发伤称为外伤症候群。据统计，战时多发伤的发生率为4.8%～18%，平时严重多发伤多因车祸、爆炸和高处坠落所致，在严重创伤中多发伤约占65%，其中66.4%为车祸伤。所以有人把交通事故称为“马路战争”。

【临床特点】

1. 伤情变化快，病死率高　严重多发伤都伴有复杂的全身反应，有严重的生理紊乱和一系列病理变化。而机体对这些紊乱的代偿能力很小，一旦病理紊乱超过机体的代偿能力，病情就会发生急骤变化，甚至很快死亡。严重多发伤的病死率高达25%～70%，早期死亡者多伴有严重的颅脑损伤。一般情况下，损伤部位的多寡与病死率的高低密切相关。

2. 休克发生率高　严重多发伤的损伤范围广，失血量大，休克发生率高。5.8%～16.6%的严重多发伤患者直接死于失血性休克。若严重颅脑伤合并休克者病死率可高达90%，胸腹部联合伤的病死率为67%。休克的种类有创伤性休克、失血性休克和心源性休克，后者包括胸部创伤、心脏压塞、心肌挫伤和创伤性心肌梗死等。在救治时要注意监测和分析，一经确诊，要及时处理。

3. 早期低氧血症发生率高　严重多发伤往往伴有大量失血和通气功能障碍，故早期低氧血症发生率高。PaO_2多低至50～60mmHg。若是以颅脑损伤或胸部损伤为主的多发伤，且伴有休克者，PaO_2可低至30～40mmHg。根据临床表现可分为两种类型：①显症型，表现为明显的呼吸困难和缺氧现象。②隐蔽型，缺氧体征不明显，仅有躁动、焦虑和烦躁不安，如未想到低氧血症而给予抑制呼吸的镇静药，常会导致呼吸停止。此型低氧血症多是由于循环障碍使全身供氧不足，由脑缺氧引起。随着休克的纠正，缺氧和 PaO_2 过低会改善。

4. *容易漏诊和误诊*　多发伤的特点是受伤部位多，往往闭合伤与开放伤同时存在，明显伤与隐蔽伤同时存在。若接诊医师缺乏对多发伤的检诊经验，其注意力过分集中于某一专科或容易发现的损伤，只满足于某一部位伤的诊断而忽视了隐蔽性损伤，就会发生漏诊和误诊。一般漏诊率为 12%～15%，年轻医师的漏诊率更高。大量资料表明，以严重颅脑伤为主的多发伤漏诊率较高，这是因为严重颅脑伤患者常因意识障碍，不能诉说受伤史和伤情，也不能配合检查，故容易发生漏诊和误诊。

5. *并发症多，感染发生率高*　由于多发伤的伤情复杂，加上生理功能紊乱，机体抵抗力急剧低下，休克很难及时有效的纠正，所以并发症发生率高(约 23%)。另一个问题是感染发生率高，其原因多为伤情重、休克时间长、机体防御功能下降和广泛的软组织损伤、坏死、内脏破裂、伤口早期处理不当，以及监测和治疗的各种导管的应用等。创伤后由于严重感染造成后期死亡约占总死亡数的 78%。

6. *容易发生多脏器功能衰竭*　由于休克、感染和高代谢反应，使多发伤易并发多器官功能衰竭。器官衰竭的顺序依次是肺、肝、消化道和肾。衰竭的脏器越多，病死率就越高。据统计，1 个脏器衰竭的病死率为 25%，2 个脏器衰竭的病死率是 50%；3 个脏器衰竭的病死率为 75%，4 个以上脏器衰竭无一生存。

【诊断】

多发伤伤员的任何部位都可能发生损伤。因此，应在不耽误抢救的前提下，以简便的方法进行诊断，在最短的时间内明确是否有致命性损伤。虽然近几年辅助检查设备不断更新，但在急诊情况下物理检查仍是判明伤情的主要手段。

1. *诊断标准*　多发伤是在同一致伤因素作用下所发生的两个或两个以上解剖部位或脏器的严重损伤，即使这些损伤单独存在，也属于较严重的损伤。一般认为凡具备下列伤情两条以上者可确定为多发伤。

(1)头颅伤：颅骨骨折，伴有昏迷的颅内血肿，脑挫伤，颌面部骨折。

(2)颈部伤：颈部大血管损伤，血肿，颈椎损伤。

(3)胸部伤：多发性肋骨骨折，血、气胸，肺挫伤，纵隔、心、大血管、气管破裂，膈疝。

(4)腹部伤：腹内脏器破裂或出血，腹膜后血肿。

(5)泌尿生殖系统损伤：肾破裂，膀胱破裂，子宫破裂，尿道断裂，阴道破裂。

(6)骨盆伤：复杂性骨盆骨折，或伴休克的骨盆骨折。

(7)脊椎：脊椎骨折伴有神经系统损伤。

(8)四肢：肩胛骨或长骨骨折。

(9)软组织：广泛的皮肤撕脱伤，广泛的挫伤。

2. *诊断方法*

(1)迅速判断有无威胁生命的征象：在抢救现场，首先对伤员进行快速而全面的粗略检查，包括神志、面色、呼吸、脉搏、血压、瞳孔和出血。对心搏呼吸骤停者，要立即进行心肺复苏。有呼吸道梗阻、休克、大出血等危急情况者也要立即给予相应处理。

(2)病史采集：在迅速处理好威胁生命的损伤后，或者排除掉有危及生命的损伤时，要力争较详尽地了解受伤史，包括伤因、受伤部位、力的方向、力度、受伤时所处的姿态、受伤后的主要症状，处理经过，有无昏迷史等。要尽可能地向患者或目击者询问，不要遗漏有诊断意义的细节。

(3)全面体格检查：因为受伤史常不能全面了解，所以在不影响急救的前提下应做较全面的体格检查，以免漏诊。首先要脱去患者的所有衣服，为了减轻对伤部的扰动和不增加患者的痛苦，必要时可剪开衣裤。只有完全暴露，才能缩短检查时间，便于详细检查。在进行全面检查之前要迅速了解有无呼吸道梗阻、张力性气胸、心脏压塞、出血和休克等致命性伤情。如无以上致命伤，再按一定程序进行检查。常用的检查程序是一看、二摸、三测、四穿刺。①看：面部表情，颈静脉有无怒张，口唇有无发绀，结膜下淤血，瞳孔大小，对光反射灵敏度，耳、鼻孔有无流血，胸式呼吸频率和幅度，有无反常呼吸和胸廓塌陷。腹部有无膨隆和肠型，腹式呼吸是否受限。四肢有无畸形，是否可以自主运动等。②摸：皮肤温度，皮肤出汗，气管位置，颈胸部皮下有无捻发音。胸廓压痛和挤压试验。腹部压痛、反跳痛和肌卫。受伤部位的压痛程度，有无骨摩擦音，颈动脉、股动脉和桡动脉的搏动强度、脉率等。③测：脉搏、呼吸、血压和尿量。④穿刺：对可疑有胸、腹腔内脏器损伤者可进行胸、腹腔穿刺。

为了不遗漏重要伤情，Freeland 等建议急诊医师要牢记 CRASH PLAN 这两个单词的每个字母所代表的需检查的内容：C＝cardiac（心脏），R＝respiration（呼吸），A＝abdomen（腹部），S＝spine（脊柱脊髓），H＝head（颅脑），P＝pelvis（骨盆），L＝limb（四肢），A＝arteries（血管），N＝nerves（神经）。如能熟记上述两个单词及每个字母所表示的内容，紧急情况下可在几分钟内完成较全面的检查。

（4）必要的辅助检查：多发伤患者一送到急诊室，在进行急救的同时要立即查血型和交叉配血，测血红蛋白含量，红细胞计数和比容，白细胞计数和分类，凝血功能，动脉血气分析，尿常规和尿比重，肝、肾功能，血电解质和血糖。如病情允许，可根据体格检查的发现，对可疑部位有选择地做 B 超、X 线、CT 或磁共振检查，以明确诊断。还应常规进行心电监测，注意有无心肌挫伤、外伤性心肌梗死及心脏压塞。常规留置导尿管，以便观察泌尿系损伤情况，也便于观察尿量和做尿液化验检查。

【急救措施】

多发伤早期正确处理是为了防止伤情恶化，保证患者生命，减少致残率。因此，要安排好各个损伤部位的处理顺序，使急需优先处理的创伤能得到及时处理。

1. 现场处理

（1）保持呼吸道通畅：当发现口腔和咽喉部有血凝块、黏液、呕吐物和泥土等异物时，要迅速用手指予以清除。当患者处于昏迷状态时，要使头偏向一侧或取半俯卧位，以解除呼吸道阻塞并防止误吸。

（2）止血：及时止血可防止休克加重。凡有明显的外出血，均可用消毒敷料覆盖，加压包扎。四肢的大血管破裂出血可用止血带止血，但要记录放止血带的时间，1h 放松 1 次，每次 3min，以免止血带长时间压迫使远端肢体缺血坏死。

（3）固定骨折：有骨折的伤员，要对骨折处做超关节固定，以防在搬运时骨折断端刺伤周围的血管和神经。有脊柱损伤者要用木板搬运以免引起脊髓损伤。严重的骨盆骨折伴盆腔大出血者最好用抗休克裤，它既能止血，又能固定骨折。

2. 急诊抢救室处理

（1）供氧：伤员到达抢救室后要首先开放呼吸道，保证呼吸道通畅，再酌情供氧。有自主呼吸，且呼吸道通畅者，可用鼻导管供氧。昏迷患者放置口咽通气导管或行气管插管，再从导管内供氧。胸部创伤导致通气障碍者，要立即行气管切开或气管插管，接呼吸机做辅助呼吸。因液、气胸而影响肺扩张者要及时做胸腔闭式引流。

（2）输液输血：严重多发伤伤员处于明显休克状态，收缩压低于 12kPa（90mmHg）时，估计失血量＞1000ml。在排除心源性休克的情况下，应快速从外周静脉补液。一般在上肢或颈部建立 2～3 条静脉输液通道，在第

1个半小时内输入平衡液1500ml及500ml右旋糖酐-70。如血压仍不回升，在十分紧急时，可输入O型血300～600ml。对严重休克的伤员，应适量输入碳酸氢钠，以纠正酸中毒。有人提出高渗盐水可迅速改善休克，总量可按4ml/kg输入，速度为30～40ml/min，浓度为7.5%氯化钠或7.5%氯化钠与右旋糖酐-70混合液。但对有活动性出血者慎用高渗盐水复苏，因为它在升高血压的同时也会加速出血，加重休克。

近来有人认为在有活动性出血的情况下应进行限制性补液，使收缩压维持在70mmHg左右最合理。但是这一新观点并没有被普遍承认。所以，在未进行确定性止血手术之前，抗休克治疗的输液速度、输液量和所选液体的种类要根据每位伤员的具体情况而定。要把积极的手术止血看成是抗休克治疗的重要内容。

(3)控制出血：在多发伤抢救过程中，对有明显外出血者要在伤口处覆盖敷料，加压包扎。对疑有胸、腹腔内大出血者，可做胸、腹腔穿刺来证实。一旦明确诊断，应立即手术。

(4)监测：监护心脏功能，防止心源性休克。特别是伴有胸部外伤的多发伤，可因心肌挫伤、心脏压塞、心肌梗死等导致心泵衰竭。有时低血容量性休克与心源性休克同时存在，更应注意及时发现。这时除心电监护外还要测中心静脉压(CVP)和平均动脉压(MAP)。当伤员有休克表现，同时有颈静脉怒张、CVP升高和MAP下降者，可认为有心源性休克，要针对原因给予处理。有心脏压塞者做紧急心包穿刺和心脏止血手术。

【手术处理】

1. 手术处理顺序　1例多发伤伤员可能有两个以上部位需要手术，这里就有一个手术顺序的问题。凡影响循环和呼吸的创伤必须优先给予处理。如两处伤均危及生命，应争分夺秒同时进行手术。

(1)严重颅脑伤伴其他脏器损伤：严重颅脑伤多为广泛的脑挫伤或颅内血肿，颅内压增高，常危及生命。这时要先行颅脑手术，待脑受压解除后再行其他伤的处理。如严重颅脑伤伴胸腹腔内大出血，在积极抗休克的同时应分组行颅脑手术和胸腹部手术。

(2)严重胸部伤伴其他脏器损伤：严重的胸部外伤往往有张力性气胸、开放性气胸、心脏压塞和胸内大血管损伤，这些损伤常危及生命，必须优先手术。其他部位的损伤可待胸部伤处理后再手术。如其他部位的损伤也危及生命，可同时安排另一组医师进行手术。

(3)严重腹部伤伴其他脏器损伤：严重的肝脾破裂大出血，则需优先安排手术，空腔脏器破裂可待危及生命的损伤处理后再行处理。

2. 急诊科紧急手术　对严重多发伤的抢救，往往要分秒必争，不允许将患者再转送到专科病房和住院部手术室。因此，在急诊科开展急诊手术是急诊抢救工作的发展趋势，可以提高抢救成功率，减少病死率。一般认为有下列情况者可在急诊手术室就地手术。

(1)颅脑外伤出现一侧或双侧瞳孔散大。

(2)胸、腹腔内脏器损伤大出血，经抢救后血压不升或升后又下降者。

(3)心脏损伤，心脏压塞。

(4)粉碎性骨盆骨折，伴有其他部位损伤，重度休克，需紧急手术止血者。

(5)严重多发伤在抢救中突然心脏骤停，胸外按压无效，需开胸挤压者。

在急诊手术室就地紧急手术的原则是迅速果断，尽一切可能缩短手术时间，以最简单的手术方式完成手术，降低手术危险性。

3. 损伤控制外科理论的临床应用　为了提高严重创伤患者的抢救成功率，最近有人提出了损伤控制外科(damage control surgery，DCS)理论，并逐步建立了DCS三阶段原则：初始施行简化手术，控制伤情发展；

转入 ICU 病房进行复苏治疗；病情稳定后再进行确定性手术。实践已经证明损伤控制外科的合理应用已经使严重创伤患者的病死率有了明显的降低。因此，DCS 理论已经被普遍承认，并有所发展，由腹部创伤外科发展到整个外科系统的各科，从而使许多重伤员获得了新生。

(1)损伤控制外科的病理生理学基础：严重多发伤并发休克后常会发生严重的生理功能紊乱和代谢功能失调，患者容易出现低体温、酸中毒和凝血功能障碍三联征，使机体处于生理极限状态。这些是分子学、细胞学和血流动力学平衡失调的相对晚期表现。一旦出现上述情况，患者已经面临着死亡或有出现严重并发症的危险。因此，在低体温、酸中毒和凝血障碍三者恶性循环下，患者不能耐受长时间的确定性手术，只有使用 DCS 技术方能挽救患者的生命。

(2)损伤控制外科的适应证：大多数创伤患者可按常规手术方法处理，不需要采用 DCS 技术。只有在下列情况下，患者的生理功能临近或已达极限，就必须采取 DCS 技术处理。①严重的腹部伤：腹部损伤后出现低血压、心动过速或过缓，同时伴有 35℃ 以下的低体温和凝血功能障碍。②腹部伤合并有其他部位的严重损伤：胸腹腔内脏伤合并有重要的大血管伤，多灶或多腔隙出血合并有内脏伤，需要优先处理的多区域损伤等。③其他重要因素：有严重的代谢性酸中毒，pH≤7.25，体温≤35℃，复苏或手术时间＞90min，输入红细胞悬液≥4000ml，或输入全血≥5000ml，或输液总量≥12 000ml。休克时间＞70min，PT≥19s，PTT≥60s。④在基层医院，因设备或技术条件所限，不能完成复杂的手术，而且又必须立即进行就地抢救者。

(3)腹部严重伤的损伤控制技术

1)止血：腹腔填塞法可用于所有腹腔内的各种出血，包括动脉性出血、静脉性出血和广泛渗血。填塞材料分为可吸收和不可吸收两类。可吸收材料有敷料、粉剂和海绵；不可吸收材料有纱布、绷带和棉垫；自体材料是大网膜。可吸收材料和自体材料多用于实质性脏器内部填塞，无须再次手术取出。不可吸收的填塞材料，最好在 72h 内取出，否则会增加腹腔内感染的机会。

介入治疗在暂时性止血中常能起到重要作用，特别是填塞法不能止血时，要积极用介入法对相关动脉做栓塞止血。

2)控制污染：空腔脏器破损后会有消化液和肠内容物流入腹腔，造成腹腔的严重污染，如不及时控制污染则会引起腹腔及全身感染，甚至会引发 MODS。在病情危急时，十二指肠、胆道和胰腺的损伤可置管外引流，结肠破损可做腹壁外造口。另外，整个腹腔内要放置多根引流管做持续引流。

3)暂时关闭腹腔：暂时关腹可防止体液和体内热量丢失，对抗休克治疗有利。关腹的方法有单纯皮肤缝合法和修复材料缝合法两种。前者简单、快捷，但必须是腹腔内没有张力时方能施行。后者主要用于腹腔内有张力的暂时关腹，常用真空袋(3L 袋)作为关腹材料，其优点是能防止术后腹内高压症。

严重损伤暂时控制以后，要把患者转入 ICU 病房做进一步复苏治疗。目的是纠正致死性三联征，内容包括纠正血流动力学紊乱，使血压和脉搏稳定在正常范围内。通过呼吸机辅助呼吸或吸氧，纠正患者的低氧血症，使氧分压和二氧化碳分压稳定在正常范围以内。设法给伤员复温，纠正其低体温状态，使体温稳定在 37℃ 左右。另外，还要通过用药和监测，逐步纠正伤员的酸中毒和凝血功能障碍。为了避免发生凝血功能障碍，需要大量输血时，可遵循等量红细胞悬液和新鲜冷冻血浆输入的原则。如已发生弥漫性渗血，PT 和 ATPP 在正常的 1.5 倍以上，需要按 15ml/kg 输入新鲜血浆。如仍有出血，且纤维蛋白＜1g/L，应输入冷沉淀或纤维蛋白原制剂。如血小板＜50×10^{9}/ L，应及时输入血小板，使患者的生理学状态逐渐恢复正常，以便能够耐受住下一步较长时间的确定性手术。所以，在ICU病房的复苏治疗有承上启下作用，是损伤控制外科理论的一部分。

施行确定性再手术，恢复各脏器功能，是治疗严重创伤的最终目的。一般认为在第1次手术后24～48h进行确定性再手术效果最好。虽然此时伤员的病情未达到最佳状态，而且脏器的水肿很严重，但是此时全身炎症反应综合征尚轻。如需施行血管吻合或人造血管植入，术后发生血管栓塞的可能性较小。一旦凝血障碍完全纠正，反而容易发生术后血管栓塞。另外，为了止血所填塞的不可吸收性材料也应在此时取出，如果超过72h仍不取出，则会增加感染的机会。此次手术的目的是重建消化道的连续性，如果在第1次手术时已将消化液妥善引流，又没有填塞不可吸收的止血材料，也可适当推迟再手术时间。

（程兴望）

第四节　常见创伤

一、颅脑损伤

颅脑损伤无论在平时还是战时都很常见，占全身各部位创伤的10%～20%，仅次于四肢创伤而居第二位。和平时期以交通事故伤占首位，其次是高处坠落、工伤事故、意外事故等。据统计，各种多发伤的总病死率约为20%，其中伴有颅脑伤者高达35%～40%，而不伴颅脑伤者仅为10%。由此可见，多发伤中的颅脑损伤是影响病死率的重要因素，已成为现代创伤急救中的重要课题。

（一）头皮损伤

头皮损伤的形式多样，大体可以概括为闭合性和开放性两大类。主要是头皮挫伤、头皮血肿和头皮裂伤。

【临床表现】

1. 擦伤　受伤局部头皮轻微疼痛，创面不规则，可有少量血清渗出和点状出血。

2. 挫伤　钝物打击所致，伤后局部自觉疼痛。检查时可见皮下组织肿胀、淤血，扪之坚实，压痛明显。严重时，局部皮肤可因缺血而坏死。

3. 裂伤和切割伤　可由钝器或锐器所致。依致伤物的性质和力度不同，伤口的大小和深度可有不同。钝器伤的创缘不规则，严重者尚有组织缺损。由于头皮血管丰富，破裂后血管开口又不易自行闭合，因此即使伤口不大，出血也较严重。帽状腱膜完整者伤口一般小而浅，全层裂伤的伤口可深达骨膜，常夹杂有毛发或泥土等异物。

4. 撕脱伤　多因发辫受机械力牵拉，使大块头皮自帽状腱膜下层或连同颅骨骨膜被撕脱。伤员常因大量失血和伤口疼痛而发生休克。

5. 血肿　多为钝器直接击伤所致，也可能是颅骨骨折的结果。按血肿出现于头皮内的具体层次，可分为皮下血肿、帽状腱膜下血肿和骨膜下血肿三种。其鉴别诊断要点见表8-4。

表8-4　各型头皮血肿的鉴别诊断

类　型	血肿质地	范　围
皮下血肿	较硬，波动感不明显	局限于头皮挫伤中心
帽状腱膜下血肿	软，有明显波动	可累及整个头皮，不受颅骨骨缝限制
骨膜下血肿	张力大，有波动感	局限于某块颅骨范围内，血肿边缘不超过骨缝

【治疗】

1. 擦伤　局部清洗消毒，可不包扎。

2. 挫伤　清洗消毒后做伤处包扎。

3. 裂伤　彻底清创止血后做伤口全层缝合。

4. 撕脱伤　未伤及骨膜，撕脱部分血供良好者，可于清创后原位缝合。如完全撕脱，可行血管吻合，原位植皮。对不能做血管吻合者，可将撕脱部分制成中厚或全厚皮片植回。连同骨膜一起撕脱者，可将颅骨外板切除或钻孔至板障，待肉芽形成后再植皮。

5. 血肿　血肿不大者多能自行吸收。对出血较多的帽状腱膜下血肿，应在严格无菌技术下从低位穿刺抽吸，然后加压包扎。常需多次反复穿刺抽吸才能治愈。

【预后】

1. 如遇较大的血肿经抽吸后在短期内又很快出现，则要考虑是否为较大的动脉破裂所致，必要时需结扎相关动脉(如颞浅动脉)。

2. 陈旧性骨膜下血肿可以演变成骨囊肿。

3. 头皮下血肿中央有波动，且有凹陷者，必须做X线摄片，确定是否合并有颅骨骨折。

(二)颅骨损伤

通常是由直接或间接暴力作用于颅骨所致。根据骨折发生的部位不同，分为颅盖骨和颅底骨骨折。

【临床表现】

1. 颅盖骨骨折　颅盖是指穹窿部，呈半球形，对脑组织有保护作用，只有在较大外力作用下才会发生颅盖骨骨折。

(1)线性骨折：可为单发或多发，后者可能为几条骨折线互不相关地发生于几处，或互相交错地集中于某处。可能伴有头皮挫伤和血肿，有时继发颅内血肿。X线片或CT扫描可帮助确诊。

(2)凹陷性骨折：颅骨全层或仅为内板向颅腔内凹陷，骨折片可为粉碎性，向内插入脑组织或血管而出现神经系统受损体征。X线片或CT扫描可确诊。

2. 颅底骨骨折　颅底骨骨折多为线性骨折，合并脑实质伤、硬膜破裂和血管窦破裂的机会相对较多。X线片仅有30%～50%能显示骨折线，故诊断主要依据临床症状。各部位颅底骨骨折表现见表8-5。

表8-5　各部位颅底骨骨折的临床特点

骨折部位	软组织出血	脑神经损伤	脑脊液漏	脑损伤部位
颅前窝	眼眶青紫，球结膜下出血	嗅神经视神经(偶见)	经鼻腔(或口腔)流出	额及底部损伤
颅中窝	耳后乳突区皮下淤血	面神经听神经	经伤侧中耳流出	可致颞叶损伤
颅后窝	颈枕区皮下淤血和颈肌强直	少见，偶有第Ⅳ、Ⅴ、Ⅵ、Ⅶ对脑神经损伤	偶有脑脊液外溢到胸锁乳突肌及乳突后皮下	偶可见脑干损伤

【治疗】

1. 单纯线性骨折　如不伴颅内高压及脑损伤症状者，可不作特殊处理。但应警惕跨血管区骨折线可能造成的血管损伤。

2. 凹陷性骨折　如骨折片陷入较浅，且无脑受压症状者，可不手术。如陷入深度超过1cm，或陷入重要功能区，均应及时手术，整复凹陷的骨片。

3. 颅底骨骨折伴脑脊液漏　不能填塞或冲洗，保证鼻腔和耳道的清洁，多在1个月内自愈。对经久不愈者可考虑手术修补。如碎骨片压迫视神经或面神经者，应尽早去除碎骨片。

【预后】

1. 各种类型的开放性骨折均须及时做头皮清创缝合，大量使用抗生素预防颅内感染。

2. 颅底骨折多为开放性骨折,必须使用易透过血-脑脊液屏障的广谱抗生素,预防颅内感染。

3. 颅后窝骨折可以出现吞咽困难、声音嘶哑和舌肌瘫痪等症状,必须注意诊断和处理。

(三)原发性脑损伤

原发性脑损伤是指暴力作用于头部时立即发生的脑损伤,其症状和体征在受伤当时就会出现,一般不需紧急手术治疗。

【临床表现】

1. *脑震荡*　是脑损伤中最轻的一种,表现为一过性脑功能障碍,昏迷时间不超过半小时。伤员清醒后大多不能回忆受伤当时乃至伤前一段时间内的情况,称之为逆行性遗忘。较重者伤后可有短时间皮肤苍白、血压下降、脉搏弱缓、呼吸浅慢等症状。在此后的一段时间内伤员可能有头痛、头晕、恶心、呕吐等表现,而各项辅助检查均无异常发现。

2. *脑挫裂伤*　是脑实质挫伤和裂伤的统称,既可发生于受力部位,也可发生于对冲部位。临床特点是意识障碍明显,持续时间长,绝大多数在半小时以上。有明显的神经定位体征,如偏瘫、失语等。由于继发出血、水肿和血肿,可表现为头痛、恶心、呕吐和脑膜刺激征。脑皮质挫伤可引起癫痫发作,包括局限性发作和大发作。

根据头部外伤史和伤后表现可以做出初步诊断,脑脊液检查可见血液,含血量的多少与脑挫裂伤的程度相关。CT 扫描可见脑组织水肿,脑实质内有散在或成片状低密度区,中间有高密度出血灶。脑室常受压变小,如一侧脑挫裂伤可引起中线结构移位。

3. *原发性脑干损伤*　脑干损伤分原发性和继发性两类。原发性脑干损伤是外力直接作用于脑干引起的损伤。单独的原发性脑干损伤较少见,常与其他部位的脑损伤并存。临床特点是受伤当时立即昏迷,多为持续时间长的深昏迷,四肢软瘫,腱反射消失。瞳孔变化多种多样或大小多变,对光反应无常。眼球位置不正,随受损部位不同而有多种变化。出现病理反射,肌张力增高和去皮质强直。累及延髓时,则出现严重的呼吸循环功能紊乱。

【诊断依据】

因为原发性脑干损伤多与其他部位的脑挫裂伤同时存在,所以单依靠体征很难做出定位诊断。CT 和 MRI 有助于明确诊断,在肿胀的脑干内可见点片状密度增高区,四脑室有受压或闭塞。

【治疗】

1. *非手术治疗*　原发性脑损伤以非手术治疗为主。在对症处理的同时,注意观察病情变化,防止发生危及生命的颅内高压和脑疝。

(1)对于无明显器质性病变的脑震荡,可给予镇静镇痛。恶心、呕吐严重,不能进食者,要适量补液。可用胞磷胆碱、ATP、维生素等药物治疗。

(2)昏迷患者要保持呼吸道通畅,通过鼻导管供氧。估计短时间内不能清醒者,要尽早行气管插管或气管切开,对呼吸减弱,潮气量不足者,要及早用呼吸机做辅助呼吸。长期昏迷患者要注意营养支持治疗。早期宜采用肠道外营养,待肠蠕动恢复后可通过鼻胃管向胃内灌注营养食物,如牛奶、蛋黄、糖等。凡需要长时间经肠道营养者可考虑做胃造口或空肠造口,定时滴入肠道营养液。

(3)脑损伤严重者都有不同程度的脑水肿和颅内高压,应及时给予脱水治疗。常用的脱水药有甘露醇、呋塞米、白蛋白。20%甘露醇和呋塞米联合应用,可增强疗效。肾上腺皮质激素可防治脑水肿,宜尽早短期使用,一般 3d 后停药。在脱水治疗的过程中,须适当补充液体与电解质,维持良好的周围循环和脑灌注压。

2. 手术治疗　重度脑挫裂伤、脑水肿及出现脑疝危象时，要及时行手术治疗。手术原则是行内、外减压。内减压是清除血肿和失去生机的脑组织，解除脑受压；外减压是作大骨瓣去除，敞开硬脑膜。对病情严重的广泛脑挫裂伤，可考虑行两侧去骨瓣减压。

【预后】

1. GCS 评分　对于伤情轻重及预后的判断，目前国内外均采用格拉斯哥昏迷分级法（Glasgow coma scale，GCS），见表 8-6。

表 8-6　格拉斯哥昏迷分级法（GCS）的计分标准

睁眼反应	计分	语言反应	计分	运动反应	计分
自动睁眼	4	回答切题	5	按吩咐运动	6
呼唤睁眼	3	回答不切题	4	刺痛能定位	5
刺激睁眼	2	乱说乱讲	3	能躲避刺痛	4
不睁眼	1	只能发音	2	过屈反应	3
		不能发音	1	过伸反应	2
				对痛无反应	1

以上三项分数相加，总分为 13～15 分为轻伤，预后较好；9～12 分为中型伤，预后较差；3～8 分为重伤，预后最差。

2. 伴丘脑或脑干损伤　可能会发生应激性溃疡和上消化道大出血，也可能发生尿崩症和神经源性肺水肿，应给予及时诊断和处理。

（四）继发性脑损伤

继发性脑损伤是指受伤一段时间后出现的脑损伤，主要有脑水肿和颅内血肿。其临床表现有进行性加重趋势，多需要开颅手术治疗。

【临床表现】

1. 硬膜外血肿　硬膜外血肿为血液凝聚于颅骨与硬脑膜之间。多为头部一侧着力所致，95%合并有颅骨骨折，其骨折线跨越脑膜血管沟或静脉窦，血肿的部位往往与颅骨骨折部位相一致。临床上分为三种类型：①当时有昏迷，清醒一段时间后再次出现昏迷，中间清醒期为数分钟到 24h，清醒期内仍有颅内压增高症状，如头痛、头晕、恶心、呕吐等；②原发性脑损伤重或血肿形成迅速，来不及清醒昏迷又加重；③原发性脑损伤轻，早期无昏迷，血肿形成后才出现昏迷。属于第一种类型者占 50%～70%，容易做出初步诊断。X 线片对定位诊断有帮助。CT 扫描是最有价值的诊断手段，表现为梭形高密度区，边界清楚，向内压迫脑组织和脑室，使中线向对侧移位。

2. 硬膜下血肿　硬膜下血肿是指出血积聚于硬脑膜下腔，较常见，占颅内血肿的 50%～60%，两个以上的多发性血肿约占 30%。急性硬膜下血肿的出血源多为脑挫裂伤或脑内血肿的血液流到硬脑膜下，故症状较重。多数原发性昏迷与继发性昏迷相重叠，表现为昏迷进行性加深。脑水肿、颅内高压和脑疝的征象多在 1～3d 进行性加重，表现为恶心、呕吐、烦躁、血压增高、偏瘫、失语、瞳孔散大和去皮质强直等。确诊方法主要靠 CT，在颅骨内板和脑表面间有新月形高密度区（急性）或等密度、低密度区（慢性）。血肿较大时，有脑室受压和中线结构移位。

3. 脑内血肿　常合并有严重的脑挫裂伤或凹陷性颅骨骨折，是脑伤出血逐渐扩大而形成。临床表现以进行性昏迷加深为主，也有颅内高压和脑挫裂伤相同的症状。由凹陷性骨折所致者，可能有中间清醒期。仅根据症状和体征很难明确诊断。CT检查见脑挫裂伤附近有高密度血肿区和血肿周围的低密度水肿区。

【治疗】

1. 非手术治疗

(1)适应证：颅内血肿较小，中线结构不移位，或移位不明显。无昏迷或仅有嗜睡，无颅内压增高表现。亚急性或慢性血肿伴轻微神经症状者。年老体弱或有严重其他系统疾病，不宜行开颅手术者。在非手术治疗期间要密切观察病情变化，一旦病情恶化要及时行手术治疗。

(2)方法：同原发性颅脑损伤。主要是对症处理和控制颅内压，应用止血药防止血肿扩大。

2. 手术治疗　对术前CT检查已明确血肿部位者，可按CT提示的位置直接开颅，清除血肿，脑挫裂伤中的失活脑组织也要给予清除。破裂的脑血管可采用电凝、银夹夹闭或缝扎止血。已有明显脑疝症状或CT提示中线结构有明显移位者，应将硬脑膜敞开并去骨瓣减压，以减轻术后脑水肿引起的颅内压增高。对硬膜下血肿和脑组织内血肿，在血肿清除后仍有高颅压和脑组织膨隆者，要警惕有多发血肿，可在相应部位钻孔探查。血肿清除后要酌情置皮片或引流管引流。术后要常规使用脱水药、止血药和抗生素。

【预后】

伤后昏迷进行性加深或出现重度再昏迷，同时有其他体征证明脑疝已经形成者，这时已经没有时间去做CT检查，可在急诊手术室就地钻孔探颅。钻孔可选在瞳孔首先扩大的一侧，或肢体瘫痪的对侧。如果此时再去做辅助检查或者转科，将是很危险的。另外，在观察期间患者躁动不安，常为意识变化的先兆，提示有颅内血肿或脑水肿。必须寻找原因，做相应处理。这时如果轻率地使用镇静药也是很危险的。因为强行使患者镇静并不能阻止病情发展，反而会延误正确的诊断和处理。

(五)开放性颅脑损伤

外力作用使头皮、颅骨和硬脑膜破裂，并伤及脑组织，使颅脑与外界相通，有脑脊液外流，甚至有脑组织外溢，称为开放性颅脑损伤。战时为火器伤，和平时期主要是由锐器砍伤和重钝器击伤。

【临床表现】

由锐器砍伤者，主要伤及颅脑的某一局部，很少引起脑震荡和弥漫性脑损伤，所以多无昏迷史。但钝器伤可引起脑挫裂伤和颅内血肿，可有不同程度昏迷。因有脑脊液外流和脑组织外露，脑水肿和颅内高压症状较轻。重要功能区的损伤可出现神经系统定位体征，如偏瘫、偏盲等。如果有颅内外大血管破裂，或者治疗不及时，可以发生失血性休克。

【诊断依据】

根据外伤史和体格检查就可以诊断开放性颅脑损伤。但必须与开放性颅骨骨折相鉴别。如果硬脑膜完整，就是开放性颅骨骨折。硬脑膜同时破裂，并有脑脊液外流或脑组织外露，就可确诊为开放性颅脑损伤。要想了解骨折范围和脑内有无异物存留，必须摄头颅部X线片。CT扫描可显示创道的密度，了解有无脑内血肿及异物。

【治疗】

1. 现场或急诊室救治　首先用敷料包扎伤口，然后行补液、输血等抗休克治疗。病情稳定后把伤员送到有条件的手术室，行彻底清创和止血。清创时间最好在6h以内，超过6h将会增加感染的机会。

2. 清创处理　应扩大皮肤创口，在直视下逐层去除失去生机的碎骨片、血块和异物，对出血点进行彻底止血。如有失活的脑组织和脑内异物，也要给予取出，并做冲洗，争取一期缝合硬脑膜。如清创后仍有严重脑水肿和高颅内压,也可敞开硬脑膜。颅骨缺损不宜立即修补,头皮要严密缝合,皮下放置引流片。术后常规用抗生素预防感染。

【预后】

1. *颅骨骨髓炎*　由于污染严重或清创不彻底,术后可能引起颅骨骨髓炎。急性期有急性化脓性感染的表现,慢性期常有瘘管形成,经常从瘘管流脓。必须给予相应处理。

2. *脑脓肿和脑内异物*　如果异物残留于脑组织内,以后可能发生脑脓肿。患者有全身感染和颅内压增高症状。CT 可以帮助诊断。

（王振杰）

二、颈部损伤

颈部是连接头颅和躯干的部分,又是人体的暴露部位。因此,无论是在平时还是战时,颈部损伤都较常见。颈部有咽、喉、气管和食管,这些器官损伤可引起气道阻塞和吞咽困难,严重者可立即致死。颈部还有重要的大血管和神经,大血管损伤后可引起大出血和失血性休克,重要的神经损伤可产生明显的功能障碍,影响生存质量。由此可见,颈部损伤的及时抢救与正确处理是非常重要的,必须高度重视。

(一)颈部大血管伤

颈部的血管密集,动脉距心脏较近,有较高的血流压力,损伤后可产生猛烈的出血,甚至因大量失血而死亡。颈内静脉破裂后可发生空气栓塞,也会致伤员死亡。

【临床表现】

颈部血管主要有颈总动脉、颈内动脉、颈外动脉、颈外静脉、颈内静脉和椎动脉等。小动脉和静脉损伤时,虽有较多出血,但很少危及生命。大的动脉、静脉损伤,可发生大量出血、休克,甚至迅速死亡。如伤道狭窄(刺伤或弹伤),血液不能向外流出,在局部形成大血肿,压迫周围组织,表现为呼吸困难和吞咽困难。小的动脉性血肿只在颈部形成搏动性肿块,即假性动脉瘤。如同时损伤动、静脉,则会形成颈部动静脉瘘,瘘口近端的静脉内血流量增加,有搏动。而动脉内的血流量减少,组织灌注会减少。

颈部大静脉损伤时,虽也可引起严重的出血,但主要的危险是空气栓塞。因胸腔的负压作用,将空气吸入到近心端的静脉内,常可闻及吸吮声,伤员有呼吸急促,脉搏快而不规则,胸痛等症状。大量空气进入心脏内,心脏搏动立即停止,患者很快死亡。

颈部血管损伤伴有气管损伤时,可因误吸血凝块而发生呛咳和窒息,表现为呼吸困难和缺氧。颈部巨大血肿压迫或动脉血外流,导致伤侧脑供血不足,表现为偏瘫、偏侧不全麻痹、失语或单侧眼失明等。

【诊断依据】

对颈部血管损伤的诊断主要依据外伤史和体格检查。颈部前后位和侧位 X 线片可排除颈椎骨折、颈部游离气体和金属异物。X 线检查还可发现纵隔气肿。对外伤性动脉瘤和动静脉瘘的诊断要靠动脉造影。颈动脉造影还可以了解颈内动脉和颅内动脉的状况,以决定是否需要手术修补或结扎。多普勒超声检查可显示血管阻塞、管腔狭窄和颈部血肿情况,能精确地计算出血流量,对血管损伤的诊断有一定参考价值。

【治疗】

1. *现场急救*　颈部大动脉出血很凶猛,当时可用手指压迫止血。伤员仰卧,头转向健侧,术者用手在胸锁乳突肌前缘扪及颈总动脉搏动,然后垂直将其压迫到第 6 颈椎的横突上,以暂时阻断其血流。此法是应急措施,每次压迫时间不宜超过 10min。另一急救措施是用消毒纱布填塞到伤口内,紧紧压住出血的血管。然后将健侧上臂举起,作为支架,施行加压包扎。颈部伤口不宜做环绕颈部的加压包扎,以防压迫呼吸道。填塞物可在 3～5d 内取出,否则可引起感染。一般是在条件好的手术室内取出,接着进行损伤血管的处理。

2. *受损伤血管的处理*　颈外动脉、甲状腺上下动脉、椎动脉和颈总动脉的小分支损伤，都可以做血管结扎，结扎后不会引起组织缺血坏死。颈总动脉和颈内动脉不能结扎，且暂时阻断的时间不宜超过5～6min，因为颈内动脉要保证脑部前3/5区域的血流供应。结扎后可引起脑部血液循环障碍，出现偏瘫、失语等严重并发症，甚至死亡。如果颈总动脉和颈内动脉损伤，要尽量做破口缝合修补，如直接缝合有困难，或者直接缝合后能引起明显狭窄时，可用自体血管或人造血管的修片进行修补（图8-1）。损伤范围小者可作修剪后对端吻合。在吻合的过程中，为了防止阻断血流的时间过久，影响大脑的血供，可采用内转流术。即在损伤动脉两端放入一根略小于血管腔的硅胶管，待血管吻合达周径的3/4时，再把硅胶管取出。如颈内动脉损伤严重，而颈外动脉未损伤时，可用颈外动脉代替颈内动脉。即切除损伤严重的颈内动脉段，结扎其近心端，在适当部位切断颈外动脉，结扎远心端。然后将颈外动脉的近心端与颈内动脉的远心端相吻合。当颈外动脉不能使用时，也可以做自体大隐静脉移植术，一般多选用大隐静脉上段。因静脉瓣膜向心开放，故移植时应将大隐静脉倒置。

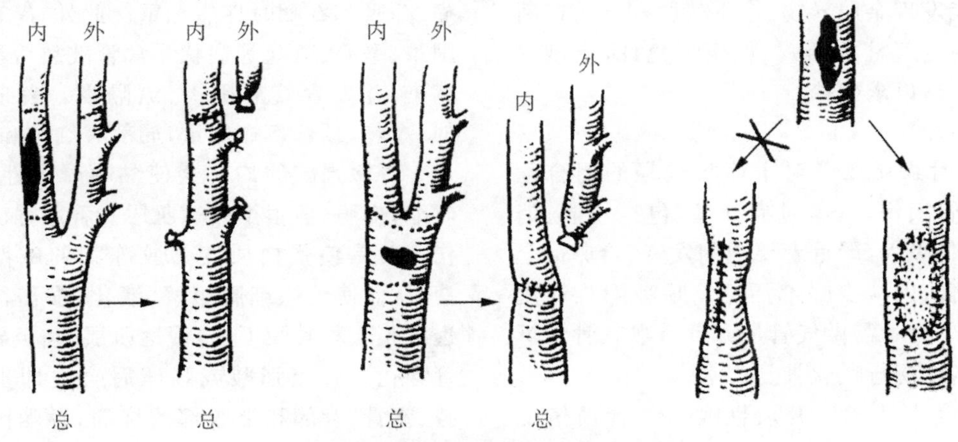

图8-1　颈动脉损伤的手术处理方案

颈部的静脉损伤，一般都可在损伤处做结扎。但在结扎颈内静脉后约有3%的患者死亡，原因是对侧颈内静脉发育不全。因此，颈内静脉损伤仍应以修补、对端吻合或血管移植为好。

【预后】

1. 颈部外伤后伤口多有严重污染，如清创不彻底，术后会发生感染，可能引起修复后的血管再破裂，从而发生大出血，处理很棘手。

2. 血栓形成是手术失败的重要原因之一，故血管修复术后要常规使用抗凝药。肝素作用迅速，每日200～300mg加入到5%葡萄糖液中持续静脉滴注。肝素的缺点是易发生出血，最好选用右旋糖酐-40，而且右旋糖酐-40对休克患者有好处。常用量是500～1000ml/d，一般不超过1周。

（二）喉和气管伤

喉是呼吸道的一部分，又是发音器官，结构复杂，功能重要。气管分为颈部和胸部两部分，颈段长度约占全长的一半。闭合性喉和气管伤包括挫伤、挤压伤和扼伤，开放性损伤主要是火器伤和刀刺伤。

【临床表现】

1. *闭合性喉和气管损伤*　主要症状是呼吸困难、声音嘶哑和失声，还可出现咯血、吞咽困难、颈部疼痛和活动受限。伴有气管软骨骨折和黏膜破损者可发生皮下气肿，严重者气肿可扩散到全颈部，甚至达颏下、耳后、胸部和纵隔，这时可以使呼吸困难加重。

2. 开放性气管损伤　常伴有血管损伤，主要表现为大出血、休克和呼吸困难。颈部伤口可见异常排气，出现血性泡沫。患者也可以出现声音嘶哑和失声。尖锐利器刺伤气管时也可出现皮下气肿，颈部皮下可扪及捻发音。

【诊断依据】

根据外伤史和临床表现，对喉及气管损伤的诊断多无困难。X线摄片不仅可发现骨折，还能发现金属异物、皮下气肿和气管横断（气管内空气柱中断）。如病情允许，应做气管镜检查，以求确诊。

【治疗】

1. 对症处理　对于症状较轻的闭合性喉与气管损伤，只需对症处理，包括止痛、消炎和雾化吸入，严重者要限制发音，给鼻饲全流质饮食，以减少喉部活动。呼吸困难和皮下气肿严重者需做气管切开。有喉软骨骨折和移位者，要行喉软骨复位术。

2. 清创处理　开放性喉与气管损伤要及时行清创术，清创前最好在甲状腺下方行正规的气管切开，以保证清创的彻底和安全。在清除掉伤口中的异物和血块后，进行彻底止血。然后对断裂的气管做缝合修补。对两个软骨环以内的失去活力的气管段，可做局部切除再吻合。大片气管缺损者，可用带肌蒂舌骨段做气管修补。术后常规用抗生素预防感染，皮下气肿可以自行吸收，无须特殊处理。

【预后】

喉与气管损伤行修复术后可能会发生瘢痕性狭窄，表现为呼吸困难、喘鸣、发声障碍、咳痰困难等。为了预防瘢痕狭窄，在行破口修复时应置入粗细合适的硅胶T形管作支撑，待伤口完全愈合后方能拔除T形支撑管。

（三）咽和食管伤

咽可分为鼻咽、口咽和喉咽三部分，颈部损伤时常伤及喉咽段。食管颈段约占食管全长的1/5，位于气管的后方，气管切割伤时常伴有颈段食管损伤。误吞或有意吞服具有腐蚀性的强酸或强碱时，可以引起咽、食管和胃的化学性灼伤。

【临床表现】

单纯咽和食管外伤较少见，一般都发生于颈部严重损伤时，常合并有气管和大血管伤。小的食管破裂穿孔，早期无明显症状，容易漏诊。大的食管破裂多表现为胸骨后疼痛，呼吸和吞咽时疼痛加重。此外，尚有吞咽困难、恶心、呕吐等症状。食管破裂后易发生感染，并发食管周围炎、纵隔炎。表现为寒战、高热，颈部疼痛加重，局部有红肿和压痛。

吞服强酸的灼伤会使黏膜凝固性坏死，收缩，变脆，但很少深达肌层。吞服强碱的灼伤主要是使蛋白质变为胶冻状的碱性蛋白盐，从而使组织细胞溶解、液化，损伤往往穿透黏膜层和黏膜下层，深达肌层，甚至导致食管穿孔。吞服强酸或强碱后会立即出现口腔、胸骨、背部和上腹部灼烧痛，吞咽困难和口吐唾液。服用量较多时可发生恶心和呕吐，吐出物为黏液状，可混有血液。咽喉部有水肿和痉挛者可出现声音嘶哑、呼吸困难和窒息。全身反应有高热、脱水、电解质平衡紊乱和肝肾功能损害。强酸腐蚀剂还能引起酸中毒和血管内溶血。

【诊断依据】

根据病史和呕吐物的化学分析有助于诊断吞服过腐蚀性化学物质，查体时可见口腔和咽部黏膜覆盖有白膜，并有水疱和肿胀。

颈部有严重外伤时，根据受伤的部位和深度，要想到有咽和食管损伤的可能。确诊的办法如下。

1. 口服亚甲蓝　对临床怀疑者，立即口服稀释的亚甲蓝液。如果食管有破口，亚甲蓝液会从破口处流到颈部伤口内。

2. 食管造影　用水溶性造影剂泛影葡胺口服，在吞咽造影剂的同时行透视或摄片，观察造影剂有无外漏。

3. 内镜检查　在病情允许的情况下做食管镜或胃镜检查，在直视下观察食管黏膜是否有破损。最常用的诊断方法是在处理颈部损伤时，要对可能受损的咽和食管做探查，在直视下寻找受损部位。

【治疗】

轻度黏膜损伤（非穿透伤）多不需特殊治疗。有明显症状但能进食者，可进流食或软食，并服用消炎、镇痛、抗酸药物等。对不能进食者，可暂时给予鼻饲高营养饮料或静脉输液，以利损伤食管黏膜的休息和恢复。

咽和食管破裂伤的早期（24h内），在清创后可做缝合修补。黏膜层的缝合应尽量严密，以褥式缝合为好。黏膜下层和肌层也要妥善缝合，然后放置引流。如有较大缺损不能完全关闭时，可做部分伤口缝合，利用周围软组织修补缺损处，再以碘仿纱条疏松填塞，放置引流，皮肤伤口做二期缝合。术后给予鼻饲或胃造口维持营养。如已经形成食管周围感染，无法一期修补时，可做食管造口，另行胃或空肠造口维持营养。待全身情况好转，感染控制，3个月后再行食管重建。

对于晚期胸内食管穿孔，不能采用缝合修补者，可开胸后除掉所有污染及坏死组织，通过食管穿孔在食管腔内放置T形管，并从胸壁引出，使食管内容物外流，在穿孔附近及胸腔内各放置一根闭式引流管。T形管放置3～4周后拔出，改为开放引流。食管置管后可行胃造口减压，空肠造口饲食。

对吞服有腐蚀性化学物质者，在抢救时禁忌用催吐药和插胃管洗胃，因为此法可引发胃穿孔。强酸类中毒可口服氢氧化铝凝胶和2.5%氧化镁溶液。如无上述药物时，可服石灰水或稀释的肥皂水。强碱类中毒者可口服食醋、3%醋酸或5%稀盐酸，也可口服大量橘汁或柠檬汁。在病情稳定后再口服蛋清水或牛奶以保护食管和胃黏膜。全身应用皮质激素有助于解毒、消除水肿和抑制结缔组织生长。有呼吸困难者要及时行气管切开，接呼吸机做人工辅助呼吸。

【预后】

由于咽和食管损伤后早期未能正确处理，导致以后感染，从而形成食管瘢痕性狭窄。预防的办法是早期诊断，正确处理，使用广谱抗生素，食管破口修补时不做纵行缝合，以防以后食管狭窄。

如果已经发生了食管狭窄可做食管扩张术，对严重的食管狭窄可行食管重建。

（王振杰）

三、胸部损伤

（一）胸壁骨折

胸壁骨折包括胸骨骨折和肋骨骨折两类，前者很少见，约占5%。肋骨骨折是最常见的胸部损伤。单纯肋骨骨折系指1根或几根肋骨一处骨折，且无合并肺损伤。连枷胸是指多根多处肋骨骨折或肋骨肋软骨关节脱位造成的胸壁软化，形成浮动胸壁和反常呼吸运动，即吸气时软化的胸壁内陷，呼气时向外突出。

【临床表现】

1. 疼痛　常在骨折处出现局限性胸痛，在深呼吸、咳嗽、体位改变时加重。

2. 压痛　骨折处压痛明显，可有骨擦感或骨擦音，有时伴有局部肿胀和胸壁畸形。间接压痛呈阳性，据此可与软组织挫伤鉴别。

3. 皮下气肿、气胸、血胸等　骨折断端可刺破肋间血管、胸膜和肺组织等，引起皮下气肿、气胸、血胸等表现。

4. 连枷胸　有反常呼吸运动，严重时，则有纵隔摆动、呼吸困难和循环障碍。

【诊断依据】

根据受伤史和临床表现多可做出肋骨骨折的诊断。胸部X线片检查可显示骨折情况及有无血胸或气胸等并发症。

【急救措施】

1. 止痛　是治疗肋骨骨折的重要环节。给予足够的但对呼吸无抑制作用的镇痛药，能够缓解疼痛、利于排痰、改善患者的呼吸。肋间神经阻滞也有较好的止痛效果。

2. 固定　在患者伤侧胸壁于呼气末用叠瓦式宽胶布固定，可以缓解伤处疼痛，利于骨折愈合。但该法可限制胸廓的呼吸运动幅度，增加肺部并发症和低氧血症的发生率，尤其是老年患者，故目前已不主张采用。

3. 防治肺部感染　鼓励患者咳痰及适当深呼吸运动，早期下床活动，适量应用抗生素。

4. 开放性肋骨骨折　应及时行清创缝合术，根据具体情况决定是否固定肋骨断端。

5. 连枷胸　现场急救时应镇痛并局部加压包扎，消除反常呼吸运动。在医院尽早应用巾钳重力牵引法或胸壁外固定架牵引法消除反常呼吸运动。如患者有呼吸衰竭表现，应做气管插管或气管切开实施机械辅助呼吸。近年来也有在胸腔镜下导入钢丝固定连枷胸者。

6.其他　合并气胸、血胸者，量少时无须特别处理，多可自行吸收；量多者则需行胸膜腔引流术。

【预后】

单纯肋骨骨折后一般无严重并发症，大多不需住院治疗，但应注意血胸或气胸等合并伤的诊治。下胸部肋骨骨折尚可伴肝、脾损伤，并常由其引起失血性休克，甚至死亡，诊治时需注意判别。连枷胸的病死率已由过去的50%降至目前的5%～10%，但病情严重而需用机械辅助呼吸的病死率仍高达30%左右。

（二）创伤性气胸

在胸部创伤中，气胸（pneumothorax）的发生率仅次于肋骨骨折。气胸系肺组织、支气管、食管破裂致空气进入胸膜腔，或胸腔开放性损伤时，外界空气经创口进入胸膜腔所形成。气胸形成后空气的通道随即封闭，胸膜腔不再与外界或呼吸道相通者，称为闭合性气胸（closed pneumothorax）。空气经胸膜腔与外界或呼吸道的裂口随呼吸而自由出入胸膜腔者，称为开放性气胸（open pneumothorax）。肺或支气管破裂后，其裂口与胸膜腔相通且形成活瓣，吸气时空气可经裂口进入胸膜腔，呼气时活瓣则关闭，空气不能排出，使胸膜腔内积气不断增多，致胸膜腔内压力升高超过大气压者，称张力性气胸（tension pneumothorax）。

【临床表现】

1. 胸痛　常可向同侧肩部放射。

2. 胸闷和气促　肺萎陷30%以下的小量闭合性气胸可无此症状。开放性气胸由于纵隔扑动对呼吸和循环影响较大，患者胸闷、气促多较严重，甚至有呼吸困难、发绀或低血压、休克。张力性气胸患者可在伤后短时间内由胸闷、气促过渡到极度呼吸困难、明显发绀、烦躁或昏迷、休克，甚至死亡。

3. 皮下及纵隔气肿　开放性气胸时，胸壁伤口有空气出入胸膜腔的声音。

4. 其他　患侧胸廓饱满，肋间隙增宽，呼吸运动减弱，叩诊呈鼓音，呼吸音减弱或消失，气管、纵隔常向健侧移位。

【诊断依据】

根据外伤史和临床表现，创伤性气胸的诊断不难做出。经锁骨中线第2肋间做胸腔穿刺，抽出气体可进一步证实气胸的存在，并可测压以了解胸膜腔内压力，张力性气胸时，针头可被高压顶出。胸部X线检查可以明确气胸范围、肺萎陷程度、气管和纵隔向健侧移位情况及有无肋骨骨折和胸腔积血等合并伤。

【急救措施】

1. 闭合性气胸　胸腔少量积气且无明显胸闷、气促等不适症状者，一般无须特殊处理，1～2周后气体可自行吸收。胸腔积气较多时,则需做胸腔穿刺抽气或行胸腔闭式引流术。

2. *开放性气胸*　现场应做急救处理,迅速用尽可能清洁的敷料或布类封闭胸壁伤口并加压包扎,变开放性气胸为闭合性气胸;并立即在第 2 肋间锁骨中线做胸腔穿刺抽气减压。送至医院进行创口清创缝合并做闭式胸腔引流术。

3. *张力性气胸*　快速排气、降低胸腔内压是急救的关键措施。方法是于锁骨中线第 2 肋间向胸腔插入具有单向活瓣作用的胸腔穿刺针。也可向胸腔插入普通粗针头,将张力性气胸变为小口径的开放性气胸,既可解除胸膜腔内的高压,又不至于产生纵隔扑动。送至医院后行胸腔闭式引流。若患者症状仍不能改善,应尽早在气管内插管麻醉下做剖胸探查术,处理引起张力性气胸的破裂口。

4. *其他治疗*　不论哪种气胸,治疗时均应鼓励患者做深呼吸,帮助咳嗽排痰,使用抗生素和镇静、镇痛药,必要时吸氧。

【预后】

单纯创伤性气胸只要及时诊治,预后均较好。但创伤性气胸多合并有血胸、肋骨骨折等损伤,避免遗漏合并伤的诊治,是提高气胸患者治疗效果的重要措施。

(三)创伤性血胸

胸部创伤引起胸膜腔积血,称为创伤性血胸(traumatic hemothorax),常与气胸同时存在。胸膜腔内血液有三种来源:①心脏及胸内大血管破裂,出血迅猛且量多,常在短时间内出现休克而死亡;②胸壁血管损伤,如肋间动脉、胸廓内动脉,出血多为持续性且不易自止;③肺组织裂伤出血,一般出血量少而缓慢,多能自行停止。由于心、肺和膈肌运动起着去纤维蛋白作用,胸膜腔内积血多不凝固。血胸发生后,可发生与气胸类似的呼吸和循环功能障碍。

【临床表现】

随出血速度、出血量、胸内脏器有无创伤及患者体质而有所差异。小量出血(500ml以下)多无明显症状,仅在 X 线下可见肋膈角消失。中量(500～1000ml)和大量(1000ml以上)血胸,可出现面色苍白、出冷汗、脉搏快弱、呼吸急促、血压下降等内出血征象和心肺受压征象。查体可见胸廓饱满、肋间隙增宽、呼吸运动减弱、叩诊呈浊音、呼吸音减弱或消失、气管和纵隔向健侧移位。由肺裂伤引起的血胸常有咯血表现。血胸并发感染时,可有发热等全身中毒表现。

【诊断依据】

根据胸部受伤史及上述临床表现即可诊断。胸腔穿刺抽出不凝固性血液可进一步确诊。X 线检查可见肋膈角消失,下肺野不清晰;大量血胸时,伤侧有一片较密而均匀的积液阴影,纵隔向健侧移位;如合并气胸,则可见到液平面。B 超可看到液平段,对积血量、穿刺部位的选择有帮助。积血涂片和细菌培养有助于鉴别是否合并感染。

【急救措施】

1. *非手术治疗*

(1)有休克者应首先进行输血、扩容等抗休克治疗。

(2)少量血胸不必穿刺抽吸,积血多可自行吸收。

(3)单纯血胸或血气胸量较大时,采用胸腔穿刺抽吸或胸腔闭式引流,以促进肺组织复张而改善呼吸功能。抽吸量每次不宜超过 1000ml。

(4)鼓励患者咳痰、深呼吸、使用抗生素和止痛药,必要时吸氧。

2. *手术治疗*

(1)心脏或大血管损伤出血,除非在极短时间内获得手术,否则病死率很高。

(2)非手术治疗期间仍有活动性出血者(胸腔闭式引流量连续 3h 超过 200ml/h),应及时剖胸探查,修补或部分切除破裂肺组织,胸壁血管出血者予以缝扎。

(3)非手术治疗不能使肺复张时,多主张

尽早手术清除血块及附着于肺表面的纤维蛋白膜。血胸手术后常规放置胸腔闭式引流管，注意补液、输血、抗炎及营养支持治疗。

【预后】

血胸处理不当可发生脓胸而导致纤维胸，使患侧肺不能很好扩张，并会引起反复的呼吸道感染，若不及时做肺纤维板剥脱术，最终可引起支气管扩张症。

（四）肺创伤

肺占据胸部的绝大部分，故胸部创伤时常累及肺组织。肺创伤可分为肺挫伤、肺裂伤、肺内血肿和肺内气囊肿四种类型。

【临床表现】

1. 肺挫伤　较轻者，仅表现为胸痛、胸闷、泡沫样血性痰，常易被并发的胸部其他损伤所掩盖。肺严重挫伤患者可有烦躁不安、进行性呼吸困难、发绀、心慌甚至休克表现；体检时心率增快、肺部广泛湿啰音、局部叩诊实音、呼吸音减弱或消失。

2. 肺裂伤　主要表现为血胸和气胸征象，并多有咯血。

3. 肺内血肿或肺内气囊肿　较小者，可无明显症状和体征；较大者则可有咯血、咳嗽、低热等症状，但多不严重，且往往无阳性体征。

【诊断依据】

除外伤史和上述临床表现外，肺创伤的诊断多借助于辅助检查。

1. X线检查　肺挫伤显示肺叶实变、片状或线状不规则浸润阴影。肺裂伤则表现为血胸和（或）气胸征象。肺内血肿呈局限性密度增高阴影。肺内气囊肿呈含气的空腔影。

2. 胸腔穿刺　抽出不凝固血液或气体有助于肺裂伤诊断。

3. CT检查　有助于肺创伤类型的确定。

【急救措施】

1. 肺挫伤　引起的肺出血和水肿有自限性，轻度的单纯性肺挫伤无须特殊治疗，止痛、抗炎、鼓励排痰即可康复。伴有明显呼吸困难的较重肺挫伤，应清除呼吸道分泌物以保持呼吸道通畅，使用抗生素防治感染，吸氧，必要时给予机械通气，应用利尿药和肾上腺皮质激素有利于肺水肿的消退。

2. 肺裂伤　治疗基本同血胸和气胸。

3. 肺内血肿　经非手术治疗多能在2周至3个月内吸收消退。

4. 肺内气囊肿　也多可非手术治愈，若继发感染、反复咯血及排脓痰者应予以手术切除。

【预后】

肺挫伤和肺裂伤多合并有胸部其他损伤，并成为影响其预后的重要因素，诊治时应给予足够的重视。目前肺挫伤和裂伤的病死率为15%～40%。肺内血肿和肺内气囊肿的预后多较好。

（五）创伤性窒息

创伤性窒息，又称挤压伤发绀综合征，常见于房屋倒塌、车辆突然挤压胸部所致的声门突然紧闭，气管和肺内空气不能排出，同时胸腔内压骤然升高，导致上腔静脉血液回流障碍而被强行挤压逆流入无瓣膜的头颈部静脉，造成头面部、颈部、肩部和上胸部毛细血管过度充盈和血液淤滞。

【临床表现】

多数患者伤后有短暂意识障碍，清醒后有头晕、头胀、烦躁不安、胸闷、呼吸急促和窒息感。少数患者可有外耳道、鼻孔和口腔黏膜出血，耳鸣和暂时性耳聋，视力障碍甚至失明。个别重患者可发生窒息，甚至死亡。查体可见面部、颈部、肩部、上胸部皮肤均有不同程度的瘀斑和出血点；眼结膜和口腔黏膜均可见淤血、水肿和出血斑点，有时伴鼓膜穿孔；但在有帽子、帽带或背带等受压部位皮肤却往往正常。

【诊断依据】

根据胸部突然受挤压病史和上述临床表现，创伤性窒息的诊断容易确定。

【急救措施】

窒息者现场即时进行心肺复苏。呼吸困难者给予吸氧，必要时行机械辅助呼吸。有脑水肿表现者进行利尿、脱水治疗。皮下瘀斑及出血点无须特殊处理，多在 1～2 周内自行消退。其他治疗包括卧床休息、镇静、止痛和抗生素应用等。

【预后】

单纯创伤性窒息预后良好。但创伤性窒息多有胸部合并伤，如心、肺挫伤、膈肌破裂、肋骨骨折、血气胸等，并成为影响预后的主要因素。

(六)心脏损伤

近年来，由于交通事故的剧增和锐器戳伤事件的频发，心脏损伤(cardiac contusion)的发生率有所增加。根据致伤原因可将心脏损伤分为穿透性和闭合性两类。

【临床表现】

1. *闭合性心脏损伤* 轻者可无症状，较重者有心前区疼痛或不适、心慌、心悸，甚至可出现心脏压塞或类似心肌梗死的表现，有烦躁不安、发绀、呼吸困难等心衰或休克表现。查体有心律失常或心脏压塞的 Beck 三联征(低血压、心音遥远、颈静脉怒张)，偶可闻及心包摩擦音。

2. *穿透性心脏损伤* 临床表现可分为三种类型：心脏裂口较小者主要表现为心脏压塞；裂口较大时常表现为血胸和失血性休克，甚至迅速死亡；有时两种表现并存。

【诊断依据】

胸部受伤后若有上述临床表现，应高度怀疑心脏损伤。下列检查有助于诊断的确立。

1. *心包穿刺* 在怀疑心脏压塞时可施行。

2. *超声心动图* 不仅能发现心包积血，并可对心肌及心内结构损伤做出诊断。

3. *X 线检查* 以透视意义较大，轻度心脏压塞时即可见左心缘搏动减弱。胸部 X 线片在心包积血较多时方能显示。X 线检查还能显示有无血气胸、肋骨骨折和肺损伤等。

4. *心电图和心肌酶谱检查* 有重要意义，但无特异性。

【急救措施】

1. *闭合性心脏损伤* 轻度损伤的治疗措施类似心肌梗死治疗，传导阻滞严重时需安置起搏器，避免输液过量增加心脏负荷，酌情使用激素和利尿药。治疗期间密切观察、心电监护。如患者出现急性心脏压塞，应高度怀疑心肌破裂，须争分夺秒行剖胸探查做心脏修补缝合术。

2. *穿透性心脏损伤* 根据受伤史和临床表现做出诊断后，应立即剖胸探查，不应做过多辅助检查以免延误救治时机。手术最好在急救室就地施行，转送手术室往往会加重病情而失去救治机会。急诊手术通常不治疗心内结构损伤，术后有临床表现者，待进一步检查明确诊断后，择期再做体外循环手术。

【预后】

在闭合性外伤致死患者中，最易被忽略的就是心脏损伤，如在车祸死亡患者中，15%～75%伴有心脏损伤。故所有胸部闭合伤均应考虑有心脏损伤的可能。闭合性心脏损伤可发展为室壁瘤，室壁瘤明确诊断后应及时手术，以免发生致命的延迟破裂。

穿透性心脏损伤患者在送至医院前有 50%～85%已死亡。如能幸存到达医院，积极有效的治疗可使刀刺伤患者存活率达 80%～90%，但枪弹伤患者的存活率只有 20%左右。

(七)胸内大血管损伤

胸内大血管主要包括胸主动脉及其主要分支，上、下腔静脉和肺动、静脉。胸内大血管损伤根据病因分为闭合性和开放性，大多数患者在伤后立即或在运送去医院途中死亡，仅少数患者能活着到达医院。

【临床表现】

由于短时间内大量失血，伤员有失血性

休克、心脏压塞和大量血胸表现。纵隔血肿压迫交感、喉返神经，尚可有霍纳综合征、声嘶等。部分患者因供血不足而发生少尿或无尿、截瘫。有时可在心前区或肩胛间或锁骨下区闻及收缩期杂音。

【诊断依据】

胸部受伤后出现上述临床表现者，应高度警惕胸内大血管损伤的可能，在条件允许的情况下，做下列检查有助于确诊。

1. X线检查　主要表现为纵隔血肿，即上纵隔增宽；偏左者高度怀疑主动脉损伤，偏右者多为上腔静脉损伤。血肿破入胸膜腔者则有大量血胸征象。

2. 主动脉造影　对于诊断胸内大血管损伤具有确定性意义。

【急救措施】

胸部创伤后有大量血胸伴休克或伤口大量涌血时，不必待辅助检查明确即应紧急剖胸探查，先用指压、侧方钳夹、阻断裂口远近端等方法控制出血，然后根据具体伤情进行侧壁缝合、静脉片贴补、对端吻合、自体或人造血管移植等手术修复血管，手术时间长或手术复杂者，需在体外循环下进行。

【预后】

胸内大血管损伤患者约80%在到达医院前死亡。到达医院后经手术治疗的病死率为15%左右，生存者的截瘫发生率为5%～7%。

(八)胸腹联合伤

下胸部开放性或闭合性损伤同时合并腹腔内脏器损伤和(或)膈肌破裂时，称为胸腹联合伤(thoracoabdominal injuries)，约占胸部外伤的10%。腹腔内脏损伤的临床表现在受伤初期有时并不明显，常被胸部外伤的症状和体征所掩盖，易造成漏诊而延误手术治疗时机，甚至威胁患者生命安全。因此，对所有下胸部外伤患者都要警惕胸腹联合伤的可能。

【临床表现】

同时有胸外伤和腹腔内脏损伤的表现，依损伤脏器、程度不同而表现不一(参见有关章节内容)。

【诊断依据】

根据胸腹部同时受伤史，患者有不同程度的胸痛、胸闷、呼吸困难或缺氧表现，同时伴腹部内出血和(或)腹膜炎表现，胸腹联合伤的诊断多不困难。诊断性胸、腹腔穿刺，胸、腹部X线检查及B超或CT等检查有助于确诊。

【急救措施】

胸腹联合伤的治疗原则是先处理威胁患者生命的损伤。如胸腔内大血管或心脏损伤时，应先做剖胸探查止血，再切开膈肌探查腹腔。但大部分胸部损伤不需手术治疗，可放置胸腔闭式引流管引流胸腔积血、积气，改善呼吸和循环功能后，行剖腹探查重点处理腹腔内脏器损伤。胸、腹部损伤均严重时，则需同时手术。有些较轻的胸腹联合伤也可采用非手术治疗。

【预后】

胸腹联合伤的预后取决于损伤的程度、诊治的及时性和处理的顺序是否正确。

(王振杰)

四、腹部损伤

(一)肝脏损伤

肝脏是人体内最大的实质性脏器，血管丰富。由于体积大，质地脆弱，因而易受损伤而发生破裂。损伤后除引起出血外，另有胆汁流入腹腔而发生腹膜炎，病情多较凶险，如未能及时救治、妥善处理，病死率很高。

【损伤类型与分级】

1. 损伤类型　根据致伤原因，肝损伤(liver injury)可分为两种类型。

(1)开放性损伤(open injury)：多由刀、枪等锐性暴力贯穿胸腹壁而造成。

(2)闭合性损伤(closed injury)：由车祸、打击、坠落等钝性暴力所致，常伴右下胸部肋骨骨折。闭合性肝损伤又可分为包膜下破裂、真性破裂和中央破裂三种病理类型。

2. 损伤分级　根据损伤的程度和范围，美国创伤外科协会（AAST）将肝损伤分为 6 级。

Ⅰ级：非扩散性包膜下血肿<10%肝表面积，或肝实质裂伤深度<1cm。

Ⅱ级：非扩散性包膜下血肿占肝表面积的 10%～50%，或非扩散性肝实质内血肿直径<10cm，或肝实质裂伤深度 1～3cm，长度<10cm。

Ⅲ级：扩散性包膜下血肿，或包膜下血肿>50%肝表面积，或肝实质内血肿直径>10cm，或肝实质裂伤深度>3cm。

Ⅳ级：肝中央血肿破裂伴活动性出血，或肝实质破裂累及 25%～75%的肝叶。

Ⅴ级：肝实质破裂累及 75%以上的肝叶，或伴近肝静脉（如肝后下腔静脉或肝主静脉）损伤。

Ⅵ级：肝撕脱。

以上分级如为多处肝损伤，则损伤程度增加 1 级。

【临床表现】

肝损伤的临床表现因不同的致伤原因、病理类型、损伤程度及有无合并伤而异，主要表现为腹腔内出血或休克和腹膜炎。

1. 非扩散性包膜下破裂和中央破裂　多无休克表现，仅有右上腹或右季肋部疼痛，呼吸时加重，腹痛多不严重。

2. 扩散性包膜下破裂和中央破裂　可发展为真性破裂。真性破裂表现为弥漫性腹痛，以右上腹或右季肋部最显著，可出现右肩背部放射痛，呼吸时加重；有失血表现，如口渴、眩晕、心悸、无力等，严重者出现血压下降，甚至休克；腹腔大量积血时，可引起明显腹胀、移动性浊音和直肠刺激征；血液和胆汁的刺激，可出现全腹压痛、肌紧张、反跳痛和肠鸣音的减弱或消失，但程度不如胃肠道破裂严重。当肝损伤合并颅脑损伤昏迷、合并脊柱损伤截瘫、阿片中毒等病情时，腹膜炎的症状和体征可能被掩盖，易造成误诊或漏诊。另一方面，在注意肝外伤的同时，也不可忽视其他合并伤的诊治。

【诊断依据】

开放性肝损伤较易做出诊断。闭合性肝损伤根据受伤部位、伤后有腹腔内出血和腹膜炎表现及右下胸部肋骨骨折等，诊断一般也不困难。但损伤程度较轻的包膜下或中央破裂，或合并有严重多发伤的肝损伤患者，其诊断往往不易确定，需借助于下列辅助检查。

1. 实验室检查　红细胞计数、血红蛋白及血细胞比容同时进行性下降说明有活动性出血。

2. 腹腔穿刺　抽出不凝固血液提示腹腔内出血，阳性率达 90%以上。但腹穿阴性也不能排除肝损伤，多部位反复穿刺可提高阳性率，必要时可行腹腔灌洗术。

3. B 超　可显示肝损伤的部位、形态，探出腹腔内有无积液。亦可在 B 超引导下对疑有积血的部位进行穿刺，以便获得更高的阳性率。

4. X 线检查　可显示肝脏阴影增大、膈肌抬高、肋骨骨折、液气胸等。

5. 其他检查　必要时可做 CT 检查或肝动脉造影。

必须提醒的是，肝损伤的诊断要以受伤经过和临床表现为基础，不能完全依赖于辅助检查。必须做辅助检查时，首选不需搬动患者的检查项目，以免加重病情；搬动患者做检查的前提是患者的血流动力学稳定。

【急救措施】

1. 非手术治疗

(1)适应证：①血流动力学稳定或经中等量扩容后保持稳定者；②B 超或 CT 确定为Ⅰ～Ⅱ级肝损伤；③未发现其他需手术治疗的内脏合并伤；④无明显活动性出血征象。

(2)治疗方法：①绝对卧床休息不少于 2 周；②禁食，必要时置胃肠减压，72h 后若伤情稳定可开始进食；③纠正水、电解质紊乱，酌情输血，联合应用止血药物；④选择适当的抗生素防治感染，加强营养支持；⑤适量应用镇静药，避免腹内压增加；⑥严密观察血压、脉搏、腹部体征、血象及影像学变化；⑦伤后3个月内限制剧烈活动，半年内避免重体力劳动。只要病例选择适当，非手术治疗成功率可达80%以上。若非手术治疗期间出现血流动力学不稳定、腹胀进行性加重、B超或CT提示伤情加重，即说明肝损伤加重，应及时中转手术治疗，决不能为了一味追求非手术治疗而任意加强输血、扩容治疗，否则会延误手术时机而威胁患者生命安全。

2. 手术治疗

(1)基本原则：彻底、有效止血，清除一切失活组织及腹腔积血积液、消灭死腔、建立通畅引流，防止继发性出血、感染和胆瘘等并发症。开腹后在迅速吸除腹腔积血的同时，用纱布垫压迫肝创面暂时控制出血。术中常需阻断第一肝门，常温下每次阻断不宜超过30min，有肝硬化者不宜超过15min。

(2)手术方式：应根据伤情不同而异。

1)缝合修补术：主要适用于Ⅰ～Ⅱ级肝损伤患者。在充分游离肝周韧带后，直视下清除失活的肝组织、血块和异物，结扎或缝扎创面的血管及胆管，然后贯穿裂伤底部做间断缝合，缝合时要确保消灭死腔。对裂口深、清创后组织缺损较多致创面对合困难，或仍有少量静脉性渗血而又不宜做肝切除者，可用带蒂大网膜或吸收性明胶海绵填塞后再缝合修补。

2)医用胶黏合术：适用于Ⅰ～Ⅱ级肝损伤，常用TH或ZT胶。黏合伤口的前提是创面的彻底清创和止血。

3)肝动脉结扎术：对复杂的肝损伤、枪弹贯通伤、肝中央破裂等，经清创缝扎创面血管仍不能控制出血，进行肝切除又存在困难时，若试行阻断第1肝门能减少出血，可行肝动脉结扎，且尽可能选择性结扎右或左肝动脉。

4)肝部分切除术：包括肝段、肝叶或半肝的规则解剖切除和不规则清创性切除，多用于全肝段、肝叶或半肝的严重损伤无法缝合修补或其他止血措施无效者。肝损伤行规则解剖切除的病死率高达50%左右，因而绝大多数学者主张应严加控制该法的使用，主张做不规则清创性肝切除，尽可能多地保留正常肝组织，以减少术后并发症及病死率。

5)肝脏网片包裹术：对大面积肝实质呈星芒状裂伤，而裂伤处各碎块尚未失活，且与肝蒂相连者，可采用人工合成的可吸收网片松紧适宜地包裹受损的肝叶或全肝，达到压迫止血的作用。

6)肝周填塞止血术：随着"控制损伤"(damage control)这一创伤处理新概念的产生，肝周纱布填塞作为控制损伤的一种有效手段被重新列为治疗严重肝外伤的重要措施之一。其适应证包括：①肝损伤严重、出血量大、伤员情况差，患者不能耐受较复杂的手术；②出血部位难以显露，用其他方法不能控制出血；③伤情严重，而血源或手术条件不允许做其他手术；④大量输库血所致的凝血障碍；⑤合并腹内多脏器严重损伤，伤情不允许或不宜立即处理肝损伤时。方法是将长纱布条、绷带或纱布垫填塞于肝周起到加压止血的作用，填塞物的另一端自腹壁切口引出体外。为预防或减少纱布黏附肝创面致拔除时继发性出血，可用消毒的塑料膜、橡皮手套或大网膜将纱布与肝脏隔开。术后1～2周分次逐渐取出填塞物。

7)肝后下腔静脉或肝主静脉损伤的处理：肝后下腔静脉和主肝静脉损伤是肝外伤最危险、处理最困难的合并伤。病死率可高达80%以上。术中如见阻断入肝血流后仍有大量出血，常提示有肝后下腔静脉或肝主静脉损伤，应立即采用肝周纱布填塞止血。条件许可时，可在全肝血流阻断下缝合修补损伤的静脉血管。

传统观念认为肝静脉不能结扎。但肝静脉分支灌注造影证明肝静脉在肝内存在较丰富的侧支吻合。研究认为，只要保证一条肝静脉通畅和完整供血的肝动脉、门静脉，被结扎肝静脉的肝叶或肝段不会出现坏死，仍具有功能。提示肝静脉损伤时，在危急的情况下，肝静脉结扎术有一定的应用价值。

8)肝移植术：若用尽所有措施都不能有效止血或者肝脏已经完全失去血供而无其他治疗良策，肝移植术是迫不得已情况下的唯一选择。国际上已有成功应用肝移植术治疗严重肝损伤的报道。

9)腹腔镜手术：腹腔镜既可用于诊断，也可用于治疗。对血流动力学稳定且肝损伤破裂不很严重，特别是创口不很深、无胆瘘的病例，可选用经腹腔镜缝合修补止血。技术操作条件允许者，也可行肝部分切除术。

【预后】

肝损伤患者不论轻重均应住院治疗。预后与肝损伤的类型、程度、入院时情况及治疗早晚有关，总的病死率为 10%～15%，严重肝损伤可达 50%以上。另外，肝损伤易并发出血、感染、胆瘘甚至多脏器功能衰竭等，围术期应采取有效措施防治。

(二)脾脏损伤

脾脏位于左上腹，尽管其外有第 9～11 肋及胸壁肌肉保护，但其组织比肝脏更为脆弱，且血管丰富，是腹部损伤中最易发生破裂出血的脏器。

【损伤类型与分级】

1. *损伤类型*　和肝损伤一样，按病因分为闭合性和开放性两种类型；病理类型也是包膜下破裂、真性破裂和中央破裂三种。

2. *损伤分级*　根据损伤程度和范围，美国创伤外科协会将脾损伤分为 5 级。

Ⅰ级：非扩散性包膜下血肿<10%脾表面积，或脾实质裂伤深度<1cm。

Ⅱ级：非扩散性包膜下血肿占脾表面积的 10%～50%，或非扩散性脾实质内血肿直径<2cm，或脾实质裂伤深度 1～3cm。

Ⅲ级：扩散性包膜下血肿，或包膜下血肿>50%脾表面积，或脾实质内血肿直径>2cm，或脾实质裂伤深度>3cm。

Ⅳ级：脾实质内血肿破裂伴活动性出血，或节段性或脾门血管损伤造成 25%以上的脾组织缺血。

Ⅴ级：脾完全破裂粉碎，或脾蒂损伤导致脾脏丧失血供。

【临床表现】

脾损伤的临床表现和肝损伤极为相似，只是部位不同，腹膜炎也不如肝损伤明显。

【诊断依据】

根据左上腹或左下胸部外伤史、伤后的腹痛、内出血或休克及腹膜炎表现，诊断多无困难。诊断不明时，再结合辅助检查即可确诊，检查项目同肝损伤。

【急救措施】

1. *非手术治疗*　脾损伤的非手术治疗适应证及方法与肝损伤相同。非手术治疗的成功率 85%～95%。

2. *手术治疗*　手术切除脾脏是治疗脾损伤的传统方法。但近年来，随着人们对脾脏抗感染、抗肿瘤等免疫功能重要性的逐步深入了解，尽可能保留脾脏或部分脾组织的观念已被人们所普遍接受。然而，临床上所遇的伤脾是否能够保留，必须根据脾外伤的程度、患者的全身情况、有无严重合并伤及医师的技术水平决定，总原则是“抢救生命第一，保留脾脏第二”，保脾方法有非手术和手术两种，其中非手术疗法如上所述。手术进腹后应以轻柔的操作把脾脏游离并用手托至切口处，先捏住脾蒂以控制出血，然后视伤情决定具体术式，切忌在视野不清的血泊中盲目钳夹止血。

(1)脾修补术：适用于Ⅰ～Ⅱ级脾损伤患者，方法同肝损伤修补术。为防止缝合线割裂质脆的脾组织，打结时松紧应适度，并可在结扎线下放置吸收性明胶海绵或大网膜做加垫式结扎。修补后将脾脏放回腹腔，观察 10min 证明血供良好且无活动性出血方可。

(2)医用胶黏合术：同肝损伤。

(3)脾部分切除术：适用于Ⅲ～Ⅳ级脾损伤或修补失败的Ⅰ～Ⅱ级脾损伤患者。根据脾损伤的部位、范围、程度做规则或不规则脾部分切除，断面出血点予以结扎或缝扎，残面用带蒂大网膜覆盖或包裹。残面止血不可靠者，宁可改行脾切除术。

(4)脾切除术：适用于Ⅴ级脾损伤，或脾部分切除残面出血，或患者情况不允许做保脾手术者。如严重休克或合并腹内或腹外其他脏器损伤需迅速结束手术。

(5)脾动脉结扎术：此法常与修补术同时采用，以达到止血和保脾之目的。结扎部位应在脾动脉主干的近端，结扎后脾脏靠侧支循环维持血供。

(6)脾动脉栓塞术：采用放射介入方法插管至脾动脉应用吸收性明胶海绵、不锈钢圈等栓塞剂自脾动脉或其分支注入，造成全脾或部分脾栓塞，以控制出血，其适应证同非手术治疗适应证。

(7)脾移植术：脾切除后，若患者全身情况允许且无腹腔污染时，应争取行脾移植术。脾移植方法有自体脾片组织大网膜内移植和带血管的自体半脾异位移植两种，其中前者因简单、安全而常被采用。

【预后】

脾损伤均应住院治疗。脾损伤的常见并发症是出血和感染，另可引起血管栓塞、手术后胰腺炎、血小板增多症等。脾破裂的病死率取决于损伤的程度、有无合并伤、治疗的及时性和正确性等，一般为 5%～10%。

(三)胰腺损伤

胰腺位于腹膜后，横跨第 1、2 腰椎椎体，前有胃和横结肠，故受伤机会较少，占腹部脏器损伤的 1%～2%。如同其他脏器损伤一样，按致伤原因分为开放性和闭合性胰腺损伤两种。

【临床表现】

由于胰腺位于腹膜后，位置深在，故胰腺损伤后，早期表现常不典型或不明显，甚至轻度损伤可无症状；当伴有其他脏器损伤时更易被其他脏器损伤的症状所掩盖。较严重的胰腺损伤表现为上腹或腰背部剧烈疼痛、恶心、呕吐、腹胀等症状，体征可有腹部压痛、肌紧张、反跳痛、肠鸣音减弱或消失。损伤严重者可出现休克，如伴周围脏器损伤，症状和体征则更加复杂。

【诊断依据】

对上腹部或下胸部的创伤，无论是开放性还是闭合性，都应考虑有胰腺损伤的可能，常需借助下列辅助检查。

1. 红细胞和血红蛋白下降，白细胞和中性粒细胞增高。

2. 血淀粉酶在伤后 4～6h 升高，尿淀粉酶于伤后 12～24h 才升高。但胃、十二指肠等腹腔脏器损伤时也有淀粉酶升高，而严重胰腺创伤淀粉酶亦可不升高。

3. 腹腔穿刺液或灌洗液常呈血性，并有淀粉酶增高，其值可高于血淀粉酶。

4. B 超和 CT 检查能显示胰腺轮廓是否完整、密度是否均匀及其周围有无积血、积液。

5. X 线检查一般无特异征象，常用以排除脊柱损伤和空腔脏器的破裂。

【急救措施】

1. *非手术治疗*　无休克和典型腹膜炎表现的轻度胰腺损伤可试行非手术治疗，方法同肝损伤。治疗过程中如出现休克或腹膜刺激征，应及时中转手术治疗。

2. *手术治疗*　手术是胰腺损伤的主要治疗措施，原则是彻底清创止血、制止胰液外溢、处理合并伤和充分引流腹腔，手术方式依胰腺损伤的类型、部位、范围、胰腺有无断裂及患者的全身情况而决定。

(1)未伤及主胰管的胰腺挫伤或撕裂伤可行清创缝合引流术。

(2)伴主胰管损伤的胰腺断裂常采用的

术式有:①近侧断面用丝线缝合,远侧断端胰腺切除术;②近侧断面缝合、远侧断端胰腺与空肠做 Roux-Y 吻合术;③远侧端胰腺切除、近侧断端胰腺与空肠做 Roux-Y 吻合术。切除远侧断端胰腺时是否同时切脾,应根据情况决定。

(3)合并十二指肠损伤时,首选十二指肠憩室化手术;胰十二指肠切除术并发症多、病死率高,应慎重选用。

【预后】

单纯性胰腺损伤很少见。胰腺损伤的并发症主要是出血、胰瘘、腹腔脓肿和假性胰腺囊肿。胰腺损伤的总病死率为 20%左右,胰头部损伤的病死率高达 50%以上,主要死亡原因是大出血、感染和多器官功能衰竭。

(四)胃、十二指肠损伤

胃由于柔韧性较好,有肋弓保护且活动度大,故腹部闭合性损伤时胃损伤的机会很少,发生率为 3%左右;但下胸部或上腹部的开放性损伤时则常伤及胃,发生率约为15%。十二指肠解剖位置深在,大部分位于腹膜后,因此很少受伤,约占腹内脏器损伤的1%左右。根据胃或十二指肠壁是否全层破裂,其病理类型分为穿透性损伤和非穿透性损伤,两者的临床表现和治疗措施截然不同。

【临床表现】

1. *非穿透性损伤*　胃或十二指肠损伤的非穿透性损伤时仅有上腹的疼痛伴恶心、呕吐,无腹部压痛或很轻,经临床观察后逐渐好转;但较严重的十二指肠壁血肿可有上消化道梗阻表现。

2. *穿透性损伤*　穿透性胃或腹腔内十二指肠损伤,在伤后立即出现典型的急性弥漫性腹膜炎表现:上腹部剧痛并很快波及全腹,多伴腹胀,恶心呕吐,呕吐物可为血性;有些患者有腹腔内出血甚至休克的表现,早期出现的休克多为合并大血管或实质性脏器损伤引起的失血性休克,后期出现的休克则多为感染性;全腹压痛、反跳痛、腹肌紧张呈"木板样"强直;肠鸣音减弱或消失;肝浊音界缩小或消失;部分患者叩诊有移动性浊音,直肠前壁有压痛及波动感。但腹膜后部分十二指肠穿透性损伤早期常无典型腹膜炎表现,因消化液、血液和气体在腹膜后扩散可出现持续性右上腹及腰背部疼痛,常伴有右肩、右侧会阴及右大腿放射痛;直肠指检可在骶前触及捻发感;多数伴有呕吐及发热。腹膜后积液进入腹腔时才引起典型腹膜炎表现。

【诊断依据】

非穿透性损伤或腹膜后十二指肠穿透性损伤的诊断则多需借助于辅助检查,有些患者只是在手术探查时才得以确诊。

1. 实验室检查可见白细胞总数及中性粒细胞增高,部分患者有红细胞和血红蛋白的下降及血淀粉酶增高。

2. 穿透性胃和腹腔内十二指肠破裂时,腹腔穿刺阳性率达 90%以上。

3. X 线检查发现膈下游离气体是胃和十二指肠损伤的确证,腹膜后积气出现花斑状阴影和右腰大肌阴影模糊提示腹膜后十二指肠损伤。

4. 胃肠减压管常引流出血性液体。

5. B 超和 CT 检查可发现腹腔内有积液及有无实质性脏器合并伤。

【急救措施】

1. *非手术治疗*　适用于非穿透性胃和十二指肠损伤、腹膜后十二指肠破裂早期诊断不明、无弥漫性腹膜炎和休克的患者。措施包括半卧位,胃肠减压,纠正水、电解质及酸碱失衡,加强抗感染及营养支持,严密观察生命体征及腹部体征变化。

2. *手术治疗*　非手术治疗失败或诊断明确的穿透性胃、十二指肠损伤均应及早手术探查,尤其注意对腹膜后十二指肠的探查,同时注意有无胰腺等脏器的合并伤。

(1)胃损伤:多可采用缝合修补术,注意幽门部损伤应做横向缝合,以防术后狭窄。

损伤严重或广泛者，可行胃部分切除术。

(2)十二指肠损伤：手术方法取决于损伤部位、程度、有无胰腺损伤及损伤程度。若十二指肠的破裂口较小，血供好且无靠拢张力者，可做单纯缝合修补术。若损伤严重无法修补时，对十二指肠第1、3、4段的损伤，可行局部肠段切除对端吻合术；张力过大无法吻合或十二指肠第2段损伤，做十二指肠空肠Roux-Y吻合术，十二指肠与空肠做侧侧、端侧还是端端吻合则视伤情而定。十二指肠损伤合并胰头损伤者，宜采用十二指肠憩室化手术，慎重选择胰十二指肠切除术。不论采用何种手术，均应保证术后十二指肠减压引流通畅、充分地腹腔引流、空肠营养造口、必要时行胆道造口。

【预后】

胃损伤的常见并发症是腹腔脓肿、胃出血及胃瘘，单纯胃损伤的病死率仅为0.5%左右。十二指肠损伤的常见并发症是十二指肠瘘、十二指肠梗阻、腹腔脓肿及胰腺炎等，单纯十二指肠损伤的病死率为15%左右，有胰腺等脏器合并伤者病死率高达50%。

(五)小肠损伤

小肠在腹腔中分布最广，所占体积最大，位置相对表浅，又无骨骼保护，故受伤的机会较多。穿透性腹部损伤中，小肠损伤占30%。闭合性腹部损伤中，小肠损伤发生率为5%～15%。

【临床表现】

小肠损伤的临床表现取决于其损伤的部位、严重程度、就诊的时间及有无其他内脏合并伤。

1. *小肠挫伤*　仅有局部的轻度疼痛和压痛，无肌紧张和反跳痛。

2. *小肠破裂伤*　有典型腹膜炎表现，如持续性腹痛、恶心呕吐、腹胀、发热、全腹压痛、反跳痛、肌紧张、肠鸣音减弱或消失，部分患者有气腹征和移动性浊音，晚期可表现为感染性休克。小肠破裂口较小者，破裂口可被外翻的黏膜、食物残渣、大网膜及附近肠管堵塞或包裹。因此，小肠损伤后有气腹征和移动性浊音的患者较少，甚至部分患者可无弥漫性腹膜炎的表现。

3. *小肠损伤合并肠系膜血管损伤*　伤后早期即可因腹腔内出血而表现为低血压，甚至休克。

【诊断依据】

根据受伤史、伤后腹膜炎表现，小肠破裂的诊断多无困难。但小肠挫伤因无腹膜炎表现而常常难以确诊，大多是在剖腹探查时才明确诊断。下列辅助检查有助于小肠损伤的诊断。

1. 白细胞总数及中性粒细胞升高。

2. 腹腔穿刺抽出血性浑浊或粪汁样液体即可确诊，但腹穿阴性也不能排除诊断。

3. X线检查见膈下游离气体即可确诊。但小肠内气体较少，小肠破裂时的膈下游离气体发生率仅为30%～60%，故阴性者不能排除诊断。

4. B超和CT检查可见腹腔内有液体，并可显示有无实质性脏器同时损伤。

【急救措施】

1. *非手术治疗*　适用于无腹膜炎及休克的小肠挫伤患者，措施同胃、十二指肠损伤的非手术治疗。

2. *手术治疗*　伤后即有或非手术治疗过程中出现腹膜炎和(或)休克表现者，不论小肠损伤诊断是否明确，都应在术前适当准备后进行剖腹探查手术，手术方式根据小肠损伤的程度决定。多数小肠损伤患者可采用简单缝合修补术，缝合方式宜间断横向二层缝合，以免修补后肠腔狭窄或肠瘘发生。但遇以下情况时，则需做小肠部分切除吻合术：①肠壁破裂口大于肠管周径1/2；②肠管有多处破裂，裂口间距＜10cm；③肠系膜血管损伤或肠壁较大面积(大于周径1/2)挫伤而影响肠管血液循环。术中应彻底冲洗腹腔并置有效腹腔引流物。

【预后】

小肠损伤术后并发症包括:切口感染或裂开、腹腔出血、吻合口或修补处肠瘘、腹腔脓肿、肠管狭窄和肠梗阻等。其中吻合口或修补处肠瘘的发生主要与清创不彻底、血供障碍、局部感染、缝合不当及吻合或修补肠管狭窄有关,术中应注意消除这些影响因素,避免肠瘘的发生。

(六)结、直肠损伤

在腹部创伤中,结肠损伤虽比小肠损伤少见,但仍占腹部脏器伤的10%~20%,居第4位。直肠损伤发生率较低,占腹部创伤的0.5%~5.0%。结、直肠损伤以开放性损伤多见,闭合性结、直肠损伤常合并其他脏器损伤。

【临床表现】

结、直肠损伤的临床表现主要取决于损伤的部位、程度、就诊时间及是否同时有其他脏器损伤。结、直肠属于空腔脏器,损伤后会引起腹膜炎表现,这与其他空腔脏器损伤之临床表现相一致。但结肠内容物中液体成分较少,损伤后肠内容物进入腹腔少且缓慢。结、直肠损伤可有便血或果酱样大便。腹膜后结肠损伤时,腹痛和腹膜炎表现往往不明显,常有腹膜后间隙感染的表现,患者出现腰部疼痛,有时可触及皮下气肿,严重者局部组织有红、肿、热和压痛。腹膜返折线以下直肠损伤无腹膜炎表现,而表现为直肠周围感染:会阴部疼痛、肛门流血、坠胀感和里急后重;时间较久,局部感染严重时,局部可出现红、肿、热、痛等软组织炎症表现。

【诊断依据】

开放性结、直肠损伤较常见,根据伤口的部位、方向、腹膜炎表现或伤口有粪样肠内容物流出,多能做出诊断。闭合性结、直肠损伤的诊断多较困难,除结合受伤史、伤后临床表现及演变过程外,常需做如下辅助检查。

1. 白细胞总数和中性粒细胞升高。

2. 腹腔穿刺阳性率达90%左右,但腹穿阴性亦不能排除诊断。

3. X线检查发现膈下游离气体有助于诊断,但无膈下游离气体也不能排除诊断。腹膜后结肠损伤可出现腹膜后积气、伤侧腰大肌阴影模糊或消失。骨盆骨折时应想到直肠损伤的可能。

4. 结、直肠镜检查可发现结、直肠损伤部位及程度。如果操作不当,会加重原有损伤,加之受伤后患者情况多难以耐受该项检查,故一般不主张做此项检查。

5. 腹腔镜检查是近年来新兴的检查方法,对腹部外伤后不能确诊者,可选用此项检查,同时对小肠的损伤可行修补或止血术。

6. 肛门指检若发现指套染有血迹时可以判定结、直肠损伤的存在,根据色泽可以帮助定位。

7. B超和CT检查可观察腹腔内有无液体,腹膜后血肿及实质性脏器合并伤。

【急救措施】

1. *非手术治疗* 适用于无腹膜炎和休克的结、直肠挫伤患者。

2. *手术治疗* 由于结直肠壁薄、血供较差、细菌较多,故结、直肠破裂的治疗不同于小肠。手术方式的选择取决于损伤部位、程度、就诊时间、患者全身情况、腹部污染程度及有无合并伤存在。

(1)单纯缝合修补术:适用于受伤距手术8h以内;术前无严重休克,术中无休克;腹腔污染不严重;无严重的其他脏器合并伤;破裂口小于肠管周径的1/4。只限于右半结肠损伤。

(2)缝合修补加近端结肠造口术:适应证类似于单纯缝合修补术,多用于左半结肠和腹膜内直肠损伤。

(3)肠切除吻合术:适应证类似单纯修补术,只是损伤严重不宜或不能缝合修补,只限于右半结肠损伤。

(4)结肠造口或外置术:适于病情严重、腹腔污染明显、伤后时间>8h、有严重的其他脏器合并伤。方法是将损伤肠段外置或暂时性结肠造口，待3～4周后再二期手术将肠管修复后放回腹腔。多用于左半结肠损伤。

(5)腹膜外直肠损伤后应行乙状结肠单口造口转流粪便，彻底清理并冲洗直肠，充分引流骶前间隙，直肠破裂口大者需缝合修补，破口小者则可不修补，待其自行愈合。

【预后】

结、直肠损伤治疗后有1/3的患者会发生各种感染，其中腹腔脓肿的发生率为20%～60%。肠瘘的发生率为1%～20%。结、直肠损伤的病死率分别为10%和6%。

（王振杰）

五、泌尿系统损伤

(一)肾损伤

肾位于腹膜后，一般不易受伤。但肾是实质性脏器，结构比较脆弱，当周围组织和脏器受损伤时，常可累及肾，故肾损伤常伴有其他脏器损伤。肾损伤在泌尿系统损伤中最常见，多见于成年男性。

【损伤类型】

分为开放性损伤和闭合性损伤两类，后者占80%～85%。根据损伤程度，又可将闭合性肾损伤分为五种病理类型：Ⅰ型，挫伤；Ⅱ型，撕裂伤深度＜1cm；Ⅲ型，撕裂伤深度＞1cm，无尿外渗；Ⅳ型，撕裂伤深入集合系统或肾段血管损伤；Ⅴ型，肾碎裂或肾蒂血管损伤。

【临床表现】

肾损伤的临床表现取决于损伤的病理类型，以及有无其他脏器合并伤。主要表现为肾区疼痛及包块、血尿、休克和尿外渗症状。

1. 疼痛　可局限于腰部，也可扩散至全腹，有血块堵塞输尿管时可发生类似输尿管结石一样的放射性绞痛。

2. 血液和尿液渗入肾周围组织　可使局部肿胀，有明显触痛和肌强直。血液或尿液进入腹腔或合并腹内其他脏器损伤者，可表现为腹膜刺激征。肾周血肿和尿外渗可引起肠麻痹、腹胀、恶心、呕吐、发热等症状。

3. 血尿　严重程度往往与肾伤情不成比例，肾蒂断裂、肾动脉血栓形成或肾盂广泛撕裂可无血尿。

4. 休克　发生率在开放性肾损伤为85%，闭合性肾损伤为40%。

【诊断依据】

根据外伤史、临床症状和体征，一般不难做出肾损伤的诊断。结合必要的辅助检查，可以进一步明确肾损伤的程度、对侧肾功能、有无合并伤，以便做出合理的处理。

1. 实验室检查　尿中可见大量红细胞，尿中红细胞数的增减一般能代表肾出血是在加重还是逐渐停止。血红蛋白和血细胞比容持续降低提示有活动性出血。白细胞增多提示合并感染。

2. X线检查

(1)泌尿系统平片：肾区阴影扩大，提示有肾包膜下血肿。肾阴影增大且边缘不清、腰大肌阴影模糊或消失及脊柱弯向伤侧，肠管阴影向对侧移位及伤侧膈肌抬高，提示肾周血肿或尿外渗。还可显示有无骨折及消化道破裂等合并伤征象。

(2)静脉尿路造影：可确定肾脏损伤范围及程度，并能了解对侧肾脏功能。

(3)逆行性肾盂造影：仅在患者伤情不严重、生命体征平稳、静脉尿路造影不显影或不满意时才选用。

(4)肾动脉造影：若疑有肾动脉损伤或其他检查发现伤肾无功能或无血供时，这一检查具有特殊价值。但该检查操作复杂，并有一定危险性，不应列为常规检查。

3. B超、CT及MRI检查　能显示肾脏的形态、大小，损伤的部位及程度，了解血肿和尿外渗的范围，以及肾组织有无活力，并可了解与其他脏器的关系。

【急救措施】

1. 非手术治疗

(1)适用于出血不严重、无休克、无须手术治疗的腹部其他脏器合并伤的Ⅰ～Ⅲ型闭合性肾损伤,部分Ⅳ型肾损伤也可经非手术治愈。

(2)治疗措施包括:①绝对卧床休息 2 周以上;②纠正水、电解质紊乱,酌情输血,联合应用止血药物;③应用广谱抗生素防治感染,加强营养支持;④适量应用止痛、镇静药,避免腹内压增加;⑤留置导尿,动态观察尿液颜色、尿常规及尿比重变化,注意碱化尿液;⑥严密观察生命体征、腰部包块、血红蛋白及血细胞比容和影像学变化;⑦伤后 3 个月内限制剧烈活动,半年内避免重体力劳动。

2. *手术治疗*

(1)肾周引流术:适用于贯通性肾损伤、血肿及尿外渗形成感染者。

(2)肾修补或肾部分切除术:肾裂伤范围较局限时做局部缝合修补术;多发裂伤不能修补或修补后仍出血者,则应做肾部分切除术。用可吸收肠线。

(3)肾切除术:严重肾裂伤或肾蒂损伤时可做肾切除术,但对侧肾功能必须良好。

【预后】

轻度损伤者绝大多数可经非手术治愈。严重肾损伤的早期并发症主要是继发性出血和感染。晚期并发症主要有肾积水、肾周围假性囊肿、肾周脓肿、尿瘘、结石、肾萎缩、肾动静脉瘘及高血压等,多需进一步手术治疗。肾损伤患者治疗后应定期随访和复查达 1 年左右。

(二)输尿管损伤

输尿管细长而柔软,位于腹膜后间隙,受到周围组织和器官的良好保护,且有相当的活动度,外来暴力较少将其损伤。开放性损伤多见于刀刺或枪弹伤。闭合性输尿管损伤常伴有多个器官损伤,由于伤情严重,常易被忽略。

【临床表现】

1. *尿外渗*　表现为损伤后即时或数日后伤口漏尿,同时可能沿输尿管走行区在腹膜后积聚形成肿块,引起腰腹部疼痛、局部肿胀及触痛。当尿液漏入腹腔时,可出现腹膜刺激征及胃肠道刺激征。若再继发感染,则腹膜炎表现更加明显,同时可有寒战、高热、心率加快等全身中毒症状。

2. *尿瘘*　最常见的是输尿管阴道瘘,常发生于伤后 2 周左右。偶见输尿管皮肤瘘和输尿管腹膜瘘。

3. *血尿*　输尿管完全断裂者,不一定出现血尿,故没有血尿也不能排除输尿管损伤,血尿的轻重与输尿管损伤的程度并不一致。

4. *无尿*　双侧输尿管损伤,尤其是输尿管完全离断者,会产生无尿。但应注意与创伤后急性肾衰竭引起的无尿鉴别。

5. *尿路梗阻症状*　因炎症、水肿、粘连引起输尿管狭窄而导致尿路梗阻,主要表现为腰痛、腰肌紧张、肾区叩痛,继发感染可有寒战、高热等中毒症状,严重者可致肾功能障碍。

【诊断依据】

开放性腰腹部或盆部损伤者,注意检查创口是否经过输尿管行径、创口有无渗尿。闭合性损伤者,观察有无血尿、尿外渗等表现。确诊的方法主要依靠泌尿系造影检查、B 超、CT 及 MRI 检查。静脉尿路造影可见伤侧尿路积水、肾脏功能减退或不显影;逆行肾盂造影检查可见造影剂外溢或停滞于受伤部位之下,B 超、CT 或 MRI 检查可见尿外渗征象或梗阻所致的肾积水。

【急救措施】

首先应处理危及生命的其他脏器严重损伤,纠正失血、休克,应用抗生素防治感染。对于早期发现的输尿管损伤,应争取一期修复,包括清创、修复输尿管、输尿管支架的应用、彻底引流尿外渗和暂时转流尿液等。损伤超过 24h、组织水肿或创口污染明显者,一期修复较困难且易失败,宜先行肾或肾盂造口,3 个月后再行修复手术。

【预后】

输尿管损伤手术后较多见的并发症是输尿管狭窄。

(三)膀胱损伤

膀胱空虚时位于骨盆深处,受到骨盆及其他脏器组织的保护,不易受到损伤;充盈时伸展至下腹部,易遭受损伤,且常合并有其他脏器损伤。根据致伤原因,膀胱损伤分为开放性和闭合性两类。根据损伤部位可分为腹膜外、腹膜内和混合型膀胱损伤三种。根据损伤程度又可分为膀胱挫伤和膀胱破裂两种类型。

【临床表现】

单纯膀胱挫伤仅表现为下腹部轻度疼痛和少量终末血尿,且多在短期内自行消失。膀胱破裂则有严重的表现。

1. *疼痛* 绝大多数膀胱破裂因骨盆骨折所致,所以疼痛多较剧烈。

2. *血尿和排尿困难* 患者伤后尿急或有尿意,但无尿液排出,或排出少量血尿。膀胱损伤后,常因括约肌痉挛、尿外渗到膀胱周围或腹腔内或血块堵塞尿道而引起排尿困难,甚至无尿液排出。

3. *血肿或尿外渗* 腹膜外膀胱破裂者,由于出血和尿液外渗而出现下腹部、耻骨上、会阴部甚至大腿上段肿胀瘀斑、疼痛、压痛及肌紧张,直肠指检可触及肿块、触痛及波动感。腹膜内膀胱破裂者,则有弥漫性腹膜炎表现和胃肠道刺激征,并可叩及移动性浊音;尿液在腹腔内的再吸收可产生尿毒症表现;继发感染,则可出现发热等中毒症状。

4. *休克* 由大出血、尿外渗、腹膜炎、骨盆骨折所致剧痛及合并伤等多种因素造成。

5. *膀胱瘘* 常见者为膀胱直肠瘘和膀胱阴道瘘。前者可出现气尿,尿中混有粪便或粪便中混有尿液;后者可见大量尿液从阴道流出,多数患者无尿液从尿道排出,少数仍可从尿道排尿。

【诊断依据】

下腹部受创伤后,若有上述临床表现,只要想到膀胱损伤,诊断多不困难。下列检查有助于诊断。

1. *尿常规* 可发现大量红细胞。

2. *导尿检查* 导尿管可顺利进入膀胱,仅流出少量血尿或无尿液流出。注水试验时,抽出量明显少于注入量,就可以作为膀胱破裂的诊断依据。

3. *膀胱造影* 可以确定膀胱有无破裂、破裂部位、外渗情况及有无骨盆骨折。

【急救措施】

凡有休克或严重的其他脏器损伤时应做紧急处理。对膀胱挫伤或病情较轻且膀胱造影仅见少量外渗者,可行非手术治疗,持续导尿7～10d,预防感染及止血药物应用。膀胱破裂伴有严重出血和尿外渗者应行手术治疗。缝合修补破裂口,持续导尿,耻骨后放置烟卷引流,必要时做膀胱造口。

【预后】

膀胱破裂常合并有骨盆骨折和盆腔血肿。对于膀胱破裂后期遗留的膀胱瘘,待患者一般情况好转和局部炎症消退后再做手术修补。

(四)尿道损伤

尿道损伤在平时和战时均较常见,多发生于男性。男性尿道在解剖上以尿生殖膈为界,分为前、后两段。前尿道包括球部和阴茎部,后尿道包括前列腺部和膜部。尿道损伤多发生在膜部和球部尿道。尿道损伤分为开放性和闭合性两类,按损伤程度可分为挫伤、裂伤和断裂三种,如处理不当,可产生感染、狭窄、梗阻及性功能障碍等并发症。

【临床表现】

尿道损伤的临床表现,视其损伤的部位、程度、有无骨盆骨折及其他脏器损伤而定。

1. *休克* 在严重损伤时可伴有休克,合并骨盆骨折和其他内脏损伤时尤为显著。

2. *疼痛* 受伤处有疼痛,尤以排尿时剧烈,常可放射至尿道外口。

3. *尿道出血* 是前尿道损伤最常见的

症状，损伤后即有鲜血自尿道口流出。后尿道损伤时尿道口常无流血或仅有少量血液流出。

4. 排尿困难及尿潴留　除少数患者在伤后早期可排出少量血尿外，大多数患者不能排尿，常因括约肌的痉挛或尿道完全断裂而发生急性尿潴留。

5. 尿外渗及血肿　会阴部、下腹部、阴囊及阴茎呈现淤血、肿胀、压痛。后尿道损伤时，盆腔内积血和尿外渗可产生膀胱和直肠刺激征，表现为有尿意但排不出尿液及里急后重感。若继发感染，则出现全身中毒症状。

【诊断依据】

根据创伤部位及伤后临床表现，尿道损伤的诊断多较容易做出。下列检查有助于诊断。

1. 直肠指检　后尿道损伤时，常可触及直肠前方有饱满感伴压痛及波动感，由血肿和尿外渗引起；前列腺向上移位，有浮动感；若前列腺仍较固定，提示尿道未完全断裂。指套上有血迹，提示伴有直肠损伤。

2. X线检查　骨盆X线摄片可显示骨盆骨折。尿道造影可显示尿道损伤的部位和程度，尿道挫伤无外渗征象。

3. 导尿检查　应在严格无菌操作下进行。如能顺利插入膀胱，说明尿道损伤较轻，此时应留置导尿管1～2周，以引流尿液并支撑尿道。如导尿管不能插入膀胱，则说明尿道已完全断裂或大部分断裂，宜即时拔除导尿管，切勿反复试插，以免加重损伤和招致感染。

【急救措施】

尿道损伤的治疗原则是对有休克者先行抗休克治疗，如有严重的其他脏器合并伤，应先做膀胱穿刺造口引流尿液并及时处理那些危及生命的脏器损伤，然后根据尿道损伤的部位及程度做出相应处理，其目的是恢复尿道的连续性、引流尿液、防治感染、减少尿道狭窄及尿瘘等并发症的发生。

1. 非手术治疗　对无排尿困难及尿道出血较少者，一般不需留置导尿，仅给抗生素、止血药物，多饮水，伤后1～2周行尿道扩张术。对有排尿困难，但导尿管能顺利插入膀胱者，留置导尿1～2周，同时抗炎、止血治疗，定期行尿道扩张。

2. 手术治疗　对有排尿困难及尿潴留且不能插入导尿管者，应行手术治疗。前尿道损伤可行尿道修补或吻合术，术后留置导尿管2～3周；后尿道损伤则视具体情况选用尿道修补术或尿道会师复位术。注意引流外渗的尿液，术后定期尿道扩张。

【预后】

尿道损伤患者可发生继发性出血、感染、尿道狭窄、尿道瘘、尿失禁和性功能障碍等并发症，其中以尿道狭窄较常见。尿道损伤患者在拔除导尿管后做定期尿道扩张，能起到预防和治疗尿道狭窄的作用。

(五)阴茎损伤

单纯的阴茎损伤较少见，常伴有尿道损伤。根据致伤因素，阴茎损伤可分为闭合性和开放性两类，主要损伤类型有挫伤、裂伤、折断、绞窄、离断及皮肤撕脱等。

【临床表现】

根据损伤类型不同，阴茎局部疼痛，可见肿胀、淤血、伤口或尿道口出血、阴茎折断或离断、皮肤撕裂或撕脱，绞窄时阴茎呈黑色并可继发感染。

【急救措施】

轻度挫伤仅需局部冷敷和热敷，预防感染，经过一段时间休息多能痊愈。皮肤撕裂或撕脱者，给予清创缝合或植皮。阴茎折断较轻者可非手术治疗，抬高固定阴茎，必要时用绷带加压包扎，冷敷和热敷，抗炎、止血等；如折断严重、阴茎血肿明显，应尽早手术清除血肿、缝合破裂白膜。阴茎离断者，应尽最大可能做再植手术。阴茎绞窄坏死时应即时予以切除。阴茎损伤期间，应使用女性激素如己烯雌酚，以预防阴茎勃起。

(六)睾丸损伤

阴囊受创伤后最易伤及睾丸,分为开放性与闭合性两种。闭合性睾丸损伤又可分为挫伤、破裂、扭转、脱位四种病理类型。

【临床表现】

不论是闭合性还是开放性睾丸损伤,均主要表现为剧烈的疼痛,甚至可发生休克,疼痛可向股部、腰腹部放射,多伴有恶心、呕吐等症状。阴囊皮肤多有淤血斑,睾丸肿胀、质硬、触痛明显。外伤性睾丸脱位时,阴囊内无睾丸,脱位的睾丸可在腹股沟管、股管或会阴部皮下被触及。

【急救措施】

睾丸损伤的治疗原则是镇痛、纠正休克、减轻睾丸张力、控制出血及尽可能保留有生机的睾丸组织。睾丸开放性损伤时应及时彻底清创,尽量保留睾丸。睾丸挫伤时用托带固定,局部冷敷以减轻张力和出血,72h 后局部热敷;睾丸张力过高时,可手术切开白膜减压。睾丸部分破裂可以缝合修补,完全破裂可行睾丸切除。睾丸脱位应行开放手术复位并将其固定。睾丸扭转时间短于 6h,局部肿胀不严重时,可试行手法复位。如睾丸扭转超过 6h,局部肿胀明显,或手法复位失败时,应手术探查,视具体情况予以睾丸复位固定或切除。

(翁文余　王振杰)

六、骨与关节损伤

创伤引起的骨与关节损伤在临床上最多见,占各部位损伤的第一位。由创伤所引起的骨折和脱位分别叫创伤性骨折和创伤性关节脱位。创伤性骨与关节损伤如处理不当,轻则致患者残疾,重则使患者死亡,所以,必须重视骨与关节损伤的处理。

(一)四肢骨折

造成创伤性骨折的外力分为直接暴力和间接暴力两种,直接暴力作用常伴有不同程度的软组织损伤。骨折后又可合并有周围神经和血管的继发性损伤,表现较复杂。

【临床表现】

1. *全身表现*　严重的创伤性骨折,如股骨骨折和多发性骨折等都可以因剧烈疼痛和大量失血而导致休克,表现为血压下降,脉搏细数或消失,四肢厥冷。一般骨折患者体温正常,但出血量较大的骨折,由于血肿吸收,可以出现低热,一般不超过 38℃。开放性骨折体温升高时,要考虑到有感染的可能。

骨折后发现皮下出血、进行性呼吸困难和发绀、有嗜睡和昏迷时,要考虑到脂肪栓塞综合征。它是严重骨折后的一种并发症,由于骨折端髓腔内压力过高,脂肪组织进入破裂的静脉窦,随血液循环进入到肺、脑等部位引起栓塞,从而引起一系列症状。

2. *局部表现*　局部有疼痛、肿胀和功能障碍。因肿胀和疼痛使患肢活动受限,完全性骨折可使伤肢丧失活动能力,被动移动伤肢时疼痛加剧。由于骨折段移位,可使伤肢缩短、成角或旋转畸形。局部检查除有明显压痛外,有时能扪及骨擦音或骨擦感。

四肢骨折常合并有周围血管和神经的继发性损伤,出现相应的局部症状。如肩部骨折会伤及腋窝的血管、神经;肱骨中下段骨折可能损伤桡神经;肘部骨折会损伤肱动脉、正中神经和尺神经;股骨骨折会伤及股动、静脉;膝关节骨折伤及腓总神经等。闭合性动脉损伤后出现局部血肿和远端肢体缺血症状,静脉损伤使远端肢体肿胀。神经损伤后引起肢体感觉和运动功能障碍,有异常活动出现。

【诊断依据】

创伤性骨折有明显的外伤史。应详细了解伤员受伤的时间、地点、受伤时的姿势、暴力的大小、致伤的方式等,这些均有助于对骨折的诊断。体检时要注意骨折的特殊体征,如畸形、反常活动和骨摩擦音,还要注意远端肢体的动脉搏动、颜色、运动和感觉功能。

X 线检查对骨折的诊断具有重要价值,

可以显示体检时难以发现的骨折。即使对明显的骨折,也需要摄 X 线片检查,帮助了解骨折的类型和骨折端的移位情况。要求摄包括一个关节在内的正、侧位片,必要时还要摄特殊位置的 X 线片。有些轻微的裂隙性骨折急诊 X 线检查不易被发现,需经 2 周后骨折处骨质吸收时再次摄片,方可发现骨折线。确诊脂肪栓塞综合征的方法除胸部 X 线片上见到肺实变外,周围静脉血和尿液中能查出游离脂肪小滴。血小板减少和红细胞减少也很常见。

【急救措施】

1. *现场急救*　在事故现场主要是对危及生命的损伤进行救治,对怀疑有骨折的肢体要进行暂时固定。固定伤肢的材料可以就地取材,如夹板、木棍、木板、树枝等,亦可将受伤的上肢缚在胸前,受伤的下肢与健肢捆绑在一起。固定的目的是在搬运时减少骨折端的反常活动,从而减轻患者的疼痛,也可防止骨折端对周围软组织、血管和神经的进一步损伤。固定的范围要超过上、下关节。已戳出伤口外的骨折端不宜现场复位,以免将污物带入伤口深处。可用消毒纱布敷盖伤处,再给予包扎。

2. *骨折处理*　治疗骨折的三大原则是复位、固定和功能锻炼。早期正确复位是骨折愈合的必要条件,要求将骨折两断端完全对合,达到恢复正常或近乎正常的解剖关系。复位的方法有手法复位、牵引复位和手术切开复位三种,必须根据伤员的年龄、骨折部位和骨折类型来选择。

(1)骨折固定:分外固定和内固定。固定的目的是防止已经复位的骨折段不再移位,便于逐渐愈合,恢复功能。外固定的方法有夹板、石膏绷带、外展架、持续牵引和外固定器。内固定是在手术切开复位后用金属内固定物对骨折段进行固定,常用的内固定物有接骨板、螺丝钉、髓内钉和加压钢板等,要根据骨折的部位和伤情酌情选择。

(2)清创:开放性骨折应争取在 6h 内进行彻底清创,清除掉坏死组织和异物,变开放性骨折为闭合性骨折,再根据情况进行复位和固定。污染严重的开放性骨折或超过 24h 的开放性骨折最好选用手术复位加外固定器固定,这种固定法不影响每天换药,还可进行早期功能锻炼。

【预后】

1. *畸形愈合*　因为早期复位不理想,或者固定不牢,使骨折段再移位,最后形成畸形愈合。畸形愈合的类型有成角、旋转和重叠等。轻度畸形愈合不影响功能时,可不处理。严重的畸形愈合,已影响肢体功能者,要进行矫正。

2. *骨折不愈合*　因复位时两骨折端之间有较多的软组织,或因骨折段血供不良等因素造成骨不愈合。X 线片显示骨痂少,骨端分离,骨髓腔被致密的骨质封闭。骨不愈合会形成假关节,严重影响肢体的功能,必须重新处理。

(二)骨盆骨折

骨盆骨折多由直接暴力引起,常见于交通事故、塌方挤压和高处坠落。骨盆是由骶骨、尾骨、耻骨、坐骨和髂骨互相连接构成的骨性环。造成骨盆骨折的力都是较大的暴力,除骨折外还会有一些内脏的合并伤,故临床症状很重。不迅速治疗,患者可能会死于失血性休克。

【临床表现】

1. *全身表现*　是由骨折后的继发性周围器官损伤所引起。盆腔内血管较多,骨盆本身就是血液循环丰富的骨松质,因而骨折时往往出血很严重,有失血性休克的症状和体征。骨折片刺破肠管后有急性弥漫性腹膜炎的表现。耻骨支骨折损伤膀胱或后尿道时,患者有尿痛、血尿、排尿障碍和会阴部血肿等症状。骶骨或髂骨骨折时,可损伤骶丛或坐骨神经,表现为下肢某些部位感觉消失,肌肉无力,甚至瘫痪。

2. *局部表现* 有疼痛、肿胀、皮下淤血或血肿。严重的移位会造成骨盆变形，如扭曲、倾斜、双下肢不等长等。

【诊断依据】

根据外伤史和典型的症状和体征可以做出骨盆骨折的初步诊断。体格检查可以帮助确诊，常用的检查方法是骨盆分离和挤压试验：检查者双手交叉撑开两侧髂嵴，此时骨折的骨盆环产生分离，如出现疼痛即为分离试验阳性。然后两手向内挤压伤员的两侧髂嵴，伤处出现疼痛者为骨盆挤压试验阳性。如果上述两项试验均为阳性，甚至在试验时听到骨擦音，可以确诊为骨盆骨折。对有移位的骨盆骨折，还可以通过测量两下肢长度来帮助诊断。方法是用皮尺测量剑突与两侧髂前上棘间距离，也可测量脐孔与两侧内踝尖端之间的距离。如果两侧的长度不相等，即为骨盆骨折。

只要病情允许，伤员都要进行必要的辅助检查。X 线摄片可以帮助了解骨折的部位、类型和程度，但骶髂关节的情况以 CT 检查更为清晰。

【急救措施】

1. *纠正休克* 骨盆骨折多伴有失血性休克，因此，首先要纠正休克。骨折处先制动和包扎，待休克和危及生命的继发性损伤处理后再治疗骨盆骨折。稳定性骨折一般不需特殊处理，仰卧硬板床休息 3～4 周即可下床活动。小片撕脱性骨折在卧床时要调整体位，以松弛牵拉骨折片的肌肉，使骨折片自动复位。

2. *手术复位* 极少数反转移位的骨折片要施行手术复位，用可吸收螺钉固定。近年来有人主张对复杂的不稳定性骨折施行早期手术复位，然后选用内固定或外固定器固定。

3. *手法复位或牵引复位* 有移位的骶尾骨骨折，可将手指伸入肛门内向外推移复位，然后卧床休息。有移位者应早期在麻醉下行手法复位，或者牵引复位。

4. *卧床休息* 对不稳定性骨折无移位者，卧床休息时间延长到 6 周。

【预后】

1. 对涉及髋臼部位的骨折，处理要特别慎重，设法使臼顶面平整，以防日后影响髋关节功能。无移位者行皮牵引 3～4 周，有移位者做骨牵引或开放复位加内固定。功能锻炼时要逐渐增加负重。

2. 骨盆骨折治疗后不能过早负重，功能锻炼要适时、适当，否则可能引起骨折再移位或延期愈合。

(三)脊柱与脊髓损伤

脊柱骨折多见于交通事故、高处坠落和压砸伤，占全身骨折的 5%～6%。在 24 个可活动的脊椎节段中，受损的概率差异很大。胸腰段发生率最高，其次是颈椎和腰椎，胸椎的发生率最低。脊椎骨折可以并发脊髓和马尾神经损伤，颈椎骨折合并脊髓损伤的发生率很高，常产生高位截瘫，甚至致伤员死亡。

【临床表现】

1. *单纯脊椎骨折* 全身表现比较轻，主要因疼痛而不能站立，翻身或搬动时疼痛加重。有时会出现腹痛、腹胀或肠麻痹。如有神志变化和休克，应考虑有合并伤。局部表现常较明显，包括肿胀、瘀斑、后凸或侧弯畸形，局部压痛明显。

2. *脊椎骨折合并脊髓损伤* 表现为受损节段以下截瘫。根据脊髓受损的程度不同，可分为脊髓震荡、脊髓挫伤、脊髓受压、脊髓断裂和马尾神经损伤。

(1)瘫痪：分为软瘫和痉挛性瘫痪。软瘫是下运动神经元性瘫痪，又叫弛缓性瘫痪，表现为肌张力低、反射消失，感觉丧失，大小便不能控制，病理反射阴性。痉挛性瘫痪是上运动神经元性瘫痪，又称硬瘫，表现为肌张力高，腱反射亢进，病理反射阳性。

(2)脊髓震荡：是最轻的一种脊髓损伤，损伤平面以下软瘫，数小时后瘫痪程度逐渐减轻，最后可以完全恢复。

(3)第 2 腰椎以下骨折：可引起马尾神经

损伤，表现为受伤平面以下软瘫。

(4)其他较重的脊髓损伤，立即出现受损平面以下软瘫，这是失去大脑高级神经中枢控制的一种病理现象，称为脊髓休克。2～4周后休克期结束，逐渐变为痉挛性瘫痪。但是，上颈椎(颈$_{1\sim4}$)损伤后的瘫痪均为硬瘫，下颈椎(颈$_{5\sim7}$)损伤后，双上肢为软瘫，而双下肢为痉挛性瘫痪。

【诊断依据】

根据外伤史和临床表现可以对脊柱骨折做出初步诊断。但是，必要的辅助检查可以帮助明确脊椎损伤的部位、程度和稳定性，了解脊髓损伤的情况。

1. X 线检查　对可疑部位应常规摄正、侧位片，有时需加摄斜位片。观察椎体有无变形，压缩性骨折的椎体呈楔形，椎体前缘高度小于后缘高度。爆裂性骨折的椎体破碎，碎骨片可以向各个方向移位，向后方移位时就可能刺伤脊髓。另外，X 线片还可观察到棘突及棘突之间的间隙，椎弓根及椎弓根间距等。

2. CT 扫描　可以显示 X 线片显示不清的变化，如关节突骨折、椎板骨折和椎间盘突出等。通过 CT 片还能算出爆裂骨折的向后骨折片占据椎管前后径的比值，估计脊髓损伤的程度。

3. MRI 成像　能从纵向和横向同时显示脊椎和脊髓的变化，是唯一无创伤性观察脊髓受损伤情况的检查方法。如脊髓受压、脊髓水肿、出血和软化，创伤后脊髓囊肿、空洞、粘连等。

【急救措施】

1. 现场急救　凡疑有脊柱脊髓损伤者，要保持呼吸道通畅和有效呼吸。必要时及早行气管插管或气管切开做正压供氧。搬动伤员时必须小心，不能使骨折或脱位处发生弯曲和扭转。要用担架或木板，可由多人平托伤员到担架上，人少时可用滚动方式将伤员移到担架上。对疑有颈椎损伤者，搬动时要有专人托扶头部，沿纵轴略加牵引，随躯体一道移到或滚到担架上。运送途中要用枕头或沙袋置于头颈两侧，防止途中头部摆动，加重损伤。

2. 单纯脊柱骨折　颈椎骨折或脱位，均应采用颅骨牵引术，根据具体伤情决定牵引的方向和时间。轻度稳定性骨折牵引重量为3～5kg；重度不稳定性骨折牵引重量可增加到5～10kg。如已复位，牵引重量可减半，维持2～3周，然后用头颈胸石膏固定3个月。颅骨牵引不能复位者，应及时切开复位，并行内固定。胸腰段压缩性骨折较轻者，可仰卧于硬板床上，骨折部位垫枕，使脊柱过伸，同时行功能锻炼。较重的压缩性骨折要早期复位，闭合性复位方法有多种，其原理是使脊柱过伸，借前纵韧带的拉力使骨折复位，复位后用腰部过伸位石膏背心固定3个月。对不稳定性胸腰段骨折不能闭合复位者可手术切开复位，然后选用适当的内固定器固定。

3. 脊髓损伤　对合并脊髓损伤的脊柱骨折，可采用手术或非手术方法治疗。手术治疗的目的是解除骨折片或椎间盘对脊髓的压迫，然后根据情况做椎体间植骨融合及适当的内固定。如脊髓横断，伤员完全截瘫，就无手术意义。脊髓震荡伤或压迫解除后要采用药物治疗，以促其早期恢复功能。常用的药物有肾上腺皮质激素和脱水药。用药原则是早期大剂量使用。地塞米松每天10～20mg，连用7d。20%甘露醇250ml，每天2次静脉滴注，连用5～7d。

【预后】

1. 长期卧床的截瘫患者易发生肺炎和肺不张。

2. 长期留置导尿管者要定时做膀胱冲洗，合理使用抗生素。还要经常改变尿的酸碱度，使其不利于细菌生长。酸化尿液时可口服氯化铵，碱化尿液时口服碳酸氢钠。早日训练排尿或定时排尿，促使反射膀胱或自动膀胱的形成。

3. 截瘫患者常发生肢体畸形和关节僵硬，预防的办法是按摩肌肉，活动关节，帮助伤员做被动的肢体功能锻炼。

（王振杰）

七、挤压综合征

挤压综合征是肌肉肥厚的肢体或躯干受到重物长时间挤压，受压肌肉发生缺血改变，继而引起肌红蛋白血症、肌红蛋白尿、高血钾和急性肾衰竭表现的症候群。

【病因】

挤压综合征多发生在地震等灾难性事故时，由于房屋倒塌，四肢或肌肉肥厚的躯干被重物长时间挤压所致。此外，矿井、建筑工地的各种塌方事故，也易产生此征。神志不清或昏迷状态中的患者，由于长时间的被动体位也会发生自压，从而引发挤压综合征。

【临床表现】

1. *局部表现* 肌肉受到长时间挤压后，受压肌肉发生变性、缺血、坏死和血管通透性增加。当压力解除后，血液重新流入伤处，但由于局部小血管和毛细血管破裂，微血管通透性增强，使肌肉水肿，体积增大，必然造成筋膜间隙区内压上升。当间隙内压升到一定程度，肌肉组织的局部循环发生障碍，使静脉回流受阻和小动脉灌注压降低，造成血液和血浆渗入到肌肉内的组织间隙。导致受压部位高度肿胀，皮肤发硬，可见皮下淤血，受压皮肤周围有水疱形成。受压肢体麻木、运动障碍，甚至有肢体远端苍白、发凉、动脉搏动减弱或消失。但也有少数患者局部改变不重，也不能排除挤压综合征。要特别注意局部压痛、皮肤感觉障碍，肢体主动和被动活动时引起疼痛等体征。

2. *全身表现* 大部分伤员因强烈的神经刺激，大量血浆渗入到组织间隙，使有效循环血量减少，从而发生休克。由于休克使肾脏灌流血量减少，肾脏缺血时，近端肾小管功能受损，影响钠的再吸收，使远端肾小管内钠浓度增加，导致肾素释放增加。通过肾素-血管紧张素系统作用于肾小球的入球动脉和出球动脉而发生收缩，一方面使肾小球滤过率下降，同时又使肾脏缺血加重。加之坏死肌肉释放出大量有害物质和酸性代谢产物，从而引起肾脏功能障碍。大量肌红蛋白不能从受损的肾小管滤过，形成肌红蛋白血症和肌红蛋白尿，表现为茶褐色尿或血尿。其浓度在伤后 3～12h 达到高峰，1～2d 后逐渐转清。

挤压综合征时，因有大量肌肉坏死，向血中释放大量钾，加上肾功能障碍时的排钾困难，使患者在 24h 内血钾会升到致命的水平。伤员表现有严重的心律失常。在高血钾的同时还会有高血磷、高血镁及低血钙，这些电解质紊乱又会加重钾对心肌的抑制和毒性作用。

【临床分级】

肢体受压后伴有肌肉缺血坏死不一定都发生挤压综合征。临床上将挤压综合征分为三级。

1. *Ⅰ级* 肌红蛋白尿试验阳性，肌酸磷酸激酶（CPK）＞10 000U（正常值为 130U），无肾衰竭的全身反应。此时若不立即行筋膜间隙切开减张，病情可能会迅速恶化。

2. *Ⅱ级* 肌红蛋白尿试验阳性，CPK＞20 000U，血肌酐及尿素氮升高，因有明显的血浆渗入到组织间，有效血容量丢失，常出现低血压或休克，并有少尿。

3. *Ⅲ级* 肌红蛋白尿试验阳性，CPK 持续迅速上升，出现少尿或无尿、休克、代谢性酸中毒和高血钾症状明显。

由此看出，肌红蛋白尿和 CPK 的升高是诊断挤压综合征的重要依据。也有学者把Ⅰ级称筋膜间隙综合征，是挤压综合征的早期。此期如果处理正确，病人的预后是最好的。

【诊断依据】

这类患者都有肢体或肌肉肥厚的躯干长时间受压病史。加之典型的局部和全身表现，诊断挤压综合征并不困难。但是，对临床表现不典型者，必须进行辅助检查，以帮助确诊。伤口渗出液涂片可见革兰阳性染色粗短杆菌，X线片检查发现肌群内有积气阴影。

血液pH呈酸性，二氧化碳结合力下降，高血钾，肌酐、尿素氮和非蛋白氮升高。尿呈酸性，内含红细胞、血红蛋白、肌红蛋白、色素颗粒和管型。尿比重升高而尿量减少，并呈茶褐色。

出现肌红蛋白尿是确诊的重要依据，连续监测，若尿比重<1.018是急性肾衰竭的重要标志。谷草转氨酶和肌酸磷酸激酶的增高越快，反映肌肉缺血坏死越严重。

【急救措施】

1. *现场急救* 尽快把伤员从重压下解脱出来，然后使伤员平卧休息，将伤肢加以制动。禁忌抬高患肢、按摩和热敷。可使伤肢暴露于凉爽的空气中，或用凉水降低伤肢的温度，但应避免冻伤。有开放性伤口和活动性出血者应给予止血，但不能用止血带和加压包扎。伤肢处理后给伤员口服碱性饮料，在1000～2000ml水中加入8g碳酸氢钠，再加入适量糖和食盐。

2. *伤肢处理* 伤员入院后要在无菌手术室内行切开减压，彻底切开深筋膜。早期切开减压可减轻肌肉继续坏死，防止病情进一步恶化。清除掉失活的组织，减少有害物质进入血液循环，减轻中毒反应。若坏死肌肉广泛，1次切除对机体损伤过大，可分期切除。伤口要在严格无菌条件下换药，全身病情好转后可行伤口二期缝合。伤肢肌肉严重广泛坏死，而且有早期肾衰和肌红蛋白尿者。或者伤肢合并有特异性感染者，可考虑做截肢术，以挽救伤员生命。

3. *全身治疗*

(1)早期补充血容量，液体包括等渗盐水、平衡盐液、血浆和右旋糖酐-40。输液量不宜过多，基本保持出入平衡。休克纠正后，每日总入量维持在1000ml左右。在早期补充血容量的同时应及时补充碱性药物，以碱化尿液，防止肌红蛋白在肾小管内沉积。休克纠正后就开始用20%甘露醇利尿，每日用量为1～2g/kg。快速滴入甘露醇可使肾血液量增加，促进肌红蛋白排泄，保护肾脏功能。亦可用呋塞米和利尿合剂利尿。另外，要及时纠正酸中毒和电解质紊乱，使用对肾脏无毒性作用的抗生素。首选青霉素或红霉素，一旦发生急性肾衰竭，要及时行透析疗法，此类肾衰竭多为可逆性，往往能使患者康复。

(2)对高血钾的处理要采取综合措施，包括不输库血，不摄入含钾食物(牛奶、水果)，用25%山梨醇悬液200ml保留灌肠。胰岛素20U加入高渗葡萄糖60g中静滴，有利于钾离子进入细胞内。10%葡萄糖酸钙10～20ml静脉注射可拮抗高血钾对心肌的损害。一旦急性肾衰竭诊断成立，要早期行血液透析治疗。

【预后】

(1)挤压综合征患者的伤口要在严格无菌条件下换药，而且要用对肾脏无毒性作用的抗生素预防感染。一旦伤口和全身发生感染，伤肢会发生湿性坏疽。后果将会很严重，甚至危及患者的生命。

(2)挤压综合征引起急性肾衰竭时，血中尿素氮和钾离子浓度上升速度快。因此要加强对心脏功能的监护，防止引起心功能衰竭。

(3)肢体持续缺血6h以上，肌肉变性坏死，纤维组织修复后出现挛缩，将影响肢体功能，恢复期可进行功能锻炼，半年至1年后功能仍不恢复者，可考虑手术治疗。可采用肌肉松解延长术或肌腱转移，重建肌肉功能。

(王振杰)

八、四肢血管损伤

四肢血管损伤多见于战争时期，但在和平时期也时有发生。血管损伤分为开放性和闭合性两类，开放性损伤包括血管部分破裂和完全断裂，闭合性损伤包括血管钝挫和挤压伤。不管何种情况，后果都很严重，如处理不当，轻者致伤员残疾，重者伤员很快死亡。所以，我们应该重视对这类损伤的及时诊断和正确处理。

四肢血管损伤的病因可分为三类：直接损伤、间接损伤和血管损伤后的并发症。①直接损伤为外力直接作用于血管所在部位而产生的血管损伤，如以锐器所造成的开放性穿通伤最常见，如枪击伤、刀刺伤、切割伤、骨折断端戳伤、医源性损伤（介入治疗时的动脉穿刺伤和深静脉置管的穿刺伤）；又如撞击伤、挫伤和挤压伤等。②间接损伤为血管被过度牵拉延伸而致伤。如关节脱位、骨折处弯曲，对骨折手法复位时的牵拉等。③血管损伤后并发症，如创伤性动脉瘤、动静脉瘘、动脉栓塞及血栓形成等。

（一）四肢动脉损伤

任何外来的直接或间接暴力作用，均可导致四肢动脉血管损伤。在直接暴力伤中，由锐器引起的开放性损伤较多见，临床上以出血症状为主。钝器性损伤较少见，一般无皮肤伤口，但受损范围大，涉及脏器多，而动脉血管本身外膜完整，不表现出血症状，极易被漏诊。间接暴力伤更少见，多由于过度伸展、严重扭曲或过度牵拉，使血管撕裂，后果相当严重。

【临床表现】

1. *出血*　在开放性损伤中，由于动脉血管破裂，使部分血液自伤口流出，可见到鲜红色血液呈喷射状从伤口射出。血管越粗，压力越大，射程越远。继之血管破口开始收缩，当动脉完全断裂时，血管收缩完全，加之血压的降低和局部血栓的堵塞，可暂时止血，或者出血量急剧减少。如果动脉破口为横行部分裂开，由于血管壁纵行纤维收缩，反而把破口拉大，出血不会自止。如无皮肤伤口或皮肤伤口较小时，血液全部或大部流入到组织间隙，局部呈进行性肿胀，由于张力的增大而有疼痛。

2. *休克*　由于创伤、疼痛和大出血，伤员常发生不同程度的创伤性或失血性休克。一般文献认为四肢动脉损伤后，休克的发生率为35%～38%。出现休克后，由于动脉压的降低，出血速度和出血量都会减少，这有利于血栓形成，甚至自行止血。如果长时间休克得不到治疗，伤员会很快死亡。

3. *血肿*　闭合性损伤或皮肤伤口小的开放性损伤，常会在动脉破口周围形成血肿。由于血肿与血管破口相通，所以常表现为膨胀性或搏动性肿块。局部形成血肿后，张力增大，可压迫周围神经，常引起局部或肢体疼痛。虽然血肿包围着血管，但血管中央的血流仍然畅通，一般不会出现远端肢体缺血症状。

4. *远端肢体缺血*　开放性损伤时，由于血管断裂后回缩，钝挫伤后血管内广泛血栓形成，或者动脉被挤压、扭曲等，远端肢体常发生明显的缺血现象。表现为伤处远端周围动脉搏动减弱或消失，皮肤颜色苍白，皮肤温度下降，肢体呈痉挛性疼痛，肢体远端出现麻木和运动功能障碍。如果长时间缺血，远端肢体将失去一切功能，最后因缺血而发生干性坏死。

5. *创伤性动脉瘤*　在闭合性四肢创伤时，可能有较大的动脉部分破裂，因周围有较厚的软组织包绕，当时只形成血肿。如血肿长时间未予治疗，待血肿机化后围绕血肿形成一个假性包囊，即创伤性动脉瘤，又称为假性动脉瘤。该动脉瘤随动脉血的充盈呈现搏动性，在瘤体上可闻及收缩期血管杂音。

6. *创伤性动静脉瘘*　动静脉瘘可在受伤后立即出现，称为急性动静脉瘘。多数病例是处在同一血管鞘内的动、静脉同时受损，形成鞘内血肿，动、静脉裂口间的血块被溶解后才出现动静脉瘘。形成动静脉瘘后高压的动脉血流向低压的静脉血管，瘘口远端的动脉搏动减弱或消失，静脉血管内压随之升高。表现为浅静脉曲张，瘘口近端皮肤温度升高，远端皮肤温度降低，在瘘口处可闻及血管杂音。

【诊断依据】

只要详细地询问病史和认真的体格检查，诊断四肢动脉损伤并不困难。锐器致伤的伤员入院时出血多已停止，或者被加压包扎而止血。只能靠询问目击者当时出血的颜色、速度、总量，是否为搏动性或喷射性等，从而推测动脉损伤的可能性。对伤肢的检查包括局部肿胀程度，有无搏动性肿块，局部皮肤温度和远端肢体皮肤温度，远端肢体的动脉搏动（桡动脉或足背动脉）是否减弱或消失，静脉充盈情况，肢体的感觉和运动功能等。多数病例通过以上检查能够明确诊断，少数病例尚需进行辅助检查。

1. *超声波检查*　当伤肢因肿胀不易触知远端动脉搏动时，可做多普勒超声血流检查。彩色多普勒图像不但可以观察到伤肢的血流情况，还能测量出血流压力，判断伤肢缺血程度。此项检查不增加伤员痛苦，应该作为首选。

2. X 线　X 线片可以了解是否有与血管损伤有关的骨折、关节脱位和异物存留。动脉造影可以显示血管狭窄、缺损、中断或造影剂外溢等现象，从而明确血管损伤的部位和程度。但是，血管造影为创伤性检查，而且要搬动患者和耗费时间，所以不适用于急性动脉损伤。此项检查对假性动脉瘤和动静脉瘘的诊断价值较大，不但可以确定病变情况，对选择术式也很有帮助。

3. *手术探查*　凡疑有四肢大动脉损伤者，待休克纠正后都应尽早进行手术探查。术中对血管破裂或横断伤较容易发现，但要注意闭合性血管伤。挫伤时内膜损伤的范围常超过外膜所见的病变范围。凡血管壁色泽暗淡，失去弹性，或伴有血管壁血肿，外膜出现瘀斑等情况者，即使仍有搏动，也应视为严重血管损伤。

【急救措施】

1. *现场急救*　在事故现场进行急救的目的是及时止血，纠正休克，挽救生命。急救的止血方法以间接手压法最简单，即根据血管损伤的部位和出血的速度，用手指、手掌或拳头压迫出血部位近侧动脉干，以暂时控制出血，为采取其他止血措施争取时间。在搬运途中最好用加压包扎法或填塞包扎法止血。前者多用于较浅表的出血，用消毒厚敷料覆盖伤口后外加绷带加压包扎。后者多用于破裂血管深在，伤口外加压包扎无效时，可把消毒纱布填塞于伤口内，外用绷带加压包扎。当四肢大动脉出血用加压包扎法不能止血时，可以在近侧加用止血带止血，常用的止血带有多种，充气式止血带最好，能准确控制压力，一般不会产生不良反应。橡皮管止血带施压面窄，过紧会损伤血管和神经，过松达不到止血作用。要求在止血带下放置衬垫，准确记录上止血带时间，每小时放松 3～5min，应尽量缩短放置止血带的时间。

在现场和搬运途中，患者应取平卧位，不应抬高受伤的肢体，也不要对缺血的肢体采用加温或降温的措施。因为抬高伤肢会使远端肢体更加缺血，也不利于侧支循环的供血。对伤肢加温会增加组织的代谢过程，增加耗氧，加速已缺血、缺氧的远端组织坏死。从理论上讲，局部降温有利于降低组织代谢，但也会减少组织的侧支循环，促使血管收缩，对缺血的肢体不利。

2. *损伤血管的处理*　伤员到达医院后首先应进行抗休克治疗，待病情稳定后要积极地处理受损血管。四肢动脉损伤最好在 4～6h 内手术。恢复肢体血流的时间越晚，手术效果越差。据统计，伤后 12h 恢复血流者，有 50％效果良好，而 24h 恢复血流者，仅有 20％效果良好。

(1)处理方法：血管结扎法只适用于非主干动脉，如上肢的尺或桡动脉，下肢的胫前或胫后动脉。主干动脉如被结扎，可能会发生远端肢体的缺血坏死。四肢主要动脉结扎后的肢体坏死率如下：腋动脉10%，肱动脉4%，髂总动脉100%，髂外动脉15%，股总动脉20%，股浅动脉10%，腘动脉40%，胫前动脉0～5%，胫后动脉0～5%。

(2)常用的血管修复方法：①侧壁缝合法。适用于创缘整齐的切割伤。②补片移植法。适用于有血管壁缺损，直接缝合后可能造成管腔狭窄者。可取自体静脉或人工血管补片植入缺损处，进行缝合修补。③端端吻合术。适用于清创修剪后血管缺损在2cm以内者。④血管移植术。清创后如血管缺损较长，可植入自体静脉或人造血管，以恢复动脉血流。做自体大隐静脉移植时，要倒置后再吻合；用人造血管移植时，管径应＞6mm，否则会影响远期通畅率。

(3)防止术后血栓形成：应彻底剪除血管挫伤部分，特别要注意内膜挫伤而外膜尚正常的血管。术中要用肝素溶液(100ml生理盐水内加10mg肝素)不断冲洗血管断端，或向远端血管内注入20ml。缝合时务必使吻合口内膜光滑、整齐。术后3～5d要常规使用右旋糖酐-40，口服肠溶阿司匹林、双嘧达莫(潘生丁)等。选用抗菌力度较强的广谱抗生素。严密观察伤肢远端血供情况，如发现远端肢体有缺血现象，应及时手术探查，取出血栓，重新修复血管。

【并发症】

1. *术后伤口感染* 易引起血管痉挛、血栓形成和缝合口破裂出血，使修复手术失败。所以术中要彻底清创，血管修复后要埋于健康的软组织中，给予充分引流，常规使用抗生素预防感染。

2. *伤肢筋膜间隙综合征* 是血管修复术后另一严重问题，常危及肢体存活。如肢体缺血时间超过6～8h，血管修复后发生肢体肿胀、剧痛、运动障碍者，要考虑到有筋膜间隙高压征，应立即进行深筋膜切开减压。

(二)四肢静脉损伤

四肢静脉损伤并不少见。因肢体静脉损伤所引起的临床症状不如动脉损伤明显，所以没有引起广泛重视。肢体静脉损伤常与动脉损伤同时发生，往往在处理动脉损伤时才发现静脉损伤。据统计，82.7%的静脉损伤属开放性损伤。与动脉损伤相同，静脉损伤可有侧壁裂伤、断裂伤、管壁挫伤或内膜损伤等不同类型。

【临床表现】

肢体主干静脉破损后会有暗红色血液流出，其特点为非搏动性。由于压力不大，故为外涌状。静脉损伤后容易形成血栓，表现为外周阻力增加，导致急性静脉高压。长时间回流障碍，出现肢体肿胀，皮肤色泽变暗，甚至发绀，并有凹陷性水肿。当组织内压力超过动脉压时，则会使动脉血供受阻，远端肢体缺血坏死。即使肢体存活，在长期高压下深静脉和交通静脉瓣膜功能被破坏，会出现远端肢体水肿、浅静脉曲张、色素沉着和慢性溃疡，以致使伤肢失去正常功能。

【诊断依据】

四肢静脉损伤的诊断难度较大，主要是因临床症状不典型。对开放性静脉干损伤的诊断主要靠手术探查，即在清创时找到相关静脉，仔细探查有无破损。特别是骨折、软组织挤压伤及动脉损伤时，最有可能损伤静脉干，必须进行认真探查。对闭合性静脉损伤可用多普勒超声检查。另一可靠的诊断方法是静脉造影，自伤肢远端浅静脉穿刺，注入造影剂，做顺行方向深静脉造影，可以发现造影剂中断(栓塞)或外溢(破口)。此法不仅简单易行，且阳性率高达85%。

【急救措施】

静脉损伤的治疗原则与动脉损伤相同，近年来的研究发现主干静脉结扎后远端肢体常发生水肿和静脉曲张。如腘静脉结扎后有50%伤员的小腿出现水肿，而修复后仅有13.2%出现小腿水肿。因而，无论是从血流动力学改变，还是从治疗后的结局来看，都应该尽量修复血管，恢复伤肢的正常静脉回流。

在做静脉修复之前，应游离损伤静脉的两端，用无创伤血管钳或血管夹控制出血。如果静脉内已形成血栓，可轻柔压迫损伤部位的两侧，挤出血栓。取出破口处的血栓后，远端的小血栓通常可被高压的血流冲出。取出血栓后酌情做缝合修补、对端吻合或自体静脉移植。如损伤静脉口径较大，为使移植静脉的口径与之相匹配，可将移植静脉纵行剪开，再沿斜轴螺旋形缝合，或横行缝合以扩大口径。对前臂或膝远侧的静脉损伤，尤其是单支静脉损伤，因侧支循环较多，可做单支损伤静脉结扎。

因静脉血流缓慢，血管修复后极易形成血栓，故术中和术后要采用抗凝治疗。术中可向远侧端注入肝素溶液，术后静脉滴注右旋糖酐-40，口服肠溶阿司匹林。如术中已发现有明显的血栓，又无法完全取净时，术后可考虑做溶栓治疗，一般选用尿激酶。在伤肢能活动的情况下，尽早开始伤肢的活动，以主动收缩肌肉，迫使静脉回流。

【预后】

静脉损伤的预后要比动脉损伤好。只要术中仔细操作，术后用抗凝治疗，一般不会形成继发性血栓。即使有继发性血栓形成，依靠静脉系统广泛的侧支代偿，以后能逐渐使症状改善，仍能恢复伤肢的功能。

（王振杰）

第 9 章　ICU 基础知识

随着现代科学技术知识的日益更新，促使医学各科的发展更加系统化、专业化。当一位多脏器功能损害的患者就诊时，复杂的多科收治问题往往使专科医师感到困惑，以至于影响医疗效率，这促使人们去设想一条更有利于临床医学发展的道路。长久以来，所沿用的普通病房分级护理制度，将患者按其病情从重到轻分为Ⅰ～Ⅲ级护理。但由于重症患者在救治时，需要一些普通病房所不具备的特殊监护设备及经过训练的急救人员、设备使用人员，使抢救工作容易出现混乱。同时，全力以赴的抢救工作使医护人员在精力及体力上不能再顾及其他患者，这就对原医护体制提出了新课题。重症医学和重症加强监护病房就是为解决这一新课题应运而生的，它将所有仪器设备和重症患者集中于一处，加以治疗和护理，既解决了上述矛盾，又提高了医疗效率。

一、重症加强治疗病房的作用

重症医学(critical care medicine，CCM)是研究任何损伤或疾病导致机体向死亡发展过程的特点和规律性，并根据这些特点和规律性对重症患者进行治疗的学科。重症加强治疗病房(intensive care unit，ICU)是重症医学学科的临床基地，它对因各种原因导致一个或多个器官与系统功能障碍危及生命或具有潜在高危因素的患者，及时提供系统的、高质量的医学监护和救治技术，是医院集中监护和救治重症患者的专业科室。ICU 应用先进的诊断、监护和治疗设备与技术，对病情进行连续、动态的定性和定量观察，并通过有效的干预措施，为重症患者提供规范的、高质量的生命支持，改善生存质量。同时通过对临床可控监护资料的收集、处理，为临床科研及经验总结提供依据，以促进重症医学研究的发展。重症患者的生命支持技术水平，直接反映医院的综合救治能力，体现医院整体医疗实力，是现代化医院的重要标志。

二、发展简史

(一)国外发展概况

从最初的特别观察护理区发展到现今的加强医疗病房经历了近 100 年的时间。19 世纪中叶，Florence Nightingal 在医院手术室旁设立手术后患者恢复病房，指导协调治疗与护理，被认为是重症加强治疗病房的起源。1923 年，Walter Dandy 率先在美国 Johns Hopkins 医院为脑外科患者开辟 3 张病床的术后恢复室，使在此专业中较为危重的术后患者得到集中管理的尝试。1930 年，Kirschner 相继在德国创建恢复室与 ICU 混合型病房。第一次世界大战建立的麻醉后恢复室(PAR)乃是当今外科 ICU 的前驱。1945 年，纽约 Filmore 医院建立了产后恢复室，使产妇病死率明显下降。1958 年，英格兰 Southampton 医院和加拿大 Turonto 医院相继开设呼吸 ICU。1962 年，美国 Bethany 医院最早创立冠心病 ICU(CCU)进行持续的心电监测，使冠心病病死率由 35%下降到 17%。20 世纪 70 年代，对 ARDS 的深入研究，使呼吸治疗技术迅速提高。80 年代，人们认识到疾病发展到危重阶段，均表现为单向或多向脏器系统的功能低下，国外近几年趋向由专科 ICU 向综合 ICU 发展，集中使用仪器和人力，将危重症作为一个专业来发展。近 30 年来，这一专科有了迅速发展，很多国家陆续建立了急救中心、综合或专科 ICU、术后恢复室等危重病急救监护网络系统，形成了完善的医护体系。1983 年美国国家健康研究所关于 SCCM 的第 35 届协调发展会议统一认识 CCM 的性质、任务、管理、技术要求和发展等，对重症加强治疗病房及 CCM 的发展起了极大的促进作用。重症医学成为了医学上最新的“学科”。美国 SCCM 在 1990 年会议上提出，建议资格委员会对参加重症监护病房工作者必须有 3 个月轮训。1999 年美国胸肺协会在 *Am J Respir Crit Care Med* 期刊上提出重症医学的培训纲要。

(二)国内发展概况

我国 ICU 和 CCU 崛起于 20 世纪 70 年代初，80 年代发展迅速。1989 年卫生部对城市医院评定标准中明确将 ICU 列为评审内容。2000 年在中国病理生理学会下成立了危重病医学专业委员会。2005 年 3 月，中华医学会重症医学分会作为一个独立的学术团体在北京成立，大大促进了我国重症医学和 ICU 的发展。2008 年 7 月 4 日，中国国家标准委员会正式将重症医学确定为临床二级学科，学科代码为“320.58”，标志着重症医学作为一门新兴的学科跻身于当今我国医学科学之林。2009 年，国家卫生部在卫医政发〔2009〕9 号文件中明确规定，在《医疗机构诊疗科目名录》增加一级诊疗科目“重症医学科”，代码“28”；随后印发了《重症医学科建设与管理指南(试行)》，极大促进了我国重症医学科的规范化建设。

文件规定，二级以上综合医院原已设置的综合重症加强治疗科(病房、室)(ICU)应重新申请“重症医学科”诊疗科目登记，并更改原科室名称为重症医学科。目前设置在专科医院和综合医院相关科室内的与本科重症患者治疗有关的病房，如内科或外科重症加强治疗病房(内科或外科 ICU)、心血管重症监护病房(CCU)、儿科重症监护病房(PICU)等可以保留，中文名称统一为“××科重症监护病房(室)”，继续在相关专业范围内开展诊疗活动，其医师执业范围不变。未经批准“重症医学科”诊疗科目登记的医疗机构不得设置重症医学科；相关科室可以设置监护室、抢救室等开展对本科重症患者的救治。设置“重症医学科”的医院要按照国家卫生部有关规定严格科室管理，确保医疗质量和医疗安全，并采取有效措施加强重症医学专业人才培养和重症医学学科建设，促进其健康发展。

三、ICU 的规模、人员配备及专业要求

(一)规模

ICU 的病床数量根据医院等级和实际收治患者的需要，一般以该 ICU 服务病床数或医院病床总数的 2%～8%为宜，可根据实际需要适当增加。从医疗运作角度考虑，每个 ICU 管理单元以 8～12 张床位为宜；床位使用率以 75%为宜，全年床位使用率平均超过 85%时，应该适度扩大规模。重症医学科每天至少应保留 1 张空床以备应急使用。

(二)人员配备及专业要求

1. *人员配备*　重症医学主要研究器官与器官之间，器官与组织之间，以及组织与组织之间的相互关系，而传统的学科大多是以器官或系统为出发点的。ICU 有治疗性、监测性和科研性三大特性。没有专职医师的类似单位最多也只能称之为“专科监护室”，而不是 ICU。ICU 的人员配备应遵循以下原则。

(1)ICU 专科医师的固定编制人数与床位数之比为 0.8 以上。ICU 日常工作中可

有部分轮科、进修医师。ICU医师组成应包括高级、中级和初级医师,每个管理单元必须至少配备1名具有高级职称的医师全面负责医疗工作。

(2)ICU专科护士的固定编制人数与床位数之比为3∶1以上。护士长应当具有中级以上专业技术职务任职资格,在重症监护领域工作3年以上,具备一定管理能力。

(3)ICU可以根据需要配备适当数量的医疗辅助人员,有条件的医院可配备相关的技术与维修人员。

2. *专业要求* 专业ICU医师必须经过严格的专业理论和技术培训并考核合格。掌握重症患者重要器官、系统功能监测和支持的理论与技能,要对脏器功能及生命的异常信息具有足够的快速反应能力,包括休克、呼吸功能衰竭、心功能不全、严重心律失常、急性肾功能不全、中枢神经系统功能障碍、严重肝功能障碍、胃肠功能障碍与消化道大出血、急性凝血功能障碍、严重内分泌与代谢紊乱、水电解质与酸碱平衡紊乱、肠内与肠外营养支持、镇静与镇痛、严重感染、多器官功能障碍综合征、免疫功能紊乱。要掌握复苏和疾病危重程度的评估方法,并应具备独立完成心肺复苏术、颅内压监测技术、人工气道建立与管理、机械通气技术、深静脉及动脉置管技术、血流动力学监测技术、持续血液净化、纤维支气管镜等监测与支持技术的能力。

ICU护士亦必须经过严格的专业理论和技术培训并考核合格。掌握重症监护的专业技术,包括输液泵的临床应用和护理,外科各类导管的护理,给氧治疗、气道管理和人工呼吸机监护技术,循环系统血流动力学监测,心电监测及除颤技术,血液净化技术,水、电解质及酸碱平衡监测技术,胸部物理治疗技术,重症患者营养支持技术,危重症患者抢救配合技术等。并具备各系统疾病重症患者的护理、重症医学科的医院感染预防与控制、重症患者的疼痛管理、重症监护的心理护理等能力。

四、收治范围

为了有效利用医疗资源,避免医疗资源的浪费。主张ICU收治以下患者:①急性、可逆、已经危及生命的器官或系统功能衰竭,经过严密监护和加强治疗短期内可能得到恢复的患者;②存在各种高危因素,具有潜在生命危险,经过严密的监护和有效治疗可能减少死亡风险的患者;③在慢性器官或系统功能不全的基础上,出现急性加重且危及生命,经过严密监护和治疗可能恢复到原来或接近原来状态的患者;④其他适合在重症医学科进行监护和治疗的患者。

慢性消耗性疾病及肿瘤的终末状态、不可逆性疾病和不能从加强监测治疗中获得益处的患者,一般不是重症医学科的收治范围。

下列病理状态的患者应当转出重症医学科:①急性器官或系统功能衰竭已基本纠正,需要其他专科进一步诊断治疗;②病情转入慢性状态;③患者不能从继续加强监护治疗中获益。

五、病房建设标准

ICU应该有特殊的地理位置,设置于方便患者转运、检查和治疗的区域,并考虑以下因素。

1. *就近原则* 接近主要服务对象病区、手术室、影像学科、实验室和血库等,在横向无法实现"接近"时,应该考虑楼上楼下的纵向"接近"。

2. *病房面积与辅助用房*

(1)病房面积:ICU开放式病床每床的占地面积为15～18m^2;每个ICU最少配备一个单间病房,面积为18～25m^2。每个ICU中的正压和负压隔离病房的设立,可以根据患者专科来源和卫生行政部门的要求决定,通常配备负压隔离病房 1～2 间。鼓励在人力资源充足的条件下,多设计单间或分隔式病房。

(2)辅助用房:包括医师办公室、主任办公室、工作人员休息室、中央工作站、治疗室、配药室、仪器室、更衣室、清洁室、污废物处理室、值班室、盥洗室等。有条件的 ICU 可配置其他辅助用房,包括示教室、家属接待室、实验室、营养准备室等。

3. *整体布局*　应该使放置病床的医疗区域、医疗辅助用房区域、污物处理区域和医务人员生活辅助用房区域等有相对的独立性,以减少彼此之间的互相干扰并有利于感染的控制。ICU 应具备良好的通风、采光条件,有条件者最好装配气流方向从上到下的空气净化系统,能独立控制室内的温度和湿度。医疗区域内的温度应维持在(24±1.5)℃。每个单间的空气调节系统应该独立控制。安装足够的感应式洗手设施和手部消毒装置,单间每床 1 套,开放式病床至少每 2 床 1 套。

4. *其他应考虑的因素*　ICU 要有合理的包括人员流动和物流在内的医疗流向,最好通过不同的进出通道实现,以最大限度减少各种干扰和交叉感染。ICU 病房建筑装饰必须遵循不产尘、不积尘、耐腐蚀、防潮防霉、防静电、容易清洁和符合防火要求的总原则。ICU 的设计要求应该满足提供医护人员便利的观察条件和在必要时尽快接触患者的通道。除了患者的呼叫信号、监护仪器的报警声外,电话铃声、打印机等仪器发出的声音等均属于 ICU 的噪声。在不影响正常工作的情况下,这些声音应尽可能减少到最小的水平。根据国际噪声协会的建议,ICU 白天的噪声最好不要超过 45dB(A),傍晚 40dB(A),夜晚 20dB(A)。地面覆盖物、墙壁和天花板应该尽量采用高吸音的建筑材料。ICU 应建立完善的通讯系统、网络与临床信息管理系统、广播系统。

六、设备配备

1. *每床必配设备*　ICU 的每床必配设备包括以下几种。

(1)功能设备带或功能架,提供电、氧气、压缩空气和负压吸引等功能支持。每张监护病床装配电源插座 12 个以上,氧气接口 2 个以上,压缩空气接口 2 个和负压吸引接口 2 个以上。医疗用电和生活照明用电线路分开。每个 ICU 床位的电源应该是独立的反馈电路供应。ICU 最好有备用的不间断电力系统(UPS)和漏电保护装置;最好每个电路插座都在主面板上有独立的电路短路器。

(2)适合 ICU 使用的病床,配备防压疮床垫。

(3)床旁监护系统,进行心电、血压、脉搏、血氧饱和度、有创压力监测等基本生命体征监护。为便于安全转运患者,每个 ICU 单元至少配备便携式监护仪 1 台。

(4)三级医院的 ICU 应该每床配备 1 台呼吸机,二级医院的 ICU 可根据实际需要配备适当数量的呼吸机。每床配备简易呼吸器(复苏呼吸气囊)。为便于安全转运患者,每个 ICU 单元至少应有便携式呼吸机 1 台。

(5)输液泵和微量注射泵每床均应配备,其中微量注射泵每床 4 套以上。另配备一定数量的肠内营养输注泵。

(6)心电图机、血气分析仪、除颤仪、血液净化仪、连续性血流动力学与氧代谢监测设备、心肺复苏抢救装备车(车上备有喉镜、气管导管、各种接头、急救药品及其他抢救用具等)、体外起搏器、纤维支气管镜、电子升降温设备等。

(7)必须有足够的设备,随时为 ICU 提供床旁 B 超、X 线、生化和细菌学等检查。

2. *视需要选配设备*

(1)简易生化仪和乳酸分析仪。

(2)闭路电视探视系统,每床一个成像探头。

(3)脑电双频指数监护仪(BIS)。

(4)输液加温设备。

(5)胃黏膜二氧化碳张力与 pHi、呼气末二氧化碳、代谢等监测设备。

(6)体外膜肺(ECMO)。

(7)床边脑电图和颅内压监测设备。

(8)主动脉内球囊反搏(IABP)和左心辅助循环装置。

(9)防止下肢 DVT 发生的反搏处理仪器。

(10)胸部震荡排痰装置。

七、管理制度

ICU 必须建立健全各项规章制度,制定各类人员的工作职责,规范诊疗常规。除执行政府和医院临床医疗的各种制度外,为保证 ICU 的工作质量,应该制订以下符合 ICU 工作特征的制度:医疗质量控制制度,临床诊疗及医疗护理操作常规,患者转入、转出 ICU 制度,抗生素使用制度,血液与血液制品使用制度,抢救设备操作、管理制度,特殊药品管理制度,院内感染控制制度,不良医疗事件防范与报告制度,疑难重症患者会诊制度,医患沟通制度,突发事件的应急预案、人员紧急召集制度。

八、医学伦理学问题

早在 1983 年美国国家卫生研究所就提出:“没有确切的证据说明 ICU 能降低危重患者的病死率。”人们越来越感到 ICU 费用昂贵,但效果难以肯定。怎样才算高质量的医疗?应当消费多少资源?该谁付账?由于重症医学(CCM)消耗大量的卫生资源,因此始终处于争论的焦点。美国对成年危重患者的治疗大约消耗 1%的全国生产总值(GDP),但患者的预后在不同的 ICU 中却有很大差别,病死率为 2%～40%。ICU 死亡患者中使用高技术的占 13%,消耗了 32%的资源。

国内外临床资料证实 ICU 只能帮助病情中等或中等偏重的患者,即只有那些经过加强监护和治疗有可能逆转的疾病才能获得较好疗效,对原发病难以治疗的终末期患者来说,ICU 治疗只是推迟死亡。推迟死亡对患者来说是否是必须或是否道德,这是医学伦理学讨论的课题。ICU 中大量的有创技术给患者带来巨大的痛苦和严重的并发症,大约有 75%的 ICU 医师要经常与患者和家属协商撤离高级生命支持技术的方案。由此出现了一种新的医疗观念——“缓和医疗”(palliative care),对有可能死亡的高危患者进行多学科的评价,最后确定适当的诊疗措施,避免卫生资源的浪费。

ICU 是危重患者抢救治疗场所,患者入室后无亲人陪伴,感到孤独和陌生,加之体表需接受众多导线、引流管及治疗性管线,有时因为治疗护理需要还应将四肢制动,不时可听到音调高低不一的仪器声音,邻床患者病情恶化的刺激等使多数患者产生恐惧和紧张,治疗上不能很好配合。因此医护人员应做到生活上关心患者,举止文明,态度和蔼,耐心解释患者的问题,避免在清醒患者面前讨论病情,防止高声和噪声刺激,一旦病情稳定,转入恢复室或专科。

九、发展前景

21 世纪的医学正在从以单一器官为中心的“病因”学治疗模式,向注重全身整体观的“症因兼治”模式转化,而重症医学恰是代表着这种转化的“朝阳学科”,其重要性和所发挥的作用,已经通过 50 年前北欧的脊髓灰质炎流行、伊拉克战争及 SARS 的救治得到了充分的证明;对于危重患者,前线处置或社区初期治疗越简单,越快把患者转送入有条件的规模化的 ICU,患者的存活率就越高。在未来我国的公共卫生事业发展中,医疗资源的分配与投入必将日益向两个方向倾斜:一方面是城市社区和农村合作医疗,以预防和对常见、多发、普通疾病的基本医疗保健为主；另一方面则是大型中心医院内对于危重疑难疾病的救治，包括对多种突发公共卫生事件及灾害的高水平集中救治。这种“抓两头，带中间”的发展模式，将会符合我国国情，既有“少花钱多办事”的经济效益，更有救死扶伤、保持社会稳定和谐的社会效益。因此，我国各级卫生行政管理部门和二级以上医院，都应该重视重症医学科室的空间环境与学术梯队建设，打造一支高水平的重症医学医护技术队伍。重症医学科应该成为大型综合或专科医院体现医院整体实力的重要科室。

（汪华学　何先弟）

第 10 章　休　　克

第一节　概　　述

休克(shock)是临床各科常见的急危重症和战伤死亡的主要原因，也是患者需要入住 ICU 的常见原因。由于其病死率高，一直受到医学界的广泛重视，20 世纪 80 年代以来，国内外对休克的研究从低血容量性休克转向感染性休克，从微循环学说向细胞、亚细胞及分子水平深入，发现休克的发生与许多具有促炎或抗炎作用的细胞因子等炎症介质有关，相应提出了全身炎症反应综合征(systemic inflammatory response syndrome, SIRS)、多器官功能障碍综合征(multiple organ dysfunction syndrome, MODS)等新概念，并研究了这些炎症介质对微循环、细胞和器官功能的影响。目前，多数学者认为休克是各种强烈致病因子作用于机体引起的急性循环衰竭，其特点是微循环障碍、重要脏器的灌流障碍和细胞与器官功能代谢障碍，是一种危重的全身调节紊乱性病理过程。

【临床分类】

随着研究的深入，临床监测技术水平的提高，特别是肺动脉导管的广泛应用，国内外趋于一致的是将休克按发生原因的病理生理改变来分类，这是人们对休克的认识从临床描述向病理生理水平过渡的必然结果，新分类法有新名称，但也沿用了一些旧名称，这可能引起一些混乱，但好处是能为更好理解和治疗休克提供直接的依据。

1. *低血容量性休克*(hypovolemic shock)　因各种原因导致的患者血管内容量不足是这类休克的主要临床病理生理改变，包括失血和失液、烧伤、创伤、炎性渗出等。

2. *分布性休克*(distributive shock)　这类休克的共同特点是外周血管失张及阻力血管小动脉失张使大血管内压力损失，容量血管失张使回心血量锐减，这两种情况可以单独或合并存在，血流在毛细血管和(或)静脉中潴留，或以其他形式重新分布，而微循环中有效灌注不足，主要包括感染性休克、过敏性休克、神经源性休克等。

3. *心源性休克*(cardiogenic shock)　作为循环动力中心的心脏尤其是左心室发生前向性功能衰竭造成的休克，其诊断的主要依据是 CI＜1.8L/(min・m^2)，PCWP＞18mmHg，SBP＜80mmHg，尿量＜20ml/h。主要包括急性心肌梗死、心力衰竭、严重心律失常、严重室间隔穿孔等。

4. *阻塞性休克*(obstructive shock)　这类休克的基础是心脏以外原因的血流阻塞，血流阻塞导致左室舒张期不能充分充盈、从而降低心排血量。临床包括大块肺栓塞、原发性肺动脉高压、主动脉缩窄、急性心脏压塞、缩窄性心包炎、夹层动脉瘤、腔静脉阻塞、心脏压塞及心内人工瓣膜血栓形成和功能障碍等。

值得注意的是在临床实际中，一休克患者可能同时合并多种休克，如低容量性休克合并分布性休克(感染或药物中毒)、心源性休克合并低容量性休克等。这些混合性休克的临床表现常是各类休克症状的综合，也可能在治疗一种休克时呈现另一种休克的特征。

【临床分期】

尽管休克的原因很多，而其基本病理生理变化为心排血量减少及动脉血压降低。根据病理和症状的发展将休克分为三期。

1. 休克早期　又称缺血性缺氧期(ischemic anoxia phase)或低血压代偿期(hypotensive compensatory stage)。

(1)微循环变化特点是微动脉、后微动脉、毛细血管前括约肌痉挛性收缩，大量真毛细血管关闭和微静脉收缩，微循环处于缺血状态，导致组织细胞代谢紊乱。

(2)发生微循环缺血的主要机制是：①在低血容量、内毒素、疼痛、血压降低等因素作用下，通过不同途径导致交感-肾上腺髓质系统(sympathetic-adrenal system，SAS)兴奋，儿茶酚胺(catecholamines，CAs)大量释放；②交感神经兴奋、CAs释放增多及血容量减少均可引起肾缺血，使肾素-血管紧张素-醛固酮系统(renin-angiotensin-aldosterone system，RAAS)活性增高，产生大量血管紧张素Ⅱ(angiotensinⅡ，AngⅡ)，致使血管强烈收缩；③血容量减少可反射性地使下丘脑分泌超生理水平的血管升压素(antidiuretic hormone，ADH)引起内脏小血管收缩；④增多的儿茶酚胺可刺激血小板产生更多的缩血管物质血栓素 A_2(thromboxane A_2，TXA_2)，当其作用超过血管内皮细胞产生的扩血管物质前列环素(prostacyclin)的作用时，小血管发生收缩；⑤胰腺在缺血、缺氧时，其外分泌腺细胞内的溶酶体破裂释出蛋白水解酶。后者分解组织蛋白而生成的心肌抑制因子(myocardial depressant factor，MDF)，可使腹腔内脏的小血管收缩。

(3)微循环变化对机体有一定的代偿意义，主要表现在：①保证心、脑的血液供应：由于脑血管的交感缩血管纤维分布最少，α受体密度也低，因而对交感神经兴奋、儿茶酚胺的反应较弱，此期脑血管无明显改变。冠状血管受α、β受体双重支配，但α受体密度低，同时由于心脏活动加强，代谢产物如腺苷等扩血管物质增多因而使冠状动脉扩张。此外，休克初期的动脉血压正常，也保证了心、脑的血液供应。②回心血量增加，心排血量增多：交感神经兴奋和儿茶酚胺增多，使含有较多交感缩血管纤维α受体又占优势的皮肤、腹腔内脏和肾的小动脉，细动脉、微动脉、微静脉和毛细血管前括约肌发生收缩，尤其是微动脉和毛细血管前括约肌(前阻力血管)的收缩更明显。结果，既提高了总外周血管阻力维持正常血压，又降低了微循环血管内的血压，使其血流量减少，有助于组织间液回流入毛细血管，使回心血量增加。此外，醛固酮与血管升压素增多，可使肾小管对钠、水重吸收增多，增加循环血量。由于静脉回心血量增多引起的心室舒张末期容量增加和交感-肾上腺髓质系统兴奋，均可引起心率加快、心肌收缩力增强，导致心排血量增多。③动脉血压维持正常：在外周血管总阻力增高，回心血量增多和心排血量增加的作用下，休克初期动脉血压常维持正常或略升高，此时，机体发生明显的血液重新分布，一方面保证了心、脑的血液供应，表现出休克早期的代偿特点；另一方面引起皮肤、腹腔内脏、肾等许多组织、器官的缺血缺氧性改变，进一步造成组织、细胞的代谢紊乱和损伤。

(4)患者因应激反应，可出现轻度烦躁、恐惧、紧张。由于SAS兴奋表现面色苍白、四肢厥冷、出冷汗、血压正常或偏高、脉压减小、心率加快、呼吸急促等。此期是抢救休克的良好时机，应积极消除病因，采用各种有效措施如及时止血、镇痛、保温、清创、控制感染、补充足够血容量，改善组织灌注等以解除微循环缺血，而使休克逆转。但此期为时较短，常因血压正常而贻误诊治，致使休克过程继续发展进入休克期。

2. 休克期　又称可逆性失代偿期(decompensatory stage)或淤血缺氧期(stagnant anoxia stage)。

(1)由于病因未去除，休克初期又未得到及时合理治疗，休克进一步发展，全身小血管持续收缩，组织血流灌注明显减少，微循环持续性缺血缺氧，进而发展为微循环血管扩张淤血，回心血量明显减少，表现为外周血管总阻力降低，动脉血压明显下降，病情显著恶化。

(2)微循环淤血发生的主要机制是：①微循环持续性缺血使组织缺氧而发生乳酸性酸中毒。由于微动脉和毛细血管前括约肌对酸性物质耐受性小，因而对儿茶酚胺等反应性降低致使血管舒张；而微静脉、小静脉对酸性物质耐受性强，故仍对儿茶酚胺产生反应而收缩；酸中毒还使毛细血管网大量开放。结果微循环处于灌入大于流出而发生微循环淤血。②组织缺氧、内毒素激活补体系统所形成的C3a与C5a及引起过敏性休克的变应原再次进入机体都能使肥大细胞释放组胺。组胺使微循环前阻力血管强烈舒张和毛细血管通透性升高(而毛细血管后阻力降低不明显)，因而微循环淤血，大量血浆外渗，血液浓缩，血细胞比容升高、红细胞聚集、白细胞嵌塞及血小板黏附和聚集，导致血流阻力增加，血流缓慢，甚至淤滞，故回心血量减少。③细菌内毒素可激活凝血因子Ⅻ，形成Ⅻa，促进凝血；同时可激活补体系统形成C3b，Ⅻa和C3b能激活血管舒缓素系统而形成大量的激肽，激肽类物质具有较强的扩张小血管和使毛细血管通透性增高的作用。④休克时，内啡肽在脑和血液中增多，它对心血管系统有抑制作用，表现为心肌收缩力减弱、血管扩张和血压下降，进一步使微循环淤血加重。⑤由于缺氧，组织内某些代谢产物如腺苷、核苷酸等增多，对微血管亦有扩张作用。

(3)上述变化的结果是微循环内血液淤滞，血管通透性增强，血浆外渗，有效循环血量进一步减少，血压明显下降，微循环缺氧更加严重，使休克进一步恶化。本期全身组织器官处于严重淤血性缺氧状态，可出现休克的典型临床表现。皮肤因淤血缺氧而出现发绀、花斑纹或大理石样改变；由于心排血量急剧减少故血压进行性下降，脉压缩小，心率加快，脉搏细数；肾血流量急剧减少而致尿量更少，甚至无尿；当血压降到50mmHg以下时，心脑血管失去自身调节，冠状动脉和脑血管灌注不足，出现心脑功能障碍，甚至衰竭。患者出现神志淡漠、意识模糊，甚至昏迷。回心血量减少，使中心静脉压降低及出现静脉塌陷。休克中期，病情逐渐恶化，抢救的关键是疏通微循环，解除微循环淤血。为此，应立即补充血容量，合理选用血管活性药物，纠正酸中毒和防止发生DIC。如果本期仍未得到及时正确的治疗，则休克将转入晚期。

3. 休克晚期　为微循环衰竭期(microcirculatory failure stage)，可出现DIC和MODS的症状。

(1)临床可见皮肤黏膜和内脏广泛出血、少尿、尿闭、呼吸困难、发绀、休克肺、昏迷、抽搐、黄疸等，此期为休克的不可逆阶段。由于严重的淤血、缺氧和酸中毒使微血管高度麻痹、扩张，并使其对活性物质失去反应，同时血管内皮受损。高度淤血使血流更加缓慢，血小板和红细胞易于聚集。这些改变均有利于启动凝血过程而发生DIC。

(2)休克过程中DIC发生的时间早晚与引起休克的原因有关，如严重创伤或重症感染者DIC发生较早，而失血性休克，则DIC发生较晚。DIC一旦发生，休克病情将进一步恶化，表现为广泛性微血管阻塞、继发性纤溶而引起出血和微血管内溶血等，使回心血量显著减少，血压持续性下降；可溶性纤维蛋白多聚体及其裂解产物等可封闭单核巨噬细胞系统、使来自肠内的内毒素不能被充分清除。严重缺氧和酸中毒可使细胞内的溶酶体膜破裂，释放出的溶酶体酶可造成细胞损伤，导致全身各重要器官功能和代谢严重障碍，致使休克转入难治阶段，故此期又称为难治性休克期(refractory shock stage)、不可逆性失代偿期(irreversible decompensated stage)。应该指出，并非所有休克患者都会发生 DIC。DIC 只是休克转为难治的重要因素之一。近年来研究证实在休克晚期，除微循环衰竭和细胞损伤可使休克从可逆性向不可逆性阶段转化之外，而病理性自由基反应和序贯性发生多器官功能障碍也是使休克转为难治的重要原因。

(3)休克时多器官功能障碍的发生是细胞损伤的必然结果，而细胞损伤首先表现在生物膜发生损害。休克时细胞的生物膜损伤最早表现为细胞膜和细胞器膜的通透性增高，Na^+-K^+泵障碍，使细胞内 K^+ 逸出而细胞外 Na^+ 和水进入细胞内，引起细胞水肿和细胞器肿胀；细胞膜上腺苷酸环化酶系统受损，使细胞内各种代谢过程发生紊乱。线粒体损伤最早表现为呼吸功能和 ATP 合成受抑制，此后发生线粒体结构改变，线粒体明显肿胀，直至破坏；溶酶体损伤则表现为溶酶体膜通透性增加，溶酶体肿大，溶酶体酶释放增加，甚至溶酶体膜破裂。细胞受损的主要原因是缺氧、酸中毒、内毒素和氧自由基生成过多等因素通过直接或间接作用破坏生物膜系统的功能和结构。由于细胞的完整性在维持细胞生命活动中起重要作用、当膜完整性遭受破坏时，细胞即开始发生不可逆性损伤。为改善细胞代谢，防治细胞的损伤，可应用溶酶体膜稳定剂如糖皮质激素、前列腺素(PGI_2、PGE_1)和组织蛋白酶抑制药，山莨菪碱能抑制 Ca^{2+} 内流，也有保护溶酶体膜的作用。近年临床应用氧自由基清除剂如奥古蛋白(超氧化物歧化酶，SOD)、亚硒酸钠、维生素 C 等，也可防止或减轻细胞的损伤。

注意：并不是所有休克都依次经历上述三期变化。一般低血容量性休克、心源性休克和部分感染性休克可从微循环缺血期开始，而过敏性休克多从淤血期开始，严重烧伤性休克，可能一开始即出现微循环衰竭期表现。在临床工作中既要掌握和运用休克发生发展的共同规律，又要具体分析各型休克患者的变化特点，做到积极抢救，合理治疗。

【诊断】

1. 诊断依据　休克为一临床综合征，诊断以低血压、交感神经代偿性亢进，微循环灌注不良等方面的临床表现为依据。美国国家心肺研究所曾经以下列几点作为休克的诊断依据：①收缩压低于 90mmHg 或较原基础血压降低 30mmHg 以上；②具备下列脏器血流减少的全部证据，如尿量少于 20ml/h，尿 Na 下降；意识障碍；外周血管收缩，皮肤湿冷。

2. 诊断标准　1982 年 2 月，全国急性“三衰”会议制定的休克诊断标准：①有发生休克的病因；②意识异常；③脉细数，超过 100/min 或脉不能触知；④四肢湿冷，胸骨部位皮肤指压试验阳性(压后再充盈时间＞2s)，皮肤花纹，黏膜苍白或发绀，尿量＜30ml/h 或尿闭；⑤收缩压＜80mmHg；⑥脉压＜20mmHg；⑦原有高血压者收缩压较原水平下降 30%以上。凡符合以上①，以及②、③、④中的二项，和⑤、⑥、⑦中的一项者，即可诊断为休克。

3. 注意事项　鉴于休克是严重的循环障碍综合征，有明显的生理学变化及由此而引起的临床表现，故诊断一般并不困难，但在诊断处理时对出现下列情况者应予注意。

(1)在诊断休克的同时应积极做出病因诊断，特别是患者神志不清，又无家属或伴送者提供发病情况及现场资料，体表无明显外伤征象，此时需加强对原发病的追溯，能否及时处理原发病常是抢救成败的关键。

(2)应注意一些不典型的原发病，特别是

老年患者、免疫功能低下患者发生严重感染时往往无发热、无白细胞数升高。不典型心肌梗死往往以气急、晕厥、昏迷、腹痛、恶心、呕吐等为主要表现而无心前区疼痛及典型的心电图表现。要防止只重视体表外伤而忽略潜在的内出血消化道穿孔或由于脊髓神经损伤及剧烈疼痛导致的血流分布障碍。

(3)应重视休克患者的早期体征,如脉搏细数、心音低钝、心率增速、奔马律、呼吸急促、表情紧张、肢端厥冷、尿量减少、少数血压升高等。因这些症状往往发生在微循环障碍或血压下降之前。须知血压为休克的重要体征,但并不是休克的同义词,而尿量及比重、pH 的监测常可客观地反映组织灌注情况。血气分析和氧饱和度监测常能了解缺氧和CO_2及酸碱变化情况。

(4)要提高对重要脏器功能障碍的早期认识,以便及时采取抢救措施。应按需要及时做中心静脉压、肺小动脉楔压、肝肾功能、凝血指标和血气分析等检查。

(5)常采用 Swan-Ganz 导管热稀释法(间歇或持续)或非创伤性阻抗法监测血流动力学改变。

1)动脉血压与脉压:在感染性休克情况下,上臂袖带式听诊法常出现听不清,无法了解血压真实数值,故主张桡动脉或股动脉插管直接测压法,当收缩压下降到 80mmHg 以下,或原有高血压者下降 30%,即患者的基础血压值降低超过 60mmHg,脉压<20mmHg 者,组织微循环血液出现灌流减少,临床上可诊断休克。脉压大小与组织血流灌注紧密相关,加大脉压有利于改善组织供血供氧。一般要求收缩压维持在 80mmHg,脉压>30mmHg 以上。

2)中心静脉压(central venous pressure,CVP):主要反映回心血量与右心室搏血能力,有助于鉴别是心力衰竭还是血容量不足引起的休克,对决定输液的量和质,以及选用强心、利尿或血管扩张药有较大指导意义。正常 CVP 为 6~12cmH_2O,它与右心室充盈压成正比,在无肺循环或有心室病变情况下,也能间接反映右心室舒张末压和心脏对输液的负荷能力。

3)肺动脉楔压(pulmonary artery wedge pressure,PAWP):与左心房平均压、左心室舒张末压密切相关。在无肺血管和二尖瓣病变时测定 PAWP,能反映左心室功能,对估计血容量、掌握输液速度和防止肺水肿等是一个很好指标,其正常值为 5~16mmHg。

4)心排血量(cardiac output,CO):反映心脏泵功能的一项综合指标,受心率、前负荷、后负荷及心肌协调性和收缩力等因素的影响,其正常值为 4~8L/min。

5)脉搏和静脉充盈情况:感染性休克早期脉搏细数(每分钟 120~140 次),在休克好转过程中脉搏强度恢复较血压早。休克时需观察静脉充盈程度,当静脉萎陷,且补液穿刺有困难,常提示血容量不足;而静脉充盈过度则反映心功能不全或输液过多。

【急救措施】

急救原则是尽早去除引起休克的原因,尽快恢复有效循环血量,纠正微循环障碍,增进心脏功能和恢复人体正常代谢。

1. *病因治疗*　积极防治引起休克的原发病,去除休克的原始动因(如止血、控制感染、输液、镇痛等)。

2. *一般措施*　休克患者体位一般采取卧位,抬高下肢 20°~30°或头和胸部抬高 20°~30°,下肢抬高 15°~20°的体位,以增加回心血量和减轻呼吸的负担。应及时清除呼吸道分泌物,保持呼吸道通畅。必要时可做气管插管或气管切开。予间断吸氧,增加动脉血氧含量,减轻组织缺氧。保持患者安静,通常不用镇静药。必须避免过多搬动,以免加重休克,甚至造成死亡。注意保暖,但不加温,以免皮肤血管扩张而影响生命器官的血流量和增加氧的消耗。

3. *补充血容量*　遵循充分扩容的原则,

及时补充血容量恢复组织灌注是抢救休克的关键。补液量、速度最好以血流动力学监测指标作为指导。当CVP超过12cmH_2O时，应警惕肺水肿的发生。关于补液的种类、盐水与糖水、胶体与晶体的比例，按休克类型和临床表现而有所不同，血细胞比容低宜补全血，血液浓缩宜补等渗晶体液，血液稀释宜补胶体。液体补充可以CVP和PAWP作为指导。

4. 合理使用血管活性药物　在纠正血容量和酸中毒并进行适当的病因治疗后血压仍未稳定时，应及时采用血管活性药物。血流分布性休克属低排高阻型时宜选用扩血管药物，神经性、过敏性休克时为保证心脑等主要脏器的供血则以缩血管药物较妥，感染性、心源性休克时常两者同时合用。常用血管活性药物有去甲肾上腺素、多巴胺、多巴酚丁胺等。

5. 纠正酸中毒　休克时缺血缺氧，必然导致乳酸性酸中毒。临床应根据酸中毒的程度补碱纠酸。既往认为，酸中毒可能降低血管内皮对血管活性药物的反应性，并没有确切的循证医学证据。目前在pH≥7.15时并不推荐应用碳酸氢盐治疗。

6. 防治细胞损伤　休克时细胞损伤可以是原发的，也可以是继发于微循环障碍之后发生的。改善微循环是防止细胞损伤的措施之一。此外，尚可用稳定细胞膜和能量补充的治疗。对细胞功能障碍的纠正应引起重视。糖皮质激素有抗休克、抗毒素、抗炎症反应、抗过敏、扩血管、稳定细胞膜、抑制炎性介质等作用，各类休克救治中可以考虑应用。

7. 抑制SIRS，防治MODS

(1)单纯的促炎介质拮抗药在动物实验中有一定效果，但在实际临床实践并未显示出疗效。纳洛酮可以拮抗内啡肽，SOD是氧自由基的清除剂，别嘌醇是黄嘌呤氧化酶的抑制药，均能减少氧自由基的损伤，可能有一定的抗休克作用。

(2)应预防DIC和重要器官功能衰竭，如一旦出现，除采用一般的治疗外，还应有针对性的脏器支持治疗。如出现急性心力衰竭时，除停止或减少补液外，尚应强心、利尿，并适当降低前、后负荷；如出现休克肺时，则正压给氧，改善呼吸功能；如出现肾衰竭，应尽早利尿和进行透析等措施，并防治多器官功能衰竭。

(3)连续性血液净化治疗(continuous blood purification therapy，CBPT)作为一种符合生理性肾脏替代治疗方法，溶质清除率高并能滤过和吸附清除细胞因子和炎症介质，为休克并发MODS患者的救治提供了非常重要的及患者赖以生存的内稳态平衡，可以考虑应用。

第二节　低血容量性休克

低血容量性休克(hypovolemic shock)是循环血容量下降所导致的结果。最常见原因是钝性或穿透性创伤所导致的显性或隐性失血。此外，大量抽放腹水或胸腔积液也可产生低容量性休克。低血容量性休克的严重程度不仅取决于损失容量的多少，还与患者的年龄和基础疾病有关。容量丢失的速度是影响代偿反应的关键因素。容量缓慢丢失，即使对于老年人或身有多种疾病的患者，也比快速丢失更容易耐受。对于既往合并多种严重疾病的患者，即使少量出血也可能会有致命的危险。

【临床分级】

临床上，根据失血量将低血容量性休克分为轻、中、重三个等级(表10-1)。

表 10-1 低血容量性休克的病理生理学和临床特征

休克程度	病理生理学	临床特征
轻度（丢失＜20%的血容量）	皮肤、脂肪、骨骼肌、骨等能够耐受缺血的器官血流量下降。血液重分布至重要器官	主诉寒冷，血压和脉搏可随体位改变而波动，皮肤苍白、湿冷，颈静脉平坦，尿液浓缩
中度（丢失 20%～40%的血容量）	胰腺、脾、肾等对缺血耐受性差的器官灌注减少	主诉口渴，仰卧位时血压低于正常，少尿
重度（丢失＞40%的血容量）	脑和心脏灌注下降	患者坐卧不安、易激惹、烦躁，且常反应迟钝。低血压伴脉搏细弱。可出现呼吸急促。进一步进展将导致心脏停搏

【代偿反应】

发生低血容量性休克时，几乎所有器官都产生代偿反应。

1. 心血管系统反应　心血管系统通过内环境稳定机制对失血做出反应，以维持心排血量和血压。

(1)心率增快和外周血管阻力增加是两个基本反应，都是通过交感神经系统所介导的。神经内分泌系统反应性升高血管紧张素和血管升压素的水平，增强交感神经兴奋的效应。

(2)当循环血量锐减时，血管内压力下降，主动脉弓和颈动脉窦的压力感受器反射性使延髓心搏中枢、血管舒缩中枢和交感神经兴奋，作用于心脏、小血管和肾上腺等，使心搏加快提高心排出量，肾上腺髓质和交感神经节后纤维释放大量儿茶酚胺，使周围皮肤、骨骼肌和内脏（肝、脾等）的小血管和微血管的平滑肌（包括毛细血管前括约肌）强烈收缩。

(3)容量性微静脉和小静脉收缩，静脉容量下降，促使血液回流入心脏，从而使舒张期心室充盈量和心排血量增加，这可能是低容量性休克时最重要的一个循环代偿机制。毛细血管前括约肌和小动脉收缩，导致血流方向改变，保证心、脑重要脏器的血液供应。直径小且阻力大的血管进一步收缩，使缺血性血管床的血流速度加快且血液黏稠度下降，使微循环更加有效，有利于组织供氧，并减少组织酸中毒。

(4)当发生低血容量性休克时，血管内压力下降，促使水和电解质从组织间返回血管内，起到“自身输液”的作用。当液体转移至毛细血管内的同时，组织内的蛋白并未迁移，使血管外的胶体渗透压升高。因此，这种液体迁移是有一定限度的。代偿性血管收缩增强这一过程，这种液体迁移常仅限于 1～2L。血管再充盈不仅与血管内渗透压下降有关，还与低血容量性休克患者复苏前的血细胞比容下降有关。

2. 神经内分泌反应　各种类型的休克启动时，儿茶酚胺释放和肾素、血管紧张素的分泌是神经内分泌机制代偿，即 SAS 和 RAAS 兴奋的结果，其共同作用使血管收缩，促使液体从组织间转移至血管内，并维持心排血量。主张微循环学说的部分学者一度甚至认为儿茶酚胺是休克和休克各期自始至终起决定作用的因素。临床用 α 和 β 受体阻滞药配合来治疗休克患者取得一定疗效。然而，值得注意的是，此类阻滞药在阻断交感神经过度兴奋的同时，也阻断了机体的许多代偿性调节反应，因而对部分患者有效。随着大量其他体液因子的不断发现，认识到休克发病的多因素机制，如今不再将儿茶酚胺看作是休克和休克各期自始至终起决定作用的因素，认为还存在其他激素或调节肽反应。

(1)血管紧张素和醛固酮的分泌:RAAS是机体调节水盐代谢和维持内环境稳定的重要系统。除循环 RAS 外,心、脑、肺、血管等也具有自身的组织 RAS,通过自分泌、旁分泌、胞内分泌等方式释放 AngⅡ,调节心血管系统功能状态:在组织器官水平上,与循环RAS 协同参与血压调节;在细胞水平上,通过影响 Ca^{2+} 运转,参与平滑肌收缩;在分子水平上,影响蛋白质的合成,促进心肌肥大及平滑肌生长。休克等病理过程中,RAS 活性显著升高,其确切作用尚有争议。循环 RAS作用及地位有待重新评价。组织 RAS 作用可能更为重要,组织 AngⅡ在休克早期升高,具有代偿保护作用,抑制其增加对机体不利;休克晚期抑制组织 AngⅡ的过度分泌,则有明显的抗休克作用。醛固酮分泌增加了肾脏对水和钠的重吸收,维持循环血量。

(2)肾上腺素、皮质类固醇和胰高血糖素的分泌:升高血糖,提供细胞代谢的能量储备;增加脂肪动员,降低血胰岛素水平。

(3)血管升压素(vasopressin)的分泌:即ADH,通过抗利尿和缩血管作用可能在休克早期起代偿作用。

(4)心房钠尿肽(atrial natriuretic peptide,ANP)的分泌:循环中的 ANP,除了具有强大的利钠、利尿作用外,还有舒张血管、支气管平滑肌,抑制肾素释放的作用。ANP是肾素-血管紧张素系统的内源性拮抗药,两者协同调节心血管系统功能。

(5)内源性阿片肽的分泌:对心血管系统的作用是降低血压、减少心排血量和减慢心率。休克时血中 β-内啡肽(β-endorphin)水平增加与休克程度相平行,且随休克治疗的好转而降低。

3. 呼吸系统反应　休克早期由于出血、创伤、感染等刺激使呼吸中枢兴奋,呼吸加快,通气增强,可出现低碳酸血症和呼吸性碱中毒。休克进一步发展时,SAS 的兴奋及其他缩血管物质的作用使肺血管阻力升高。严重休克患者晚期,经复苏治疗在脉搏、血压和尿量都趋于平稳后,仍可出现休克肺,即急性呼吸窘迫综合征(acute respiratory distress syndrome,ARDS)。

【主要影响】

1. 对肾功能的影响　低血容量性休克时肾脏血流迅速下降。肾流入量下降导致肾小球滤过压下降至低于滤过至肾小囊所需的压力水平。肾脏的代谢率很高,要维持这一较高的代谢率,肾脏需要较大的血流量。因此,长时间低血压可导致肾小管坏死。

2. 对代谢的影响　休克时由于微循环功能障碍,组织细胞获得的氧量减少,无氧糖酵解转换增加,ATP 合成减少,组织代谢明显受损,同时乳酸生成增多,产生代谢性酸中毒。可见,影响无氧糖酵解转换的最重要的一个因素为可获得的氧量。

氧输送(oxygen delivery,DO_2)、氧消耗(oxygen consumption,VO_2)和氧摄取率(oxygen extraction ratio,O_2ER)可由如下公式计算。

$$CaO_2 = 1.34 \times Hb \times SaO_2 + 0.0031 \times PaO_2$$

$$DO_2 = CaO_2 \times CO \times 10$$

$$VO_2 = C_{(a-v)}O_2 \times CO \times 10$$

$$O_2ER = VO_2/DO_2$$

式中:CaO_2代表动脉氧含量(单位 ml/dl),Hb 代表血红蛋白浓度(单位 g/dl),SaO_2代表动脉氧合血红蛋白浓度(%),PaO_2代表动脉血氧分压(mmHg),CO 代表心排血量(单位 L/min),$C_{(a-v)}O_2$代表动静脉氧含量差(单位 ml/dl),DO_2、VO_2单位 ml/min。

公式表明氧输送取决于循环中的氧含量和心排血量。当低容量休克心排血量下降时,氧输送也随之下降,其下降程度不仅取决于心排血量,还取决于血红蛋白下降程度。氧供下降时,大多数器官都增加其从动脉血中的摄氧能力,因此静脉循环中的血氧饱和度相对降低。$C_{(a-v)}O_2$和 O_2ER 增加是低容量性休克的代谢特征。

组织摄氧能力的差异很大。摄氧率一般在0.3左右。在正常情况下，心脏和大脑都最大限度地摄取氧，都依赖于足够的血流量来提供氧。低血容量达到一定低的阈值前，VO_2都基本保持恒定不变。当达到这个阈值时，即使增加摄氧也不能满足氧供。

3. *对中枢神经系统的影响* 休克早期，由于血液重新分布和脑循环的自身调节，交感神经兴奋并不引起脑血管明显收缩，保证了脑的血液供应。随着休克的发展，血压进行性下降，当平均动脉压<50mmHg时，中枢神经系统血流失去自我调控或脑血管内出现DIC，脑组织缺血缺氧，意识很快丧失继之自主功能下降。

4. *对胃肠道的影响* 休克早期腹腔内脏血管收缩，胃肠道血流量大为减少。胃肠道缺血、缺氧、淤血和DIC形成，导致胃肠黏膜变性、坏死、黏膜糜烂，形成应激性溃疡。动物实验显示，胃肠道组织含氧量急剧下降可导致缺血再灌注损伤或肠内细菌易位。

5. *对免疫系统的影响* 低血容量性休克可以产生一系列炎症反应，从而恶化病情。

(1)循环中的和固定的巨噬细胞的激活可诱导肿瘤坏死因子(tumor necrosis factor，TNF)产生和释放，进一步导致中性粒细胞和凝血系统的激活。中性粒细胞激活后可产生氧自由基、溶酶体酶、白三烯 C_4 与 D_4。这些炎症介质和细胞因子不仅进一步激活炎症细胞，释放炎症介质和细胞因子，形成恶性循环，还可以破坏血管内皮完整性，导致血管内液向组织间隙渗出。

(2)失血性休克后，黏附分子这一糖蛋白可导致白细胞的动员和迁移。最常涉及的细胞黏附分子包括选择素、整合素及免疫球蛋白。有研究表明，损伤严重程度与可溶性细胞黏附分子(soluble cell adhesion molecules，SCAMs)的释放有关。

(3)氧不完全还原为水时则产生氧自由基，包括超氧阴离子、过氧化氢等，对脂质双层膜结构、细胞内膜、结构蛋白、核酸和糖类都有毒性作用。巨噬细胞通常会产生氧自由基来帮助消灭已消化的物质。从巨噬细胞漏出的抗氧化物质也能保护周围组织。缺血再灌注损伤可以加速炎症细胞产生有毒的氧代谢产物，导致周围组织的进一步破坏，并可能在决定短暂低容量性休克的最终预后的诸多因素中起重要作用。

(4)其他：动物实验还证实了一些低容量性休克引起的重要免疫反应，包括肝内库普弗细胞抗原递呈失败、肠道细菌易位进入体循环。

6. *对血液学影响* 呕吐、腹泻、烧伤或低蛋白血症产生大量腹水等原因引起的体液丢失所导致的低容量性休克时，血管内血液浓缩，黏滞度增加，易导致微血管内微血栓形成，远端血管床缺血。

7. *对凝血-纤溶系统影响* 低容量性休克早期，由于“自身输液”作用，血液稀释，血细胞比容降低，血液黏滞度下降。当“自身输液”停止后，血浆外渗到组织间隙，且由于炎症介质或细胞因子的作用，血管内皮损伤，毛细血管通透性增加，加上组织间液亲水性增加，大量血浆和体液组分被封闭和分隔在组织间隙，引起血液浓缩，血细胞比容上升血液黏滞度升高，促进了红细胞聚集，呈现高凝状态，启动DIC的发病过程。

【临床特征】

(1)低容量性休克的表现随患者年龄、既往病史、失血量和失血速度的不同而不同。不同程度失血量的临床表现见表10-1。注意心率、血压并不总是判断失血量多少的可靠指标。较年轻的患者可以很容易地通过血管收缩来代偿中等量的失血，仅表现为轻度心率增快。严重的低血容量在终末期可以表现为心动过缓。动态血压监测非常有帮助。患者从仰卧位变为坐位时血压下降超过10mmHg，并在数分钟内不能恢复正常。仰卧位血压正常的老年患者转为直立位时常常出现低血压。对可能存在不稳定型脊椎损伤的患者，体位改变试验应慎重。

(2)低灌注可导致毛细血管再灌注下降、皮肤温度下降、皮肤苍白、皮下静脉塌陷，其严重程度取决于休克的严重程度。这些症状并不是低血容量性休克的特异性症状，也可能是心源性休克或心脏压塞或张力性气胸所致的休克表现。低血容量性休克常出现颈静脉塌陷，但也可能是尚未充分液体复苏患者循环抑制的表现。检查颈静脉时，最好将患者头部抬高30°。正常情况下，右心房的压力可使胸骨柄上方近4cm的颈静脉扩张充盈。

(3)低容量性休克患者常出现明显的尿量减少[＜0.5ml/(kg·h)]。当临床上出现休克但无少尿时，要考虑是否存在高血糖和造影剂等有渗透活性的物质造成的渗透性利尿，并进行相应检查。

【辅助检查】

1. 实验室检查 在查找低血压原因时可能很有帮助。然而，在抢救休克时，强调不要因等待化验结果而中断抢救进程。

(1)血细胞比容：根据休克原因和进程的不同，低容量性休克患者的血细胞比容可以是低、正常或较高。失血时，由于组织液对前毛细血管的再灌注，导致血细胞比容处于正常范围。反之，如果缓慢失血，延迟发现或已开始液体复苏的情况下，血细胞比容则降低。当丢失非血性体液(呕吐、腹泻、瘘)而导致低容量休克时，血细胞比容通常较高。

(2)动脉血乳酸监测：当严重休克导致无氧代谢发生时，乳酸可在患者体内堆积，造成严重的代谢性酸中毒。其他非特异性检查包括血气分析和血常规、生化常规检查。

2. 血流动力学监测

(1)中心静脉压(central venous pressure，CVP)监测：有助于了解是否存在低血容量，并指导液体复苏；并可指导已知存在或怀疑存在充血性心力衰竭的老年患者的治疗，因为对于这类患者，过多输液可迅速导致肺水肿。必要时还可以应用Swan-Ganz漂浮导管来指导液体复苏。但要注意低血容量常导致静脉塌陷，这时进行中心静脉插管不易成功。当进行液体复苏后患者血压和神志未见好转时，需要考虑是否存在持续性出血或警惕是否已经诱发了DIC。

(2)二氧化碳监测：常显示呼气末CO_2分压下降，这是由于通过肺的血流减少所致。与动脉血气比较，可发现动脉和呼气末CO_2梯度明显增大。如果肺功能正常，血氧饱和度只发生轻度改变。因此，脉搏氧饱和度的监测可为正常。

【诊断依据】

主要依据：①心动过速和低血压；②体温低及四肢末梢发绀；③颈静脉塌陷；④少尿和无尿；⑤静脉输液后上述体征可很快被纠正。

【鉴别诊断】

低容量性休克需要与其他原因引起的休克相鉴别(表10-2)。

1. 心源性休克 常表现为颈静脉扩张，除此以外，其他体征与低容量性休克类似。当液体治疗不充分时也可不存在这种扩张。CVP监测有助于鉴别诊断。

2. 创伤或脊髓损伤所致休克 创伤或脊髓损伤可导致外周血管扩张而休克，对液体治疗相对较顽固。低血容量是创伤后休克的首要因素，在液体治疗尚未充分时，不考虑其他因素。

3. 酒精中毒 常使低血容量难以诊断。血中乙醇浓度升高使表浅血管扩张，导致皮肤温暖、潮红、干燥，患者尿液比重低。仰卧位可以发生低血压，但直立性低血压变化更为明显。

4. 低血糖性休克 对于急重症患者，常常因为需要控制应激性高血糖(stress-induced hyperglycemia，SHG)而静脉应用胰岛素。注意如果胰岛素输注过多过快，将可

表 10-2 休克相关临床表现

观察指标	心源性休克	低容量性休克或创伤性休克			低排性感染性休克	高排性感染性休克	神经源性休克
		轻度	中度	重度			
皮肤灌注	苍白	苍白	苍白	苍白	苍白	粉红	粉红
尿量	少	正常	少	少	少	少	少
脉搏	快	正常	正常	快	快	快	慢
神志	焦虑	正常	口渴	焦虑	焦虑	焦虑	焦虑
颈静脉	扩张	塌陷	塌陷	塌陷	塌陷	塌陷	塌陷
氧耗	低	低	低	低	低	低	低
心脏指数	低	低	低	低	低	高	低
心充盈压	高	低	低	低	低	低	低
外周阻力	高	高	高	高	高	低	低

能出现低血糖性休克，患者表现心慌、心悸、多汗、皮肤苍白湿冷，甚至出现脑功能障碍，应与低容量性休克鉴别。检测血糖明确诊断后，静脉注射50%葡萄糖溶液或停用胰岛素后可迅速改善症状。

【急救措施】

1. 一般原则

(1)在任何紧急情况下，都要首先考虑按顺序进行，即建立有效人工循环(circulation)、畅通呼吸道(airway)、建立人工呼吸(breathing)。尽管有很多患者并不存在呼吸道问题或已控制了呼吸道，但仍要首先考虑这些问题。

(2)建立至少两条较粗的静脉通路(首先考虑16号套管针)是很有必要的。对低容量性休克患者进行紧急复苏时，不要首先考虑中心静脉穿刺插管。肺动脉导管端口和三腔导管的端口相对较小，并不能满足快速输液的需要，只在用较大套管针建立静脉通路前应用。

(3)应该迅速寻找丢失血液或体液的原因，并进行有针对性的病因学治疗。存在外出血时，应该持续压迫出血部位直到通过外科手术控制出血。使用止血钳对出血部位进行盲目探查，不但不能控制出血，还可能造成进一步损伤。潜在出血原因包括胃肠道出血、通过瘘丢失液体过多、输液通路脱落伴回血及血管缝合线的脱落。对于闭合性胸腹部外伤，要努力探及明确是否有实质脏器如肝、脾破裂，或胸腹腔内血管撕裂等情况。

2. 液体复苏　低容量性休克的常规疗法是迅速恢复血容量，即对患者进行快速液体复苏，要求输液速度应快到足以迅速补充丢失液体。有研究认为在出血未控制之前这样抢救可能会增加出血，使预后更差。尽管有人对此提出批评，但在止血之前限制补液(仅补到休克逆转时)的观点已得到很大程度认同。对于老年或既往有心脏病史的患者，为避免高血容量带来的并发症，一旦发生相应的反应，则应减慢输液速度。低容量休克所用输液种类依其所含物质的最大分子量一般分为晶体液和胶体液，目前尚未有确切的循证医学证据证实使用哪一种溶液更具有优势。

(1)晶体溶液：晶体溶液所含溶质相对分子量均<6000，黏滞度低，可以通过外周静脉快速输注，用于低容量性休克液体复苏治疗时是十分安全和有效的。常用晶体溶液主要

包括生理盐水、乳酸林格液、高渗盐溶液。因为等渗液与体液的渗透压相同，所以在细胞内外间隙不产生渗透压变化使液体发生迁移。因此，电解质和水分会按照人体体液成分进行分布：75%位于血管外，25%位于血管内。当使用等渗晶体溶液进行液体复苏时，因为其存在血管内外的再分布，所以需要使用失血量的3～4倍的晶体液。液体再分布通常在开始输液30min后发生。2h后，输入的晶体液仍维持在血管中的容量仅不到20%。过量输入晶体液可导致全身水肿。大量输液导致流体静力压上升到很高水平(一般＞25～30mmHg)，将会发生肺水肿。严重的皮下水肿将限制患者活动，增加发生压疮的可能性，并潜在限制呼吸动度。

选择哪种晶体溶液大部分取决于医师的个人习惯。生理盐水的优点在于它是广泛适用的，而且是唯一的可以和血制品混合的晶体液。因为其所含氯离子浓度高于血液，因此应用生理盐水复苏治疗的患者还可能发生高氯性代谢性酸中毒，这可通过肾脏排泄氯化物来纠正。乳酸林格液的优点在于其电解质组分更接近生理情况，除非极危重的患者，所含有的乳酸在肝脏能轻易地转变为碳酸氢盐。高渗盐溶液通过产生的渗透压效应使水分从细胞内转移到细胞外，从而可以用有限的液体量扩充细胞外容量，减轻脑水肿和降低颅内压。

(2)胶体溶液：胶体溶液是依靠其分子量溶质产生渗透压效应的一组溶液。因为血管壁这一血管内外间隙的屏障对这些分子仅有部分通透性，因此胶体溶液在血管内存留的时间比晶体溶液长，因此仅需要较少量胶体溶液来维持循环血容量。由于胶体液有一定的渗透压，所以它可使水分从血管外进入血管内。尽管所需胶体液的容量少于晶体液，但其价格却昂贵得多。目前临床应用的胶体液有白蛋白、羟乙基淀粉、右旋糖酐、尿联明胶、改良液体明胶(modified fluid gelatin，MFG)等。

1)白蛋白(正常血清白蛋白)：是最常用的胶体溶液，分子量在66 000～69 000ku，常用浓度为5%和25%。正常血清白蛋白大约含96%的白蛋白，而血浆蛋白中白蛋白比例为83%。每克白蛋白在血管内可与18 ml液体结合。尽管输入2h后只有不到10%移到血管外，但外源性血清白蛋白的半衰期仅不到8h。当输入25%的白蛋白时，将导致血管内容量增加输入量的5倍。

2)羟乙基淀粉：是一种人工合成的物质，以6%的浓度溶解于生理盐水中，平均分子量为69 000ku。输入后，其46%在2d内通过肾脏排出，64%在8d内消除完毕，42d后仍可检测到淀粉浓度。羟乙基淀粉是一种有效的扩容剂，其扩容效果可维持3～24h。血管内增加的容量大于实际输入的剂量。多数患者使用500～1000ku的羟乙基淀粉即可产生疗效。当输入剂量超过20ml/(kg·d)时，可能发生肾、肝和肺部并发症。由于存在抗Ⅷ因子作用，羟乙基淀粉会引起血小板计数下降和部分凝血酶时间延长。过敏较少见。

3)喷他淀粉：是一种改良的中分子羟基淀粉(HES)溶液，它去除了分子量10～1000ku以外的分子，是均质和不良反应小的溶液。另有一种改良的HES(贺斯200/0.5)，剂量为20～36mg/kg时，不但无不良反应，还可减轻毛细血管渗漏，减少血管活性物质释放，降低血液浓度，维持血容量和改善微循环，使患者心脏指数、氧供/氧耗比显著提高。

4)右旋糖酐：应用右旋糖酐扩容的程度和时程取决于输入右旋糖酐的种类、输入量、输液速度及其血浆清除率。通常用的右旋糖酐有右旋糖酐-70(90%的分子量在25 000～125 000ku)和右旋糖酐-40(90%的分子量在10 000～80 000ku)两种。分子量较小的分子可通过肾脏滤过并产生利尿作用；分子量较大的右旋糖酐代谢为CO_2和H_2O，在血管内存留时间更长。右旋糖酐-70更适于扩容，其半衰期可长达几天。

右旋糖酐相关并发症包括肾衰竭、过敏和出血。右旋糖酐-40通过肾脏滤过，可产生渗透性利尿，因此实际上可减少血容量。在已知肾功能不全的患者应避免使用。右旋糖酐-70与肾衰竭关系不大。过敏反应可见于糖酐抗体滴度较高的患者，其发生率在0.03%～5%。两种右旋糖酐都可通过已知Ⅷ R：Ag的活性来抑制血小板黏附和聚集。右旋糖酐-70的影响更为显著。两种制剂均可影响交叉配血反应和血糖检测。

5）尿联明胶和MFG：分别以4%和3.5%的浓度溶解于生理盐水中，不会引起肾衰竭，也不影响库存血技术，是有效的血浆扩容剂。但由于其分子量低，可快速被肾脏清除。最常见并发症是过敏反应，发生率约0.15%。快速输入尿联明胶可导致肥大细胞和嗜碱性粒细胞大量释放组胺。MFG的过敏反应发生率较低。另外明胶可引起血清纤维结合素受抑制。

第三节　分布性休克

分布性休克（distributive shock）是因为血液再分布至内脏而命名的，包括感染性休克、过敏性休克、神经源性休克、中毒性休克、内分泌性休克及全身炎症反应（重症急性胰腺炎早期）引起的休克。感染性休克是分布性休克中最常见类型。

一、感染性休克

【主要特点】

严重感染（severe sepsis）及其相关的感染性休克（septic shock）和继发的MODS是当前入住ICU患者的主要死亡原因，也是当代重症医学面临的主要焦点及难点。在美国，每年75万例严重感染病例发生，其中有一半病例发展为感染性休克，病死率达到20%～63%。其在高龄及因创伤、糖尿病、恶性病、烧伤、肝硬化或因使用抗肿瘤化疗等原因而处于免疫功能抑制状态的人群中有较高的病死率。最常见的原因为需氧革兰阴性细菌感染，葡萄球菌等革兰阳性菌和真菌也可引起感染性休克。

【发病机制】

1. *细胞因子和炎症介质作用*　感染性休克的发病机制极为复杂，目前的研究已深入到细胞、亚微结构及分子水平。当机体抵抗力降低时，侵入机体或体内正常寄居的病原得以大量繁殖，释放其毒性产物，并以其为动因激活人体体液和细胞介导的反应系统，产生各种炎性介质和生物活性物质，从而引起机体一系列病理生理变化，使血流动力学发生急剧变化，导致循环衰竭。

一般认为，革兰阴性细菌胞壁脂多糖（lipopolysaccharide，LPS）、革兰阳性细菌菌壁磷壁酸（teichoic acids）和肽糖酐（peptide dextran）、真菌的酵母多糖（zymosan）、金黄色葡萄球菌的毒素（中毒休克综合征毒-1，TSST-1）等可直接损伤组织细胞，或形成抗原抗体复合物损伤组织细胞，引发感染性休克。至于病毒、立克次体和寄生虫的毒性物质尚未弄清。既往对感染性休克发病机制的研究主要集中在革兰阴性细菌菌壁LPS与各体液途径的相互作用上，而目前研究的焦点集中于被刺激的巨噬细胞和其释放的细胞因子方面。LPS对多个调节系统都有影响，包括补体、激肽、凝血、血浆磷脂酶、细胞因子、β-内啡肽、白三烯、血小板活化因子（platelet-activated factor，PAF）和前列腺素等。

感染性休克中有几种血浆蛋白酶被激活，包括激肽系统、凝血级联和补体系统。LPS、磷壁酸、肽糖酐、TSST-1、酵母多糖等可经替代途径(alternative pathway)和经典途径(classical pathway)激活补体,经典途径可由抗原抗体复合物激活,替代途径由上述产物直接激活。补体激活产生的 C2b、C4a 具有激肽样作用,使血管通透性增加,产生 C3a、C5a,称过敏毒素,能使肥大细胞、血流中的嗜碱细胞释放组胺,引起血管扩张,通透性增加,形成局部水肿,还使平滑肌痉挛;中性粒细胞活化,中性粒细胞聚集并黏附于血管内皮细胞上,进而血小板凝集,血栓形成。最后导致血流动力学改变。诸多因素造成组织、血管内皮细胞损伤,细胞膜损伤导致胞膜磷脂在磷脂酶 A_2 作用下释放花生四烯酸(arachidonic acid),产生大量的白细胞产物。被动员的花生四烯酸可通过脂氧酶途径转化为白三烯(leukotriene,LT)或通过环氧酶途径产生依前列醇(prostacyclin,PGI_2)和血栓素(thromboxane,TXA_2),这些产物均有明确的作用(表 10-3)。磷脂酶 A_2 还可释放膜复合烷基磷脂,后者可转化为 PAF。中细粒细胞、嗜碱性粒细胞、内皮细胞和血小板均可以产生 PAF。

补体激活不仅增加血管通透性还可通过激活吞噬细胞释放毒性氧代谢产物,增强中细粒细胞和巨噬细胞的吞噬作用。激活的吞噬细胞可产生氧自由基,杀死被吞噬的细胞,当这些产物从细胞漏出的时候可产生严重的组织损伤。伴随凝血因子Ⅻa 的激活与感染引起的 DIC 有关。凝血因子Ⅻa 的激活还可导致环激肽的释放,引起低血压。内毒素和 TNF 作用于中性粒细胞、血管内皮细胞和库普弗细胞等细胞系,产生 NO。NO 是内皮源性舒张因子(endothelium derived relaxing factor,EDRF),是另一种毒性自由基。少量 NO 可以改善微循环血流,较高浓度则可引起血管扩张和低血压。

循环中的 LPS 可以刺激白细胞产生多种细胞因子,激发炎症反应过程。研究表明 TNF、IL-1、IL-2、IL-6 与人类感染反应明确相关。在动物实验中,TNF 可导致低血压和心室功能下降。细胞因子可使反向调节激素如高血糖素、肾上腺素和皮质醇释放,这些激素产生的反应都与感染的反应有关。细胞因子如 IL-4、IL-6、IL-10、IL-11、IL-13、IL-1Ra(受体拮抗药),与调节免疫反应有关。IL-8、IL-12、IL-18 及 PAF、血清素和二十烷类还与扩大免疫反应有关。

表 10-3　细胞因子和炎症介质的作用

<table>
<tr><th>介　质</th><th>作　用</th><th>介　质</th><th>作　用</th></tr>
<tr><td>TNF</td><td>低血压、心室功能下降</td><td rowspan="3">PAF</td><td rowspan="3">激活吞噬细胞和血小板、产生氧自由基、增加血管通透性及降低心排血量和血压</td></tr>
<tr><td>PGI_2</td><td>血管扩张、血小板聚集下降</td></tr>
<tr><td>PGE_2</td><td>血管扩张、免疫调节、血小板聚集</td></tr>
<tr><td>PGD_2</td><td>血管扩张</td><td rowspan="4">补体激活</td><td rowspan="4">血管通透性增加;通过激活吞噬细胞释放毒性氧代谢物;中性粒细胞和巨噬细胞调理作用和吞噬作用增强</td></tr>
<tr><td>TXA_2</td><td>血管收缩、血小板聚集增加</td></tr>
<tr><td>LTB_4</td><td>化学趋化</td></tr>
<tr><td>LTC_4</td><td>免疫调节、血管收缩、支气管收缩、血管通透性增加</td></tr>
<tr><td>LTD_4</td><td rowspan="2">血管收缩、支气管收缩、血管通透性增加</td><td rowspan="2">EDRF
(NO)</td><td rowspan="2">少量可改善微循环,较高浓度引起血管扩张和低血压</td></tr>
<tr><td>LTE_4</td></tr>
</table>

2. *血流动力学影响* 感染性休克最明显的表现为体循环阻力下降和血压下降同时伴有心排血量正常或增加，肺循环阻力通常略有升高。心动过速与维持血压稳定有关。体循环阻力下降被认为是感染性休克的首要血流动力学改变，这种状态通常被称之为高动力型血流动力学状态。过去曾认为感染性休克存在高血流动力学期和低血流动力学期的观点已遭到质疑。近期的研究表明感染性休克的心排血量持续升高到终末前期发生心排血量下降为止，早期的研究可能是对未充分液体复苏的患者进行研究的结果。

严重感染常导致左右心室的功能受到明显抑制，表现为左、右心室射血分数及左心室心搏做功均下降，心肌顺应性下降。与低容量性休克不同，通过输液增加前负荷仅轻度增加左室心搏做功，这可能与心室顺应性改变有关。常于早期发生的肺动脉高压也与右心功能不全部分有关。心脏肾上腺素受体下调，受体数量和其亲和力下降。从感染性休克恢复的患者可见左心室搏出功增加，相反死于感染性休克的患者未见这种改变。放射性核素扫描显示，在休克发生 1～2d 即发生左心室扩张。这使得心脏在射血分数降低的情况下，增加舒张末容积以增加心搏量。左心室扩张可以促进患者的恢复。除了心室的异常以外，冠状动脉循环也表现高于正常的血流、正常的心肌氧耗和心肌乳酸的产生。

血流动力学改变的基础是外周血管的收缩舒张功能的异常，从而导致血流的分布异常。在感染性休克发生的早期，由于血管的扩张和通透性的改变，可出现循环系统的低容量状态。经过容量补充后，血流动力学则表现为高动力状态。外周阻力下降、心排血量正常或升高，作为循环高流量和高氧输送的形成基础而成为感染性休克的主要特点。感染性休克的这种氧输送正常或增高状态下的组织缺氧是分布性休克的主要特征，与低容量性休克、心源性休克和梗阻性休克氧输送减少的特点有明确的不同。

严重感染时，组织对氧的摄取和利用功能也发生改变。微循环的功能改变及组织代谢功能障碍可以存在于感染过程的始终。炎症反应导致毛细血管内皮系统受损、凝血功能异常、血管通透性增加，使血管内容量减少、组织水肿；组织内通血微血管密度下降，无血流和间断血流的微血管比例增加。这些改变直接导致微循环和组织间的物质交换障碍，在器官功能不全的发展过程中起着关键作用。同时，炎症反应导致的线粒体功能障碍使细胞对氧的利用也受到明确的影响。这些改变的共同作用使组织缺氧及代谢功能障碍进行性加重，加速了休克的发展。

感染产生的心肌抑制因子（myocardial depressant factor，MDF）是一种低分子量（＜1000）的蛋白质，合并心脏疾病、存在感染但未出现休克的患者不表现出 MDF 的活性。MDF 主要由缺血的胰腺产生，除引起心肌收缩力下降外，还可以引起肠系膜上动脉等内脏阻力血管收缩，进一步减少胰腺血流量，胰腺灌注减少又更促进 MDF 的形成。MDF 还可以抑制单核-巨噬细胞系统，使已产生的 MDF 清除减少，导致体内 MDF 不断形成和积累，进一步加重了血流动力学障碍。从感染的血流动力学病理生理学角度看，循环血容量的下降是由于毛细血管的通透性增加所致。心脏前负荷下降的原因除了毛细血管渗漏导致液体转移到组织内以外，还有外周血管的淤血、肝脾血管的淤血、胃肠道和伤口的失血及特发性多尿。

血流分布形式的改变是感染性休克的特征。存在血流和代谢所需不匹配，有些器官氧供过量时，其他器官却存在缺氧。此时，摄氧受到影响，导致血流依赖性氧耗，存在混合静脉血氧饱和度正常或升高，以及动静脉氧含量差值降低。乳酸性酸中毒提示存在病理性氧供依赖性氧耗。

3. *代谢异常* 感染后代谢性影响程度

不仅取决于疾病的病程和严重程度，还与既往营养状态及免疫状态有关。尽管系统氧耗是下降的，但感染时代谢率是明显上升的，混合性能量供应作为能源，表现为高分解代谢，合成代谢减弱，分解代谢增强，糖异生增加，加上胰岛素低抗作用，应激性高血糖(stress-induced hyperglycemia，SHG)十分常见。急性期反应物生成量增加，而白蛋白和转铁蛋白下降。

4. *多器官功能障碍*　感染性休克几乎影响所有器官(表10-4)。常见器官衰竭为呼吸、肝脏、肾衰竭。病死率与器官衰竭的数目成正比，当存在3个以上器官功能衰竭时，其病死率为80%～100%。

呼吸功能障碍发生率较高，据统计高达83%～100%，这种损伤过去称为“休克肺”。现称为急性呼吸窘迫综合征(acute respiratory distress syndrome，ARDS)，其特征为呼吸频数、顽固性低氧血症、肺内分流增加，增加吸氧浓度并不能改善低氧血症，伴有肺动脉高压、非心源性肺水肿及肺顺应性下降。呼吸肌乏力和膈肌收缩受限进一步加重了上述情况。常需要机械通气支持治疗。

由于肝脏的解剖部位和组织学特征，肝功能障碍的发生率也较高，可高达95%左右。肝功能障碍表现为高胆红素血症及转氨酶和碱性磷酸酶升高。肝脏氨基酸清除率下降伴血清氨基酸浓度上升为后期表现。组织学检查可发现肝内淤胆和微小管坏死。

肾功能障碍发生率仅次于肺和肝。严重感染引起的急性肾衰竭常发生在感染5d后。患者一般经临床治疗后，病情趋于稳定，甚至有所好转，以后又再次出现恶化，即属于迟发双相型。肾衰竭的存在与否在决定MODS患者的预后上起关键作用。

感染常是导致胃黏膜损伤的重要因素。休克早期腹腔内脏血管收缩，胃肠道血流量大为减少。胃肠道缺血、缺氧、淤血和DIC形成，导致肠黏膜变性、坏死、黏膜糜烂，形成应激性溃疡(stress ulcer)。另外，肠道细菌大量繁殖加上长期静脉高营养，没有食物经消化道进入体内，引起胃肠黏膜萎缩，屏障功能破坏，大量LPS甚至细菌经肠道和门脉系统入血。消化道功能紊乱是休克晚期发生肠源性败血症和SIRS、MODS以至MSOF的主要原因之一。

表10-4　器官功能障碍的认知与评价

	功能不全的指标	功能不全的程度		
		轻度	中度	重度
呼吸道	PaO_2，FiO_2，PFR，PEEP机械通气天数；气道峰压；是否使用高频通气或额外体膜氧合	PFR>250mmHg	PFR为150～250mmHg	PFR<150mmHg
肾脏	肌酐水平，肌酐清除率，BUN，是否需要透析以纠正血钾和CO_2紊乱	Cr<150μmol/L	Cr为150～300μmol/L	Cr>300μmol/L
肝脏	BIL，ALB，CHO，ALT，AST，γ-GT，ALP，氨	BIL<30μmol/L	BIL为30～80μmol/L，转氨酶升高或ALP达正常值2倍以上	BIL>80μmol/L；血氨升高

续表

功能不全的指标		功能不全的程度		
		轻度	中度	重度
胃肠道	应激性黏膜溃疡和出血，黏膜酸中毒，pH 调节障碍，鼻胃引流量，肠梗阻，腹泻，不耐受胃肠进食，Acalculous 胆囊炎，胰腺炎	鼻胃引流 ＜ 300ml/24h，胃肠进食导致腹泻	鼻胃引流 300～1000ml/24h，可见血性引流	鼻胃引流 ＞ 1000ml/ 24h，上消化道出血输血治疗，Acalculous 胆囊炎，胰腺炎
心脏	室上性心动过速，PAWP 和 MBP 均升高，心室搏出功指数下降，需要正性肌力药或血管活性药维持足够的 MBP	持续性室上性心动过速 HR＜140/min，MBP 不低	PAWP 为 16～30mmHg；维持满意的 CO 和 PAWP 所需多巴胺或多巴酚丁胺＜ 10μg/(kg·min)	需要血管活性药物（多巴胺，肾上腺素，去甲肾上腺素，去氧肾上腺素）维持 MBP＞80mmHg
中枢神经系统	GCS 评分，反映其昏迷程度	GCS 13～14	GCS 10～12	GCS≤9
血液系统	BPC↓，PT↑，PTT↑，纤维降解产物增加	BPC ＞ 60 000 个/μl	BPC 20 000～60 000/μl，无抗凝治疗时轻度 PT 或 PTT 延长	BPC ＜ 20 000/μl，DIC
代谢和内分泌系统	需要胰岛素治疗，T_4 和反 T_3 水平	胰岛素需要量≤1U/h	胰岛素需要量 2～4U/h	胰岛素需要量≥5U/h
免疫系统	DTH 反应性受损，离体淋巴细胞增生下降，ICU 病原体感染	迟发型超敏反应	皮肤无反应性	皮肤无反应性，反复发作 ICU 病原体感染
创口愈合	伤口感染，肉芽组织形成障碍，伤口裂开	伤口感染	肉芽组织形成障碍	褥疮，溃疡伤口裂开

【临床特征】

在休克尚未明显表现出来之前，患者的体征可提示休克的进展。在血流动力学改变发生前，通常先表现出感染的症状。感染性休克通常定义为临床上有感染证据的患者的 MBP＜60mmHg（SBP＜90mmHg），或 SBP 较基础血压下降 40mmHg 以上，伴有发热或体温低、心动过速和呼吸急促。患者通常反应迟钝。如无低血容量发生，患者的皮肤是温暖的。

肺动脉导管显示心排血量增加且系统循环血管阻力下降。当心排血量下降时，应该考虑到可能存在血容量不足。由于血管的反应性和肺血管阻力增加，肺动脉压升高十分常见。右心室射血分数和每搏量下降，左室心搏做功指数同样下降。PCWP 常下降或正常。为提高 PCWP 而增加输液量，仅轻度升高心排血量。

【辅助检查】

1. 血常规检查　常见白细胞增多伴幼稚细胞比例升高。少数患者白细胞减少，常提示预后不良。还常见 DIC 伴凝血时间延长、纤维分解产物增多及纤维蛋白原浓度下降。50%患者出现血小板减少。不到5%的患者可以发生出血。

2. 血生化检查 应激性高血糖十分常见。低血糖是病程晚期表现。血乳酸浓度升高,反映细胞内灌注不足。肝功能检查显示胆红素、转氨酶和碱性磷酸酶升高。

3. 血气分析 动脉血气常提示轻度低氧血症和代谢性酸中毒。当发生严重的呼吸肌疲劳,$PaCO_2$一般正常或仅轻度升高。动脉低氧血症的程度与伴随的ARDS的严重程度相关。CO_2浓度的下降可能会大于乳酸浓度升高的程度。静脉血气分析提示血红蛋白氧饱和度增加。尽管外周氧供提高,但外周氧耗和氧摄取能力下降。动静脉血氧含量差变小,<3ml/dl。随着血容量的改善,相应的氧耗也会增加。这种氧供依赖性氧耗是感染的一个特征。

4. 微生物学检查 约45%患者发现血培养阳性。革兰阴性需氧菌属占据主要地位。研究表明血培养阳性和阴性患者相比,病死率无差别。真菌感染在一些合并全身免疫抑制如糖尿病的患者中尤为重要。长期应用广谱抗生素和多重细菌感染病史也提示可能存在真菌感染。

【诊断】

1. 诊断依据 必须具备感染及休克综合征这两个条件,其要点包括:①血压下降的同时心排血量增加;②外周氧耗减少;③系统血管阻力下降;④心室射血分数下降;⑤相关多器官功能衰竭。

2. 诊断标准

(1)临床上有明确的感染。

(2)有SIRS的存在,即出现下列两种或两种以上的表现:①体温>38℃或<36℃;②心率>90/min;③呼吸频率>20/min;或$PaCO_2$<32mmHg;④血白细胞>12×10^9/L,<4×10^9/L,或幼稚型细胞>10%。

(3)收缩压<90mmHg或较原基础值下降的幅度>40mmHg至少1h,或血压依赖输液或药物维持。

(4)有下列一条以上证据证明器官灌注不良或功能衰竭:①神志差或有改变;②低氧血症(PaO_2<75mmHg);③血浆乳酸增高;④少尿>1h[尿量<30ml/h或<0.5ml/(kg·h)]。

【鉴别诊断】

真正的感染性休克与感染综合征的差别只是病情轻重程度的问题,主要差别在于后者无低血压。另外,需要与分布型休克的其他类型包括过敏性休克和神经源性休克相鉴别。诊断时要考虑近期用药史,创伤等因素。

【急救措施】

1. 液体复苏 保证足够的循环血容量对于感染性休克是最早的,也是最重要的治疗措施。血管内容量的丢失可能是由于毛细血管漏出、瘘、腹泻或呕吐。患者经口摄入液体不足或静脉输液不充分。肺动脉漂浮导管有利于指导液体治疗,根据左心室充盈压和心排血量来调节输入液体量。由于感染时伴随心肌抑制,所以在心排血量和血压尚未达到正常范围前,PCWP常常需要升高超过正常值。一般情况下,PCWP需要在10~15mmHg之间,这需要输入数千毫升的平衡盐溶液才能达到。而毛细血管渗漏还要求进一步加强输液治疗。可能发生血液稀释,从而需要输血。血红蛋白需要维持到一定水平。如果心排血量持续较低,则需要提高血红蛋白浓度来改善外周氧供。同样,因SaO_2不足导致低氧血症的患者也需要输血来增加其携氧能力,改善氧供。

一旦临床诊断严重感染,应尽快进行积极的液体复苏,6h内达到复苏目标:CVP 8~12cmH_2O(1cmH_2O=0.098kPa);平均动脉压≥65mmHg;尿量≥0.5 ml/(kg·h);中心静脉或混合静脉血氧饱和度($ScvO_2$或SvO_2)≥0.70;若液体复苏后CVP达8~12cmH_2O,而$ScvO_2$或SvO_2仍未达到0.70,需输注浓缩红细胞使血细胞比容达到0.30

以上，和（或）输注多巴酚丁胺[最大剂量20μg/(kg·min)]以达到上述复苏目标。

复苏液体包括天然的或人工合成的晶体或胶体液，尚无证据表明某种液体的复苏效果优于其他液体；对于疑有低容量状态的严重感染患者，应行快速补液试验，即在30min内输入500～1000ml晶体液或300～500ml胶体液，同时根据患者反应性（血压升高和尿量增加）和耐受性（血管内容量负荷过多）来决定是否再次给予快速补液试验。

2. 呼吸支持　感染性休克患者极易并发ALI或ARDS，不能满足增加呼吸做功这一要求。在发展至呼吸骤停前，推荐使用机械通气来降低呼吸做功。机械通气治疗策略推荐早期采用小潮气量（如在理想体重下6ml/kg），使吸气末平台压不超过30cmH_2O，允许$PaCO_2$高于正常，即达到允许性高碳酸血症；采用能防止呼气末肺泡塌陷的最低呼气末正压（PEEP）。为防止并发呼吸机相关肺炎，患者应采用45°半卧位；需要应用高吸氧浓度（FiO_2）或高气道平台压通气的ARDS患者，若体位改变无明显禁忌证，可考虑采用俯卧位通气。

3. 升血压药物支持　如果充分的液体复苏仍不能恢复动脉血压和组织灌注，有指征时应用升压药。存在威胁生命的低血压时，即使低血容量状态尚未纠正，液体复苏的同时可以暂时使用升压药以维持生命和器官灌注。必要时还应辅以应用低剂量的糖皮质激素。常用的药物包括去甲肾上腺素、多巴胺、血管升压素和多巴酚丁胺。去甲肾上腺素是纠正感染性休克低血压的首选升压药。

(1)去甲肾上腺素（Norepinephrine）：去甲肾上腺素具有兴奋α和β受体的双重效应。其兴奋α受体的作用较强，通过提升平均动脉压（MAP）而改善组织灌注；对β受体的兴奋作用为中度，可以升高心率和增加心脏做功，但由于其增加静脉回流充盈和对右心压力感受器的作用，可以部分抵消心率和心肌收缩力的增加，从而相对减少心肌氧耗。因此被认为是治疗感染中毒性休克的一线血管活性药物。其常用剂量为0.03～1.50μg/(kg·min)。但剂量＞1.00μg/(kg·min)，可由于对β受体的兴奋加强而增加心肌做功与氧耗。近年来的一些研究还报道：对于容量复苏效果不理想的感染性休克患者，去甲肾上腺素与多巴酚丁胺合用，可以改善组织灌注与氧输送，增加冠状动脉和肾的血流及肌酐清除率、降低血乳酸水平，而不加重器官的缺血。

(2)多巴胺（Dopamine）：兼具多巴胺能与肾上腺素能α和β受体的兴奋效应，在不同的剂量下表现出不同的受体效应。小剂量[＜5μg/(kg·min)]多巴胺主要作用于多巴胺受体（DA），具有轻度的血管扩张作用。中等剂量[5～10μg/(kg·min)]以β_1受体兴奋为主，可以增加心肌收缩力及心率，从而增加心肌的做功与氧耗。大剂量多巴胺[10～20μg/(kg·min)]则以α_1受体兴奋为主，出现显著的血管收缩。既往认为小剂量[＜5μg/(kg·min)]多巴胺还可以通过兴奋多巴胺受体而扩张肾和其他内脏血管，增加肾小球滤过率，起到肾保护效应。但近年来的国际合作研究提示，小剂量多巴胺并未显示出肾保护作用。目前建议对快速心律失常风险低或心动过缓的患者，可用多巴胺作为去甲肾上腺素的替代缩血管药物。

(3)肾上腺素（Epinephrine）：由于肾上腺素具有强烈的α和β受体的双重兴奋效应，特别是其较强的β受体兴奋效应在增加心脏做功、增加氧输送的同时也显著增加着氧消耗，其促进组织代谢的产热效应也使得组织乳酸的生成增多，血乳酸水平升高。因此目前不推荐作为感染中毒性休克的一线治疗药物，仅在其他治疗手段无效时才可考虑尝试应用。

(4)血管加压素（Vasopressin）：已发现感染性休克早期患者血中的血管加压素水平

较正常升高，随着休克的进展，血管加压素在24～48h会降至正常。某些观察显示在感染中毒性休克患者，血管加压素通过强力收缩扩张的血管，提高外周血管阻力而改善血流的分布，起到提升血压、增加尿量的作用；也有人推测其作用可能与抑制交感神经冲动及增强压力反射有关。血管加压素还可以与儿茶酚胺类药物协同作用。由于大剂量血管加压素具有极强的收缩血管作用，使得包括冠状动脉在内的内脏血管强力收缩，甚至加重内脏器官缺血，故目前多主张在去甲肾上腺素等儿茶酚胺类药物无效时才考虑应用，且以小剂量给予(0.01～0.04U/min)。

(5)多巴酚丁胺(Dobutamine)：多巴酚丁胺具有强烈的β_1、β_2受体和中度的α受体兴奋作用，其β_1受体正性肌力作用可以使心脏指数增加25%～50%，同时也相应使心率升高10%～20%；而β_2受体的作用可以降低PAWP，有利于改善右心射血，提高心排血量。总体而言，多巴酚丁胺既可以增加氧输送，同时也增加(特别是心肌)氧消耗，因此在感染性休克治疗中一般用于经过充分液体复苏后心脏功能仍未见改善的患者；对于合并低血压者，宜联合应用血管收缩药物。其常用剂量为2～20μg/(kg·min)。

(6)糖皮质激素：严重感染和感染性休克患者往往存在有相对肾上腺皮质功能不足，当机体对血管活性药物反应不佳时，可考虑应用小剂量糖皮质激素。一般选择氢化可的松，每日补充量不超过300mg，分为3～4次给予，持续输注。超过300mg的氢化可的松并未显示出更好的疗效。

(7)抗胆碱能药：为我国创造性使用，有良好的解除血管痉挛作用，并有兴奋呼吸中枢、解除支气管痉挛及提高窦性心律等作用。大剂量阿托品可致烦躁不安，东莨菪碱可抑制大脑皮质而引起嗜睡。在休克时山莨菪碱用量可以很大，患者耐受量也较大，不良反应小，临床用于感染性休克，常取代阿托品或东莨菪碱。常用剂量山莨菪碱成人每次10～20mg，阿托品成人每次0.3～0.5mg，儿童每次0.03～0.05mg/kg；每隔15～20分钟静脉注射1次。东莨菪碱成人每次0.3～0.5mg，儿童每次0.01～0.03mg/kg，每30分钟静脉注射1次。有青光眼者忌用本组药物。

4. *抗感染治疗* 确定感染来源是首要任务。要及时准确地评估和控制感染病灶，根据患者的具体情况，通过权衡利弊，选择适当的感染控制手段。若感染灶明确(如腹腔内脓肿、胃肠穿孔、胆囊炎或小肠缺血)，应在复苏开始的同时，尽可能控制感染源。如果受累组织未引流或菌血症未治疗，预后将极其不利。若深静脉导管等血管内有创装置被认为是导致感染性休克的感染源时，在建立其他的血管通路后，应立即去除。

一旦确定感染可能来源，即可用覆盖常见病原体的抗生素进行抗感染治疗。早期经验性抗感染治疗应根据社区或医院微生物流行病学资料，采用覆盖可能致病微生物(细菌或真菌)的广谱抗生素，而且抗生素在感染组织具有良好的组织穿透力。经验性抗生素的选择是否合适，是影响感染性休克患者预后的关键性因素。已行腹部手术的外科患者，应着重考虑是否有革兰阴性菌和厌氧菌感染。注意抗生素治疗前应尽可能首先进行及时正确的病原学培养。

应该明确认识到，多数感染性休克患者的血培养为阴性。因此，应该根据临床治疗反应及其他培养结果做出决定，或继续使用目前的抗生素，或改用窄谱抗生素。当然，若认为症状由非感染因素引起，就应果断停用抗生素，以减少耐药和二重感染。

5. *营养支持治疗* 感染性休克患者处于严重的高分解代谢状态，持续利用结构蛋白作为能量来源。休克复苏后，血流动力学稳定者应尽早开始营养支持(48h内)，首选肠内营养，小剂量血管活性药物不是使用早期肠内营养的禁忌证。存在营养风险的严重感染性休克患者，早期营养支持应避免过度喂养，以 20～25 kcal/(kg·d)为目标，若在3～5d 仍不能达到 50%目标量，建议添加补充性肠外营养。

6. 其他治疗

(1)镇静药物常用于辅助治疗感染性休克患者的焦虑和躁动。注意每天需中断或减少持续静脉给药的剂量，以使患者完全清醒，并重新调整用药剂量。机械通气患者可能在充分镇静条件下仍存在与呼吸机不同步，为降低呼吸肌氧耗需要可应用肌松药，但应注意到有延长机械通气时间的危险。

(2)循证医学证据表明血糖水平与感染性休克患者的预后明显相关，严格控制血糖能够明显降低其病死率。患者早期病情稳定后应维持血糖水平低于 8.3mmol/L，并尽可能保持在正常水平。研究表明，可通过持续静脉输注胰岛素和葡萄糖来维持血糖水平。早期应每隔 30～60 分钟测定 1 次血糖，稳定后每 4 小时测定 1 次。

(3)并发急性肾衰竭时，需要实施肾替代治疗以维持机体内环境稳定，清除炎性介质，抑制炎症反应，避免 MODS 的发生。目前尚缺乏证据证实何种肾脏替代治疗方法更优越。持续静脉-静脉血液滤过与间断血液透析治疗效果相同。但对于血流动力学不稳定的全身性感染患者，持续血液滤过能够更好地控制液体平衡。

(4)其他措施：包括预防 DVT、应激性溃疡等治疗措施。

【预后】

预后取决于下列因素：①治疗反应，如治疗后患者神志清醒安静、四肢温暖、发绀消失、尿量增多、血压回升、脉压增宽，则预后良好；②原发感染灶能彻底清除或控制者预后较好；③伴严重酸中毒和高乳酸血症者预后多恶劣，并发 DIC 或多器官功能衰竭者病死率亦高；④有严重原发基础疾病，如白血病、淋巴瘤或其他恶性肿瘤者休克多难以逆转；合并其他疾病，如糖尿病、肝硬化、心脏病者预后亦差。

二、过敏性休克

【病因】

1. 药物　过敏性休克(anaphylactic shock)病因复杂，多数为药物所致，而药物中最常引起过敏性休克的为青霉素，部分合成和半合成青霉素及头孢菌素(表 10-5)。近年来发现，能引起过敏性休克的肿瘤化疗药物及中药也在逐渐增多，并且随着现代影像技术的发展，造影剂的广泛使用，碘造影剂所致的过敏性休克的发病患者数也在逐年增多。

表 10-5　过敏性休克病因

半抗原：β-内酰胺类	食物：坚果	毒液：昆虫叮咬，特别是膜翅目昆虫和火蚂蚁
磺胺类	贝壳类	激素：胰岛素
硝基呋喃坦定	蛋清	肾上腺皮质激素
地美环素	棉籽	甲状腺激素
链霉素	牛奶	酶：糜木瓜酶
万古霉素	谷物	*L*-天冬酰胺酶
局麻药	马铃薯	各种物质：精液
其他	稻米	其他
血浆制品：免疫球蛋白	豆类	
过敏性疾病的免疫治疗	柑橘类水果	
	巧克力	
异种血清	其他	

2. 输注血制品

(1)供血者的特异性 IgE 与受血者正在接受治疗的药物(如青霉素)起反应。

(2)选择性 IgA 缺乏者多次输注含 IgA 血制品后,可产生抗 IgA 的 IgG 类抗体。当再次注射含 IgA 的制品时,有可能发生 IgA-抗 IgA 抗体免疫复合物,发生Ⅲ型变态反应引起的过敏性休克。

(3)用于静脉滴注的丙种球蛋白(丙球)制剂中含有高分子量的丙球聚合物,可激活补体,产生 C3a、C4a、C5a 等过敏毒素;继而活化肥大的细胞,产生过敏性休克。

3. 类过敏性休克反应　有些药物如碘造影剂、阿片类药物、非甾体抗炎药(non-steroid anti-inflammatory drugs, NSAIDs)等并不产生 IgE 抗体,亦会引起如过敏性休克同样的反应,称之为类过敏性休克反应(anaphylactoid reaction)。该反应涉及许多途径,包括补体介导的免疫反应、巨细胞的非免疫性激活和介质的产生。对 NSAID 的类过敏反应是特别危险的,因为 NSAID 是环氧化酶抑制药,它抑制环氧化酶途径,从而间接地促进花生四烯酸通过脂氧化酶途径生成炎症介质,包括 LTC_4、LTD_4、LTE_4 和 LTB_4。LT 和其中间代谢产物(5-HETE 和 5-HPETE)可增加血管通透性,导致支气管痉挛(表 10-6)。

表 10-6　类过敏反应的病因

补体介导的反应:	血液
	血清
	血浆
	血浆蛋白(非白蛋白)
	免疫球蛋白
非免疫:	类阿片类
	放射性对比剂
	右旋糖酐
	神经肌肉组织剂
	其他
花生四烯酸调节药:	非甾体消炎药
	酒石黄
特发性:	在详细评估后的最常见的结论

【发病机制】

过敏性休克累及机体的多个系统器官,其中心血管及呼吸系统的损伤常可危及生命。多数是敏感机体接触抗原物质所致以 IgE 介导的抗原抗体反应,属Ⅰ型变态反应,是真正的过敏反应。过敏原初次进入机体诱发机体产生抗体(IgE),结合到肥大细胞(结缔组织)和嗜碱性粒细胞(血液)表面后机体处于致敏状态,相应的过敏原再次进入机体,与被 IgE 致敏的肥大细胞和嗜碱性粒细胞结合,同时与靶细胞表面的 IgE 结合,激活的靶细胞、肥大细胞和嗜碱性粒细胞迅速脱颗粒释放大量的组胺和血小板活化因子至血液循环中。这些炎性介质导致血管舒张、支气管痉挛、皮肤瘙痒、支气管出血、血小板聚集和血管通透性增加。后者可导致喉头水肿甚至气道阻塞。青霉素过敏性休克就属于典型的Ⅰ型变态反应。

【临床特征】

机体经呼吸系统吸入、皮肤接触、消化系统摄入及注射等途径致过敏原进入体内 0.5h 即出现的休克,为急发型过敏性休克,占 80%～90%;0.5～24h 发作者为缓发型过敏性休克,占 10%～20%。其三个重要临床标志:① 血压急剧下降到休克水平(80/50mmHg 以下);②患者出现意识障碍;③出现各种各样的过敏相关症状。

初发症状一般有瘙痒和压迫感,几秒钟或延迟至 1h 后可进展至明显症状。患者感咽部异物感,逐渐进展至呼吸困难、发音困难、声音嘶哑和咳嗽。如果肺毛细血管通透性增加导致肺水肿,患者即有明显的呼吸困难和发绀。心血管系统表现在最初有乏力,头晕,可能伴有心悸。随着休克的进展,发生心律失常、传导障碍和心肌缺血。皮肤症状包括潮红和瘙痒,逐渐进展至荨麻疹、血管性水肿和出汗。患者可能感觉到恶心、腹痛或腹胀,甚至腹部绞痛。并可进展至出现呕吐、腹泻、间断呕血和便血。其他尚有结膜充血、泪液过度分泌、鼻溢和鼻充血，甚至晕厥、癫痫发作等表现。

【辅助检查】

血管通透性增加引起血液浓缩通常导致血细胞比容增加。血清肥大细胞类胰蛋白酶通常增加。

【诊断】

1. 诊断依据　根据食用或接触上述过敏原物质发生过敏性休克，即必须采取紧急急救措施。一般而言，当机体短暂暴露于某一致敏因素，迅速出现典型多系统器官损伤，尤其是皮肤，心血管及呼吸系统功能障碍的症状及体征，如皮肤瘙痒发红、荨麻疹、血管性水肿、低血压、急性上呼吸道阻塞、支气管痉挛等，应考虑诊断过敏性休克。

2. 诊断要点　①皮肤潮红，瘙痒；②腹胀、恶心、呕吐、腹泻；③喉头水肿所致气道阻塞；④支气管痉挛，支气管出血，肺水肿；心动过速，晕厥，低血压；⑤心血管萎陷。

【鉴别诊断】

几个在ICU常见的疾病需要与过敏性休克和类过敏反应相鉴别：心律失常、心肌缺血或梗死、低容量性休克、感染性休克、肺栓塞、误吸、支气管炎、COPD急性发作、癫痫发作、低血糖和脑血管意外。结合病史或药物使用情况，一般并不难鉴别。

【急救措施】

过敏性休克是突发的多系统器官损伤的严重过敏反应，若诊治不及时，相比较于其他类型的休克，患者可因心血管及呼吸系统功能的严重阻碍而迅速死亡。急救措施概括为下述四个方面。

1. 确定并消除致敏因素　立即停用可疑过敏原或过敏药物，由接触过敏原而引起者应立即离开现场；结扎注射或虫咬部位以上的肢体以减缓吸收，亦可在局部以0.005%肾上腺素2～5ml封闭注射。对消化道摄入的致敏原，可考虑放置胃管洗胃，以及灌注药用炭。

2. 基础生命支持　要对病情进行连续评估，并稳定循环及呼吸功能。循环及呼吸功能的障碍是过敏性休克致死的主要因素。主要措施有给予肾上腺素，紧急气管插管，气管切开，以保持气道的通畅，充分供氧。建立静脉通道，快速的扩充血容量等。

3. 特异性药物治疗

(1)肾上腺素(Epinephrine)：是救治初期的主要措施，当患者出现休克、气道水肿或有明确的呼吸困难，应及时给予肾上腺素0.3～0.5ml(1∶1000)皮下注射，按需要可以每5～10分钟重复应用。如果患者对初始剂量无反应或存在严重的喉痉挛或症状明显的心力衰竭，应该静脉注射5～10ml(1∶10 000)。如果静脉通道没开通，可以肌内注射0.5ml的1∶1000稀释液，或气管插管内滴注10ml的1∶10 000稀释液。当静脉注射肾上腺素时，可能引起严重的心动过速、心肌缺血、血管痉挛和高血压。肾上腺素通过增加细胞内cAMP的浓度而减少部分Ⅰ型变态反应的炎性介质释放，而且能通过β受体效应使支气管痉挛快速舒张，通过α受体效应使外周小血管收缩，对抗许多过敏性反应介质的有害作用。因此是救治本症的首选药物，在病程中可重复应用数次。一般经过1～2次肾上腺素注射，多数患者休克症状在半小时内可逐渐恢复。

(2)糖皮质激素：若休克持续不见好转，应及早静脉注射地塞米松10～20mg或琥珀酸氢化可的松200～400mg或甲泼尼龙120～240mg静脉滴注，每6小时重复1次。

(3)抗过敏或抗组胺药：应该尽早应用组胺拮抗药。优先考虑应用盐酸苯海拉明(1mg/kg，静脉注射)和雷尼替丁(50mg，静脉注射，时间为5min)。也可氯苯那敏10mg或异丙嗪25～50mg肌内注射，或静脉注射10%葡萄糖酸钙10～20ml。慎用西咪替丁，因其快速静注可致低血压或心搏骤停。

(4)血管活性药物：如果重复应用肾上腺

素和组胺拮抗药后仍存在低血压，需要积极地补充液体。如果血压仍低，可以选用多巴胺、去甲肾上腺素、间羟胺。患者应该尽早停用升压药。

(5)解除气道痉挛：可以考虑静脉应用氨茶碱或奥西那林雾化吸入等。

4. 连续观察　初期救治成功后，对过敏性休克的连续观察时间不得少于24h。对于病情不稳定的患者或仍需要持续注射升压药的患者，有条件应该放置肺动脉导管。动脉导管插管可以有效监测压力和获得血气标本来调整通气装置。

有高达25%的患者存在双相发作，即在初期成功的救治后经历一个最长达8h的无症状间期后，再发危及生命的过敏症状。研究表明临床给予糖皮质激素对过敏的双相发作有明显的控制作用。每6小时静脉注射氢化可的松100～250mg有助于阻止双相过敏反应的迟发表现。糖皮质激素不用于急性过敏反应的紧急治疗。

过敏反应发生时使用了β受体拮抗药的患者，可能对肾上腺素的作用有抵抗性。阿托品和胰高血糖素可能有助于改善这些患者的心脏症状。

【预后】

通常接受抗原后出现本症的症状越迟者，预后越好。某些高度过敏而发生闪电样过敏性休克者，预后常较差。有冠心病背景者在发生本症时由于血浆的浓缩和血压的下降，常易伴发心肌梗死。神经系症状明显者恢复后亦易残留脑缺氧后的各种并发症。

三、神经源性休克

【主要特点】

神经源性休克(neurogenic shock)常发生于深度麻醉或强烈疼痛刺激后(由于血管运动中枢被抑制)或在脊髓高位麻醉或损伤时(因为交感神经传出径路被阻断)。其病理生理变化和发生机制比较简单，预后也较好，有时不经治疗即可自愈，有的则在应用缩血管药物后迅速好转。有学者认为这种情况只能算是低血压状态(hypotensive state)，而不能算是休克，因为从休克的概念来看，在这种患者，微循环的灌流并无急剧的减少。

【发病机制】

在正常情况下，血管运动中枢不断发放冲动沿传出的交感缩血管纤维到达全身小血管，使其维持着一定的紧张性。神经源性休克是由脊髓损伤、区域阻滞麻醉或是应用自主神经阻滞药物所致的外周血管舒缩调节功能丧失导致的。当血管运动中枢发生抑制或传出的交感缩血管纤维被阻断时，小血管就将因紧张性的丧失而发生扩张，结果使外周血管阻力降低，大量血液淤积于外周，静脉回心血量减少，心排血量降低，血压下降，引起神经源性休克。如果脊髓损伤水平在中胸段以下，那么损伤水平之上存留的肾上腺素能神经系统被激活，导致心率增快和心肌收缩力增强。如果心脏交感神经输出端受累，则出现心动过缓。因血液淤积于外周静脉池中，血压可降低到极低水平。所有脊髓外伤的患者在未确诊前，都应假设其存在损伤所致的低血容量性休克。

【临床特征】

如无头部损伤，患者可以意识清楚，反应正常，损伤平面之上四肢温暖，之下四肢厥冷。血压可能极低，伴心动过速。创伤后骨骼肌受累，外周静脉的“肌泵”作用丧失，进一步影响静脉回流，并出现脊髓损伤症状和体征及脊髓休克。

【辅助检查】

1. 实验室检查　无助于诊断。因为毛细血管通透性正常，无血浆渗漏。在液体复苏之前，血细胞比容通常是正常的。

2. 影像学检查　颈椎、胸椎、腰椎的放射学检查对确定是否存在骨折是非常重要的，这些部位的骨折通常是不稳定型骨折。

检查时应注意明确患者的搬动不会导致进一步的脊髓损伤。CT、MRI有助于确定脊髓内的碎片是否导致脊髓受压。如果受压存在，需进行神经外科解压手术。

【诊断依据】

主要包括：①创伤后或脊髓麻醉后；②低血压伴心动过缓；③无神经支配区域皮肤温暖及潮红；④静脉淤血。

【鉴别诊断】

外伤所致的脊髓损伤的患者拟转入ICU前，必须经过外科和神经外科的病情评价。必须排除并存的、未识别的腹部、胸部和四肢出血所致的低血容量性休克。单纯的头部损伤不会导致休克，相反，它可升高血压并降低心率。

【急救措施】

1. 保持呼吸道通畅和建立静脉通道　当脊髓麻醉过程中因阻滞的水平太高而出现神经源性休克时，因为呼吸肌受累所以有必要行气管插管。对于外伤患者，如果需要气管插管，必须确定颈髓损伤的稳定性。条件允许，最好经纤维支气管镜引导气管插管。必须进行细致的查体，以明确创伤患者其他脏器的损伤。根据损伤的水平不同，患者可能出现膀胱功能障碍，应留置导尿。

2. 液体复苏　因外周静脉池淤血，有效循环血量减少，需进行液体复苏。某些患者仅给予液体复苏血压即可升高。

3. 升压药物支持　如果输液不能恢复血压，可给予血管活性药物维持血压。通常选用多巴胺或间羟胺，维持MBP在60～80mmHg即可。

4. 外科治疗　如果存在完全性脊髓横断，外科治疗的作用仅仅是脊髓骨折部位的固定，以防止进一步的损伤。如果是外生物所导致，那么在脊髓完整的前提下摘除外生物可促进功能恢复。

5. 康复　急性期后，患者病情稳定，应制订长期康复计划。

第四节　心源性休克

心源性休克(cardiogenic shock)是指心排血量减少而致的周围循环衰竭。由于心脏排血能力急剧下降，或是心室充盈突然受阻，引起心搏量减少，血压下降，造成生命器官血液灌注不足，以迅速发展的休克为其临床特征。

【病因】

绝大多数心源性休克既可以发生于心脏疾病进展恶化之后，也可以发生于急性心脏不良事件(如急性心肌梗死、心瓣膜或间隔破裂)之后。导致心源性休克的常见原因见表10-7。受累心肌的绝对数量是决定预后的重要因素。当左心室心肌坏死超过45%时，心源性休克的临床表现会非常明显。

表10-7　心源性休克的病因

非机械性原因	机械性原因
急性心肌梗死	间隔或游离壁破裂
低心排血量综合征	二尖瓣或主动脉瓣反流
右心室梗死	乳头肌断裂或功能不全
终末期心肌病	严重主动脉瓣狭窄

心动过缓和心律失常可导致心源性休克的发生。少于每分钟 50 次的心率不足以维持正常的心排血量。同理,心律失常可显著地改变心脏充盈方式及阻碍心脏正常的足量泵出。

【临床分期】

可根据病程进展进一步分期(表 10-8)。

表 10-8 心源性休克的分期

Ⅰ期	代偿性低血压期	心排血量降低,低血压激发代偿机制,系统血管阻力增加
Ⅱ期	失代偿性低血压期	心排血量进一步下降,失代偿,血压和组织灌注下降
Ⅲ期	不可逆性休克期	血流量显著减少激活补体系统等缺血性介质,膜损伤进一步恶化,不可逆性心肌和外周组织损伤

【临床特征】

1. *症状和体征* 当急性不良事件后发生心源性休克时,疼痛可成为明显的临床症状。当慢性病程急性恶化或另一疾病导致心源性休克时,症状可不明显。体检发现与低心排血量和绝对高血容量潜在的病理生理机制相符合的体征:血压低于 90mmHg。心率可能极快,甚至超过最大有氧极限(230 减去患者年龄)。至失代偿期时,常出现心动过缓、颈静脉怒张、肢端厥冷;腹部触诊可发现淤血肝;右心室功能正常的患者肺部可闻及湿啰音;当存在全心衰竭或肺动脉高压时,肺部听诊可无异常体征;心脏听诊可闻及典型的第三心音,也可能存在瓣膜病所特有的杂音。

2. *血流动力学效应* 事实上所有心源性休克患者都需要应用肺动脉导管监测病情及评价患者对治疗的反应。监测通常提示 CVP 和 PCWP 增高,CI<1.8L/(min·m^2)。

【辅助检查】

1. *实验室检查* 如果心源性休克为急性心肌梗死所致,则有心肌酶谱增高。长期服药的患者,应监测血药浓度以明确是否存在药物中毒或药物不良反应。常规生化检查可明确血 K^+ 和 HCO_3^- 水平。当休克持续时间长时,血乳酸水平增高。检测血细胞比容和血红蛋白水平,以决定是否需要输血。

2. *影像学检查* X 线胸部 X 线片检查示常发现肺水肿。放射性核素心室造影有助于评价心室和瓣膜功能。怀疑心脏压塞,超声心动检查可明确诊断。

3. *心电图检查* 心电图检查可以提示有价值的心脏疾病线索,必要时做动态心电图检查。

【诊断依据】

1. *病史* 有急性心肌梗死、急性心肌炎、原发或继发性心肌病、严重的恶性心律失常、具有心肌毒性的药物中毒、急性心脏压塞及心脏手术等病史。慢性心脏疾病的患者,病情突然恶化常提示可能发生心源性休克。

2. *症状* 早期患者烦躁不安、面色苍白,诉口干、出汗,但神志尚清;以后逐渐表情淡漠、意识模糊、神志不清直至昏迷。

3. *体征* 心率逐渐增快,常大于每分钟 120 次。收缩压 < 80mmHg,脉压 < 20mmHg,后逐渐降低,严重时血压测不出。脉搏细弱,四肢厥冷,肢端发绀,皮肤出现花斑样改变。心音低钝,严重者呈单音律。尿量<17ml/h,甚至无尿。休克晚期出现广泛性皮肤、黏膜及内脏出血,即 DIC 表现,以及多器官功能障碍。

4. *血流动力学监测* 提示 CI 降低、左室舒张末压升高等相应的血流动力学异常。

【鉴别诊断】

急性心肌梗死可以合并室间隔破裂、乳头肌断裂和乳头肌功能不全；缩窄性心包炎和室壁瘤破裂可导致心脏梗阻性休克；有冠心病的患者出现腹主动脉瘤破裂常使诊断困难，其疼痛症状与急性心肌梗死产生的疼痛类似。心电图可发现心肌缺血，无颈静脉扩张是具有鉴别意义的关键体征。钝性外伤所致的心肌挫伤可导致严重的心源性休克。

【急救措施】

1. 一般处理

(1)立即解除患者的紧张状态，绝对卧床休息，有效止痛，阿片类药物不仅可镇静和减轻疼痛，而且可抑制肾上腺素的释放，减轻心脏的应激状态。吗啡起始剂量为 3～5mg，静注或皮下注射，并根据患者的主观反应和血压情况调整剂量。注意到吗啡是血管扩张药，可以降低右心室充盈量，对低容量休克患者的血压不利。动脉导管和肺动脉导管有助于对此有效处理。

(2)建立有效的静脉通道，必要时行深静脉插管。留置导尿管监测尿量。持续心电、血压、血氧饱和度监测。

(3)氧疗：持续吸氧，氧流量一般为 4～6L/min，必要时气管插管或气管切开，人工呼吸机辅助呼吸。

2. 液体复苏　虽然心源性休克可发生于全身体液过量的患者，但有效血容量可能并不充足。补充血容量首选 250～500ml 右旋糖酐-40 静脉滴注，或 0.9%氯化钠液、平衡液 500ml 静脉滴注，最好在血流动力学监护下补液，前 20min 内快速补液 100ml，如 CVP 上升不超过 1.5mmHg，可继续补液直至休克改善，或输液总量达 500～750ml。如 PCWP＜10～12mmHg，应输注平衡盐液。PCWP 每变化 2～3mmHg，应测心排血量 1 次。充盈压需达到 20mmHg 时，才有可能增加心排血量。

无血流动力学监护条件者可参照以下指标进行判断：诉口渴，外周静脉充盈不良，尿量＜30ml/h，尿比重＞1.02，CVP＜6mmHg，则表明血容量不足。

3. 药物支持　容量状况被充分改善后，衰竭心肌的支持治疗常是必需的。应给予强心药、血管扩张药和利尿药。

(1)洋地黄制剂：一般在急性心肌梗死的最初 24h，尤其是 6h 内应尽量避免使用洋地黄制剂，在经上述处理休克无改善时可酌情使用毛花苷 C 0.2～0.4mg，静脉注射。

(2)拟交感胺类药物：对心排血量低，PCWP 升高，SVR 正常或低下，合并低血压时可选用多巴胺，用量同前；而对于心排血量低，PCWP 高，SVR 和动脉压在正常范围者，宜选用多巴酚丁胺 5～10μg/(kg・min)。

(3)双氢吡啶类药物：常用氨力农 0.5～2mg/kg，稀释后静脉注射或静脉滴注，或米力农 2～8mg，静脉滴注。

(4)血管活性药物的应用：首选多巴胺或与间羟胺(阿拉明)联用，从 2～5μg/(kg・min)开始逐渐增加剂量，在此基础上根据血流动力学资料选择血管扩张药。

1)肺充血而心排血量正常，即 PCWP＞18mmHg，CI＞2.2L/(min・m^2)时，宜选用静脉扩张药，如硝酸甘油 15～30μg/min 静脉滴注或泵入，并可适当利尿。

2)无肺充血，心排血量低且周围灌注不足，即 PCWP＜18mmHg，CI＜2.2L/(min・m^2)，而肢端湿冷时，宜选用动脉扩张药，如酚妥拉明 100～300μg/min 静脉滴注或泵入，必要时增至 1000～2000μg/min。

3)有肺充血及外周血管痉挛且心排血量低，即 PCWP＞18mmHg，CI＜2.2L/(min・m^2)，而肢端湿冷时，宜选用硝普钠，10μg/min 开始，每 5 分钟增加 5～10μg/min，常用量为 40～160μg/min，也有高达 430μg/min 才有效。

4. 其他疗法

(1)纠正酸中毒:常用5%碳酸氢钠或克分子乳酸钠,根据血气结果计算补碱量。

(2)激素应用:早期(休克4~6h)可以尽早使用糖皮质激素,如地塞米松10~20mg或氢化可的松100~200mg,必要时每4~6小时重复1次,共用1~3d,病情改善后迅速停药。

(3)机械性辅助循环:经上述处理后休克无法纠正者,可考虑主动脉内气囊反搏(IABP)体外反搏、左室辅助泵等机械性辅助循环。

(4)原发疾病治疗:当心源性休克为急性心肌梗死所致,早期的治疗目的在于控制梗死的面积。心率、血压和心肌收缩力的改变加剧了心肌氧供和增加的心肌氧耗之间的不平衡,可进一步扩大梗死面积。如果治疗开始于心肌梗死后的3h内,心源性休克的发生率为4%。如果治疗延迟,则13%的患者将出现心源性休克。急性心肌梗死患者应尽早进行再灌注治疗,溶栓失败或有禁忌证者应在IABP支持下进行急诊冠状动脉成形术。

对于急性心肌梗死患者,静脉滴注硝酸甘油和给予β受体拮抗药是主要的治疗措施。硝酸甘油可以降低右心室的前负荷和左心室的后负荷。后负荷的下降降低了舒张末压,同时降低了室壁张力和心肌氧耗。而且硝酸甘油可舒张心包脏层血管,并增加缺血区域的氧供。硝酸甘油的早期应用既可以减少梗死面积,还能降低病死率。应用硝酸甘油前必须排除右心室梗死和心脏压塞的可能性。β受体拮抗药降低心肌的输氧量,拮抗血液循环中的儿茶酚胺,而且具有抗心律失常的作用。β受体拮抗药和抗凝药合用可有特殊的益处,β受体拮抗药最好在梗死后2h内应用。钙通道阻滞药也可以给予,但在急性期其有效性尚不确定。应用钙通道阻滞药可增加肺水肿患者的病死率。

急性心脏压塞者应立即心包穿刺减压;乳头肌断裂或室间隔穿孔者应尽早进行外科修补等。

(5)心肌保护:可以选用1,6-二磷酸果糖5~10g/d,或磷酸肌酸(护心通)2~4g/d,酌情使用血管紧张素转化酶抑制药等。

5. 防治并发症　并发其他脏器功能障碍的患者,应采取相对应的脏器支持治疗。

第五节　阻塞性休克

阻塞性休克(obstructive shock)的病理基础是心脏或大静脉受压等原因引起血流阻塞,阻碍血液回流,导致左室舒张期不能充分充盈,影响心脏泵血功能,从而降低心排血量。临床见于急性心脏压塞、缩窄性心包炎、肺动脉主干栓塞、原发性肺动脉高压、主动脉缩窄等。

心脏压塞是由于液体潴留于心包腔致使心腔受压,阻碍心腔正常的充盈。多在穿透性创伤所致的冠脉撕裂后突然发生,也可以是慢性疾病(如尿毒症和结缔组织病)进行性发展的结果。腹部膨隆致膈肌上抬压迫心脏可导致休克。机械通气应用高PEEP可明显增加胸腔压力,使上、下腔静脉受压,降低跨血管的压力梯度,从而降低心脏充盈量。同样,张力性气胸也因增加胸腔内压力,从而降低静脉回流量。

【临床特征】

1. 外周低灌注　常见体征为低血压、心动过速、肢端厥冷、少尿和意识障碍。颈静脉怒张往往是诊断的关键体征,但也可因低血容量而无颈静脉怒张。

2. 张力性气胸　胸部叩诊可发现患侧鼓音,呼吸音消失,纵隔向健侧移位。气管移位伴颈静脉怒张是张力性气胸特有的体征。患者自主呼吸时，吸气时颈静脉怒张程度增加，称为 Kussmaul 征。自主呼吸时可发生奇脉，为吸气时收缩压下降超过 10mmHg，伴有脉搏减弱或消失。

3. *胸壁穿透伤* 常发生阻塞性休克。钝性创伤后心脏压塞少见。可根据血压突然下降或休克、颈静脉显著怒张、心音低钝、遥远等，称为 Beck 三联征而做出心脏压塞的诊断。如患者阻塞性休克为慢性疾病进行性恶化所致，多数存在心包积液病史。

4. *机械通气* 出现以下情况时可导致心脏阻塞性休克：①膨胀的肺脏压迫上、下腔静脉；②膨胀的肺脏压迫肺血管，增加右心室射血阻力；③右心房和右心室受压。PEEP 的增加可能加重低血压和心动过速。

【辅助检查】

1. *血流动力学监测* 发生心脏压塞时，CVP、PAP、PCWP 均增高。

2. *影像学检查* 胸部右前斜位放射学检查可显示增大的心影，但无特异性。显示张力性气胸时，应尽早治疗。B 超可以明确诊断心包积液。

【诊断依据】

主要依据：①低血压伴心动过速；②少尿；③意识状态改变；④颈静脉充盈。

【鉴别诊断】

主要与无阻塞性的心源性休克相鉴别，两者均存在低心排血量和高静脉压。急性心肌梗死或急重病进行性恶化患者出现的休克多考虑心源性休克。大多数创伤后出现的气胸或心脏压塞者考虑阻塞性休克。被忽略的创伤偶尔会发生阻塞性休克，需要与创伤所致的冠状动脉气体栓塞相鉴别，后者通常会引起严重的心律失常和迅速恶化的病程。

【急救措施】

1. *液体复苏* 注意 CVP 通常在输液前已明显升高，不能指导输液治疗。快速的液体输注仅可暂时代偿心室充盈压的降低。

2. *手术治疗* 外科解除病变区域的阻塞是治疗的关键。疑为失代偿性创伤性心脏压塞的治疗不能等待影像学检查而延迟。对于张力性气胸，可立即用粗针头刺入患侧胸腔迅速排气缓解胸腔内压力，不要因无条件进行更有效的胸腔引流而延误置入较小的导管。如果心脏阻塞是胃膨胀所致，插入胃管常有助于缓解症状。如果是其他原因，则需要手术探查加以明确。心脏压塞时应进行心包减压术。根据病情适当降低机械通气压力并增加循环血量，纠正 PEEP 造成的阻塞。

（汪华学　王振杰）

第 11 章　腹腔室隔综合征

腹腔室隔综合征(abdominal compartment syndrome,ACS),又称腹腔间隔室综合征,是由不同原因引起腹腔内压力(intra-abdominal pressure, IAP)非生理性、进行性、急剧升高,故又称腹腔内高压(intra-abdominal hypertension, IAH),而导致多个器官功能障碍的一种综合征。文献报道 ACS 的发生率差别很大,一般为 1%～14%,最高达 52%,这可能是由于各家报道的病例不同,病情严重程度不同,或诊断标准不同所致。ACS 对全身病理生理有严重影响,治疗不及时常导致患者死亡,病死率高达 62.5%～75.0%。由于 ACS 诊断和治疗的诸多方面尚未被临床医师充分认识,即使当患者发生呼吸、循环障碍时,临床医师常常认为是原发疾病所致,而很少考虑是 ACS 所致。目前虽然国内不少医师已经对 ACS 有所认识,但尚未充分重视及普及。在诊断和治疗上也还存在许多争论。

【病因】

腹腔是个有限可变的腔室,正常 IAP 为零左右。当腹腔内容物体积增加超过腹腔的变化能力时,将会引起 IAP 增高。引起腹腔内容物体积增加,或腹腔容积相对减少的因素即为 ACS 的病因。

1. 创伤　如骨盆骨折、腹腔内大出血、大面积烧伤。

2. 非创伤　如腹主动脉瘤破裂、腹膜炎、急性重症胰腺炎、肠梗阻、急性胃扩张、腹腔内棉垫填塞、气腹、腹壁张力缝合等。

3. 过量输液　临床研究表明:24h 液体输入量与 ACS 的发生关系密切,是 ACS 发生的独立危险因素,已经成为腹腔室隔综合征的主要原因之一。当 24h 液体输入量为 8L 时,ACS 发生率仅为 0.7%;当 24h 液体输入量为 15L 时,ACS 发生率为 70%;当 24h 液体输入量为 18L 时,ACS 发生率高达 99%。

4. 体重指数　有研究认为体重指数(body mass index,BMI)是 ACS 发生的唯一危险因素。

【发病机制】

ACS 的发病机制尚未阐明,目前研究认为,与直接压迫、血管渗漏、缺血再灌注损伤、血管活性物质释放及氧自由基等综合作用引起受损脏器水肿、细胞外液大量增加有关。IAH 能引起肺、心血管、肾、内脏、骨骼肌、腹壁及中枢神经系统等全身器官的功能障碍,甚至引起 MODS。

1. 呼吸系统　升高的 IAP 能导致胸腔内压增高、肺血管阻力增加,引起肺容量、功能残气量和残气量进行性减少,从而导致肺顺应性下降、肺泡氧张力下降、肺换气不足,进而引起呼吸功能衰竭。临床表现主要为低氧血症、高碳酸血症和气道峰压不断增高;胸部 X 线片上见横膈上升,肺容量下降。一些研究发现,呼吸功能障碍可以作为 ACS 的首发表现。

2. 心血管系统　当 IAP 高于 20mmHg 时,心排血量下降,且随 IAP 升高,心排血量进行性下降。心排血量的下降主要是由于IAP增高引起全身血管阻力增加，导致心脏后负荷增加；下腔静脉和门静脉受压导致静脉回心血量下降；IAP增高使横膈向上抬高，进而引起胸腔内压、中心静脉压和肺动脉楔压增高，引起上、下腔静脉回心血流量下降、心脏受压和心脏舒张末容积的下降。

3. 肾　有研究发现，随IAP的增高，肾静脉压力进行性增高，而肾血流量和肾小球滤过率进行性下降，导致尿量下降。当IAP为15～20mmHg时，即可引起少尿，高于30mmHg时能引起无尿。IAH通过多种机制导致肾功能受损：

(1)全身动脉血管阻力增加致心脏后负荷增加，下腔静脉和门静脉受压致静脉回心血量下降引起心脏前负荷减少，从而使心排血量减少、肾脏血液灌注下降，导致肾前性少尿。

(2)肾动脉受压，导致肾脏血液灌注不足。

(3)肾实质受压引起所谓的"肾室隔综合征"。

(4)肾静脉受压阻碍肾血液回流。

(5)IAH导致血浆血管升压素和醛固酮分泌增加。主要表现为少尿-无尿-氮质血症的进行性加重过程，且液体复苏不能或只能部分逆转IAH导致的肾功能不全。不伴有呼吸功能不全的肾衰竭一般不是IAH的并发症。

4. 门静脉系统、腹腔内脏器　随IAP的增高，肠系膜血流量进行性减少。当IAP高于10mmHg时，肠系膜血流灌注即开始下降；当IAP为20mmHg时，血流量为正常的70%；而当IAP为40mmHg时，肠系膜血流量下降为正常值的30%。肠道缺血-再灌注损伤模型发现，尽管平均动脉压维持正常，维持IAP 25mmHg约60min，24h后回肠黏膜血流量下降63%。IAP是产生肠系膜血管阻力、调控肝动脉和门静脉等器官血流灌注的决定性因素，当血容量不足和出血时，这一作用更加显著。如IAP高于20mmHg时，即使心排血量增高，循环血压维持正常水平，肝动脉、门静脉等腹腔脏器的血流灌注仍进行性下降。出血性休克ACS动物模型发现，ACS导致肠系膜上动脉血流量、胃黏膜pH显著下降，24h后脾脏、淋巴结和门静脉血液培养见肠道细菌易位。

5. 中枢神经系统　实验发现，IAH能引起颅内压(intracranial pressure，ICP)升高、脑灌注压下降，其机制尚未明确，多认为与胸腔内压和中心静脉压升高导致颅内静脉回流受阻有关，临床上可有精神症状。

6. 腹壁　IAH时腹壁紧张度增加、顺应性降低，当IAP增高到一定限度后，较小的腹腔内容物的增量就会引起IAP的显著增高；反之，部分减压也可以明显降低IAP。

【临床表现】

主要临床表现为高度腹胀、腹部明显膨隆，呼吸窘迫，呼吸道阻力增加，缺氧，心率增快，浅静脉怒张，少尿或无尿。病情进一步发展则可引起心、肺、肾为主的多脏器功能障碍综合征表现。

【辅助检查】

1. 实验室检查　为正确诊断及监测对其治疗效果，应测定下列指标：

(1)循环指标：动脉压、心率、中心静脉压、肺动脉楔压，右心室舒张末期容积指数。

(2)呼吸指标：呼吸频率、动脉血氧分压、动脉血二氧化碳分压、气道压力峰值及平均气道压。

(3)肾功能指标：尿量、血清尿素氮和肌酐，必要时可测定肾小球滤过率。

(4)其他指标：胃黏膜pH、血清乳酸浓度，还可使用近红外线分光镜测定胃及肌肉组织中的氧饱和度。

2. 影像学检查　胸部X线片、B超可以见到膈肌上抬、胸腔变小、腹水等征象。心脏彩超或经食管超声心动图可提示心室舒张末充盈不足，心排血量减少。CT 扫描圆腹征阳性(腹部前后径/横径比例＞0.8)，腹腔和腹膜后大量渗液，胃肠道严重扩张，肠壁增厚，肾脏、肾静脉及下腔静脉受压，肾脏受压或移位。

3. 腹内压与膀胱压测定　IAP 的测定对 ACS 的诊断具有极其重要的意义，有学者指出："在 ICU，不测量腹内压甚至未想到它是不明智的，就像人们如果不测量体温就不能发现发热一样。"

(1)腹内压测定方法：分为直接法和间接法两种。前者是指直接置导管于腹腔内，然后连接压力传感器实施测压；后者可通过测量下腔静脉压力、直肠内压力、胃内压力和膀胱内压力来间接反映。

(2)膀胱内压力测定方法：简便，易在床边施行，侵入性小，被视为测量腹内压的金标准。具体操作如下：患者取仰卧位，将 50～100ml 无菌生理盐水经 Foley 尿管注入排空的膀胱内，夹住尿管，用 Y 形管或三通接头连接尿管、尿袋和压力计，以耻骨联合为零点，此点上的水柱高度则表示 IAP(1mmHg＝1.36cmH_2O)。

【诊断依据】

1. IAH

(1)诊断标准：每 4～6 小时测量 1 次 IAP，连续 3 次≥12mmHg；每 1～6 小时测量 1 次 APP，连续两次＜60mmHg。

[注：腹腔灌注压(APP)＝平均动脉压(MAP)－腹内压(IAP)]

(2)分级：Ⅰ级 12≤IAH≤15mmHg，Ⅱ级 15＜IAH≤20mmHg，Ⅲ级 20＜IAH≤25mmHg，Ⅳ级 IAH＞25mmHg。

2. ACS

(1)诊断标准：ACS 的诊断主要依靠病史和临床表现：①有严重腹部创伤或手术史等 ACS 的病因、诱因存在；②腹部膨隆和腹壁紧张，腹腔前后径/横径＞0.8，表现为"球腹征"；③心率加快，心排血量下降，外周血管阻力增加；④气道压峰值＞40，低氧血症和高碳酸血症；⑤少尿或无尿，对液体复苏及应用多巴胺和襻利尿药反应欠佳；⑥一般 IAP≥20mmHg(每1～6 小时测量 1 次 IAP，连续 3 次)伴有或不伴有 APP＜50mmHg；⑦并发与 IAH 有关的单一或多器官系统衰竭。ACS 诊断并不很困难，关键在于临床医师对易发患者有高度警惕性。

(2)分类：根据腹腔内压力升高的原因和方式，将 ACS 分为原发性 ACS、继发性 ACS 和复发性 ACS。原发性 ACS 是指由腹腔或盆腔的创伤、手术或疾病引起，多需要早期手术或介入治疗。继发性 ACS 是指由非腹部或盆腔创伤、疾病引起，如败血症、大面积烧伤、大量液体复苏等情况。复发性 ACS 是指原发性 ACS 或继发性 ACS 经外科或内科治疗后发生的 ACS，如剖腹减压后 ACS 持续状态。

【鉴别诊断】

ACS 的诊断虽不甚困难，但常常易与 MODS、成人型呼吸窘迫综合征(ARDS)及休克相混淆，应予鉴别。

1. MODS　ACS 是继发于 IAP 增高的心、肺、肾等器官功能不全，腹部膨隆和腹壁紧张在前，器官功能不全在后，且 ACS 时动脉血氧分压下降，而二氧化碳分压升高；MODS 则是器官功能不全在前，腹部膨隆和腹壁紧张在后，而动脉血氧分压和二氧化碳分压均下降。

2. ARDS　ARDS 是一种继发的、以急性呼吸窘迫和进行性低氧血症为特征的综合征，其主要病理生理改变为弥散性肺损伤、微血管通透性增高和肺泡群萎缩，导致肺内血液分流增加、通气/血流比例失衡。而 ACS 则是纯机械性压迫所致的呼吸困难，在气道压正常或增高的情况下出现低氧血症。

3. 休克　休克时患者中心静脉压和外周血管阻力下降，而 ACS 时中心静脉压和外周血管阻力明显增加，且血压可能反而增高。

【急救措施】

1. 急救原则　在治疗基础疾病的同时，以最简捷的方式，迅速减轻或缓解腹内高压，以达到有效地保护或恢复重要脏器功能、抑制 MODS 发展的目的，其迫切性甚至比治疗基础疾病还重要。

2. 非手术治疗　对尚未发展为 ACS 的Ⅰ级、Ⅱ级 IAH 患者可进行非手术治疗，如鼻胃管减压、脱水利尿、血液滤过、导泻、镇静、吸氧、机械通气（模式首选 PEEP）等措施。有研究报道，应用生长抑素以减少消化液分泌，有利于减轻肠壁水肿和腹内压。

3. 手术治疗

(1)手术原理与减压方法选择：就是给腹腔进行机械减压，解决 IAH 发展为 ACS 的单向病理生理过程，但只能对简单的原发性 ACS 有效，对继发性及复杂性 ACS 很难奏效。对Ⅲ级 IAH 患者可先试行腹腔穿刺或经腹腔镜减压；对Ⅳ级 IAH 患者则多主张剖腹手术减压，其生存率为 71%。

(2)手术时机：应灵活掌握，不能仅仅依赖某一确定的 IAH 阈值而一成不变，因为对个体而言可能存在腹内压尚未达到需手术的临界点而实际又有严重器官功能受损的情况，如果迟迟不予干预，只会加重病情，并使之进入多器官功能不全的恶性循环。相反腹内高压若只是暂时现象，则未必会造成严重后果。

(3)术前准备：为预防在减压过程中出现血流动力学的失代偿及术后大量无氧代谢产物进入血液循环所引起的再灌注综合征，术前应做好充分的准备工作，主要包括：适量补充体液，给予高流量供氧，加强保暖和监护，预防性应用少量碳酸氢钠和甘露醇等。在减压过程中，可使用血管收缩药来防止血压突然下降及其引起的心搏呼吸骤停。

(4)腹腔减压方法：目前有 3 种腹腔减压法：腹腔穿刺减压、经腹腔镜减压及剖腹手术减压。①腹腔穿刺减压简便易行，创伤小，但减压效果往往欠佳，临床应用较少，但在患者 IAP 升高程度尚未达到急需手术减压时，可谨慎采用；②经腹腔镜减压近年来已应用于临床，确切疗效尚有待进一步观察；③绝大多数患者只有通过剖腹手术确切减压，处理原发病。

(5)腹壁切口处理：特别强调腹壁切口应避免在高张力下强行缝合，以免再次发生 IAH 或 ACS。尽管腹腔敞开可达到最大限度减压，但却易并发腹内脏器膨出及肠瘘。因此，近年来，临床开展了一系列处置腹壁切口方法：

1)暂时性闭合腹壁：在出现以下情况时应暂时闭合腹壁，避免强行关腹：①严重的腹部创伤或手术后，可能再发生 ACS 或采用一期关腹后因发生 ACS 而再次手术；②需要多次腹部手术，如重症急性胰腺炎患者；③大段肠坏死；④腹壁创伤等原因使切口有较大缺损而无法一期缝合者。目前可以选择的暂时性关腹法包括筋膜开放法、巾钳夹闭法、塑料膜或人造网片等关闭法、自体皮片移植及无菌包装的 3L 静脉营养输液袋缝合法等。其中 3L 袋无菌、表面光滑、牢固可靠、容量大及透明可观察腹腔内情况、价廉易得、使用方便，在临床上应用较多。

2)再手术关闭腹壁：通常在 IAP 降至正常水平、血流动力学稳定之后、尿量增多、水肿开始消退、凝血障碍得到纠正、缺氧改善、止血彻底的情况下关腹。一般在暂时性关腹术后 3～4d 内（一般不超过 2 周）正式关腹。如果使用替代物 2 周后仍不能关闭腹腔，则腹壁切口会有较大缺损，此时可以像腹壁疝修补一样留待二期手术。

3)延迟腹壁再造术：一般在 6～12 个月后进行，手术时去除植皮，游离出筋膜缘，松弛两侧腹直肌，必要时加做皮肤松弛切口而予以缝合。

（王振杰）

第 12 章　多器官功能障碍综合征

【基本概念】

1. 多器官功能障碍综合征　多器官功能障碍综合征（multiple organ dysfunction syndrome，MODS）是机体在遭受严重感染、创伤、烧伤、休克、大手术等严重打击后，同时或序贯出现 2 个或 2 个以上器官功能障碍以致衰竭的临床综合征。MODS 的概念已取代了传统的多器官衰竭（multiple organ failure，MOF）及多器官衰竭综合征（multiple organ failure syndrome，MOFS）的概念，目前研究认为，MODS 是一个动态的、连续的病理生理过程，包括了早期的器官功能不全到晚期的器官功能衰竭的全过程，MOF 是 MODS 的终末阶段。MODS 概念的提出，将多器官功能障碍的诊断及处理的时间窗大大提前，具有重要的临床意义。MODS 在概念上强调：

(1)原发致病因素是急性的而继发受损器官可在远隔原发伤部位，不能将慢性疾病终末期出现的器官功能衰竭归属于 MODS。继发性 MODS 与原发损伤之间存在一定的间歇期，易合并感染。在继发性 MODS 中，SIRS 是器官功能损害的基础，全身性感染和器官功能损害是 SIRS 的后续过程。

(2)致病因素与发生 MODS 间往往间隔一定时间（>24h），常呈序贯性器官受累。若死亡发生在发病 24h 以内，属于复苏失败之例，需排除。

(3)机体原有器官功能基本健康，功能损害是可逆性，一旦发病机制被阻断，器官功能可望恢复。

(4)器官功能障碍是多发的、进行性的、动态的过程。

2. 全身炎症反应综合征（systemic inflammatory response syndrome，SIRS）　是指机体遭受严重感染、创伤等急性打击后发生的失控性持续放大和自我破坏的炎症反应。表现为播散性炎症细胞活化（disseminated activation of inflammatory cell）和炎症介质泛滥（inflammatory mediator spillover）到血浆并在远隔部位引起全身性炎症，若进行性加重可导致全身性感染（systemic infection 或 sepsis）、严重感染（severe sepsis）、感染性休克（septic shock），甚至 MODS。SIRS 可由感染因素引起，也可由创伤、烧伤、重症急性胰腺炎等非感染因素引起，进行性加重亦可引起 MODS。SIRS 是感染或非感染因素导致过度炎症反应的共同特征，MODS 是 SIRS 进行性加重的最终后果。因此，就本质而言，SIRS 是导致 MODS 的共同途径。

【病因】

任何能够导致 SIRS 的病因均可能引发 MODS。

1. 组织损伤　严重创伤、大手术、大面积深部烧伤及病理产科。

2. 感染　为主要病因，尤其脓毒血症、腹腔脓肿、急性坏死性胰腺炎、肠道功能紊乱、肠道感染和肺部感染等较为常见。

3. 休克　尤其创伤失血性休克和感染性休克。凡导致组织灌注不良，缺血缺氧均可引起 MODS。

4. *心搏、呼吸骤停后* 造成各脏器缺血、缺氧，而复苏后又可引起“再灌注”损伤，同样可诱发 MODS。

5. *诊疗失误* 在危重病的处理使用高浓度氧持续吸入使肺泡表面活性物质破坏，肺血管内皮细胞损伤；在应用血液透析和床旁超滤吸附中造成不均衡综合征，引起血小板减少和出血；在抗休克过程中使用大剂量去甲肾上腺素等血管收缩药，继而造成组织灌注不良，缺血缺氧；手术后输液过多引起心肺负荷过大，微循环中细小凝集块出现，凝血因子消耗，微循环障碍等均可引起 MODS。

【诱因】

MODS 的发生主要取决于致病原因，但诱发 MODS 的高危因素也甚为重要，常见诱发高危因素见表 12-1。

表 12-1 诱发 MODS 的主要高危因素

复苏不充分或延迟复苏	营养不良
持续存在感染灶尤其双重感染	肠道缺血性损伤
持续存在炎症病灶	外科手术意外事故
基础脏器功能失常	糖尿病
年龄≥55 岁	糖皮质激素应用量大，时间长
嗜酒	恶性肿瘤
大量反复输血	使用抑制胃酸药物
创伤严重评分≥25 分	高血糖、高血钠、高渗血症、高乳酸血症

【发病机制】

发病机制非常复杂。目前认为，MODS 不仅与感染、创伤等直接损伤有关，在某种程度上，MODS 与机体自身对感染、创伤的免疫炎症反应具有更为本质的联系。也就是说，MODS 的最大威胁来自失控的炎症反应。对机体的炎症反应的深刻认识有利于早期认识 MODS 的病理生理紊乱，并使早期积极干预成为可能。炎症反应学说是 MODS 发病机制的基石。

1. *炎症反应异常放大或失控* 正常情况下，感染和组织损伤时，局部炎症反应对细菌清除和损伤组织修复都是必要的，具有保护性作用。当炎症反应异常放大或失控时，炎症反应对机体的作用从保护性转变为损害性，导致自身组织细胞死亡和器官衰竭。无论是感染性疾病（如严重感染、重症肺炎、重症急性胰腺炎后期），还是非感染性疾病（如创伤、烧伤、休克、重症急性胰腺炎早期）均可导致 MODS。可见任何能够导致机体免疫炎症反应紊乱的疾病均可以引起 MODS。从本质上来看，MODS 是机体炎症反应失控的结果。

2. *机体自身性破坏* 感染、创伤是机体炎症反应的促发因素，而机体炎症反应的失控，最终导致机体自身性破坏，是 MODS 的根本原因。炎症细胞激活和炎症介质的异常释放、组织缺氧和自由基、肠道屏障功能破坏和细菌和（或）毒素移位均是机体炎症反应失控的表现，构成了 MODS 的炎症反应失控的 3 个互相重叠的发病机制学说——炎症反应学说、自由基学说和肠道动力学说（图 12-1）。

（1）炎症反应学说：是 MODS 发病机制的基石。研究表明，感染或创伤引起的毒素释放和组织损伤并不是导致器官功能衰竭的直接原因，细菌和（或）毒素和组织损伤所诱导的全身性炎症反应是导致器官功能衰竭的根本原因。但是机体受细菌毒素、损伤刺激后，不仅释放炎症介质引起 SIRS，同时释放大量内源性抗炎介质。后者可能是导致机体免疫功能损害的主要原因。1996 年 Bone 针对感染和创伤时导致的机体免疫功能降低的内源性抗炎反应，提出了代偿性抗炎反应综合征（compensatory anti-inflammatory response syndrome，CARS）的概念。CARS 作为 SIRS的对立面，正常时两者处于平衡状

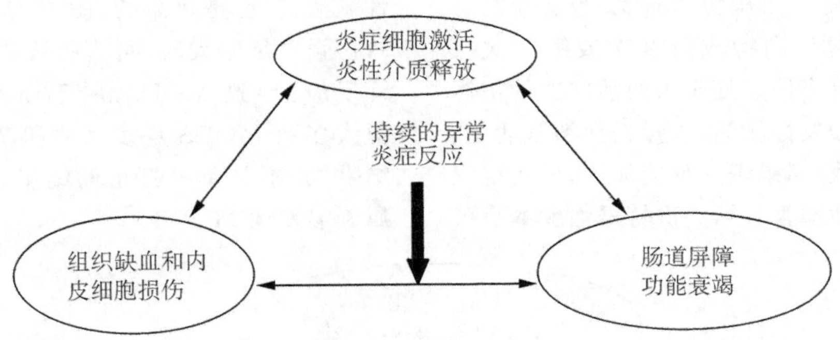

图 12-1　MODS 的发病机制

态。一旦发生 SIRS 和 CARS 失衡，将引起内环境失去稳定性，导致组织器官损伤，发生 MODS。因此就其本质而言，MODS 是 SIRS 和 CARS 免疫失衡的严重后果。SIRS 和 CARS 失衡导致 MODS 的发展过程可分为 3 个阶段：①局限性炎症反应阶段：局部损伤或感染导致炎症介质在组织局部释放，诱导炎症细胞向局部聚集，促进病原微生物清除和组织修复，对机体发挥保护性作用；②有限全身炎症反应阶段：少量炎症介质进入循环诱导 SIRS，诱导巨噬细胞和血小板向局部聚集，同时，由于内源性抗炎介质释放增加导致 CARS，使 SIRS 与 CARS 处于平衡状态，炎症反应仍属生理性，目的在于增强局部防御作用；③SIRS 和 CARS 失衡阶段：表现为两个极端，一个大量炎症介质释放入循环，刺激炎症介质瀑布样释放，而内源性抗炎介质又不足以抵消其作用，导致 SIRS；另一个极端是内源性抗炎介质释放过多而导致 CARS。SIRS 和 CARS 失衡的后果是炎症反应失控，使其有保护性作用转变为自身破坏性作用，不但损伤局部组织，同时打击远隔器官，导致 MODS。

(2)缺血再灌注和自由基学说：缺血再灌注和自由基学说也是导致 MODS 的重要机制之一。MODS 的自由基学说主要包括 3 个方面：①氧输送不足导致组织细胞直接的缺血缺氧性损害；②缺血再灌注促发自由基大量释放；③白细胞与内皮细胞的互相作用，导致组织和器官损伤，最终发生 MODS。从根本上来看，自由基学说也是炎症反应学说的重要组成部分。

(3)肠道动力学说：肠道是机体最大的细菌和毒素库，肠道有可能是 MODS 患者菌血症的来源。另外，MODS 患者菌血症的细菌往往与肠道菌群一致。在感染、创伤或休克时，即使没有细菌的易位，肠道毒素的移位也将激活肠道及相关的免疫炎症细胞，导致大量炎症介质的释放，参与 MODS 的发病。因此，肠道是炎症细胞激活、炎症介质释放的重要场地之一，也是炎症反应的策源地之一。从这一点来看，肠道动力学说实际上是炎症反应学说的一部分。

(4)二次打击学说：MODS 往往是多元性和序贯性损伤的结果，而不是单一打击的结果。1985 年 Dietch 提出 MODS 的二次打击学说，将创伤、感染、烧伤、休克等早期直接损伤作为第 1 次打击，第 1 次打击所造成的组织器官损伤是轻微的，虽不足以引起明显的临床症状，但最为重要的是，早期损伤激活了机体免疫系统，尽管炎症反应的程度轻微，但炎症细胞已经动员起来，处于预激活状态。

此后如病情稳定，则炎症反应逐渐缓解，损伤组织得以修复。如病情进展恶化或继发感染、休克等情况，则构成第2次或第3次打击。第2次打击使以处于预激活状态的机体免疫性系统爆发性激活，大量炎症细胞活化、炎症介质释放，结果炎症反应失控，导致组织器官的致命性损害。第2次打击强度本身可能不如第1次打击，但导致炎症反应的爆发性激活，往往是致命的（图12-2）。当第1次打击强度足够大时，可直接强烈激活机体炎症反应，导致MODS，属于原发性MODS。但大多数MODS是多元性和序贯性损伤的结果，并不是单一打击的结果，这类MODS属于继发性MODS。

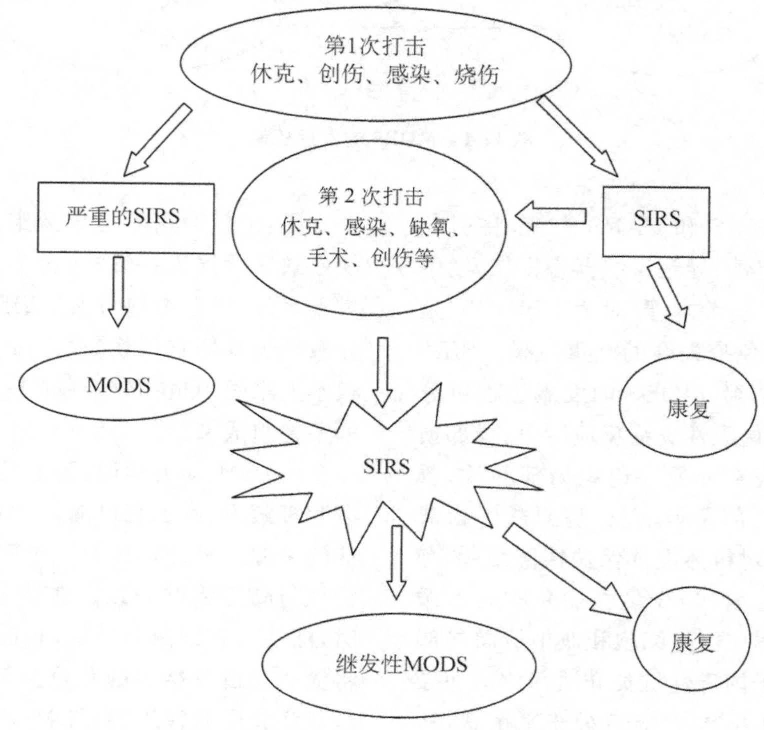

图12-2　MODS的二次打击学说

危重患者的病情往往是复杂的，机体遭受打击次数可能是两次，也可能是多次。多次反复打击将使机体炎症反应放大和失控更易发生，使患者更易发生MODS。另外，不仅机体免疫系统参与多次打击导致MODS的病理生理过程，凝血、纤溶、补体、激肽等多个系统均参与或累及。

此外，随着人类基因组研究的不断深入，研究证实，遗传学机制的差异性是许多疾病发生、发展的内因和基础，基因多态性是决定个体对应激打击的易感性、耐受性、临床表现多样性及对治疗反应差异性的重要因素。

【临床表现】

尽管MODS的临床表现很复杂，但在很大程度上取决于器官受累的范围及损伤是由一次打击还是多次打击所致。MODS临床表现的个体差异很大，一般情况下，MODS病程为14～21d，并经历4个阶段，包括休克、复苏、高分解代谢状态和器官衰竭阶段。每个阶段都有其典型的临床特征（表12-2），且发展速度极快，患者可能死于MODS的任何一个阶段。

表 12-2　MODS 的临床分期和特征

观察指标	第 1 阶段	第 2 阶段	第 3 阶段	第 4 阶段
一般情况	正常或轻度烦躁	急性病容，烦躁	一般情况差	濒死感
循环系统	容量需要增加	高动力状态，容量依赖	休克，心排血量下降，水肿	血管活性药物维持血压，水肿，SvO_2下降
呼吸系统	轻度呼吸性碱中毒	呼吸急促，呼吸性碱中毒，低氧血症	严重低氧血症，ARDS	高碳酸血症，气压伤
肾脏	少尿，利尿药反应差	肌酐清除率下降，轻度氮质血症	氮质血症，有血液透析指征	少尿，血透时循环不稳定
胃肠道	胃肠胀气	不能耐受食物	肠梗阻，应激性溃疡	腹泻，缺血性肠炎
肝脏	正常或轻度胆汁淤积	高胆红素血症，PT 延长	临床黄疸	转氨酶升高，严重黄疸
代谢	高血糖，胰岛素需要量增加	高分解代谢	代谢性酸中毒，高血糖	骨骼肌萎缩，乳酸酸中毒
中枢神经系统	意识模糊	嗜睡	昏迷	昏迷
血液系统	正常或轻度异常	血小板降低，白细胞增多或减少	凝血功能异常	不能纠正的凝血障碍

【诊断依据】

国内外尚无统一的 MODS 诊断标准，强调认识早期器官功能不全，及时进行相关的脏器支持治疗，避免发展到器官衰竭的晚期阶段。但是器官功能不全的概念较模糊，具体数据上明确区分器官“正常”与“功能不全”十分困难，它们之间并非界限分明，而且有相当范围重叠与断档。与其力图精确功能不全的指标，不如更重视器官功能的发展趋势，只要患者器官功能不断恶化并超过目前公认的正常值范围，即可认定“器官功能障碍”。同时全身失控的炎症反应过程中出现或加重器官功能不全才可诊断 MODS。因此认为，完整的 MODS 诊断标准是器官功能障碍＋全身炎症反应（表 10-4），即至少在器官功能障碍的同时具有以下指标中的两项：①体温＞38℃或＜36℃；②心率＞每分钟 90 次；③呼吸＞20/min 或 $PaCO_2$＜32mmHg；④白细胞＞12×10^9/L 或＜4×10^9/L 或幼稚杆状白细胞＞10%；⑤全身高代谢状态。

【急救措施】

MODS 病因复杂、涉及器官和系统多、急救时往往面临许多矛盾，为此应遵循以下原则。

1. *积极控制原发病*　控制原发疾病是 MODS 治疗的关键，应重视原发疾病的处理。对于存在严重感染的患者，必须积极引流感染灶和应用有效抗生素。若为创伤患者，则应积极清创，并预防感染的发生。当重症患者出现腹胀、不能进食或无石性胆囊炎时，应采用积极的措施，如导泻、灌肠等，以保持肠道通畅，恢复肠道屏障功能，避免肠源性感染。对于休克患者，则应尽快复苏，尽可能缩短休克时间，避免引起进一步器官功能损害。

2. *改善氧代谢，纠正组织缺氧*　主要手段包括增加全身氧输送（DO_2，oxygen delivery）降低全身氧需、改善组织细胞利用氧的能力等。提高 DO_2 是目前改善组织缺氧最可行的手段。DO_2 是单位时间内心脏泵出的血液所携带的氧量，由心脏泵功能、动脉氧分压/血氧饱和度和血红蛋白浓度决定，因此提高 DO_2 也就是通过心脏、血液和肺交换功能三个方面来实现。降低氧需在 MODS 治疗中常被忽视。镇静、降低体温、机械通气等均是降低氧需的重要手段。

MODS 和休克可导致全身血流分布异常，肠道和肾脏等内脏器官常常处于缺血状态，持续的缺血缺氧，将导致急性肾衰竭和肠功能衰竭，加重 MODS。因此，改善内脏灌注是 MODS 治疗的重要方向。心源性休克时，小剂量多巴胺[5～10μg/(kg・min)]＋多巴酚丁胺[5～10μg/(kg・min)]可增加肾脏及肠系膜血流，可增加心肌收缩力，增加心排血量和氧输送。感染性休克时，去甲肾上腺素(2～20μg/min)＋多巴酚丁胺[5μg/(kg・min)]联合应用是最为理想的血管活性药物，可改善异常的血管扩张，增加外周血管阻力；增加肾脏、肠系膜及冠状动脉血流。

3. *代谢支持和调理*　MODS 使患者处于高度应激状态，导致机体出现以高分解代谢为特征的代谢紊乱。器官及组织细胞功能的维护和组织修复有赖于细胞得到适当的营养底物，机体高分解代谢和外源性营养利用障碍，可导致或进一步加重器官功能障碍。因此，在 MODS 的早期，代谢支持(metabolic support)和调理(metabolic intervention)的目标应当是试图减轻营养底物的不足，防止细胞代谢紊乱，支持器官、组织的结构功能，参与调控免疫功能，减少器官功能障碍的产生；而在 MODS 的后期，代谢支持和调理的目标是进一步加速组织修复，促进患者康复。

4. *免疫调节治疗*　基于炎症反应失控是导致 MODS 的根本原因这一认识，抑制 SIRS 有可能阻断炎症反应发展，最终降低 MODS 病死率。免疫调控治疗实际上是 MODS 病因治疗的重要方面。目前临床上研究较多的连续血液净化(continuous blood purification，CBP)可能是一种较为理想的途径。糖皮质激素和非激素抗炎药，如布洛芬，吲哚美辛等有利于减少过度应激反应。炎症介质拮抗药，如 TNF 与抗体，前列腺素抗内毒素血清，理论和实验研究效果较好，临床研究尚未获得一致结论。目前常用的免疫调节药物包括乌司他丁、免疫球蛋白、胸腺素α等。

5. *控制血糖*　Van den Berghe 等证明采用胰岛素加强治疗能显著改善脓毒症和 MODS 患者的预后。虽然胰岛素加强治疗降低脓毒症和 MODS 的病死率的机制尚不十分清楚，但在感染及脓毒症治疗过程中，将血糖水平控制在 80～110mg/dl(4.4～6.1mmol/L)对于改善脓毒症和 MODS 患者的预后有重要的意义。但要注意避免低血糖的发生。

6. *器官功能支持*　一旦出现器官功能障碍，立即给予强有力的器官功能支持措施，避免器官功能损害进一步发展。对于休克患者，应积极液体复苏，迅速纠正有效循环血量不足，快速逆转休克；出现呼吸衰竭、肾衰竭的早期征兆，立即给予机械通气及肾替代治疗；维护肠黏膜屏障功能，促进肠道蠕动，早期给予肠内营养等。

7. *中医药治疗*　根据不同中医证型，可给予“清热解毒”“通里攻下”“活血化瘀”及“扶正固本”等治疗。

【预后】

病死率与脏器衰竭数目直接相关：1 个脏器衰竭病死率约为 30%，2 个脏器衰竭约为 60%，3 个脏器衰竭约为 85%，4 个脏器衰竭病死率几乎 100%。

(邓晰明　何先弟)

第 13 章　主要脏器功能障碍

第一节　呼吸功能障碍

各种原因引起的呼吸衰竭是重症患者需要加强监护治疗的主要原因，病死率较高，文献报道达 60％左右。近年来，随着 ICU 和 RICU 的建立，各种类型的机械通气装置及呼吸功能监视仪器的使用，呼吸衰竭的治疗已取得显著疗效。在严重创伤、感染、休克等急性因素诱发的 MODS 患者中，肺是最易发生功能障碍的器官，据统计其发生率高达 83％～100％。如损伤较轻可称为急性肺损伤(acute lung injury，ALI)，病情进一步发展可导致急性呼吸窘迫综合征(acute respiratory distress syndrome，ARDS)。

一、概述

ALI 或 ARDS 是在严重感染、休克、创伤及烧伤等非心源性疾病过程中，肺毛细血管内皮细胞和肺泡上皮细胞损伤造成弥漫性肺间质及肺泡水肿，导致的急性低氧性呼吸功能不全或衰竭。以肺容积减少、肺顺应性降低、严重的通气/血流比例失调为病理生理特征，临床上表现为进行性低氧血症和呼吸窘迫，肺部影像学上表现为非均一性的渗出性病变。

【发病特点】

流行病学调查显示 ALI/ARDS 是临床常见危重症。根据 1994 年欧美联席会议提出的 ALI/ARDS 诊断标准，ALI 发病率为每年 18/10 万，ARDS 为每年 13～23/10 万。2005 年的研究显示，ALI/ARDS 发病率分别在每年 79/10 万和 59/10 万。提示 ALI/ARDS 发病率显著增高，这甚至可与胸部肿瘤、AIDS、哮喘或心肌梗死等相提并论，明显增加了社会和经济负担。

病因不同，ARDS 患病率也明显不同。严重感染时 ALI/ARDS 患病率可高达 25％～50％，大量输血可达 40％，多发性创伤达到 11％～25％，而严重误吸时，ARDS 患病率也可达 9％～26％。同时存在两个或三个危险因素时，ALI/ARDS 患病率进一步升高。另外，危险因素持续作用时间越长，ALI/ARDS 的患病率越高，危险因素持续 24h、48h 及 72h 时，ARDS 患病率分别为 76％、85％和 93％。

【病因】

多种危险因素可诱发 ALI/ARDS，其中脓毒血症、吸入胃液、肺挫伤、大量输血、多发性骨折、溺水、胰腺炎和休克是 ARDS 发病最高的 8 种常见因素，主要分为以下两种类型。

1. 直接肺损伤因素　严重肺部感染，肺挫伤，连枷胸，海水和胃液等吸入，氨、二氧化硫、氯气和烟等有毒气体吸入，淹溺，氧中毒等。

2. 间接肺损伤因素　细菌、病毒和真菌

等感染，各种类型的休克尤其是感染性休克，严重的非胸部创伤，重症急性胰腺炎，巴比妥类和水杨酸等药物过量，大量输血、体外循环、弥散性血管内凝血等。

【发病机制】

ALI/ARDS的基本病理生理改变是肺泡上皮和肺毛细血管内皮通透性增加所致的非心源性肺水肿。由于肺泡水肿、肺泡塌陷导致严重通气/血流比例失调，特别是肺内分流明显增加，从而产生严重的低氧血症。肺血管痉挛和肺微小血栓形成引发肺动脉高压。

ARDS早期的特征性表现为肺毛细血管内皮细胞与肺泡上皮细胞屏障的通透性增高，肺泡与肺间质内积聚大量的水肿液，其中富含蛋白及中性粒细胞为主的多种炎症细胞。中性粒细胞黏附在受损的血管内皮细胞表面，进一步向间质和肺泡腔移行，释放大量促炎介质，如炎症性细胞因子、过氧化物、白三烯、蛋白酶、血小板活化因子等，参与中性粒细胞介导的肺损伤。除炎症细胞外，肺泡上皮细胞及成纤维细胞也能产生多种细胞因子，从而加剧炎症反应过程。凝血和纤溶紊乱也参与ARDS的病程，ARDS早期促凝机制增强，而纤溶过程受到抑制，引起广泛血栓形成和纤维蛋白的大量沉积，导致血管堵塞及微循环结构受损。ARDS早期在病理学上可见弥漫性肺损伤，透明膜形成及Ⅰ型肺泡上皮或内皮细胞坏死、水肿，Ⅱ型肺泡上皮细胞增生和间质纤维化等表现。

少数ALI/ARDS患者在发病第1周内可缓解，但多数患者在发病5～7d后病情仍然进展，进入亚急性期。在ALI/ARDS的亚急性期，病理上可见肺间质和肺泡纤维化，Ⅱ型肺泡上皮细胞增生，部分微血管破坏并出现大量新生血管。部分患者呼吸衰竭持续超过14d，病理上常表现为严重的肺纤维化，肺泡结构破坏和重建。

【临床特征】

一般认为，ALI/ARDS具有以下临床特征：①急性起病，在直接或间接肺损伤后12～48h发病；②常规吸氧后低氧血症难以纠正；③肺部体征无特异性，急性期双肺可闻及湿啰音，或呼吸音减低；④早期病变以间质性为主，胸部X线片常无明显改变，病情进展后可出现肺内实变，表现为双肺野普遍密度增高，透亮度减低，肺纹理增多、增粗，可见散在斑片状密度增高影，即弥漫性肺浸润影；⑤无心功能不全证据。

【诊断依据】

ALI/ARDS诊断长期沿用1994年欧美联席会议提出的诊断标准：①急性起病；②氧合指数（PaO_2/FiO_2）≤200mmHg［不管呼气末正压（PEEP）水平］；③正位X线胸部X线片显示双肺均有斑片状阴影；④肺动脉嵌顿压≤18mmHg，或无左心房压力增高的临床证据。如PaO_2/FiO_2≤300mmHg且满足上述其他标准，则诊断为ALI。2011年欧洲重症医学学会柏林会议在ARDS流行病学、病理生理学和临床研究基础上，提出了ARDS新定义（表13-1）。将ARDS患者分为轻、中、重3个层次，并根据病情危重程度提出目前有循证医学证据支持的治疗方案，但其临床有效性和准确性有待进一步证实。

【急救措施】

1. *原发病治疗* 全身性感染、创伤、休克、烧伤、重症急性胰腺炎等是导致ALI/ARDS的常见病因。严重感染患者有25%～50%发生ALI/ARDS，而且在感染、创伤等导致的多器官功能障碍综合征（MODS）中，肺往往也是最早发生衰竭的器官。目前认为，感染、创伤后的全身炎症反应是导致ARDS的根本病因。控制原发病，遏制其诱导的全身失控性炎症反应，是预防和治疗ALI/ARDS的必要措施。

2. *呼吸支持技术* 为避免缺氧造成的组织器官的进一步损伤，需要及时迅速改善低氧血症，目标是使动脉氧分压（PaO_2）达到

表 13-1　ARDS 柏林新定义

	轻度	中度	重度
时间	有已知危险因素或新发、加重呼吸道症状，1 周内急性发作		
低氧血症	氧合指数 201～300mmHg 且 PEEP/CPAP≥5	氧合指数≤200mmHg 且 PEEP≥5	氧合指数≤100mmHg 且 PEEP≥10
肺水肿原因	无法以心力衰竭或液体超负荷解释的呼吸衰竭		
影像学改变	双肺浸润影	双肺浸润影	累及 3 个象限的浸润影
生理改变	N/A	N/A	$V_{E\,Corr}$ > 10L/min 或 C_{RS} <40ml/cmH_2O

CPAP 为持续气道内正压通气，$V_{E\,Corr}$ 为校正分钟通气量，C_{RS} 为静息时呼吸系统顺应性。

60～80 mmHg。根据具体情况，可以选择氧疗、无创机械通气（noninvasive ventilation，NIV）、有创机械通气（invasive mechanical ventilation，IMV）。ARDS 患者往往低氧血症严重，大多数患者一旦诊断明确，常规的氧疗常常难以奏效，机械通气仍然是最主要的呼吸支持手段。

目前多认为，预计病情能够短期缓解的早期 ALI/ARDS 患者或合并免疫功能低下的 ALI/ARDS 患者早期可首先试用 NIV。注意应用 NIV 治疗 ALI/ARDS 时，应严密监测患者的生命体征及治疗反应。一般认为，ALI/ARDS 患者在以下情况时不适宜应用 NIV：①神志不清；②血流动力学不稳定；③气道分泌物明显增加且气道自洁能力不足；④因脸部畸形、创伤或手术等不能佩戴鼻面罩；⑤上消化道出血、剧烈呕吐、肠梗阻和近期食管及上腹部手术；⑥危及生命的低氧血症。应用 NIV 治疗 ALI/ARDS 时应严密监测患者的生命体征及治疗反应。如 NIV 治疗 1～2h 后，低氧血症和全身情况得到改善，可继续应用 NIV。若低氧血症不能改善或全身情况恶化，则提示 NIV 治疗失败，应及时改为 IMV。

ARDS 患者呼吸功明显增加，表现为严重的呼吸困难，早期气管插管机械通气可降低呼吸功，改善呼吸困难。目前认为，ARDS 患者应积极进行机械通气治疗，气管插管和有创机械通气能更有效地改善低氧血症，降低呼吸功，缓解呼吸窘迫，并能够更有效地改善全身缺氧，防止肺外器官功能损害。随着对 ARDS 病理生理特征的认识，相应提出了肺保护性通气策略（潮气量 4～7ml/kg 时，允许动脉血二氧化碳分压增高到 40～80 mmHg），在改善低氧血症的同时，尽可能避免呼吸机相关性肺损伤（ventilator-induced lung injury，VILI）和 MODS，有可能最终降低 ARDS 患者的病死率。保证气道平台压力<35cmH_2O，肺容积低于 P-V 曲线高位转折点水平，是呼吸机相关肺损伤防治的关键。

ARDS 广泛肺泡塌陷不但可导致顽固的低氧血症，而且部分可复张的肺泡周期性塌陷开放而产生剪切力，会导致或加重 VILI。选择最佳呼气末正压（positive end-expiratory pressure，PEEP），既可防止呼气末肺泡萎陷，又能避免肺泡过度膨胀。ARDS 最佳 PEEP 的选择目前仍存在争议，有建议可参照肺静态压力-容积（P-V）曲线低位转折点压力来选择 PEEP。若有条件，应根据静态 P-V 曲线低位转折点压力+2cmH_2O 来确定 PEEP。

充分复张 ARDS 塌陷肺泡是纠正低氧血症和保证 PEEP 效应的重要手段。为限制气道平台压而被迫采取的小潮气量通气往往不利于 ARDS 塌陷肺泡的膨胀，而 PEEP 维持复张的效应依赖于吸气期肺泡的膨胀程度。目前临床常用的肺复张手法(recruitment maneuver，RM)包括控制性肺膨胀(sustained inflation，SI)、PEEP 递增法、压力控制法(PCV 法)、俯卧位通气等。另外，在循环功能稳定、人机协调性较好的情况下，ARDS 患者机械通气时有必要保留自主呼吸。为预防呼吸机相关性肺炎(ventilator-associated pneumonia，VAP)，除非有脊髓损伤等体位改变的禁忌证，机械通气患者均应保持半卧位(头部抬高 45°以上)。为缓解焦虑、躁动、疼痛，减少过度的氧耗，机械通气患者应考虑使用镇静镇痛药。合适的镇静状态、适当的镇痛是保证患者安全和舒适的基本环节。

此外，部分液体通气(partial liquid ventilation，PLV)、体外膜氧合技术(extracorporeal membrane oxygenation，ECMO)可以作为严重 ARDS 患者常规机械通气无效时的一种选择。

3. *药物治疗*

(1)液体管理：高通透性肺水肿是 ALI/ARDS 的病理生理特征，通过积极的液体管理，对于改善 ALI/ARDS 患者的肺水肿具有重要的临床意义。研究显示液体负平衡与感染性休克患者病死率的降低显著相关，且对于创伤导致的 ALI/ARDS 患者，液体正平衡使患者病死率明显增加。应用利尿药减轻肺水肿可能改善肺部病理情况，缩短机械通气时间，进而减少呼吸机相关肺炎等并发症的发生。但是利尿减轻肺水肿的过程可能会导致心排血量下降，器官灌注不足。因此，ALI/ARDS 患者的液体管理必须考虑到两者的平衡，必须在保证脏器灌注的前提下进行。

ARDS 患者采用晶体还是胶体液进行液体复苏一直存在争论。对于存在低蛋白血症的 ARDS 患者，在补充白蛋白等胶体溶液的同时联合应用呋塞米，有助于实现液体负平衡，并改善氧合。人工胶体对 ARDS 是否也有类似的治疗效应，需进一步研究证实。

(2)糖皮质激素：全身和局部的炎症反应是 ALI/ARDS 发生和发展的重要机制，研究显示血浆和肺泡灌洗液中的炎症因子浓度升高与 ARDS 病死率成正相关。长期以来，大量的研究试图应用糖皮质激素控制炎症反应，预防和治疗 ARDS，但结果是糖皮质激素既不能预防 ARDS 的发生，对早期 ARDS 也没有治疗作用。但对于过敏原因导致的 ARDS 患者，早期应用糖皮质激素经验性治疗可能有效。此外感染性休克并发 ARDS 的患者，如合并肾上腺皮质功能不全，可考虑应用替代剂量的糖皮质激素。对于晚期 ARDS 患者不宜常规应用糖皮质激素治疗，因其明显增加病死率。

(3)其他：①在一般治疗无效的严重低氧血症时可考虑应用一氧化氮(NO)吸入、补充肺泡表面活性物质、静脉应用前列腺素 E_1(PGE_1)等措施。②重组人活化蛋白 C(rhAPC 或称 Drotrecogin alfa)具有抗血栓、抗炎和纤溶特性，已被试用于治疗严重感染。基于 ARDS 的本质是全身性炎症反应，且凝血功能障碍在 ARDS 发生中具有重要地位，rhAPC 有可能成为 ARDS 的治疗手段。在严重感染导致的重度 ARDS 患者，如果没有禁忌证，可考虑应用 rhAPC。但 rhAPC 高昂的治疗费用限制了它的临床应用。③对于 ALI/ARDS 患者，特别是严重感染导致的 ARDS，可补充二十五烯酸(EPA)和 γ-亚油酸，以改善氧合，缩短机械通气时间。

二、呼吸功能监测

在近 20 年时间里，由于科学技术的迅速发展，尤其是电子传感器和微电脑技术的进步和普及，以及对呼吸衰竭病理生理特点的更深入了解，呼吸监测技术已经有了显著进步。在综合或各专科 ICU，在实施心、脑、肺等重大手术的术中或术后，以及急诊抢救中，都已普遍应用呼吸监测技术。

呼吸监测的目标是检测肺的氧（O_2）和二氧化碳（CO_2）交换功能，评价呼吸力学和通气储备是否恰当和有效。当病情发生显著改变或出现严重迹象时发出报警信号，以便医护人员及时采取有效抢救措施。通过连续地测定关键性指标以增加对基础病理生理学改变的了解，指导各通气模式，特殊方式和通气策略的正确应用，便于预防和及时发现机械通气的并发症。连续监测指标的变化趋势也有助于评估治疗的反应和判断预后。呼吸系统各种并发症也可通过良好的监测来预防。

【监测目的】

1. *评价呼吸功能*　包括通气泵功能（呼吸中枢的兴奋性和呼吸调节，肋间肌、膈肌等呼吸肌的强度和耐力，呼吸功及氧耗）、肺摄取氧和排出 CO_2 的能力和有效性、系统性疾病和各重要脏器功能对呼吸功能的影响。

2. *提供诊断和分型依据*　为呼吸衰竭、睡眠呼吸暂停综合征等疾病的诊断和分型提供客观依据，也为氧疗和其他各种呼吸治疗的疗效观察提供可靠的评价指标。

3. *为应用呼吸机提供参考*　开始机械通气时，自主呼吸功能监测是应用呼吸机的预设通气参数，是通气模式的重要参考指标；机械通气过程的呼吸功能监测是检查通气效果，调节呼吸机参数的重要依据；撤机时的呼吸功能监测对预测撤机成功的可能性具有重要价值。

【监测项目】

临床上常用的呼吸监测指标，包括氧合和 CO_2 排出的指标，呼吸力学指标，和反映呼吸系统功能的其他各种指标，同时讨论临床上如何选用这些指标并解释其意义。无论在重症监护室，手术室或急诊抢救室，对这些监护指标的应用和解释并无差别。目前临床上应用的呼吸监测项目总结见表 13-2。

表 13-2　危重患者临床常用监测项目

监测条件或要求	监测项目
常规监测	胸部 X 线，营养状况，水和电解质、酸碱平衡测定
肺换气功能监测	动脉血气分析、脉搏、血氧饱和度连续监测、经皮氧和经皮二氧化碳分压监测、呼出气 PCO_2 监测、潮气末 PCO_2 和二氧化碳图、床旁肺功能测定
机械通气时呼吸功能监测	(1)呼出气量、终末潮气二氧化碳浓度、每分钟二氧化碳产量、无效潮气量、有效潮气量、每分钟有效通气量、潮气二氧化碳产量 (2)通气频率、气道压力、峰压、暂停压（平台压）、平均气道压、吸气阻力、呼气阻力、顺应性、呼气末肺内压（PEEP 和 $PEEP_1$） (3)呼吸功、肺泡气-动脉血氧分压差[P(A-a)DO_2] DO_2、PvO_2、PAWP、生理无效腔/潮气量（V_D/V_T）、肺内分流量（Q_S/Q_T） (4)吸入氧浓度、气道温度和湿度、肺泡氧分压
撤机时呼吸功能监测	(1)呼吸肌功能：最大吸气压力 (2)通气需要：自主呼吸频率、每分通气量（minute ventilation volume，MVV）、V_D/V_T、气道闭合压、顺应性、呼吸功、肺活量（VC）、最大自主通气量 (3)氧合：肺泡-动脉氧分压差、肺内右至左分流

【监测方法或内容】

1. 一般监测

(1)临床观察:需观察患者神志、自主呼吸频率和节律(是反映病情变化的一个敏感指标)、胸廓运动、呼吸的深度、胸腹式呼吸、三凹征、心率、血压、口唇和甲床发绀、球结膜水肿,以及双肺的呼吸音是否对等。

(2)床旁胸部X线检查和心电图检查:胸部X线可了解肺内有无不张、气压损伤和肺内感染,对了解肺内病情的变化,调整呼吸机参数有重要意义。心电图检查可发现心律失常和ST-T改变,可避免漏诊心肌梗死。

2. 呼吸频率和节律

(1)肺阻抗法:通过两个电极分别置于胸部不同位置,以很小的高频电流从一个电极通过体表皮肤到达另一个电极,形成回路,胸廓大小和肺含气量的变化可分别引起两电极间距离和传导媒介的改变,引起电流阻抗的变化,经特定电流转变为仪表呼吸波形而显示出来,根据波形可确定呼吸频率和节律。

(2)测温法:是通过置于鼻孔附近热敏元件,连续测量呼吸气流的温度来监测呼吸频率和节律的方法。

(3)呼吸监测垫:主要用于新生儿和婴儿,通过置于体下的压力传感器,感受呼吸运动的周期性变化来监测呼吸频率和节律。

3. 异常呼吸的监测

(1)呼吸频率的加快和减慢:呼吸频率加快见于缺氧、酸中毒、发热和中枢神经系统受损等,而减慢则见于麻醉、药物中毒和脑干疾病等。

(2)呼吸节律的变化:呼吸节律的变化常常反映神经调节机制的异常,常有下列几种:①潮式呼吸:呼吸幅度逐渐缓慢,由小到大,然后又缓慢地由大到小,再呼吸暂停一段时间,如此反复,常见于中枢神经系统疾病、糖尿病昏迷、中毒等。②比奥式呼吸:为不规则的间歇呼吸,一段时间加强呼吸,以后呼吸突然停止后又突然开始,反复交替,见于脑膜炎和尿毒症等。③长吸式呼吸:表现为吸气相长且强,与呼吸暂停交替的一种呼吸形式,见于脑血管栓塞、出血和脑桥肿瘤。④ Ondine curse:是一种不能产生自主呼吸,只能靠患者清醒时主观用力呼吸来维持生命,入睡则呼吸停止的一种临床现象,见于延髓压迫、延髓灰白质炎的早期。⑤有自主呼吸节律而完全不能随意控制呼吸:见于延髓和高位颈髓水平的双侧锥体束破坏的患者。

4. 人工气道监测　需监测气管插管的深度和稳定性,一般情况下,气管插管深度应距门齿22～24cm(或距前鼻孔口24～26cm)。太深易插入一侧气管,太浅容易使气囊嵌在声门,压迫声带,导致声音嘶哑,而且可使气体外溢,引起气道低压报警。

通常情况下,固定气管插管都是用宽胶布,但对易出汗或有口水向外溢出的患者,应用绷带将气管插管固定在头后面,以免头部活动时将插管拔出。注意气囊压力过高可导致气管黏膜缺血、坏死;气囊压力过低可导致漏气和患者不适感。

5. 通气功能监测　包括潮气量、分钟通气量和死腔通气监测。

(1)潮气量(tidal volume, V_T):包括吸入潮气量和呼出潮气量,现代新型呼吸机监测的均是呼出气潮气量,虽理论上两者应相等,但实际上它可大于或小于吸入气潮气量。潮气量包括有效潮气量和无效潮气量,只有有效潮气量进行气体交换。潮气量增加见于中枢神经系统病变、酸中毒患者。潮气量减少,见于气管梗阻、肺部感染、肺纤维化、肺水肿、血气胸等。

(2)每分通气量(minute ventilation volume, MV)和肺泡通气量(alveolar ventilation, V_A):MV为平静状态下每分钟吸入或呼出的气量,等于潮气量与呼吸频率的乘积($MV=V_T\times f$)。成人每分通气量可设定为6～10L/min,并根据动脉血二氧化碳分压($PaCO_2$)进行调节。$V_A=(V_T-V_D)\times f$,正常肺泡通气量为每分通气量的 70%。在临床上，测得的无效腔气量、潮气量，即可测得每分钟肺泡通气量。每分钟肺泡通气量的不足是低氧血症、高碳酸血症的主要原因。而肺泡通气量过大，又可引起呼吸性碱中毒。

(3)生理无效腔与潮气量的比例(V_D/V_T)：并不是所有吸入的气体都可以进入肺泡并进行气体交换，那些留在呼吸性细支气管之前的呼吸道内的气体是不能进行气体交换的，这部分空间称为解剖无效腔或死腔(anatomical dead space)。进入肺泡的气体，也可因血液在肺内分布不均匀而未能与血液进行气体交换，未能发生气体交换的这部分肺泡容积称为肺泡无效腔(alveolar dead space)。肺泡无效腔和解剖无效腔合称为生理无效腔(physiological dead space)。

健康人自主呼吸时，V_D/V_T 约为 0.3，主要是解剖死腔。某些患者，增加主要是肺泡死腔(气体分布不均匀和肺泡无灌注)，其比值可达 0.7 以上，成为二氧化碳潴留的重要原因。

V_D/V_T 的计算公式为：$V_D/V_T = PaCO_2 - PECO_2/PaCO_2$ ($PECO_2$ 为呼出气二氧化碳分压)。

V_D/V_T 的比值对调整呼吸机的参数有一定的指导意义，为保持正常的 $PaCO_2$，每分通气量必须随着比值的增加而增加，如比值<0.3，每分通气量不能进一步减少，而增加了的潮气量必然会影响心脏的循环功能。

6. **呼吸力学监测** 包括呼吸道阻力、胸肺顺应性、最大吸气压、呼吸功。

(1)峰压(peak pressure)：即气道峰压，是整个呼吸周期中气道的最高压力，在吸气末测得。正常值 9～16cmH_2O。机械通气过程中应努力保持峰压<35～40cmH_2O，若高于此值，气压伤的发生率即显著增加。测定时手按吸气末屏气(inspiratory hold)钮，才能使测出值准确。

(2)暂停压(pause pressure)：又称吸气平台压，是吸气后屏气时的压力，如屏气时间足够长(占呼吸周期的 10%或以上)，平台压可反映吸气时肺泡压，正常值 5～13cmH_2O。机械通气期间应努力保持平台压<30～35cmH_2O，若高于此值，气压伤的发生率即显著增加。近年认为，监测平台压比气道峰压更能反映气压伤的危险性，因为气道峰压主要作用于气道，而平台压才真正反映肺泡内的最大压力。过高的平台压和过长的吸气时间也增加肺内血循环的负荷。

(3)平均气道压(average in airway pressure)：在被动情况下，平均肺泡压和它的唯一可测定的类似指标平均气道压(Paw)，与驱动通气和保持肺扩张的力关系密切，当消散于吸气和呼气的压力相同时，整个通气周期的平均气道压在每一处，包括肺泡，应该是相同的。此平均压是扩张肺泡和胸壁的平均压力，因此与肺泡的大小和复张及和平均胸膜腔内压相关联。平均肺泡压也是用于驱动呼气流的平均压。肺水肿和肺损伤情况下，平均气道(平均肺泡)压直接与动脉血氧合相关。对静脉血回流(因此对心排血量和周围水肿)，以及对每分通气量有反向压力的作用。

(4)胸肺顺应性：肺顺应性是指单位压力改变所引起的容量改变。机械通气时需监测静态顺应性(static compliance，C_{st})和动态顺应性(dynamic compliance，C_{dyn})。

$$C_{st} = V_T/(Pplat - PEEP)$$

$$C_{dyn} = V_T/(PIP - PEEP)$$

静态顺应性包括了肺和胸廓的顺应性，由肺容量和肺内压力的测定即可计算出待定肺容量时静态肺顺应性。对同一患者的动态监测可较好地反映病情的进展。成人静态顺应性通常为 60～80ml/cmH_2O。

动态顺应性包括了肺的顺应性和呼吸道阻力两方面的因素，在评价患者肺顺应性改变时不如静态顺应性准确。在 50～80L/min 的正常流量时，动态顺应性比静态顺应性低

10%～20%。如在支气管痉挛时，动态顺应性可明显降低，而静态顺应性仍保持不变。

临床意义：肺静态顺应性减低见于肺部疾病，如：①限制性肺疾病，包括各种类型肺纤维化、胸膜纤维化等；②肺水肿、充血；③呼吸窘迫综合征，由于肺泡表面活性物质减少，动态顺应性减低见于脊柱后侧凸、漏斗胸、脊椎炎、胸廓成形术后、胸壁肌肉强直、膈肌抬高及肥胖症等。

(5)压力-容积曲线：以功能残气量为基点，不同潮气量为纵坐标，相应的压力变化为横坐标，则可描绘出压力-容积曲线。与正常值比较，静态和动态压力-容积曲线同时右移，考虑肺实质、胸腔和胸壁的病变；静态压力-容积曲线不变，而动态压力-容积曲线右移，考虑为气道病变。

一旦确立压力-容积曲线，则应确定低拐点(low inflective point，LIP)和高拐点(upper inflective point，UIP)，前者反映陷闭气道的扩张的最低压力，有助于选择 PEEP，后者则反映胸肺的最大弹性扩张程度，指导通气参数和潮气量的选择，一旦超过 UIP 将显著增加肺损伤的机会。PEEP 的选择宜在上下拐点之间，最佳 PEEP 的水平应在低拐点的上方一点。

(6)最大吸气压(maximal inspiratory pressure，Pi_{max})：是指在功能残气位，用单向活瓣阻塞吸气口，并迅速进行最大努力吸气，用压力表直接或传感器间接测定的压力，其正常值为－100～－50cmH_2O。Pi_{max}小于－20cmH_2O，一般需要机械通气，而机械通气的患者，Pi_{max}大于－25cmH_2O脱机容易成功。

(7)呼吸功：克服整个通气阻力(主要是气道和胸肺组织)所做的功，即呼吸功。主要包括弹力功和阻力功，弹力功即克服呼吸系统的弹性所必须做的功；阻力功为克服呼吸系统阻力所必须做的功。一般用胸腔压力的变化和容积变化的乘积或压力-容积曲线的面积表示，单位是焦耳(J)。但在存在内源性 PEEP 和较高呼吸道阻力的情况下，呼吸肌的收缩和气流变化存在一定的时间差，用上述公式容易低估实际做功量，此时可用压力-时间的面积表示。呼吸功也可用氧耗量来表示，正常人呼吸氧耗量占总氧耗量的 1%～3%，剧烈运动时，呼吸氧耗量显著增加，但占总氧耗量的比值基本不变。

7. 内生呼气末正压监测　内生呼气末正压(intrinsic positive end-expiratory pressure，PEEPi)是指在没有用呼吸机预设 PEEP 的情况下肺泡压力在呼气末从而也在整个呼气过程中保持正压。又称自动 PEEP (auto-PEEP)、隐性 PEEP(occult-PEEP)、内源性 PEEP(endogenous-PEEP)、不显性 PEEP(inadvertent PEEP)。

(1)产生机制：PEEPi 的问题近几年才引起临床重视，主要见于 COPD 及重症哮喘患者，其产生的主要原因是动态肺过度充气(dynamic pulmonary hyperinflation，DPH)。PEEPi 是 DPH 的必然结果，反映了呼气末弹性回缩压的存在。应当注意，几乎所有的重症 COPD 及哮喘患者不论在自主呼吸还是机械通气时都存在不同程度的 PEEPi，PEEPi 在上述两种情况下呈动态演变过程，需经常评估和测量其变化。DPH 是指呼气末时尚存在动态弹性回缩力，使增加的 FRC 高于整个呼吸系统的弹力平衡容量。机械通气时发生 DPH 主要原因有：①呼吸道阻力增加，呼出流速受限，肺内气体在下 1 次呼吸开始时不能完全呼出，产生气体陷闭，经过 6～12 次通气后，由于肺容积的增加使气道内径和弹性回缩力增加，达到一个新的平衡，有利于吸入气体的呼出。②潮气量过大，当有严重气流阻塞时，潮气量过大是造成 DPH 的最主要的原因。③呼吸频率过快，呼气时间相对缩短，加重气体的陷闭；④COPD 患者存在肺弹性纤维的破坏，呼气时小气道闭缩，参与形成 PEEPi。

(2)不良影响：PEEPi 可对机体产生严重的不良影响，表现为：①控制通气时 PEEPi 对血流动力学影响：显著增加肺泡压和胸膜腔内压，影响心脏充盈减少心排血量，从而减少重要脏器的血液灌注。甚至导致低血压、少尿、心律失常，甚至休克。②控制通气时 PEEPi 增加气压伤的发生：理论上，高水平的 DPH 和 PEEPi 使得通气移向 P-V 曲线上部平坦段，末端气道和肺泡面临过度充张和破裂的危险，故过高 PEEPi 可增加气压伤。③控制通气时 PEEPi 对肺顺应性测定的影响：一般情况下，$C_{st,rs} = V_T/(Pplat - PEEP)$，当存在 PEEPi 时，公式应纠正为 $C_{st,rs} = V_T/(Pplat - PEEP - PEEPi)$。现代微处理装置呼吸机虽自动显示呼吸顺应性结果，但均未考虑 PEEPi。④辅助通气和撤机时 PEEPi 增加呼吸功消耗：DPH 改变了吸气肌形态，使吸气肌开始收缩时处于长度-张力比的不利状态，减少了吸气肌工作效率和收缩力。PEEPi 作为吸气阈值负荷，必须靠吸气肌收缩来抵消以便在中心气道产生负压，触发机械呼吸或产生吸气流量。即使在辅助通气情况下，呼吸肌也不能消除疲劳，从而使撤机延迟或变为不可能。

(3)PEEPi 临床迹象有：①不能解释的心动过速、低血压，特别是机械通气治疗刚开始时；②患者触发每次呼吸非常费力；③患者的吸气努力并非每次都能触发呼吸机；④下 1 次吸气开始时呼气（喘鸣音）仍在进行；⑤压力流速图形显示异常，呼气末曲线不能回到零位。

(4)监测方法：①简单的粗略估计方法。听诊患者呼吸音，当下 1 次吸气开始时，呼气是否还在继续或被突然打断。如果是，则表明存在 PEEPi，如果呼气－吸气过渡平稳，呼气末气流为零，并有一短暂间歇（呼气末暂停）后再开始下 1 次吸气，则通常无 PEEPi。②呼吸机描记呼气流速-时间曲线和呼气流速-容量曲线。如果呼气流速低，呼气流速曲线的最后部分被吸气开始部分突然切去，应怀疑 PEEPi 的存在。③其他：尚有呼气末气道闭合法（EEO）气道开口处压力和流速同步记录法，食管内压测定能反映出 PEEPi 的严重程度。

(5)处理方法：如上所述，V_T、T_E（呼气时间）和气流的阻塞程度是决定 PEEPi 的主要因素，处理也应针对这三方面进行。①改变呼吸机参数或装置：延长呼气时间（绝对延长，仅仅调节 I∶E 不够）、减少通气频率、减少潮气量。②减低呼气阻力：用大口径气管插管或气管内导管，经常吸痰，避免气道分泌物潴留，应用支气管扩张药。③降低患者的通气需要：减少摄取糖类，减小通气死腔。及时有效治疗焦虑、寒战、疼痛、发热等症状。④加用适当的外源性 PEEP（一般 2/3PEEPi）以抵消 PEEPi。

8. 组织氧合监测　目前用于组织氧合状态的监测技术可以分为全身性氧合监测和局部氧合监测两大类。组织氧合的全身性氧合监测包括氧输送、氧消耗、氧摄取率、混合静脉血氧分压、混合静脉血氧饱和度和动脉血乳酸测定；局部氧合监测包括胃黏膜内 pH 测定（胃黏膜 pHi）、组织氧电极、局部组织乳酸、静脉血氧和局部血氧饱和度监测等，但目前仅有胃黏膜 pHi 在临床上常规使用。

(1)氧输送、氧消耗、氧摄取率：氧输送（oxygen delivery，DO_2）指单位时间内由左心室向全身组织输送氧的总量，或者说是单位时间内动脉系统向全身输送氧的总量。其计算公式如下。

$DO_2 = CI \times CaO_2 \times 10$

$CaO_2 = Hb \times 1.34 \times SaO_2 + 0.0031 \times PaO_2$

（式中 10 为单位换算系数；1.34 为 1g 血红蛋白的最大携氧量；0.0031 为氧的溶解系数）

从计算公式可以看出，氧输送取决于心脏指数（cardiac index，CI）、血红蛋白（Hb）含量和肺氧合功能[动脉血氧分压(PaO_2)和动脉血氧饱和度(SaO_2)],因此氧输送直接受循环、血液及呼吸系统的影响。正常参考范围为520～720ml/(min·m^2)。

氧消耗(oxygen consumption,VO_2)指单位时间内组织细胞实际消耗氧的量,代表全身氧利用的情况,但并不能代表组织对氧的实际需要量(CvO_2为混合静脉血氧含量,反映经过组织代谢后循环血液中所剩余的氧。混合静脉血来自肺动脉)。正常参考范围值为110～180ml/(min·m^2)。其计算公式如下。

$VO_2 = CI \times (CaO_2 - CvO_2) \times 10$

$CvO_2 = Hb \times 1.34 \times SvO_2 + 0.0031 \times PvO_2$

氧摄取率(oxygen extraction ratio,O_2ER)指组织从血中摄取氧的能力,即为氧消耗与氧输送的比值。正常参考范围值为0.22～0.30。其计算公式如下。

$O_2ER = VO_2 / DO_2$

正常情况下,SaO_2为97%左右,PaO_2为100mmHg左右,SvO_2为75%左右,PvO_2为40mmHg左右。每升动脉血携带的氧量约为200ml/L,每升静脉血携带的氧量约为150ml/L,两者之差即组织从动脉血中摄取的氧量50ml/L。

氧摄取率(O_2ER)=50/200 =25%

即每升动脉血携带200ml氧流过组织时,只有25%(50ml)被利用。若$O_2ER>0.3$,说明输送到组织的氧不能满足组织代谢的需要,即患者氧的需求增加;若$O_2ER<0.22$,即由于心排出量过多,存在血流灌注的异常分布或血液分流,即患者有氧摄取缺陷。

正常情况下,当DO_2在一定范围内下降时,组织细胞通过提高O_2ext来满足代谢需要,维持VO_2不变。当DO_2下降到某一临界值(critical DO_2)时,VO_2随着DO_2而下降,并呈线性依赖关系,同时,血乳酸明显升高,称为生理性氧供依赖关系,该临界点被认为是有氧和无氧代谢的分界点。

(2)混合静脉血氧分压(PvO_2)和血氧含量(CvO_2):混合静脉血是指全身各静脉混合后的静脉血,最好取血部位为肺动脉,通常需要右心导管取肺动脉血。PvO_2和CvO_2是可以作为组织缺氧的较好指标。它们反映了氧输送和氧利用的关系。氧摄取的增加,可使PvO_2和CvO_2下降。心排血量下降或CaO_2降低时,为满足机体代谢需要,组织摄取氧的能力增加,从而PvO_2和CvO_2使下降。在运动时或能量需要增加时,PvO_2和CvO_2可出现正常降低。PvO_2的正常值是(40±3)mmHg,若低于35mmHg,即认为存在组织缺氧的可能。$CvO_2 = Hb \times 1.34 \times SvO_2 + 0.0031 \times PvO_2$,正常值约为13 ml%。

混合静脉血来自全身各组织,可反映全身组织的供氧情况,也是反映心排出量、动脉血氧含量与机体氧耗量情况的综合指标。组织中的平均氧分压(PO_2)与PvO_2相接近,PvO_2为反映组织氧合情况的重要指标。但各脏器的血流分布和氧耗量均不相同,耗氧量与血流量的比例也不一定一样,因此PvO_2不可能与各脏器组织的氧分压完全成比例,只能反映整体组织氧合的总体水平,而不能具体反映心、脑、肾等重要器官在应激情况下的氧合情况。最近,有人主张同时测定PvO_2和PaO_2,并利用此二值计算氧摄取率(O_2ER),以此作为组织缺氧情况较客观。

$O_2ER = VO_2 / DO_2 = C_{(a-v)}O_2 / CaO_2$

(3)混合静脉血氧饱和度(SvO_2):SvO_2是指血红蛋白实际上所结合的氧的量被全部血红蛋白能够结合的氧除得的百分率。正常范围为95%～99%,它与PaO_2、氧离曲线有关。SvO_2为来自全身各静脉的血混合后的血氧饱和度,反映了周身氧供和氧需要的平衡,可判断组织的灌注和氧合情况。通过纤维支导Swan-Ganz导管可以持续监测SvO_2,或通过Swan-Ganz导管在肺动脉间取血,进行血样测定,测得SvO_2,以判断患者的氧摄取和组织从血液中摄取氧的能力。其数值与心排出量、血红蛋白和动脉血氧饱和度直接相关，并与代谢率成反比。

SvO_2正常参考值为 75%左右，其临床意义：①SvO_2正常（75%左右）：心肺功能正常，能输送适当氧饱和度的血流至组织。正常SaO_2为 95%～100%，SvO_2为 75%，表明约25%的氧被组织利用，尚有 75%的氧被血红蛋白结合。SvO_2 > 65% 为氧储备适当，50%～60%为氧储备有限，35%～50%为氧储备不足。②SvO_2降低：表明氧需要量超过了氧供应量，即氧输送下降或组织氧需增加，临床上可见于心功能不全和呼吸功能不全两种情况，应加以鉴别。SvO_2降低需要及时纠正，否则机体会经无氧代谢致使生成大量乳酸，造成代谢性酸中毒。③SvO_2增加：SvO_2 >80%时，表明氧供应量增加，组织需氧量下降或组织利用氧降低，氧供应量增加常伴有动脉血氧分压、心排血量或血红蛋白增加；组织需氧量下降可见于基础代谢率降低，如体温降低、麻醉、使用过量镇静药和睡眠；组织利用氧降低可见于脓毒血症晚期组织水平的毒性效应。

(4)肺泡气氧分压（P_AO_2）：肺泡气氧分压（P_AO_2）取决于肺泡通气量、FiO_2和肺毛细血管血摄氧能力这三者的联合作用，当由肺毛细血管血摄取和转运的氧量大于肺泡通气所提供的氧量时，P_AO_2将迅速降低。

(5)肺泡-动脉氧分压差[(A-a)DO_2或$P_{(A-a)}O_2$]：$P_{(A-a)}O_2$常用来测定气体交换的效率，正常健康的肺，$P_{(A-a)}O_2$为 15～35mmHg，因年龄而异，健康成人一般≤15mmHg，老年人可达 35mmHg。患病时，由于右→左分流，或通气/灌注（V/Q）比例降低，使得$P_{(A-a)}O_2$增加。在概念上，将$P_{(A-a)}O_2$视为有灌注且通气正常肺泡血的氧含量与有灌注但无通气的肺泡血氧含量两者混合的结果是有用的。

(6)血乳酸水平的测定：血乳酸水平和危重病之间存在良好的相关关系，全身性感染患者临床上明显的低血容量、心功能不全、低氧血症和贫血得到纠正后，组织仍然缺氧。另外还可由于糖酵解增加、乳酸清除延迟、蛋白转氨基作用增加和丙酮酸脱羧酶受抑制。

为区别需氧性高乳酸血症或厌氧性高乳酸血症，可计算血中乳酸/丙酮酸的比值，但丙酮酸测定在技术上较困难。

血乳酸浓度可反映组织的灌注情况，清除在肝脏中进行，故肝衰竭时血乳酸可以升高。另外，内毒素中毒时，即使没有缺氧，血乳酸浓度也增加。

血乳酸水平监测的最大优点是方法简便，可抽血直接测定，其正常值是 1mmol/L，当超过 1.5～2mmol/L 时，可考虑组织氧合不足。乳酸水平持续升高提示细胞功能存在重要的代谢改变，而且是疾病严重和病死率高的标志。

(7)局部氧合监测——胃黏膜内 pH 测定（胃黏膜 pHi）：全身感染时，胃肠道尤其容易发生缺氧，在其他组织氧供和氧耗仍处在非依赖阶段时，胃肠道的氧合已处在氧供依赖阶段。另外胃肠道可能是全身炎症反应的主要来源，缺血和低氧可增加胃肠道黏膜的通透性，使细菌和毒素进入到血液循环中，故pHi 测定可提供早期预警信号。

pHi 的测定轻度有创，其方法是将尖端带有可通过CO_2的球囊的胃管（即胃张力计）送到胃内，球囊内充满生理盐水，CO_2能够在胃壁、胃内容物和球囊中生理盐水之间自由弥散达到平衡，抽取张力计生理盐水测定$PiCO_2$，同时测动脉血[HCO_3^-]，根据 Henderson - Hasselbach 公式可算得 pHi 值。

$$pHi = 6.1 + \lg\{动脉血[HCO_3^-]/(PiCO_2 \times 0.03)\} \times F$$

（F 是与时间有关的因素，用以矫正部分平均样品。）

其测定是基于两个假设：①球囊中PCO_2与胃黏膜内$PiCO_2$相同；②动脉血中碳

酸氢根与胃黏膜相同。pHi 是反映局部组织灌注不足的有用指标，其正常低限是 7.32。

9. 呼出气二氧化碳监测 为一种无创性持续监测肺泡二氧化碳压力（PCO_2）或浓度的方法。呼出气二氧化碳测定仪能够测定并以数值形式显示出 CO_2 浓度，而二氧化碳描记仪则可以显示 CO_2 的波形。近年来，此项技术在手术室、重症监护室及急诊室得到了广泛应用。

潮气末 CO_2（$PetCO_2$）大致可以表示肺泡 PCO_2 的水平，数值大小主要由 CO_2 进入肺泡及 CO_2 从肺泡中清除的速度决定。CO_2 进入肺泡的速度取决于 VO_2 及静脉血流（灌注），而 CO_2 从肺泡内清除的速度取决于肺泡通气量。$PetCO_2$ 和 $PaCO_2$ 有较好的相关性，在气道正常的机械通气条件下，$PetCO_2$ 比 $PaCO_2$ 低 3～4mmHg，自主呼吸时两者几乎相等。二氧化碳的测定可用于监测气管插管误入食管。$PetCO_2$ 的连续监测可指导呼吸机设定条件的调节，防止通气量不足或过多。呼吸机发生故障和患者的代谢率变化时可通过 $PetCO_2$ 监测及时发现。

$PetCO_2$ 与 $PaCO_2$ 的差值可作为选择最佳 PEEP 的指标之一，$PetCO_2$ 与 $PaCO_2$ 差值达到最小值的 PEEP 可能为最佳 PEEP。

（何先弟）

第二节　循环功能障碍

收住 ICU 的重症患者总或多或少地因其基础疾病引起的代谢和血流动力学变化而发生循环功能障碍，包括休克和心力衰竭。我们在第 10 章已专门介绍了休克，下面主要介绍心力衰竭。

一、慢性心力衰竭

心力衰竭（heart failure）是由于心脏结构或功能性疾病导致心室充盈和射血能力受损，使心排血量不足以满足全身代谢对血流的需要而引起的一组临床综合征。其主要临床表现是引起运动耐量受限的呼吸困难与疲乏，以及液体潴留导致的肺淤血与肢体水肿。它们都可损害患者的功能状态和生活质量，但是这两种表现不一定同时出现，有些患者运动受限但是无明显液体潴留，而另一些患者则主要表现为水肿，但是无明显呼吸困难或疲乏。由于并非所有患者在初次或接下来的评估时都有容量负荷过重，因此目前主张应用“心力衰竭”这一术语替代老的术语“充血性心力衰竭”（congestive heart failure）。

【病因】

影响心排血量有心脏的是前负荷、后负荷、心肌收缩力、心率、心肌收缩协调性五大因素，其中单个或多个因素的改变均可影响心脏功能，甚至发生心力衰竭。

1. 原始性心肌舒缩功能障碍 这是引起心力衰竭最常见的原因。

（1）心肌病变：心肌病变主要见于心肌病、心肌炎、心肌纤维化及心肌梗死等，它们可导致心肌的舒缩功能受损。

（2）心肌代谢障碍：由于心肌缺血缺氧，引起心肌能量代谢障碍或伴酸中毒使产能减少而致心肌舒缩功能障碍，常见于冠心病、慢性肺心病、休克和严重贫血等疾病。

2. 前负荷过重 即容量负荷过重（volume overload），心室舒张期回心血量过多，如主动脉瓣或二尖瓣关闭不全，室间隔缺损，动脉导管未闭等均可使左心室舒张期负荷过重，导致左心衰竭；先天性房间隔缺损可使右心室舒张期负荷过重，导致右心衰竭。贫血、甲状腺功能亢进等高心排血量疾病，由于回心血量增多，加重左、右心室的舒张期负荷，而导致全心衰竭。

3. 后负荷过重 即压力负荷过度（pressure overload），是指心脏在收缩时所承受的阻抗负荷增加，此时室壁收缩应力也随之升高。如高血压、主动脉瓣狭窄或左心室流出道梗阻，使左心室收缩期负荷加重，可导致左心衰竭。肺动脉高压，右心室流出道梗阻，使右心室收缩期负荷加重，可导致右心衰竭。

4. *心室收缩不协调*　冠心病心肌局部严重缺血导致心肌收缩无力或收缩不协调，如室壁瘤。

5. *心室顺应性降低*　主要影响左心室松弛性的疾病（如高血压性心脏病、肥厚性心肌病），心脏的后负荷加重，心肌缺血或纤维化主要通过延缓左心室的主动松弛而影响左心室充盈。主要影响左心室僵硬度的疾病（如心肌淀粉样变性、原发性限制性心肌病），早期常有左心室松弛性减退，晚期则左心室僵硬度增加，进而影响左室充盈。

【诱因】

1. *感染*　病毒性上呼吸道感染和肺部感染是诱发心力衰竭的最常见诱因，感染除可直接损害心肌外，发热使心率增快也加重心脏的负荷。

2. *心律失常*　尤其是快速性心律失常，如阵发性心动过速、心房颤动等，均可使心脏负荷增加，心排血量减低，而导致心力衰竭。

3. *妊娠分娩*　妊娠期孕妇血容量增加，分娩时由于子宫收缩，回心血量明显增多，加上分娩时的用力，均加重心脏负荷。

4. *输液或输血过快或过量*　液体或钠的输入量过多，血容量突然增加，心脏负荷过重而诱发心力衰竭。

5. *严重贫血或大出血*　使心肌缺血缺氧，心率增快，心脏负荷加重。

6. *其他*　包括体力劳动过强、情绪激动、心肌缺血缺氧、肺栓塞，不适当地改变治疗及过多的摄入钠等。

【临床表现】

心力衰竭患者的症状可以缓慢出现，也可以急性出现。主要包括肺和（或）体循环静脉淤血、高压及组织动脉灌流不足三大基本症候群。根据其分类不同分述如下。

1. *左心衰竭*　左心衰竭是心衰中最常见和最重要的类型。它分为左心室和左心房衰竭两种，前者更重要。左心衰竭的主要症状是急性或慢性肺淤血表现，具体如下。

（1）疲倦、乏力：早期左心衰竭时患者常诉疲倦与乏力。一般体力劳动即可引起疲劳感。可能是心力衰竭的血流再分布及运动骨骼肌循环和代谢障碍所致。

（2）呼吸困难：①劳力性呼吸困难：最初发生在重体力劳动时，随着病情发展，心脏功能进一步减退，即使在轻体力劳动或活动时也会出现症状，呼吸困难逐渐加重。②阵发性夜间呼吸困难：是左心衰竭的典型表现。发作时间多在夜间熟睡 1～2h 后。轻者，患者突然因感觉胸闷和气急而惊醒过来，若立即坐起，呼吸困难可逐渐消退。多数患者气喘甚为严重，又称为心脏性或心源性哮喘，严重的发作可超过 1h，为心脏性哮喘持续状态。③端坐呼吸：端坐位能减少下肢的静脉血液回流及增加肺活量，患者借以缓解平卧时的呼吸困难。④急性肺水肿：发作时患者明显气急，端坐呼吸，极度气喘，大汗，可伴剧烈咳嗽，咳大量泡沫痰，典型者为大量粉红色泡沫痰，严重者泡沫样血痰可从口鼻涌出。患者极度烦躁不安，有窒息感，濒死感。面色青灰、发绀。血压一般升高，伴心源性休克者血压显著降低，四肢末梢湿冷、发绀。心率增快，心尖区常常可闻及舒张期奔马律，可以闻及基础性心脏病杂音。双肺闻及大量湿啰音，双肺底湿啰音更显著。

（3）咳嗽、咯血、嘶哑：咳嗽有时可为心力衰竭发作前的主诉症状。咳嗽多在体力劳动或夜间平卧时加重，同时可咳出泡沫痰，急性肺水肿时，可咳出大量粉红色泡沫样痰。二尖瓣狭窄，急性肺水肿或肺梗死等均可引起咯血，色鲜红，量不定。左肺动脉扩张时，可以压迫喉返神经而引起嘶哑。

（4）发绀：多见于口唇、耳垂及四肢末端。

轻度发绀，在颧骨隆起部的皮肤上特别显著，多见于慢性肺充血病例（二尖瓣狭窄）。急性左心衰竭时可出现明显发绀。

(5)夜尿增多：正常人夜间0～1次小便，白天比夜间的尿量多，而左心衰竭的患者夜尿增多，多见于早期左心衰竭者。

(6)左心衰竭后心脏变化：①心脏扩大。以左心室增大为主，心界常常向左下扩大。但急性心肌梗死引起的左心衰竭及风心病二尖瓣狭窄引起的左心房衰竭，可无左心室扩大，后者仅有左心房扩大。②舒张期奔马律。是左心衰竭的重要体征，如使患者的心率增加，并取左侧卧位，做深吸气，奔马律即易于听到。③肺动脉瓣区第2心音亢进。是肺循环阻力增加，肺动脉高压的结果。④其他。第2心音逆分裂，在呼气时更为明显；左心室明显扩张时可发生相对性二尖瓣关闭不全而出现心尖区收缩期杂音，多呈吹风样，有时粗糙，多在Ⅱ级以上，可占全收缩期。严重者可出现快速室性心律失常，可能是心力衰竭患者猝死的主要原因。交替脉亦为左心衰竭的早期重要体征之一，但往往被忽视。

(7)肺变化：左心衰竭后肺底湿啰音、哮鸣音或干啰音，呼气及吸气均有明显困难。肺水肿发作时，双肺布满湿啰音、哮鸣音。在间质性肺水肿时，肺部无干湿啰音，可能仅有肺呼吸音减弱。

(8)胸腔积液：左心衰竭病例中约25%有胸腔积液，胸腔积液多是双侧性，但也可单侧出现，右侧多见。

(9)其他症状：可有失眠、心悸甚至夜间心绞痛。脑缺氧严重者，可有呼吸节律改变伴有嗜睡或烦躁，神志错乱等精神症状（心源性精神病），严重病例可发生昏迷。

2. *右心衰竭*　由于体静脉（包括门静脉）压升高、体循环淤血，引起各脏器的功能障碍和异常表现。

(1)胃肠道症状：长期胃肠道淤血可引起食欲缺乏、恶心、呕吐、腹胀、上腹疼痛等症状。个别严重病例，可能发生失蛋白性肠病。

(2)肝区疼痛、肝大及黄疸：右心衰竭病例均有肝大和压痛，且常发生在周围皮下水肿之前，因此是右心衰竭的最重要及最早出现的体征之一。用手压迫右心衰竭患者的腹部任何部位或肿胀肝可产生颈静脉充盈加剧（肝颈静脉反流现象或肝颈反流征），是右心衰竭的重要征象。慢性心力衰竭患者，长期肝淤血，可形成心源性肝硬化。

(3)肾症状：肾脏淤血引起肾功能减退，可有少尿、夜尿症状。多数右心衰竭患者的尿含有少量蛋白，少数透明或颗粒管型和少数红细胞。血浆非蛋白氮可高出正常限度。

(4)呼吸困难：在左心衰竭的基础上发生右心衰竭后，因肺淤血减轻，故呼吸困难较左心衰竭时有所减轻，但开始即为右心衰竭者，仍可有不同程度的呼吸困难。

(5)中枢神经系统症状：极少数患者可有烦躁不安、眩晕、健忘和个性改变。

(6)心脏变化：右侧心力衰竭多由左心衰竭引起，呈全心扩大，除原有心脏病的体征外，可闻及右心室舒张期奔马律。右心室显著扩大，可引起相对性三尖瓣关闭不全，在三尖瓣听诊区可闻及收缩期吹风样杂音。此杂音可向心尖部传导，但不超过左腋前线，随心力衰竭情况的好转而减弱，且心尖部第1心音不减弱。当右心室肥厚显著时，可有心前区抬举样搏动，即在胸骨下段左缘，有收缩期强而有力的搏动。剑突下常可见到明显的搏动，亦有右室增大的表现。

(7)皮下水肿、腹水与胸腔积液：水肿是右心衰竭的重要体征，水肿往往从低垂部位开始，站立活动者以脚、踝内侧和胫骨前部，仰卧患者以骶骨部位为显著。严重右心衰竭病例常呈全身性水肿。腹水可见于慢性右心衰竭或全心衰竭的晚期患者，腹水为漏出液。

(8)静脉充盈与搏动：右心衰竭患者，由于上、下腔静脉压升高，使颈外静脉，手背静脉及舌下静脉等浅表静脉异常充盈。颈外静脉充盈较肝脏肿大或皮下水肿出现早，为右心衰竭的早期征象。

(9)发绀：左、右心衰都可引起发绀。口腔黏膜发绀者为中枢性，口腔黏膜红润者为末梢性。左心衰竭主要由于肺淤血引起肺泡氧弥散障碍(中枢性发绀)，右心衰竭的发绀主要由于淤滞性缺氧(末梢性发绀)。全心衰竭者，发绀呈混合性。

(10)其他：严重、持久的右心衰竭病例，心包腔内可有异常数量的液体漏出，发生心包积液。

3. 全心衰竭　血液循环是连续的，不可分割的，左、右心衰竭迟早会同时存在，甚至可同时发生(如弥漫性心肌炎)，呈全心衰竭，同时具有左、右心衰竭的表现。

【辅助检查】

1. 实验室检查　患者可以有低氧血症、来自乳酸性酸中毒的代谢性酸中毒和低钠血症。有低血压或休克的患者，其肾、肝功能检查可有异常。

2. 心电图　心电图检查可发现心房和心室肥大、心动过速或其他心律失常及心肌缺血或梗死等基础心脏病变。心律失常(如心房纤颤或心房扑动)可以是心力衰竭的诱因，也可能是其结果。因高血压或致肥大因素而发生扩张型心肌病或严重左心室肥大的患者，心电图可以发现与左心室肥大有关的传导或电压异常。心动过速可能提示血流动力学功能不良。

3. X 线检查　胸部 X 线片对于除外肺部疾病(特别是 ARDS 和严重肺炎)非常重要。患有扩张型或肥厚性心肌病的患者，胸部 X 线片可显示心脏扩大。瓣膜性心脏病的患者可能只有轻度心脏扩大或单个心腔扩张。心源性肺水肿患者的常见特征包括中心或肺门周围浸润，肺门动脉和静脉均有扩张，两侧肺门阴影增大，密度加深，肺野模糊，血管纹理增粗。直立位时肺上部血管扩张和明显的肺叶间隔，其中肺叶间隔常为双侧、对称性的。患者常有胸腔积液。右心衰竭继发于左心衰竭者，胸部 X 线片显示心脏向两侧扩大；单纯右心衰竭者，可见右房及右室扩大，肺野清晰。上腔静脉阴影增宽，可伴有单侧或双侧胸腔积液。

4. 其他检查　超声心动图、放射性核素、创伤性及无创性血流动力学检测等，详见本章循环功能监测。

【诊断】

1. 诊断依据　心力衰竭的诊断是综合病因、病史、症状、体征及客观检查而做出的。首先应有明显的器质性心脏病的诊断，心力衰竭的症状是诊断的重要依据。疲乏、无力等心排血量不足的症状无特异性，诊断价值不大。而左心衰竭的肺循环淤血引起的呼吸困难，右心衰竭的体循环淤血引起的颈静脉怒张、肝大、水肿等是诊断心衰的重要依据。

2. 诊断要点

(1)肺水肿：呼吸困难、端坐呼吸、湿啰音和哮鸣音；异常胸部 X 线片显示肺门周围充血；低氧血症。

(2)心源性休克：低血压；由于灌注减少而导致肾脏、肝脏和中枢神经系统的功能异常；乳酸酸中毒。

(3)心脏肥大、心室射血分数减少或室壁运动异常、肺动脉楔压升高、心排血量降低。

(4)可有既往已知病因，如瓣膜性心脏病或心肌病，但也有缺血的结果或继发于严重高血压。

3. 分级诊断　NYHA 首先制订出最常应用于心力衰竭功能受损程度的 NYHA 分级方法。该分级系统依诱发症状的活动程度将患者分为下列四级。

(1) Ⅰ级：日常活动不受限制。即体力活动不受限，一般体力活动不引起过度或不相适应的乏力、心悸、气促和心绞痛。无心力衰竭体征，通常称心功能代偿期。

(2) Ⅱ级：日常活动后有症状。即体力活动稍受限制，休息时无症状，但中等体力活动时(如常速步行 1500～2000m 或登三楼等)即出现疲乏、心悸、呼吸困难等症状及心衰体征,亦称一度或轻度心力衰竭。

(3)Ⅲ级:稍活动即有症状。即体力活动明显受限,休息时无症状,轻微体力活动(如日常家务劳动、常速步行 500～1000m,登二楼等),即出现心悸、呼吸困难或心绞痛等症状及肝大、水肿等体征,亦称二度或中度心力衰竭。

(4)Ⅳ级:静息状态下有心力衰竭症状。即不能胜任任何体力活动,休息时仍有疲乏、心悸、呼吸困难或心绞痛及明显的心力衰竭体征,如内脏淤血及显著水肿。亦称三度或重度心力衰竭。

4. 阶段诊断　随着循证医学证据的不断增加,有关心力衰竭的诊疗指南和建议不断更新,2001 年美国成人慢性心力衰竭诊疗指南提出了一种新的心力衰竭分级方法,包括了该疾病的发生和进展的全过程。该方法将心力衰竭分为 A、B、C、D 四个阶段。

(1)阶段 A:存在有发展为心力衰竭可能的高危因素但没有心脏结构性病变的患者。

(2)阶段 B:有心脏结构性病变,但从来没有出现过心力衰竭症状的患者。

(3)阶段 C:为过去或目前有心力衰竭症状并有心脏结构病变的患者。

(4)阶段 D:终末期患者,需要特殊治疗。

传统的纽约心功能分级(NYHA)只包括了后两个阶段。新的分级方法包括了可能发展为心力衰竭的危险因素和心脏结构变化阶段。在左室功能不全和症状出现以前便采取治疗措施可降低心力衰竭的病残率和病死率。新的分级方法是对传统 NYHA 分级方法的补充而不是替代。更加注重从心力衰竭发生的源头和进程上防治心力衰竭。对于每个慢性心力衰竭(chronic heart failure, CHF)患者或有发展为心力衰竭(HF)高度危险的患者,应正确判断其心衰所处的阶段。并根据不同阶段采取针对性的干预措施。

【鉴别诊断】

心力衰竭的临床特征如呼吸困难、端坐呼吸、啰音和喘鸣等也可能由于肺炎、ARDS、液体负荷过重、COPD 或哮喘恶化所致,应注意鉴别。心影扩大可能是由于心包积液而非心脏本身扩大所致。如患者主要表现为右心衰竭的症状和体征,应考虑肺病导致的肺心病或肺动脉高压的可能。因心力衰竭而发生低血压的患者应与低容量性休克、感染性休克和肺栓塞的患者相鉴别。

【治疗】

1. 治疗目的　①纠正血流动力学异常,缓解症状;②提高运动耐量,改善生活质量;③防治心肌损害进一步加重;④降低病死率。

2. 治疗原则　①去除或限制病因;②减轻心脏负荷;③增强心肌收缩力,改善心脏功能;④心力衰竭时神经内分泌激活的干预治疗;⑤支持疗法与对症处理。

3. 病因治疗　大多数慢性心力衰竭的病因都有针对病因的方法,如控制高血压目前已不困难;药物、介入及手术治疗可以改善冠心病。但原发性扩张型心肌病等则办法不多。病因治疗的最大障碍是发现和治疗过晚,很多患者常满足于短期治疗缓解症状,拖延时日终至发展为严重的心力衰竭而不能耐受手术,失去了治疗时机。

4. 消除诱因　常见的诱因为感染特别是呼吸道感染,应积极选用适当的抗菌药物治疗。对于发热持续 1 周以上者应警惕感染性心内膜炎的可能性。心律失常特别是心房颤动也是诱发心力衰竭的常见原因,对心室率很快的心房颤动,如不能及时复律应尽快控制心室率。潜在的甲状腺功能亢进、贫血等也可能是心力衰竭加重的原因,应注意检查并予以有效治疗。

5. 一般措施

(1)休息:控制体力活动,避免精神刺激,降低心脏负荷,有利于心功能的恢复。但长期卧床易发生静脉血栓形成甚至肺栓塞,同时也使消化功能减低，肌肉萎缩。因此，对需要静卧的患者，应帮助患者进行四肢被动活动。恢复期的患者应根据心功能状态进行适量的活动。

(2)控制钠盐摄入：心衰患者血容量增加，且体内钠水潴留，因此减少钠盐的摄入有利于减轻水肿等症状，注意在应用强效排钠利尿药时，过分严格限盐可导致低钠血症。

6. *药物治疗*　大多数慢性心力衰竭患者需常规合用 3 类药物：利尿药、ACEI 或 ARB、β 受体拮抗药。有液体潴留的患者应当使用利尿药直到干重，继续使用利尿药可以防止再次出现体液潴留。即使患者对利尿药的反应很好，也应当及早并维持联合使用 ACEI 和 β 受体拮抗药，除非患者不能耐受，因为这些药物对患者的长期预后有好处。作为第四种药物，地高辛的使用可以减轻症状、防止再住院、控制心率和增加运动耐量。

(1)利尿药：最常用的襻利尿药是呋塞米，但有些患者对该类利尿药中其他药物反应较好(如托拉塞米)，因为这些药物吸收更好，持续时间更长。在心力衰竭门诊患者中，利尿药起始剂量通常较小，逐渐增加剂量直到尿量增加，体重减轻，通常为 0.5～1.0kg/d。可能需要进一步增加利尿药剂量或使用次数以维持利尿药的疗效和体重下降。治疗的最终目标是消除体液潴留的体征，如颈静脉压升高和外周水肿，利尿药通常与中度饮食食盐(3～4g/d)控制相结合。

(2)肾素-血管紧张素-醛固酮系统(RAAS)抑制药：ACEI、ARBs 和醛固酮受体拮抗药可以从多个部位对 RAAS 进行抑制。

ACEI 在心力衰竭治疗中的主要作用机制为：①扩血管作用；②抑制醛固酮；③抑制交感神经兴奋性；④可改善心室及血管的重构。所有左室收缩功能障碍所致的心力衰竭患者都需应用 ACEI，除非有 ACEI 的禁忌证或不能耐受治疗。由于 ACEI 对提高生存率有益，应当尽早开始使用并坚持治疗。处于休克边缘的患者应首先纠正心力衰竭，待病情稳定后再重新评价 ACEI 的使用。

ACEI 目前种类很多，在选择应用时主要考虑其半衰期长短，确定用药剂量及每日用药次数(表 13-3)。

ACEI 的不良反应较少，大多数 ACEI 的不良反应是由于该类药物的两种主要药理学作用所致：对血管紧张素的抑制和对激肽的增强作用。也可能发生其他不良反应(如皮疹和味觉障碍)。刺激性咳嗽可能是患者不能耐受治疗的一个原因，有肾功能不全者应慎用。首次剂量宜小，以免使血压过低。

血管紧张素受体阻断药(ARBs)的发展基于以下原因：①在 ACE 被抑制时，通过替代途径，AngⅡ仍持续产生；②抑制 RAS 而不抑制激肽酶，可以产生与 ACEI 同样的益处，而且可减少发生不良反应的危险。长期使用 ARBs 治疗所产生的血流动力学、神经体液和临床疗效与 ACEI 的疗效相似。然而，ARBs 与 ACEI 合用无明显益处，还增加不良反应。

螺内酯等抗醛固酮制剂是保钾利尿药，在心力衰竭治疗中应用已有较长的历史。有中重度心力衰竭症状及近期失代偿的患者或心肌梗死早期左心室功能异常的患者可以加用小剂量的醛固酮受体拮抗药。近年来的研究证明小剂量(亚利尿药量，20mg，每天 1～2 次)的螺内酯对抑制心血管的重构，改善慢性心力衰竭的远期预后有很好的作用。应用的主要危险是高钾血症，长期应用应监测血钾和肾功能。

目前，在慢性心力衰竭治疗中，ACEI 仍然是抑制 RAAS 的第一选择，但 ARBs 可作为替代药物使用。目前不主张三种 RAAS 抑制药常规同时使用。

(3)β 受体拮抗药：已经证明可有效降低慢性心力衰竭患者死亡危险的 β 受体拮抗药有三种：比索洛尔、琥珀酸美托洛尔(选择性抑制 β_1 受体)和卡维地洛(抑制 α_1、β_1 和 β_2 受

表 13-3　心力衰竭治疗中常用的 RAAS 抑制药和 β 受体拮抗药

药物	起始剂量(mg/d)	每日给药次数	最大剂量(mg/d)	每日给药次数
ACEI				
卡托普利	6.25	3	50	3
依那普利	2.5	2	10～20	2
福辛普利	5～10	1	40	1
赖诺普利	2.5～5	1	20～40	1
哌道普利	2	1	8～16	1
喹那普利	5	2	20	2
雷米普利	1.25～2.5	1	10	1
群多普利	1	1	4	1
ARBs				
坎地沙坦	4～8	1	32	1
氯沙坦	25～50	1	50～100	1
缬沙坦	20～40	2	160	2
醛固酮拮抗药				
螺内酯	12.5～25	1	25	1～2
依普利酮	25	1	50	1
β受体拮抗药				
比索洛尔	1.25	1	10	1
卡维地洛	3.125	2	25	2
			50（体重超过 85kg）	2
缓释琥珀酸美托洛尔	12.5～25	1	200	1

体)。注意并不是所有 β 受体拮抗药都有效，临床试验已发现布新洛尔无效而短效美托洛尔效果较差。阶段 C 的心力衰竭患者应使用上述三种药物中的一种。联合使用 ACEI 和 β 受体拮抗药有相加的增益作用。

所有左心室收缩功能不良且病情稳定的患者均需使用 β 受体拮抗药，除非有禁忌证或不能耐受。β 受体拮抗药的起始剂量要非常小(表 13-3)，如果能够耐受，可逐渐增加剂量。应当避免中断 β 受体拮抗药的治疗，否则将导致临床症状的恶化。

使用 β 受体拮抗药时可能出现体液潴留和心力衰竭恶化、乏力、心动过缓和传导阻滞、低血压四种不良反应。

(4)洋地黄：洋地黄糖苷作用机制：通过抑制 Na^+，K^+-ATP 酶而在心力衰竭患者治疗中发挥作用，心肌细胞 Na^+，K^+-ATP 酶的抑制导致心脏收缩情况的改善，数十年以来，洋地黄在心衰中的益处一直归功于这种正性肌力作用。然而，近期的证据表明，洋地黄的益处可能部分与非心肌组织中 Na^+，K^+-ATP 酶的抑制有关。迷走神经传入纤维 Na^+，K^+-ATP 酶的抑制增加了心脏压力感受器的敏感性，继而降低了中枢神经系统的交感传出。另外，通过抑制肾脏的 Na^+，K^+-ATP 酶，洋地黄减少了肾小管对钠的重吸收，从而使转运至远端肾小管的钠量增多，抑制了肾脏的肾素分泌。根据这些观察提出了假说，即在心衰中洋地黄的作用主要是减轻了神经体液系统的激活，并不是它的正性肌力作用。

洋地黄在心力衰竭中的实际应用：适应证：①在利尿药、ACEI(或 ARB)和 β 受体拮抗药治疗过程中持续有心力衰竭症状或对治疗无反应的症状严重的患者可以加用地高辛。②地高辛治疗也可被延迟到患者对ACEI和β受体拮抗药治疗产生反应后，或在使用神经激素拮抗药治疗后仍有症状的患者中使用。③另一种策略为在这种有症状的患者中开始使用醛固酮拮抗药，推迟加用地高辛，除非患者对治疗无反应或不能耐受醛固酮拮抗药。④如果患者服用地高辛但未服用ACEI或β受体拮抗药，地高辛治疗不应停止，但适宜的治疗应为开始使用神经激素拮抗药。⑤在心力衰竭合并慢性心房颤动的患者中，常规服用地高辛，但在控制心室率方面，β受体拮抗药与地高辛合用更有效，特别是在运动过程中。由于β受体拮抗药改善生存率，并能有效地控制心率，地高辛应作为心率控制的辅助用药。⑥对于液体潴留或低血压等症状急性恶化的患者，并不推荐地高辛作为稳定心衰症状的初始治疗。这样的患者应该首先接受心力衰竭的适宜治疗（通常静脉用药）。在症状稳定后，可开始使用地高辛，作为长期治疗策略的一部分。⑦如果患者有显著的窦房结或房室结阻滞，不应给予地高辛治疗，除非已安装了永久起搏器治疗。在服用其他抑制窦房结或房室结功能及影响地高辛水平（如胺碘酮或β受体阻滞药）药物的患者，应谨慎使用，即使患者通常耐受了地高辛治疗。

多种强心苷可以应用于心力衰竭的治疗，但地高辛是最常用也是唯一在安慰剂对照试验中评价过的。在慢性心力衰竭治疗中没有理由使用其他强心苷。

地高辛常以每日 0.125～0.25mg 的剂量起始和维持。如果患者超过 70 岁、肾功能受损或体重低，则应以低剂量（每日或隔日 0.125mg）起始。心衰治疗中很少使用或需要大剂量（例如每日 0.375～0.50mg）地高辛。不需要在起始治疗时使用负荷剂量。根据有限证据，建议所使用的地高辛剂量达到 0.5～1.0 ng/ml 的血药浓度。

治疗风险：应用地高辛时应注意剂量和改变其分布的因素，大多数心衰患者可良好耐受。大剂量应用地高辛时可发生不良反应。主要不良反应包括心律失常（如异位和折返心律及传导阻滞）、胃肠道症状（如厌食、恶心、呕吐）、神经系统症状（如视觉障碍、定向障碍和意识错乱）。明显洋地黄中毒时血清地高辛浓度常＞2 ng/ml。然而，血药浓度较低时也可发生中毒，尤其在低血钾、低血镁或甲状腺功能减退时。同时应用红霉素、琥乙红霉素、伊曲康唑、环孢素、维拉帕米、奎尼丁时地高辛血药浓度增加，增加洋地黄中毒的可能。使用这些药物时应减小地高辛的剂量。螺内酯不抑制地高辛的分布；某些地高辛抗体与螺内酯发生交叉反应。此外，低体重和肾功能受损时地高辛浓度也可能升高。

（5）硝酸异山梨酯：适用于左心室充盈压上升，出现肺淤血或肺水肿的表现，而无周围循环灌流不足者。不良反应有头痛、低血压及反射性心动过速。肥厚型心肌病、青光眼等均不能应用。为避免发生耐药现象，给予至少 10h 的“无硝酸盐的间歇期”和联合应用ACEIs或肼屈嗪可减少耐药。

（6）间断静脉正性肌力药物：虽然短期和长期正性肌力药（如多巴胺或米力农）治疗可以增加心排量，但是长期口服这些药物并不改善症状或临床状态，且显著升高病死率，尤其是重症心衰患者。

7. 其他治疗

（1）呼吸支持技术：许多心力衰竭患者会出现呼吸节律异常，包括陈-施呼吸和睡眠呼吸暂停。睡眠呼吸障碍是独立于其他已知的危险因素以外的心衰危险因素。其心力衰竭的危险性超过了高血压、卒中和冠心病等其他心血管疾病的危险性。尽管无直接证据表明治疗睡眠呼吸障碍能预防心力衰竭，但持续正压通气能改善已存在左室功能不全的阻塞性或中枢性呼吸睡眠暂停综合征患者的左室结构和功能。

(2)体外反搏:体外反搏装置包含能缠绕在下肢的可充气袖带,与心脏收缩同步充气放气,用以降低收缩期负荷和增加舒张期冠状动脉灌注。已证实体外反搏可以使冠心病患者心绞痛发作频率降低、程度减轻,这种临床效果的机制可能为改善冠状动脉血管床的内皮功能。目前不推荐在有症状的左室EF降低患者中常规应用这一方法。

8."顽固性心力衰竭"及不可逆心力衰竭的治疗 "顽固性心力衰竭",又称为难治性心力衰竭,是指经各种治疗,心衰不见好转,甚至还进展者,但并非指心脏情况以至终末期不可逆者。对这类患者应努力寻找潜在的原因,并设法纠正,如风湿活动、感染性心内膜炎、贫血、甲状腺功能亢进、电解质紊乱、洋地黄类过量、反复发生的小面积的肺栓塞等;或者患者是否有与心脏无关的其他疾病(如肿瘤)等。同时调整心力衰竭用药,强效利尿药和血管扩张药及正性肌力药物联合应用等。对高度顽固水肿也可试用血液超滤。

不可逆心力衰竭患者大多是病因无法纠正的,如扩张型心肌病、晚期缺血性心肌病患者,心肌情况已至终末状态不可逆转。其唯一的出路是心脏移植。从技术上看心脏移植成功率已很高,5年存活率已可达60%以上,但限于我国目前的条件,尚无法普遍开展。

【预后】

主要取决于原有心脏病的情况、心功能不全的程度及对治疗的反应。绝大多数经及时正确的抢救均能获得显著缓解,伴有心源性休克、持续SpO_2、PaO_2低而不能纠正者,诱因和病因不能及时去除者或无诱因的情况下发生者预后差,晚期患者预后差。

二、急性心力衰竭

(一)概述

急性心力衰竭(acute heart failure, AHF)指继发于异常心脏功能而迅速发生的症状和体征,先前可有或无心脏基础病变。心功能不全与收缩性或舒张性功能不全有关,也与心脏节律异常或前后负荷不匹配有关。AHF常危及生命和需要紧急治疗。

急性心力衰竭是一种临床综合征,伴有心排血量减少、组织低灌注、肺毛细血管楔压(PCWP)增加和组织充血。它的根本机制可以是心源性或心外因素,可以是急性综合征解决前短暂的、可逆的一种表现,亦可以引起永久损害从而导致慢性心力衰竭。心功能不全包括收缩性或舒张性心功能不全(主要由缺血和感染引起),急性瓣膜功能不全、心脏压塞、心律失常或前/后负荷失常。

【影响因素】

多种心外因素可以通过改变心负荷导致急性心力衰竭。

(1)体循环或肺循环高压或大面积肺栓塞引起的后负荷增加。

(2)由于液体入量过多或由于肾衰竭、内分泌疾病导致的排泄过少从而引起前负荷增加。

(3)由于感染、甲亢、贫血、Paget病引起的高心排血量状态。心力衰竭可以同时合并其他器官疾病。严重的心力衰竭亦可引起致死性多器官衰竭。

【发病机制】

1. 急性衰竭心脏的恶性循环 AHF综合征最后的共同点是重度心肌收缩无力,心排血量不足以维持末梢循环的需要。不考虑AHF基础病因,AHF的恶性循环(如无恰当治疗)会导致慢性心力衰竭和死亡。为了能使急性心衰患者对治疗有反应,心功能不全必须是可逆的。这对于由于心肌缺血、顿抑或冬眠引起的急性心衰是极其重要的,因为心肌缺血、顿抑或冬眠引起的心功能不全经过合理的治疗后是可以恢复正常的。

2. 心肌顿抑 心肌顿抑是心肌长期缺血后发生的心肌功能不全,即使在恢复正常的血流后,心肌顿抑仍可短期持续存在,这种现象是实验性和临床上的描述。功能不全的机制是氧化超负荷、Ca^{2+} 体内平衡的改变、收缩蛋白对 Ca^{2+} 的敏感性下降和心肌抑制因子的作用等。心肌顿抑的强度和持续时间取决于先前心肌缺血损伤的严重性和持续时间。

3. *心肌冬眠*　心肌冬眠被定义为由于冠状动脉血流严重减少所致心肌损伤，但心肌细胞仍然完整。通过改善心肌血流和氧合作用，冬眠心肌能恢复它的正常功能。冬眠心肌可视为对氧摄取减少的一种适应，以预防心肌缺血和坏死。

4. *心肌冬眠和心肌顿抑同时存在*　当顿抑心肌仍保留收缩能力并对收缩刺激有反应时，冬眠心肌可以通过血流的再通和组织摄氧的恢复及时恢复。因为这些机制取决于心肌损伤的持续时间，要逆转这些病理生理学改变必须尽快恢复组织摄氧和血流。

【临床表现】

可以表现为急性起病或慢性心力衰竭急性失代偿，患者可以有以下不同的临床表现。

1. *心力衰竭急性失代偿*　新发或慢性心力衰竭失代偿。具有急性心力衰竭的症状和体征，但较轻微，并不符合心源性休克、急性肺水肿或高血压危象的标准。

2. *高血压性 AHF*　具有心力衰竭的症状和体征并伴有高血压和相关的左室功能不全，胸部 X 线片示急性肺水肿。

3. *肺水肿*　由胸部 X 线证实。伴有严重的呼吸困难，并有满肺的爆裂音和端坐呼吸，治疗前呼吸室内空气血氧饱和度＜90％。

4. *心源性休克*　心源性休克被定义为在纠正前负荷后，由于心衰引起的组织灌注不足，血流动力学参数无明确的规定。心源性休克通常是有血压下降（收缩压＜90mmHg 或平均动脉压下降＞30mmHg）和（或）尿量减少[＜0.5ml/(kg・h)]，脉搏＞60/min，有或无器官充血证据等特征。低心排血量综合征可以发展为心源性休克。

5. *高心排血量心力衰竭*　是具有高心排血量的特征，通常心率较快（由心律失常、甲亢、贫血、Paget 病、医源性或其他机制引起）、四肢温暖、肺充血，有时在感染性休克中伴有低血压。

6. *右心衰竭*　具有颈静脉压增高、肝大和低血压等低心排血量综合征的特征。

【临床分级或分型】

在心脏监护病房和重症监护病房联合使用急性心衰的不同分类。根据临床表现和胸部 X 线片改变进行 Killip 分级，根据临床表现和血流动力学特点进行 Forrester 分型。这些分级已通过急性心肌梗死后发生的急性心衰证实，并应用于新发的急性心力衰竭。

1. *Killip 分级*　Killip 分级是在治疗急性心梗时临床用来评估心肌梗死的严重性。

(1) Ⅰ级：无心力衰竭征象，肺部无啰音，但 PCWP 可升高。

(2) Ⅱ级：轻至中度心力衰竭，肺啰音范围＜肺野 50％，可出现 S_3 奔马律，持续性窦速，有肺淤血 X 线表现。

(3) Ⅲ级：重度心力衰竭，肺啰音范围＞肺野 50％，可出现急性肺水肿。

(4) Ⅳ级：心源性休克，症状包括低血压(SBP≤90mmHg)、少尿(＜20ml/h)、皮肤湿冷、发绀、呼吸加速、脉快。

(5) Ⅴ级：心源性休克合并急性肺水肿。

2. *Forrester 泵衰竭分型*　按血流动力学改变和临床表现将急性心肌梗死分为四型，见表 13-4。有研究表明，Ⅰ型的病死率为 2.2％，Ⅱ型为 10.1％，Ⅲ型为 22.4％，Ⅳ型为 55.5％。

表 13-4 Forrester 泵衰竭分型

类型	CI [L/(min·m²)]	PCWP (mmHg)	临床表现
Ⅰ型	≥2.2	≤18	无周围灌注不足及肺淤血,无泵衰竭症状及体征
Ⅱ型	≥2.2	>18	无周围灌注不足,有肺淤血,早期可无临床表现
Ⅲ型	<2.2	≤18	有周围灌注不足,无肺淤血,见于右心梗死及血容量不足
Ⅳ型	<2.2	>18	有周围灌注不足及肺淤血,严重类型

【诊断依据】

根据症状和体征,结合 ECG、胸部 X 线检查、生化标志物或多普勒超声心动图等检查结果(图 13-1),一般可确诊,但应根据标准分为收缩性或舒张性功能不全,前向性或后向性左心或右心功能不全。

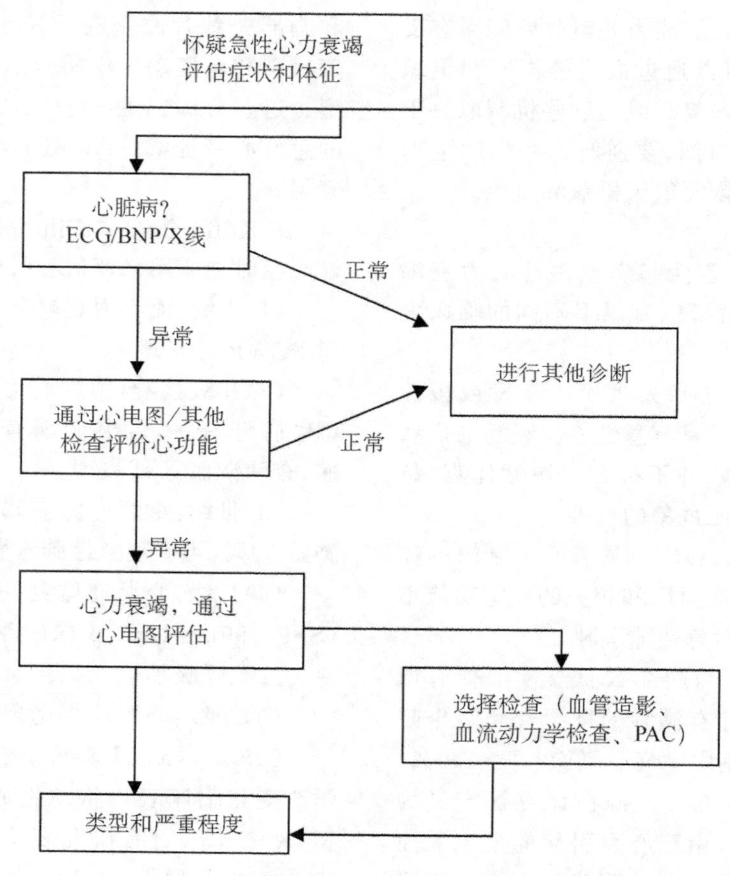

图 13-1 急性心力衰竭的诊断

【辅助检查】

1. 心电图(ECG) 在急性心力衰竭中普通心电图是异常的。心电图可以确定心律,帮助确诊急性心力衰竭的病因并评估心脏的负荷状态。在急性冠状动脉综合征时做心电图是必要的。心电图可以描述出急性左心室、右心室劳损,或左心房、右心房劳损,心包炎及先前存在的左心室和右心室肥大或扩张型心肌病。12 导联心电图和持续心电监护可以发现心律失常。

2. 胸部 X 线和影像技术 对于所有的急性心力衰竭患者可以早期即行胸部 X 线和其他影像学检查,以评估先前的心肺情况(心脏的形状和大小)和肺充血,用于诊断、疾病进展的随访或确定对治疗的反应不稳定性。胸部 X 线片可以鉴别心力衰竭来源于炎症还是肺部感染。肺部 CT 同时进行或不进行对比血管造影和闪烁扫描可确定肺的病理改变和诊断大的肺栓塞。CT 或经食管超声检查可用于主动脉夹层的诊断。

3. 实验室检查 急性心力衰竭的患者除需要进行血常规、肝肾功能、血电解质、凝血指标等常规实验室检查外,尚应进行动脉血气分析,用以评估氧含量(PO_2)、肺通气状况(PCO_2),以及内环境的酸碱状况(pH)。

4. 心脏超声 对于评估潜在急性心力衰竭或并发急性心力衰竭患者心脏功能和结构的改变,尤其是在急性冠状动脉综合征中,心脏超声是重要的检查工具。多普勒-心脏超声可以用以评估局部或左心室和右心室功能、瓣膜结构和功能、可能存在的心包病变、急性心肌梗死的机械并发症及在很少情况下观察占位性病变。可以通过主动脉多普勒成像或肺时间速度轮廓测定评估心排血量。多普勒-心脏超声亦可以用于评估肺动脉压(通过三尖瓣反流血量)和测量左室前负荷。在急性心衰的患者,心脏超声并不如右心导管检查有效。

5. 其他检查 在冠状动脉-动脉相关并发症如不稳定型心绞痛或心肌梗死时,血管造影是重要的,在血管造影基础上进行血管重建治疗可以促进预后。通过其他检查不能解释持续很久的急性心力衰竭,可以进行冠状动脉造影。肺动脉导管(PAC)插入可以帮助诊断急性心力衰竭。

【急救措施】

目的是改善症状和稳定血流动力学状态,减少心衰的临床表现,降低院内病死率和长期病死率。因此,应积极而迅速地抢救,使用安全、可耐受的治疗,联合使用低撤回率和不良反应少的治疗措施。

1. 体位 采取半卧位或坐位有利于改善 AHF 患者的静脉回流。两腿下垂有利于改善肺活量和减少静脉回流,从而减轻心脏的前后负荷。

2. 吸氧和辅助通气 AHF 患者治疗的重点是保证在细胞水平获得足够的氧合,以预防终末器官功能不全和发生多脏器功能衰竭。维持 SaO_2 在正常范围(95%～98%)是重要的,以便使最大的氧释放至组织和增加组织的氧合作用。首先应保持气道通畅,必要时行气管内插管。吸氧时可将氧气先通过 70%乙醇湿化后吸入,也可用 1%硅酮溶液代替乙醇,有利于降低泡沫痰的表面张力使泡沫破裂,改善肺通气功能。若吸氧不能改善氧合,则需要辅助通气。根据具体情况选择无创正压通气(NIPPV)和有创机械通气(IPPV)。循证医学证据表明,在急性心源性肺水肿患者使用 CPAP 和 NIPPV 能明显减少需要气管插管和机械通气。

3. 药物治疗

(1)吗啡及其类似物:严重 AHF,特别是烦躁不安和呼吸困难的患者,在治疗的早期阶段是使用吗啡的指征。吗啡可消除患者的焦虑情绪,可反射性地扩张周围血管,引起静脉扩张和轻度动脉扩张,减少回心血量,减慢心率,缓解患者的呼吸困难和其他症状。

吗啡一般3～5mg静脉注射，必要时可隔15min重复1次。病情轻者5～10mg皮下注射或肌内注射。注意吗啡有抑制呼吸的作用，对于高龄、哮喘、昏迷、严重肺部病变、呼吸抑制和心动过缓者应慎用或禁用。

(2)血管扩张药：大多数AHF患者有指征应用血管扩张药，并作为一线治疗药物(表13-5)。①硝酸酯：在AHF，特别是ACS患者，硝酸酯能缓解肺充血而不减少心排血量或增加心肌对氧的需求。降低心脏的前、后负荷，不减少组织灌注。对心排血量的影响取决于治疗前的前负荷和后负荷，以及心脏对压力感受器引起交感神经张力增加的反应能力。硝酸盐的缺点是迅速产生耐受性，特别是静脉给予大剂量时，其有效性仅维持16～24h。②硝普钠(Sodium Nitroprusside)：严重心衰和后负荷明显增加(如高血压心力衰竭或二尖瓣反流)的患者可以使用硝普钠[0.3μg/(kg·min)，并逐渐增加剂量至1μg/(kg·min)，直至5μg/(kg·min)]。注意长期使用硝普钠，其代谢产物硫氰酸盐和氰化物可引起毒性反应，特别是严重肾或肝衰竭的患者，应逐渐减少剂量以避免反跳作用。在ACS引起的AHF，硝酸甘油优于硝普钠，因为硝普钠能引起冠状动脉盗血综合征。

表13-5 AHF时血管扩张药的指征和剂量

血管扩张药	指征	剂量	主要不良反应	其他
硝酸甘油、5-单硝酸异山梨酯	AHF，当血压适当时开始时	20μg/min，增加至200μg/min	低血压、头痛	持续使用耐受
硝酸异山梨酯	AHF，当血压适当时	开始1mg/h，增至10mg/h	低血压、头痛	持续使用耐受
硝普钠	高血压危象、心源性休克，联合使用	0.3～5μg/(kg·min)	低血压、氰化物中毒	药物对光敏感

(3)ACEI：早期稳定的AHF患者不主张应用ACEI。然而，如果这些患者处于高危状态，在AHF和AMI的早期治疗过程中，可以考虑应用ACEI。注意边缘性心排血量的患者应小心使用ACEI，因为它能明显减少肾小球滤过率；同时使用非甾体类抗炎药和双侧肾动脉狭窄的患者，亦应慎用。

临床应用ACEI应避免静脉注射，初始剂量要小，在48h内早期稳定后逐步增加剂量，并监测血压和肾功能，ACEI至少使用6周。

(4)钙通道阻滞药：不推荐使用钙通道阻滞药治疗AHF，禁忌使用硫氮䓬酮、维拉帕米和丙吡胺类钙通道阻滞药。

(5)利尿药：有液体潴留症状的AHF患者是使用利尿药的指征。除利尿作用外，静脉注射襻利尿药也起到血管扩张的作用，表现为早期(5～30min)降低右房、肺动脉楔压和肺血管阻力降低。大剂量“弹丸”注射(>1mg/kg)有引起反射性血管收缩的危险。与长期使用利尿药相反，在严重失代偿心力衰竭，利尿药用于正常负荷状态能短期降低神经内分泌活性，特别是在ACS患者应使用小剂量利尿药。

临床应用利尿药，首先静脉给予一个负荷量，随后持续静脉滴注比单独“弹丸”注射更有效。噻嗪类和螺内酯利尿药可与襻利尿药合用，这些药物小剂量联合使用比大剂量单个药物更有效和不良反应少。襻利尿药与多巴酚丁胺、多巴胺或硝酸酯联合应用比单独使用利尿药更有效和较少不良反应。利尿药不良反应包括神经内分泌激活，特别是RAS和交感神经系统、低钾、低镁和低氯性碱中毒，后者可能导致严重心律失常，利尿药也可发生肾毒性和加重肾衰竭。过度利尿会降低静脉压、肺动脉楔压和心脏舒张期充盈，尤其是严重心衰、舒张功能不全为主或缺血性右心功能不全患者。静脉给予乙酰唑胺(1或2个剂量)有助于纠正碱中毒。

(6)β受体拮抗药：β受体拮抗药是AHF治疗的禁忌证。但在心肌复发缺血、高血压、心动过速或心律失常患者可以考虑静脉给予β受体拮抗药。明显AHF、较多的肺底湿啰音患者应小心使用β受体拮抗药，这些患者如有进行性心肌缺血和心动过速，可考虑静脉使用美托洛尔。但是，AHF后病情稳定的AMI患者应早期开始使用β受体拮抗药。CHF患者在急性期后(通常在4d后)病情已经稳定应开始使用β受体拮抗药。

(7)正性肌力药物：适用于外周血管灌注不足(低血压、肾功能减退)，有或无肺充血或肺水肿，对最适宜剂量的利尿药和血管扩张药无效时，是使用正性肌力药物的指征。

1)多巴胺(Dopamine)：是一种内源性儿茶酚胺，是去甲肾上腺素的前体，它的作用是剂量依赖的，可以作用于3种不同受体：多巴胺能受体、β受体和α受体。

小剂量[<2μg/(kg·min)，静脉滴注]多巴胺只作用于外周多巴胺能受体，直接和间接地降低外周血管阻力，其中以扩张肾、内脏、冠状动脉和脑血管床最明显，可改善肾血流、肾小球滤过率、利尿和钠的排泄率，增加肾脏低灌注和肾衰竭患者对利尿药的反应。较大剂量[>2μg/(kg·min)，静脉滴注]多巴胺直接和间接地刺激β肾上腺素能受体，增加心肌收缩力和心排血量。剂量>5μg/(kg·min)作用于α受体，增加外周血管阻力，由于增加左心室后负荷、肺动脉压和血管阻力，从而使心衰恶化。

在心力衰竭伴低血压患者，多巴胺可用作正性肌力药物[>2μg/(kg·min)]，在心力衰竭伴低血压和少尿患者，小剂量[≤2～3μg/(kg·min)]多巴胺静脉滴注用于改善肾血流量和利尿，如无反应可终止治疗。

2)多巴酚丁胺(Dobutamine)：是一种正性肌力药物，主要通过刺激β_1和β_2受体(3∶1比率)起作用，其临床作用是直接剂量依赖正性肌力作用和增快心率的结果，继发性适应心排血量的增加，如降低心力衰竭患者交感神经张力，导致血管阻力降低。小剂量多巴酚丁胺使动脉轻度扩张，通过降低后负荷增加每搏量，大剂量多巴酚丁胺使血管收缩。当有外周组织低灌注(低血压、肾功能减退)，有或无充血，或对最适宜剂量的利尿药和血管扩张药无效的肺水肿，是使用多巴酚丁胺的适应证。

多巴酚丁胺用于增加心排血量，开始通常以2～3μg/(kg·min)静脉滴注，然后根据症状、利尿反应或血流动力学监测调整剂量。其血流动力学作用与剂量成比例，可以增加至20μg/(kg·min)，在停止输注后药物迅速排泄，使用十分方便。

3)磷酸二酯酶抑制药(PDEIs)：Ⅲ型磷酸二酯酶抑制药可阻止cAMP降解为AMP，米力农(Milrinone)和依诺昔酮(Enoximone)是用于临床的两种PDEIs。两者比氨力农(Amrinone)较少发生血小板减少症。当用于严重心力衰竭时，这些药物有明显正性肌力和扩张外周血管作用，增加每搏量和心排血量，降低肺动脉压、肺动脉楔压、全身和肺血管阻力。它们的血流动力学作用在单纯的扩血管作用(如硝普钠)和明显的正性肌力作用(如多巴酚丁胺)之间。因为它们的作用部位在β受体远端，故即使在使用β受体拮抗药治疗时仍保持β受体的作用。

适用于有外周组织低灌注证据，有或无肺充血，对最适宜剂量的利尿药和血管扩张药无效，血压正常的患者。在同时应用β受体拮抗药的患者和(或)对多巴酚丁胺反应不足的患者，更应应用此药而不是多巴酚丁胺。使用米力农时，首剂 25μg/kg，10～20min 内注射完，再以 0.375～0.75μg/(kg·min)的剂量维持。同样，依诺昔酮初始给予 0.25～0.75mg/kg 静脉注射，再以 1.25～7.5μg/(kg·min)维持。注意由于过度的外周静脉扩张可以引起低血压，主要见于低充盈压的患者。

4)肾上腺素(Epinephrine，EP)：肾上腺素是一种儿茶酚胺，与 β_1、β_2 和 α 受体亲和力高，当多巴酚丁胺无效且血压仍低时，可用肾上腺素 0.05～0.5μg/(kg·min)静脉滴注，使用肾上腺素需要直接监测动脉压和用 PAC 监测血流动力学的反应。

5)去甲肾上腺素(Norepinephrine，NE)：去甲肾上腺素是一种儿茶酚胺，与α受体亲和力高，通常用于增加全身血管阻力。去甲肾上腺素诱发的心率增快比肾上腺素轻，其剂量与肾上腺素相同。去甲肾上腺素常与多巴酚丁胺联合使用以改善血流动力学。去甲肾上腺素能改善终末器官的灌注。

6)强心苷：AHF 时使用强心苷的指征是心动过速诱发的心力衰竭，即用其他药物(如β受体拮抗药)不能控制心房颤动的心室率。AHF 时可有效地控制快速心律失常的心室率，能控制心力衰竭症状。禁用于心动过缓、二度或三度房室传导阻滞、病态窦房结综合征、颈动脉窦综合征、预激综合征、肥厚性梗阻型心肌病、低钾和高钙血症等。

7)左西孟旦(Levosimendan)：一种钙增敏药，通过结合于心肌细胞上的 TnC 促进心肌收缩，还通过介导 ATP 敏感的钾通道而发挥血管舒张作用和轻度抑制磷酸二酯酶的效应，其正性肌力作用独立于β肾上腺素能刺激，可用于接受β受体阻滞药治疗的患者。用法：首剂 12μg/kg 静脉注射(＞10min)，继以 0.1μg/(kg·min)静脉泵入，可酌情减半或加倍。

4. *确定并治疗诱因，处理一般内科问题*　大多数 AHF 患者可找到诱发因素，如急性心肌梗死、快速心律失常、输液过多过快、感染等，必须给予相应的正确处理，同时也要注意患者的一般内科问题。

(1)感染：严重 AHF 患者有并发感染的倾向，常见呼吸道或泌尿道感染、败血症或院内感染。老年心力衰竭患者感染(如肺炎)可能引起心力衰竭和呼吸困难恶化，C 反应蛋白增加和一般情况变差可能是感染的唯一征象(可无发热)，建议常规血培养。

(2)糖尿病：AHF 合并代谢紊乱，常发生高血糖，应停用降糖药物而使用短效胰岛素控制血糖，血糖正常能改善危重症合并糖尿病的存活率。

(3)分解代谢状态：持续心衰时，热量不足和负氮平衡是一个问题，这与减少肠道吸收有关，要维持热量和氮的平衡。血清白蛋白浓度和氮平衡有助于监测代谢状态。

(4)肾衰竭：AHF 与肾衰竭之间存在密切的相互关系，应密切监测肾功能，这些患者在选择治疗策略时应考虑保护肾功能。

5. *治疗基础疾病*　经初步急诊处理后，应及时对基础心脏疾病做出诊断，并给予正确处理。

(二)前向急性心力衰竭

包括左心衰竭和右心衰竭。

【病史】

1. 急性冠状动脉综合征，具有相关的危险因素、病史和相关体征。

2. 急性心肌炎，并有相关的急性病毒感染的病史。

3. 急性瓣膜功能不全，并有慢性瓣膜病、瓣膜手术、细菌性感染性心内膜炎或胸部外伤的病史。

4. 肺栓塞的病史和体征。

5. 心脏压塞史。

【临床表现】

可以只表现为轻度的劳力性呼吸困难，严重时亦可有心源性休克的表现，包括休息时组织灌注减低的表现如虚弱、谵妄、嗜睡、面色苍白、发绀、皮肤湿冷、低血压、脉搏细数和少尿等。

【诊断依据】

主要依据心血管系统查体诊断，如颈静脉怒张、奇脉（心脏压塞时）、心肌收缩功能不全导致的心音低钝，或显示瓣膜病变的人造瓣膜音消失或杂音。

【急救措施】

紧急治疗包括支持治疗以增加心排血量和组织摄氧。可以通过血管扩张药、体液置换以达到理想的前负荷，短期应用正性肌力药和（有时）主动脉内球囊反搏。

（三）后向左心衰竭

【病史】

左心病理学改变可以引起此综合征，包括慢性心功能不全、急性损伤（如心肌缺血或梗死）、主动脉瓣或二尖瓣功能不全、心律失常或左心室室壁瘤。心外因素包括严重的高血压、高心排血量状态（贫血、甲亢）和神经症状（脑肿瘤或外伤）。

【临床表现】

左心后向衰竭与不同程度的左心室功能不全有关。可以只有轻度的劳力性呼吸困难，亦可有肺水肿，表现为气促（干咳，有时有泡沫痰）、面色苍白甚至发绀，皮肤湿冷，血压正常或升高。全肺可听到小水泡音。胸部 X 线片可见肺充血/水肿。

【诊断依据】

主要诊断依据为心血管系统的查体包括心尖冲动、心音的性质、杂音，肺部听诊可听到小水泡音和呼气性喘息（“心源性哮喘”）。

【急救措施】

主要应用血管扩张药加利尿药，如有需要应用气管扩张药和镇静药。呼吸支持是必要的。可以应用持续正压通气（CPAP）或行气管插管后进行侵入性通气。

（四）后向右心衰竭

【病史】

急性右心衰竭与肺和右心功能不全有关，包括合并肺动脉高压的慢性肺疾病恶化或急性大面积肺疾病（如大面积肺炎或肺栓塞）、急性右心室梗死、三尖瓣功能不全（损伤或感染）和急性或亚急性心包疾病。应考虑左心疾病发展为右心衰竭和长期的先天性心脏病导致的右心衰竭。非心肺因素包括肾病综合征和终末期肝病，亦应考虑能产生血管活性肽的肿瘤。

【临床表现】

典型的表现包括乏力、踝部凹陷性水肿、上腹部触痛（由于肝充血）、气短（伴有胸腔积液）和腹部膨隆（伴腹水），全身综合征，表现为全身水肿，伴有肝功能不全和少尿。

【诊断依据】

通过病史和查体可以确诊急性右心衰竭，做出鉴别诊断，并进行进一步的检查，包括心电图、血气分析、D-二聚体测定、胸部 X 线片、多普勒心脏超声、血管造影或胸部 CT。

【急救措施】

液体负荷过重可应用利尿药，包括螺内酯，有时短期应用小剂量（“利尿药量”）多巴胺。治疗还应包括：肺部感染和细菌性心内膜炎时应用抗生素；钙通道阻滞药、一氧化氮；急性肺栓塞时应用抗凝药、溶栓药和血栓切除术。

三、循环功能监测

循环功能监测是监护病房的任务之一。新型换能器的研究成功和电子技术高速发展，使监测项目日臻精确和简便，为危重患者的诊治提供了有力的依据，提高危重症的救治成功率。

（一）一般监测

1. 监测呼吸　急性左心衰竭表现为阵发性呼吸困难，又称心源性哮喘。休克、创伤或重症感染的患者早期呼吸多浅快，呈现呼吸性碱中毒，随着病情发展可出现酸中毒，严重时呼吸可窘迫，呼吸频率＞每分钟35次，有明显的缺氧症状。

2. 监测意识状态　循环功能障碍，早期在代偿机制的作用下患者意识清楚，但表情淡漠或烦躁不安，以后可出现谵妄、模糊、嗜睡、昏睡甚至昏迷、重时可致脑不可逆性损害。

3. 观察面色　急性心功能不全发作时表现为面色青灰口唇发绀。急性失血、创伤或剧痛、面色苍白，重症感染发展至微循环障碍时可表现为发绀。

4. 观察皮肤　监测皮肤温度，观察皮肤有无黄疸，淤血或出血点；观察表皮有无溃破、脱屑、皮疹、皮下小结，对感染的诊断有利；休克期和休克晚期可以出现大理石样花纹，皮肤温度低、大汗等。

5. 体温监测　观察发热程度、发热时的热型对疾病的种类及感染的病原菌有一协助诊断作用。在机体本身和微循环良好的状态下血温＞肛温＞腋温，每级差0.5～1℃。当严重感染、休克、皮肤厥冷时血温可达40℃，腋温仅35～37℃，此常表示预后不良。

(二)基本监测

1. 心电监测　常采用床旁心电监测，也可应用遥测心电图，以便及时发现各种类型的心律失常和先兆，发现可能影响血流动力学的心律失常、心肌供血情况以及电解质(特别是钾离子)对心电活动的影响，便于观察和及时治疗。尤其注意识别尖端扭转型室速与持续性室速，两者处理截然不同。前者需用异丙肾上腺素、起搏等而不用利多卡因、胺碘酮。心室率＞每分钟150次，心动周期缩短，心脏舒张期充盈不足；在慢性心律失常要重视HR＜每分钟45次的严重心动过缓和二度Ⅱ型、三度房室或窦房传导阻滞的识别。监护导联主要观察心律，且心电监测易受环境干扰、电极位置、导电性能、患者肌肉活动等影响产生伪差，应加以识别和排除。需全面观察心电变化者仍应按常规导联心电图监测。对心率监测可采用：①实时监测瞬时的心率值，用数码显示，若超过预先规定的心率范围，监护仪可以报警；②趋势监测用示波器，显示数小时内的心率的数值，以曲线形式显示一定时间内心率的趋势。

2. 压力监测

(1)动脉血压：监测动脉血压，对急性心肌梗死、休克患者更为重要，如血压过高，增加后负荷，使心肌耗氧量增加，扩大梗死面积；血压过低，影响冠状动脉灌注，SBP＜70mmHg，肾灌注减少，发生少尿。血压监测分为无创和有创两种方法。无创血压记录，常用间断袖带测压法，由机器自动完成和显示。有创法为动脉内插管直接监测，可以连续记录压力曲线，显示血压趋势图，反映一段时间内血压波动情况。在危重患者和麻醉监护时及间接测压有困难的患者如休克状态或用缩血管药物时，均需动脉插管直接测量血压，所测数值较袖带血压表高10～30mmHg。

(2)静脉压：主要反映右房及右室舒张期负荷。右心功能不全时，因代偿性循环血容量增加及体循环充血，静脉压可增高，其增高程度与心功能不全的程度相关。可用穿刺方法测定颈静脉(中心静脉压)和肘静脉压。中心静脉压(central venous pressure，CVP)正常为6～12cmH_2O，过低表示血容量不足或静脉回流受阻，应给予补液，过高提示输入液体量过多或存在心功能不全，如＞16cmH_2O应暂停输液，给予利尿或强心药。肘静脉压正常为3.0～14.5cmH_2O，右心衰竭时可增加到15～25cmH_2O。

3. 出入液量监测　病情严重者要4～8h总结1次出入量，以便及时调整。另外在肾功能正常时，尿量可以反映内脏的血流灌注，并由此评估内脏的循环状态。

4. 动脉血气分析　除能了解患者的血液氧合指标外，并能对患者体内的酸碱状态做出直观的诊断。当休克发生时，组织细胞缺血缺氧，易发生代谢性酸中毒，而酸中毒又可使毛细血管通透性增强，因此，血气分析可以指导治疗和判断预后。

5. X 线检查　床边胸部 X 线片检查对心力衰竭、急性肺损伤等的诊断有一定帮助。特别是计波摄影和选择性心室造影，对心肌梗死的病情估计有一定帮助。紧急冠状动脉造影为经皮冠状动脉球囊扩张术和冠状动脉旁路移植(搭桥术)提供资料。近年来通过其他造影技术，如数字式减影心血管造影技术、磁共振、电子计算机 X 线断层扫描对心肌梗死出现的并发症与其他原因所致心源性休克进行鉴别。

6. 实验室检查

(1)血常规：大出血后数小时红细胞计数与血红蛋白即显著降低，失水患者则发生血液浓缩而红细胞计数增高。严重感染者大多有白细胞总数及中性粒细胞增多，可见到中毒颗粒、核左移，嗜酸粒细胞可能减少，休克时白细胞计数常增高，并发弥散性血管内凝血时，血小板计数呈进行性降低，出、凝血时间延长。

(2)血细胞比容：对判断有否血容量减少或血液浓缩有帮助。数值高于正常提示血液浓缩，低于正常提示出血或血液稀释，当周围末梢血的血细胞比容比中心静脉血的血细胞比容高出容量 3% 时，则表明有外周血管明显收缩，常用于指导休克的输液治疗。

(3)尿常规：当病变累及肾时，可出现蛋白尿、红细胞、白细胞及管型。

(4)血液生化：血糖增高、血丙酮酸及乳酸增高，二氧化碳结合力降低。血乳酸的正常值为(1.0±0.5)mmol/L。血浆乳酸水平可受肝功能、儿茶酚胺分泌等许多因素的影响，但非循环因素往往＜5mmol/L，一般不会伴有酸中毒。如低灌注和缺氧，乳酸将显著升高，且伴有严重的酸中毒。如同时检测血乳酸和丙酮酸盐，两者之比增大(正常约为10∶1)，则有助于组织缺氧的判断。肾功能减退时血尿素氮、肌酐可增高。血清钠可偏低，血清钾高低不一，少尿时血清钾可增高。肝功能受损时血转氨酶、乳酸脱氢酶均可增高，严重休克时，血非酯化脂肪酸常明显增高。

(5)血清酶学检查：急性心肌梗死并发心源性休克时，心肌酶谱均明显增高，尤以肌酸磷酸激酶同工酶 CK-MB 敏感性和特异性高，分别达 100% 和 99%，其持续时间和升高幅度有助于判断梗死范围和严重程度。

(6)有关弥散性血管内凝血(DIC)的检查：休克晚期常并发 DIC，血小板计数呈进行性下降。凝血酶原时间延长，纤维蛋白原常降低，纤维蛋白降解产物(FDP)增多(反映纤维蛋白溶解亢进)，发生 DIC 时，血浆鱼精蛋白副凝集试验(3P 试验)阳性。此外，尚可做鞣酸化红细胞凝集抑制免疫试验、乙醇凝胶试验等，DIC 者常呈阳性。

7. 血流变学检查　休克时血流速度缓慢，微循环血液淤滞，加上血浆外渗，血液黏滞性增高，测定全血和(或)血浆比黏度常增高，当合并 DIC 时，初期呈高凝状态，后期为低凝。

8. 眼底及甲皱检查　可反映微循环灌注情况，休克时眼底检查可见小动脉痉挛和小静脉扩张，严重时可查见视网膜水肿。甲皱检查通常在环指甲皱部位。休克时甲皱微血管的管襻数目显著减少，排列紊乱，小动脉痉挛、小静脉扩张，血流减慢，严重者有红细胞凝集，微血栓形成。在甲床上加压后放松时可见毛细血管内血流充盈时间延长等。

9. 病原学检查　对临床疑为感染的患者，应根据具体情况留取痰、尿、胆汁、引流液、浆膜腔积液、创面分泌物、血管进行细菌学培养，必要时应进一步做厌氧菌及 L 型细菌等特殊培养，并做药敏试验。

(三)监护仪应用

1. 动态心电图　对心力衰竭监测价值优于常规心电图，对心力衰竭合并心律失常者，监测价值更大。可及早发现洋地黄毒性反应，及时观察洋地黄应用时的心率和ST段趋势图，室性心律失常等，因此用以评价洋地黄毒性反应，便于恰当地掌握洋地黄正确剂量。

2. *动态血压监测* 监测提示早晨心脏性猝死发生率较高，可能与血压升高、心肌缺血、心律失常之间有某种因果关系，对于危重病患者尤其循环功能不全者进行动态监测血压更能较早发现病情变化，及时正确选择治疗方案。

3. *心率变异性(heart rate variability, HRV)* HRV是指窦性心律在一定时间内，通过测量连续正常P-P间期变化的变异规律，了解心率变异程度，判断其对心血管活动的影响。对判断急性心肌梗死、心力衰竭的预后及ARDS等有一定临床意义。

4. *脉搏血氧饱和度(SpO_2)监测* 对机体缺氧的灵敏度高于心电图和临床表现。动态变化对临床的诊断与治疗意义尤佳。

5. *呼气末二氧化碳($ETCO_2$)* 广泛用于ICU病房、麻醉患者和机械通气患者。它不但反映通气功能，还能间接地反映循环功能状态，当心排血量增加时，其值增加。

6. *经皮氧分压监测($PtcO_2$)* 在外周灌注减少时，$PtcO_2$将随着局部流量的变化而变化，且反应较快，比传统的监测指标如血压、心率、尿量等更敏感。如果$PtcO_2$下降，而PaO_2正常或$PtcCO_2/PaO_2<0.8$，则提示循环恶化、容量不足，心排血量下降或局部血管收缩，对于成人尤应注意其自身动态变化。

7. *胃肠黏膜内酸度(pHi)监测* pHi能作为全身低灌流的早期和灵敏的标志。ICU患者通过输液和使用变力性药物，使pHi>7.35，则提高危重患者的生存率。目前临床上多使用tonometen管间接地检测胃肠黏膜内酸度和循环状态。

8. *放射性核素检查* 主要包括心肌灌注显像和核素心血管造影。用于心功能检测的核技术常用方法有核听诊器，首次通过核素显像和门电路血池平衡法。核听诊器可对每搏量进行监测，对区别不同类型心律失常引起的血流动力学变化特别有意义。对房颤患者，核听诊器能区别血流动力学改变是由于心律失常或是心肌本身病变所致。核听诊器对心力衰竭患者应用扩血管药物时的药效学评价十分有用。

9. *超声心动图* 对心力衰竭患者临床评价有其特殊功能，直接观察心内结构和功能。

10. *其他* 可通过心机械图(包括心尖冲动图、颈动脉搏动图、颈静脉图；桡动脉脉搏图)、阻抗图(心阻抗血流图、肺阻抗血流图、肝阻抗血流图)，心音图等进行无创性血流动力学监测。

(四)血流动力学监测

血流动力学监测是研究、观察和指导治疗急危重症的重要手段，尤其自1970年Swan-Ganz气囊漂浮导管应用于临床后，为救治心血管及其他危重患者开创了新局面。借助Swan-Ganz气囊漂浮导管经外周或中心静脉插入心脏右心系统和肺动脉进行床旁心脏及肺血管压力和心排血量等参数的测定，可了解病情和指导治疗。由于方法简便、精确，可连续观察而又相对安全，此项检查可为临床抢救危重患者提供可靠的血流动力学改变程度的客观数据，从而使患者得到及时、准确和合理的救治。

【基本原理】

心脏的泵血功能表现为心排血量(CO)，后者取决于以下三个因素的相互作用：①前负荷：即心室舒张末期的容量和压力关系；②后负荷：在完整的心脏水平，后负荷表示心室在排血时心室壁肌纤维的张力；③心肌收缩力：在前、后负荷无变化的情况下，心脏工作效能的变化即是心肌收缩力的变化。在心脏舒张期终末，主动脉瓣和肺动脉瓣之间形成一个共同的液流内腔，在无二尖瓣狭窄时，左心室舒张末压(LVEDP)与左心房平均压

(mLAP)近似，亦即基本与肺静脉内压(PVP)相当。若采用床旁漂浮导管插入法，使导管尖端至肺小动脉，并将气囊充气，使这一支肺小动脉暂时“嵌闭”，那么导管顶端所接受的压力称之为肺小动脉楔压(PAWP)，就相当于 PVP，亦即 mLAP 或 LVEDP，故临床上可用来监测左心室前负荷，有利于判断左心功能不全。当然对于左心功能不全的判断，最理想的是直接测定左心室功能，但由于需要左心导管检查，不宜临床普遍应用，故目前多用 Swan-Ganz 气囊漂浮导管通过测定 PAWP 来间接了解 LVEDP，同时根据测得的 CO 及其他数据，可比较全面、准确地反映循环功能状态，有利于分析和判断急性心脏衰竭、休克及呼吸衰竭等严重病情。

在传统的肺动脉导管进行改进基础上可以进行连续温度稀释法测定心排血量，相当于右心室部位装入一热释放器，热释放器在安全范围内连续地按非随机双侧序列将热能释放入血，经右心室血释放后，随右心室收缩，血液流到导管顶端，由于该处被稀释后血温下降而使传感器产生一系列电位变化，形成与冷盐水相似的温度稀释曲线，从而计算出肺动脉血流速度和心排血量。与传统的温度稀释法比较，减少了仪器定标和注射盐水带来的许多影响因素，对危重患者的监测非常有用，但因其复杂性、价格昂贵性、临床应用不十分普遍。

另外，为减少心导管创伤程度，近来采用微型心导管做床边压力监护，收到较好效果。主要根据电压力计测得压力曲线来了解导管顶端所到达部位，并获得压力参数。

【导管结构】

Swan-Ganz 气囊漂浮导管由不透 X 线的聚氯乙烯制成，导管外径 2.3mm(F7)，长 110mm。管分四腔：①第 1 腔通导管顶端，可测定肺动脉压(PAP)肺小动脉楔压(PAWP)；②第 2 腔开口在距管端 30cm 的导管侧面，当导管顶端位于肺小动脉时，此侧孔在右心房内，除可测定右心房压(RAP)外，还可作为进行热稀释法测定心排血量时注入低温生理盐水的通道；③第 3 腔与管端的小球囊相通，充气后导管可随血流漂浮而进入肺动脉及其远端；④第 4 腔是实心部分，为一根与距离管端 4cm 处的热敏电阻相连的导线，用来测定肺动脉血温。热敏电阻导线自管尾引出，连接于心监护仪，从第 2 腔近侧端注入 4℃以下生理盐水进入右心房，液体随血流进入肺动脉，位于肺动脉处的热敏电阻感知肺动脉内血液温度下降情况，即可在微机化的心监护仪上显示出根据热平衡原理算出的右心室心排血量。通常情况下，如无二尖瓣、主动脉瓣狭窄及关闭不全和心脏左向右分流，左、右心排血量相似，测定右心室心排血量可反映左心室心排血量(图 13-2)。

漂浮导管与右心导管作比较，具有以下特点：①球囊充气后，导管易于顺血流漂入肺动脉，其气囊位置可按压力波形定位而无须 X 线；②球囊对心内膜刺激较小，从而减少心律失常和心肌损伤；③在有右心室扩大或肺动脉瓣狭窄情况时，漂浮导管检查成功率较高；④集测压、计算心功能及采血功能为一体。

【适应证】

1. 急性心肌梗死，特别是合并严重心力衰竭、低排综合征、休克和严重的机械并发症如室间隔穿孔或急性二尖瓣关闭不全等，拟进行或已进行主动脉内气囊反搏术。

2. 急性呼吸衰竭，尤其是 ARDS 的监测，鉴别心源性或非心源性肺水肿。

3. 各类休克的血流动力学指标和连续监测。

4. 危重患者和心脏大血管手术患者在术中及术后的监测和处理。

5. 判断血管活性药物、正性肌力药物、阻滞药、机械呼吸、血液透析及辅助循环的疗效等。

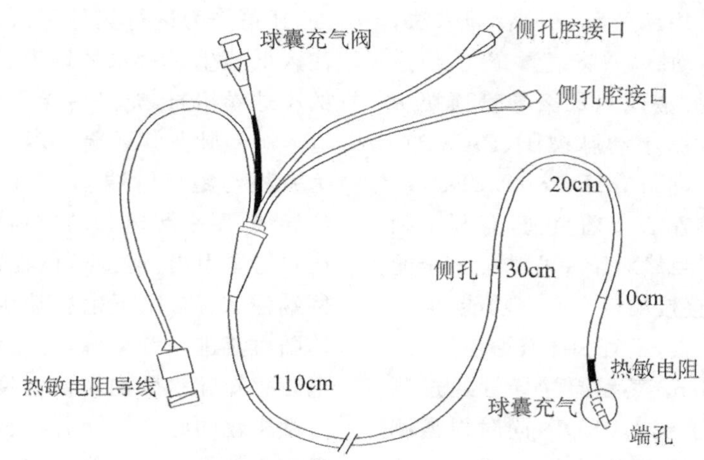

图 13-2 Swan-Ganz 气囊漂浮导管

6. 借助漂浮导管技术进行临时性心脏起搏、超速抑制、心腔内心电图记录等。

【禁忌证】

包括:①肝素过敏者;②出血性疾病、凝血机制障碍及近期内有体循环或肺循环栓塞;③白细胞减少和免疫功能低下;④穿刺或切开部位有化脓性感染;⑤心内膜炎,心肌炎,风湿病活动和严重心律失常。

【操作方法】

在无菌条件下进行经皮穿刺深静脉或深静脉切开插管。将导管插入静脉轻轻前送,若使用颈内静脉(锁骨下静脉或肘静脉),可在抵达上腔静脉时部分充盈气囊,导管抵达右房后,将气囊充盈到 0.8～1.0ml,可记录到右房压(RAP)。继续送导管至右心室可记录右室压力曲线(RVP),连续前送导管可记录到肺动脉压力曲线(PAP)。继续前送导管直至肺动脉压力波形变成肺动脉嵌顿压波形(PAWP),此时,气囊阻塞在中等大小的肺动脉,导管不能再进。让气囊被动放气,PAWP 波形变成 PAP 波形。为获得 PAWP、在连续观察 PAP 下再将气囊充气,PAWP 出现时停止充气。这样可防止过度充盈气囊致使肺动脉破裂。必要时,回撤导管,这样可保证在气囊充气仅 0.8～1.5ml 时测得 PAWP。充气 $<$ 0.8ml 即记录到 PAWP 说明导管尖太接近肺动脉远端。插管成功后,抽吸并冲洗导管,通常将通向肺动脉与右心房的管腔、肝素冲洗装置管腔与冲洗用注射器,分别和三通活塞管连接,再与压力监护仪上的传感器连接。然后,将可充气的带囊管腔与 1ml 注射器相连,测量心排血量的管腔与心排血量仪相连。将无菌导管袖套与套管固定好,将套管、导管及其袖套缝在穿刺点附近皮肤上。涂抹碘酊,盖上无菌敷料。肝素冲洗液应持续点滴冲洗每半小时 1 次,右心房压每 2 小时测 1 次,肺动脉楔压每 4 小时测 1 次。以热稀释法测定心排血量,选用 5% 葡萄糖溶液或 0.9% 生理盐水 60ml,在 45s 内快速推入右心房,注入 15s 后,利用仪器内的微计算机显示的冷却曲线计算心排血量,至少测定 3～6 次,以取得较准确的平均值,如每次都能在患者呼吸周期的同一点注射指示剂,则结果的重复性较好(图 13-3)。

【参数及其临床意义】

1. *基础参数* 指通过漂浮导管直接监测到的参数,包括右心房压、右心室压、肺动脉压、

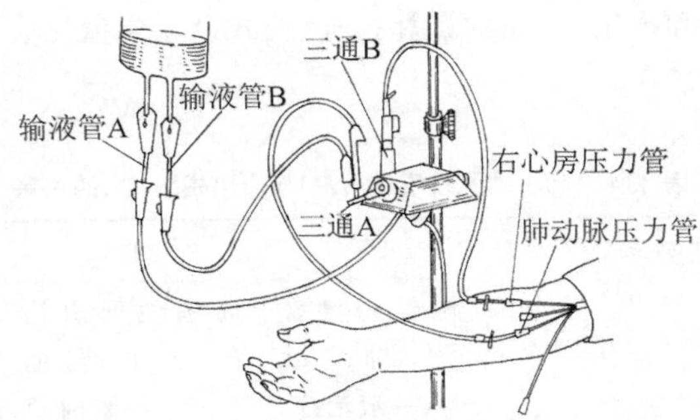

图 13-3　Swan-Ganz 气囊漂浮导管置管方法

肺小动脉楔压、心排血量和心脏指数等。

(1)右心房压(RAP):正常值:0～5mmHg,可代替中心静脉压。估计右心室功能,计算体循环的阻力。RAP升高见于右心衰竭(包括右心室梗死)、三尖瓣狭窄或关闭不全、缩窄性心包炎、心包积液、心肌病、肺动脉高压或肺动脉口狭窄。当血容量不足时,RAP降低。

(2)右心室压(RVP):RVP波形是导管推进过程中的一个重要定位标志。压力突然升高出现高大、曲线呈圆锥状、高原型波形。正常值为18～30/0～8mmHg。平均压10～18mmHg。此值代表右心室前负荷或右心室充盈压,可判断右心室梗死及肺动脉瓣或流出道狭窄。

(3)肺动脉压(PAP):当导管插入肺动脉时,收缩压与RVP相比改变不大,舒张压则明显升高,是近似三角形,大于右心室舒张压,此点为导管进入肺动脉的标志。其正常值为18～30/6～12mmHg,平均压:10～18mmHg。若无肺动脉狭窄及肺动脉高压,舒张末压与肺动脉楔压相等,可以反映左心室功能。PAP增高见于左心衰竭、二尖瓣狭窄或关闭不全、肺心病、肺栓塞、左向右分流的先天性心脏病和原发性肺动脉高压症等。PAP降低见于右心室流出道狭窄及肺动脉瓣狭窄及血容量不足。

(4)肺小动脉楔压(PAWP):为气囊充气阻塞导管所在肺动脉分支后测得的右心房逆向压力,可较好地反映左心房平均压及左心室舒张末压(LVEDP)。正常值:5～12mmHg。在各瓣膜正常情况下,心室舒张末期二尖瓣开放,肺静脉、左心房和左心室之间呈一共同腔室,故PAWP与LVEDP近似(两者相差2.0mmHg),对判断左心室功能、反映血容量是否充足,指导治疗很有价值。PAWP升高见于左心衰竭、心源性休克、二尖瓣狭窄、二尖瓣关闭不全、左心室顺应性下降和血容量过多时;当血容量不足时,PAWP则降低。

监测PAWP的目的在于,给左心室以一个最适宜的前负荷,使之保持在不足以引起肺充血的范围内,同时又要根据Frank-Starling原理,用足够的前负荷使心肌纤维适当地伸长以达到最大的心排血量。这个最佳充盈量是将LVEDP维持在15～20mmHg范围内。急性心肌梗死时,监测PAWP尤为重要,因为LVEDP能反映左心室收缩功能受损的程度、射血功能及左心室壁心肌的顺应性。研究证明,急性心肌梗死时,心室长度一张力曲线的顶峰发生在LVEDP 20～24mmHg范围内。若大于此值,心功能极少改善,甚至有害;故有时在急性心肌梗死时,在血流动力学监测下可指导PAWP增加到上述范围。

PAWP不同程度升高与肺充血、肺水肿发生的关系如下:①PAWP<18mmHg,X线无肺充血现象;②PAWP在18～20mmHg,轻度肺充血,胸部X线片可见肺门血管阴影扩大;③PAWP在20～25mmHg,轻度至中度肺充血,胸部X线片可见肺周围模糊和腺泡周围呈花瓣状;④PAWP在25～30mmHg,重度肺充血,胸部X线片可见腺泡周围呈花瓣状阴影的融合;⑤PAWP>30mmHg,发生急性肺水肿,胸部X线片呈“蝴蝶状”肺泡性肺水肿的表现。

(5)心排血量(CO)和心脏指数(CI):心排血量是左心功能最重要的指标,是指心脏每分钟泵出的血量。在没有分流的情况下,左右心排血量是相等的。正常值为4～8L/min,其与回心血量、心脏功能、血管阻力和心率等因素有关。

由于心排血量随人体大小而异,为了便于对比分析及精确判断,临床上多采用心脏指数(CI)来估计心脏的泵功能。心排血量除以体表面积(BSA)即为心脏指数,正常值为2.5～4.0L/(min·m²)。在急性心肌梗死的患者,CI低于2.2 L/(min·m²)常出现组织器官灌注不足的表现,低于1.8 L/(min·m²)常出现心源性休克。临床常采用肺小动脉楔压与心脏指数的相关图(表13-6),以了解病情和指导治疗。若测得的数据处于Ⅱ、Ⅳ象限内,表明肺小动脉楔压增高,需限制输液,加强利尿,必要时使用血管扩张药和正性肌力药物;若处在Ⅲ象限内,提示体内血容量不足,不宜首先选用血管扩张药,而应快速扩容。

2. 间接参数　通过漂浮导管测得的多项基础数据,可进一步对整个循环系统(包括外周血管阻力和肺血管阻力)状态进行计算和推论,常用的计算指标、公式及正常值见表13-7。

表13-6　肺小动脉楔压(PAWP)与心脏指数(CI)的关系

CI≥2.2L/(min·m²)	Ⅰ	Ⅱ
	周围性低灌注(－)、肺充血(－)(一般治疗,观察)	周围性低灌注(－)、肺充血(＋)(降低前负荷:利尿,扩张小静脉为主的血管扩张药)
CI<2.2L/(min·m²)	Ⅲ	Ⅳ
	周围性低灌注(＋)、肺充血(－)(补容,正性肌力药物)	周围性低灌注(＋)、肺充血(＋)(综合治疗:血管扩张药,正性肌力药物)
	PAWP≤18mmHg	PAWP>18mmHg

表13-7　循环系统各项基础数据的计算

血流动力学指标	计算公式	正常值
每搏量(SV)	SV＝(CO/HR)×1000	60～90ml/beat
每搏量指数(SI)	SI＝SV/BSA	40～60ml/(beat×m²)
左心室每搏功指数(LVSWI)	LVSWI＝0.0136(MAP－PAWP)×SI	45～60(g×m)/m²
右心室每搏功指数(RVSWI)	RVSWI＝0.0136(PAP－CVP)×SI	5～10(g×m)/m²
体循环血管阻力(SVR)	SVR(TPR)＝80(MAP－CVP)/CO	900～1500(dyn×s)/cm⁵
肺循环血管阻力(PVR)	PVR＝80(PAP－PAWP)/CO	150～250 (dyn×s)/cm⁵

CO为心排血量;HR为心率;BSA为体表面积;MAP为平均动脉压;PAWP为平均肺小动脉楔压;PAP为平均肺动脉压;CVP为平均中心静脉压。

【注意事项】

1. 漂浮导管的最佳嵌入部位应在肺动脉较大分支。充气时进入到嵌入部位,放气后又退回原处。若位于较小的动脉内及血管分叉处,球囊可发生偏心充气或部分充气后导管顶端提前固定。当导管顶端碰到肺动脉壁时,肺动脉压(PAP)波形呈平线或呈较PAP高而逐渐上升的压力波形,此为假楔压。加压和偏心充气易造成处于收缩的肺血管破裂,此时应在球囊放气后,将导管退出1～2cm。

2. 肺小动脉楔压测量记录后,应立即放出球囊气体,一般持续充气时间不宜超过2～3min,最长不应超过5min。

3. 自发呼吸和机械通气的患者，均应在呼气终末测量 PAWP，以消除吸气期胸内负压的影响。此外用呼气末正压（PEEP）的患者，胸膜腔内压升高，PEEP 每增加 $5cmH_2O$，PAWP 将升高 1mmHg。

4. 如测不到 PAWP，可能导管没有到达适当嵌入部位，充气不足或球囊破裂，必要时用 X 线定位。

5. 测压错误常见于以下情况：①导管和换能器位置或压力定标不准确；②导管漏水和管内有空气或凝血块，可使压力偏低；③导管碰到肺动脉壁，位于肺小动脉分支内和充气过多，可使压力偏高。

6. 测压后立即拔管者，穿刺局部沙袋压迫止血；测压后留置导管者，用宽胶布固定，穿刺侧肢体制动。穿刺插管的皮肤开口处需每天消毒和更换敷料。

7. 应尽量缩短漂浮导管留置时间，最长不超过 7d。

8. 应使用肝素液（10U/ml）间断冲洗导管（每半小时 1 次）或微量泵内持续肝素化注射，防止导管阻塞和栓塞。

9. 每 4 小时测定肺动脉压和肺小动脉楔压并记录。

10. 热稀释法测定心排血量时，一般以充气后能测出 PAWP 提示导管位置较合适，抽取无菌 4℃以下生理盐水 10ml 经导管第 2 腔快速、均匀注入右心房内，应立即注入，注入时间以<4s 为宜。

【并发症及其处理】

据报道肺动脉插管术总并发症率高达 75%，主要有以下几种。

1. *气囊破裂*　多见于肺动脉高压患者或导管重复多次使用及球囊过度扩张的情况。应在术前仔细检查导管的完整性，注意充气适度，速度不宜过快。一旦发生球囊破裂（充气阻力消失或腔内抽出血液）应予拔出更换。

2. *心律失常*　常因导管尖端刺激心肌壁、瓣膜或腱索所致。术前可预防性注入利多卡因，术中出现心律失常时，应改变导管位置，同时给予抗心律失常药物或立即拔管。

3. *肺栓塞*　由于导管在肺动脉中多次移动或球囊过度扩张等促使血栓形成并引起栓塞。注意球囊应间断缓慢充气，充气量不要太大，球囊充气的持续时间一般不应超过 2～3min，并常使用肝素液（10U/ml）间断冲洗或持续微量泵肝素化注射。应尽量缩短置管时间。

4. *局部感染和静脉炎*　常因消毒或无菌操作技术不严所致。应严格消毒和无菌操作，定期更换敷料。若置管时间已超过 48h 者，为了预防感染可酌情使用抗生素。

5. *气胸*　多因锁骨下静脉穿刺时误伤胸膜所致。应注意进针部位、方向和深度。

6. *导管扭曲打圈、打结*　由于导管质软或操作过猛、插入过长、过快引起。术前应注意选择好导管，避免插入过长。如发生扭曲，应退出更换导管。一旦发现打结，应以手法细心将导管轻送轻抽及旋转使之松开。

7. *肺出血和肺动脉破裂*　由于肺高压患者的肺动脉壁脆而薄，如球囊过度充气，可致出血或破裂而引起大出血与休克。应注意不能过度充气，尽量缩短测量 PAWP 时间。

8. *其他*　尚有可能发生血栓或栓塞、静脉痉挛、心脏压塞等情况。

（汪华学）

第三节　急性肾衰竭

急性肾衰竭是严重威胁危重病患者生命的常见疾病。流行病学调查显示，ICU 中急性肾衰竭的患病率高达 31%，甚至有报道达到 78%。心脏术后的肾功能障碍是影响患者生存的独立因素，其相对危险是无肾功能障碍的 7.9 倍。对需要肾脏替代治疗的危重患者的研究也显示，在疾病严重程度类似的情况下，伴有急性肾衰竭患者的死亡风险较非急性肾衰竭的患者高 4 倍（62.5% 比 15.8%）。急性肾衰竭成为影响和决定 ICU 危重患者预后的关键性因素。加强 ICU 中急性肾衰竭的早期诊断、积极防治、逆转急性肾衰竭的发生发展，对改善危重患者的预后，实属当务之急。

一、概述

急性肾衰竭（acute renal failure，ARF），也称急性肾损伤（acute kidney injury，AKI），是由各种原因如严重创伤、休克、严重感染、中毒等引起的肾功能急剧损害、代谢产物潴留、酸碱平衡失调和水电解质紊乱、氮质血症等为主要特征的危重综合征，包括由肾前性、肾性和肾后性原因引起的急性肾衰竭。如果尿量并不减少，而血浆尿素氮和肌酐持续性升高，属非少尿型急性肾衰竭。

【病因及其发病机制】

急性肾衰竭的病因复杂，一般认为，低血压或休克、充血性心力衰竭、全身性感染、糖尿病、氨基糖苷类抗生素的应用、造影剂应用、高胆红素血症、机械通气、外科大手术、肾移植等因素是急性肾衰竭的独立患病危险因素。根据致病因素在肾脏直接作用的部位，可分为肾前性因素、肾性因素和肾后性因素。

1. 肾前性急性肾衰竭

(1)病因：①低血容量。由于严重外伤、烧伤、挤压综合征、大出血、外科手术、脱水、胰腺炎、呕吐、腹泻或大量应用利尿药所致。②有效血容量减少。由于肾病综合征、肝衰竭、全身性感染、休克、应用血管扩张药或麻醉药所致。③心排血量减少。由于心源性休克、心肌梗死、严重心律失常、充血性心力衰竭、心脏压塞及急性肺梗死所致。④肾血管阻塞。由于肾静脉或肾动脉栓塞，或动脉粥样变所致。⑤肾血管的自身调节紊乱。由于前列腺素抑制药、环孢素的作用所致。

(2)发病机制：主要与血容量不足和心脏泵血功能明显降低导致肾脏灌注不足有关，在急性肾衰竭中最为常见，占 30%～60%。肾前性肾衰是医院获得性肾衰的主要原因之一。各种肾前性因素引起血管内有效循环血容量减少，肾脏灌注量减少，肾小球滤过率降低。流经肾小管的原尿减少，速度减慢，致尿素氮、水及钠的重吸收相对增加，从而引起血尿素氮升高，尿量减少及尿比重增高的现象，此即肾前性氮质血症。因肾小管对钠的重吸收相对增加，使尿钠排出减少，钠排泄比例明显降低、肾衰竭指数降低（<1mmol/L），因尿少、尿素氮重吸收相对增加，出现尿素氮和血肌酐浓度不成比例的增高现象（即球一管不平衡现象），血尿素氮可高达 37.5mmol/L（100mg/dl）以上，而血肌酐则仅稍高于正常。尿与血肌酐比例明显升高。

2. 肾性急性肾衰竭

(1)病因：①肾小管疾病为急性肾衰竭的主要病因，其中以急性肾小管坏死最为常见。肾缺血、肾中毒（药物、造影剂、重金属、有机溶剂、蛇毒、中草药）及高钙血症等均可引起肾小管损伤，导致急性肾衰竭；②肾小球疾病多数患者表现为少尿性肾衰，占 87.5%，非少尿型占 14.3%；③急性肾间质疾病主要因严重感染、全身性感染及药物过敏所致，或由于淋巴瘤、白血病或肉瘤病变浸及肾间质所致；④肾血管疾病主要为肾脏的小血管炎或大血管疾病；⑤慢性肾疾病急性恶化：某些诱因致使病情急剧恶化，肾功能急骤减退也可以导致急性肾衰竭。

(2)发病机制：肾性急性肾衰竭是肾实质疾病所致，或由于肾前性病因未能及时解除而发生肾实质病变，占急性肾衰竭的 20%～40%。尽管肾血管（如动脉栓塞、血管炎、血栓形成）、肾小球（如肾小球肾炎）、肾间质（如过敏性间质性肾炎）和肾小管等肾脏的各个解剖结构的病变均可导致急性肾衰竭，但急性肾衰竭，特别是医院获得性急性肾衰竭最重要的病因仍然是急性肾小管损伤。急性肾小管坏死往往与肾脏缺血和肾毒性药物的应用有关。

3. 肾后性急性肾衰竭　可见于：①结石、肿瘤、血块、坏死肾组织或前列腺增生所致的尿路梗阻；②肿瘤蔓延、转移或腹膜后纤维化所致的粘连、压迫输尿管而引起梗阻。各种原因引起的急性尿路梗阻（如腔内阻塞或外部压迫等），导致急性肾衰竭，归结为肾后性急性肾衰竭，临床上较为少见，占急性肾衰竭的1％～10％。如诊断和治疗及时，这类肾衰竭往往可恢复。肾以下尿路梗阻使梗阻上方的压力增高，甚至发生肾盂积水、肾实质受压使肾功能急剧下降。

【临床表现】

传统上根据临床表现和病程的共同规律，一般将急性肾衰竭划分为三个阶段，即少尿期、多尿期和恢复期。但并非所有的急性肾衰竭均有无尿或少尿，部分患者虽发生了急性衰竭，仍有 500～1000ml 的尿量，此称为非少尿型急性肾衰竭。

1. 少尿期　尿量骤减或逐渐减少，每日尿量持续少于 400ml 称为少尿，低于 100ml 的少尿称为无尿。一般少尿期为 1～2 周，但可短至数小时或长达 3 个月以上。水中毒和高钾血症是本期的突出表现，高钾血症是本期的死亡的主要原因。水分的大量积聚，可发生高血压、心力衰竭、肺水肿和脑水肿。高钾血症的严重后果是心肌中毒，表现为心律失常、心搏骤停，心电图出现高而尖的 T 波、P-R 间期延长、QRS 间期增宽。随即其他电解质也会发生改变，出现高镁血症、高磷血症、低钙血症、低钠血症和低氯血症。代谢性酸中毒很常见，由酸性产物增加和肾的调节功能障碍而引起。表现为呼吸深快、面色潮红、胸闷、乏力、呼气带有酮味、血压下降、神志改变、心律失常等。血中蛋白质代谢产物如肌酐和尿素氮等不断积蓄引起氮质血症，酚和胍的增加会形成尿毒症，表现为头痛、恶心、呕吐、倦怠、烦躁、神志不清或昏迷。本期还有皮下、黏膜出血点或瘀斑、牙龈出血或胃肠出血的出血倾向表现。

2. 多尿期　尿量超过 500ml 即进入多尿期，有的是逐渐增加，有的是突然增加，还有的是缓慢增加，一日尿量可达数千毫升。多尿期持续时间 1～3 周或更长。尿量的增加并未使氮质血症有明显的改善，反而加重了水电解质的失衡，表现为低钠血症、低钾血症、低氯血症和低镁血症，也常有脱水。急性肾衰竭死亡患者的 25％发生在多尿期，原因是感染和水电解质紊乱。

3. 恢复期　患者自我症状缓解，血尿素氮和肌酐接近正常，尿量逐渐恢复正常。除少数患者外，肾小球滤过功能多在 3～12 个月内恢复正常，但部分病例肾小管浓缩功能不全可持续 1 年以上。若肾功能持久不恢复，提示肾脏遗留永久性损害，发展为慢性肾衰竭。

【诊断】

早期诊断是急性肾衰竭防治的关键。尽管急性肾衰竭已受到临床上广泛的重视，治疗措施也取得长足的进步，可遗憾的是缺乏统一的诊断标准，特别是重症患者急性肾衰竭的诊断标准，造成临床诊断和治疗的延误。

2004 年，由危重病专家和肾脏病专家组成的急性透析质量控制倡议组织在第 2 次国际共识会议中，提出了急性肾衰竭的共识性分层诊断标准（表 13-8），该标准试图涵盖从存在急性肾损伤危险性开始，到急性肾损伤的最严重阶段——肾衰竭的全过程，包括急性肾损伤危险（risk）、急性肾损伤（injury）、急性肾衰竭（failure）三个阶段，同时这一标准也包括了肾功能丧失（loss）和终末期肾功能丧失（end-stage kidney disease）两个终末肾损害阶段，将这 5 个层次的英文第 1 个字母连在一起，即 RIFLE，因此，该急性肾损伤的分层诊断标准也称为 RIFLE 分层标准。RIFLE 分层标准不但首先解决了急性肾衰竭的早期诊断问题，使临床早期诊断成为可能；还因为其对急性肾损害的分层能够准确反映危重患者的预后。

表 13-8　急性肾功能损伤的 RIFLE 分层诊断标准

分　级	肾小球滤过率标准	尿量标准
急性肾损伤危险(risk)	血清肌酐升高 1.5 倍	<0.5ml/(kg·h)持续 6h
急性肾损伤(injury)	血清肌酐升高 2 倍	<0.5ml/(kg·h)持续 12h
急性肾衰竭(failure)	血清肌酐升高 3 倍，或血清肌酐≥354μmol/L 伴血清肌酐急性上升>44.2μmol/L	<0.3 ml/(kg·h)持续 24 h，或 12h 无尿
肾功能丧失(loss)	肾功能完全丧失超过 4 周	
终末期肾功能丧失(end-stage kidney disease)	肾功能完全丧失超过 3 个月	

改善全球肾脏病预后组织(KDIGO)在 2012 年提出全面统一的 AKI 诊断标准，是指由导致肾脏结构或功能变化的损伤引起的肾功能突然下降，符合以下情况之一者即可被诊断为 AKI：① 48h 内 Scr 升高超过 26.5μmol/L (0.3 mg/dl)；② Scr 升高超过基线 1.5 倍，已确认或推测 7d 内发生；③ 尿量<0.5 ml/(kg·h)，且持续 6h 以上；并将 AKI 分为 1、2、3 期，具体分级诊断标准(表 13-9)。

表 13-9　AKI 分期标准

分期	血清肌酐	尿量
1	基础情况的 1.5～1.9 倍或增加≥0.3mg/dl(≥26.5μmol/L)	<0.5ml/kg·h 持续 6～12h
2	基础情况的 2.0～2.9 倍	<0.5ml/kg·h 持续≥12h
3	基础情况的 3.0 倍或增加≥4.0mg/dl(≥353.6μmol/l)或者开始肾脏替代治疗或者对于年龄<18 岁的患者肾小球滤过率<35ml/(min·1.73m^2)	<0.3ml/kg·h 持续≥24h 或者无尿持续≥12h

急性肾衰竭的早期诊断对危重患者的治疗十分重要。要做到急性肾衰竭的迅速诊断，应首先排除肾前性和肾后性因素，然后确定肾脏本身的原因。一般可采用以下“四步法”进行急性肾衰竭的临床诊断。

1. 第 1 步　了解既往病史和现病史，进行体格检查，导尿(特别是无尿患者)，做尿液分析。

2. 第 2 步

(1)分析尿液化验结果(表 13-10)。

(2)评价尿路情况，排除尿路梗阻。可采用 B 超等检查手段。

(3)如需要进一步了解患者血管内容量状态和心脏功能状态，可通过有创动脉压监测、中心静脉压监测、肺动脉漂浮导管监测及超声心动图(特别是食管超声)检查，对患者

表 13-10　肾前性氮质血症与急性肾衰竭(急性肾小管坏死)的尿液分析比较

	肾前性氮质血症	急性肾小管坏死
尿比重	>1.020	<1.016
尿渗透压	>500	<350
尿/血渗透压	>1.3	<1.1
尿钠(mmol/L)	<20	>20
钠排泄分数(FENa,%)	<1	>2
肾衰指数(mmol/L)	<1	>1
尿/血肌酐	>40	<20
自由水清除率(ml/h)	<-20	>-1
尿酸排泄分数(FE uric acid,%)	<7	>15
锂排泄分数(FE lithium,%)	<7	>20
尿常规	正常	尿蛋白(+～++),可见颗粒管型,坏死的上皮细胞及红、白细胞

钠排泄分数=(尿钠×血肌酐)/(血钠×尿肌酐)×100%;肾衰竭指数=尿钠×血肌酐/尿肌酐。

容量状态和心功能状态进行评价。

(4)如考虑肾小球病变或血液系统恶性肿瘤,则应做进一步的血液学检查。

(5)如考虑肾脏血管病变。则应通过放射性核素扫描、超声多普勒或血管造影,对肾血管情况进行评价。

3. 第 3 步　根据急性肾衰竭病因、确定初步治疗方案。包括血容量补充、正性肌力药物的应用、解除尿路梗阻等措施。

4. 第 4 步　为进一步明确诊断,可行肾脏活检,并根据初步诊断,采取经验性治疗。

一般情况下,通过"四步法"诊断步骤中的第 1 步,可初步明确急性肾衰竭的病因。通过了解现病史和既往史,可明确患者是否应用肾毒性药物、是否应用放射造影剂、是否有血容量不足、低血压等肾脏缺血因素、是否有大手术等肾脏损害的危险因素。

尿液分析是急性肾衰竭的重要诊断手段。肾前性和肾后性氮质血症患者的尿液检查往往是正常的。尿比重、渗透压、尿钠浓度及钠排泄分数等尿液指标是诊断和评价急性肾衰竭的重要指标。肾前性氮质血症导致少尿的患者,往往具有正常的肾小管功能,而急性肾衰竭患者的肾小管功能明显受损,肾小管对溶质和水的重吸收功能明显减低,由此可通过尿液诊断指标对急性肾衰竭与肾前性氮质血症进行鉴别。

【急救措施】

急性肾衰竭患者的治疗原则应包括排除任何引起肾功能变坏的因素;纠正肾前性因素;努力维持一定的尿量;支持及对症治疗;适时进行腹膜透析或血液透析。

1. *一般处理*　一旦急性肾衰竭的诊断确立后,应对患者进行临床监护。患者应绝对卧床休息以减轻肾脏负担。每日测体重,记出入量、每日测定尿素氮、肌酐、K^+、Na^+、Cl^-、血气分析、白细胞、血红蛋白等实验室指标。Ca^{2+}、Mg^{2+}、尿酸等应每周测定 2 次。

2. *原发疾病治疗*　严重感染、严重创伤、休克等引起肾缺血、缺氧和中毒的发病基础必须去除。肾功能支持技术的发展,使直接死于肾衰竭并发症的患者大为减少,因此,原发病的治疗好坏就决定着预后。要采取全身综合治疗方案来消除原发病对肾脏的损害。

3. *初发期治疗*　初发期为肾前性氮质血症发展到 ARF 的过渡阶段。此期肾小管尚未发生凝固性坏死，少尿主要是肾血流量不足和肾微细血管收缩所致。初发期如能正确处理，急性肾衰竭有时可以逆转，即使不能完全逆转，亦可使少尿型肾衰竭转变为非少尿型。

(1)扩充血容量：除肾小球及血管炎疾病外，几乎所有的 ARF 前期均可扩容治疗。肾毒性 ARF 前期充分补液，对促进毒素排泄也有益处。扩容治疗只限于 ARF 前期，宜测定中心静脉压做监护。若中心静脉压与血压均降低，说明有效血容量不足，患者处于肾前性氮质血症或为 ARF 前期，可于 30～60min 内输液 500～1000ml 补液后尿量增至 30ml/h 以上或超过补液前 2h 尿量，则应继续补液。若中心静脉压增加 $5cmH_2O$ 或达到 $10cmH_2O$ 应减慢或停止补液。根据中心静脉压调整补液量，并注意观察患者神志、心率、血压、尿量等变化。

(2)呋塞米的应用：呋塞米是一种襻利尿药，并具有轻度血管扩张作用，是急性肾衰竭治疗中最常用的利尿药。近年来认为，呋塞米在 ARF 治疗中主要有以下作用：①降低髓襻升支粗段的代谢，使之氧耗降低，避免上皮细胞损伤加重；②冲刷肾小管，清除管型和结晶等肾小管腔内阻塞物，保持肾小管通畅；③降低肾小管中血红蛋白、肌红蛋白浓度，防止蛋白阻塞肾小管；④促进少尿性肾衰竭转变为多尿性肾衰竭。当然，肾衰竭由少尿型转变为多尿型后，液体管理和治疗较为容易，但并不改变肾衰竭的病程。

注意大剂量应用呋塞米有明显的不良反应，主要表现是耳毒性。呋塞米的使用剂量应逐步增加。初始剂量 20mg，1h 后无效，可静脉推注呋塞米 40mg。1h 后如仍无效，则静脉注射呋塞米 200mg，每小时 1 次，连用 3 次。尿量仍无明显增加，则可改为呋塞米持续静脉泵入，剂量为 1～4mg/min，可持续 2～3d。

(3)甘露醇的应用：甘露醇不但具有渗透性利尿作用，还具有清除氧自由基作用。在肾移植中，甘露醇是移植肾的保护药。在挤压综合征引起的肌红蛋白尿性急性肾衰竭中，早期应用甘露醇对急性肾衰竭具有治疗作用。其他病因引起的急性肾衰竭中，甘露醇无治疗作用，甚至反而加重急性肾衰竭。因此，甘露醇在急性肾衰竭的救治中不应常规使用。

4. *少尿期治疗*　包括增加肾小管滤过率，解除肾小管梗阻，减轻肾小管上皮细胞的肿胀、坏死，抑制肾小管上皮细胞的离子转运，降低肾的耗氧和对 ATP 的需求，补充细胞内 ATP，清除自由基以抑制缺血-再灌注损伤，诱导肾小管上皮细胞的修复和再生。主要措施如下。

(1)严格控制水钠的摄入：每日补液总量为前 1 日的尿量，再加上正常生理需要量(约 400ml)。发热时体温每升高 1 度再增加补液 60～80ml。钠的摄入以补足丢失量为宜。补液量是否合适，以每天体重下降约 500g 为准，如果体重维持原重量不变就表示有水钠潴留。血钠测定值也是估计补液量的依据之一，血钠迅速下降可能是补水过多稀释所致，血钠＞145mmol/L 提示有缺水存在可能。有全身性水肿、高血压、充血性心力衰竭、肺水肿或脑水肿，是严重水中毒的表现，必要时应做透析治疗。

(2)预防和治疗高钾血症：控制钾的摄入和促进钾的排出，是防治高钾血症的两大措施。供给足量的热量以抑制高分解代谢，控制感染，清除坏死组织，纠正酸中毒，不输含钾药物和库血等，是减少钾的来源的方法。在血钾＞5.5mmol/L 时，用下列治疗方法降低血钾：①10％葡萄糖酸钙 20ml 静脉注射或加入输液中滴注。②5％碳酸氢钠 100ml 静滴。③25％葡萄糖 100ml 加胰岛素 6U 缓慢静脉注射，促进钾离子进入细胞内。④口服钠型或钙型离子交换树脂，促进钾从肠道排出。1g 树脂可置换和排出钾 0.8～

1.0mmol/L，每天口服 20～60g 并用导泻药。也可加入 25%山梨醇或葡萄糖液 150ml 保留灌肠。⑤血钾＞6.5mmol/L，须施行透析治疗。

(3)纠正酸中毒：血浆 HCO_3^- 浓度＜15mmol/L 时，才应用碳酸氢钠治疗。治疗重度酸中毒的最佳方法是持续血液净化。

(4)饮食与营养供给：供给足量的热能，成人一般 2000cal/d，热氮比为 150∶1。每日补给葡萄糖 150～200g，可减少蛋白质分解量的 40%～60%。饮食以高热量、高糖、高维生素为主，少尿期要减少蛋白质的摄入。一般肾衰竭蛋白质每天需要量为 0.6g/kg(理想体重)。透析患者需高蛋白饮食。

(5)利尿：肾剂量的多巴胺[小剂量多巴胺，一般为 1μg/(kg · min)]具有肾血管扩张作用，能够增加患者的尿量，但并不增加肌酐清除率，也不能降低急性肾衰竭患者的病死率，而且也不能使透析时间缩短。多巴酚丁胺可能改善肾灌注，对于肾功能轻度受损的重症患者(肌酐清除率 70～80ml/min)，虽不增加患者尿量，但能明显增加肌酐清除率。襻利尿药，如呋塞米能够增加尿量，但并不能改善肾衰竭患者的预后。

(6)其他治疗：钙通道阻滞药能抑制钙离子向细胞内转移，可作为血管扩张药用于治疗急性肾功能不全。氧自由基清除剂或抑制药(奥古蛋白、过氧化氢酶等)，抗凝和抗血小板药物(双嘧达莫、肝素、阿司匹林)，恢复细胞能量的药物(ATP、甲状腺激素、甘氨酸)等治疗方法，能否用于肾小管坏死的治疗，尚待定论。

(7)血液净化疗法：血液净化治疗起源于血液透析，伴随机械和电子技术的进展，血液净化治疗方式也逐渐拓展，应用范围不断扩大。临床上将利用净化装置通过体外循环方式清除体内代谢产物、异常血浆成分及蓄积在体内的药物或毒物，以纠正机体内环境紊乱的一组治疗技术，统称为血液净化或肾脏替代治疗技术。血液净化能清除体内过多的水分、代谢产物、有毒物质，因而可以阻断或缓解急性肾衰竭的病理生理过程。降低血钾、排出含氮产物、纠正水中毒和酸中毒等都是血液净化的主要目标。

血液净化根据方式不同可分为血液透析、血液滤过、血液灌流、血浆置换、免疫吸附等。腹膜透析虽然没有经过体外循环，但从广义上讲，也应属于血液净化疗法范畴。血液净化根据时间不同可分为间断血液净化和连续性肾脏替代治疗(continuous renal replacement therapy，CRRT)。血液净化治疗不仅广泛应用于急性肾衰竭合并心血管功能不全、脑水肿、高分解代谢状态、严重的全身水肿等，而且，目前临床已广泛应用于治疗脓毒症、ARDS、重症急性胰腺炎等非肾脏疾病。

急性肾衰竭患者进行肾脏替代治疗的适应证和最佳时间，至今尚缺乏循证医学证据和统一的标准。目前的研究表明"早期"进行肾脏替代治疗，其病死率明显低于"晚期"肾脏替代治疗的患者。一般认为，早期肾脏替代治疗尤其是在出现并发症之前进行治疗，急性肾衰竭患者的预后较好。Lameire 等提出，急性肾衰竭患者进行肾脏替代治疗的指征包括：①少尿(尿量＜200ml/12 h)；②无尿(尿量＜50ml/12 h)；③高钾血症(血钾＞6.5mmol/L)；④严重酸中毒(pH＜7.0)；⑤高钠血症(血钠＞155mmol/L)或低钠血症(血钠＜120mmol/L)；⑥血尿素氮＞30mmol/L；⑦尿毒症性脑病、心包炎；⑧水负荷过重。

对不同原因引起的肾衰竭，可根据透析的目的来选用不同的血液净化技术。肾衰竭合并心力衰竭时，需防止血液透析时溶质清除过快，造成血流动力学改变而加重心脏负荷。此时应做血液滤过，或先做血液滤过再做血液透析。高钾血症时，选择降低血钾快的血液透析技术；肾衰竭伴有水中毒时，连续动静脉血液滤过可有效清除水分而少有并发症。无血液透析或滤过条件时，腹膜透析是最佳的血液净化技术。

(8)防治感染与处理并发症：正确选择和合理使用抗生素治疗感染相当重要。无感染时不宜用抗生素作预防用药，发生感染时应选择无肾毒性的抗生素。对高血压、心力衰竭、脑水肿等并发症应同时给予相应的处理。

5. *多尿期治疗* 当肾小管上皮细胞开始修复再生，肾间质水肿开始消退，每日尿量多于400ml时，就进入多尿期。此期氮质血症并未好转，反见加重。多尿的出现进一步加重了水电解质平衡的紊乱。原发疾病、并发症和肾衰竭使机体抗感染能力低下，极易导致感染。感染是本期的死亡主因。维持水电解质平衡和防止感染是本期治疗的重点。补液量控制在每日排出水量的1/2～2/3。钠和钾的过多丧失要予以纠正。尿量超过3000ml/d，每天补给钾3～5g。每日测定电解质，根据结果决定补给电解质的量。适当补给胶体以提高血浆胶体渗透压。营养补充以高热量、高维生素和高糖饮食为主，适当增加蛋白质供给。营养支持从胃肠外营养逐步过渡到胃肠内营养。积极治疗原发感染和医院感染，预防合并症的发生，促使患者康复。

6. *恢复期治疗* 恢复期无须特殊治疗，除一般康复治疗外，特别防止造成新的肾功能损害。每1～2个月复查肾功能1次，持续1年以上。

二、肾功能指标监测

(一)尿检测指标

1. *尿量* 留置导尿并记录24h尿量。

2. *尿常规检查* 检查是否有尿蛋白、红细胞、管型尿等。

3. *尿尿素氮、尿肌酐排出量* 尿尿素氮正常为356.97～535.26mmol/24h尿，尿肌酐为6.19～13.26mmol/24h尿。急性肾衰竭时经尿排出尿素氮和肌酐总量减少。

4. *尿钠* 肾衰竭时＞40mmol/L。

5. *肾的尿液的浓度与稀释功能检测*

(1)尿比重：正常为1.015～1.030，早晨尿为1.020。低比重尿表示肾小管重吸收功能障碍，高比重尿示水摄入量不足。

(2)尿渗透压：正常为600～1000mmol/L，晨尿为800mmol/L。

(3)血尿渗透压比：血渗透压为280～310mmol/L，尿渗透压/血渗透压＝2∶1。肾浓缩功能障碍时比值降低，第1次晨尿渗透压＜800mmol/L，示肾浓缩功能不全。

(4)渗透清除率(Cosm)：Cosm是指肾脏把血浆中全部的渗透活性物质经尿液完全排除掉，所需要的流经肾脏的每分钟血浆量。正常为2～3 ml/min。

Cosm＝[尿渗透分子浓度×尿量(ml/min)]÷血浆渗透分子浓度

(5)自由水清除率(CH_2O)：肾将超过血浆等渗压的过多的溶质清除掉所需的纯水的量。正值表示肾的稀释功能，负值表示肾的浓缩功能。尿浓缩试验时，CH_2O为－100～－30ml/h。

CH_2O＝(1－尿渗透分子浓度÷血浆渗透分子浓度)×尿量(ml/h)

急性肾衰竭CH_2O近于0；－30～－20ml/h说明肾已经损害，－12～0ml/h为肾有严重损害。尿少的同时CH_2O有很大的负值，提示少尿可能系血容量不足引起。CH_2O是鉴别非少尿型肾衰竭和肾外型氮质血症的指标。可判断创伤、休克、缺水等少尿时有无肾损害，估计肾实质损害程度等。

(二)血生化检测

1. *非蛋白氮* 正常为14.5～25.0mmol/L。肾衰竭时持续升高。

2. *血尿素氮* 正常为3.2～7.1mmol/L。肾衰竭持续时升高。

3. *血肌酐* 正常为88.4～176.8μmol/L。肾衰竭时持续升高。

4. *血清电解质* 正常血钠为135～

145mmol/L，钾 4.1～5.6mmol/L，钙 2.25～2.75mmol/L，磷 0.97～1.61mmol/L，镁 0.70～1.20mmol/L，氯 103mmol/L。急性肾衰竭少尿期时出现高钾、高磷、高镁和低钠、低氯和低钙血症。

（三）肌酐清除率测定

肌酐清除率是评价肾功能最常用的方法。

【原理】

肌酐是人体内肌酸的代谢产物。肌酸量与肌肉量成正比。正常情况下人体内的肌酐来源包括内生肌酐（体内肌酸分解而来）和外生肌酐（来自摄入的鱼、肉类食物），由于外源性肌酐不足以影响清晨空腹时的血肌酐测定，所以空腹时血肌酐水平是比较稳定的。正常人每日肌酐的产生量和排出量是相等的。肌酐的分子量为 113，不被肾脏代谢，不与蛋白质结合，可以自由通过肾小球，不被肾小管重吸收，在血肌酐无异常增高时亦不为肾小管排泌，所以可用肌酐清除率代替菊粉清除率表示肾小球滤过率。

【测定方法】

清晨采空腹血检测肌酐浓度，同时收集采血前后 4h 全部尿量，并测定尿中肌酐浓度。然后计算肌酐清除率。

肌酐清除率＝尿肌酐浓度（mg/L）×尿量（L/4h）/血浆肌酐浓度（mg/L）

肌酐清除率成人正常值为 80～120ml/min，新生儿为 40～60ml/min。氮质血症时，肌酐清除率可大于肾小球滤过率的 10％。

1996 年，Zaitzman 等提出西咪替丁改良法测定肌酐清除率。主要利用西咪替丁竞争性强烈抑制肾小管对肌酐的分泌，使尿中肌酐完全来源于肾小球滤过，从而改善肌酐清除率作为肾小球滤过率标志的可靠性。具体方法为口服西咪替丁 800mg，收集服药后 45min 内的尿液，同时在尿液收集结束时采血，测定尿液和血浆中肌酐浓度，计算肌酐清除率。西咪替丁改良法不但适用于肾功能轻度降低的重症患者，还特别适用于肾小球滤过率显著降低的急性肾衰竭患者。其测定的肌酐清除率能够较准确地反映肾小球滤过率。

（四）尿钠排泄分数

尿钠排泄分数（FENa）指肾清除了多少毫升血浆内的钠离子的能力。FENa＜1 说明体内含氮产物增加；FENa＞3 说明有肾小管坏死可能。

$$\mathrm{FENa}=\frac{\text{尿/血钠浓度}}{\text{尿肌酐浓度或血肌酐浓度}}\times 100\%$$

（五）肾衰竭指数

肾衰竭指数（RFI）意义与 FENa 相同，肾前性氮质血症＜1，肾性＞2。

$$\mathrm{RFI}=\frac{\text{尿钠(mmol/L)}}{\text{尿/血肌酐}(\mu\text{mol/L})}$$

（六）影像学监测

肾的影像学检查目的在于诊断尿路梗阻、肾血管形态与血流和有无肾的慢性损害如毁损肾等。

1. *腹部 X 线片*　肾的大小、位置、形态，有无钙化，双侧的形态对比，发现尿路结石、肾肿瘤等。

2. *泌尿系统造影*　有静脉肾盂造影和逆行肾盂造影多种方法，可发现透光结石，肾盂和输尿管、膀胱的形态改变，有无占位等。造影剂会加重肾的负担，逆行造影也属有创检查，应严格掌握适应证。

3. *肾血管造影*　怀疑有肾动脉栓塞、肾血管血栓形成和肾血管畸形时，可考虑做此项检查。

4. *CT 和磁共振*　能提供泌尿系统详细形态资料，有鉴别诊断价值。

5. *超声波检查*　可查出肾的形态、大小，有无结石、肿瘤，计测肾盂肾盏的变化，发现积液的程度等。超声多普勒检查可探明肾血流量、肾阻力指数及肾灌注的变化。本检查无创，可动态观察变化。

6. 放射性核素检查　可用于肾血流量的测定，肾小管的排泄与重吸收功能的测定。肾小管坏死、肾血流障碍、间质性肾炎和急性尿路梗阻的核素扫描图像均有变化，但无明确的鉴别诊断价值。

7. 肾穿刺活组织检查　适应证有致病原因不明的肾小管坏死、临床表现不典型的肾小管病变、持续4周以上的少尿或无尿而诊断不明者、需要排除间质性肾炎者、需排除肾实质病变来确定治疗方案者。有明显凝血功能异常和溶血性尿毒症应避免此项检查。

（何先弟）

第四节　中枢神经系统功能障碍

一、概述

收住ICU的重症患者中，相当一部分患者会发生不同程度的神经系统损害，多数患者症状轻微，短时期即可消失。严重者往往预后不良，应予以重视，最大限度地预防脑并发症的发生。

中枢神经系统功能障碍，即脑功能障碍，是多种病因所致的，以意识障碍和颅内压增高为主要表现的综合征，常为许多全身疾病和颅内疾病的严重后果，是临床各科常见的、致残率和病死率最高的脏器功能障碍。

脑是调节身体各器官的中枢，全身各系统的疾病、代谢紊乱或中毒及神经系统本身疾病均可影响到脑，严重时导致不同程度的脑功能受损，直至脑死亡。临床上脑功能障碍多见于循环骤停、严重感染、缺氧、代谢紊乱及中枢神经系统本身的感染、出血、栓塞及创伤等。因而在抢救这类危重病患者时，应尽早实施脑保护、及时纠正缺氧及代谢紊乱和清除内、外源性毒性物质。脑功能障碍的预后除与原发病种类有关外，主要与衰竭程度和治疗措施有关。轻型脑功能障碍患者多可恢复，重型可遗有智力、意识和运动障碍，严重者可致死亡。

【病因】

导致中枢神经系统功能障碍的病因分为颅内疾病和全身性疾病两大类（表13-11）。

表13-11　中枢神经系统功能障碍常见病因

颅内疾病		全身性疾病	
颅内感染	乙型脑炎、散发性病毒性脑炎、化脓性脑膜炎、流脑等	心搏骤停复苏后、多器官功能障碍	
脑血管病	脑出血、脑梗死、蛛网膜下腔出血等	内分泌与代谢性疾病	尿毒症型脑病、肝性脑病、肺性脑病、黏液性水肿昏迷、低血糖昏迷、高渗性和低渗性昏迷、垂体危象、甲状腺功能亢进危象、肾上腺危象
颅内占位性病变	脑肿瘤、脑寄生虫等		
颅脑外伤	脑挫裂伤、颅内血肿	中毒	

【发病机制】

脑组织耗氧量很大，脑内能源贮备很少，对缺血缺氧的耐受性极差。缺氧使组织氧分压＜30mmHg即发生脑内乳酸血症，严重缺氧伴有低血压时脑细胞可死亡。心搏停止2～4min脑内代谢停止，4～5min时ATP耗尽，脑细胞肿胀。8min时即发生不可逆性脑损害。

脑缺血、缺氧后脑组织内液体积聚形成脑水肿。大脑的不同部位对缺氧的耐受性时限不尽相同：大脑皮质为6min，中脑为15min，延髓为30min。脑缺氧4～5min后，一切需能的代谢停止，"钠泵"衰竭，细胞膜失去完整性，细胞内渗透压升高，导致细胞肿胀。血-脑脊液屏障的损害，使其通透性增高，发生组织间水肿和出血。颅内压力的增高，首先可以通过脑脊液的生成速率减少和蛛网膜绒毛对脑脊液的吸收增加来代偿。代偿极限是颅腔容积的8%～10%，超过此极限必将出现脑功能障碍。弥漫性颅内压增高较少形成脑疝，解除后功能恢复较快，如脑水肿、蛛网膜下腔出血、弥漫性脑膜炎等。局限性颅内压升高时，颅内各部位间压力差明显，常出现脑组织移位，即发生脑疝。当压力解除后，脑功能恢复较慢。脑疝直接危及生命，有小脑幕裂孔疝、枕骨大孔疝、大脑镰下疝、小脑幕裂孔上疝及复合性脑疝。

【临床表现】

原发疾病表现参见原发疾病相关内容。

1. 意识障碍　包括意识水平（觉醒或清醒）下降，如昏迷和嗜睡状态；以及意识水平正常而意识内容（认知功能）改变，如意识模糊、谵妄等。但通常指意识水平下降。意识障碍根据其程度，临床上表现为嗜睡、昏睡、昏迷（表 13-12）。

表 13-12　意识障碍的分级与鉴别要点

分级	对疼痛反应	唤醒反应	无意识自发动作	腱反射	光反应	生命体征
嗜睡（somnolence）	+，明显	+，呼唤	+	+	+	稳定
昏睡（stupor）	+，迟钝	+，大声呼唤	+	+	+	稳定
昏迷（coma）						
轻度昏迷	+	—	可有	+	+	无变化
中度昏迷	重刺激可有	—	很少	—	迟钝	轻度变化
重度昏迷	—	—	—	—	—	显著变化
过度昏迷	—	—	—	—	—	—

（1）昏迷：是意识障碍的最严重阶段，临床上将昏迷程度分为四级：①轻度昏迷，患者对强烈刺激仍有防御性反应。瞳孔对光反应、角膜反射及眶上压痛等基本生理反应存在。生命体征（血压、脉搏、呼吸等）正常。②中度昏迷，对重刺激可有反应，但各种生理性防御反应存在。生命体征轻度变化。③重度昏迷，对外界一切刺激，包括强烈痛刺激均无反应；瞳孔散大，对光反应及角膜反射消失；肌肉松弛、大小便失禁，只有生命体征存在（可有不同程度异常）。④过度昏迷，又称超昏迷，实为脑死亡，表现脑和脊髓功能已丧失，全身肌张力低，眼球固定，体温低而不稳定，仅靠人工措施维持生命。

（2）特殊昏迷：某些病变可引起某几种特殊的昏迷，包括去皮质综合征和无动性缄默症、持续植物状态等，具有重要的诊断及判断预后的意义。

1）去皮质综合征（decorticate syndrome）：也称为醒状昏迷（coma vigil），即去（大脑）皮质状态，又称睁眼昏迷。系大脑双侧皮质弥散性病变或损伤，导致皮质功能严重阻碍，而皮质下各神经中枢功能损害较轻或正常时出现的皮质与脑干功能分离现象。

患者无意识地睁眼闭眼，常睁眼凝神，双眼有左右摆动性运动，光反应、角膜反射存在，对外界刺激无意识反应，面无表情。可分辨出睡眠与觉醒。觉醒时睁眼、瞬目；有吞咽动作，偶尔有自发性强哭、强笑；睡眠时闭目，呼吸慢。患者无有意识的动作，痛觉灵敏，四肢肌张力增高，双上肢屈曲、双下肢伸直（去皮质强直）。大小便失禁。可有咀嚼、吞咽、咳嗽等反射。也可以出现一些吸吮、强握、噘嘴等原始反射。强烈的疼痛刺激可引起四肢张力增高和瞳孔散大、出汗、心率加快等自主神经反射，可引出病理反射。

去皮质状态常见于心肺骤停复苏后、一氧化碳中毒、严重脑缺氧、药物中毒、严重脑外伤及脑血管病后。

2)无动性缄默症（akinetic mutism）：上行激活系统，尤以网状结构受损是主要发病原因。主要表现为患者对外界刺激无意识反应，缄默不语，无表情活动，无肢体运动，出现不典型去脑强制姿势，肌肉松弛，无锥体束征，无目的睁眼或眼球运动，觉醒－睡眠周期保留或呈过度睡眠，伴自主神经功能紊乱，如体温高、心律或呼吸节律不规则、多汗、尿潴留或失禁等。对疼痛刺激有躲避反应。基本完全不能说话，偶有少数患者可以耳语。

无动性缄默症常见于脑血管疾病、脑炎、脑干或大脑半球深部中线肿瘤，亦见于肝性脑病和安眠药中毒等。

3)持续植物状态（persistent vegetative status，PVS）：主要为前脑结构，尤其是新皮质的广泛损害。基本表现为睁眼昏迷和存在睡眠－觉醒周期。保有吸吮、咀嚼、吞咽等原始反射，对刺激可有肢体屈曲退避活动，基本生命功能持续存在，但无任何意识心理活动，大小便失禁。

因近年来世界各地均有“植物状态”自昏迷中恢复意识的情况，故各国对植物状态先后作了更严格的规定，以防止误诊。1996 年英国将植物状态分为三级，即暂时性植物状态、持续性植物状态和永久性植物状态。自昏迷开始，至第 5 周内即脱离植物状态者为暂时性植物状态；若颅脑外伤后持续植物状态超过 1 年以上，或脑卒中后持续 6 个月以上时，即可诊断为永久性植物状态，其间为持续植物状态。患者进入永久性植物状态后，医师可要求英国最高级法院裁定中止维持患者生命的辅助系统的工作。

我国于 1996 年 4 月在南京召开了由国内著名神经外科、内科和急诊医学专家组成的有关植物状态诊断标准的研讨会，制定了我国第一个植物状态诊断标准。该标准共 7 项：①认知功能丧失，无意识活动，不能执行指令；②保持自主呼吸及血压；③有睡眠－觉醒周期；④不能理解或表达语言；⑤能自动睁眼或在刺激下睁眼；⑥可有无目的性的眼球跟踪运动；⑦丘脑下部及脑干功能基本保存。以上体征持续存在 1 个月以上者，即为持续植物状态。

(3)意识模糊或谵妄：为意识内容改变，前者表现为嗜睡、意识范围缩小，常有定向力障碍、注意力不集中，错觉可为突出表现，幻觉少见。以激惹为主或困倦交替，可伴心动过速、高血压、多汗、苍白或潮红等自主神经改变，以及震颤、扑翼样震颤或肌阵挛等运动异常，见于癔症发作。后者较意识模糊严重，定向力和自知力均障碍，不能与外界正常接触，常有丰富的错觉、幻觉，形象生动逼真的错觉可引起恐惧、外逃或伤人行为。急性谵妄状态常见于高热或药物中毒，慢性谵妄状态见于慢性乙醇中毒。

2. *颅内压增高症*　表现为剧烈头痛、喷射性呕吐和视盘水肿三联征。颅内压增高的临床表现可分为 4 个阶段。

(1)代偿期：急性颅内血肿和严重脑挫裂伤时，局部水肿使颅内容物容积增加不超过颅内容积的 8%～10%时，可无明显症状和体征。此期维持时间仅数小时。

(2)早期：脑水肿超过代偿极限，但颅内

压<4.67kPa 时，可出现头痛、呕吐，并有 Cushing 反应：血压升高、脉压加大、脉率变慢、呼吸节律变慢和幅度加深。

(3)高峰期：颅内压为 4.67～6.7kPa，可出现头痛，反复呕吐，视盘高度水肿或有出血，昏迷，并有眼球、瞳孔固定等脑疝先兆症状。

(4)衰竭期：颅内压相当于平均动脉压，患者昏迷，反射消失，双侧瞳孔散大，有去皮质强直表现，血压下降，心搏减弱，呼吸浅速或不规则，脑电图上生物电消失，视为“脑死亡”。

3. 脑疝　急性脑疝表现为血压急剧升高、缓脉、呼吸慢而深、瞳孔散大、烦躁、抽搐和意识障碍。如在 6h 内脑疝仍未解除可致死亡。

(1)小脑幕裂孔疝：因为眼神经受压而出现同侧上睑下垂、瞳孔散大和眼球外展。大脑脚受压时出现对侧肢体瘫痪，随着对侧大脑脚受累出现病侧肢体瘫痪，对侧动眼神经受累出现双侧瞳孔散大。有不同程度的意识障碍和生命体征改变。

(2)枕骨大孔疝：小脑扁桃体疝出压迫延髓及其邻近的第Ⅸ～Ⅻ对脑神经、第 1～2 对脊神经根和小脑的后下血管，较早出现呼吸、循环中枢障碍，可突然发生呼吸停止、昏迷、死亡。

4. 脑死亡　脑死亡标准尚未统一，一般认为诊断依据是：①自主呼吸停止；②深度昏迷；③脑干反射消失：头眼反射、角膜反射、吞咽反射等均消失。瞳孔固定、散大，对光反应消失；④脑生物电活动消失；⑤阿托品试验阴性：静脉注射阿托品 2.5mg，5～15min 内心率不增快。诊断脑死亡须有二位以上医师确认。

5. 其他伴随体征

(1)体温：下丘脑体温调节中枢损伤时，可有中枢性高热。

(2)中枢性呼吸异常：广泛脑损伤时可出现潮式呼吸；中脑、脑桥上部被盖区损伤时可发生过度换气；脑桥下部损伤时出现丛集式呼吸；两侧额叶损害时可发生呼吸暂停；延髓受损时可出现呼吸频率和幅度不时改变，共济失调性呼吸。

(3)血压改变：颅内压增高时，血压升高。

(4)瞳孔改变：瞳孔正常为 3～4mm，>5mm 为散大，<2mm 为缩小。注意观察瞳孔大小、形状等，两侧是否对称。对光反应有灵敏、迟钝和消失三种记录。瞳孔针尖样缩小、散大或两侧大小不等，提示脑干损伤、脑疝或脑死亡。颈交感神经病变、动眼神经麻痹，表现为病变同侧瞳孔散大。下丘脑损伤或延髓脊外侧梗死，颈交感神经通路刺激性病变，同侧瞳孔缩小并有 Honer 征其他表现。弥漫性脑缺氧、缺血表现为双侧瞳孔散大。颅内血肿同侧瞳孔散大前，常见有缩小。小脑幕裂孔疝，一侧瞳孔进行性散大，对光反应消失，双侧瞳孔缩小见于吗啡或镇静药物中毒、有机磷农药中毒、脑桥损害。

(5)脑干反射改变：包括瞳孔对光反应、头眼反射、角膜反射、眼前庭反射、咳嗽反射及眼心反射等。脑干反射改变提示病变在脑干或损害广泛。

(6)眼球运动：深昏迷时脑干功能损害，头眼反射消失。脑桥功能存在时，水平相头眼反射存在。中脑功能存在时，垂直相头眼反射存在。急性脑幕上病变时，眼震快相消失。脑桥至中脑水平损害时，眼前庭反射消失。大脑半球病变时，眼球凝视病灶侧。脑桥病变时，双眼向偏瘫侧凝视。弥漫性大脑功能损害，而脑干功能存在时，眼球从一侧向另一侧无规律性游动称为眼球游动。小脑或脑干病变时，有分离性斜视或垂直分离。脑桥下部病变时，眼球浮动。下位性丘脑功能存在时，患者闭眼，网状激活系统功能存在时，有眨眼。

【诊断】

1. 格拉斯哥昏迷评分　中枢神经功能障碍的诊断通常依据 1974 年格拉斯哥昏迷

评分(Glasgow coma scale,GCS)(表13-13)。凡计分<8者预后不良;计分5~7者预后恶劣;计分<4者罕有存活;正常人应为15分。该表优点为简单、易行,但欠完整。

表13-13 格拉斯哥昏迷评分标准

睁眼反应		言语反应		运动反应	
自发性睁眼	4分	正确回答	5分	遵嘱执行动作	6分
闻声后睁眼	3分	对话混乱	4分	痛刺激可引起保护性反应	5分
刺痛后睁眼	2分	答非所问	3分	能躲避疼痛	4分
无反应	1分	音意难辨	2分	刺痛后肢体屈曲	3分
		无反应	1分	刺痛后肢体过伸	2分
				无反应	1分

注:以上三种得分相加即为GCS评分,最高为15分,最低为3分,8分以下为昏迷。昏迷的标准为:①不能睁眼;②不能说出可以理解的语言;③不能按吩咐运作。

2. Glasgow-Pittsburgh评分 格拉斯哥昏迷评分经多国专家共同讨论修订,增为7项指标,35级,即Glasgow-Pittsburgh昏迷评分表(表13-14)。正常计分为35;34~28分考虑有神经功能损伤;27~16分为早期衰竭;15~8分为脑衰竭;<7分为脑死亡。

表13-14 Glasgow-Pittsburgh昏迷评分表

Ⅰ 睁眼运动	Ⅱ 言语反应	Ⅲ 运动反应	Ⅳ 瞳孔对光反应	Ⅴ 脑干反射	Ⅵ 抽搐	Ⅶ 自发性呼吸
自发性睁眼4分	正确回答5分	遵嘱执行动作6分	正常5分	全部存在5分	无抽搐5分	正常5分
闻声后睁眼3分	对话混乱4分	痛刺激可引起保护性反应5分	迟钝4分	睫毛反射消失4分	局限性抽搐4分	周期性4分
刺痛后睁眼2分	答非所问3分	能躲避疼痛4分	两侧反应不同3分	角膜反射消失3分	阵发性大发作3分	中枢过度换气3分
无反应1分	音意难辨2分	刺痛后肢体屈曲3分	大小不等2分	眼脑及眼前庭反射消失2分	连续大发作2分	不规则/低呼吸2分
	无反应1分	刺痛后肢体过伸2分	无反应1分	上述反射均消失1分	松弛状态1分	无1分
		无反应1分				

3. 脑功能失常诊断及严重度评分 应当强调指出的是上述两种计分法均存在忽视早期诊断的不足。1995年全国危重病急救医学学术会(庐山)通过的"多脏器功能障碍综合征(MODS)病情分期诊断及严重程度评分标准"中,对脑损害程度及条件做了新规定(表13-15)。该标准为GCS昏迷程度计分表的修订。功能受损期定为1分,衰竭早期定为2分,衰竭期定为3分。

表 13-15　脑功能失常诊断及严重度评分(庐山,1995)

诊断依据	评分
兴奋及嗜睡、呼唤能睁眼、能交谈、有定向障碍、能听从指令	1
疼痛刺激能睁眼、不能交谈、语无伦次、疼痛刺激有屈或伸展反应	2
对语言无反应、对疼痛刺激无反应	3

【鉴别诊断】

有些神经精神疾病,临床上呈现对刺激缺乏或缺少反应,貌似意识丧失,需进行鉴别。

1. *精神病性木僵*　临床上呈不语、不动,甚至不进饮食,对强烈刺激也无反应,貌似昏迷或无动缄默。多见于精神分裂症、癔症和反应性精神病。实际上患者并无意识障碍,且常伴有违拗、蜡样屈曲等精神病症状。脑干反射正常,或者有自主神经功能失调症状。

2. *闭锁综合征*　主要为脑桥腹侧局限性病变所致,故患者意识清醒,可以理解他人的语言和动作,可以用睁、闭眼等眼球动作表示意识。但四肢瘫痪,不能说话,不能吞咽,面无表情,形同闭锁。

3. *精神抑制状态*　常见于强烈精神刺激后或癔症性昏迷发作。虽表现僵卧不语,双目紧闭,但扳开眼睑时可见眼球向上转动,各种神经反射多正常。属一过性疾病,提示治疗有效。

4. *其他*　如药物中毒或过量使用镇静药等所致之无反应状态,不属中枢神经功能障碍,应加以区别。

【急救措施】

1. *病因治疗*　是防治中枢神经功能障碍的关键,包括治疗原发病及纠正和控制一切高危因素,但在具体实施上困难较大,应积极努力。

2. *呼吸支持*　维持正常的呼吸功能是保证患者生命的要求,也是中枢神经功能障碍治疗的主要方面。呼吸支持的目的,一方面保证足够的氧供,防止脑缺氧;另一方面,维持正常的二氧化碳分压,防止因 CO_2 潴留引起的颅内压增高。对于中枢神经系统功能障碍患者,要保持呼吸道通畅,必要时口咽管通气或建立人工气道。氧疗是必需的,如果单纯吸氧不能改善缺氧,应及早给予机械通气。呼吸支持的目标,应使患者 $PaO_2 \geq 80mmHg$,$PaCO_2$ 保持正常,最好维持在 35～40mmHg。以往认为,应用呼吸机过度通气,使 $PaCO_2$ 下降至呼吸性碱中毒致脑血管严重收缩,加重脑缺血缺氧,反而对预后不利。因此目前主张,只有在危急患者生命的顽固性、严重颅内压增高时,应用其他治疗方法无效时,可给予短期使用过度通气治疗。机械通气时,过高的呼气末正压(PEEP)对患者颅内压会造成一定影响,一般认为,当 PEEP 低于 $15cmH_2O$ 时,对颅内压影响不大,但是如果患者合并 ARDS 等需要应用高水平 PEEP 时,可能会引起颅内压增高,建议同时进行颅内压监测。

3. *血压监控*　中枢神经系统功能障碍患者,大多数存在脑水肿、颅内高压,如果血压(MAP)过低,则脑灌注压(CPP,CPP＝MAP－ICP)降低,影响脑血液灌注,造成脑缺血;反之,如果 MAP 过高,则会引起血管源性脑水肿加重,使颅内压进一步升高。因此,血压监控十分重要。血压控制的目标值应以维持正常的 CPP 为依据,目前认为维持 CPP 在 50～70mmHg 是适宜的。如果血压过低,应积极扩容或应用血管活性药物;如果血压过高,应给予降压治疗。对于不同类型的脑损伤患者,由于损伤机制和颅内血流动力学特点不同,血压控制目标不尽相同。对于脑出血患者,血压过高是发生再出血的危险因素。2014 年《中国脑出血诊治指南》推荐以 160/90mmHg 为急性期降压目标值,而 2015 美国 AHA-ASA 自发性脑出血诊疗指南更指出，急性期积极将收缩压降至140mmHg是安全的。对于缺血性脑卒中，24h内收缩压≥200mmHg或舒张压≥110mmHg，或伴有严重心功能不全、主动脉夹层、高血压脑病的患者，可予降压治疗，并严密观察血压变化，避免使用引起血压急剧下降的药物。准备溶栓者，血压应控制在收缩压＜180mmHg、舒张压＜100mmHg。

4. *亚低温疗法* 国际上将低温分为超深低温≤16℃、深低温17～27℃、中低温28～32℃、轻低温33～35℃，后两者统称为亚低温。亚低温治疗颅脑损伤是应用物理降温加冬眠合剂、肌松药物使重型颅脑损伤患者体温降为28～35℃，从而减轻脑损伤后病理损害程度，同时促进神经功能恢复。其机制为：①降低脑组织的氧耗量，维持正常脑血流（CBF）和细胞能量代谢，减少脑组织乳酸堆积；②保护血-脑脊液屏障，减轻脑水肿；③抑制内源性毒性产物对脑细胞的损害，抑制脑损伤后脑组织多巴胺、去甲肾上腺素和5-羟色胺等单物质的生成和释放，从而有效地阻止这些毒物对神经细胞的损害作用；④减少钙离子内流，阻断对神经细胞的毒性作用；⑤减少脑细胞结构蛋白破坏，促进脑细胞结构和功能的修复；⑥减轻弥漫性轴索损伤。温度要求：中心体温33～35℃。温度监测方法：肺动脉内温度为金标准，但操作复杂，临床并不常用。食管温度最接近于肺动脉内温度，其他还有直肠温度、膀胱温度等。实施方法：目前最常采用亚低温治疗仪（冰毯、冰帽）与冬眠合剂联合应用，如果患者寒战明显，可加用肌松药。亚低温疗程：尚无定论。但目前的研究观点趋向于延长疗程，临床资料表明持续48～72h有较好疗效，也有资料显示亚低温达196h仍然是安全的，具体应根据病情需要调整。不良反应：心律失常（甚至心室颤动）、凝血功能障碍、低血压、电解质紊乱（低钾、低镁等）、高血糖、感染、冻伤等。

5. *降低颅内压* 急性颅内高压症的患者应绝对卧床休息，抬高床头位置可降低脑静脉压和脑血容量，这是降低颅压的简单方法。理想的头位角度应依据患者颅内压监测的个体反应而定，头抬高15°～30°是比较安全的，可使颅内压持续降低。脱水治疗可以减少颅内的水分，降低颅内压，改善脑血流和脑脊液循环，恢复脑的正常代谢，预防脑疝发生。

（1）甘露醇：0.25～1g/kg，快速静脉滴注。输注甘露醇，血浆渗透压增高，可使脑组织发生高渗性脱水。甘露醇还可降低血黏稠度，改善脑的血流灌注和氧合作用。应用中要注意维持正常血容量，根据中心静脉压测定值调控补液量。要控制血浆渗透压在320mmol/L以下，防止发生急性肾衰竭。本药反复多次给药，脱水利尿作用下降。药性持续4～6h，可每隔4～6小时给药1次。如已发生脑疝，可增加用量至1.0～1.5g/kg，必要时2h给药1次。

（2）10％甘油果糖：0.5～1.0g/kg，慢速静脉滴注，每12小时给药1次。其脱水作用小于甘露醇而优于高渗葡萄糖，可与甘露醇合用，药效缓和而持久，降颅压平稳，无肾损害作用。

（3）山梨醇：25％溶液100～250ml，6～12h给药1次。

（4）呋塞米：通过抑制肾小管襻的重吸收功能，增加肾小球滤过率利尿，全身性脱水可间接降低颅内压。因不增加心脏负荷，可用于心功能不全而有脑水肿的患者。20～40mg/次，每天2～4次，静脉注射给药。呋塞米可排出氯、钠和钾离子，故应监测血电解质变化。适用于脑出血合并心力衰竭、肾衰竭、血压过高的患者，在用甘露醇前先注射呋塞米，有利于降低血压和调整血容量。与甘露醇合用于严重脑水肿患者，可延长甘露醇降颅压作用或减少其用量。其他脱水药物还包括高渗盐水、人血白蛋白等。除脱水治疗可以降低颅内高压之外，在脑室内测压的监护下，可以进行脑室引流，但放液不可过快，以防出现脑疝和血肿。其不做常规降颅压治疗。

6. *应用糖皮质激素* 近年来报道常规剂量无明显抗脑水肿和降颅内压作用，大剂量虽可减轻脑水肿，但易引起感染，升高血糖，诱发应激性溃疡，多不主张应用。

7. *巴比妥类药物* 巴比妥类药物作用有：①能降低脑耗氧，改善脑组织代谢，从而提高对缺血、缺氧的耐受性；②能稳定细胞膜，改善离子的通透性；③能降低颅内压和减轻脑水肿；④扩张脑血管，增加脑血流量；⑤可去除自由基，因而用作脑水肿的治疗。常用巴比妥，开始剂量为 2～5mg/kg，以后每天 1 次。巴比妥的不良反应是发生低血压、抑制呼吸和降低抗感染能力。停用时要逐渐减量停药。

8. *脑细胞活化药* 目前尚无特效的脑细胞活化药，可根据情况选用依达拉奉、神经节苷脂、胞磷胆碱、细胞色素 C 等药物。

9. *营养支持* 中枢神经系统功能障碍患者处于负氮平衡状态，能耗增加而难以通过胃肠摄入营养。危重患者的早期营养支持，可以防止内脏蛋白的进一步分解，促进 T 淋巴细胞生长，提高细胞免疫功能，减少感染概率。在脑水肿的高峰期，要根据基础能量消耗决定供给的能量和氮量。可早期经鼻胃管或鼻空肠营养管给予肠内营养。

10. *高压氧治疗* 氧压达到 0.3MPa 时，血氧弥散量增加 20 倍，组织细胞内的氧分压也提高，但此时脑皮质血流量减少 25%，脑耗氧降低，颅内压下降 40%左右。临床实践表明，高压氧可迅速降低颅内压，提高脑组织氧分压，增加脑组织氧供，同时降低脑组织的氧耗，有条件时应尽早应用。

二、功能障碍监测或监护

(一)一般监测

1. *体温监测* 可采用持续热敏肛温传感器或间断腋温监测，以了解患者的体温情况，当体温变化时，给予及时处理。中枢神经系统损害的患者体温升高较多见，在监护中要区分中枢性和周围性体温升高。

(1)中枢性体温升高：多因体温中枢受损。起病急，体温升高幅度大。一般以物理降温为主，必要时可行冬眠疗法。

(2)周围性体温升高：多由于合并感染所致。体温升高幅度小，容易控制，若降温措施不及时，体温可逐渐上升。由于高热可引起脑组织代谢增强，加重脑组织缺氧，造成已损伤的脑组织损害加重。所以当体温升高时，要及时采取降温措施，进行抗感染治疗。降温措施多是物理、药物相结合。

2. *心电图、血压、呼吸、经皮血氧饱和度监测* 多采用床旁多功能监护仪持续监测心电图、心率、血压、呼吸、经皮血氧饱和度监测(SpO_2)的变化。颅内压增高时，往往可出现血压上升，脉压增大，心率下降；呼吸加深变慢，呼吸节律性也会发生改变。

(二)神经系统基础监护

1. *意识监护* 可按 GCS 昏迷评分，15 分为正常，8 分以下为昏迷。分数越低，表示意识障碍越重。该评分对颅脑创伤患者的病情变化和预后有指导意义：①轻型：GCS 评分在 13～15 分，伤后意识障碍 20min 以内。②中型：GCS 评分在 9～12 分，伤后意识障碍 20min 至 6 h。③重型：GCS 评分在 3～8 分，伤后昏迷在 6 h 以上。据报道重型伤后 6 个月病死率为 48%，植物生存为 2%，严重残废 10%，重等残废 17%，恢复好的 23%。

动态观察中有 2 分的差别，提示有神经系统症状的改变。如果 GCS 评分迅速下降(低于原有基础 3 分以上)，应考虑中枢神经系统继发性损害可能，如脑水肿、颅内压增高或颅内血肿形成，应尽快抢救。

2. *瞳孔监护* 瞳孔变化是病情变化的一种极其重要的指标。颅内压增高致脑疝，是中枢神经系统疾病中较常见的且预后极其凶险的病理阶段，而发生脑疝的早期患者可出现瞳孔变化，故应严密观察，及早发现，为抢救提供信息。瞳孔<2mm 或>5mm 为异常。一侧瞳孔散大，对光反应消失可作为颅内出血的证据之一。脑桥损伤或颅底出血，颈交感神经通路破坏时，瞳孔缩小。双侧瞳孔散大提示脑疝晚期或脑死亡。

3. *神经系统体征* 包括对肢体、运动、感觉、反射及脑神经观察，因为中枢神经系统病变多可累及上述活动。一般伤后立即发生偏瘫或单瘫，多为对侧大脑半球原发性损伤所致。伤后若干时间才有偏瘫或原来偏瘫进行性加重并伴有意识障碍加重时，则多为继发性病变（如血肿、脑水肿）所致。偏瘫一般在病变对侧的肢体发生。四肢持续性或阵发性去大脑强直，是脑干损伤表现。

4. *呕吐监护* 发生颅脑损伤后，由于迷走神经刺激而出现呕吐。要注意呕吐的形式和持续时间长短，有无头痛症状，这对判断颅脑损伤的部位有一定帮助。

（三）颅内压（ICP）监测

颅内压监护仪，一类是单项颅内压监测，一类是可做包括颅内压在内的多项生理指标监测。放入颅内特定部位的导管内的压力，可经过压力传感器转变为电讯号记录下来。

1. *颅内压测量*

（1）脑室内压监测：可选择右侧侧脑室的额角为导管放入点进行测压。压力波为平直的低幅波形。脑室内压监测方法简单，测压准确，能同时进行脑室造影和脑室内给药，应用较广。其并发症为颅内感染。

（2）硬膜外腔压力监测：为常见的测压方法。将非液压传感器经颅骨钻孔贴放于硬膜外腔处，经监护仪观察压力波形变化。此方法感染并发症少，易于管理，但传感器的精确性稍差。

（3）硬膜下压力监测：适用于幕上手术。颅骨钻孔后，切开硬脑膜，将测压的螺旋栓放在蛛网膜表面或其内侧测压。此法不穿透脑组织，但螺旋栓会被脑组织堵塞而影响测压结果。

（4）无创颅内压监测：当颅内压持续增高时，产生视通路神经损害，神经元及纤维缺血缺氧、代谢障碍，神经电信号传导阻滞，闪光视觉诱发电位波峰潜伏期延长。可以通过闪光视觉诱发电位波峰潜伏期与颅内压的数学函数关系间接测量颅内压。

2. *颅内压波型*

（1）正常波型：压力曲线平直，无快速大幅度升降，压力水平正常或稍高。

（2）异常波型：又分为 A 波和 B 波。A 波是颅内压增高的特有的病理波，压力突升至 50～100mmHg（6.7～13.3kPa），持续5～20min 后降至原水平或低于原水平。A 波出现时间无规律，表明颅内代偿能力丧失。B 波出现 0.5～2 次/mim，高度为 0～50mmHg（0～6.7kPa），是 A 波的前奏，表示脑顺应性降低。

3. *颅内压正常参考值及其增高的临床意义*

（1）颅内压的参考值为 10～15mmHg（1.33～2.0kPa）。ICP 的影响因素有 $PaCO_2$，PaO_2，血压，CVP，胸腔压力和体位变化。头高位时 ICP 降低，头低位时 ICP 偏高。ICP 可以用来评估脑顺应性。将 1ml 无菌生理盐水注入脑室，观察 ICP 的容量-压力曲线变化。如注水后 ICP 升高不明显，示脑顺应性良好，反之，则脑顺应性差。

（2）正常颅内压<15mmHg（2kPa）。15～20mmHg（2～2.7kPa）为轻度增高；20～30mmHg（2.7～4.0kPa）为中度增高；30～40mmHg（4.0～5.3kPa）为重度增高；压力在 40mmHg（5.3kPa）以上属严重增高。一般以 20mmHg（2.7kPa）为降颅压治疗的临界值，此时脑组织的毛细血管受压，微循环发生障碍。>30mmHg（4kPa）时，颅内静脉回流受阻，脑水肿加重。>40mmHg（5.3kPa）时，脑灌注压下降，血流减少，是难以控制的颅内压增高。当颅内压接近或超过平均动脉压时，脑血流阻滞，持续 5min 即出现脑死亡。目前多数学者主张在 30～40mmHg（4.0～5.3kPa）为危险颅内压增高临界点。

4. 颅内压增高处理原则　颅内压监测临床上用于颅脑手术后观察，作为手术中监护措施，以指导脱水或利尿药的应用等。

（1）颅内压为 15～20mmHg（2～2.7kPa）时，需行一般脱水治疗。

（2）颅内压为 20～40mmHg（2.7～5.3kPa）时，需要加强脱水治疗。

（3）颅内压为 40～60mmHg（5.3～8.0kPa）时，则严重颅内压增高，脑处于缺血状态，如不行有效的控制颅内压，势必导致脑疝发生，并有不可逆的损害。可采用脱水或激素疗法，必要时采用巴比妥疗法或行开颅减压可挽救部分患者。

（4）颅内压达 60mmHg（8.0kPa）以上时，患者已处于濒危或中枢衰竭状态。采用强力脱水和巴比妥疗法或开颅减压，虽可挽救生命但预后不佳。

（四）脑电图（EEG）监测

连续监测有一定诊断价值，可有助于了解患者大脑皮质的电位活动变化，从而监测脑功能。在清醒、安静、闭眼和无论何外界刺激情况下，正常成人脑电图主要有 α 波与 β 波组成。α 波主要分布在枕区，β 波主要分布在中央回、额区、颞区。

脑电图监测提供患者脑功能变化的参数，主要作为判断脑死亡的一种手段。脑电图正常，预后好，复苏成功率高，脑功能可完全恢复；意识丧失时以 β 波出现为主。大脑皮质早期受抑制时，出现 α 波和间断平波。颅内压增高时，出现弥漫的对称性的慢节律高幅波。脑电图极度异常，提示中枢神经系统受损严重。

若在 EEG 仪器性能良好，操作熟练的情况下，持续描记 30min，无 2μV 以上的脑电活动，并对针刺或声音刺激无反应，即可认为是脑电活动消失，称为脑电静息。脑电静息已被许多国家列为脑死亡诊断必备条件之一。

（五）脑诱发电位监测

刺激感觉器官或感觉神经引起脑内电位变化，即称脑感觉诱发电位。诱发电位是神经系统对感觉刺激的电反应，它可检测出临床上不能查出的视觉、听觉和体感的功能异常，在神经发生损害之前预警，以避免不可逆的损害。诱发电位可监测病情发展的整个过程，但目前其重大的用途在于手术治疗中的监护。临床感觉诱发电位监测主要有体感觉诱发电位（SEP）、脑干听觉诱发电位（BAEP）监测。

1. 短潜伏期体感诱发电位（SSEP）　刺激周围神经，通过脊髓丘脑束等传导至脑干与大脑皮质，从患者头皮上即可引出诱发电位。周围神经、脊髓、丘脑和大脑等处任何一处病变，均可影响 SSEP 的波形、波幅和潜伏期。经头颅 CT 扫描不易发现的一些皮质下结构小损伤，可被 SSEP 监测显示出来，主要表现为潜伏期延长。

2. 脑干听觉诱发电位（BAEP）　通过对耳的声音刺激，在患者头顶上引导出脑内电位变化。对听神经、脑干、丘脑和听觉皮质任何一处损害均有监测意义。BAEP 对脑死亡可作客观评价，提供是否继续治疗的依据。

脑干听觉诱发电位（BAEP）和短潜伏期体感诱发电位（SSEP）各有其特征性改变，条件具备时也可作为辅助诊断方法。在连续的 BAEP 监护中，随着昏迷程度的加深直至死亡，Ⅰ～Ⅴ波的潜伏期逐渐延长，最终消失或仅存Ⅰ波，而Ⅰ波波幅变化的诊断意义不如潜伏期延长的意义明确。连续 SSEP 监护研究表明，在所有导联上，脑死亡患者的皮质电位均消失。在头皮-皮咽导联上，所有脑死亡患者的 P 波均消失。研究表明皮质下各波的变化是脑死亡在 SSEP 上的特征性表现，其中以 P 更为重要，额正中头皮-鼻咽导联最有价值。

EEG、BAEP 和 SSEP 各有其局限性，联合应用并与临床紧密结合能提高脑死亡诊断的可靠性。

(六)经颅超声多普勒(TCD)监测

用超声手段经颅骨外向颅内持续探查，监测颅内血管如大脑中动脉和大脑前动脉等血流速度，是了解脑血供的重要手段。进行双通道 24h 或更长时间连续监测。TCD 可动态实时地观察脑血流动力学改变，有助于监测脑循环状态。一般情况，脑循环停止分三个阶段：初始阶段，出现振荡血流(双向血流)收缩期血流与舒张期血流呈正负方向交替波形；第 2 阶段表现为收缩期尖峰血流、舒张期无血流；第 3 阶段血流停止，TCD 信号消失。临床应抓住早期血流改变，及时采取治疗措施，以防治脑缺血性死亡。

TCD 用于发现脑血管痉挛时脑血流的变化，还可用来观察缺氧、高碳酸血症、低血压等对脑血流的影响。颅内压增高时，脑血流平均速度、收缩期和舒张期脑血流速度均降低。随着颅压升高，舒张期脑血流速度进一步减小，仅有收缩前期的脑血流，直至血流讯号完全消失。TCD 为无创性检查，应结合临床分析结果。

国人颅内血流速度正常值：大脑中动脉为(71.06±4.54)cm/s；大脑前动脉为(62.84±4.47)cm/s；大脑后动脉为(48.0±2.6)cm/s。

(七)颈静脉球血氧饱和度(SjO_2)监测

颈静脉球血氧饱和度监测是 20 世纪 80 年代中期出现的监测脑氧供的新方法。用光线导管可持续监测颈静脉球血氧饱和度(SjO_2)，是早期发现大脑半球缺血缺氧的方法。

SjO_2反映脑的氧供给与氧需求之间的关系，间接了解脑血流状态。SjO_2正常值为 55%～68%，＜45%为相对低灌注，＜40%为大脑半球脑缺血，SjO_2＜50%提示脑氧合不良。若大量脑细胞死亡，脑氧耗明显减少，则SjO_2可升高，但有关研究尚待深入。SjO_2＞75%提示脑血流有过度灌注。

(八)脑氧饱和度监测

脑氧饱和度的监测可连续无创伤监测局部脑组织的氧饱和度；由于局部脑组织的氧饱和度是动脉血和静脉血氧饱和度的混合值，因而反映脑氧的供需平衡。用于临床治疗和脑氧供需平衡的监测，不但无创伤性、连续性，而且灵敏度高，在低血压、脉搏搏动减弱、低温，甚至心搏骤停等情况下使用不受限制。在脑缺氧的诊断上与脑电图相比，反应更迅速而较少受药物影响。但同时也存在不足，主要是对红外线在头部这样的复杂的介质中的传播特性还缺乏认识，测量结果尚须进一步研究。

(九)脑血管造影

有颈动脉穿刺造影、椎动脉穿刺造影和经皮肤股动脉穿刺造影等方法。可了解脑血循环状态，诊断颅内血肿、外伤性颅内动脉瘤或动静脉瘘等。

(十)影像学检查

CT 能间接反映脑水肿和颅内压增高，同时判断颅内血肿或占位的部位大小和发现脑疝等。在诊断亚急性和慢性颅内血肿时，CT 检查为“等密度”的血肿。颅内特殊部位如近颅顶、颅底和颅后窝等处的病变，MRI 优于 CT。MRI 有高磁场活动，带有电子监护装置的患者的检查会受到限制。

(十一)腰椎穿刺

腰椎穿刺可用于测定颅内压力，采取脑脊液进行化验检查。其治疗作用在于引流脑脊液，放出脑脊液以降低颅内压，鞘内注入抗生素治疗颅内感染。但有明显颅内压增高或颅内血肿者，重度颅脑损伤等为禁忌。腰穿的并发症有形成脑疝、低颅压头痛等。

(邓晰明　何先弟)

第五节　胃肠功能障碍

胃肠功能障碍或衰竭概念的提出，得益于重症医学、感染免疫学及临床营养支持等学科的发展和研究，得益于现代外科技术的发展和新的研究手段的应用，是临床医学，尤其是胃肠道疾病理论的一大进展。这里所涉及的胃肠功能障碍或衰竭概念不包括功能性胃肠功能障碍，如肠易激综合征、功能性便秘、功能性腹泻、慢性便秘等胃肠功能性疾病，而是指短肠综合征或严重感染、创伤、大手术、休克、病理产科、心肺复苏后等危重病时并发的胃肠功能障碍或衰竭。

急性胃肠损伤是指由于重症患者急性疾病本身导致的胃肠道功能障碍，其严重程度分级如下。

1. 急性胃肠损伤Ⅰ级（存在胃肠道功能障碍和衰竭的风险）　有明确病因，胃肠道功能部分受损。

2. 急性胃肠损伤Ⅱ级（胃肠功能障碍）　胃肠道不具备完整的消化和吸收功能，无法满足机体对营养物质和水的需求。胃肠功能障碍未影响患者一般状况。

3. 急性胃肠损伤Ⅲ级（胃肠功能衰竭）　胃肠功能丧失，给予干预处理后，胃肠功能仍不能恢复，整体状况没有改善。

4. 急性胃肠损伤Ⅳ级（胃肠功能衰竭伴有远隔器官功能障碍）　急性胃肠损伤逐步进展，多器官功能障碍综合征和休克进行性恶化，随时有生命危险。

一、应激性溃疡

应激性溃疡（stress ulcer）是指患者在遭受各类重伤（包括大手术）烧伤和重病的应激情况下，特别是并发休克、出血、感染或肾、肺、肝等脏器功能严重受损时，发生胃及肠道黏膜糜烂、溃疡、出血，是胃肠功能障碍的主要表现之一，以胃和十二指肠者多见，小肠少见，且以消化道出血为主要表现，可危及生命。

【病因】

可引起应激性溃疡的病因很多，归纳起来主要有以下几个方面。

1. 严重烧伤　1842 年，Curling 首先报道了大面积烧伤患者出现胃和十二指肠溃疡出血，故急性应激性溃疡因此称为 Curling 溃疡。

2. 颅脑疾病　1932 年，Cushing 报道了颅脑肿瘤患者发生胃溃疡合并出血、穿孔，故这类应激性溃疡也因此称为 Cushing 溃疡。

3. 某些严重疾病　如呼吸衰竭、肝衰竭、肾衰竭、严重感染、休克、重度营养不良等。

4. 损伤胃黏膜的药物　主要有水杨酸类、肾上腺皮质激素、非甾体抗炎药。

5. 强烈的精神刺激　如惊吓、重大历险经历、面临生死考验、亲人伤亡等。

【发病机制】

应激患者胃肠黏膜病变发生率在75%～100%，其中 5%可发生大出血。但重症患者合并应激性溃疡大出血，病死率可达 50%以上。应激性溃疡不同于一般的消化性溃疡（peptic ulcer），其发病机制尚未完全明确，主要与以下因素有关。

1. 胃肠黏膜缺血　是应激性溃疡形成的最基本条件。应激状态下内脏血流减少以及儿茶酚胺类物质和多种炎症介质增多，均导致胃肠黏膜缺血，能量代谢异常。

2. 胃腔内 H^+ 向黏膜内反向弥散　是应激性溃疡形成的必要条件。正常状态下胃肠黏膜屏障能防止胃肠内 H^+ 逆向弥散至黏膜细胞内，在应激状态下，黏膜屏膜屏障受损后，通透性增加，血流减少，分泌 $NaHCO_3$ 能力下降，中和处理胃酸能力降低，从而造成细胞损伤。

3. 其他　一些其他因素也参与应激性溃疡的发病，如酸中毒时血流对黏膜内 H^+ 的缓冲能力下降，可促进应激性溃疡的发病；胆汁反流在胃黏膜缺血的情况下可损害黏膜的屏障功能，使黏膜通透性升高，H^+ 反向逆流入黏膜增多。

【病变特点】

应激性溃疡与消化性溃疡临床表现及病理变化有较大差异，病变最常见部位是胃底、胃体，少数见于十二指肠和食管。早期胃内多见黏膜点状苍白、缺血，继而发生糜烂、充血、水肿，少量渗血和浅表性溃疡，如患者病情逐渐好转，则 10d 左右胃黏膜病变逐渐愈合。如患者病情加重，则胃黏膜病变加重，溃疡加大变深，侵蚀大血管时，即可发生出血，但病变多限于黏膜层，发生穿孔可能性较小。

【临床表现】

应激性溃疡多发生于休克、创伤、严重感染等病变基础上，发病前多无明显不适，部分患者可出现不同程度恶心、呕吐、腹痛、腹胀，主要表现为呕血和柏油样大便。应激性溃疡引起的出血不伴有腹痛，但多呈间歇性。出血量少时，需通过大便及胃液隐血试验才能发现，出血量大时，有休克表现，反复出血可导致贫血，溃疡出血反复发作，与原发病情变化相关。少数应激性溃疡可发展至急性穿孔，穿孔前一般无明显腹痛加重现象，发生穿孔时有急性腹痛、压痛、肌卫等腹膜炎表现，如临床见胃管内有血液流出，患者解柏油样大便，24h 出血＞800ml，或 24h 需输血400～800ml，提示上消化道大出血，循环血量损失 20％以上，血压下降，血细胞比容下降至 0.25～0.3 时，出现循环衰竭。

【诊断依据】

在严重创伤、大手术、严重感染患者发生消化道出血，应考虑应激性溃疡可能，实验室检查发现红细胞和血小板计数下降，红细胞比容下降，大便和胃液隐血试验阳性。胃、十二指肠钡剂阳性率仅占 5％～10％，纤维胃镜是最可靠的检查方法，可以明确有无出血，出血部位和出血量，同时可于内镜下进行止血治疗。

内镜检查能发现上消化道黏膜的病变，应尽早在出血后 24～48 h 内进行，并备好止血药物和器械。有内镜检查禁忌证者不宜做此检查：如心率＞每分钟 120 次，收缩压＜90mmHg 或较基础收缩压降低＞30mmHg、血红蛋白＜50g/L 等，应先迅速纠正循环衰竭，血红蛋白上升至 70g/L 后再行检查。重症患者内镜检查时应进行血氧饱和度和心电、血压监护。应仔细检查贲门、胃底部、胃体垂直部、胃角小弯、胃十二指肠壶腹后壁及球后处，这些部位是易遗漏病变的区域。当检查至胃十二指肠壶腹未能发现出血病变者，应深插内镜至乳头部检查。发现有 2 个以上的病变，要判断哪个是出血性病灶。

内镜阴性仍有活动性出血的患者，应急诊行选择性腹腔动脉或肠系膜动脉造影，以明确出血部位和病因，必要时同时做栓塞止血治疗。对经各种检查仍未能明确诊断而出血不停者，病情紧急时可考虑剖腹探查，可在术中结合内镜检查，明确出血部位。

【急救措施】

1. 注意预防　积极去除应激因素，纠正缺氧，维持水、电解质平衡，胃肠减压，早期应用抗酸药、H_2受体阻滞药和胃黏膜保护药，胃肠功能尚正常时，早期给予肠内营养支持。

2. 液体复苏　失血量大时，应及时液体复苏，并注意治疗感染和其他器官功能障碍，改善患者的全身状态，防止再次发生应激性溃疡出血。

(1)立即建立快速静脉通道，并选择较粗静脉以备输血，最好能留置导管。根据失血的多少在短时间内输入足量液体，以纠正血循环量的不足。对高龄、伴心肺肾疾病患者，应防止输液量过多，以免引起急性肺水肿。对于急性大量出血者，应尽可能施行中心静脉压监测，以指导液体的输入量。下述征象提示血容量已补足：意识恢复；四肢末端由湿冷、青紫转为温暖、红润，肛温与皮肤温度差减小(1℃)；脉搏由快弱转为正常有力，收缩压接近正常，脉压＞30mmHg；尿量＞0.5ml/(kg·h)；中心静脉压恢复正常。

(2)输血指征为：①收缩压＜90mmHg，或较基础收缩压降低幅度＞30mmHg；②血红蛋白＜50～70g/L，血细胞比容＜0.25；③心率增快(＞120/min)。

(3)输液种类和输液量：急性失血后血液浓缩，血较黏稠，应静脉输入生理盐水、平衡盐液等晶体液。失血量较大(如减少 20％血容量以上)时，可输入血浆等胶体扩容剂。必要时可输血，紧急时输液、输血同时进行。

(4)血管活性药物：在补足液体的前提下，如血压仍不稳定，可以适当地选用血管活性药物(如多巴胺、去甲肾上腺素)以改善重要脏器的血液灌注。

3. 止血措施

(1)内镜下止血：起效迅速、疗效确切，应作为首选。可根据医院的设备和病变的性质选用药物喷洒和注射、热凝治疗(高频电、氩气血浆凝固术、热探头、微波、激光等)和止血夹等治疗。

(2)抑酸药物：抑酸药能提高胃内 pH，促进血小板聚集和纤维蛋白凝块的形成，避免血凝块过早溶解，有利于止血和预防再出血。临床常用的抗酸药主要包括质子泵抑制药(PPI)和组胺 H_2 受体拮抗药(H_2RA)。①PPI：常用奥美拉唑(洛赛克)80mg 静脉推注后，以 8mg/h 输注持续 72h，其他 PPI 尚有泮托拉唑、兰索拉唑、雷贝拉唑、埃索美拉唑等，目前仅奥美拉唑和泮托拉唑有针剂。②H_2RA：常用药物包括西咪替丁、雷尼替丁、法莫替丁等，口服或静脉滴注，可用于低危患者。

(3)止血药物：止血药物的确切效果未能证实，不作为一线药物使用，对有凝血功能障碍者，可静脉注射维生素 K_1；为防止继发性纤溶，可使用氨甲苯酸等抗纤溶药；局部止血可经胃管灌注硫糖铝(6～12g，分次)或冰冻去甲肾上腺素溶液(去甲肾上腺素 8mg，加入冰生理盐水 100～200ml)，或凝血酶 1 万～2 万 U，可在出血部位黏附聚集形成血栓，达到止血目的。云南白药等中药也有一定疗效。

(4)选择性血管造影与治疗：应激性溃疡出血经上述处理，出血未止时，考虑选择性腹腔动脉造影，选择性胃左动脉、胃十二指肠动脉、脾动脉或胰十二指肠动脉血管造影，针对造影剂外溢或病变部位经血管导管滴注血管升压素或去甲肾上腺素，导致小动脉和毛细血管收缩，使出血停止。无效者可用吸收性明胶海绵栓塞。

(5)手术治疗：多数患者经上述各种治疗后出血停止，有不足 5％患者仍有凶险出血，不得不采用手术止血。手术指征为非手术疗法每日输血 3 个单位，但不能维持血压者经输血及药物治疗，血细胞比容不升，且仍有出血者；合并心肺功能不全的高龄患者，需控制液体入量，药物治疗无效者；出血量不大，但伴有幽门排空障碍者。手术方式以选择性迷走神经切断＋胃窦切除或次全胃切除＋局部止血为常用术式，必要时行全胃切除。

二、肠功能障碍或衰竭

目前，对于肠功能障碍和肠功能衰竭并没有明确的定义，也没有可以明确监测的参数，“肠功能衰竭”一词在 20 世纪 50 年代即已出现，并且一直沿用至今。

【临床分型】

国内学者认为，肠功能障碍可分为三型：①功能性小肠长度绝对减少型，如短肠综合征。②小肠实质广泛损伤型，如放射性肠损伤、炎性肠病所致的肠功能障碍。各种原因所致的肠外瘘、肠梗阻当属此型，但多数为急性，可逆转。③以肠黏膜屏障功能损害为主，可同时伴有肠消化吸收功能的障碍，如严重创伤、出血、休克所致的肠功能障碍。临床对肠屏障功能损害关注较多。

【发病机制】

1. *肠黏膜屏障损伤*　肠黏膜上皮坏死，肠黏膜通透性增加、修复能力降低，肠黏膜屏障受损，为致病微生物的入侵敞开大门，进一步导致肠源性内毒素血症，加快了 MODS 的发展。肠源性内毒素血症是指来源于肠道的内毒素在人体循环系统堆积。肠道是机体最大的内毒素池，肠源性内毒素主要经肝脏细胞解毒。正常情况下，肠道细菌产生的内毒素进入肝脏后由库普弗细胞解毒清除。但 MODS 时，多种应激因素打击下，机体肠黏膜屏障易遭到破坏，由于内毒素分子明显小于细菌，即使肠黏膜通透性轻微增加，内毒素也可通过肠黏膜屏障经门静脉进入肝脏。若内毒素量过多，超过了肝细胞的解毒能力或肝病导致库普弗细胞功能减退，便可形成肠源性内毒素血症，继而诱发 MODS。

肠黏膜屏障损伤促进了 MODS 的发生，MODS 伴随的全身和局部炎症介质的爆炸性增加又进一步加重了肠黏膜损伤。参与此过程的各种细胞因子和炎症因子构成网络，彼此促进相互叠加，炎症反应扩大，形成恶性循环。

2. *肠微生态紊乱*　肠道微生态系统的重要功能之一是阻止肠腔内细菌和内毒素移位到其他组织。肠道菌群的定植性和繁殖性等作用使外来菌无法在肠道内定植，特别是正常菌群中的厌氧菌对机体定植抗力具有重要作用，可阻止肠道条件致病菌的定植和大量增殖。然而，一旦肠道中菌群数量和（或）定位发生变化，例如葡萄球菌、大肠埃希菌、变形杆菌、白色念珠菌等大量繁殖，就可以抑制双歧杆菌、乳杆菌等厌氧菌的正常繁殖，从而引起菌群失调。

肠道菌群失调的原因很多，如滥用抗生素、饮食中“有害菌”过量，肝炎、肝硬化等。如肠道微生态系统的生物屏障功能下降，肠黏膜通透性增加，就会导致肠腔大量细菌或内毒素向肠内外组织迁移，即移位。通过肠道血管直接进入全身组织器官或形成菌血症，或形成脓毒败血症，感染组织器官。内毒素血症主要源于肠道内毒素的移位。诱发肠道细菌移位的主要因素是肠黏膜屏障功能受损，通透性增加；其次是某种细菌过度繁殖及免疫功能低下。

3. *肠道动力障碍*　正常情况下，肠道的蠕动是肠道非免疫防御的重要机制，正常肠蠕动功能的意义不仅在于参与食物的消化、吸收和排泄，也是肠腔内环境的“清道夫”，尤其是消化间期的肠蠕动，可防止肠内有害物质（包括内毒素）的积聚，限制细菌生长。肠蠕动过慢、过弱或肠梗阻可引起肠内细菌过度生长而导致“小肠细菌污染综合征”。临床上易出现肠道内毒素移位的疾病，一般都存在肠运动功能障碍甚至肠麻痹。

4. *免疫功能受损*　肠道是人体最大的免疫器官之一，由 3 部分肠道淋巴组织（GALT）构成，即上皮内淋巴细胞、肠黏膜固有层及小肠黏膜与黏膜下淋巴组织集结，大多为 T 细胞，能分泌 IL-3、IL-5、IL-6、IFN-γ 等细胞因子。黏膜固有层含有大量的浆细胞，主要分泌 IgA，它们在维持肠道免疫监视、清除病菌及阻止病菌对黏膜的黏附等方面发挥重要作用。体液免疫功能受损主要表现为：创伤后肠道产生分泌性免疫球蛋白 A（sIgA）的功能明显受抑，主要表现为 sIgA 含量减少，合成 sIgA 的浆细胞数量减少以及被 sIgA 包被的革兰阴性菌减少，肠道定植抗力下降，促进肠内细菌移位。细胞免疫功能也受到损害，损伤机制除内毒素直接损伤细胞免疫功能外，还与内毒素激活局部和全身炎症介质的级联反应、产生大量高浓度细胞因子、诱导免疫细胞对 LPS 耐受有关。

【临床表现】

肠功能障碍主要表现为肠黏膜屏障受

损、肠微生态紊乱和肠道动力障碍所造成的相应的“肠功能障碍或衰竭”的临床表现。

【诊断依据】

肠道功能多样，难以综合归纳，肠功能障碍诊断标准尚无共识，临床有人建议消化道出血量达到2000ml 以上，诊断胃肠功能衰竭，但仍无统一肠功能障碍评分及分级标准。我国 1995 年重修 MODS 病情分期诊断及严重程度评分标准规定：①腹部胀气，肠鸣音减弱为 1 分；②腹部高度胀气，肠鸣音接近消失为 2 分；③麻痹性肠梗阻，应激性溃疡出血(具有 1 项即可确诊)为 3 分。

【急救措施】

除积极控制原发病及对重要脏器的对症支持治疗外，主要有以下几个方面。

1. 经胃肠道营养　重症患者营养支持的原则：在经过早期有效复苏，血流动力学基本稳定，组织低灌注得到纠正，水电解质与酸碱失衡初步纠正后，及早开始营养支持(24～48h)。肠内营养可供给肠道本身需要的特殊营养物质，通过对胃肠黏膜的刺激，可刺激胰酶及胃肠激素的分泌，维护肠黏膜正常的结构与屏障功能，与全胃肠外营养(TPN)相比更符合生理需要。提倡早期给予肠内营养，但在胃肠功能尚未恢复时不能使用，如在肠麻痹、弥漫性腹膜炎、机械性肠梗阻等时使用可能会加重病情。

2. 防止肠黏膜屏障破坏　主要是改善胃肠黏膜低灌流状态，清除氧自由基。临床用小剂量多巴胺和依前列醇改善肠黏膜灌流，减轻了肠黏膜损伤，是保护肠屏障功能的基础措施。氧自由基清除剂如大剂量糖皮质激素、维生素 C 等可缓解氧自由基损伤。

3. 应用微生物重建生物屏障，恢复菌群生态平衡　双歧杆菌是人肠道优势厌氧菌、肠道原籍菌、益生菌，它通过磷壁酸与肠黏膜上皮细胞紧密结合，与乳酸杆菌等厌氧菌形成天然生物屏障。双歧杆菌和乳酸杆菌在代谢过程中产生酸性物质，降低肠道 pHi，直接影响到革兰阴性腐败菌，使其不能定植存活和繁殖，使内毒素生成和吸收减少，血中内毒素水平下降。此外，口服双歧杆菌可提高 IgA 分泌，增强外周血细胞非特异性吞噬功能，增强肠道局部免疫力，它所合成的多种氨基酸、菌体蛋白和维生素又可为人体利用，故能有效地减轻内毒素血症，减少对巨噬细胞的刺激，降低 TNF 水平。

4. 选择性去污染(SDD)　肠功能障碍的特征之一是肠内固有细菌繁殖失控，生物屏障紊乱，控制清除肠道细菌，有降低肠道细菌移位的可能，目前认为减少肠道细菌药数量，是综合治疗肠功能障碍措施之一。SDD 又称抗生素选择性调节，是近年来积极运用抗生素防止细菌移位的措施之一。常用口服肠道制菌药物有多黏菌素 E、妥布霉素、新霉素、庆大霉素、甲硝唑、制霉菌素等。SDD 给药方法是在肠道给药还未生效时给予短程(3d)全身用抗生素，如影响肠道菌群的头孢噻肟，以减少肠道细菌移位，亦可配合应用缓泻药和灌肠。

5. 中医中药　研究表明，大黄的主要成分是大黄素、大黄酸、芦荟和鞣质等，具有攻下泻火、荡涤肠胃、清热解毒、凉血行瘀等功效，从而增加肠蠕动和减少水分吸收，抑制肠道细菌移位和肠道中内毒素的吸收，维护胃肠屏障功能，减少应激性溃疡的发生。大黄可减少毛细血管的通透性，改善其脆性，并能增加血小板含量，促进血液凝固，对消化道出血者有止血作用；可消除氧自由基；现代医学证实，大黄为钙通道阻滞药，可防止细胞内钙超载。大黄可通过排出肠内蓄积毒素，促进肠功能尽快恢复，预防肠缺血-再灌注损伤，防止肠源性细菌移位，降低内毒素对内皮细胞、血小板等靶细胞的刺激，使细胞因子及炎症介质造成的损伤易于控制，脏器功能逐步恢复。

6. 其他

(1)H_2受体拮抗药：其为传统治疗方法，

但对 MODS 胃酸低下者不利，易诱发肠源性感染，使肠黏膜功能破坏，细菌移位，毒素吸收，肠道扩张，肠蠕动减弱或消失，使 MODS 恶化。因此，如患者无溃疡病史，一般不主张使用强力抗酸药。

（2）谷氨酰胺（Gln）：目前已明确 Gln 是正常机体血浆及细胞内最丰富的氨基酸，是快速分裂细胞的主要燃料，对保护组织完整性、增强机体免疫功能具有重要作用。危重症时 Gln 是小肠唯一的供能物质，血 Gln 水平与肠黏膜的结构和功能有密切关系，Gln 缺乏是肠黏膜功能障碍的重要原因。较小剂量 Gln 经静脉给药，可预防胃肠功能障碍的发生，可能与降低肠道感染有一定关系。

（3）抗内毒素和炎症介质治疗：近年来抗内毒素抗体治疗内毒素血症在动物实验及人体均取得了一定效果，但其有效性和安全性尚不十分肯定，因此临床推广使用受到限制。CD14 是内毒素作用的一种受体，以抗 CD14 单克隆抗体治疗实验性脓毒性休克已取得较满意的结果。

1）多黏菌素 B（PMB）和多黏菌素结合纤维（PMXF）有中和内毒素作用。然而多黏菌素 B 的毒性较大，临床上多选用 PMXF。半乳糖有直接对抗内毒素的作用，已用于临床。

2）布洛芬既能抑制 PG 合成，又能抑制 TNF-α 等细胞因子释放。同类药还有萘普生、吲哚美辛等。PGE_2 可激活腺苷酸环化酶，使 CAMP 增高，抑制 TNF-α 基因转录，降低 mRNA 聚积，从而抑制 TNF-α 释放。

（4）血液净化：可常采用连续血液透析滤过、结合内毒素吸附柱直接血液灌注等技术。CBP 在预防和治疗 MODS 上已取得了很大进展。其作用表现在：①消除血流中炎症介质；②清除血中内毒素；③消除肺间质水肿，改善组织的氧利用；④调整水电解质平衡，清除代谢产物。

三、胃肠功能监测

（一）一般监测

应激性溃疡出血量较大时，患者有休克表现，应注意心率、脉搏、血压、呼吸等生命体征的监测，必要时插入中心静脉导管或漂浮导管行血流动力学监测。

（二）辅助检查

1. *实验室检查*　血细胞比容、红细胞、血小板计数有所下降，大便和胃液隐血试验阳性，有助于应激性溃疡的诊断。

2. *胃液 pH 监测*　正常胃液为无色透明、黏稠的液体，呈强酸性，pH 为 1.0～1.5。当应激性溃疡时，胃酸分泌明显增加，保持胃液 pH 在 3.5～4.0 时，有效预防胃肠道出血。

3. *胃镜检查*　应激性溃疡早期胃镜检查可以明确出血部位，性质，有无活动性出血，同时可于内镜下进行止血治疗，但原发病情较重时，慎用内镜检查。

4. *X 线检查*　应激性溃疡早期不宜行胃肠钡剂检查，在出血停止 3～5d 后，可见黏膜皱襞增厚和较浅钡斑。

5. *超声波检查*　超声检查显示胃壁增厚，饮水充盈时，显示黏膜皱襞肥大。但因为胃内积气，不易显示。

（三）特殊监测

1. *胃肠黏膜 pH（pHi）*　胃肠黏膜对缺血再灌注反应非常敏感，极易出现缺氧现象，在危重患者早期阶段全身供氧指标未发生明显变化时胃黏膜 pHi 已明显降低。所以监测胃黏膜 pHi，不仅可以反映全身的缺氧情况，也可早期预报胃肠缺血、缺氧状况。所以 pHi 是反映危重患者胃肠道黏膜血液供应状况的良好指标，对评判复苏疗效和判断预后都有指导意义，在一定程度上能预测病程的演变和器官衰竭的发生。pH 监测具有轻度有创、简便、患者痛苦小，结果可靠，可以动态观察的特点，对及时纠正局部组织缺氧，防止并发症的发生有重要意义(详见本章第一节相关内容)。

2. 血内毒素　如前所述,内毒素在肠黏膜屏障受损后,会进入血循环。

3. 血清二胺氧化酶(DAO)　DAO 是一种含有脱氨的腐胺和组胺的细胞内酶,是组胺等多胺物质的分解代谢酶,95%以上存在于哺乳动物小肠的黏膜或纤毛上皮细胞中。它可将腐胺氧化成氨基丁醛,并进一步环化成一种吡咯啉,具有高度活性的细胞内酶,其活性与绒毛高度及肠黏膜细胞的核酸和蛋白合成密切相关。小肠黏膜屏障功能衰竭时,肠黏膜细胞脱落入肠腔,DAO 进入肠细胞间隙淋巴管和血流,使血 DAO 升高。因此,血 DAO 活性可反映肠道损伤和修复情况。

4. 血清 D-乳酸　D-乳酸是细菌代谢和裂解的产物,可由肠道多种细菌产生。哺乳动物组织不产生 D-乳酸,也不能或仅能缓慢代谢 D-乳酸,正常情况下血中其水平很低。当肠通透性异常升高时,肠道细菌产生的大量 D-乳酸透过肠黏膜进入循环。肝不能代谢 D-乳酸,因此检测其外周血水平可反映肠黏膜损害程度和通透性变化。

5. 肠黏膜通透性　临床测定肠黏膜通透性多采用糖分子(乳果糖、甘露醇)或放射性核素探针,由于甘露醇和果糖分子量不同,分别在绒毛顶部或隐窝部细胞紧密联结处渗过。正常时,甘露醇渗透率大于乳果糖,当肠黏膜屏障受损,肠绒毛脱落吸收面积减少时,甘露醇的吸收减少,乳果糖吸收增加。尿中乳果糖/甘露醇比率较正常增大,肠黏膜通透性增加,与肠屏障损害有一定的相关性。

6. 小肠吸收功能变化　木糖是一种主要由小肠上段吸收的游离戊糖,通过与葡萄糖竞争性抑制吸收,而不是通过与半乳糖或果糖竞争。木糖的吸收既不受肠黏膜电化学变化影响,也不受葡萄糖吸收率的影响,因此其吸收机制有别于其他单糖。木糖在十二指肠和空肠被吸收后,不参加体内代谢,经肾脏排出。

7. 小肠蠕动功能变化　动物实验中可经肠道给予葡聚糖蓝染色后再测定肠蠕动速度;临床可以用 24h 钡剂全胃肠道通过实验。

(何先弟)

第六节　肝功能障碍

肝脏是人体最大的腺体,具有消化、代谢、排泄、解毒,以及免疫等多种重要而复杂的生理功能。任何导致肝细胞功能丧失的原因,均可引起肝功能障碍(hepatic dysfunction),最终发展为肝衰竭(hepatic failure)。肝衰竭的定义为由多种因素引起的严重肝脏损害,导致其合成、解毒、排泄和生物转化等功能发生严重障碍或失代偿,出现以凝血功能障碍、黄疸、肝性脑病、腹水、肾衰竭等为主要表现的一组临床症候群。在我国引起肝衰竭的最常见病因是肝炎病毒(最主要为乙型肝炎病毒),其次是药物及肝毒性物质(如乙醇、化学制剂等)。在欧美国家,药物是引起急性、亚急性肝衰竭的主要原因;酒精性肝损害常引起慢性或亚急性肝衰竭。儿童肝衰竭还可见于遗传代谢性疾病。危重症患者常存在肝功能障碍,缺血缺氧、脓毒症、药物与有毒物质中毒、创伤与手术打击,以及急性妊娠脂肪肝等原因为较常见的致病因素。

一、急性肝功能障碍

急性肝功能障碍目前又被称为急性肝功能损伤(acute hepatic injury,AHI),是急性肝衰竭的早期表现,两者是同一病理生理过程的不同阶段。及早识别、及时处理病因,防止肝功能进一步恶化到肝衰竭阶段,对该类患者具有重要的临床意义。急性肝衰竭(acute liver failure,ALF)目前多认为是急性起病，无基础肝病史，2 周以内出现以Ⅱ度以上肝性脑病为特征的肝衰竭临床表现。亚急性肝衰竭（ subacute liver failure，SALF）的病史多限定在 2～26 周。

通过对严重感染（severe sepsis）的深入研究，人们认识到严重感染相关性器官功能障碍发生过程中各个器官的作用以及其对预后的评估价值。有证据表明，由于肝细胞、肝巨噬细胞合成和释放急性时相蛋白和细胞因子，肝脏在 SIRS 向严重感染转化过程中起了很重要的调节作用。巨噬细胞在肝脏最多，它具有清除来自脾脏内毒素和细菌的功能。因此，肝功能障碍的发生与细菌易位、内毒素过剩及细菌菌种密切相关，由此足见巨噬细胞在 SIRS 发生、发展中的重要作用。

【主要特点】

重症患者肝功能障碍的发生，特别是先前肝功能正常的患者可视为出现 MODS 的一部分。急性肝损害过程的病理生理仍有待于明确解释，故需排除病毒性或中毒性肝炎，肝外胆道系统病变和肝血管阻塞性损害等。其主要特点为：①常伴有诱发全身高动力反应的严重感染过程；②发生其他多器官功能障碍，特别是肝功能障碍前发生了 ALI/ARDS；③延迟发病：通常在原发病 5d 左右才表现出来。可以认为它与 SIRS 有关，可伴有或不伴有确切的严重感染有关，其病死率随着功能异常的器官数目而增加，伴有 ALI/ARDS 的肝功能障碍的病死率达 60%以上。

【病理表现】

病毒、药物、毒蕈导致的 ALF，病理特点为：肝细胞广泛变性坏死，可呈大块或亚大块坏死，或桥接坏死，伴存活肝细胞严重肿胀、气球样变性、嗜酸小体形成，肝窦网状支架塌陷或部分塌陷，肝体积缩小。

急性妊娠期脂肪肝和 Reye 综合征等肝脏病理特点为：肝细胞内微泡状脂肪颗粒浸润，呈蜂窝状，无大块肝细胞坏死，肝体积缩小不明显。

【发病机制】

急性肝功能障碍的发病机制复杂，但总体可以归纳为原发性损害（如病毒、药物和休克时的缺血缺氧对肝脏的直接损伤）与继发性损害（如细胞因子与炎症介质对肝脏的间接损伤效应）两个方面。肝细胞急剧坏死的同时肝细胞再生能力不足以进行代偿最终导致急性肝功能障碍发生及进展。危重症患者并发急性肝功能障碍主要表现为黄疸和肝功能不全，由创伤和全身感染者引起者多见。MODS 时急性肝功能障碍发生率也很高，据统计可高达 95%左右，这与肝脏的解剖部位和组织学特征有关。

1. *肠道细菌易位、毒素被吸收*　发生这种情况时，首当其冲作用于肝脏，并损伤肝细胞。肝脏巨噬细胞，即 Kupffer 细胞，占全身组织巨噬细胞的 80%～90%。它们与肝细胞直接接触，受到来自肠道的 LPS 作用，库普弗细胞比其他部位的巨噬细胞更易被活化，并对 SIRS 时发生 MODS 产生两方面的作用：①Kupffer 细胞活化分泌 IL-8、表达 TF，引起 PMN 趋化和黏附和微血栓形成，导致微循环障碍；②库普弗细胞活化，分泌 TNF、IL-1，产生 NO，释放氧自由基等，可直接损伤紧邻的肝细胞。此外，肝脏富含黄嘌呤氧化酶，在肝脏再灌注损伤时可释放大量的氧自由基，并损伤肝细胞。

2. *肝脏代偿能力*　由于肝脏的代偿能力较强，因此有时虽有肝形态改变，生化指标仍可正常，肝功能障碍常不能及时为临床常规检验所发现，肝性脑病的发生率并不高。MODS 和 MSOF 时由于肝窦内 PMN 扣留，库普弗细胞活化，肝细胞脂变和空泡变性，肝线粒体氧化-磷酸化功能障碍，能量产生减少。

严重创伤和感染均能使肝功能发生障碍，使肝对毒素的清除能力下降，产生功能障碍。此外，如肝损害导致黄疸，影响某些胆盐中和毒素的作用，会使静脉血中内毒素水平升高，毒性增强。这些变化反过来又加剧了机体损伤，因此，在感染引起的 MODS 中，如有严重的肝功能障碍，则病死率较高。

【临床表现】

患者往往在 5d 左右出现黄疸，血胆红素增加。由于肝脏有强大的代偿功能，肝性脑病的发生率并不高。

1. *黄疸*　短期内迅速出现，迅速加深，为肝细胞受损后，血清胆红素增高所致。

2. *出血和凝血障碍*　皮肤、黏膜出血、齿龈出血、消化道出血，主要原因是肝脏合成凝血因子功能障碍，血小板质和量异常。

3. *消化道症状*　可以有腹胀，乏力，食欲缺乏等症状。

4. *肝臭*　呼气中常有特异的甜酸气味，为肝脏代谢紊乱，血中硫醇增多所致。

5. *代谢紊乱*　常发生低血糖症、低血钠、低血钾、低血钙、低血镁和酸碱紊乱。

6. *其他器官功能障碍*　肝性脑病患者常合并出现肾衰竭、呼吸衰竭等并发症，预后较差。

7. *意识障碍——肝性脑病*　发生机制可能与肝脏代谢紊乱，血氨增加，低血糖，酸碱平衡失调、缺氧等多种因素有关。临床表现分为四期：Ⅰ期为情绪改变；Ⅱ期为嗜睡和行动不自主；Ⅲ期为昏睡，尚可唤醒；Ⅳ期为昏迷，生理反射消失，可出现病理反射，颅内压升高，80%患者发生脑水肿。部分患者出现小脑幕疝，伴有低血压，低氧血症和脑水肿。

【诊断】

对发生肝功能障碍判断的困难在于其典型的临床症状常与创伤和发生严重感染有一定的时距。ALI/ARDS 常出现在创伤或严重感染 24～48h，而肝功能障碍则常并发于 5d 左右。由于临床采用的肝功能试验的反应比较慢或晚。同时由于肝外众多因素的影响，故一般的肝功能监测不具有特异性，难以做出确切的判断。已具有临床意义的肝功能改变，而传统的肝功能试验可以正常，以致延误了治疗。

急性肝功能障碍的诊断标准，至今未获统一，常被引用的是 Frg 在 1978 年提出的血清胆血素高于 34.2μmol/L，肝酶谱高于正常 2 倍以上称为肝衰竭，但这并不能准确反映早期肝功能不全的变化，因为胆红素和血清酶谱受外界多种因素影响。在 1986 年 Bernuau 等将急性肝衰竭定义为快速进展的严重肝细胞功能损害，肝源性凝血因子，特别是凝血酶原和前加速素血浆含量下降至 50%以下，并认为这种标准对临床救治更具有指导意义。2012 年我国《肝衰竭诊治指南》中急性肝衰竭的诊断标准为：急性起病，2 周内出现Ⅱ度及以上肝性脑病（按Ⅳ度分类法划分）并有以下表现者：①极度乏力，有明显厌食、腹胀、恶心、呕吐等严重消化道症状；②短期内黄疸进行性加深；③出血倾向明显，血浆凝血酶原活动度（PTA）≤40%（或 INR≥1.5），且排除其他原因；④肝脏进行性缩小。亚急性肝衰竭起病较急，2～26 周出现以下表现者：①极度乏力，有明显的消化道症状；②黄疸迅速加深，血清总胆红素（TBIL）大于正常值上限 10 倍或每日上升≥17.1μmol/L；③伴或不伴有肝性脑病；④出血倾向明显，PTA≤40%（或 INR≥1.5）并排除其他原因者。

目前，临床根据胆红素的浓度将肝功能障碍分为三级：Ⅰ级，胆红素＞34.2μmol/L；Ⅱ级，胆红素＞68.4μmol/L；Ⅲ级，胆红素＞136.8μmol/L。除胆红素外，肝功能检查，谷丙转氨酶、谷草转氨酶、乳酸脱氢酶和碱性磷酸酶均超过正常上限的 2 倍。Child-Pugh 分级标准，即肝性脑病的有无及其程度、腹水、血清胆红素、血清白蛋白浓度及凝血酶原时间 5 个指标的不同程度，分三级：A 级为 5～6 分；B 级为 7～9 分；C 级为 10～15 分。较为全面地评价了肝功能，对于患者的病情及预后有较好的评估价值。

【预防措施】

1. 肠道营养支持　预防肝功能障碍最有效的方式之一是早期实施肠内营养支持，增加氨基酸和能量可抑制肝的蛋白分解。早期(24h)肠内营养支持可以减轻危重病时肝的不良反应。

2. 选择性清洁肠道　选择性清洁肠道可能是一种有效方法，通过减少肠道细菌药数量减轻肠道细菌移位。常用口服肠道制菌药物有多黏菌素 E、妥布霉素、新霉素、庆大霉素、甲硝唑、制霉菌素等。SDD 给药方法是在肠道给药还未生效时给予短程(3d)全身用抗生素，如影响肠道菌群的头孢噻肟，以减少肠道细菌易位，亦可配合应用缓泻药和灌肠。

3. 其他　可应用肠道微生态调节剂、乳果糖或拉克替醇，以减少肠道细菌易位或内毒素血症；酌情选用改善微循环药物及抗氧化剂，如 NAC 和还原型谷胱甘肽等。

【急救措施】

1. 病因治疗

(1)控制严重感染和(或)清除感染原发病灶和坏死组织：对于严重感染引起的肝功能障碍，应积极清除引起高代谢状态和 SIRS 的病灶，早期引流和选择相应的抗生素是最基本的治疗。

(2)对于药物性肝衰竭，应首先停用可能导致肝损害的药物；对乙酰氨基酚中毒所致者，给予 N-乙酰半胱氨酸(NAC) 治疗，最好在肝衰竭出现前即用口服药用炭加 NAC 静脉滴注。

(3)对毒蕈中毒，根据欧美的临床经验可应用水飞蓟宾或青霉素 。

(4)对 HBV-DNA 阳性的肝衰竭患者，在知情同意的基础上可尽早酌情使用核苷类似物如拉米夫定、阿德福韦酯、恩替卡韦等，但应注意后续治疗中病毒变异和停药后病情加重的可能。

2. 复苏或维持氧供　对于危重患者复苏特别是存在多器官功能障碍如呼吸功能障碍的患者应改善氧供，以免因氧气输送而限制消耗。根据情况可选取鼻导管吸氧、Venturi 面罩吸氧，必要时给予机械通气支持。注意机械通气时 PEEP 引起肝脏氧输送减少与压力水平成正比，门静脉血流量下降较肝动脉明显。当 PEEP 20cmH_2O 时，总肝流量可达 40%。所以应用高 PEEP 时，特别是 MOFS 患者，应考虑减少对肝的 O_2 输送和肝动脉血流的影响。

3. 免疫调节治疗　目前对于肾上腺皮质激素在肝衰竭治疗中的应用尚存在不同意见。非病毒感染性肝衰竭，如自身免疫性肝病及急性乙醇中毒(严重乙醇性肝炎) 等是其适应证。其他原因所致的肝衰竭早期，若病情发展迅速且无严重感染、出血等并发症者，可酌情使用。为调节肝衰竭患者机体的免疫功能、减少感染等并发症，可酌情使用胸腺素 α_1 等免疫调节剂。

4. 促肝细胞生长治疗　为减少肝细胞坏死，促进肝细胞再生，可酌情使用促肝细胞生长素和前列腺素 E_1 脂质体等药物，但疗效尚需进一步确认。

5. 防治并发症

(1)肝性脑病：①去除诱因，如严重感染、出血及电解质紊乱等；②限制蛋白质饮食；③应用乳果糖或拉克替醇，口服或高位灌肠，可酸化肠道，促进氨的排出，减少肠源性毒素吸收；④视患者的电解质和酸碱平衡情况酌情选择精氨酸、鸟氨酸、门冬氨酸等降氨药物；⑤酌情使用支链氨基酸或支链氨基酸与精氨酸混合制剂以纠正氨基酸失衡；⑥人工肝支持治疗。

(2)脑水肿：①有颅内压增高者，给予高渗性脱水药，如 20%甘露醇或甘油果糖，但肝肾综合征患者慎用；②襻利尿药，一般选用呋塞米，可与渗透性脱水药交替使用；③人工肝支持治疗。

(3)肝肾综合征：①大剂量襻利尿药冲

击，可用呋塞米持续泵入；②限制液体入量，24h 总入量不超过尿量加 500～700ml；③肾灌注压不足者可应用白蛋白扩容或加用特利血管升压素等药物，但急性肝衰竭患者慎用特利血管升压素，以免因脑血流量增加而加重脑水肿；④人工肝支持治疗。

(4)感染：①严重感染能引起肝功能障碍，但肝衰竭也易并发感染。常见原因是机体免疫功能低下、肠道微生态失衡、肠黏膜屏障作用降低及侵袭性操作较多等。②肝衰竭患者常见感染包括自发性腹膜炎、肺部感染和败血症等。③感染的常见病原体为大肠埃希菌等革兰阴性杆菌、葡萄球菌、肺炎链球菌、厌氧菌、肠球菌等细菌及假丝酵母菌等真菌。④一旦出现感染，应首先根据经验用药，选用强效抗生素或联合应用抗生素，同时可加服微生态调节剂。尽可能在应用抗生素前进行病原体分离及药敏试验，并根据药敏实验结果调整用药。同时注意防治二重感染。

(5)出血：①对门静脉高压性出血患者，为降低门静脉压力，首选生长抑素类似物，也可使用垂体后叶素（或联合应用硝酸酯类药物）；可用三腔管压迫止血；或行内镜下硬化剂注射或套扎治疗止血。内科非手术治疗无效时，可急诊手术治疗。②对弥散性血管内凝血患者，可给予新鲜血浆、凝血酶原复合物和纤维蛋白原等补充凝血因子，血小板显著减少者可输注血小板，可酌情给予小剂量低分子肝素或普通肝素，对有纤溶亢进证据者可应用氨甲环酸或氨甲苯酸等抗纤溶药物。

6. 特殊治疗——人工肝支持治疗

(1)治疗机制和方法：人工肝是指通过体外的机械、物理化学或生物装置，清除各种有害物质，补充必需物质，改善内环境，暂时替代衰竭肝脏部分功能的治疗方法，能为肝细胞再生及肝功能恢复创造条件或等待机会进行肝移植。人工肝支持系统分为非生物型、生物型和组合型三种。非生物型人工肝已在临床广泛应用并被证明确有一定疗效。目前应用的非生物型人工肝方法包括血浆置换（plasma exchange，PE）、血液灌流（hemoperfusion，HP）、血浆胆红素吸附（plasma bilirubin absorption，PBA）、血液滤过（hemofiltration，HF）、血液透析（hemodialysis，HD）、白蛋白透析（albumin dialysis，AD）、血浆滤过透析（plasmadiafiltration，PDF）和持续性血液净化疗法（continuous blood purification，CBP）等。由于各种人工肝的原理不同，因此应根据患者的具体情况选择不同方法单独或联合使用：伴有脑水肿或肾衰竭时，可选用 PE 联合 CBP、HF 或 PDF；伴有高胆红素血症时，可选用 PBA 或 PE：伴有水电解质紊乱时，可选用 HD 或 AD。应注意人工肝治疗操作的规范化。

生物型及组合生物型人工肝不仅具有解毒功能，而且还具备部分合成和代谢功能，是人工肝发展的方向，现正处于临床研究阶段。

(2)适应证：①各种原因引起的肝衰竭早、中期，PTA 在 20%～40%和血小板＞50 $\times 10^9$/L 为宜；晚期肝衰竭患者也可进行治疗，但并发症多见，应慎重；未达到肝衰竭诊断标准，但有肝衰竭倾向者，也可考虑早期干预。②晚期肝衰竭肝移植术前等待供体、肝移植术后排异反应、移植肝无功能期。

(3)相对禁忌证：①严重活动性出血或弥散性血管内凝血者；②对治疗过程中所用血制品或药品如血浆、肝素和鱼精蛋白等高度过敏者；③循环功能衰竭者；④心脑梗死非稳定期者；⑤妊娠晚期。

7. 肝移植　肝移植是治疗中晚期肝衰竭最有效的挽救性治疗手段。近期回顾性资料分析显示，恰当时机进行肝移植的 AHF 患者短期生存率为 84%，而不作肝移植者仅为 35%。在全球范围内，应用活体供肝进行肝移植治疗 AHF 的经验相对较少。目前公认肝左叶可用于儿童活体肝移植，但其在成人患者中的应用依然存在争论。

(1)适应证：①各种原因所致的中晚期

肝衰竭，经积极内科综合治疗和(或)人工肝治疗疗效欠佳，不能通过上述方法好转或恢复者；②各种类型的终末期肝硬化。

(2)禁忌证：绝对禁忌证：①难以控制的感染，包括肺部感染、脓毒血症、腹腔感染、颅内感染、活动性结核病；②肝外合并难以根治的恶性肿瘤；③合并心、脑、肺、肾等重要脏器的器质性病变，需要基本生命支持，包括重度心功能不全、颅内出血、脑死亡、肾功能不全行肾脏替代治疗时间大于1个月；④获得性人类免疫缺陷综合征病毒(HIV)感染；⑤难以戒除的酗酒或吸毒；⑥难以控制的精神疾病。相对禁忌证：①年龄大于65岁；②合并心、脑、肺、肾等重要脏器功能性病变；③肝恶性肿瘤伴门静脉主干癌栓形成；④广泛门静脉血栓形成、门静脉海绵样变等导致无法找到合适的门静脉流入道者。

二、肝功能障碍监测

(一)一般监测

1. 心率、血压、呼吸和中心静脉压　临床心电监护发现窦性心动过速常见，亦有窦性心动过缓，异位心律，传导阻滞及ST-T的心电图改变；急性肝功能障碍患者因肺内动静脉分流引起低氧血症；早期进行氧饱和度监测，有利于发现低氧血症，当$PaO_2 \leqslant$ 60mmHg，需迅速改善氧合，必要时使用呼吸机。中心静脉压(CVP)主要反映右心室前负荷，正常值为5～10mmHg(0.66～1.33kPa)，而CVP≤5mmHg表示血容量不足。

2. 实验室检查

(1)全血细胞计数及分类：血小板计数常减少，白细胞增多，凝血酶原时间和部分促凝血酶原激酶时间延长。

(2)内环境监测：血气分析常见代谢性酸中毒，电解质测定常见低血钾、低钙、低血镁。CVP监测结合其他血流动力学参数综合分析，对急性肝功能障碍患者右心功能和血容量变化的评估有较高参考价值。①低血钠：发生机制为肾脏排泄水分能力减低，血液稀释，钠泵失效，外周血细胞及水含量高于正常人，细胞内钾减低，使用渗透性利尿药，大量输血浆及含钾盐抗生素；②低血钾：发生机制为摄入减少，呕吐，胃液引流，利尿药应用，醛固酮增多症及高胰岛素血症等；③低钙、低镁亦较常见；④酸碱紊乱中以代谢性酸中毒多见，多为肝大片坏死和低血压，乳酸聚集所致。呼吸性酸中毒是由于脑水肿或内毒素血症抑制呼吸中枢，并发呼吸道感染，导致高碳酸血症及呼吸性酸中毒，二重或三重酸碱平衡紊乱亦较常见。

(3)血清各型肝炎病毒学检查。

(4)血清和尿液毒物学检查，明确有无中毒性肝损害。

(5)血氨检测，肝性脑病时常升高。

(二)肝功能监测

1. 蛋白质代谢　肝是合成蛋白质主要场所，当肝功能受损时，白蛋白等蛋白质合成减少，γ球蛋白生成亢进，早期总蛋白减少不明显，随着病情加重，总蛋白逐渐下降，提示可能发生肝坏死，如白蛋白逐渐下降，难以逆转，提示预后不良，白蛋白减少至25g/L以下，易发生腹水。

2. 糖代谢　肝实质损伤时，肝细胞坏死，糖原丢失，门静脉和体静脉之间发生病理性短路，半乳糖代谢功能降低，血半乳糖清除率降低，糖异生障碍，50%患者发生低血糖，加重肝损害，并导致不可逆改变。

3. 脂类代谢　肝细胞受损时，胆固醇酯化障碍，血中胆固醇比例减少，血清胆固醇<2.3mmol/L，胆固醇酯低于总胆固醇40%，提示有肝衰竭。

4. 胆红素代谢　血中胆红素浓度常明显升高，每天可增加17.1μmol/L以上，血清总胆红素浓度≥171μmol/L以上为重型，>342μmol/L以上为极重型。

5. 肝酶谱　谷丙转氨酶升高，γ-GT升高，高胆红素升高，黄疸加重，而谷草转氨酶下降时，出现胆酶分离现象时，表明肝细胞大量坏死。

(三)特殊监测

1. *脑电图* 脑电图变化与肝性脑病分级相关，脑电图特点是主波频率减低及慢波增加，深度意识障碍时出现σ波。

2. *颅内压* 临床多采用硬脑膜下置压力传感器，用以诊断脑水肿，颅内压正常值为8～18 cmH_2O(相当于 6.2～13.4mmHg)，颅内压高低影响脑血流量，当颅内压过高时，脑血流灌注压下降，脑血流量减少，维持正常颅灌注压＞50～70mmHg，能够防止脑功能障碍进一步加重。

3. *影像学检查* B超和CT可以明确肝脏大小，结构及门静脉直径的变化，急性肝衰竭时，肝缩小，结构破坏，门静脉直径大于正常值。

(吴 强 何先弟)

第七节 弥散性血管内凝血

弥散性血管内凝血(disseminated intravascular coagulation，DIC)是在某些严重疾病基础上，由特定诱因引发的复杂的病理过程。致病因素使人体凝血系统被激活，促使血小板活化、纤维蛋白沉积，导致弥散性血管内微血栓形成；继之多种凝血因子和血小板消耗性降低；在凝血系统被激活的同时，纤溶系统亦可被激活，或因凝血启动而激活纤溶系统，导致纤溶系统增强，因而出现出血、栓塞、微循环障碍和微血管病性溶血等突出表现。

【病因】

易于发生DIC的基础疾病甚多，几乎遍及临床各科，其中以感染性疾病(31%～43%)最为常见，其次为恶性肿瘤(24%～34%)、妇产科(4%～12%)和严重创伤(1%～5%)，约占DIC发病总数的80%以上。近年来，医源性DIC日益引起重视，国外学者已将其列为DIC的重要病因之一，国内报道占4%～8%，在易致DIC的基础疾病中居第5位，其他病因则相对较少。

1. *严重感染* 以革兰阴性杆菌感染最为多见，如败血症、胆道和泌尿道感染、伤寒、中毒性菌痢等，其次为革兰阳性菌、病毒感染，如金黄色葡萄球菌感染、流行性出血热、重症肝炎等，此外还有立克次体、原虫、螺旋体、真菌感染等也是诱发DIC的重要因素。

2. *恶性肿瘤* 如急性白血病、恶性淋巴瘤、恶性组织细胞病、癌播散等。

3. *妇产科* 如羊水栓塞、感染性流产、重症妊娠中毒症、子宫破裂、胎盘早剥等。

4. *手术创伤* 如大手术、体外循环、骨折、大面积烧伤、蛇咬伤等。

5. *医源性疾病* 某些生物及酶制剂、纤溶抑制药、解热镇痛药等药物及医疗操作。

6. *全身系统疾病* 如恶性高血压、肺心病、ARDS、急性坏死性胰腺炎、急性肝功能不全、溶血性贫血、糖尿病酮症酸中毒、脂肪栓塞等。急性DIC主要由严重感染、创伤和大手术、羊水栓塞、胎盘早剥、梗阻性黄疸、白血病、溶血反应所致。慢性DIC主要见于广泛转移的各种晚期肿瘤、子痫、溶血尿毒综合征、糖尿病、器官移植等。

【诱因】

可诱导或促进DIC的发生、发展的原因主要包括以下几个方面。

1. 单核-巨噬细胞系统受抑，见于重症肝炎、脾切除、连续大量使用皮质激素。

2. 纤溶系统活性降低，主要见于抗纤溶药物使用不当或过量。

3. 妊娠等高凝状态。

4. 可致DIC“启动阈”下降的因素，如缺氧、酸中毒、血流淤滞、脱水、休克等。

【发病机制】

DIC的发病机制甚为复杂，且可因基础疾病不同而各异，归纳如下。

1. 组织因子释放，启动DIC的凝血活化过程　严重的创伤、烧伤、大手术、病理产科等导致组织损伤；肿瘤组织的坏死，白血病的放疗、化疗后，白血病细胞的破坏等情况下，可释放大量组织因子入血，通过激活因子Ⅶ启动外源凝血途径触发凝血反应，导致微血栓形成，启动DIC的凝血活化过程。目前强调组织因子(TF)在DIC发病中的主导作用。此外，一些进入血流的外源性物质，具有与组织因子相同的活性和作用，也可成为DIC的“始动”因素。

2. 血管内皮细胞损伤，凝血-抗凝调控失调　缺氧、酸中毒、抗原-抗体复合物、严重感染、内毒素等原因，可损伤血管内皮细胞，内皮细胞受损可产生如下作用。

(1)损伤的血管内皮细胞可释放大量的组织因子启动凝血过程，促凝作用增强。

(2)血管内皮细胞的抗凝作用降低。主要表现在：具有抗凝作用的血栓调节蛋白-蛋白C(TM/PC)系统和硫酸乙酰肝素/抗凝血酶Ⅲ(HS/AT-Ⅲ)系统功能降低；产生的TFPI减少。

(3)血管内皮细胞产生组织型纤溶酶原激活物(tPA)减少，而纤溶酶原激活物抑制物-1(PAI-1)产生增多，使纤溶活性降低。这个过程与凝血酶的形成无关。

(4)血管内皮损伤使NO、PGI_2、ADP酶等产生减少，抑制血小板黏附、聚集功能降低，而胶原的暴露可以使血小板的黏附、活化、聚集功能增强。

(5)带负电荷的胶原暴露后可使血浆中的血管舒缓素原PK-FⅪ-高分子激肽原(HK)复合物与FⅫ结合，一方面可通过FⅫa激活内源性凝血系统；另一方面PK-FⅪ-HK-FⅫa复合物中的PK被FⅫa分解为血管舒缓素，可激活激肽系统，进而激活补体系统等。激肽和补体产物也可促进DIC的发生。

3. 血细胞被大量破坏，血小板被激活，加速凝血反应　急性溶血、异型输血、疟疾、阵发性睡眠性血红蛋白血症等，血液中大量红细胞破坏，由于释放大量ADP，促进血小板黏附、聚集等，导致凝血。红细胞膜磷脂则可浓缩，局限Ⅶ、Ⅸ、Ⅹ及凝血酶原等凝血因子，导致大量凝血酶生成，促进DIC发病。白血病患者在放疗、化疗等致白细胞大量破坏时，释放组织因子样物质，可促进DIC的发生。血液中单核细胞、中性粒细胞在内毒素、IL-1、TNF-α等刺激下，可诱导表达TF，从而启动凝血反应。多种DIC致病因素可导致血小板损伤，使之在血管内皮处黏附、聚集并释放一系列内容物和代谢产物，加速、加重DIC进程。

4. 促凝物质释放入血液　急性坏死性胰腺炎时，大量胰蛋白酶入血，可激活凝血酶原，促进凝血酶生成。蛇毒，如斑蝰蛇毒含有两种促凝成分或在Ca^{2+}参与下激活FⅩ；或可以加强因子Ⅴ的活性，促进DIC的发生。而锯鳞蝰蛇毒则可以直接使凝血酶原变为凝血酶。此外，某些肿瘤细胞也可以分泌某些促凝物质，激活FⅩ。

上述病理变化将导致体内凝血酶形成。凝血酶为DIC发病机制中的关键因素。它一方面直接使纤维蛋白原转化为纤维蛋白形成血栓，同时通过对凝血因子和血小板等强大的正性反馈作用进一步加速凝血过程；另一方面可直接激活纤溶系统，加重凝血紊乱，使凝血与抗凝血功能平衡紊乱，促进微血栓的形成，导致DIC的发生、发展。

【临床表现】

DIC的临床表现可因原发病、DIC类型及分期不同而有较大差异。若凝血酶作用强则临床表现为血栓形成、器官缺血；若纤溶酶活性强，则表现为出血。

1. *自发性、多部位出血*　这是 DIC 最常见症状之一，出血部位多见于皮肤、黏膜、伤口、穿刺部位及内脏，出现血尿、便血、咯血及阴道出血等症状，严重病例可发生颅内出血。少数病例可见输液针头易堵塞及取血标本在针管中凝固等高凝状态。

2. *休克和(或)微循环衰竭*　其发生率为 25%～75%，常表现为一过性或持续性血压下降，早期即出现肾、肺、大脑等器官功能不全，易形成多脏器功能障碍(MODS)或多器官功能衰竭(MOF)，表现为肢体湿冷、少尿、呼吸困难、发绀及神志障碍等。休克亦可促进 DIC 的发展。

3. *微血管栓塞*　发生率在 55%～65%，栓塞分布广泛，表现为皮肤发绀、灶性坏死、脱落，多见于眼睑、四肢、胸背及会阴部；黏膜溃疡形成坏死、脱落，见于口腔、消化道、肛门等部位；深部器官栓塞多见于肾脏、肺、大脑，常导致急性肾衰竭、呼吸窘迫综合征、呼吸功能不全、意识障碍、颅内高压综合征等。

4. *微血管病性溶血*　约见于 25%的患者，严重时可有发热、黄疸、血红蛋白尿、贫血等表现。

5. *原发病表现*　如肿瘤、感染及手术创伤等可掩盖上述症状和体征，造成诊断困难。

【临床分型】

1. *按病理过程分型*　分为以血栓形成为主型和以纤溶过程为主型，两者特征见表 13-16。

2. *按临床经过分型*　分为急性型和慢性型，见表 13-17。

表 13-16　血栓形成为主型与纤溶过程为主型 DIC 主要特点比较

比较指标	血栓形成为主型	纤溶过程为主型
病因	多见于感染型 DIC	多见于肿瘤型 DIC
发病时期	DIC 早、中期	DIC 后期
临床特征	皮肤、黏膜坏死脱落、休克、脏器功能衰竭为主	多发或迟发性，出血为主
治疗原则	抗凝、血小板及凝血因子补充	抗纤溶治疗

表 13-17　急性型与慢性型 DIC 特点比较

比较指标	急性型	慢性型
基础疾病	感染、手术、创伤、病理产科、医源性因素	肿瘤、变态反应、妊娠过程
临床表现	微循环障碍、脏器功能衰竭严重多见，早期较轻，中后期严重而广泛	以轻、中度出血为主要表现，可无微循环障碍及脏器功能衰竭
病程	7d 以内	14d 以上
实验检查	多属失代偿型	多属代偿型或超代偿型
治疗及疗效	综合疗法、单独抗凝治疗可加重出血	抗凝与抗纤溶联合治疗有效
转归	较凶险	多数可纠正

【临床分期】

DIC 临床分期可分为临床前期(前 DIC)、早期(高凝期)、中期(低凝期)、晚期(纤溶亢进期)。DIC 临床前期亦称前 DIC(Pre DIC)，是指在 DIC 基础疾病存在的前提下，体内与凝血、纤溶过程有关各系统或血液流变学方面等发生了一系列病理变化，但尚未出现典型DIC临床症状及体征，或尚未达到DIC确诊标准的一种亚临床状态。

【辅助检查】

1. 血小板

(1)血小板减少：发生率为90%～100%，早期可进行性下降。因血小板大量破坏，新生血小板增加，使血小板平均体积增大。动态观察血小板计数更有意义，但应注意白血病、肝病患者的血小板数在发生DIC前已明显减少。

(2)血小板功能异常：发生率为50%～90%，包括血小板聚集功能异常、抗纤维蛋白溶解活性降低及黏附性异常(早期增加，中晚期降低)。

(3)血小板活化分子标志物增加：血浆中血小板第4因子(PF_4)、血栓烷B_2(TXB_2)、血小板α颗粒、膜蛋白-140(GMP-140)、β-血小板球蛋白(β-TG)等在早期DIC高凝状态时均可明显升高，是较为敏感的指标。

2. 凝血因子

(1)纤维蛋白原减低：发生率约75%，多低于1.5g/L，但早期可升高达4.0g/L以上，部分亚急性或慢性DIC患者无明显减少，故不能用于早期诊断。

(2)凝血酶原时间(PT)延长：发生率90%左右，DIC中、晚期，凝血酶原、因子Ⅴ、因子Ⅶ、因子Ⅹ及纤维蛋白原等因消耗和降解而下降，使PT延长。但DIC早期高凝状态时，PT可缩短。

(3)凝血酶凝固时间(TT)延长：因DIC时纤维蛋白原减少，血中肝素样物质增多，纤维蛋白降解产物增高，使TT明显延长，发生率62%～85%。延长超过正常对照5s者有助于DIC诊断。

(4)激活的部分凝血活酶时间(APTT)延长：发生率约65%，如延长超过正常对照者10s以上，对DIC有诊断价值，但在DIC早期也可缩短。

(5)其他凝血因子测定：因子Ⅷ：C、Ⅷ：C/vWF：Ag、Ⅴ、Ⅶ、Ⅹ、Ⅻ及组织因子等测定，对DIC的诊断有一定帮助。

3. 纤维蛋白单体(FM)及其复合物测定

(1)鱼精蛋白副凝(3P)试验：鱼精蛋白可与纤维蛋白降解产物(FDP)结合，使FM从可溶性FM-FDP复合物中分离出来，进而聚合形成纤维蛋白，致3P试验阳性。早期DIC时此试验阳性率为36.8%～78.3%。DIC晚期由于纤维蛋白原大量消耗，纤维蛋白单体失去来源，故3P试验呈阴性。

(2)乙醇胶(EGF)试验：原理同3P试验，阳性率略低，约50%，但特异性较高。

(3)可溶性纤维蛋白单体复合物(SFMC)测定：是反映高凝状态的敏感指标。DIC患者SFMC增高，纤维蛋白原降低，SFMC/纤维蛋白原比值明显升高。

4. 纤维蛋白溶解试验

(1)优球蛋白溶解(ELT)试验：DIC存在纤溶亢进，使优球蛋白溶解时间缩短，阳性率30%～40%，用于晚期诊断。

(2)纤溶酶原(PLG)测定：DIC中、晚期，大量纤溶酶原转化为纤溶酶，血中纤溶酶原水平下降，发生率50%～70%。

(3)纤维蛋白降解产物(FDP)测定：DIC中、晚期，纤维蛋白溶解亢进，血中FDP明显升高，以碎片Y、D、E为主，发生率86%以上。

5. 其他实验室检查

(1)外周血破碎红细胞观察：DIC时因微血管病性溶血，血中出现大量畸形或破碎红细胞及其碎片。血片中该类细胞超过2%，是DIC的重要佐证之一。

(2)抗凝血酶Ⅲ(AT-Ⅲ)测定：DIC因凝血因子激活，凝血酶产生过多，致AT-Ⅲ消耗，血中AT-Ⅲ活性下降。由于肝素的抗凝血酶作用依赖AT-Ⅲ，因而血中AT-Ⅲ水平可影响肝素疗效，且DIC治疗有效时，AT-Ⅲ回升较快而明显，因此，AT-Ⅲ检测被认为具有诊断、指导治疗及疗效监测等方面的意义。

(3)蛋白 C(PC)测定:DIC 时 PC 活性降低,发生率为 86%。本试验对 DIC 与血栓性血小板减少性紫癜的鉴别有较大意义。

(4)纤维蛋白生成与转换率加速可能是诊断早期 DIC 的一项敏感指标。

6. 常用诊断性分子标志物　与凝血相关的某些分子标记物是反映 DIC 凝血、纤溶激活或内皮损伤的早期特异性标志。分子标记物检测与上述传统 DIC 诊断指标相比,具有以下优点:①提高了 DIC 诊断的敏感性、特异性及可靠性;②对前 DIC 有较高应用价值;③为 DIC 疗效及预后判断提供了较客观指标。

(1)血栓调节蛋白(TM):Pre DIC 时,TM 明显升高,对 Pre DIC 诊断可能有重要意义。

(2)组织纤溶酶原激活物(tPA)及纤溶酶原激活物抑制物-1(PAI-1):两者均产生于内皮细胞,Tpa/PAI-1 复合物是诊断 Pre DIC 的敏感指标之一。

(3)凝血酶原片断 1+2(F1+2):F1+2 是凝血酶原在凝血活酶的作用下,最早释出的肽片断,它的存在标志着凝血活酶已经形成,凝血酶原的激活已经启动。在 Pre DIC 患者中,F1+2 明显升高。

(4)纤维蛋白肽 A(FPA):FPA 是纤维蛋白原在凝血酶的降解作用下,释放的第一个肽片段,可视为纤维蛋白即将形成的早期标志。Pre DIC 患者血 FPA 显著升高,对其诊断有重要意义。

(5)可溶性纤维蛋白单体复合物(SFMC):纤维蛋白原在凝血酶作用下释出 FPA 及肽 B(F P B),形成纤维蛋白单体,单体即可与 FDP 结合,形成 SFMC,SFMC 是凝血及纤溶激活的重要标志物。SFMC 在 Pre DIC 的诊断方面极有价值,其阳性率为 87%,敏感性为 97%,特异性达 83%,阳性结果预测有效性为 87%。

(6)组织因子(TF)及组织因子途径抑制物(TFPI):Pre DIC 时 TF 显著升高,但 TFPI 水平变化不大,故 TF/TFPI 值增大。

(7)凝血酶抗凝血复合物(TAT):TAT 是凝血酶按 1:1比例与抗凝血酶结合形成的复合物。为凝血酶生成的早期分子标志物。其对 Pre DIC 的诊断阳性率为 95%~98%,敏感性为 88%,特异性为 63%。在非白血病性 Pre DIC,TAT 水平更高,认为对白血病性 Pre DIC,TAT 更有诊断价值。

(8)D-二聚体:D-二聚体为交联纤维蛋白的特异性降解产物,在 Pre DIC 的诊断中具有较大价值。其阳性率 57%,阳性预测率 96%,特异性为 97%。近年发现,D-二聚体在 DIC 及血栓性疾病的诊断上敏感性可达 90%,但特异性仅为 37%。

(9)纤溶酶-纤溶酶抑制物(PIC):纤溶酶形成后,小部分与纤维蛋白结合发挥其纤维蛋白降解作用,多数则与 α_2-PI 结合形成 PIC 而被灭活。国外许多学者认为,PIC 是诊断 Pre DIC 的重要指标。

【诊断标准】

2001 年全国第 5 届血栓与止血会议标准。

1. 一般标准

(1)存在易于引起 DIC 基础疾病,如感染、恶性肿瘤、病理产科、大型手术及创伤等。

(2)有下列两项以上临床表现:①多发性出血倾向;②不易以原发病解释的微循环衰竭或休克:③多发性微血管栓塞症状、体征,如皮肤、皮下、黏膜栓塞坏死及早期出现的肾、肺、脑等脏器功能不全;④抗凝治疗有效。

(3)实验室检查符合下列标准(同时有以下三项以上异常):①血小板低于 100×10^9/L 或进行性下降;②纤维蛋白原<1.5g/L 或呈进行性下降,或>4.0g/L;③3P 试验阳性或 FDP>20mg/L 或 D-二聚体水平升高(阳性);④凝血酶原时间缩短或延长 3s 以上或呈动态变化或 APTT 延长 10s 以上;⑤疑难或其他特殊患者,可考虑行抗凝血酶、因子Ⅷ:C 及凝血、纤溶、血小板活化分子标记物测定。

2. 肝病合并 DIC 的实验室诊断标准　①血小板<50×10^9/L 或有两项以上血小板

活化产物升高（β-TG、PF_4、TXB_2、P-选择素）；②纤维蛋白原＜1.0g/L；③血浆因子Ⅷ:C活性＜50%；④凝血酶原时间延长5s以上或呈动态性变化；⑤3P试验阳性或血浆FDP＞60mg/L或D-二聚体水平升高。

3. 白血病并发DIC实验室诊断标准 ①血小板＜50×10^9/L或呈进行性下降或血小板活化、代谢产物水平增高；②血浆纤维蛋白原含量＜1.8g/L；③凝血酶原时间延长5s以上或呈动态性变化；④3P试验阳性或血浆FDP＞60mg/L或D-二聚体水平升高。

4. 基层医院DIC实验室诊断参考标准（同时有下列三项以上异常） ①血小板＜100×10^9/L或呈进行性下降；②血浆纤维蛋白原含量＜1.5g/L，或进行性下降；③3P试验阳性或血浆FDP＞20mg/L；④凝血酶原时间缩短或延长3s以上呈动态性变化；⑤外周血破碎红细胞比例＞10%；⑥红细胞沉降率低于10mm/1h。

5. 前DIC诊断参考标准 1999年全国第六届血栓与止血会议制定的前DIC诊断标准如下。

(1)存在易致DIC的疾病基础。

(2)有下列1项以上临床表现：①皮肤、黏膜栓塞，灶性缺血性坏死及溃疡形成等；②原发病的微循环障碍，如皮肤苍白、湿冷及发绀等；③不明原因的肺、肾、脑等轻度或可逆性脏器功能障碍；④抗凝治疗有效。

(3)有下列3项以上实验异常：①正常操作条件下，采集血标本易凝固，或PT缩短3s以上，APTT缩短3s以上；②血浆血小板活化分子标志物含量增加，如β-TG、PF_4、TXB_2、GMP-140；③凝血激活分子标志物含量增加：F1＋2、TAT、FPA、SFM C；④抗凝活性降低：AT活性降低，PC活性降低；⑤血管内皮细胞分子标志物升高：ET-1、TM。

6. 常用DIC诊断方法的敏感性及特异性 见表13-18。

表13-18 筛选基本试验的评价

检测指标	敏感度(%)	特异度(%)	诊断效率(%)
单个试验			
PLT	97	48	67
PT	91	27	57
PTT	91	42	57
TT	83	60	70
Fbg	22	100	65
AT	91	40	70
FDP	100	67	87
D-D	91	68	80
SC	23	73	51
串联试验(几个试验均为阳性)			
PT＋PTT＋TT	83	11	51
PT＋PTT＋Fbg	22	100	65
PT＋PTT＋FDP	91	71	86
FDP＋D-D	91	94	95

【鉴别诊断】

DIC 与原发性纤维蛋白溶解(原纤)、不伴有 DIC 的肝病全身出血鉴别,见表 13-19。

表 13-19 DIC 与原发性纤维蛋白溶解(原纤)、不伴有 DIC 的肝病全身出血鉴别

鉴别点	DIC	原 纤	不伴有 DIC 的肝病全身出血
病因	感染、病理产科、手术	常无,偶见于肝病	重症肝炎
血栓形成	常见	少见	无
休克	常见	少见	较少见
血小板计数	减少	正常	正常或减少
出血时间	延长	正常	正常或延长
红细胞形态	异常、盔形、刺形、碎片	正常	正常
乙醇胶试验	(+)	(-)	(-)
3P 试验	(+)	(-)	(-)
FDP 定量	增加	明显增加	一般正常
FDP/FgDP 比值	升高	降低	一般正常
连续稀释鱼精蛋白试验	(+)	(-)	(-)
碎片 D-二聚体	增加	无	无
优球蛋白溶解时间	正常或缩短	明显缩短	一般正常
纤维蛋白原定量	正常或减低	减低	正常或增加
因子Ⅴ	减少	减少	正常或减少
因子Ⅷ	降低	正常或稍降低	正常或增加
治疗	肝素早期有效	纤溶抑制药有效	补充凝血因子暂时有效

【急救措施】

DIC 的治疗原则是序贯性、及时性、个体性和动态性。主要治疗包括:①去除产生 DIC 的基础疾病的诱因;②阻断血管内凝血过程;③恢复正常血小板和血浆凝血因子水平;④抗纤溶治疗;⑤溶栓治疗;⑥对症和支持治疗。既往多主张以上①~⑤治疗措施可酌情同时进行;近年来则倾向按序贯方程治疗,即按上述顺序逐项进行,只在前一项治疗未获满意疗效时再进行下一项治疗。

1. *治疗基础疾病及消除诱因* 如控制感染,治疗肿瘤,产科及外伤的及时处理,纠正缺氧、缺血及酸中毒等。基础疾病的治疗及诱因的消除是终止 DIC 病理过程的关键措施,同时积极扩充有效循环血量、改善微循环、保护脏器功能是 DIC 的基本治疗,许多患者经此治疗后 DIC 可中止或自愈。但多数恶性肿瘤或白血病引起的 DIC 虽使用肝素及其他多种措施,DIC 仍难以控制,或仅获暂时效果,不久又再度恶化。

2. *抗凝治疗* 抗凝治疗是阻断 DIC 病理过程最重要的措施之一。其目的在于抑制广泛性毛细血管内微血栓形成的病理过程,防止血小板和各种凝血因子进一步消耗,为恢复其正常血浆水平、重建正常凝血与抗凝平衡创造条件。抗凝药的疗效与 DIC 的基础疾病、抗凝治疗时机、剂量和方法有关。

(1)肝素:肝素是最主要的抗凝治疗药物,目前,临床上使用的肝素分为沿用已久的标准肝素亦称"普通肝素"和近年由酶解法等获得的低分子量肝素。肝素可与抗凝血酶Ⅲ分子中的赖氨酸残基结合形成复合物,并使抗凝血酶Ⅲ之作用增强至少增加 1000 倍,从而灭活凝血酶及激活的因子Ⅹ,发挥较强抗凝效果。应用肝素治疗 DIC,主要是阻止体内凝血因子进一步消耗,防止微血栓形成,但对已形成的血栓无溶解作用。相关药理学、药动学及临床应用问题可参阅有关药学专著。

(2)水蛭素:目前主要使用基因重组水蛭素(r-Hirudin)。水蛭素为强力凝血酶抑制药。其作用不依赖 AT;抗原性弱,少有过敏反应;不与血小板结合,极少导致血小板减少;生物学稳定性好,不受体内其他因素影响;以原型从肾脏排出、毒性低等是其优点。水蛭素主要用于急性 DIC,特别是其早期,或用于血栓形成为主型 DIC 患者。用法:0.005mg/(kg · h),持续静脉滴注,疗程 4～8d。

(3)其他抗凝及抗血小板药物

1)DX90650:为特异性因子Ⅹa 抑制物,动物实验表明,对内毒素诱发 DIC 有防治作用。参考剂量:10～100μg/kg,口服,2～3 次/天。

2)单磷酸磷脂 A(Monophosphoryl Lipid A,MLA):动物实验表明,MLA 可显著降低内毒素诱发 DIC 的发生率及严重程度。参考剂量 5mg/kg,静脉滴注 1～2 次/天。

3)Nafmestat Mesilate(NM):人工合成的蛋白酶抑制药,主要作用于外凝系统,降低Ⅶa 活性,介导因子Ⅹa 活化。

4)复方丹参注射液:可单用或与肝素联合使用,具有疗效肯定、安全、无须严密血液监测等优点。剂量:100%复方丹参 20～40ml,加入 100～200ml 葡萄糖液中静脉滴注,2～4 次/d,疗程 3～5d。

5)AT-Ⅲ:AT-Ⅲ与肝素合用,可减少肝素用量,增强肝素疗程,减少肝素停用后的反弹性血栓形成倾向。临床上使用 AT-Ⅲ时,可同时加入肝素 500～1500U,有助于提高抗凝效果。用量:1500～3000U,静脉滴注,每天 2～3 次,可连用 5～7d。

6)右旋糖酐-40:500～1000ml,每天 1 次,疗程 3～5d,有辅助治疗价值。

7)双嘧达莫:每次 200～500mg,置入 100～200ml 液体内,静脉滴注,每天 1～2 次,速度宜缓。

8)阿司匹林:主要用于慢性或亚急性 DIC,每次 50～250mg,每天 2～3 次,可连用 5～10d 或更长时间。

9)噻氯匹定(Tidopidine):抗血小板药物,通过稳定血小板膜抑制 ADP 诱导的血小板聚集。临床已用于防治脑血栓形成。因血小板激活在 DIC 中有重要作用,故该药可用于急性及慢性 DIC 治疗。用法:250mg,口服,每天 2 次,疗程 5～7d。其不良反应主要为出血倾向。

10)脉酸酯(Foy):在日本已作为治疗 DIC 的常用药物,为多价丝氨酸蛋白酶抑制药,对凝血、纤溶、激肽及补体系统有多价抑制作用,对凝血酶、凝血因子Ⅹa 及纤溶酶等均有抑制作用,剂量:1000～2000mg/d,静脉滴注,每天 2 次,疗程 7～10d,该药可与肝素联合使用或单用。

3. 补充血小板及凝血因子 DIC 时大量凝血因子和血小板在微血管内血栓形成过程中被消耗,因此,临床出血症状严重时,应在病因治疗和充分抗凝治疗的基础上及时补充凝血成分和血小板,并且应在肝素化的情况下进行,以每毫升全血加用肝素 5～10U(每毫升血浆加用肝素 2.5～5U)为宜。适应证为有明显血小板或凝血因子减少的证据;已进行病因及抗凝治疗,DIC 未能得到良好控制者。

(1)新鲜全血:可提供血小板和去除组织因子、钙离子以外的全部凝血因子。为迅速纠正 DIC 的消耗性低凝状态,在心功能允许的条件下,可 1 次输血 800～1500ml,或按 20～30ml/kg 的剂量输入,以使血小板升至约 50×10^9/L,各种凝血因子水平升至正常含量的 50%以上。为避免因输入血小板和凝血因子再次诱发或加重 DIC,可在输血同时按每毫升血(其他血液制品亦然)加入 5～10U 标准肝素,并计入全天肝素治疗总量,称为“肝素化血液制品输注”。

(2)新鲜血浆:新鲜血浆所含血小板和凝血因子与新鲜全血相似,并可减少输入液体总量、避免红细胞破坏产生膜磷脂等促凝因子进入患者体内,是 DIC 患者较理想的凝血因子和血小板的补充制剂。血浆输入还有助于纠正休克和微循环。研究发现,45min 内输入 1000ml 新鲜血浆,可使血小板升至约 50×10^9/L,因子Ⅷ浓度由 20%提高至 100%,纤维蛋白原提高至 1.0g/L 以上。

(3)血小板悬液:血小板计数低于 20×10^9/L,疑有颅内出血或临床有广泛而严重的脏器出血的 DIC 患者,需紧急输入血小板悬液。血小板输注要求足量,首次用量至少在 4U 以上(每 400ml 新鲜全血所分离出的血小板为 1 个单位)。欲使血小板达到有效止血水平,24h 用量最好在 10U 以上。从理论上讲,患者血小板升至 50×10^9/L 以上时,方可避免严重的出血。输入血小板的有效作用时间,一般约 48h,如 DIC 病情未予良好控制者,需 1～3d 重复输注 1 次血小板。

(4)纤维蛋白原:适用于急性 DIC 有明显低纤维蛋白原血症或出血极为严重者。首剂 2～4g,静脉滴注,以后根据血浆纤维蛋白原含量而补充,以使血浆纤维蛋白原含量达到 1.0g/L 以上为度。由于纤维蛋白原半存期达 96～144h,在纤维蛋白原血浆浓度恢复到 1.0g/L 以上或无明显纤溶亢进的患者,24h 后一般不需要重复使用。

(5)其他凝血因子制剂:从理论上讲,DIC 的中、晚期,可出现多种凝血因子的缺乏,故在病情需要和条件许可的情况下,可酌用下列凝血因子制剂:①凝血酶原复合物(Prothrombin Complex Concentrate,PCC):剂量为 20～40U/kg,每次以 5%葡萄糖液 50ml 稀释,要求在 30min 内静脉滴注完毕。每天 1～2 次;②因子Ⅷ:C 浓缩剂:剂量为每次 20～40U/kg,使用时以缓冲液稀释,20min 内静脉输注完毕,每天 1 次;③维生素 K:在急性 DIC 时的应用价值有限,但是在亚急性和慢性型 DIC 患者,作为一种辅助性凝血因子补充剂仍有一定价值。

4. 纤溶抑制物

(1)适应证:①DIC 的病因及诱发因素已经去除或基本控制,已行有效抗凝治疗和补充血小板、凝血因子,出血仍难控制;②纤溶亢进为主型 DIC;③DIC 后期,纤溶亢进已成为 DIC 主要病理过程和再发性出血或出血加重的主要原因;④DIC 时,纤溶实验指标证实有明显继发性纤溶亢进。

(2)主要制剂、用法和剂量

1)氨基己酸(EACA):DIC 治疗一般用注射剂,每次 4～10g,以 5%葡萄糖或生理盐水 100ml 稀释,维持剂量 1g/h,小剂量每日 5g 以下,中等剂量每日 10g 以下,大剂量每日可达 20g。本品快速静脉注射可引起血压下降,休克者慎用。

2)氨甲苯酸(抗血纤溶芳酸,PAMBA):每次 200～500mg 加于葡萄糖液 20ml 中,静脉注射,每天 1～2 次,或加于液体静脉滴注,每小时维持量 100mg。

3)氨甲环酸(止血环酸):DIC 时多用注射剂。用量为氨基己酸的 1/10,每天 1～2 次,或静脉滴注,每小时维持量 0.1g。小剂量 0.5g/d,中等剂量 1.0g/d 以下,大剂量可达 2.0g/d。

4)抑肽酶(Aprotinin):抑肽酶系兼有抑制纤溶酶和因子Ⅹ等激活的作用,呈纤溶、凝血双相阻断，在理论上最适合于 DIC 的治疗。常用剂量 8 万～10 万 U/d，分 2～3 次使用。或首剂 5 万 U，随后 1 万 U/h，缓慢静脉注射。

5. 溶栓疗法

(1)适应证：①血栓形成为主型 DIC，经前述治疗未能有效纠正者；②DIC 后期，凝血和纤溶过程已基本终止，而脏器功能恢复缓慢或欠佳者；③有明显血栓栓塞临床和辅助检查证据者。

(2)主要制剂

1)尿激酶(Urokinase，UK)：因本药不具纤维蛋白选择性，注入体内可致全身性纤溶激活和纤维蛋白原降解。首剂 4000U/kg，静脉注射，随之以 4000U/h，持续滴注，可持续用药 3～5d。

2)单链尿激酶(Single Chain Urokinase Plasminogen Activator，scu-PA)：亦称“前尿激酶”，激活纤溶作用依赖于纤维蛋白的存在，特异性较强，疗效较强而致纤溶亢进作用较弱。剂量和用法：80mg，加入 5%～10%葡萄糖内静脉滴注，60～90min 输注完毕。每天1～2 次，持续用药 3～5d。

3)t-PA：为近年研制的高效特异性纤溶酶原激活药，可选择性激活纤维蛋白血栓中的纤溶酶原。剂量和用法：首剂 100mg，静脉注射，随后 50mg/h 持续滴注，共 2h，第 2～3 天可酌情重复。

4)乙酰化纤溶酶原-链激酶激活蛋白复合物(acyacylated plasminogen SK activator complex，APSAC)：为新型高效溶栓药物，在体外无溶栓活性，进入血液后与纤维蛋白结合，通过乙酰化而暴露活性中心，激活血栓中的纤溶酶原，促进血栓溶解。剂量和用法：首剂 30mg，5min 内静脉注射，6h 后可以等量静脉滴注。

6. 其他治疗

(1)皮质激素：不作常规应用，但下列情况可予以短期应用：①基础疾病需皮质激素治疗者；②感染致中毒性休克并发 DIC 已经抗感染治疗者；③并发肾上腺皮质功能不全者；④血小板重度减少，出血症状严重者；⑤DIC晚期以纤溶为主者；常用剂量：氢化可的松 100～300mg/d，静脉滴注。

(2)山莨菪碱有助于改善微循环及纠正休克，DIC 早、中期可应用，每次 200mg，静脉滴注，每天 2～3 次。

7. 治疗方案的选择　由于 DIC 的基础疾病不一，同一患者在不同时期病理改变不同，故治疗必须高度个体化。同时积极扩充有效循环血量，改善微循环，纠正电解质与酸碱失衡、营养不良，保护脏器功能等综合治疗。近来国外学者推荐序贯治疗方案，Bick 将 DIC 治疗分为以下四个步骤：①基础疾病的治疗及消除诱因；②4～6h 后病情继续进展，应加用抗凝治疗；③病情未见好转时，补充凝血因子及血小板；④约 3%患者虽经上述治疗，效果仍欠佳，可给予抗纤溶治疗。该治疗原则虽较合理，但临床实施有一定困难，因为：①DIC 多数发展迅猛，治疗措施逐项实施常易延误病情；②许多 DIC 病因一时难以治愈或控制；③DIC 病情发展各阶段常有重叠或交叉，逐项序贯治疗较难进行。故择项应用较为合理，在治疗 DIC 基础疾病的共同前提下，根据临床及实验室资料，参照个体化之原则，选择使用抗凝、凝血因子补充及抗纤溶治疗等措施。

(郑胜永　何先弟)

第 14 章　急诊常用诊疗技术

下面详细介绍 20 大项急诊常用诊疗技术。有关“Swan-Ganz 导管插入法”可参考“第 13 章第二节循环功能障碍”的“血流动力学监测”部分，此处不再重述。

一、建立静脉通道

(一)外周静脉穿刺术

【基本要求】

静脉穿刺术(venous puncture，VP)是临床应用最广泛、最基本的护理技术操作之一，也是临床治疗、抢救患者的重要给药途径之一。VP 水平的高低直接影响急诊、危重患者抢救的成功率和临床疗效。VP 因患者年龄、疾病、治疗不同，其穿刺部位的选择也各不相同，3 岁以下的小儿常采用头皮正中、额浅、颞浅等静脉，3 岁以上的小儿及成人常采用四肢远端浅表静脉，在非特殊情况下，以上肢远端的浅静脉为主要穿刺部位。一般选择容易固定的静脉，如桡侧皮静脉、尺侧皮静脉、前臂正中静脉，下肢可穿刺隐静脉。用静脉留置导管，可避免急救和转运途中的滑脱及静脉壁损伤。小儿要用夹板固定静脉穿刺的肢体(图 14-1)。

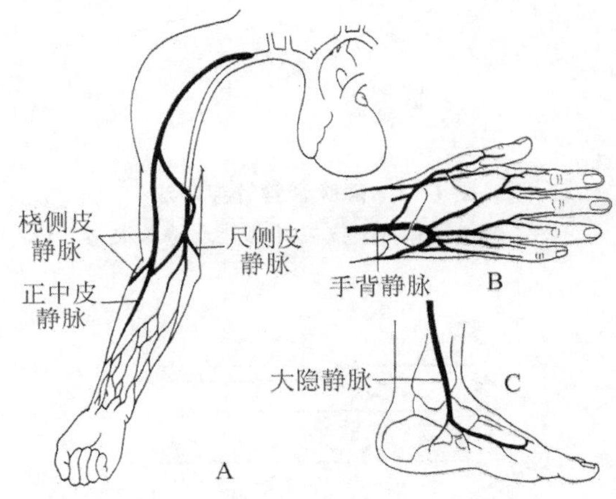

图 14-1　常用周围静脉穿刺部位

A. 上肢浅静脉；B. 手背静脉；C. 大隐静脉

【操作方法】

以静脉留置导管穿刺为例。穿刺部位静脉的近心端扎止血带，消毒局部，轻拉穿刺静脉下方的皮肤以使其固定。平稳进针，针尖进入血管后有血回流。再稍进针，待外套管进入血管后拔去金属内芯，如仍有血流出，表示导管已在静脉内，再将外套管推进血管内少许，即可连接输液装置。胶布固定之(图 14-2，图 14-3)。

【失败原因】

主要有内芯和外套管之间夹有穿刺处的皮肤；虽有回血，外套管还没有进入血管内；进针或拔内芯时，内芯刺破外套管刺穿血管(图 14-4)。

【缺点】

在患者休克时，外周静脉塌陷明显，导致穿刺困难；在心肺复苏时外周静脉中的药物到达心脏的时间明显延长，延误抢救时机。临床上一般选用上肢静脉和颈外静脉，并在注射抢救药物后，立即给予液体冲洗等方法，来弥补以上缺点。

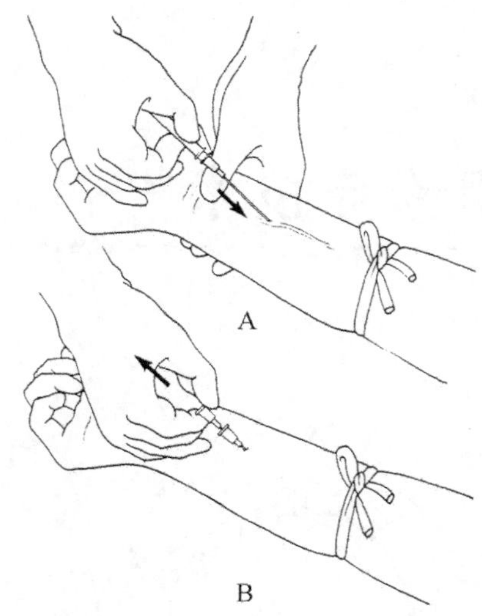

图 14-2 静脉套管针穿刺法

A. 穿刺静脉；B. 拔去针芯接通输液装置

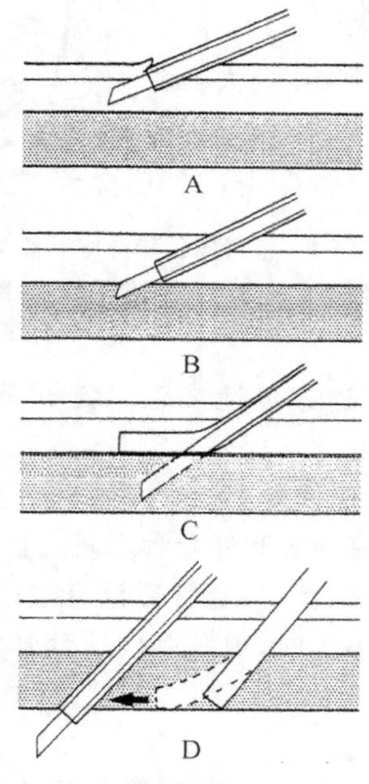

图 14-3 静脉套管针穿刺法

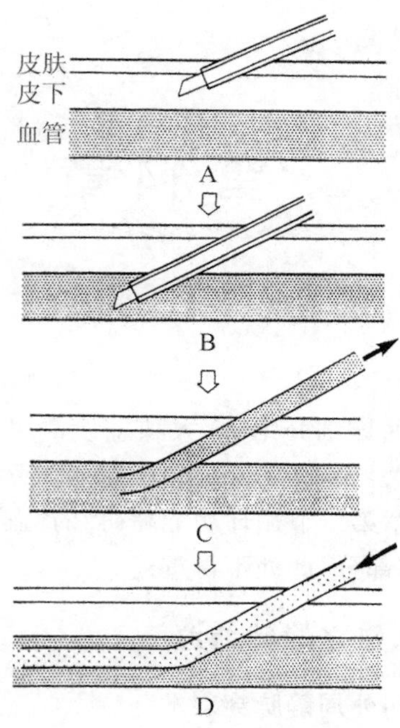

图 14-4 穿刺失败的原因

(二)中心静脉穿刺置管术

中心静脉穿刺置管术是目前临床广泛应用的一种重要的临床技术，距今已有 60 余年的历史。20 世纪 80 年代出现的 Seldinger 技术极大的提高了中心静脉穿刺的成功率和安全性。中心静脉置管是临床上快速补液、测量静脉压、监测右心负荷、输注肠外营养的重要手段。穿刺路径通常有颈内静脉、锁骨下静脉、股静脉。穿刺成功的关键在于精确的静脉解剖结构定位。越来越多的证据表明，在 B 超引导下穿刺可以提高穿刺成功率和安全性。

【适应证】

①各型休克、脱水、失血、血容量不足或其他危重病患者无法做周围静脉穿刺者；②需接受大量快速补液或输血患者；③需长期静脉输注高渗或有刺激性液体及实施完全肠外营养者；④测量 CVP、CO、PAWP 等；⑤安置心脏临时起搏器；⑥需反复静脉取血化验及临床研究；⑦用于血液净化术。

【禁忌证】

①穿刺部位有外伤或感染；②严重凝血功能障碍；③患者兴奋、躁动，极为不合作者。以上禁忌均为相对禁忌证，临床上可以通过更换穿刺部位、输注凝血因子、镇静等方法改

善患者的穿刺条件，及时建立安全可靠的静脉通道对危重患者尤为重要。

【并发症】

①气胸、血胸；②出血、血肿形成；③创伤性动静脉瘘；④神经损伤；⑤胸导管损伤；⑥空气栓塞；⑦血栓形成和栓塞；⑧导管相关性血行感染；⑨大血管和心脏穿孔。

【穿刺路径】

1. 锁骨下静脉穿刺插管术

(1)基本要求：锁骨下静脉穿刺插管术是在穿刺基础上插管，适用于需持续补液的患者，以使患者免遭频繁穿刺浅静脉之苦，必要时也可做采血化验、插管加压输液、中心静脉压测定、放置 Swan-Ganz 导管、输入胃肠外营养、临时安装起搏器。该静脉口径大，位置恒定，为深静脉穿刺之首选静脉。

(2)操作方法：以"三中点法"(图 14-5)为例。患者取舒适体位，选锁骨中点下缘为 A 点，胸壁和上臂形成的腋窝皱褶为 B 点，A 点与 B 点的连线中点为穿刺进针点(C 点)，如腋窝皱褶点因皮下脂肪多而难以确定者，可以用该处胸大肌肌腱定位。与胸壁呈 30°～40°，朝锁骨中点方向进针，浅可在 2～3cm、深可在4～5cm 处即可刺入锁骨下静脉(理想部位为图中阴暗部分)，Seldinger 法依次置入导丝，拔出穿刺针，扩张穿刺局部皮肤后即可沿导丝插入静脉导管。抽吸导管仍有回血，插管即告成功。拔去导丝，固定导管。

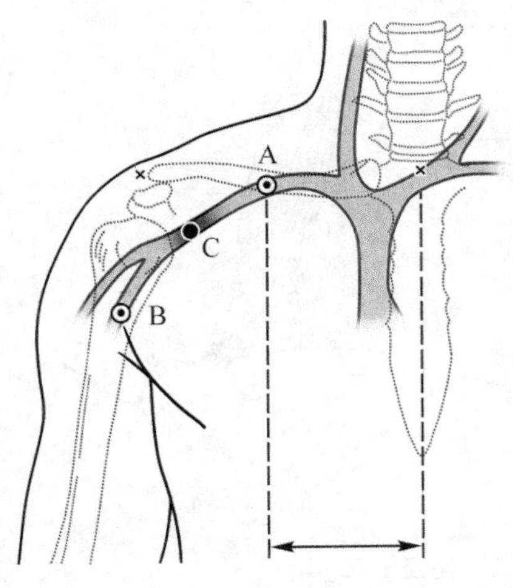

图 14-5　"三中点法"锁骨下静脉穿刺

(3)主要优点："三中点法"锁骨下静脉通路技术与其他的静脉穿刺方法相比，有其独特的优势：①解剖位置相对固定，部位易显露，穿刺成功率高；②容易保持穿刺针口清洁，换药固定，并发症少；③输液间期用肝素封闭，患者可自由活动，立卧位均可携带；④导管视病情发展，可作长期留置。总之，"三中点法"定位准确、操作快速、容易掌握、成功率高、各种并发症少，是目前抢救急诊危重患者值得推荐的一种安全、快速、有效的静脉通路新技术和好方法。

2. 颈内静脉穿刺插管术　颈内静脉可分为三段，甲状软骨上缘水平以上为上段，甲状软骨上缘水平以下再分成中、下段：上段在胸锁乳突肌内侧，中段在由胸锁乳突肌的胸骨头和锁骨头与锁骨所形成的三角内，下段在胸锁乳突肌的锁骨头前部的后侧。

(1)基本要求：颈内静脉是上腔静脉系的主要属支之一，离心脏较近，当有心房舒张时管腔压力较低，故穿刺插管时要防止空气进入形成气栓。穿刺时穿刺针进入方向不可过于偏外，因静脉角处有淋巴导管(右侧)或胸导管(左侧)进入，以免损伤。穿刺针不可向后过深以免损伤静脉后外侧的胸膜顶造成气胸。选右侧颈内静脉比左侧安全幅度大，且易于成功，因右侧颈内静脉与右侧头臂静脉、上腔静脉几乎呈垂直位，插管插入颈内静脉后可继续向下垂直推进也无失误的可能。穿刺针进入静脉后可抽到回血，确认是静脉血后即可开始插管。插管方法同前。

(2)操作方法

1)前路穿刺：穿刺点在胸锁关节和耳垂后方乳突之间连线的中点，于胸锁乳突肌的内侧缘进针，针头指向同侧乳头，针与冠状面成 30°～40°。

2)中路穿刺：在胸锁乳突肌的胸骨头和

锁骨头与锁骨所形成的三角的顶点，颈总动脉搏动的稍外侧进针，针头指向同侧乳头，针与皮肤面成 30°，进针 2～4cm 即可。

3）后路穿刺：在胸锁乳突肌外侧缘后方，锁骨上 2 横指处进针。针头指向同侧胸锁关节的后面（图 14-6，图 14-7）。

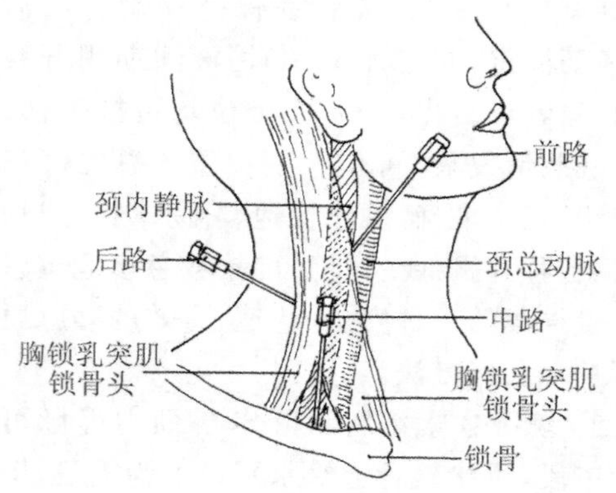

图 14-6　颈内静脉穿刺（进针方向）

3. 股静脉穿刺插管术　股静脉与股动脉伴行，股静脉近心端位于腹股沟韧带约内 1/3 处，在股动脉内侧 0.5cm，其内侧为股管，外侧为股动脉，股神经位于股动脉外侧。当颈胸部穿刺风险较大时，股静脉常为替代途径。由于该部位容易污染，所以消毒、无菌操作、后期护理较为重要。

（1）基本要求：股静脉穿刺的术前准备及操作流程与锁骨下和颈内静脉的穿刺置管技术基本相同。操作前该部位应该清洗、备皮。

（2）操作方法：患者仰卧位，大腿外展，外旋约 45°，可将小枕垫于臀部大腿下，充分暴露腹股沟区。穿刺点选于腹股沟韧带股动脉搏动点最明显处内侧 0.5～1.0cm，下 1.0cm。针头指向脐部，针与皮肤保持 25°～30°，一般进针 2～4cm 可达股静脉。

4. 外周置入中心静脉导管术　外周置入中心静脉导管术（peripherally inserted central catheter，PICC）广泛应用于临床近 20 年。

（1）基本要求：PICC 穿刺包内物品齐全，由专业护士床边即可穿刺。导管材料为硅胶，柔软、弹性好，总长度为 65cm（新生儿导管长 50cm），可根据个体及治疗需要预先进行裁剪，导管上的厘米刻度标记使修剪导管时更为容易、准确。置管成功后，导管尖端位于腔静脉，可通过放射影像学确认导管及其尖端的位置。

（2）适应证：高渗药液、葡萄糖浓度＞10％、刺激性或毒性药物治疗、长期静脉输液、静脉保护、外周静脉限制、23－30 周的早产儿（极低体重儿＜1.5kg）、家庭静脉治疗。

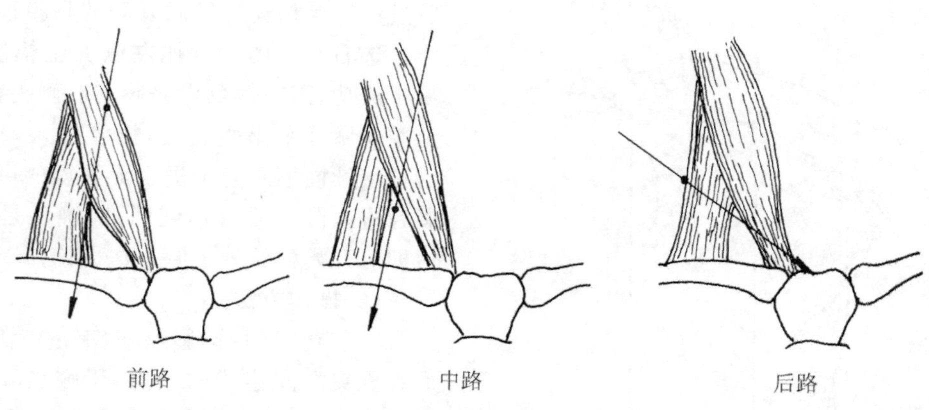

图 14-7　颈内静脉穿刺的三个途径

(3)禁忌证:肘部静脉血管条件差、穿刺部位有感染或损伤、乳腺癌术后患侧臂静脉。

(4)操作方法

1)贵要静脉:为 PICC 插管的首选。此静脉直、粗、静脉瓣较少,当手臂与躯干垂直时,为最直和最直接的途径,经腋静脉、锁骨下无名静脉,达上腔静脉。90% 的 PICC 放置于此。

2)肘中静脉:为 PICC 次选。此静脉粗直,但个体差异较大,静脉瓣较多。理想情况下,肘正中静脉加入贵要静脉,形成最直接的途径,经腋静脉、锁骨下无名静脉,达上腔静脉。

3)头静脉:为 PICC 的第 3 选择。此静脉前粗后细,且高低起伏。在锁骨下方汇入腋静脉,进入腋静脉处有较大角度,可能有分支与颈静脉或锁骨下静脉相连,使患者的手臂与躯干垂直将有助于导管插入。

(5)优点:优点是只需外周穿刺,穿刺危险小、创伤小、成功率高,外周留置感染率低(<2%),留置时间长(数月至 1 年以上),经济有效且容易拔管,能提供稳定的静脉输液,减少护士的工作量,并易于家庭自我护理,提高患者的舒适度和满意率。

(6)术后护理

1)换药:PICC 穿刺术后的护理,最关键的就是换药。穿刺后第一个 24h 更换 1 次敷料。以后每周常规换药 3 次。操作时应注意沿导管方向向上揭去敷料,以免将导管拔出。

2)更换肝素帽:每周 1 次。

3)封管:注意正压封管,用 10～100U/ml 稀释的肝素封管,每次 2～5ml;每 12 小时封管 1 次,限用 5～10ml 注射器封管。

4)记录:进行动态记录。

5)拔管:轻缓地将导管拔出,注意不要用力过度,拔管后 24h 内要用无菌敷料覆盖伤口,以免发生拔管后静脉炎。

5. *静脉切开术*　休克或循环血量减少时周围静脉瘪陷,致使静脉穿刺困难,此时应积极行静脉切开,因为中心静脉穿刺便捷和实用,常代替静脉切开。

(1)基本要求:准备静脉切开包,选择血管粗、易固定的部位,通常选在下肢内踝前走行的大隐静脉处。

(2)操作方法:切开处静脉近心端可扎止血带。消毒铺洞巾,必要时加局麻。在选定的静脉处横行(或纵行、斜行)切开皮肤 1～2cm。用蚊式钳钝性分离静脉周围组织后,用血管钳挑出静脉。在静脉下引出两条结扎线,两线之间最好有 1cm 以上的静脉段。结扎远端的线,提起近心侧的线,在其间用眼科剪刀斜行剪开静脉直达内腔。直视下向静脉腔内插入导管数厘米后,结扎牵引线以固定导管。接输液装置,缝合皮肤,覆盖敷料(图 14-8,图 14-9)。

剪开血管时,难以掌握剪口的大小。可用 6 号注射针头横行刺穿静脉,并稍向上挑起静脉,用尖刀片沿注射针划断其上方的部分,即可切开部分静脉壁。切开口的大小,决定于针头穿过静脉横断面的位置,一般以穿过静脉断面的 1/2 为宜(图 14-10)。

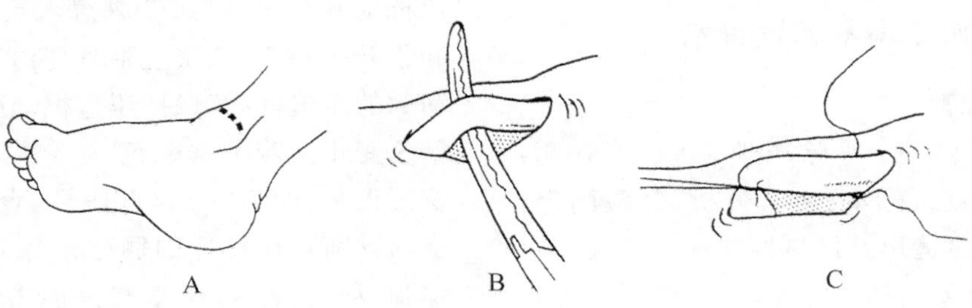

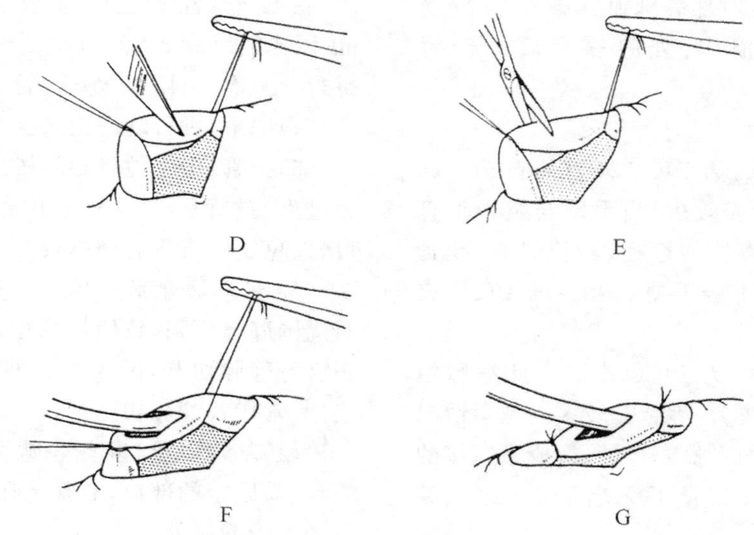

图 14-8 大隐静脉(踝部)切开术

A. 选取切开部位;B. 分离出静脉;C. 静脉下放置结扎线;D、E. 剪开静脉壁;F. 插入导管;G. 结扎固定导管

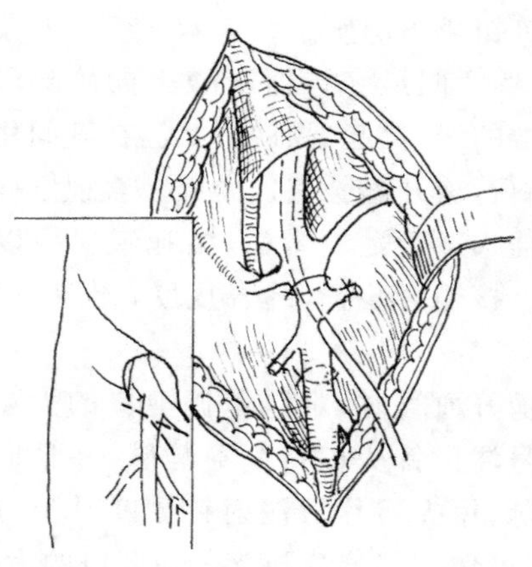

图 14-9 大隐静脉(股部)切开术

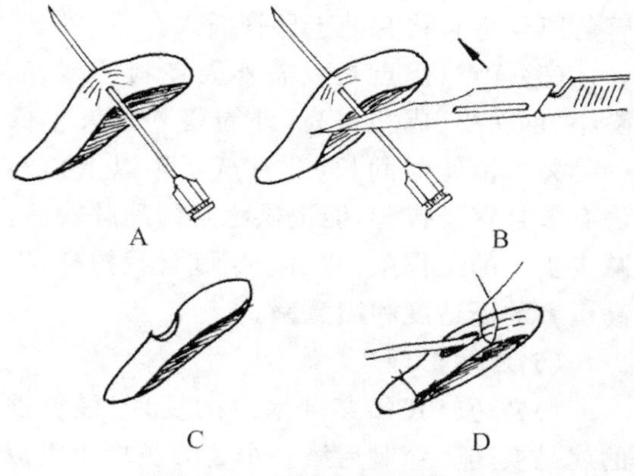

图 14-10 静脉切开置管技巧

(吴 强 汪华学)

二、动脉穿刺术和置管术

【适应证】

①重度休克:动脉压监测,CO 监测;②反复抽动脉血标本:血气分析,乳酸测定;③选择性动脉造影及区域性化疗。

【禁忌证】

①出血倾向;②穿刺局部有感染;③Allen 试验(Allen 试验:①术者用双手同时按压桡动脉和尺动脉;②嘱患者反复用力握拳和张开手指 5~7 次至手掌变白;③松开对尺动脉的压迫,继续保持压迫桡动脉,观察手掌颜色变化。若手掌颜色 5s 之内迅速变红或恢复正常,即 Allen 试验阴性,表明尺动脉和桡动脉间存在良好的侧支循环,可以行动脉穿刺;相反,若 5s 手掌颜色仍为苍白,即 Allen 试验阳性,这表明手掌侧支循环不良,不

可行动脉穿刺。)阳性者(桡动脉置管术)。

(一)动脉穿刺术

目的是抽取动脉血液标本进行各种实验室检查如血气分析等。

【基本要求】

准备 2～5ml 带针头的干燥无菌注射器,隔绝空气用的橡皮塞,肝素液(浓度为 1 000U/ml)。

【操作方法】

抽取肝素液湿润注射器针头和针管壁,排出空气和多余的肝素液。确定穿刺动脉的部位,可选择桡动脉、肱动脉或股动脉。触摸动脉搏动并固定动脉,消毒穿刺部位皮肤。针头与皮肤成 45°角进针,对准搏动的血管刺入。进入血管时可有脱空感,并有血液流进注射器内。也可稍加抽吸看有无回血。抽取 2～3ml 动脉血后,拔出针管,立即用橡皮塞封堵针头口。在两掌间搓揉针管数分钟以使肝素与血液混匀。按压穿刺部位 5～10min 以防出血。冰箱保存标本或立即送检。

(二)动脉置管术

目的是为持续精确地监测动脉压、多次获取动脉血标本、测定心排血量、血液净化的通路、经动脉输液、输血等建立静脉通道。

【基本要求】

准备带内芯的穿刺针、导丝和留置导管。

【操作方法】

1. 股动脉置管　穿刺点在腹股沟韧带下方 2cm 股动脉搏动处,备皮、消毒局部,置无菌巾,术者戴消毒手套。手指触摸动脉搏动确定位置后,固定血管,在触摸动脉的两手指之间进针。穿刺点可加局部麻醉。以 45°刺入皮肤和动脉,见到回血后拔出针芯,放入导丝,将导丝留于动脉内,拔出穿刺针。动脉导管内腔穿过导丝,在导丝的引导下,插进动脉内。必要时可用动脉扩张导管扩开穿刺的隧道,以利导管顺利插入。导管位置合适后,拔出导丝。连接导管接头。缝扎固定导管于皮肤上,局部消毒包扎。

2. 桡动脉置管　在桡骨远端近腕关节处触摸桡动脉搏动,消毒置无菌巾,局部麻醉。局部可做小切口,或直接穿刺。操作同上述(图 14-11 至图 14-13)。

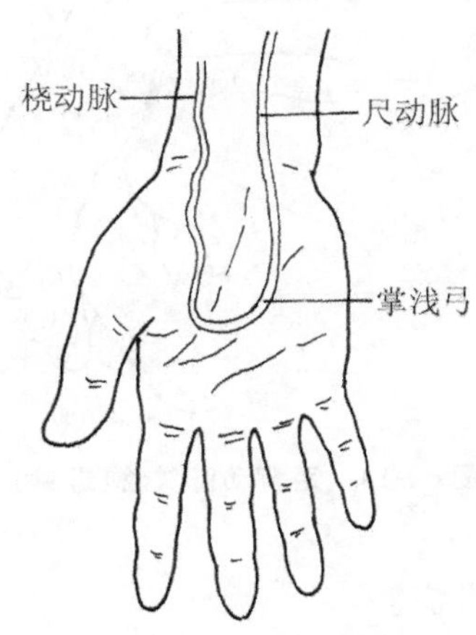

图 14-11　桡动脉置管(穿刺部位)

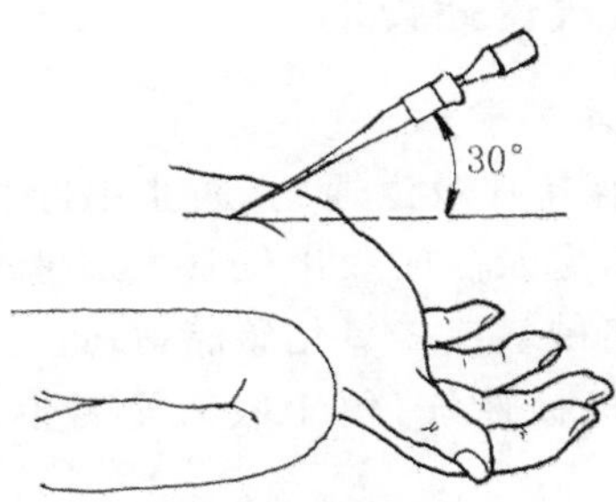

图 14-12　桡动脉置管(穿刺)

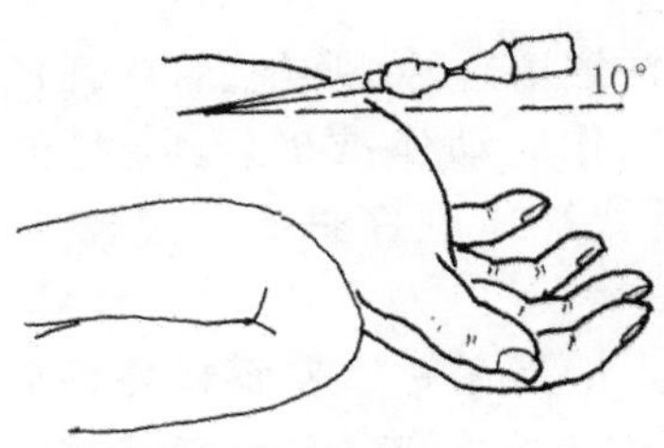

图 14-13　桡动脉置管(进针)

3. 足背动脉置管　先阻断足背动脉,检查有无苍白、甲皱循环充盈缓慢等足趾缺血征象。证实除足背动脉外还有侧支动脉供血后，即可进行穿刺。方法同上述(图 14-14)。

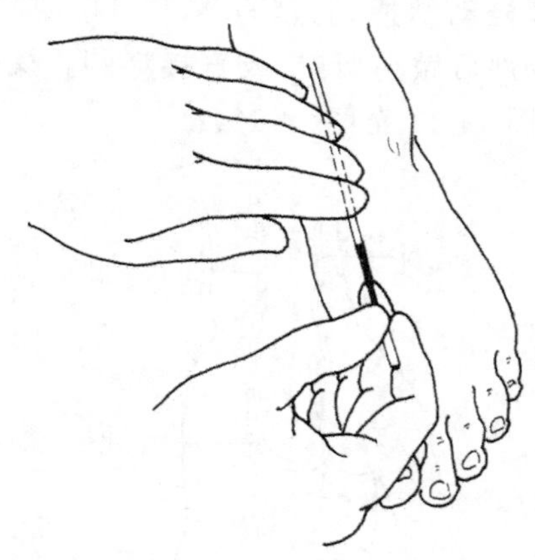

图 14-14 足背动脉置管(进针)

【并发症】

血栓形成、栓塞、出血、感染等。

(吴 强 汪华学)

三、气管插管术

【基本要求】

1. 保持呼吸道通畅，防止呕吐物、分泌物流入气管及随时吸出气管内痰液或血液，防止患者缺氧或二氧化碳潴留；进行有效的人工或机械通气；便于吸入全身麻醉药的应用。

2. 正确选择插管途径、方法及合适口径和长度的气管导管，估计插管有困难者选用清醒插管。

3. 注意用具(特别是气管导管)的消毒。

4. 操作时动作准确轻柔，避免组织损伤，按插管操作顺序进行。显露声门力求清楚。

5. 无论是在局部表面麻醉或全身麻醉下插管，都应要求麻醉完善，避免喉(及气管)痉挛和不利的应激反应。

【适应证】

1. 全身麻醉　主要包括：①全麻时患者神志消失，不能保持呼吸道通畅；②全麻中用药皆对呼吸有不同程度的抑制；③全麻时多复合应用肌松药，致使呼吸肌力抑制或完全无力；④使麻醉管理更为安全有效；⑤胸外科手术有时需将两肺“隔离”，可将导管经声门插至隆突以下的支气管内，称为支气管内插管；⑥手术短小，全麻过程中麻醉者能明确保证患者呼吸道通畅，能进行口罩法人工通气者，可以不行气管插管。

2. 危重患者抢救　主要用于以下情况：①严重呼吸衰竭患者需要进行有创机械通气治疗；②心肺复苏：在不影响心脏复苏情况下，插管愈早愈好；③误吸患者：插管吸引，必要时作肺冲洗术；④药物中毒；⑤新生儿严重窒息。

【禁忌证】

1. 怀疑颈椎有骨折。

2. 明显喉头水肿、气道急性炎症及咽喉部脓肿、口底蜂窝织炎(Ludwig angina)或声门及声门下狭窄、下呼吸道梗阻者。

3. 颞下颌关节固定，张口困难，下颌骨骨折或上颌骨骨折，口腔上下牙已固定；咽腔软腭，扁桃体、咽旁间隙肿物如神经髓鞘瘤、神经瘤等，喉镜插不进去，不宜经口气管插管。

4. 舌癌不宜经口气管插管。

5. 胸主动脉瘤压迫气管、严重出血素质者，应百倍谨慎。

【术前准备】

1. 充分估计插管的难易程度，决定插管的途径和方法。

这里简单介绍两种评估方法。“MOANS”法则为评估面罩通气困难的方法。MOANS是指面罩密闭性差(Mask seal poor)、肥胖(Obesity)、老年(Aged)、没有牙齿(No teeth)、通气对抗(Stiff)。“LEMON”法则是用来评估气管插管的方法。LEMON是指观察外部特征(Look)判断通气及插管的难易、3-3-2 评估(Evaluate the 3-3-2 rule)、Mallampati 分级、有无梗阻(Obstruction)、颈部活动度(Neck mobility)。“3-3-2”

法则是指以患者的手指为标准，分别测量张口度、颏骨-舌骨距离、舌骨-甲状软骨切迹距离分别满足 3 指、3 指、2 指，则插管困难发生率低。Mallampati 分级患者取坐位，尽可能张嘴并伸出舌头，检查者面对患者，根据所能见到的口咽结构进行分级：Ⅰ级，可见咽腭弓、软腭、悬雍垂；Ⅱ级，可见咽腭弓、软腭，悬雍垂被舌根遮盖；Ⅲ级，仅能见到软腭；Ⅳ级能见到舌根，无法看到软腭。通常随着分级增加，困难气管插管的发生率也随之升高。

2. 检查通气机和供氧条件：①供氧设备（中心供氧或氧气瓶）是否无碍，能充分供氧；②钠石灰有无失效；③通气机及回路有无漏气；④麻醉面罩是否良好合适。

3. 插管用具的准备：①喉镜：注意镜片大小，电源接触及亮度；②气管导管及管芯：选择管径合适的导管，并备用比选用导管大及小一号的导管各一根；③喷雾器：应注明麻药名称和浓度；④口塞、衔接管、管钳等。

4. 检查吸引器、吸引导管、吸液瓶，注间吸力是否够大。

【操作方法】

1. 经口腔明视插管术

(1)将患者头部后仰，加大经口腔和经喉头轴线的角度，便于显露声门。

(2)喉镜应由口腔的右边放入（在舌右缘和颊部之间），当喉镜移向口腔中部时，舌头便自动被推向左侧，不致阻碍插管的视线和操作（不要将舌头压在镜片下）。

(3)首先看到悬雍垂，然后将镜片提起前进，直到看见会厌。

(4)挑起会厌以显露声门。如用直镜片，可伸至会厌的声门侧后再将镜柄向前上方提起，即可显露；如系采用弯镜片则将镜片置于会厌舌根交界处（会厌谷），用力向前上方提起，使舌骨会厌韧带紧张，会厌翘起紧贴喉镜片，声门才能得以显露。

(5)显露声门后，如果两条并列的浅色声带（声襞）已然分开且不活动，即可进行插管。如清醒插管时声带仍敏感，应予以表面麻醉。

(6)插管时以右手持管，用拇指、示指及中指如持笔式持住管的中、上段，由右侧方进入口腔，直到导管已接近喉头才将管端移至喉镜片处，同时双目经过镜片与管壁间的狭窄间隙监视导管前进方向，准确灵巧地将导管尖插入声门。插入气管内深度成人以不超过 4～5cm 为度。

(7)当借助管芯插管时，在导管尖端入声门后，可令助手小心将其拔出，同时操作者必须向声门方向顶住导管，以免将导管拔出。管芯拔出后，立即顺势将导管插入气管内。

(8)导管插入气管经前述方法确认，且两肺呼吸音都好后再予以固定（图 14-15，图 14-16）。

2. 经鼻腔明视插管术

(1)选一较大鼻孔以 1% 丁卡因作鼻腔内表面麻醉，并滴入 3% 麻黄碱，使鼻腔黏膜麻醉和血管收缩，减少患者痛苦，增加鼻腔容积，并可减少出血。

(2)先用较口腔插管为细的气管导管，插入时不应顺鼻外形即与躯干平行的方向，而应取腹背方向进入，导管进入口咽部后开始用喉镜显露声门。

(3)用喉镜显露声门的方法及要领与经口明视插管相同。

(4)显露声门后，左手稳固地握住镜柄，同时右手将导管继续向声门方向推进。当导管达会厌上方时，可利用插管钳经口腔夹住导管的前端，将导管送入声门。成功后导管可直接用胶布固定在患者的鼻面部（图 14-17）。

3. 经口腔盲探插管术　可应用食管气道双腔通气导管。经口插入食管后，将该套囊充气以防反流或气体被压入胃内。衔接经咽部通气的导管进行通气或供氧。适用于紧

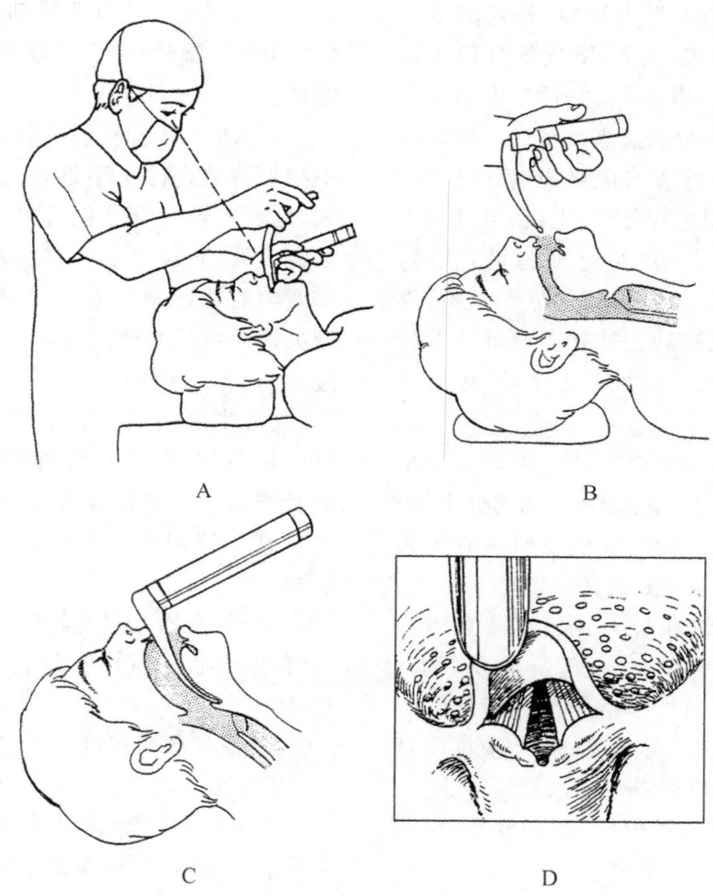

图 14-15 喉镜法经口插入气管导管

A. 口、声门和术者视线在一条直线上；B. 左手持喉镜经口插入；C. 用喉镜挑起舌根；D. 显露声门

急心肺复苏和野战外科，供不熟悉气管内插管的一般医务人员使用(图 14-18)。

4. 经鼻腔盲探插管术

(1)右手持管插入，在插管过程中边前进边侧耳倾听呼出气流的强弱，同时左手推(或转)动患者枕部，以改变头部位置达到呼出气流最强的位置。

(2)呼气(声门张开)时将导管迅速推进，如进入声门则感到推进阻力减小，管内呼出气流亦极其明显，有时患者有咳嗽反射，接上麻醉机可见呼吸囊随患者呼吸而伸缩。

(3)如导管向前推进受阻，导管可能偏向喉头两侧，需将颈部微向前屈再行试插。

(4)如导管虽能推进，但呼出气流消失，为插入食管的表现。应将导管退至鼻咽部，将头部稍仰使导管尖端向上翘起，或可对准声门利于插入。

(5)经反复插管仍然滑入食管者，可先保留一导管于食管内，然后经另一鼻孔再进行插管，往往可获成功。

(6)有时经某一侧鼻腔插管失效，可改由另一侧鼻腔或可顺利插入(图 14-19，图 14-20)。

5. 清醒状态插管术 根据患者在插管

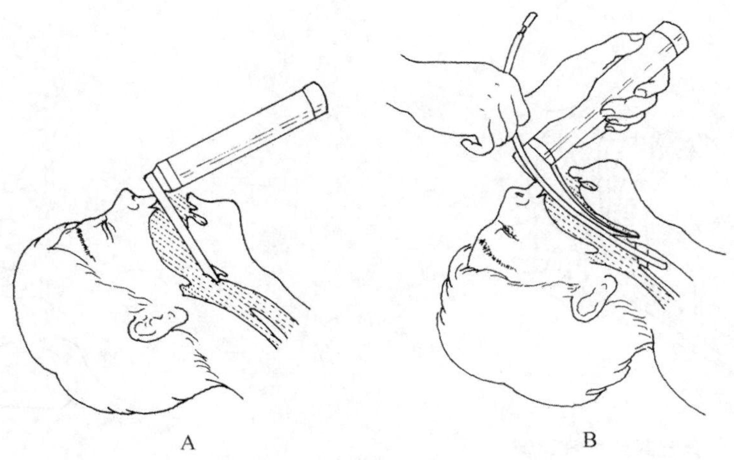

图 14-16　直达喉镜法经口插入气管导管

A. 用直达喉镜牵开会厌软骨；B. 直视下插入气管导管

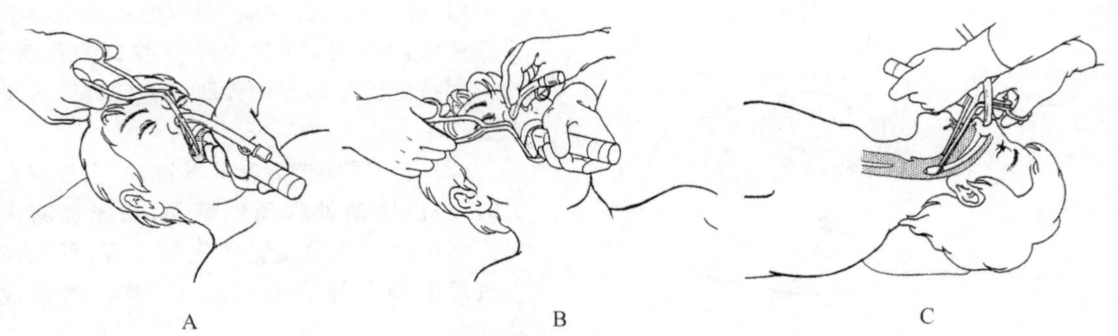

图 14-17　经鼻插入气管导管

时意识是否存在(昏迷者除外)将插管术分为诱导后插管(见全麻诱导)和清醒插管(用于能合作的成年人)。

(1)强化用药：哌替啶 50mg 或芬太尼 0.1mg，氟哌利多 5mg 和阿托品 0.5mg，肌内注射。

(2)表面麻醉：包括咽喉部的局部喷雾及环甲膜穿刺注药(经气管表面麻醉法)。

(3)环甲膜穿刺注药术：①患者仰卧，头微向后仰，行皮肤消毒；②于甲状软骨及环状软骨间之凹陷部分(环甲膜)垂直进针；③针尖至环甲膜时有阻力感，继续进针则阻力突然消失，应立即停止进针以免损伤气管后壁和食管；④回吸注射器有大量气泡，即证实针头位于声门下的气管内；⑤令患者憋气，迅速将 1%丁卡因 2ml 注入气管后拔出。鼓励患者咳嗽，将麻醉药均匀喷洒在声带、喉室及会厌的声门面。

(4)在完善麻醉下可减轻插管时心血管反应。导管插入后有可能发生呛咳，但术后遗忘，不觉痛苦。

(5)插管完成后，可行全身麻醉诱导，一般应用静脉全麻药。

(6)清醒插管特别适用于病情危重、插管困难及饱胃或胃肠道梗阻等患者。

6. 气管内插管困难的处理　气管内插

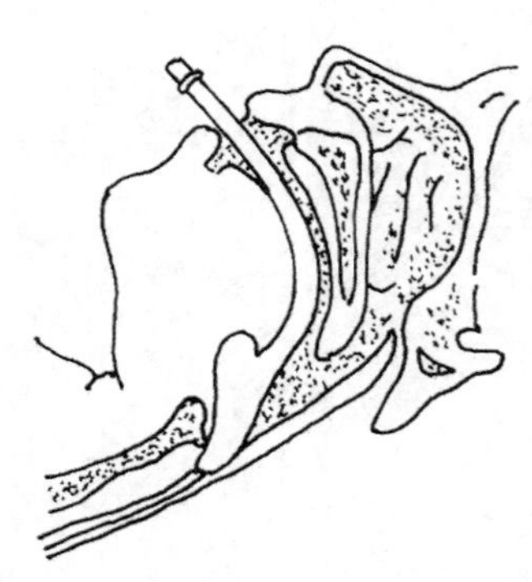

图 14-18 食管封闭气管导管

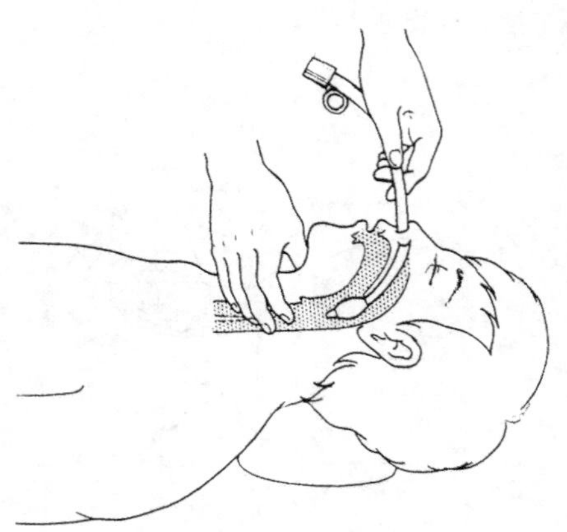

图 14-19 经鼻气管导管盲插法(1)

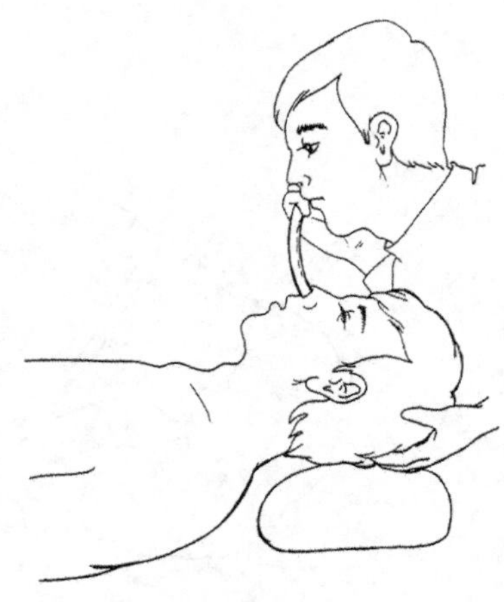

图 14-20 经鼻气管导管盲插法(2)

管困难指操作者基本功扎实、技术娴熟,按标准方法,或借助特殊器械、特殊操作方法仍无法插入者,或勉强插入的状况,极为罕见。如果操作者技术水平及客观条件有限,可导致插管失败率增加。

气管内插管困难的主要原因有解剖因素,如肥胖、颈短、小下颌(下颌骨发育不全,颏部回收以致缩短与喉头的距离)、巨舌、高喉头(甲状软管上凹与颏中点的水平和垂直距离皆很小);病理因素,如颜面、颈部烧伤后瘢痕挛缩畸形致成小口、颏胸粘连、强直性脊柱炎、下颌关节强直、颈部肿物压迫的气管已经变形或移位、颌面部外伤等。处理方法如下。

(1)经鼻腔盲探插管:经口腔不能显露喉头致插管困难者,可改为经鼻腔盲探插管。如应用特殊塑形的专用鼻腔气管内导管可提高成功率。

(2)应用顶端带活叶的喉镜片,当放置会厌时,可由镜柄处将顶端翘起,易于显露声门。利用附有导向装置的气管导管,可在插入过程中调节导管前端位置,提高插管成功率。

(3)借助纤维喉镜或纤维支气管镜插管:将气管导管套在镜杆外面,然后按内镜操作原则将纤维喉镜或纤维支气管镜的镜杆送入声门,其后再沿镜杆将气管导管送入气管内。

(4)经环甲膜穿刺置引导线插管法:①经环甲膜穿刺将引导线(CVP 导丝或硬膜外导管)逆行经声门插入到口咽部,并将一端夹出;②将气管导管套在引导线外,牵好导线两端,将气管导管沿导线送过声门至气管内,然后拔出引导线(拔出时注意固定好气管导管),再将气管导管向前推进 2~3cm 即可;③此方法理论上是完全可行的,但临床上沿导线放置气管导管时很易在会厌部受阻,需反复调节,始能成功。操作时应轻柔,避免组织损伤(图 14-21)。

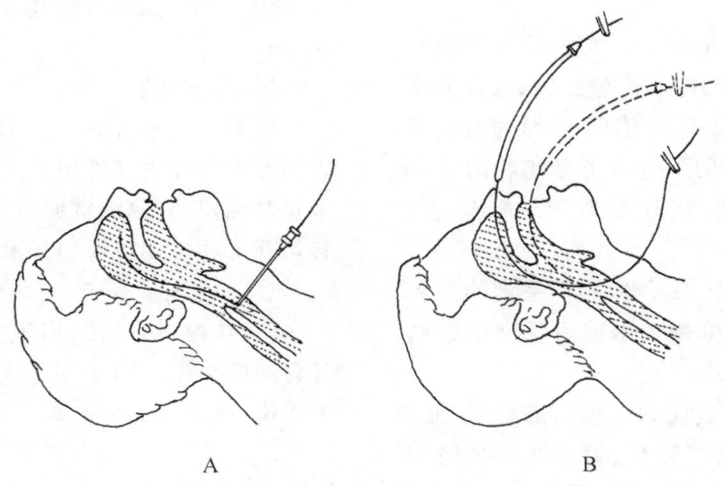

图 14-21　经鼻插入气管导管(经环甲膜放入引导线)

A. 环甲膜穿刺放入导丝并经鼻孔引出;B. 经导丝放进气管导管

(5)口腔颌面部外伤需紧急手术时,麻醉前常需清醒气管内插管。常因口腔内积血,破碎黏膜瓣或肌瓣的阻挡,使声门不易显露。这时只能根据呼气时出现的气泡或破碎组织的摆动,来判断声门的方向进行试插。严重时需作好气管切开的准备。

(6)应用顶端带光源可塑性导管管芯插管。将管芯插入并越过气管导管,在插管过程中,利用管芯的可塑性和从颈部看到的光点来指导插管方向。

【术后处理】

插管完成后,要确认导管已入气管内再牢固固定,确认前不应盲目采用机械通气。确认方法有以下几种。

1. 插管时,助手压喉头(甲状软管和环状软管处)不仅便于插管,还可有气管导管通过气管的感觉,清醒插管时,患者可有呛咳。

2. 按压胸部可有较大气流自导管喷出。

3. 用肌松药插管后行手法人工过度通气,同时在双腋中线处听诊,有强的呼吸音。

4. 如用透明塑料导管时,吸气时管壁清亮,呼气时可见明显的“白雾”(因为混有水蒸气)样变化。

5. 有临床经验的麻醉医师在用手压挤呼吸囊通气时有特殊的弹性感。

6. 患者如有自主呼吸,接麻醉机后,呼吸囊应随呼吸而张缩。

7. 如能监测 $ETCO_2$ 则更易判断,$ETCO_2$ 有显示则可确认无误。

8. 如有怀疑(特别是诱导插管),宁可拔出后再插,以免发生意外。

(吴　强　汪华学)

四、气管切开术

气管切开术的主要目的是:①为解除各种原因引起的气管切开口上段的呼吸道阻塞;②为方便吸出下呼吸道的分泌物,并可经切口滴入治疗性药物;③气管切开后呼吸道阻力降低,可以减轻患者呼吸时的体力负担,减少耗氧量;④为减少呼吸道死腔,增加有效气体交换量;⑤为减少或避免咽部分泌物或呕吐物随呼吸进入下呼吸道的可能性;⑥为人工呼吸提供带气囊的气管套管,以利人工呼吸,如呼吸停止时,给予正压人工呼吸进行急救;⑦可以改善口腔卫生,经口进食减轻患者不适,减少镇静药用量。

【适应证】

1. 各种原因的喉梗阻和颈段气管阻塞，如急性喉炎、喉水肿、咽后壁脓肿、喉部肿瘤、外伤、声带麻痹、颈深部感染、甲状腺肿瘤等。

2. 各种原因的下呼吸道分泌物阻塞，见于昏迷、颅脑病变、破伤风、呼吸道烧伤、多发性肋骨骨折。

3. 口腔、颌面、咽、喉、颈部手术的患者，为了便于麻醉和维持手术前后呼吸道通畅，可预防性气管切开。

4. 各种原因造成的呼吸功能减退，如慢性肺气肿、慢性支气管炎、肺源性心脏病，若气管切开可增加气体交换，或需长时间进行机械通气，可做气管切开。

【禁忌证】

1. 严重出血性疾病。

2. 下呼吸道占位所致的呼吸道梗阻。

【术前准备】

手术所需器械准备包括：①气管切开包应有切皮刀和气管切开弯刀片、甲状腺拉钩、气管撑开器、血管钳、剪刀、皮肤拉钩、缝针缝线、治疗巾、局麻用具等；②气管套管；③此外尚包括吸引器和吸引管、简易呼吸器等。

气管套管多用合金制成，亦有塑料制品，由外管、内管和管芯三部分组成(图 14-22)。套管弯度与 1/4 圆周的弧度相同，套管内外配合好，插入拔出灵活。根据患者年龄选择不同内径的套管，一般小儿用 6～7mm，13－18 岁用 8mm，成年女性用 9mm，成年男性用 10mm。

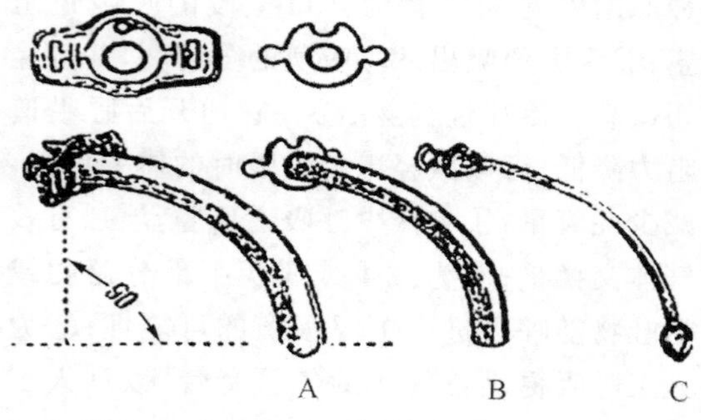

图 14-22　气管套管

A. 外管；B. 内管；C. 管芯

【操作方法】

气管切开术分正规气管切开术、紧急气管切开术和经皮气管切开术。正规气管切开术是基础，只有熟练掌握后，才能施行紧急气管切开术和经皮气管切开术。

1. 正规气管切开术

(1)体位：仰卧位，肩下垫高，头后仰，使气管向前突出。助手固定头部，使头颈保持中线位(图 14-23)。

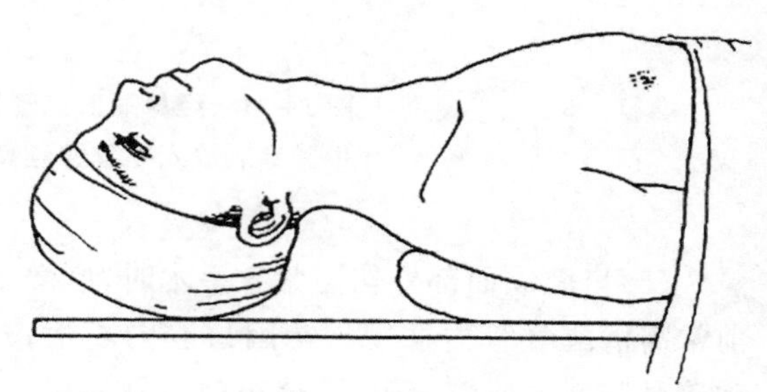

图 14-23　气管切开术的体位

(2)消毒：用 3%碘酊及 70%乙醇或活力碘消毒颈部正中及周围皮肤，铺无菌洞巾。

(3)麻醉：一般采用局部麻醉。自甲状软骨下缘至胸骨上窝，用 1%～2%盐酸普鲁卡因或利多卡因于颈前中线做皮下和筋膜下浸润。昏迷、窒息或其他危重患者，因患者已失去知觉，或为争取时间解除呼吸道梗阻，可以不用麻醉。如果要在气管切开前先放入气管插管或气管镜以保证呼吸道通畅，且患者有此需要时，也可采用全身麻醉。

(4)切口：多采用纵切口，术者用左手拇指和示指固定喉部，自甲状软骨下缘至胸骨上窝处，沿颈前正中线切开皮肤和皮下组织(图 14-24)。

(5)分离气管前组织：用止血钳或剪，沿白线向深部分离两侧颈前肌，并用拉钩将分离的肌肉牵向两侧，以显露气管前壁、甲状腺峡部及甲状腺下静脉丛。如遇甲状腺下静脉

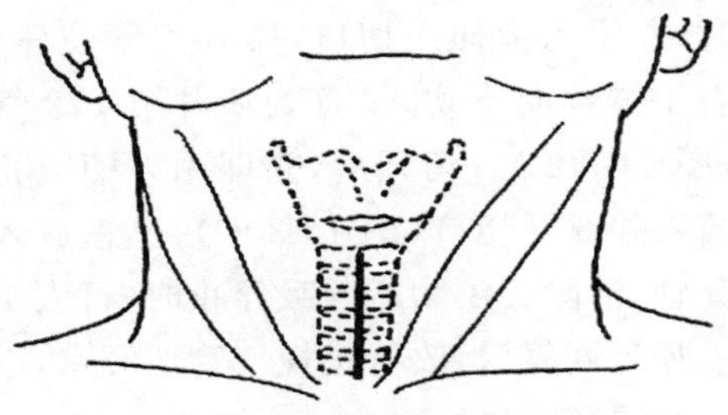
图 14-24　气管切开术的切口

丛的横支，应将其结扎切断。如甲状腺峡部妨碍手术进行，可用两把止血钳将峡部钳夹切断，断端贯穿缝合结扎（图 14-25）。在分离过程中，切口两侧拉钩的力量应均匀，并经常用手指触摸环状软骨和气管环，以便手术始终沿气管前中线进行。

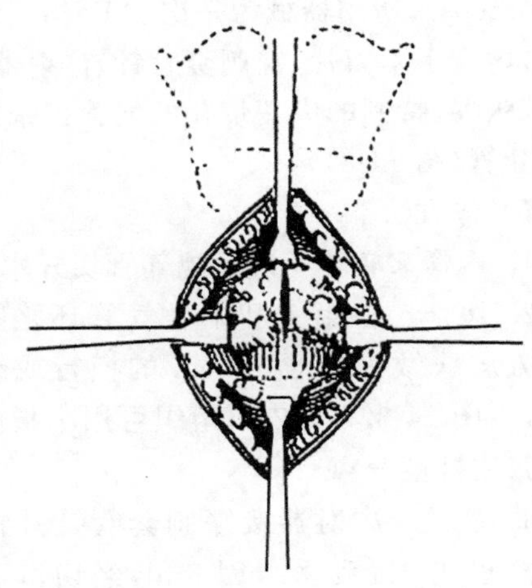
图 14-25　切断甲状腺峡部

（6）切开气管：气管前壁充分显露后，用弯刀在预计切开的气管环下方，刀刃向下刺入气管，然后将刀柄立起，刀刃转向上，用刀尖挑开第 2、3 或第 3、4 气管环，不得低于第 5 气管环（图 14-26）。刀尖切勿插入过深，以免刺伤气管后壁和食管前壁（图 14-27）。

（7）插入气管套管：切开气管后，用气管撑开器或弯止血钳伸入并撑开气管切口，插入大小合适、带有管芯的气管套管外管（图 14-28），立即取出管芯，放入内管。如有分泌

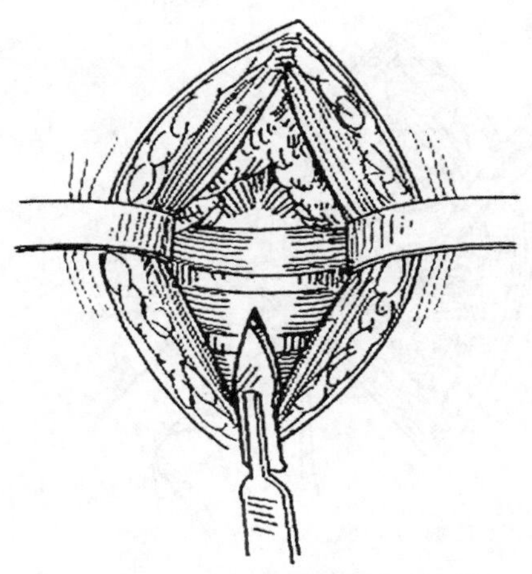
图 14-26　向上挑开气管环正中

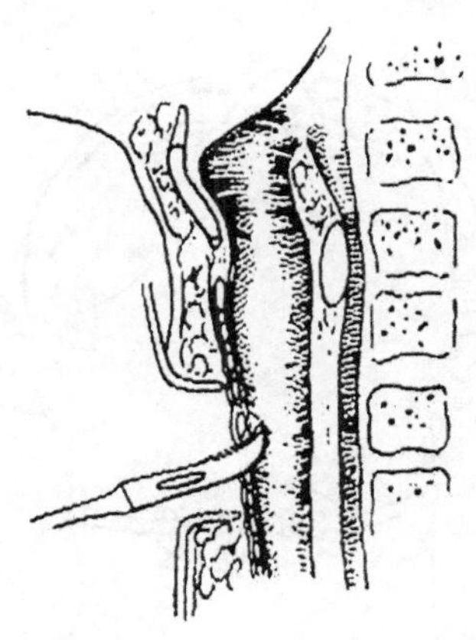
图 14-27　刀刃向上刺入气管，注意进刀深度

物咯出，可用吸引器吸除分泌物。气管套管放入后，在尚未系带之前，必须一直用手固定，否则患者用力咳嗽，套管有可能被咳出。

（8）创口处理：气管套管插入后，用带子将其牢固地系于颈部，松紧适度，一般以能塞入一横指为宜，以防脱出（图 14-29）。固定用系带注意要打死结。根据切口大小，可在切口上端缝合 1～2 针。最后，用一块剪开一半的纱布垫入伤口和套管之间，再用一块单层的无菌湿纱布盖在气管套管口外，手术即告完成。

2. 紧急气管切开术　适用于病情危急，

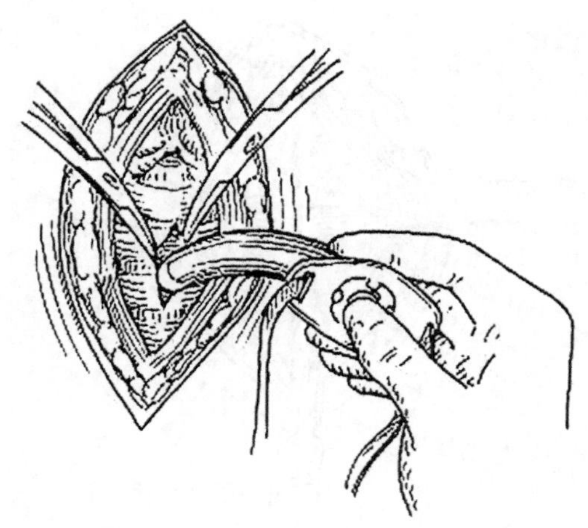

图 14-28 撑开气管切开口后插入气管套管

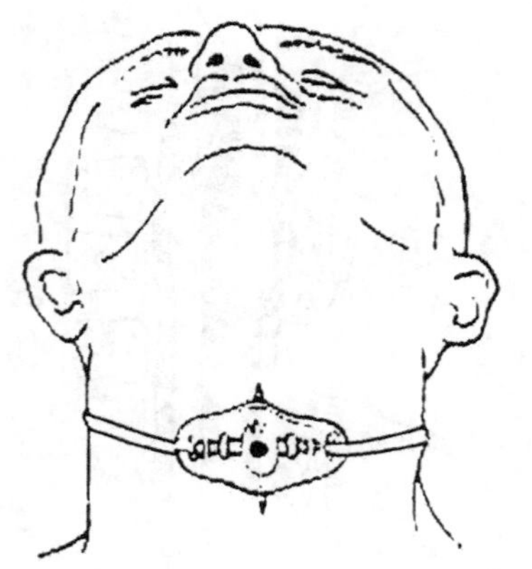

图 14-29 固定气管套管于颈部

须立即解除呼吸道阻塞而又不能按正规气管切开术操作时。

(1)麻醉:患者已处于极度呼吸困难,故一般可不考虑麻醉问题。

(2)器械:因病情危急,只用一把刀或其他小型锋利尖片即可完成手术。

(3)手术方法:患者仰卧,肩下垫高,头后仰,头颈部保持中线位。术者用左手拇指和中指固定甲状软骨,并向下按压两侧软组织,使气管明显前突。示指按于颈中央触及气管前壁。右手持刀,从环状软骨下缘垂直向下切开皮肤、皮下组织及肌层(图 14-30A)。切开时,左手示指伸入切口,摸查气管位置,引导右手继续向下切入,直到切开第 1、2 气管环(图 14-30B)。切开后,立即用刀柄或止血钳插入并撑开切口(图 14-30C),迅速放入气管套管,清除分泌物。呼吸停止时,行人工呼吸。呼吸恢复后,改行正规气管切开术,以免引起喉狭窄。

3. 经皮气管切开术　经皮气管切开术(percutaneous tracheostomy)是在 Seldinger 经皮穿刺插管术基础之上发展起来的一种新的气管切开术,具有简便、快捷、安全、微侵袭等优点,已部分取代正规气管切开术。经皮气管切开术的手术器械和操作方法有几种,下面仅介绍导丝扩张钳法(guide wire dilating forceps),所用器械为一次性 Portex 成套器械,内有手术刀片、穿刺套管针、注射器、导丝、扩张器、特制的尖端带孔的气管扩张钳及气管套管(图 14-31)。

【操作方法】

1. 体位及麻醉　同正规气管切开术。

2. 切口　在第 1 和第 3 气管环之间的正前方皮肤做一长约 1.5cm 的横行或纵行直切口(图 14-32A),皮下组织可用小指或气管扩张钳钝性分离。

3. 穿刺　注射器接穿刺套管针并抽吸生理盐水或 2%利多卡因 5ml,经切口于第 1、2 或第 2、3 气管环之间进行穿刺(图 14-32B),回抽见气泡,即证实穿刺针在气管内。拔出针芯,送入穿刺套管。

4. 置入导丝　用注射器再次证实穿刺套管位于气管内后,沿穿刺套管送入导丝(图 14-32C),抽出穿刺套管。此时患者多有反射性咳嗽。

5. 扩张气管前壁　先用扩张器沿导丝扩开气管前组织及气管前壁(图 14-33A),再用气管扩张钳顺导丝分别扩张气管前组织(图 14-33B)及气管前壁(图 14-33C),拔出扩张钳。气管前壁扩张后气体可从皮肤切口逸出。

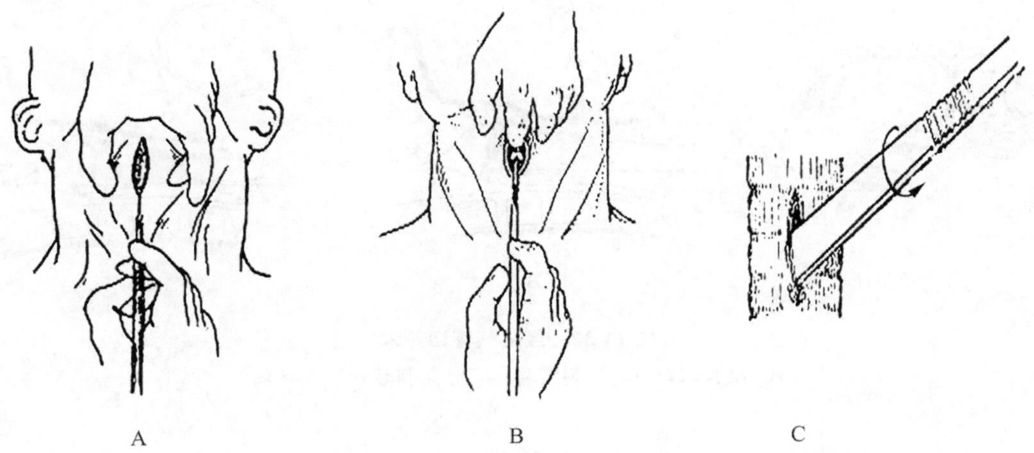

图 14-30　紧急气管切开术

A. 切开皮肤、皮下组织和肌肉；B. 切开第 1、2 气管环；C.撑开气管切口

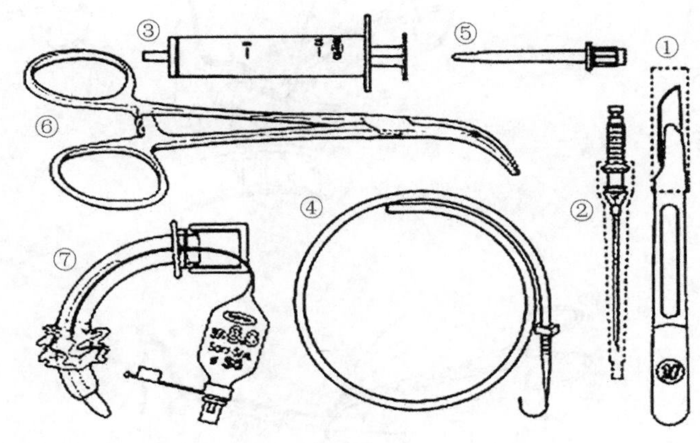

图 14-31　Portex 成套器械

①手术刀；②穿刺套管针；③注射器；④导丝；⑤扩张器；⑥气管扩张钳；⑦气管套管

6. *放置气管套管*　沿导丝将气管套管送入气管(图 14-34)，拔出管芯和导丝，吸引管插入气管套管，证实气道通畅后，将球囊充气，最后固定气管套管，包扎伤口，手术完毕。

【术后处理】

气管切开术后处理是否得当，与患者的治疗效果甚至生命都有极大的关系。若因经验不足或注意不够而处理不当，将造成严重后果。因此，术后处理非常重要。

1. 气管套管要固定牢靠，经常检查系带松紧，以防脱管窒息。

2. 气管切开后，上呼吸道丧失对吸入空气过滤、加温和湿化的生理作用，故应湿化空

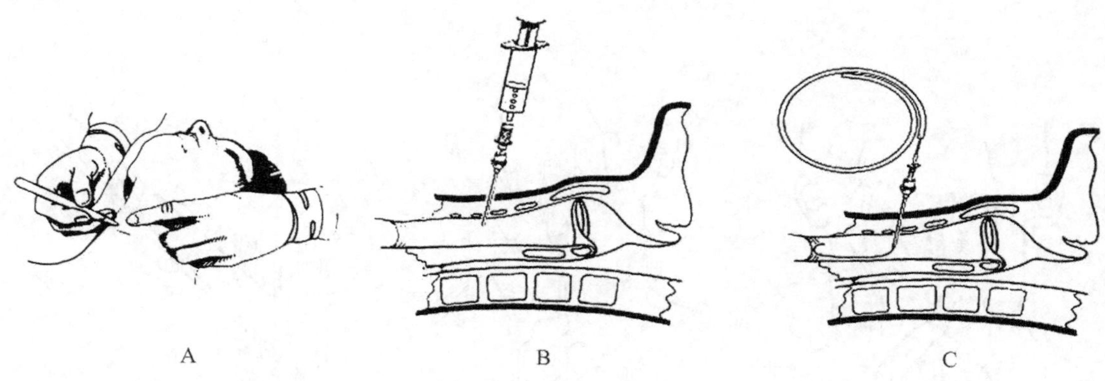

图 14-32　经皮气管切开术

A. 皮肤切口;B. 穿刺气管;C. 经穿刺套管送入导丝

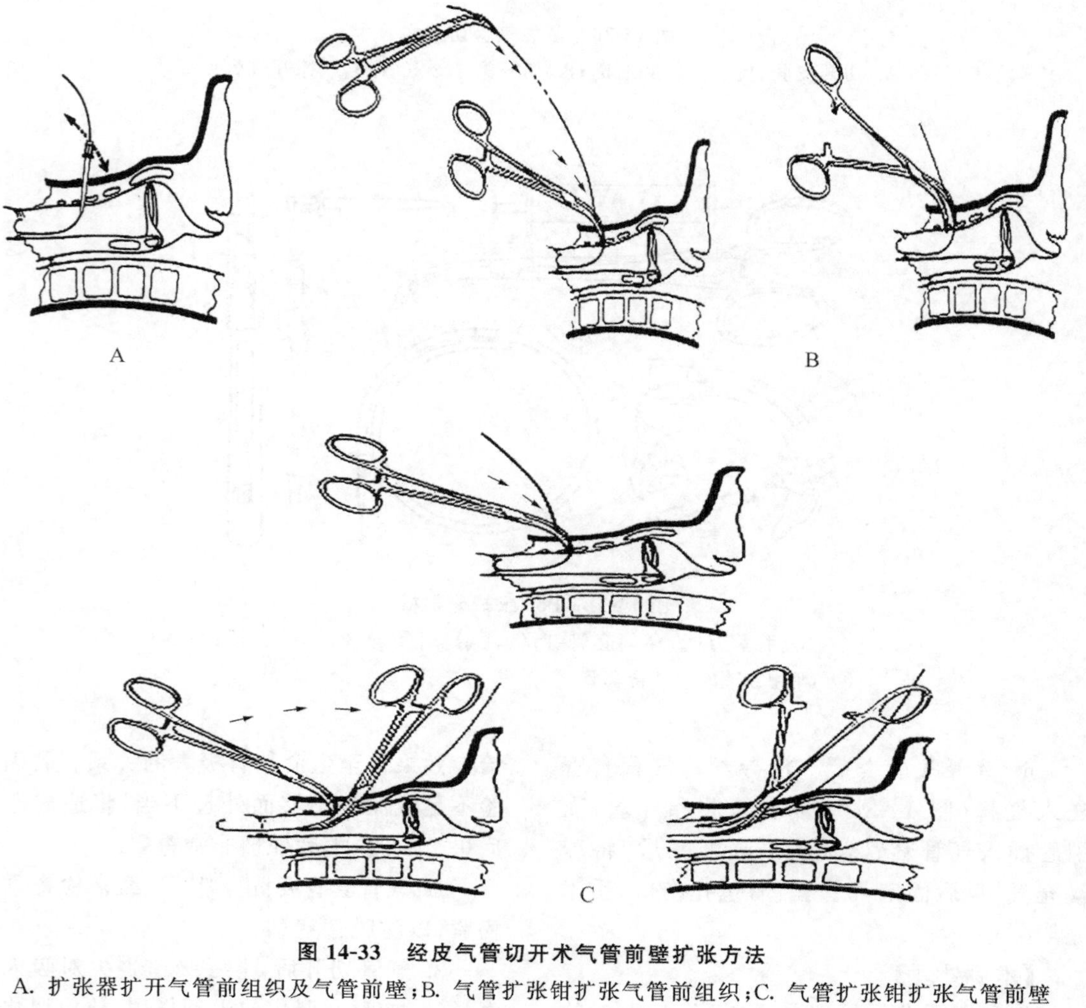

A

B

C

图 14-33　经皮气管切开术气管前壁扩张方法

A. 扩张器扩开气管前组织及气管前壁;B. 气管扩张钳扩张气管前组织;C. 气管扩张钳扩张气管前壁

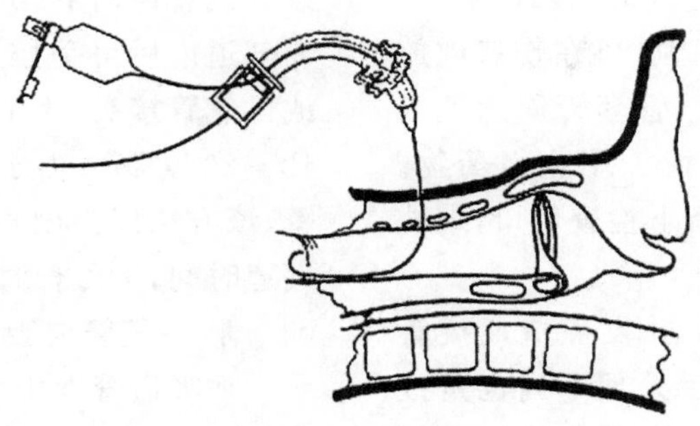

图 14-34　气管套管经导丝送入气管

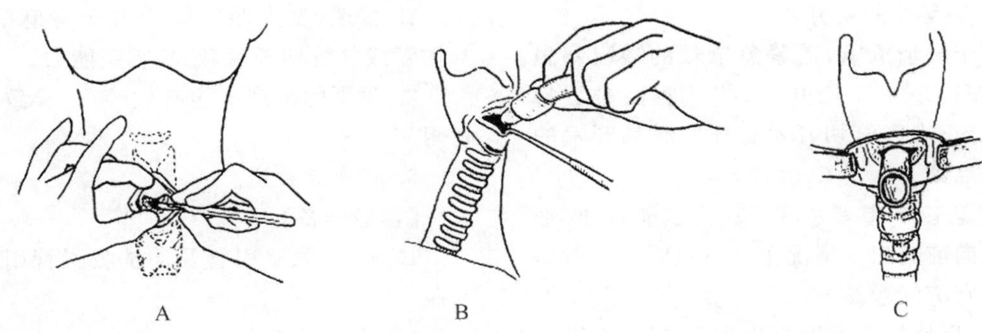

图 14-35　环甲膜切开术

A. 横行切开环甲肌；B.气管钩提起环状软骨插入气管套管；C. 固定气管套管

气，防止分泌物干结堵管。

3. 严格无菌操作，预防呼吸道感染。

4. 随时清除套管内、气管内及口腔内分泌物，保持呼吸道通畅。

5. 如原发病已愈、炎症消退、自主呼吸完好、呼吸道分泌物不多，便可考虑拔管。拔管时间一般在术后 1 周以上。拔管前可先试半堵或全堵管口 1～3d，如无呼吸困难即可拔管。拔管后，用蝶形胶布拉紧伤口两侧皮肤，使其封闭，切口内可不填塞引流物。外敷纱布，每日或隔日换药 1 次，1 周左右即可痊愈。拔管后床边仍需备气管切开包，以便病情反复时急救。拔管困难者可带管出院或延期拔管。

【术后并发症】

1. 皮下气肿　是术后最常见的并发症，常与软组织分离过多、气管切口过长或皮肤切口缝合过紧有关。自气管切口逸出的气体可沿切口进入皮下组织间隙，多发生于颈部，出现颈部增粗，触之有捻发感。皮下气肿多在 1 周内消失，不需特殊处理。

2. 气胸及纵隔气肿　暴露气管时过于向下分离，损伤胸膜后引起气胸。右侧胸膜顶位置较高，遇胸膜向上膨出时，应以钝拉钩保护之。气胸明显，伴呼吸困难者，应行胸腔穿刺抽出积气，必要时做胸腔闭式引流。过多分离气管前筋膜，气体自气管切口沿气管前筋膜进入纵隔，形成纵隔气肿。纵隔气肿轻者可自行吸收，积气较多时，可于胸骨上方沿气管前壁向下分离，使空气向上逸出。

3. 出血　伤口少量出血，可在伤口内放置吸收性明胶海绵，并于气管套管周围填入碘仿纱条压迫止血，或酌情加用止血药物。若出血较多，应在充分准备下检查伤口，结扎出血点。

4. 拔管困难　因手术并发症造成拔管困难的情况不少，而手术后处理不当也是拔管困难的重要原因之一。如果发生拔管困难，应先检查原因，然后作针对性处理。一般除引起严重喉头狭窄外，其他原因引起的拔管困难是可以解决的。

附1:环甲膜切开术

对于病情危重，需紧急抢救的喉阻塞患者，可先行环甲膜切开术，待呼吸困难缓解后，再行正规气管切开术。环甲膜切开术的手术要点如下。

1. 急速将患者放平，头部尽量后伸，喉头充分向前突出。情况十分急迫时可不考虑消毒和麻醉问题。

2. 术者左手示指摸出甲状软骨下缘和环状软骨上缘，再用示指和拇指固定甲状软骨侧板，右手持小刀或其他锋利的金属片，稍用力插入环甲膜中部横行切开约1cm(图14-35A)，用气管钩提起环状软骨(图14-35B)或用刀柄或止血钳撑开伤口，使空气进入，随即插入橡皮管或气管套管并固定(图14-35C)。

3. 梗阻略见缓解后，应尽快补做正规气管切开术。消毒并缝合环甲膜切口，敷料包扎。

4. 手术时应避免切伤环状软骨，以免术后出现喉狭窄。

5. 环甲膜穿刺＋经皮气管喷射通气(percutaneous transtra-cheal jet ventilation, PTJV)情况十分紧急时，用一粗的注射针头或血管扩张器经环甲膜直接刺入声门下区，亦可暂时减轻喉阻塞症状。应准确掌握进针深度，如过浅针尖孔未刺入声门下区，过深则刺入气管声门下区后壁黏膜内。穿刺针确定在气道内后可手控连接阀相连，后者接壁式或供氧管接头，用手开关阀门控制通气，频率12～20次/分，由于存在较高气压伤的发生率，该方法仅为困难插管患者争取建立人工气道时间，不可长时间使用。

附2:气管内吸引

呼吸道管理中，为了防止因呼吸道分泌物增加、黏稠或干燥而堵塞气道或气管导管，应使分泌物液化吸引排出，变换体位排出或进行气管内清洗。

【适应证】

1. 昏迷、丧失咳痰能力或全身麻醉，气管插管或气管切开后，影响咳痰能力。

2. 黏稠的痰液不能有效咳出，导致呼吸道阻塞。

3. 咯血导致窒息。

【器械准备】

1. 吸引器、吸引管及冲洗吸引管用的清水瓶。

2. 吸引时负压一般在2.0～13.3kPa(15～100mmHg)。

3. 吸引管的长度为35～40cm，在吸引窗前端离开口约5mm处开一小侧孔。

4. 吸痰用物每日更换1次，吸痰管每抽1次，更换1根。

【操作方法】

1. 气管内吸引要实行无菌操作。吸引导管要柔软，前端开口并有侧孔，粗细以气管或气管导管管径的1/2为宜。

2. 吸引前充分给氧。术者戴消毒手套。折叠吸引管末端或开放压力控制孔，以消毒钳或手持吸痰管，徐徐将吸引管在患者吸气时经气管内插管或气管切开导管插入气管，插入一定深度时，立即放开吸引管折叠处或关闭压力控制孔，进行吸痰，吸痰时要左右旋转、向上提拉吸引管。每次吸引时间不超过15s，以免导致缺氧，心脏停搏(图14-36)。

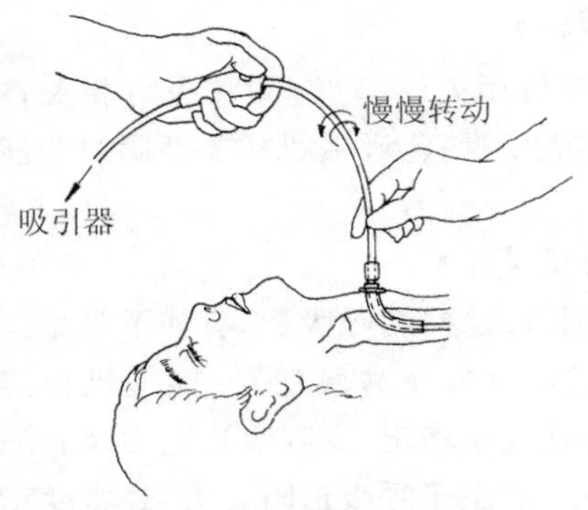

图 14-36　经导管气管内吸引

3. 吸引不充分时，给氧换气后再反复吸引，直至分泌物吸净。

4. 吸引前，用气囊使肺膨胀 4～5 次，有利于分泌物送至支气管。

5. 必要时可用支气管镜吸引分泌物。新式气管切开导管和插管，都有用于插入支气管镜或吸引管的通道口，气管吸引与人工通气可以同时进行。用支气管镜吸引时还可以观察气管支气管情况(图 14-37A、B)。

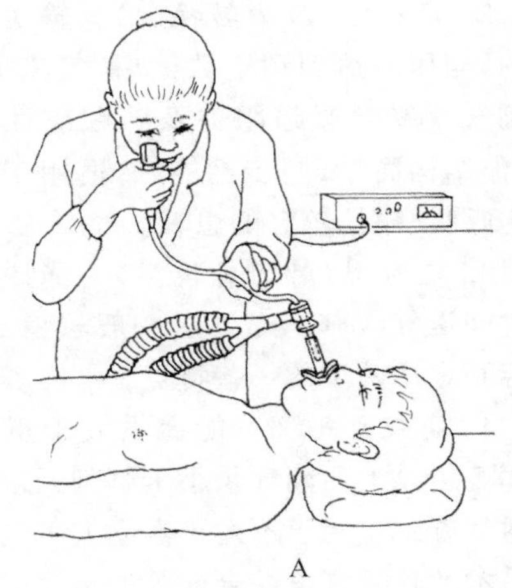

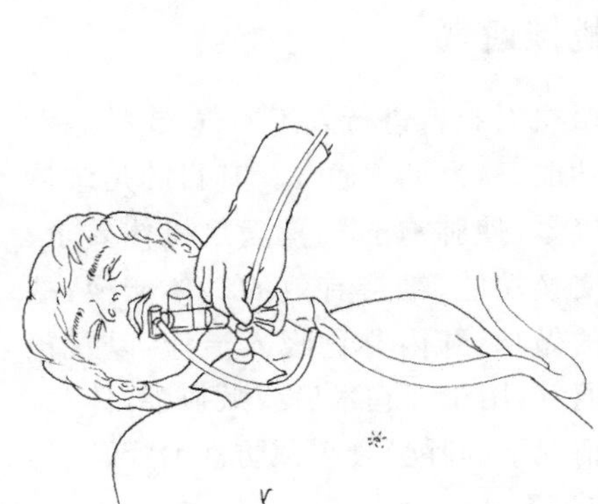

图 14-37　气管内吸引方法

A. 经气管镜吸引;B. 经气管导管侧孔吸引

6. 经鼻腔气管内吸引用于清醒较合作的患者。吸引管自一侧鼻腔轻轻插入达到鼻咽腔后，令患者深吸气，迅速将吸引管送入气管。由于操作技术高，且要患者密切配合，常需数次才能成功。

【注意事项】

1. 在胸部物理治疗(体位引流，翻身拍背，协助咳嗽)及雾化治疗后，实行气管内吸引效果更好。

2. 在两次吸引之间根据需要，给呼吸道滴入支气管扩张药或含糜蛋白酶的生理盐水 2～3ml。

3. 气管内黏膜损伤出血者，可滴入 0.1% 肾上腺素稀释液 1～2ml。减少吸引次数，尽可能使患者将分泌物咳到大气管后再吸引。

4. 肺不张或吸引效果不良者选用纤维支气管镜检查，做明视吸引。

5. 在吸引过程中应进行心电、呼吸、SO_2 监护，观察吸出分泌物的性状。纤维支气管镜吸取呼吸道分泌物时可做微生物培养，有助于抗生素的选择和院内感染的控制。

6. 吸引时的负压要适当，太小则黏稠的痰液不易吸出，吸力过大，则可损伤黏膜。吸引时切不可将吸引机上的吸引管直接连接气管内导管，以免产生急性肺大叶萎陷，而危及生命。

7. 吸引管应根据患者气管内径的大小来选择。太粗可阻塞气道，导致缺氧，太细则吸力不足，儿童尤应注意。

8. 吸引时间不能过长，尤其心肺疾病患者，以免导致严重缺氧。吸痰前适当增加呼吸机的通气量和吸氧浓度，以防发生缺氧；吸痰结束立即给予吸氧，必要时可增加氧流量或吸氧浓度；呼吸异常者立即停止吸引，马上给予供氧、人工呼吸。

9. 注意无菌操作，以免交叉感染，口腔和气管的吸引管应严格分开。

（吴　强　汪华学）

五、机械通气

用呼吸机对患者进行人工通气，支持患者肺的呼吸功能，称为机械通气。其目的是维持适当的通气量，使肺泡通气量满足机体要求；改善气体交换功能，维持有效的气体交换；减少呼吸肌的做功；肺内雾化吸入治疗，以及预防性机械通气，用于开胸术后或败血症、休克、严重创伤情况下的呼吸衰竭预防性治疗。

【适应证】

1. 严重通气不足　如常见的慢性阻塞性肺疾病并发急性呼吸衰竭、哮喘持续状态、中枢性呼吸衰竭(如麻醉药中毒、呼吸肌麻痹等)。

2. 严重换气障碍合并通气功能障碍　如老年人肺部感染、婴儿肺炎、急性呼吸窘迫综合征、急性肺水肿给氧无效时。

3.其他　胸部和心脏手术、严重胸部创伤时预防呼吸衰竭。

【禁忌证】

患者凡是出现呼吸衰竭，都应进行机械通气。严格上讲，用呼吸机治疗没有绝对的禁忌证。对于一些特殊疾病，需要采取一定的必要措施才能进行机械通气或采取特殊的通气方式，否则给患者带来不利。以下情况属于相对禁忌证。

1. 大咯血或严重误吸引起的窒息性呼吸衰竭。

2. 伴有肺大疱的呼吸衰竭。

3. 张力性气胸。肺气肿合并心肌梗死。

4. 心肌梗死继发的呼吸衰竭。

【并发症】

①呼吸机相关性肺炎；②呼吸机相关性肺损伤；③氧中毒；④呼吸机相关性膈肌功能不全。

【呼吸机种类】

机械通气装置，即呼吸机，有如下类型。

1. 定容型(容量转换型)　能提供预定的潮气量，通气量稳定，受呼吸道阻力及肺顺应性影响小，适用于呼吸道阻力大、经常变动或无自主呼吸的危重患者。

2. 定压型(压力转换型)　输送气体到肺内，当压力达到预定数值后，气流即中止。其潮气量受呼吸道阻力及肺顺应性影响较大，但结构简单、同步性能好，适用于有一定自主呼吸、病情较轻的患者。

3. 定时型(时间转换型)　能按预定吸气时间送气入肺。通气量一般较稳定，具有定容和定压两型的一些特点。

4. 高频通气机　能提供大于正常呼吸频率2倍以上而潮气量小于解剖无效腔的机械通气方式。用于不适于建立人工气道的外科手术及呼吸窘迫综合征等的治疗。

5. 简易球囊式呼吸器　结构简单，携带方便，价格低廉。由于全系手工操作，其工作参数不易掌握。常用于急诊、野战条件下的急救。

【呼吸机选择】

根据患者的病情需要，可选择控制通气、辅助通气、呼气末正压通气、间歇强制指令通气及压力支持通气等。

【通气模式】

常用通气模式如下。

1. 控制通气(controlled ventilation, CV)　最基本的通气方式，潮气量和频率完全由呼吸机产生，与患者的呼吸周期完全无关。应用于患者没有自主呼吸时。

2. 辅助通气(assisted ventilation, AV)　当患者存在微弱呼吸时，吸气时气道压力降至零或负压，触发呼吸做功，而引发呼吸机同步送气进行辅助呼吸。呼气时，呼吸机停止工作，肺内气体靠胸肺的弹性回缩排出体外。

3. 辅助-控制通气(assist-control ventilation，AV和CV) 此模式是将AV和CV的特点结合应用，当患者存在自主呼吸并能触发呼吸机送气时为AV，通气频率由患者自主呼吸决定，当患者无自主呼吸或吸气负压达不到预设触发敏感度时，机械自动转为CV并按照预设的呼吸频率和潮气量送气。是目前最常用的通气模式。

4. 压力支持通气(pressure support ventilation，PSV) 患者吸气时呼吸机提供预定的正压以帮助患者克服呼吸道阻力和扩张肺脏，减少吸气肌用力，并增加潮气量。吸气末气道正压消失，允许患者无妨碍地呼气。

5. 间歇指令通气(intermittent mandatory ventilation，IMV)和同步间歇指令通气(synchronous intermittent mandatory ventilation，SIMV) 指令通气是自发呼吸与控制呼吸的结合。在自主呼吸基础上，给患者有规律的间歇的指令通气，将气体强制送入肺内，提供患者所需要的部分通气量。其潮气量和通气频率通过呼吸机预设产生，从0～100%的任何通气支持水平均可由指令送气来传送。增加IMV的频率和潮气量即增加了通气支持的比例，直至达到完全控制通气。如自主呼吸较强，可渐降低通气支持水平面，患者容易过渡至完全的自主呼吸，最后撤离呼吸机。此模式常用来撤离呼吸机。

6. 持续气道正压(continuous positive airway pressure，CPAP) 患者自主呼吸的状态下，在吸气相和呼气相均向气道内输送加压气流，呼气气流大于吸气气流，气流量和加压值可根据患者的具体情况调节，其生理作用与PEEP相似，但CPAP增加功能残气量比PEEP多。

7. 深吸气(叹气SIGH) 每50～100次呼吸，机器自动加强1次深吸气，潮气量为设定潮气量的1.5～2倍，其生理功能为定期使肺泡过度扩张，防止发生肺不张和肺泡萎陷

8. 双相气道正压(biphasic positive airway pressure，BIPAP) 即PB840呼吸机上的BILEVEL，是指在自主呼吸时，交替给予两种不同水平的气道正压。患者的基本通气模式是CPAP，但CPAP的水平不是恒定的，而是交替在高压力水平(PEEPhigh)和低压力水平(PEEPlow)之间定时切换，利用从PEEPhigh切换至PEEPlow时肺容积的变化提供通气辅助。BIPAP时可保留患者自主呼吸，但提供机械辅助较弱。

9. 呼气末正压(positive end-expiratory pressure，PEEP) 呼气末正压可以增加呼气末跨肺压，肺泡增大，使萎陷的肺泡再膨胀，同时顺应性增加，因此可改善通气和氧合，使V/Q变为适当，提高氧分压，可降低氧浓度，有效地预防由于氧中毒带来的肺损害。一般来说，当机械通气模式和参数选择恰当，氧浓度达50%或以上，氧分压仍＜60mmHg时，可适当增加PEEP至5～5cmH_2O。

10. 无创通气(noninvasive ventilation，NIV) 是指不经人工气道(气管插管或气管切开)进行的通气。NIV理论上的好处是避免了与气管插管或气管切开相关的并发症，减少了患者的不适感，保留上呼吸道的防御功能，保留患者说话和吞咽功能，在建立和撤离通气支持方面也有更大的灵活性。NIV方法包括胸外负压通气、间歇腹部加压通气、摇动床、经面(鼻)罩正压通气等。

11. 双水平气道正压通气(bi-level positive airway pressure，BIPAP) 是近十年来才发展起来的无创性通气方式，即CPAP加PSV，注意与前述双相气道正压区别。当患者吸气时，由BIPAP呼吸机提供一个较高的吸气压帮助患者克服气道阻力，以增加通气量并减少患者呼吸做功。呼气时机器自动将压力调低，以便患者能较容易地呼出气体，同时又提供适当的呼气末正压。优点是经面罩进行通气支持，不需建立人工气道。

12. 神经电活动辅助通气(neural adjus-

ted ventilatory，NAVA）是一种全新的通气模式，其工作原理是通过监测膈肌电活动，感知患者的实际通气需要，并提供合适的通气支持。理论上NAVA可以保证呼吸机对患者合理通气水平的支持，最大限度地提高人机协调性。

（郑胜永　汪华学）

六、心包穿刺法

心包穿刺法的目的是明确心包积液的病因；抽取心包积液，以解除填塞症状，因为心包内有血液或其他液体积聚，使心包内压力骤升，心房扩张受限，回心血量减少，急性心脏压塞超过150～200ml可以致死，此时应立即做心包穿刺减压；心包腔内注入药物。

【适应证】

1. 用于判定积液的性状与病原，明确诊断。
2. 有心脏压塞时，穿刺抽液以减轻填塞症状。
3. 化脓性心包炎时，穿刺排脓、注药作为治疗。

【器材准备】

常规消毒治疗盘；无菌心包穿刺包（内有心包穿刺针、5ml和50ml注射器、7号针头、血管钳、洞巾、纱布）；其他用物，如1%普鲁卡因、无菌手套、试管、量杯等；备用心电图机，抢救药品，心脏除颤器和人工呼吸器。

【操作方法】

1. 穿刺部位在剑突和左肋弓交界处，最好能在超声引导下穿刺。消毒，铺无菌洞巾，可施局麻。穿刺针和排液用三通接头及注射器连接。作心电监测时，穿刺针柄用导线和心电图仪连接。

2. 穿刺针和胸壁呈45°，使注射器呈负压，针尖向内上方（右肩方向）刺入心包内，注射器始终保持负压，吸出液体（图14-38）。

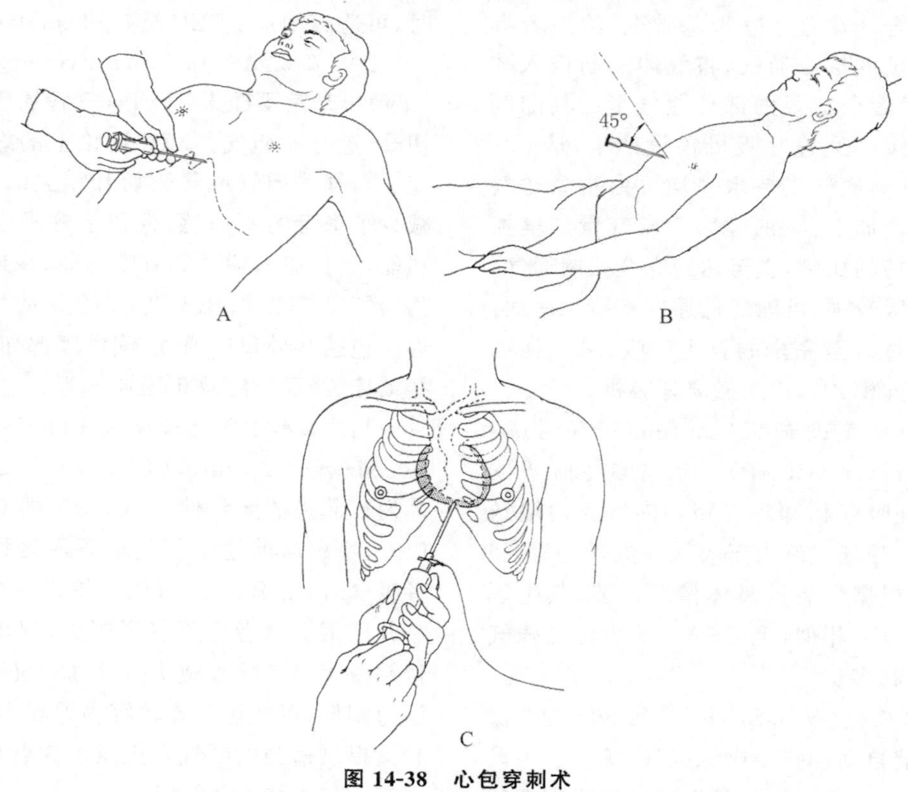

图14-38　心包穿刺术

A. 穿刺点；B. 体位与进针角度；C. 抽吸

3. 此时如需除颤，可在心电监测下进行。针进入心包，QRS 波稍变大。针尖触及心外膜时，可见 ST 段上升或 QRS 波形变化，此时要把针退出少许。

4. 位置准确后，用血管钳固定穿刺针，继续抽液。

【并发症】

损伤心室或冠状动脉引起心搏停止，故心包穿刺应在心电监测下进行。一旦发生室颤，立即除颤。穿刺部位和角度错误，可发生气胸、胸廓内动脉损伤、肝损伤等。

【注意事项】

1. 严格掌握适应证。

2. 术前进行超声检查，在超声引导下更为安全。

3. 抽液量，第一次不宜超过 100～200ml，以后可以增加至 300～500ml，抽液速度要慢。抽液过快过多致短时间内大量血液回心可引起急性肺水肿。

4. 术中术后需严密观察患者的生命体征（心率、呼吸、血压）。

5. 床边准备必需的抢救器械和药物。

（郑胜永　汪华学）

七、主动脉内气囊反搏术

【工作原理】

主动脉内球囊反搏（intra-aortic balloon pump，IABP）是将一个带有球囊的导管置入患者的主动脉内，球囊位于降主动脉的近心端，导管尖端位于左锁骨下动脉开口以下，根据患者自主心律或动脉压力，触发 IABP 的驱动装置，使球囊在心室舒张期充盈，心室收缩开始前快速排空。球囊在心脏舒张期充盈，把主动脉内的部分血液推向主动脉根部，从而使冠状动脉的灌注压明显升高，脑的舒张期灌注压也明显升高。与此同时，球囊把一部分血液推向主动脉远端，增加了脏器的舒张期血液灌注，尤其是肾脏灌注。在心脏收缩前球囊突然排空，使主动脉内的压力骤然下降，左心室的射血阻力明显降低，使心肌做功降低，耗氧量明显减少。

【适应证】

1. 急性心肌梗死并发心源性休克。

2. 急性心肌梗死并发室间隔穿孔或有乳头肌断裂。

3. 不稳定型心绞痛。

4. 心脏大手术围术期需要辅助循环者。

5. 心脏手术后或经皮冠状动脉球囊扩张术后并发心源性休克或低排出量综合征。

6. 反复难治性心律失常。

7. 难治性心力衰竭。

【禁忌证】

包括主动脉夹层动脉瘤，严重主动脉瓣关闭不全，近期内有过脑出血等疾病发生。

【器材准备】

1. 气囊导管　常用单囊导管，气囊容积为 5～50ml，根据患者情况选用不同规格（图 14-39）。

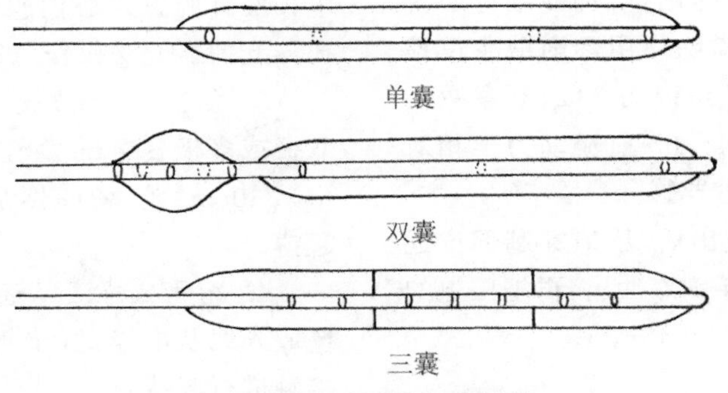

图 14-39　主动脉气囊导管

2. *反搏泵* 由压力驱动系统、触发装置、调节和监视系统组成。

【操作方法】

1. *气囊导管置入方法* 一般用股动脉径路。经皮穿刺股动脉，经引导钢丝插入气囊导管。导管前端需进入主动脉弓的降部。导管的两个接口分别和反搏泵的压力驱动口和动脉测压接口相连接。在穿刺处，用缝合结扎的方法，把导管固定在皮肤上。

2. *抗凝治疗* 用肝素抗凝，使部分凝血活酶时间延长至正常的1.5～2倍。

3. *反搏时相的调节* 气囊的充气膨胀和排气收缩的时间，要与心搏同步，以获得最大的反搏效应。在主动脉瓣即将关闭时充气，使主动脉内压迅速上升，从而增加冠状循环的血流量。排气时间设定在主动脉瓣即将关闭之前，目的是减轻左心室的后负荷，增加心排血量，降低心肌氧耗(图14-40)。

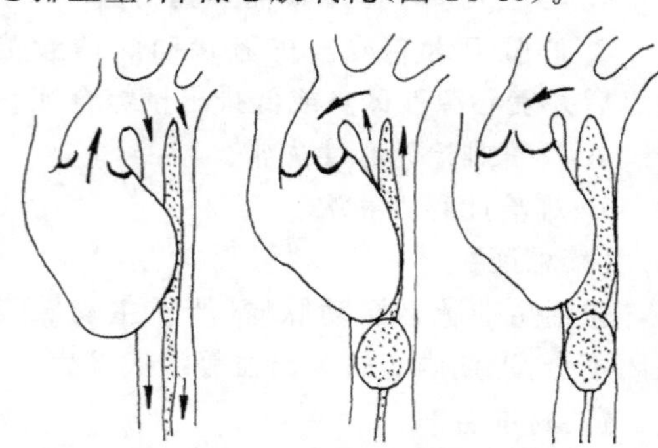

图 14-40 主动脉气囊反搏机制

4. *主动脉气囊反搏撤除* 减少多巴胺或多巴酚丁胺等药物的用量，仍能维持心排血量正常时，可考虑撤除。用逐渐减少反搏频率的方法撤除，由1:1改为1:2，观察数小时后改为1:3、1:4。4～6h血流动力学相对稳定后，即可拔除气囊导管。

5. *拔管* 导管拔出后，压迫穿刺部位远端的动脉，使血液从穿刺点冲出，再把压迫的手移向穿刺处，按压30～45min。

【并发症】

主要包括动脉损伤、下肢缺血、气囊破裂引起的空气栓塞、血栓形成和感染等。

（郑胜永）

八、临时心脏起搏

【适应证】

1. 主要包括急性心肌梗死出现二度Ⅱ型或三度房室传导阻滞。

2. 心室率＜每分钟45次的不稳定的逸搏心律。

3. 心脏骤停时的心室停搏、心电-机械分离的抢救。

4. 急性心肌炎引起的二度Ⅱ型以上的房室传导阻滞。

5. 药物中毒、电解质失衡引起的慢性心律失常如二度Ⅱ型以上的房室传导阻滞，经药物治疗无效者。

6. 心电负荷试验、心脏电生理检查时。

7. 其他如预防性起搏和心脏手术前后的保护性应用等。

【禁忌证】

应用于抢救时无绝对禁忌证。

【操作方法】

1. *胸壁表面起搏法* 将两枚盘状电极分别放在左侧背部(阳极)和心前区或心尖、心底部(阴极)。脉宽为40ms，起搏阈值为40～70mA。本法适于院前和急诊室内抢救。

2. *经胸壁穿刺起搏法* 用带芯的穿刺针，于胸骨左缘外1～2cm第4肋间，刺过胸壁和心壁至右心腔，拔出针芯，将双极心内膜电极经针腔置入心内膜，连接体外携带式起搏器起搏。此法仅作急诊抢救用。

3. *食管起搏法* 经鼻或口腔插入单极、双极或多极食管气囊电极，深度为35cm(心房)、40cm(心室)，然后进行心房或心室起搏。

4. *气管起搏法* 通过气管插管的导管壁放入线状电极，置于气管隆嵴或与支气管接触进行起搏。

5. *开胸直接安置心肌电极* 用于开胸

手术者。

6. 经静脉临时起搏　在 X 线引导下经静脉放入起搏电极至右心室进行起搏。

【并发症】

主要包括感染、心肌穿孔、血胸、气胸、出血、空气栓塞，以及电极移位与电极导线断裂引起心律失常。

【注意事项】

1. 常规使用抗生素 3～5d，血管穿刺部位应换药，保持清洁。

2. 安装临时起搏器前后必须持续监测心率、血压。

3. 如选择股静脉应绝对卧床，保持平卧位。

4. 临时起搏器放置时间 1～2 周为宜，通常不超过 4 周。

（郑胜永　汪华学）

九、胸腔穿刺术和胸腔引流术

（一）胸腔穿刺术

【适应证】

常用于检查胸腔积液的性状、抽液减压或胸腔内给药等。

【操作方法】

1. 患者面向椅背骑跨在座椅上，前臂交叉置于椅背上，下颏置于前臂上。不能起床者可取 45°侧卧位，患侧上肢上举抱于枕部。

2. 穿刺点选在胸部叩诊实音最明显部位，通常取腋中线第 6、7 肋间或腋后线上第 7、8 肋间或肩胛线上第 8、9 肋间；以排气为目的时，胸腔穿刺部位在锁骨中线第 2 肋间（图 14-41）。中、小量积液或包裹性积液可结合 X 线或 B 超检查定位。

3. 自穿刺点由内向外常规消毒，消毒直径约 15cm，戴无菌手套，铺消毒洞巾。

4. 以 2%利多卡因自皮肤逐层向下浸润麻醉直到腹膜壁层。

5. 用血管钳夹闭穿刺针后的橡皮管。术者以左手示指与拇指固定穿刺部位皮肤，

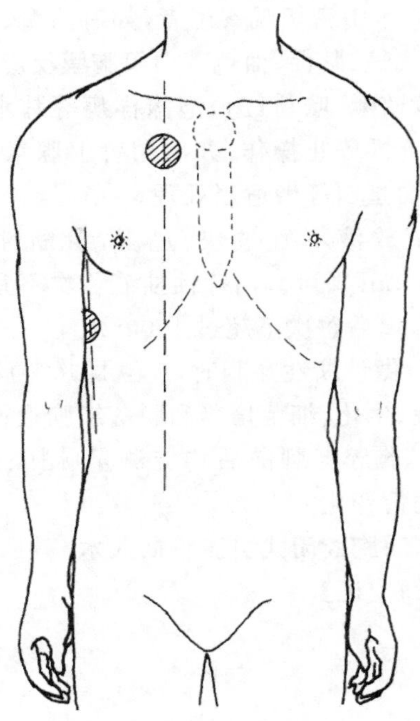

图 14-41　胸腔引流穿刺部位

针头经麻醉处垂直刺入皮肤后，以 45°斜行刺入肌层再垂直于肋骨的上缘刺入胸腔，当针头阻力突然消失时，表示针尖已进入胸膜腔，接上 50ml 消毒注射器，令助手放开血管钳，并用血管钳紧贴皮肤夹住固定穿刺针以防位置移动。用注射器抽满液体或气体后，助手再次用血管钳夹闭橡皮管以防空气进入胸腔内，而后取下注射器，将液体或气体排出并计量。目前，多通过转动三通活栓来控制注射器与胸膜腔的相通与否。

6. 抽液体或气体后，用血管钳夹闭橡皮管，拔出穿刺针，覆盖消毒纱布，以手指压迫数分钟，再用胶布固定。

【注意事项】

1. 严格无菌操作，避免胸膜腔感染。

2. 进针不可太深，避免肺损伤引起气胸。进针要在肋骨的上缘，避免损伤肋间血管引起大出血。避免在第 9 肋间以下穿刺，以免损伤腹腔脏器。

3. 操作过程中要防止空气进入胸腔内。

4. 术中密切观察患者，如有头晕、心悸、恶心、气短、脉促、面色苍白等胸膜反应，或出现连续咳嗽、咳粉红色泡沫样痰等肺水肿表现，应立即停止操作，并应用肾上腺素、地塞米松、白蛋白等做适当处理。

5. 放液不宜过快、过多，诊断性抽液50～100ml即可。治疗性抽液首次不宜超过600ml，以后每次不超过1000ml。

6. 做诊断性穿刺时，应立即送验胸腔积液常规、生化、细菌培养和脱落细胞检查。

7. 胸腔穿刺前后均应测量脉搏、血压，观察病情变化。

(二)胸腔闭式引流管插入术

【适应证】

包括气胸、血胸、脓胸、支气管损伤等。

【器材准备】

28～32Fr引流管、剪刀、长的血管钳、止血钳、缝合器械、局麻用具、吸引器等。

【操作方法】

1～4. 操作方法同胸腔穿刺术。

5. 以麻醉穿刺点为中心，沿肋间水平切开皮肤、皮下组织长3～4cm，用长弯血管钳撑开肋间肌，向内进展直至进入胸膜腔，用长弯血管钳夹住引流管送进胸腔内。引流管的侧孔要完全进入胸腔内(图14-42)。

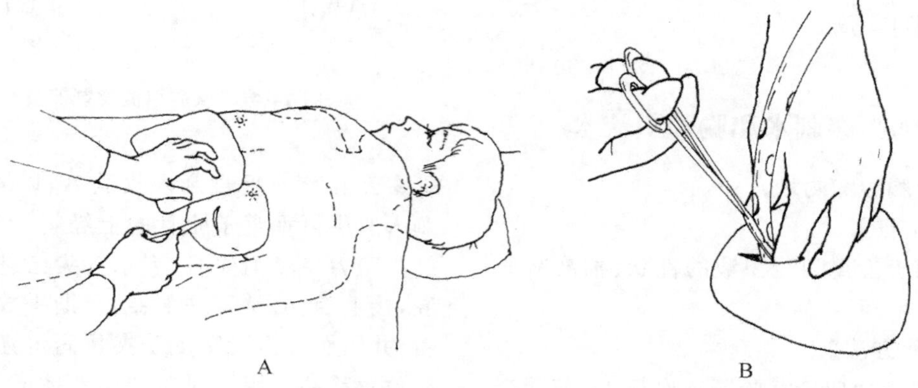

图14-42 胸腔闭式引流术(1)

A. 切开胸壁；B. 插入引流管

6. 垂直褥式缝合切口，用结扎线固定引流管。引流管接水封瓶或胸腔引流袋或低压吸引装置(图14-43A、B、C)。

(三)套管针法引流术

1～4. 操作方法同胸腔穿刺术。

5. 以麻醉穿刺点为中心，沿肋间水平切开皮肤、皮下组织2cm长，用长弯血管钳撑开肋间肌。

6. 在创口内插入导管针到胸腔里，至合适深度后拔去外套管针，保留引流导管在胸腔内。引流管接低压吸引装置(图14-44A、B、C)。

7. 胸腔引流的管理。插管后，在持续吸引状态下，拍摄胸部X线片或B超确认导管的位置。引流瓶或引流袋必须保持低位。引流不充分时要调整引流管的深度或方位，必要时考虑重新插管引流。

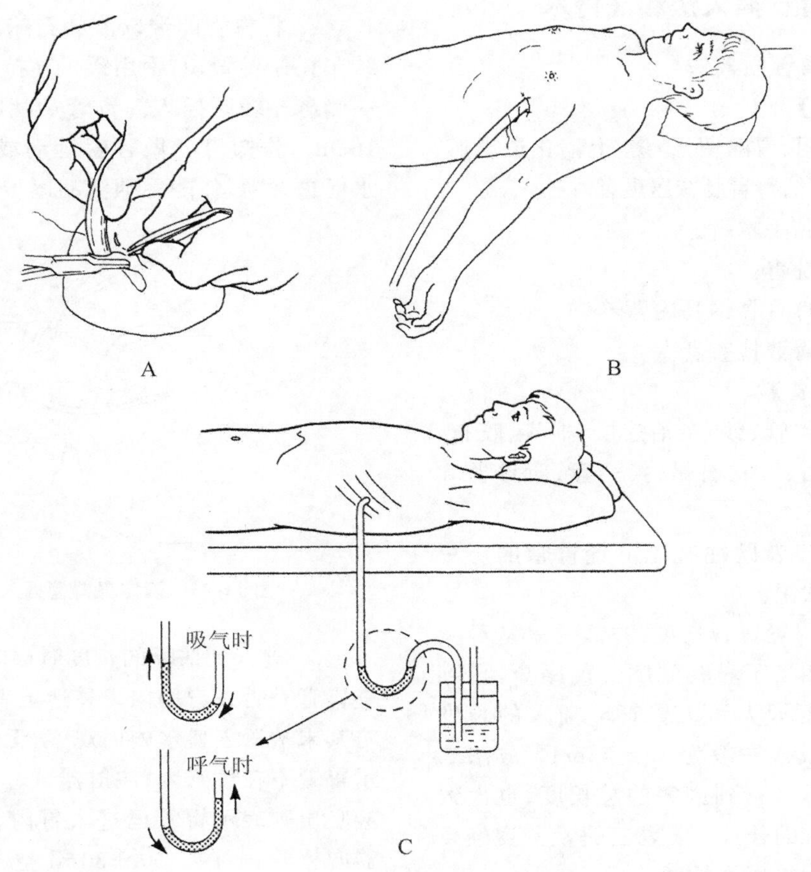

图 14-43　胸腔闭式引流术(2)

A、B. 引流管固定；C. 引流管与水封闭瓶连接

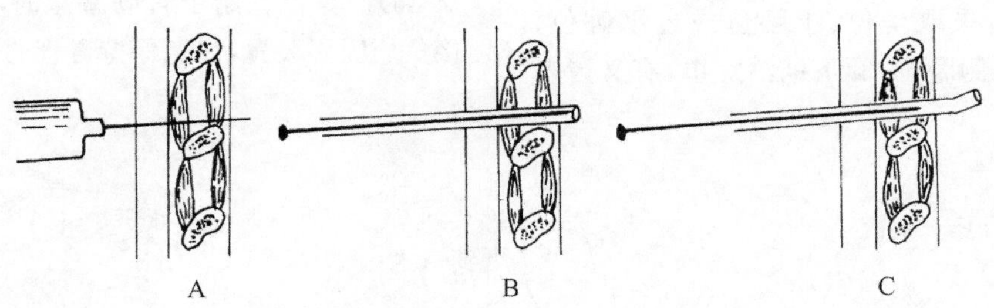

图 14-44　胸腔导管针引流

A. 试穿刺；B. 插入导管针；C. 留置引流导管

（王振杰）

十、鼻胃管插入法和洗胃术

(一)鼻胃管插入法

【适应证】

1. 肠梗阻、胃潴留、肠瘘、上消化道出血、急性胰腺炎等需行胃肠减压患者。

2. 行胃肠手术者。

3. 中毒洗胃。

4. 通过胃管鼻饲肠内营养。

5. 需行胃液检查者。

【术前准备】

1. 准备胃管、纱布、治疗巾、棉签、胶布、镊子或血管钳、液状石蜡、换药盘、听诊器和注射器等。

2. 了解患者既往有无留置胃管的历史和鼻腔通畅状况。

3. 估算留置胃管长度:方法一是从鼻尖至耳垂——相当于鼻孔到咽部的距离,再到剑突的总长度即大致为胃管应插入的长度(图 14-45),成人一般为 45～55cm。方法二是从耳垂至鼻尖再到剑突的总长度,也大致为胃管应插入的长度。方法三是从剑突经鼻尖至前额发际的直线长度。

4. 耐心向患者解释鼻胃管引流的目的、必要性、步骤及可能出现的不适,配合操作时做吞咽运动和深呼吸。

【操作方法】

1. 患者采取坐位、半卧位或者平卧位,昏迷患者左侧卧位,颌下铺治疗巾,有义齿者取下活动性义齿。用棉签清洁鼻腔。

2. 将胃管前端以液状石蜡润滑,左手持纱布托住胃管,右手用镊子夹持胃管前端,经一侧鼻孔缓缓插入。胃管达咽喉部时(14～16cm),告知患者做吞咽运动或给予少量温水促进吞咽,伴随吞咽活动逐步插入胃管。

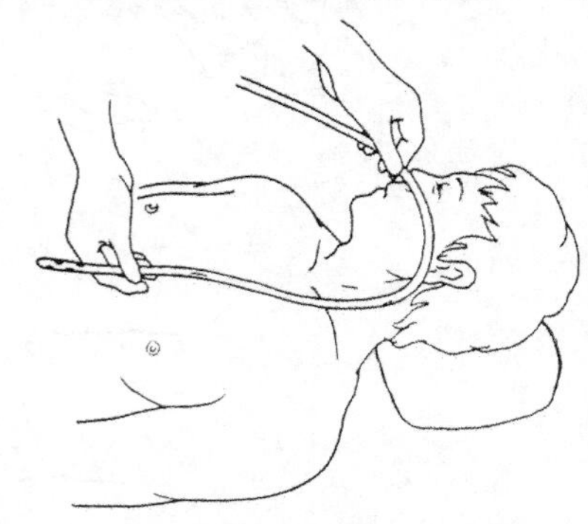

图 14-45　确定鼻胃管插入深度

3. 进入到估算的长度时(45～55cm),检查胃管是否在胃腔内。昏迷患者要敞开胃管将其末端置于盛水碗内观察,无气泡逸出,表示胃管不在气管内;注射器试着抽吸,如有胃液吸出则表示胃管已进入胃内,或者用注射器向胃管内注入 10～30ml 空气,同时用听诊器在胃区听诊,如能听到气过水音,也表明胃管已在胃内。调整胃管到适当深度,直至胃液容易引出。

4. 置管完毕,用胶布固定于鼻翼两侧(图 14-46)。鼻胃管用于胃肠减压时将胃管远端接负压吸引装置,注意保持胃管通畅,记录每

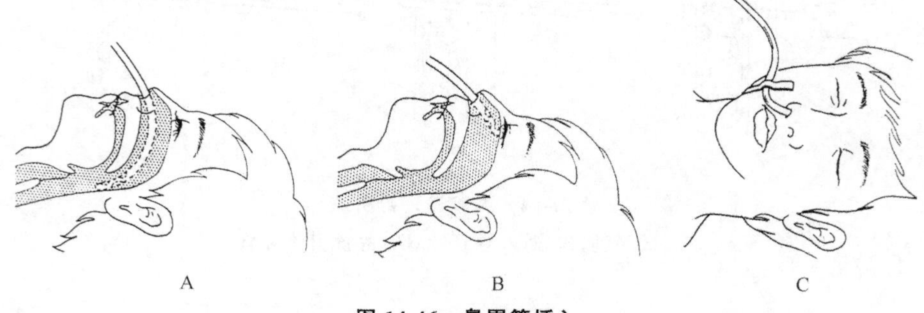

图 14-46　鼻胃管插入

A. 方向正确;B. 方向错误;C. 鼻外固定胃管

日引流液的量和性状;用于鼻饲营养时,可用50ml 注射器吸引营养液接胃管徐徐注入。

【并发症】

包括口腔黏膜干燥、体液丧失、食管炎、糜烂或溃疡。

(二)洗胃术

【适应证】

主要适用于吞服毒物、药物等中毒 6h 之内者,幽门梗阻的手术前准备。

【器材】

洗胃用胃管、漏斗、盆、牙垫、洗胃的液体、注射器等(图 14-47)。

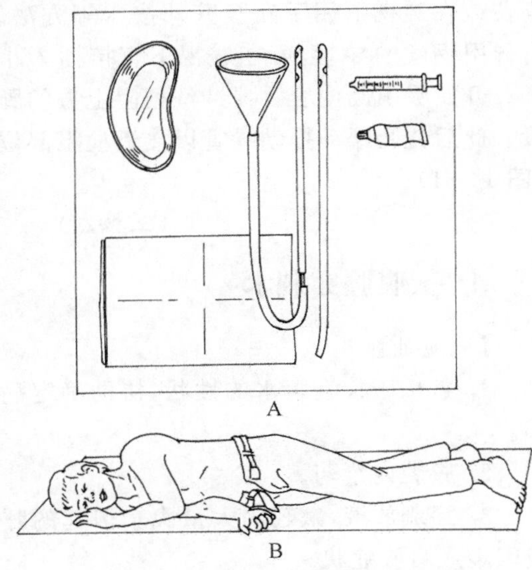

图 14-47　洗胃的器具(A)和体位(B)

【操作方法】

1. 头低位并侧向一方。昏迷者应先行气管插管。

2. 洗胃管涂上止痛凝胶或液状石蜡,开口,安放牙垫,经口插入洗胃管。检查胃管是否在胃腔内的方法同鼻胃管插入法。先将漏斗置于低于胃的位置,尽量排出胃内容物,然后用温水或解毒用液体洗胃。漏斗高举于头部上 30～50cm,慢慢注入洗胃液 300～500ml,当漏斗内尚有少量洗胃液时,迅速将漏斗降至低于胃的部位,并倒置于水桶内,利用虹吸作用吸出胃内灌洗液和胃内容物(图 14-48,图 14-49)。

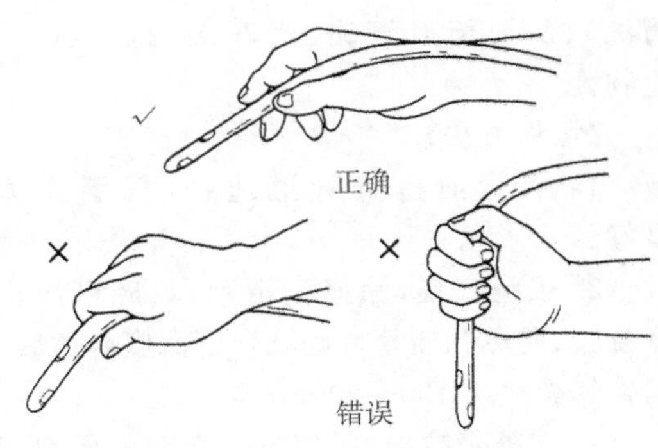

图 14-48　洗胃管握持方法

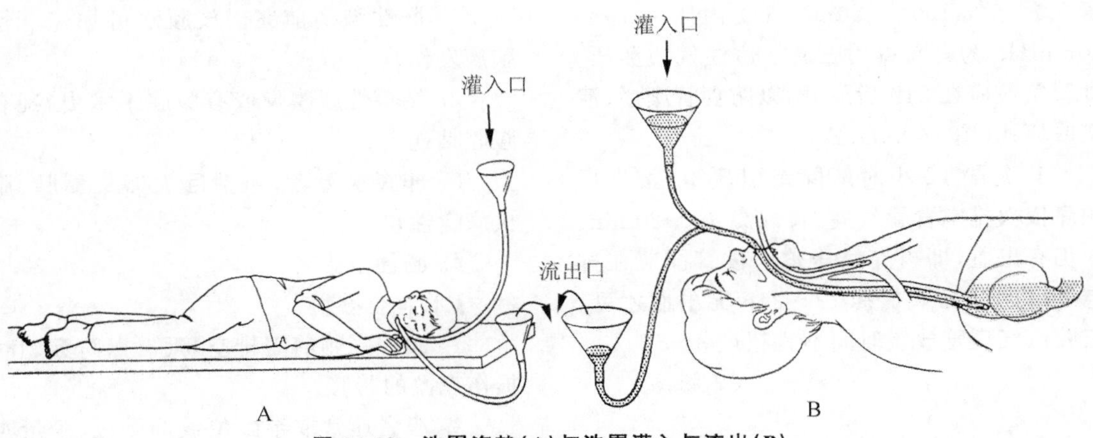

图 14-49　洗胃姿势(A)与洗胃灌入与流出(B)

3. 反复灌洗直至吸出液澄清、无味为止。拔除胃管时应将远端封闭，迅速拔出，防止管内液体误入气管。

（王振杰）

十一、三腔二气囊管插入法

【适应证】

三腔二气囊管又称森斯塔肯-布莱克莫尔管，用于控制食管静脉曲张破裂引起的上消化道大出血。为利于胃出血的鉴别诊断，应先做急诊内镜检查以确认出血来源。

【器材准备】

准备三腔二囊管、血压计（以测定气囊内压）、大注射器2个（向气囊注入空气和抽洗胃液）、2把长血管钳、滑车装置、500g的重物。

【操作方法】

1. 插管前检查管道通畅，气囊弹力良好。

2. 吸瘪气囊，涂好润滑剂，鼻腔可涂止痛凝胶，向鼻孔插管。确认导管深度合适后，向胃气囊注入150～200ml空气。

3. 向外牵拉导管，使胃气囊贴紧胃的贲门部。固定导管，或用250～500g重物经滑车装置与导管相接做牵引压迫（图14-50A、B、C）。

4. 根据需要（仍有食管出血时）再给食管气囊充气100～150ml（气囊内压力10～40mmHg为宜），可用三通管边注气边测压。食管气囊应在24h后放开，以防食管糜烂、溃疡或坏死（图14-50D、E）。

5. 每隔12小时解除牵引压迫，按先后顺序依次排空食管气囊、胃气囊10～20min。如仍有出血，即再充气压迫。拔管前应在排空气囊的情况下观察12～24h无出血才可。三腔二气囊管放置时间不宜超过3～5d。

（王振杰）

十二、肠梗阻导管插入法

【适应证】

小肠梗阻后扩张、压力升高者。

【禁忌证】

麻痹性肠梗阻、腹膜炎。

【操作方法】

取得患者的合作。导管涂润滑剂或止痛凝胶。按鼻胃管插管方法插管，头端进入胃后，吸出胃内容物。患者右侧卧位，向前端球囊注入蒸馏水10ml，间断再插管10～20cm。为使导管进入十二指肠，还可试用俯卧位、头高位或在透视下用手在腹壁外按压等方法。有导引钢丝的导管，可在透视下直接插入小肠。开始吸引肠内容物或冲洗梗阻上方的肠段。此后让肠蠕动推动导管以接近梗阻部位（图14-51）。

（王振杰）

十三、腹腔穿刺术

【适应证】

1. 常用于检查腹水的性状，协助确定病因。

2. 腹腔内给药。

3. 穿刺放液，减轻因大量腹水引起的呼吸困难或腹胀症状。

【禁忌证】

1. 肝性脑病前兆。放腹水可加速肝性脑病发作。

2. 结核性腹膜炎或有腹腔手术史，疑有腹腔粘连者。

3. 非腹水患者，包括巨大卵巢囊肿、胞虫病囊性包块。

4. 肠梗阻患者。

【术前准备】

1. 腹腔穿刺前需排空膀胱，以防穿刺时损伤充盈的膀胱。

2. 患者通常取半卧位或仰卧位，少量腹水可取向患侧侧卧位。

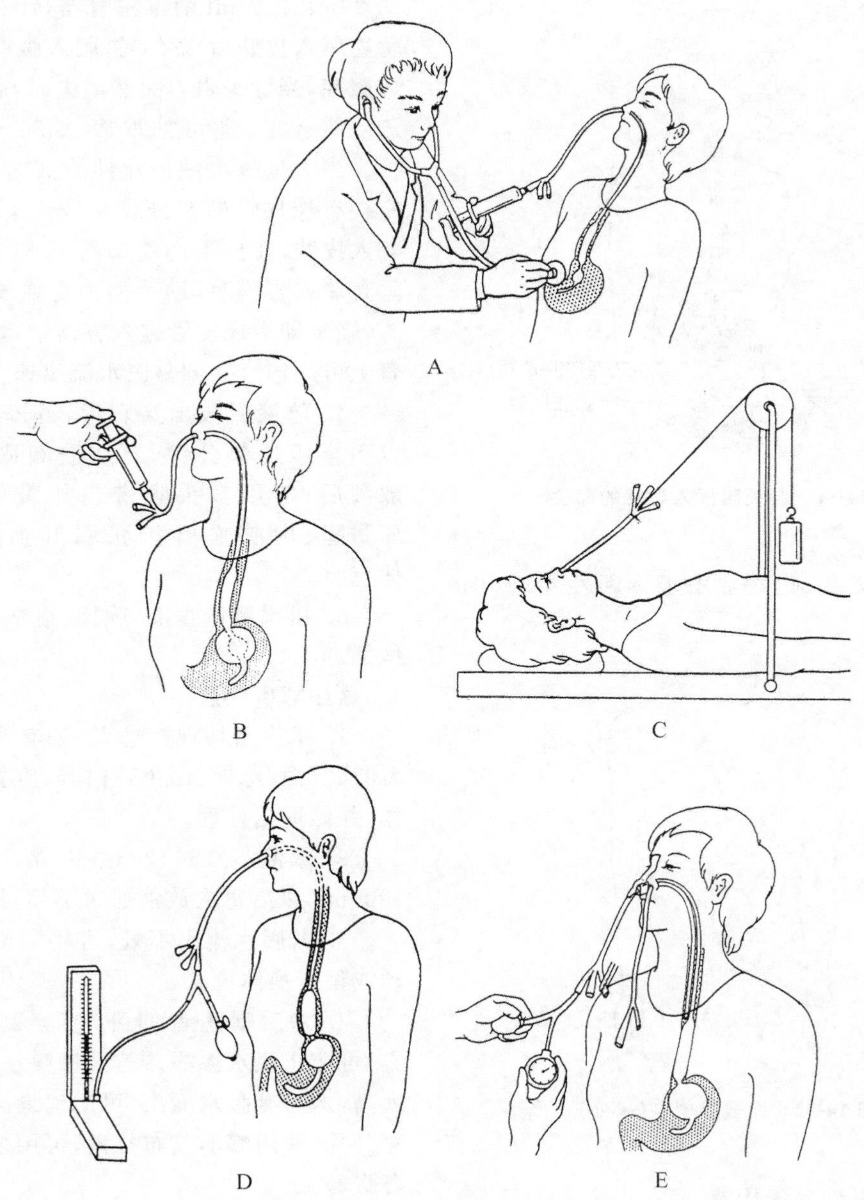

图 14-50　三腔管插入方法

A. 确诊导管插入位置；B. 向胃囊充气；C. 用重物牵引；D. 用血压计控制气囊压力；E. 用压力表控制气囊压力

3. 测量腹围、脉搏、血压，检查腹部体征。

【部位选择】

1. 常选左下腹脐与髂前上棘连线中、外1/3交点，此处不易损伤腹壁动脉。

2. 脐与耻骨联合连线中点上方 1.0cm、偏左或偏右 1.5cm，此处无重要器官且易愈合。

3. 少量腹水患者取侧卧位，取脐水平线

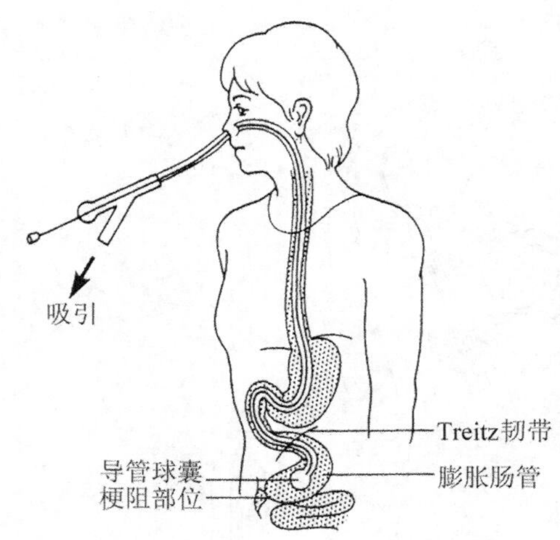

图 14-51　肠梗阻插入导管的部位

与腋前线交点，此处常用于诊断性穿刺（图 14-52）。

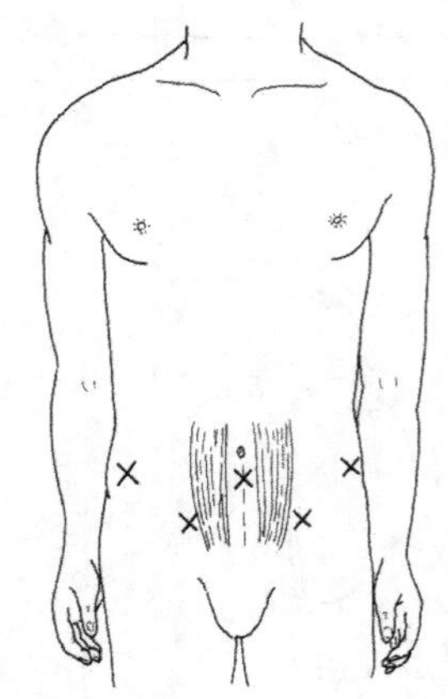

图 14-52　腹壁穿刺点（×处）

4. 包裹性分隔积液，需在B超指导下定位穿刺。

【操作方法】

1. 自穿刺点由内向外常规消毒，消毒直径约 15cm，戴无菌手套，铺消毒洞巾。

2. 以 2%利多卡因自皮肤逐层向下浸润麻醉直到腹膜壁层。

3. 术者以左手示指与拇指固定穿刺部位皮肤。做诊断性穿刺时，右手持带有适当的 20ml 或 50ml 消毒注射器，针头经麻醉处垂直刺入皮肤后以 45°斜刺入腹肌再垂直刺入腹腔，当针头阻力突然消失时，表示针尖已进入腹膜腔，即可抽取腹水 20～100ml 送检。当大量腹水做治疗性放液时，通常用针座接有橡皮管的 8 号或 9 号针头，在麻醉处刺入皮肤，在皮下组织横行 0.5～1.0cm，再垂直刺入腹膜腔，助手用消毒血管钳固定针头，腹水即沿橡皮管进入容器中，计量。橡皮管上可用输液夹调整腹水流出速度。

4. 放液后拔出穿刺针，覆盖消毒纱布，以手指压迫数分钟，再用胶布固定。大量放液后，需用多头腹带包扎腹部，以防腹压骤降、内脏血管扩张引起血压下降或休克。

5. 再次测量腹围、脉搏、血压，检查腹部体征。

【注意事项】

1. 术中密切观察患者，如有头晕、心悸、恶心、气短、脉促、面色苍白等，应立即停止操作，并做适当处理。

2. 放液不宜过快、过多，第 1 次不超过 1000ml，以后每次放液通常不超过 3000ml。

3. 若腹水流出不畅，可将穿刺针稍作移动或稍变换体位。

4. 术后嘱患者仰卧，使穿刺孔位于上方，可防止腹水渗漏。若大量腹水，腹腔压力太高，术后有腹水漏出，可用消毒火棉胶粘贴穿刺孔，并用蝶形胶布拉紧，再用多头腹带包裹腹部。

5. 放液前后均应测量腹围、脉搏、血压，观察病情变化。

6. 做诊断性穿刺时，应立即送验腹水常规、生化、细菌培养和脱落细胞检查。

（王振杰）

十四、腰椎穿刺术

【适应证】

1. 中枢神经系统感染的诊断和鉴别诊

断，如化脓性脑膜炎、结核性脑膜炎、隐球菌性脑膜炎等。

2. 了解有无蛛网膜下腔出血和阻塞。

3. 颅内原发肿瘤及恶性肿瘤的颅内侵犯。

4. 需椎管内注射抗生素和化疗药物，如结核性脑膜炎、隐球菌性脑膜炎和脑膜白血病等。

【禁忌证】

1. 疑有颅压升高，且眼底检查有明显视盘水肿或有脑疝先兆者。

2. 休克、器官衰竭或濒危状态的患者。

3. 穿刺局部有炎症。

4. 疑有颅后窝占位病变者。

【操作方法】

1. 双髂嵴最高点连线与脊柱的交会处，相当于第 3～4 腰椎棘突间隙为腰椎穿刺点，有时也可以选择在上一或下一腰椎间隙确定穿刺点，做好标记。

2. 患者去枕侧卧于硬板床上，背部与床面垂直，采取屈体位(头向前胸屈曲，双手抱膝使其紧贴腹部，躯干呈弓形)。若患者不能配合，可由助手在患者前面，一手挽患者头部，另一手挽双下肢腘窝处用力抱紧，使脊柱尽量后凸以增宽椎间隙。

3. 戴无菌手套，常规消毒，铺巾，自皮肤至椎间韧带以 2% 利多卡因做局部麻醉(图 14-53)。

4. 术者以一手固定穿刺点皮肤，另一手持针，针尖稍斜向头部，以垂直于背部的方向缓慢刺入，成人进针深度 4～6cm，儿童2～4cm，当针头穿过韧带与硬脊膜时可有落空感，此时可将针芯慢慢抽出(以防脑脊液迅速流出，造成脑疝)，转动针尾，即可见脑脊液流出。

5. 在放液前先将测压管与穿刺针连接测量压力，让患者双腿略伸，肌肉放松，测量脑脊液压力。正常侧卧位脑脊液压力为70～180mmHg 或每分钟 40～50 滴。

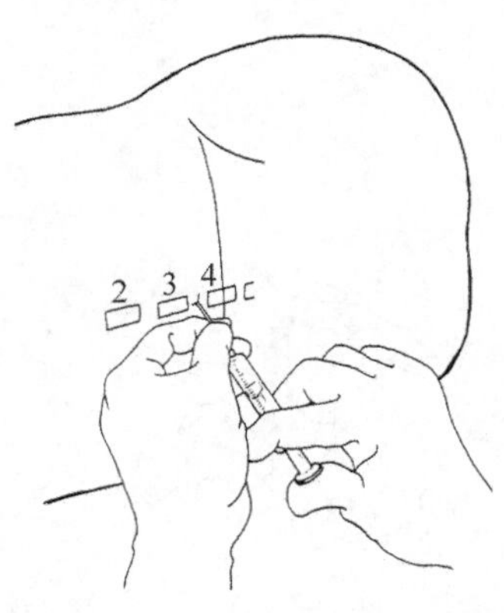

图 14-53　腰椎穿刺部位与局部麻醉

6. 若想了解蛛网膜下腔有无阻塞，可进一步做压颈试验，即 Queckenstedt 试验。即测初压后，由助手按压双侧颈静脉，正常时脑脊液压力迅速升高 1 倍左右，解除压迫后 10～20s，压力降至原来水平，称为梗阻试验阴性，示蛛网膜下腔通畅；若压迫颈静脉后，脑脊液压力不能升高，则为梗阻试验阳性，示蛛网膜下腔完全阻塞；若施压后压力缓慢上升且放松后又缓慢下降，示蛛网膜下腔不完全阻塞。

7. 撤去测压管，收集脑脊液 2～5ml 分送常规、生化及细菌学检查。如需做培养时，应用无菌操作法留取标本(图 14-54，图 14-55)。

8. 术毕，将针芯插入针管后一起拔出穿刺针，覆盖消毒纱布，用胶布固定。

9. 术后嘱患者去枕平卧 4～6h，以免引起术后低颅压头痛。

【注意事项】

1. 严格掌握禁忌证，凡疑有颅内压升高者必须先做眼底检查，如有明显视盘水肿或有脑疝先兆者，禁忌穿刺。

2. 穿刺时患者如出现呼吸、脉搏及意识改变症状时，应立即停止操作，并做相应处理。

3. 针芯要慢慢抽出，特别是颅压较高时，以防脑脊液迅速流出造成脑疝。

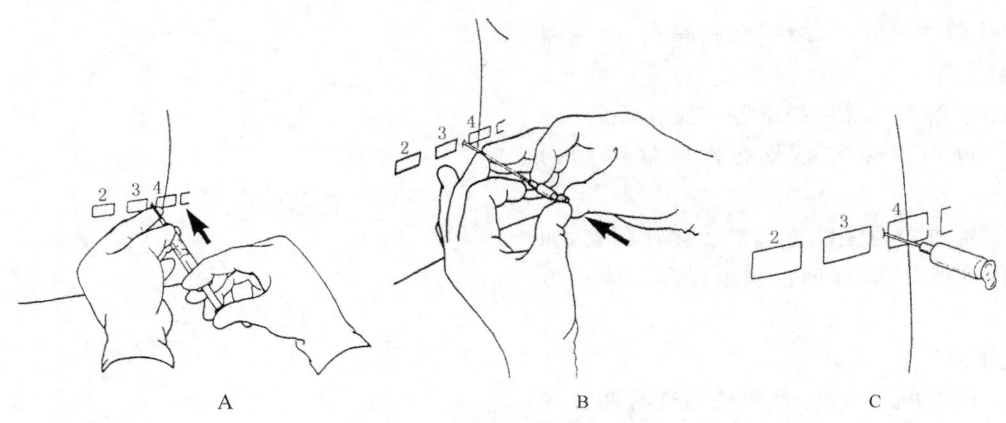

图 14-54　腰椎穿刺方法

A. 试穿；B. 插入腰穿针；C. 正确入针点

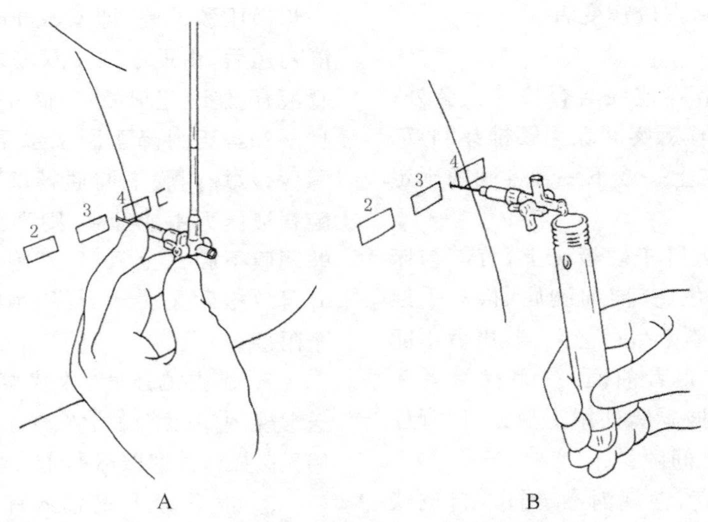

图 14-55　腰椎穿刺测压(A)与收集脑脊液标本(B)

4. 鞘内给药时，应先放出等量脑脊液，然后再等量转换性注入药液，应边推边放，以脑脊液稀释药物，于 5～10min 内缓慢注入。

5. 凡颅内压增高者禁做压颈试验。

（汪华学）

十五、硬脊膜外穿刺置管术

【适应证】

解除胸部或上腹部损伤或手术后的疼痛。

【操作方法】

体位同“腰椎穿刺”，要尽量向后凸起脊柱。消毒，铺巾，局麻。

1. 直入法　可选定在胸$_{8、9、10、11}$或腰$_{3、4}$椎间隙穿刺。方法同腰椎穿刺。在针尖到达黄韧带时，拔去针芯，接上 5ml 注射器，注射器内吸有 3～4ml 生理盐水和 0.5ml 大小的气泡。一点点推进穿刺针，并挤压针栓。一旦通过黄韧带进入硬脊膜腔，即无阻力，注射器的气泡不被压缩就可将盐水推入硬脊膜腔。调节穿刺针尖管斜面的方向朝向头部，向针内插进硬膜外导管(图 14-56)。

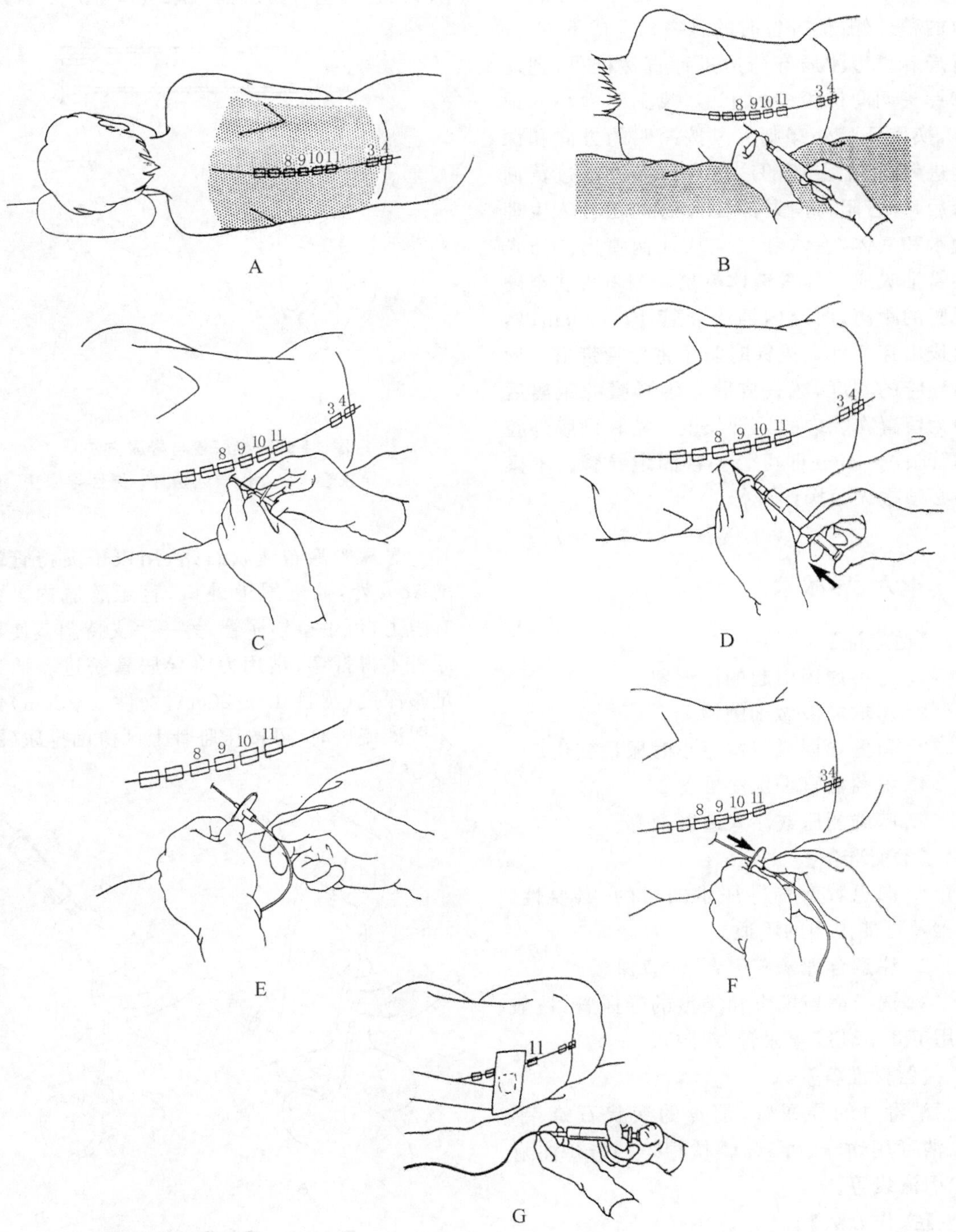

图 14-56　硬脊膜外直入法穿刺置管术

A. 穿刺部位；B. 局部麻醉；C. 试穿刺；D. 正式穿刺；E. 穿刺成功后置入硬膜外导管；F. 拔出穿刺针；G. 固定导管，并注入麻醉药

2. 侧入法(旁正中法)　选择在穿刺部位的稍外侧(侧卧位时的棘突稍上或下方)进行局麻。边注局麻药边进针直达椎弓,把局麻针头调向椎板的内上方,找到阻力小的地方,换用硬膜外穿刺针。按探明的方向和深度进针,接上上述的注射器。当针穿过黄韧带后,针管阻力消失,向硬脊膜外腔注入生理盐水和气体,有水和气泡从针柄喷出。插入导管抽吸应无异常液体流出。测量皮肤至硬脊膜的距离,向腔内插入导管 15～20cm,然后拔出穿刺针。拔针时防止将导管带出。读出导管的刻度,减去皮肤至硬脊膜的距离后即为留置在腔内的导管长度。留在硬膜外腔的管长 3～4cm 即可。妥善固定导管。本操作必须按无菌操作进行。

(汪华学)

十六、导尿术

【适应证】

1. 各种原因引起的尿潴留。
2. 留取尿液做细菌培养。
3. 留置导尿或观察每小时尿量变化。
4. 盆腔器官手术前准备。
5. 膀胱测压或注入造影剂等。

【术前准备】

1. 向患者解释导尿术的目的、必要性、步骤及可能出现的不适。
2. 注意合理暴露患者,注意保暖。
3. 选择适当规格和类型的导尿管,一般选用 Foley 乳胶导尿管(双腔)。

【器材准备】

消毒过的导尿管、消毒的液状石蜡、手套、消毒用钳子、0.5%碘伏棉球、10ml 注射器、引流袋等。

【操作方法】

患者仰卧。清洁、消毒会阴部,铺洞巾。术者站在患者的右侧,女患者屈膝分开双腿,左手拇指和示指分开小阴唇,辨认出尿道口。对男患者用左拇指和示指翻开包皮捏住龟头,拉直阴茎。再次消毒尿道口(图 14-57)。

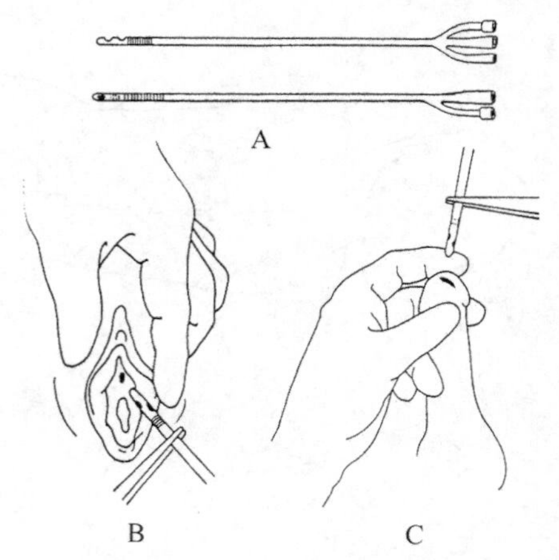

图 14-57　导尿管与导尿方法

A. 导尿管;B. 女性导尿法;C. 男性导尿法

导尿管涂布液状石蜡,用镊子夹持管端前 5cm 处,插进尿道外口,直至膀胱内。如有阻力,可手持导尿管,另一手支持阴茎使导尿管不得打弯,稍用力将导尿管挤进。插进足够深度(男性 15～20cm,女性 6～8cm)仍无尿液流出时,可按压耻骨上区协助排尿(图 14-58)。

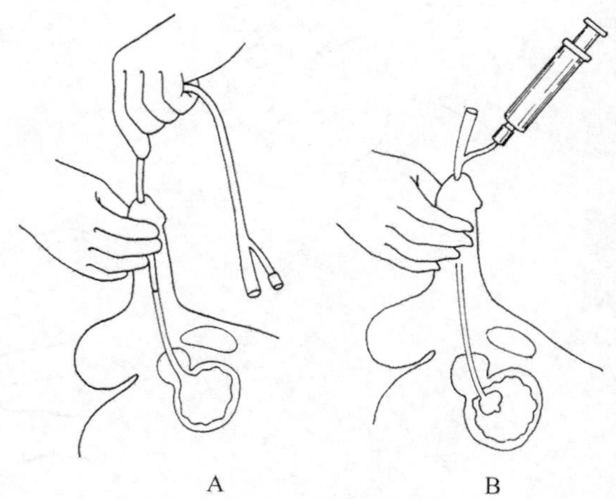

图 14-58　男性导尿管插入法

A. 普通导尿管插入法;B. 气囊导尿管插入法

保留导尿时,可向球囊注入 10ml 左右注射用水,接通引流尿液的引流袋。管外部分也可固定在下腹壁或大腿的内侧(图 14-59)。

【注意事项】

1. 严格无菌操作,避免医源性尿道感染。

2. 操作要轻柔,避免损伤尿道黏膜。

3. 对膀胱过度充盈者,排尿宜缓慢,以免骤然降压引起排尿晕厥。

4. 留置导尿超过 3d 者,宜每天冲洗膀胱 1～2 次。拔管前应定时夹闭尿管,以恢复膀胱容量及逼尿肌收缩功能。

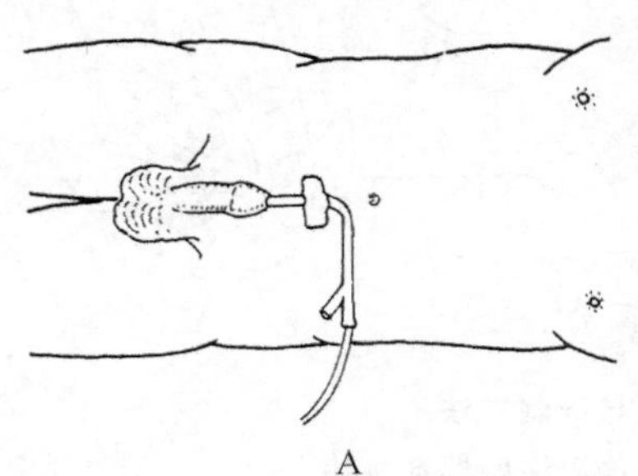

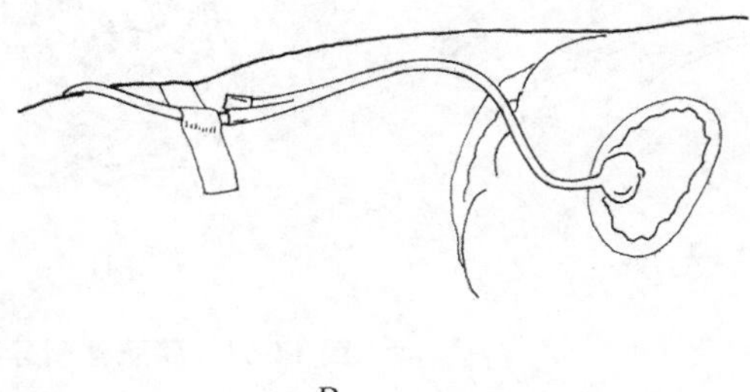

图 14-59　导尿管固定方法

A. 男性;B. 女性

(汪华学)

十七、膀胱穿刺术

【适应证】

耻骨上膀胱穿刺适用于各种原因引起的急性尿潴留行导尿术未成功,而又急需排尿或送检尿标本者。尤其是外伤致尿道断裂者。

【穿刺部位】

耻骨联合中点上 1～2cm 处(图 14-60)。

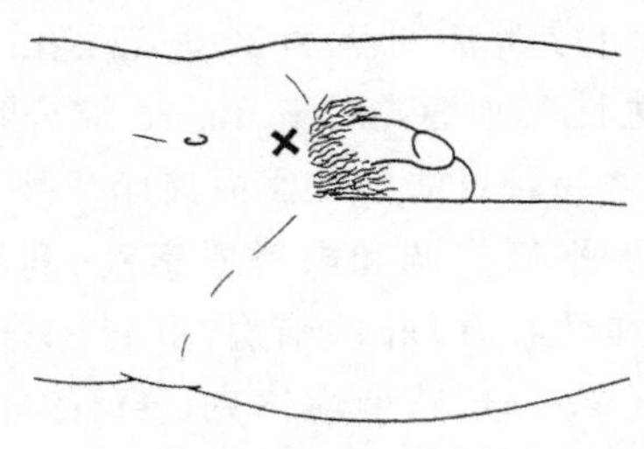

图 14-60　膀胱穿刺点

【操作方法】

1. 备齐用物携至床旁,屏风遮挡患者,并向其介绍膀胱穿刺的目的与方法,取得合作。

2. 叩诊证实膀胱充盈。洗手,戴口罩,打开膀胱穿刺包。

3. 协助患者解衣裤,取仰卧位,大腿分开,膝部稍屈,露出穿刺部位,治疗巾垫于患者臀下。

4. 常规消毒穿刺部位皮肤,戴手套,铺洞巾,行局部麻醉。

5. 用 14～16G 穿刺针,与腹壁成 60°刺向会阴部,也可与腹壁垂直刺入,见尿后再进针 1～2cm,用注射器抽吸或接引流管排出尿液(图 14-61)。膀胱过度膨胀者,每次抽出尿液不得超过 1000ml,以免膀胱内压降低,而导致出血或休克的发生。必要时留标本送验。

6. 抽毕,消毒穿刺点,盖以纱布,胶布固定,帮助患者卧床休息。

7. 整理床单位,清理用物,记录尿量及性状。

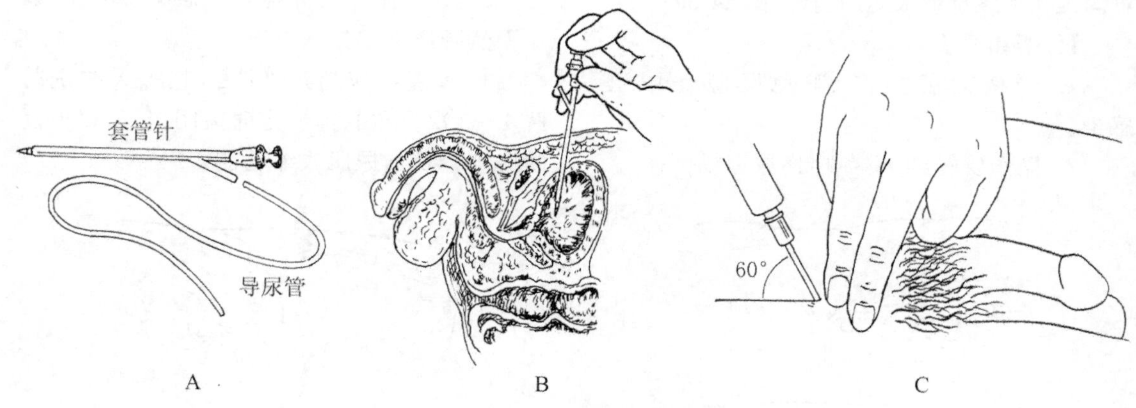

图 14-61 膀胱穿刺导尿管与穿刺方法
A. 导尿管；B. 导管针穿刺法；C. 普通注射器穿刺法

（汪华学）

十八、血液净化技术

血液净化技术应用于临床已经半个多世纪，随着生物医学工程技术和相关学科的发展，血液净化技术的设备、材料不断改进，使得血液净化技术在临床上应用更加广泛；尤其连续性血液净化（continuous blood purification，CBP）是近年来急救医学领域最重要的进展之一，广泛应用于肾脏疾病和非肾脏疾病领域，新技术的问世进一步扩大临床适用范围，是多种危重病救治所必需的辅助治疗措施，已成为危重病、急诊医学的重要组成部分。

血液净化源于血液透析。血液透析虽然也有净化血液的作用，但它的清除作用只限于低分子量（＜5ku）的溶质成分，却不能清除分子量更大或同蛋白结合在的溶质，然而后者在机体发病中却很重要，为此，血液滤过和血浆置换就成了新的选择。所谓血液净化，就是通过血液透析（hemodialysis，HD）、血浆滤过（hemofiltration，HF）、血液灌流（hemoperfusion，HP）、血浆置换（plasma exchange，PE）等方法，将血液中积蓄的有害成分除去，矫正血液中某些成分在质量和数量上的异常，以达到治疗和抢救危重症患者的目的，其基本原理是透析、过滤和吸附。

连续血液净化可通过弥散、对流和吸附机制清除细胞因子、炎症介质、代谢产物及某些毒性物质，故也有将床旁连续血液净化装置统称为连续性血液净化系统，其含义已超出了单纯替代肾脏的功能，也可用于治疗一些非肾源性疾病，其应用领域早已不局限于急、慢性肾衰竭，而是涉足更多领域，如 PE 已成为治疗重症肌无力、Goodpasture 综合征、溶血性贫血、Guillain-Barré 综合征的有效方法之一。目前已证实血液净化技术对于严重酸碱平衡失调和电解质紊乱、利尿药无效的充血性心衰、肝性脑病、肝肾综合征、脓毒血症（sepsis）、感染性休克（septic shock）、全身炎性反应综合征（systemic inflammatory response syndrome，SIRS）、多脏器功能障碍综合征（multiple organ dysfunction syndrome，MODS）或多脏器衰竭（multiple organ failure，MOF）、急性呼吸窘迫综合征（acute respiratory distress syndrome，ARDS）、威胁生命的中毒等各种危重症治疗也具有重要价值，已成为肾脏病学新拓展的一个重要分支标志。其机制就在于该项技术的应用除了能清除与肾衰有关的钾、尿素氮、肌酐外，还有助于解决其他几项临床问题，包括：清除多余的水分，改善心衰、肺水肿、组织供氧和修复血管损伤；清除体液中的炎症介质或细胞因子；清除内毒素；纠正水、电解质、酸碱紊乱；维持营养；内脏功能支持，例如人工肝的使用。对于住 ICU 的危重患者来讲，CBPT 较间歇血液透析符合生理特征，简单和方便，低血压、脑水肿的发生率低，体液控制方便，便于维持营养；治疗期间患者血流动力学稳定，心血管耐受性好，床边即可进行，已越来越多地被用于危重症患者的治疗，成为 ICU 的重要治疗手段之一。

【操作方法】

1. 建立血管通路。血管穿刺部位多在颈内静脉和股静脉，插管成功后，用肝素盐水封闭后待用。

2. 预充血滤器(或分离器或药用炭吸附器)。用肝素盐水冲洗装置，排尽空气，用生理盐水冲满整个装置，一般用2000ml。关闭进出口备用。

3. 肝素液的配制。用12 500U 肝素加18ml 生理盐水稀释成 625U/ml 后置入肝素泵，再接在血管通路上备用。

4. 床边连接血管通路与装置。

5. 开机工作。打开所有开关机及血管通路，开始工作。在动脉端(血液进入血滤器或分离器或药用炭吸附器的一端)注入1/4～1/2 支肝素(12 500U/支)，患者凝血酶原时间如无异常，每小时给予 10U/kg 肝素持续泵入。血滤时再根据凝血酶原时间调整肝素用量。血泵的流速为 100～150ml/min。记录各项生命体征、监测资料和用药。

6. 置换液的使用。根据患者电解质检测值来配制置换液，选择在滤过开始 1h 后输入置换液，输液量视治疗需要而定。

7. 透析液的使用。可在静脉端的滤出口接受与血流相反方向的透析液，以清除高分解代谢的代谢产物。其流速一般为 600～1800ml/h。

【注意事项】

1. *抗凝及监测*　①全身肝素化：在血滤前，动脉端给予负荷量肝素后，用一定量的肝素持续泵入体内；②局部肝素化：在动脉端以每小时 10U/kg 的肝素持续泵入，静脉端以等量的鱼精蛋白泵入，维持滤期内凝血时间＞30min 即可，适用于任何患者。

2. *超滤率的调整*　超滤率是每平方米滤过面积，在单位压力(mmHg)的作用下，每小时滤出的液体量。它受跨膜压和血液黏稠度的影响，可增加跨膜压来提高滤过率。

【并发症】

主要包括水电解质紊乱、血栓形成、出血、发热反应、寒战等并发症。

(汪华学)

十九、侧脑室引流术

【适应证】

脑室出血；脑积水引起的严重颅内压增高；引流炎性脑脊液；蛛网膜下腔出血患者，同时行腰椎穿刺，并用生理盐水自上而下稀释，可减轻炎性反应；做脑室液检查；颅高压患者的颅内监测。

【禁忌证】

脑血管畸形、弥漫性脑肿胀或脑水肿患者、硬膜下脓肿或脑脓肿、严重颅高压视力低于 0.1 者。

【操作方法】

1. *常用穿刺点*　是前角穿刺，即前正中线旁 2cm 与发际的交点，或冠状缝前与中线交点旁 2cm 处。穿刺方向与矢状面平行，对准两外耳道的连线，深度不超过 5cm。选择哪一侧引流要根据脑室移位、变形、两侧病理状态是否相同决定(图 14-62)。

2. *步骤*　定位、消毒、铺巾和局麻；尖刀片在穿刺点上做小切口；用颅钻垂直于颅骨

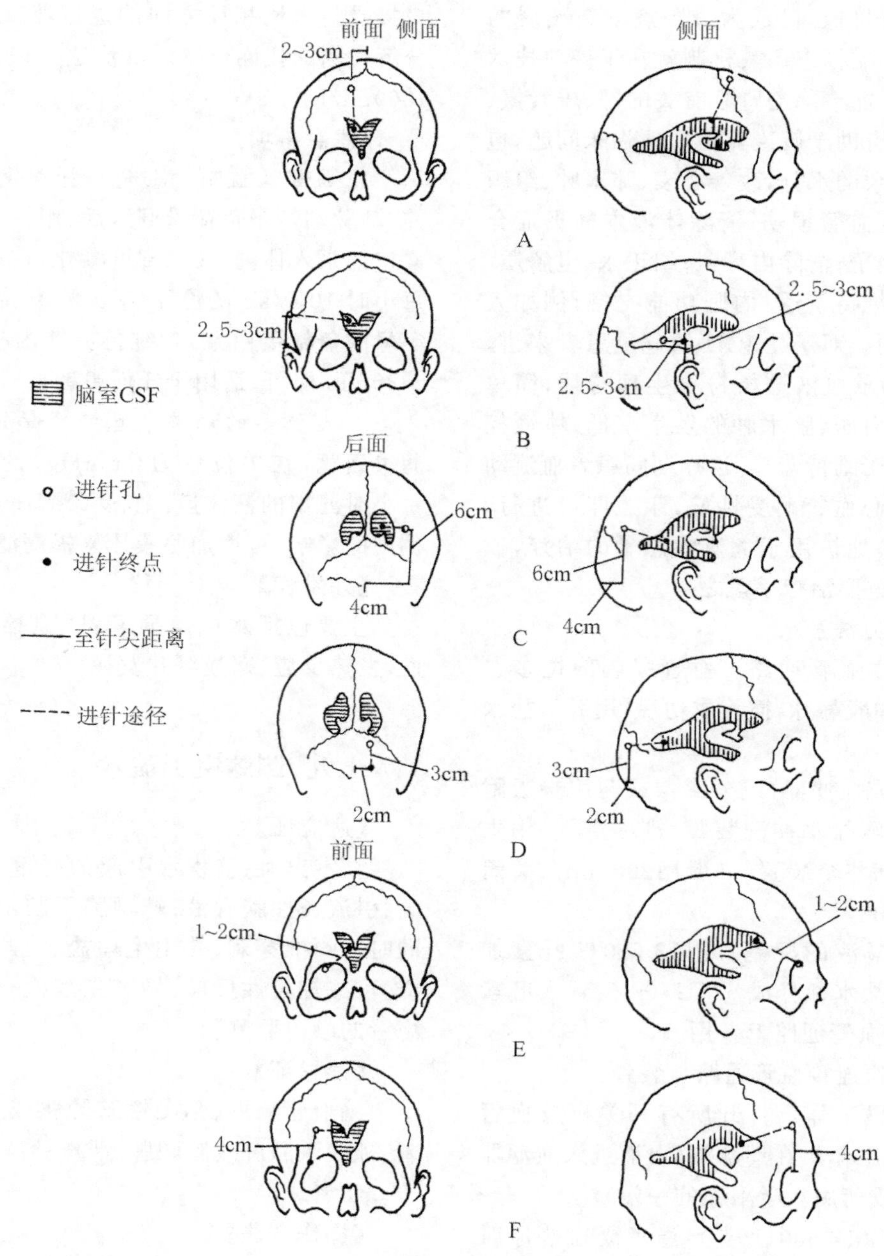

图 14-62 侧脑室引流部位

A. Kocher 点：冠状缝前部旁开中线 2～3cm；B. Kcen 点：耳顶端后上 2.5～3cm；C. 枕顶点：枕骨外粗隆上 6cm，旁开中线 4cm；D. Dandy 点：枕骨外粗隆上 3cm，旁开中线 2cm；E. 眶点：眶缘后 1～2cm；F. 眶上点：瞳孔正上方，距眶缘 4cm

（引自王鹏霄.新编危重症监护治疗技术.济南：山东科技出版社，2000）

并指向两外耳道的连线，钻开颅骨与硬脑膜；用脑室探针沿穿刺方向刺入颅内 5cm 后拔除内芯，可见脑脊液流出，必要时可接 5ml 注射器抽吸，见脑脊液或陈旧性血块即可证明穿刺针进入脑室；拔除脑室探针，沿原方向置入脑室引流管，见脑脊液后接引流袋，包扎固定。引流管固定在高于双侧外耳道连线上方 20cm 处（图 14-63）。

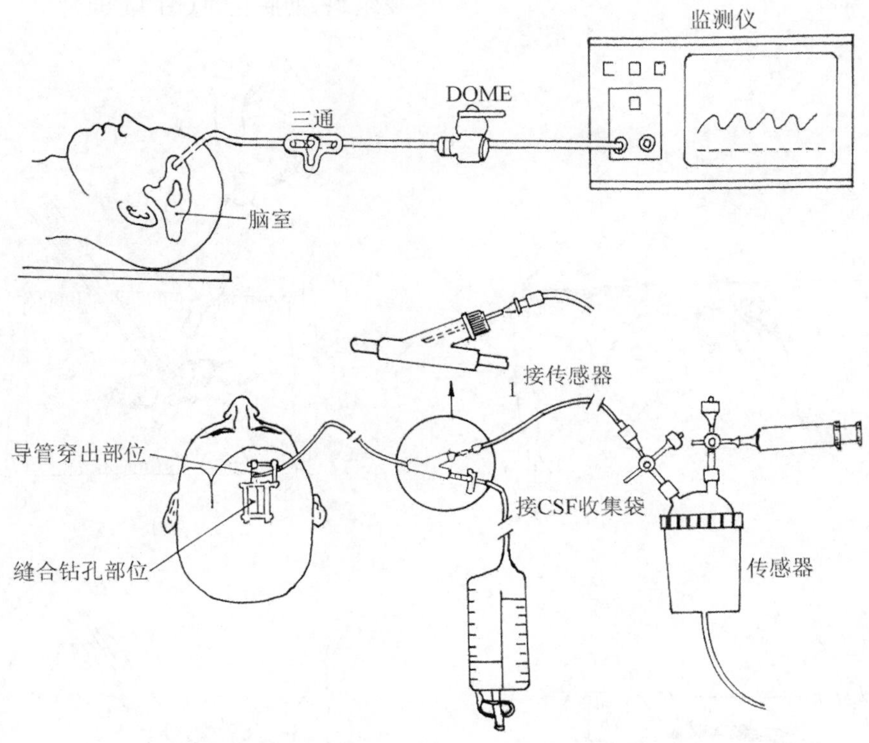

图 14-63　侧脑室引流装置

（引自王鹏霄．新编危重症监护治疗技术．济南：山东科技出版社，2000）

【并发症】

颅内出血、引流不畅、颅内压突然降低、视力减退或失明、局部或颅内感染。

（汪华学）

二十、清创缝合术

清创缝合术是处理新鲜的污染伤口的一种手术方法。其原则为通过彻底清洗伤口的内外组织，清除异物，修整创缘、切除失去生机的和严重污染的组织，缝合后达到伤口一期愈合或加速伤口愈合的目的。

【适应证】

开放性创伤（除外小的刺伤或擦伤）。清创要在伤后早期彻底进行。

【器材准备】

清创缝合包。皮肤消毒液，等渗盐水，软皂液，毛刷等。

【麻醉】

一般采用局麻或神经阻滞麻醉，严重创伤可采用全身麻醉。

【操作方法】

1. 清创术

(1)术者戴无菌手套，伤口填以无菌纱布，用软皂液和等渗盐水清洗伤口周围的皮肤，剪除局部的毛发。

(2)更换无菌手套，用 3% 过氧化氢、生理盐水反复冲洗伤口，尽量使伤口内的异物和脱落坏死组织冲离伤口，可用镊子夹棉球擦洗。如有活动性出血，钳夹暂时止血。

（3）再次更换无菌手套，消毒伤口周围的皮肤，铺无菌巾。

（4）在麻醉下（局麻或神经阻滞麻醉等）切除伤口边缘的皮肤 2～3mm 一周。去除伤口内的异物，彻底清除伤口内失去活力的组织，但不要损伤重要的血管、神经和其他重要组织，彻底止血（图 14-64）。

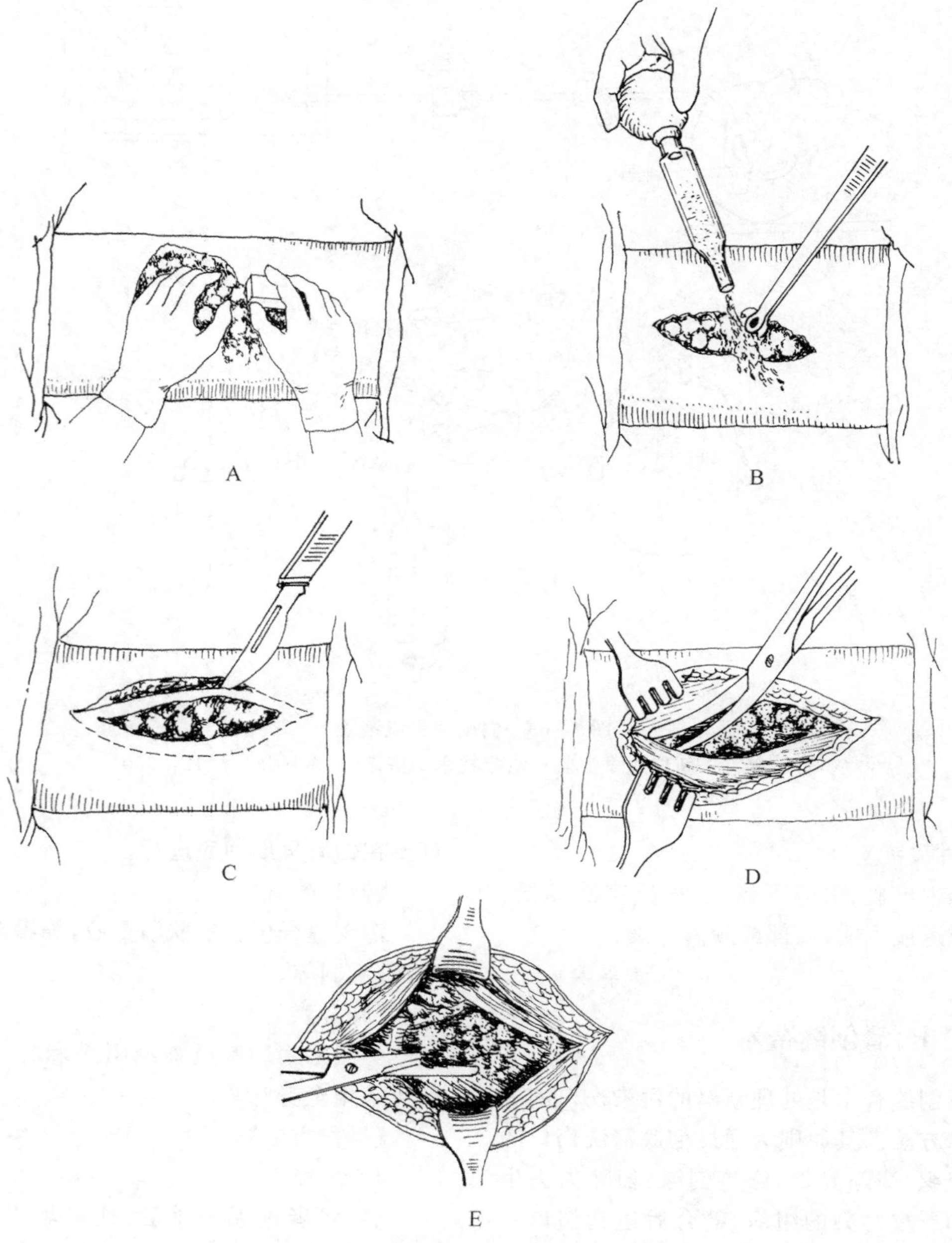

图 14-64 清创术

A. 清洗伤口周围皮肤；B. 冲洗伤口；C. 切除伤口周围皮肤；D、E. 清除失活的组织

(5)最后再次用 3%过氧化氢、生理盐水反复冲洗伤口。

2. 缝合术

(1)污染伤口经清创后能否一期缝合，要根据受伤的时间、部位、原因和污染程度，决定能否缝合。下列伤口考虑一期缝合：①伤后 6～8h 以内的伤口，清创后均应一期缝合，必要时置橡皮片引流。②伤后 8～12h 的伤口，若污染较轻、组织损伤不重、局部血供良好，清创后也应一期缝合，但局部应放置橡皮片引流。③头面部的血供良好，抵抗力和愈合力较强，为保持面容完整和减少瘢痕，伤后虽已达 24～48h，仍可采取一期缝合。④关节周围的伤口在清创后，所有肌腱、骨、较大血管、神经均不应暴露，应争取一期缝合，必要时植皮。关节腔内不放引流，如污染严重或超过 12h，可做腔外引流。

(2)若伤口污染较重，缝合前最好再次更换无菌手套，再次消毒伤口周围的皮肤，必要时更换手术巾和器械。

(3)缝合时要对合整齐，无过大的张力，不留死腔(图 14-65，图 14-66)。

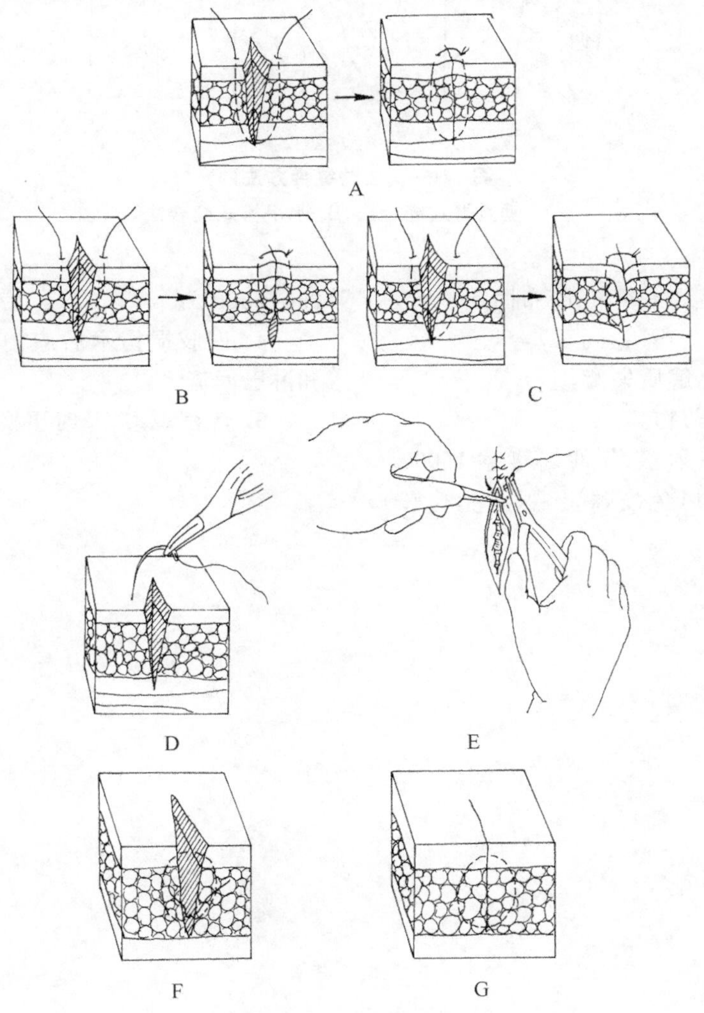

图 14-65　皮肤缝合方法(1)

A. 正确；B、C. 错误；D. 进针方法；E. 出针方法；F、G. 皮内缝合方法

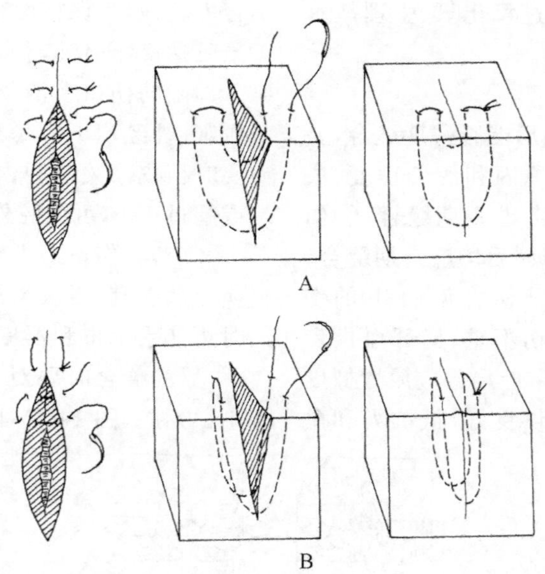

图 14-66 皮肤缝合方法(2)

A. 垂直褥式缝合法;B. 水平褥式缝合法

(4)伤口覆盖无菌纱布,胶布固定。

【术后处理】

1. 纠正水、电解质失衡。

2. 使用抗菌药物。

3. 必要时注射破伤风抗毒素1500～3000U或人破伤风免疫球蛋白(蓉生逸普)250～500U。

4. 四肢损伤术后应抬高患肢以利血供和淋巴回流。

5. 严密观察,及时更换敷料,及时拆线。

(王振杰)